中国医师协会皮肤科医师分会美容皮肤主诊医师培训推荐用书

皮肤美容技术与实践

主 编 杨 斌 王 刚

科 学 出 版 社

北 京

内 容 简 介

本书共六章，内容贴合美容主诊医师培训大纲，涵盖了目前医疗美容皮肤科学常见的损容性疾病及治疗技术。对于每种疾病均用清晰的彩色图片展示皮肤病损，并对疾病的定义、病因、病理变化、临床表现、辅助检查、诊断及鉴别诊断、治疗方法等进行详细介绍，附有典型案例的治疗方案及效果展示。

本书完整地介绍了美容皮肤科学的基础理论、操作技能和方法、诊疗新进展等，具有很强的实用性，适用于皮肤科医师、美容主诊医师等人员阅读参考。

图书在版编目（CIP）数据

皮肤美容技术与实践 / 杨斌，王刚主编. —北京：科学出版社，2023.11

ISBN 978-7-03-076881-0

Ⅰ. ①皮… Ⅱ. ①杨… ②王… Ⅲ. ①皮肤–美容术 Ⅳ. ①R622 ②R751

中国国家版本馆CIP数据核字（2023）第212966号

责任编辑：戚东桂 / 责任校对：张小霞
责任印制：肖 兴 / 封面设计：龙 岩

科 学 出 版 社

北京东黄城根北街 16 号
邮政编码：100717
http://www.sciencep.com

三河市春园印刷有限公司印刷

科学出版社发行 各地新华书店经销

*

2023 年 11 月第 一 版 开本：889×1194 1/16
2024 年 6 月第二次印刷 印张：30 1/2
字数：838 000

定价：268.00 元

（如有印装质量问题，我社负责调换）

《皮肤美容技术与实践》

编写人员

主　编　杨　斌　王　刚

副主编　刘振锋　李　利　顾　恒　雷铁池　高　琳　鞠　强　于　波　李　航

编　者（按姓氏汉语拼音排序）

艾　菁　南方医科大学皮肤病医院
白倩倩　北京大学第一医院
蔡　涛　重庆医科大学附属第一医院
陈　晗　北京大学深圳医院
陈　瑾　重庆医科大学附属第一医院
陈梦晖　北京大学深圳医院
陈向东　上海铂诗玥医疗美容诊所
陈晓栋　南通大学附属医院
程佳伟　南通大学第二附属医院
党宁宁　山东第一医科大学附属省立医院
方　方　中国医学科学院皮肤病医院
高　琳　空军军医大学西京医院
高　妮　空军军医大学西京医院
高美艳　空军军医大学西京医院
葛一平　中国医学科学院皮肤病医院
宫　姝　空军特色医学中心
谷　丽　南通大学附属南通第三医院
顾　恒　中国医学科学院皮肤病医院
何仁亮　南方医科大学皮肤病医院
胡婷婷　上海交通大学医学院附属仁济医院
花　卉　南通大学附属南通第三医院
坚　哲　空军军医大学西京医院
简　丹　中南大学湘雅医院
姜　彬　北京大学深圳医院
鞠　强　上海交通大学医学院附属仁济医院
雷铁池　武汉大学人民医院
李　航　北京大学第一医院
李　凯　空军军医大学西京医院
李　利　四川大学华西医院
李　政　复旦大学附属华山医院
李春英　空军军医大学西京医院
李嘉祺　上海交通大学医学院附属仁济医院
李姗山　吉林大学第一医院
李思彤　上海交通大学医学院附属仁济医院
李晓康　山东第一医科大学附属省立医院
李雪莉　河南省人民医院
栗玉珍　哈尔滨医科大学附属第二医院
廖　勇　华熙生物药械线医学中心
林　彤　中国医学科学院皮肤病医院
林飞燕　南方医科大学皮肤病医院
林尽染　复旦大学附属华山医院
刘华绪　山东第一医科大学附属皮肤病医院
刘原志　南方医科大学皮肤病医院
刘振锋　南方医科大学皮肤病医院
卢　忠　复旦大学附属华山医院
鲁　严　江苏省人民医院

马　英　复旦大学附属华山医院
马委委　上海市第六人民医院
潘展砚　上海交通大学医学院附属仁济医院
彭建中　杭州市第三人民医院
屈欢欢　空军军医大学西京医院
冉梦龙　北京大学第一医院
邵　帅　空军军医大学西京医院
史玉玲　同济大学附属皮肤病医院
宋　璞　空军军医大学西京医院
宋文婷　空军军医大学西京医院
汤　諹　昆明医科大学第一附属医院
陶旌晶　南方医科大学皮肤病医院
万苗坚　中山大学附属第三医院
王　刚　空军军医大学西京医院
王　瑞　北京大学第一医院
王　炫　南方医科大学皮肤病医院
王洁仪　北京大学深圳医院
王岚琦　上海交通大学医学院附属仁济医院
王堂会　云南省滇东北区域中心医院
王向熙　北京大学第一医院
王媛丽　空军军医大学西京医院
吴　琳　北京大学深圳医院
吴　琼　上海交通大学医学院附属仁济医院
吴　艳　北京大学第一医院
吴文育　复旦大学附属华山医院
吴信峰　中国医学科学院皮肤病医院
吴韫颖　北京大学第一医院
夏金玉　北京大学第一医院
谢　恒　南方医科大学皮肤病医院
谢　丽　四川大学华西医院
许爱娥　杭州市第三人民医院
薛斯亮　四川大学华西医院
闫　言　中国医学科学院整形外科医院
颜韵灵　南方医科大学皮肤病医院
杨　斌　南方医科大学皮肤病医院
杨　莉　河南省人民医院
杨　寅　中国医学科学院皮肤病医院
杨镓宁　四川省人民医院
杨千里　复旦大学附属华山医院
杨淑霞　北京大学第一医院
叶　枫　上海交通大学医学院附属仁济医院
尹　锐　陆军军医大学西南医院
于　波　北京大学深圳医院
于爱娇　南方医科大学皮肤病医院
曾黛琳　北京大学深圳医院
张　良　武汉市第一医院
张　倩　空军军医大学西京医院
张　怡　中国医学科学院皮肤病医院
张成锋　复旦大学附属华山医院
张玲琳　同济大学附属皮肤病医院
张泽荣　远想生物医学中心
赵　爽　中南大学湘雅医院
赵　涛　空军军医大学西京医院
赵　忻　上海交通大学医学院附属仁济医院
赵恒光　重庆医科大学附属第二医院
赵小晖　中国医学科学院皮肤病医院
仲少敏　北京大学第一医院
周　骋　北京大学深圳医院
周　舒　南通大学附属南通第三医院
周炳荣　江苏省人民医院

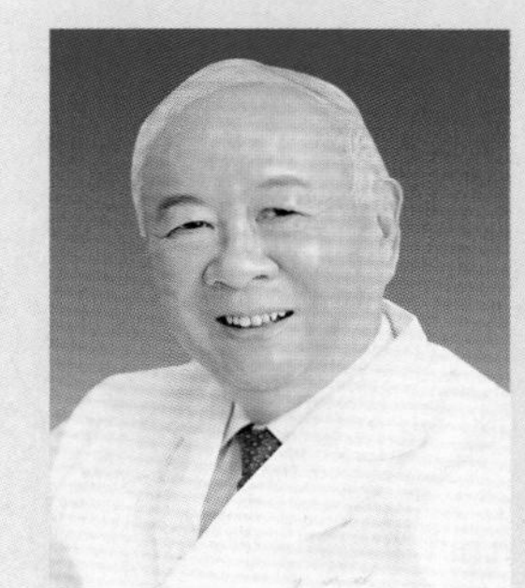

序　一

“爱美之心人皆有之”，爱美是人的天性。人们既要心灵美，也希望形体美。皮肤、容貌自然成为关注的焦点。得益于经济的发展，生活水平的提高，科学的进步，技术日新月异的发展，医疗美容已进入大众消费时代。在巨大的需求下，出现了良莠不分、鱼目混珠，生活美容与医学美容不分的乱象。

皮肤美容是医学美容的一个重要组成部分。毋庸置疑，对皮肤美容最有发言权的是皮肤科专业医生。皮肤位于体表，但美容绝不像“刷墙”那么简单！皮肤结构复杂，做好皮肤美容（包括皮肤护理），需要对皮肤解剖、组织、生理及不同年龄、不同疾病状态变化的深刻理解及扎实功底。作为皮肤美容行业的翘楚，皮肤科专业医生必须肩负起领军者的作用！

成立于2005年的中国医师协会皮肤科医师分会（CDA）始终秉持着“服务、协调、自律、维权、监督、管理”的宗旨，以“促进职业发展，加强行业管理，团结组织广大医师，贯彻执行《中华人民共和国执业医师法》，弘扬以德为本，救死扶伤的人道主义职业精神，开展对医师的毕业后医学教育、继续教育和定期考核，提高医师队伍建设水平，维护医师合法权益，为我国人民的健康服务”为主要任务。

《皮肤美容技术与实践》是CDA美容相关学组为美容主诊医师规范化培训编写的一本具有较强科学性和实践指导意义的教程。该书理论与实践结合，梳理了皮肤美容的重要理论知识，简明扼要，深度适宜，围绕皮肤美容的技术难点与实践要点予以分析指导，具有较强的可操作性。

希望该书能为美容主诊医师规范化培训提供系统的指导，帮助提高美容从业人员理论与实践水平，进一步推动医学美容行业规范化、标准化建设，为广大求美者带来福音。

是为序。

朱学骏
北京大学第一医院终身教授
中国医师协会皮肤科医师分会名誉会长
中国医师协会毕业后继续医学教育皮肤科专业委员会前任主委

2023年5月

序　二

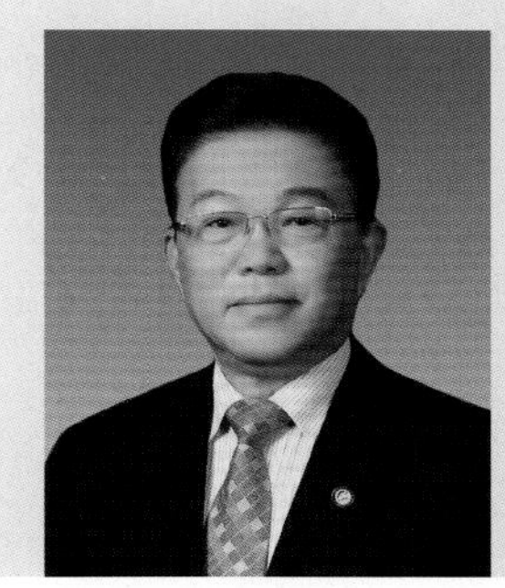

随着医疗美容行业的蓬勃发展，皮肤美容技术取得了长足的发展和突破性成果，但是，在皮肤美容需求与技术同步发展的同时，皮肤美容的基础知识及各类技术的实际操作亟待规范与提升，医疗美容行业高质量发展同样也离不开专业技术人才培养，基于此，加强皮肤美容教材和参考书的建设并以此规范化培训合格的专业人才十分必要。

《皮肤美容技术与实践》是由中国医师协会皮肤科医师分会组织全国皮肤医疗美容领域的资深专家，针对全国美容皮肤科主诊医师培训基地的教学需要编写的一部教程，也可作为相关从业人员的参考用书。

该书分为皮肤疾病和皮肤美容技术两大部分，内容全面，重点突出。参与编写的各位皮肤医疗美容专家牢牢把握该书的定位，历时一年余，科学整合了美容皮肤科学基础、损容性皮肤病、皮肤美容技术、美容皮肤外科等内容，并更多地突出美容皮肤专业相关技术与规范的实操，强调该书对专业教学的规范作用。此外，全书还收集了大量的操作流程、治疗案例图片，针对性、指导性、可读性强，希望广大美容皮肤领域从业人员能从中汲取营养，开拓思路，提高自身诊疗水平。

在该书编写过程中，中国医师协会皮肤科医师分会和编写委员会各位专家竭尽所能，数易其稿，高度重视编写内容的实用性和科学性，对此我感到由衷的欣慰。我相信，该书的出版将显著促进美容皮肤科主诊医师的规范培训向科学化、前沿化方向发展，为培养高素质的美容皮肤领域人才、为美容皮肤专业的高质量发展奠定坚实的基础。未来，期待该书随着医疗美容行业的发展而不断补充、完善！

郑志忠

复旦大学附属华山医院皮肤科资深教授

中国医师协会皮肤科医师分会首任会长

中国非公医疗机构协会皮肤专业委员会终身名誉主委

2023年5月

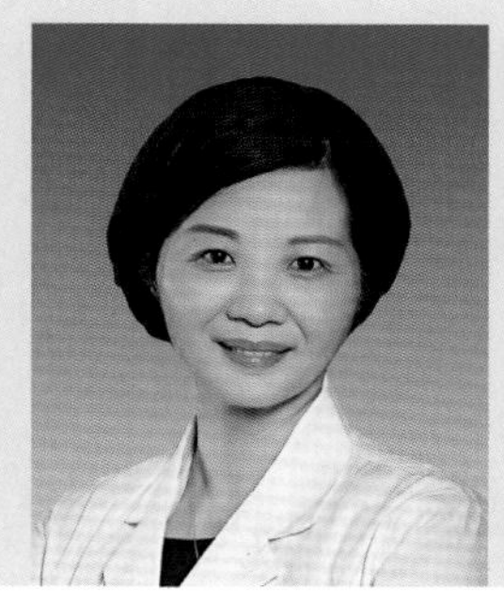
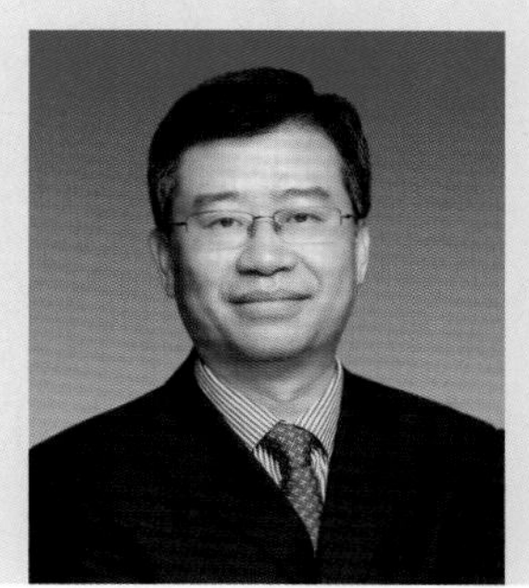

前　言

当今社会，人们关注内在的同时也越来越关注外表，更多的人开始寻求医疗美容服务。医疗美容行业也随之迅猛发展，但是从业人员水平参差不齐，为了规范医疗美容服务行业，国家卫生健康委员会于2020年印发了《医疗美容主诊医师备案培训大纲》。我们在中国医师协会皮肤科医师分会的指导下组织分会皮肤美容相关学组专家编写了这本美容主诊医师培训指导用书《皮肤美容技术与实践》，旨在提高培训医生医疗水平，规范皮肤美容主诊医生培训，促进医疗美容行业的发展。

皮肤美容是在皮肤学的基础上发展起来的一门学科，专注于皮肤的美学和美容治疗。从事皮肤医疗美容的医生应具备扎实的皮肤病学知识，同时也应熟练掌握各种美容治疗技术和方法，包括医学护肤品、激光治疗、注射美容、手术等，以满足不同个体的美容需求，提高个人形象和自信心。

根据《医疗美容主诊医师备案培训大纲》中美容皮肤科学部分，本书共分为六章，包含美容皮肤科学基础、损容性皮肤病、皮肤美容技术、美容皮肤外科、功效性护肤品的选择与应用及美容皮肤科学进展，内容上删繁就简、由浅入深地将皮肤科知识与皮肤美容知识融会贯通。本书的编写旨在促进美容主诊医师掌握相关的美容技术及规范的实践操作。除了美容皮肤科学要掌握的基本理论知识，本书还注重实践操作的指导，在书中附有真实的病例展示，便于读者理解，学以致用。

美容主诊医师培训指导用书《皮肤美容技术与实践》的编写工作得到了科学出版社的大力支持。本书编者大多来自国内知名医院，长期从事皮肤医疗美容的临床、教学及科研工作。编者在繁重的工作之余，利用休息时间编撰，以高度的责任心，相互协作，为本书编写付出了辛勤的劳动，在此表示诚挚的感谢。

由于皮肤美容科学发展突飞猛进，知识更新一日千里，加之时间仓促，书中难免有不完善、疏漏之处，恳请各位同道不吝指正，为促进我国美容皮肤科主诊医师培训的完善、皮肤美容科学的发展共同努力。

杨　斌　王　刚

2023年3月

目　录

第一章　美容皮肤科学基础

皮肤是人体最大的器官，具有多种功能，包括保护、吸收、感觉、分泌和排泄、体温调节、免疫等，同时也是人体美学的重要组成部分。本章涉及美容皮肤科学的基础知识和诊断技术及皮肤美容常用药物，首先介绍了皮肤美容相关的皮肤结构和生理学功能，包括皮肤的各个组成部分及皮肤特有的物质代谢和功能。此外，我们还提到了不同类型的皮肤在日光照射下的不同反应，这些都是美容皮肤科学基础知识的重要组成部分。其次介绍了美容皮肤科学的诊断技术，包括传统的诊断技术及随着科技发展出现的非侵入性诊断技术，如皮肤光学诊断技术、皮肤生物物理学技术等，这些技术对于美容主诊医师来说非常重要，他们需要正确诊断和认识各种损容性皮肤病，这是成为优秀的美容主诊医师的前提和基础之一。最后，进一步探讨了皮肤美容常用药物治疗，这在美容皮肤科学中发挥着重要作用，能够改善皮肤质量，减少皮肤问题，帮助人们获得健康美丽的皮肤。

皮肤科医生和美容主诊医师不但需要掌握美容皮肤科学的基础知识，还需要掌握先进的诊断技术和治疗技术，这对于诊断和治疗方案的制订及更好地服务患者、求美者具有重要意义。

第一节　美容皮肤相关的皮肤结构及生理学功能

一、美容皮肤相关的皮肤结构

（一）表皮

从细胞构成角度来讲，表皮主要由角质形成细胞和树突状细胞构成；从组织层次角度来讲，表皮由下至上可分为基底层、棘层、颗粒层、透明层、角质层（图1-1-1，图1-1-2）。

1. 基底层　由一层排列整齐的圆柱状角质形成细胞组成，此层细胞作为皮肤干细胞可不断向上移行、逐渐分化，构成不同层次的皮肤结构，同时发生形态及功能上的变化。基底层细胞移行至颗粒层约需14天，再移行至角质层又需要14天，这28天称为表皮通过时间或表皮更替时间。

基底层中还存在着树突状的黑素细胞及黑素颗粒。黑素细胞约占基底层细胞总数的10%，黑素颗粒一般位于基底层细胞核上方，当黑素数量明显增多时则散在分布于基底层细胞质内。皮肤颜色受黑素颗粒数量影响，黑素细胞的数量在不同人种、不同肤色的人群中并无显著差异。

梅克尔细胞主要位于基底层内，不随角质形成细胞向上迁移，是一种触觉感受器，其在掌跖、口腔黏膜、甲床及毛囊漏斗部分布较多。

2. 棘层　棘层细胞位于基底层上方，由4～8层多角形细胞构成，细胞越接近表皮越扁平。棘层细胞通过桥粒相互连接，可抵御机械损伤。

在棘层中上部还存在树突状的朗格汉斯细胞，主要分布于基底层上方及表皮中部。朗格汉斯细胞可在表皮内游走，占表皮细胞总数的3%～5%。光镜下朗格汉斯细胞胞质透明，电镜下可观察到细胞质内独特的伯贝克颗粒。朗格汉斯细胞主要起到识别、摄取、加工和提呈抗原的作用。

3. 颗粒层　构成颗粒层的细胞相对扁平，常由1～3层扁平或菱形的细胞组成。正常情况下，颗粒层的厚度一般与角质层的厚度成正比，如掌跖部位的颗粒层最厚，可达10层，而角质层薄的部位颗粒层仅1～3层。

4. 透明层 仅见于掌跖皮肤处，以足跟部位最为明显。HE染色后透明层表现为粉染的角质层下均一、薄层的嗜酸性条带状结构。

5. 角质层 位于皮肤最外层，由不断成熟的基底层细胞分化、上移而成，此时角质层细胞已经死亡，因此无正常的细胞结构，也不含细胞核，易脱落。角质层是皮肤抵御机械损伤、防止水分丢失、阻挡外界可溶性物质进入皮肤的主要功能层。

（二）真皮及皮下组织

1. 真皮 主要由结缔组织、少量细胞成分等构成，其中突入表皮的真皮组织与表皮呈犬牙交错，称为乳头层，此层富含管径细小的血管；网状层位于乳头层下方，含有较为粗大的血管、淋巴管和神经（图1-1-1，图1-1-2）。

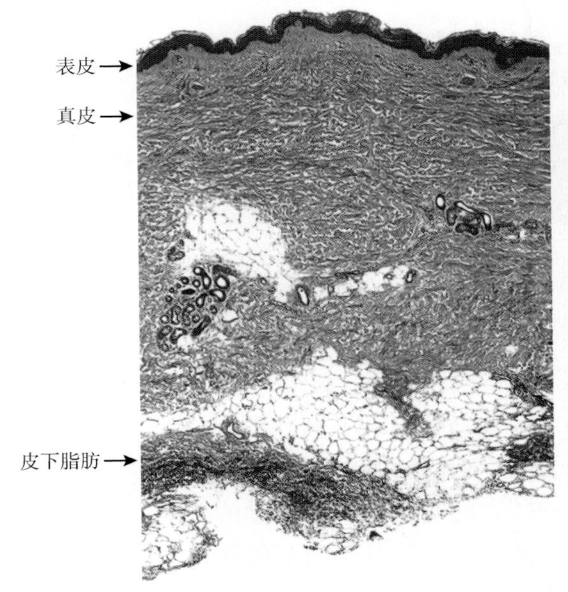

图1-1-1 正常皮肤组织结构（HE，×10）

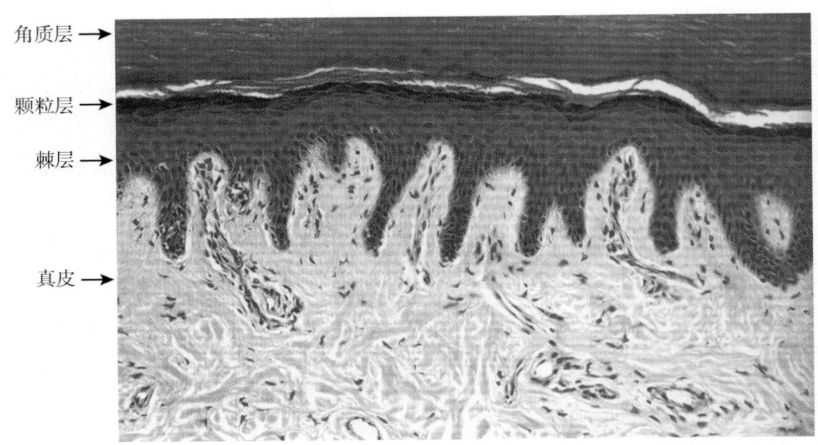

图1-1-2 表皮及真皮浅层结构（HE，×200）

（1）胶原纤维：由成纤维细胞合成，Ⅰ型胶原为主要成分，是构成真皮的重要成分，约占真皮干重的70%。真皮乳头层、附属器、血管周围的胶原纤维细小，排列及走行无明显方向性。真皮深层的胶原纤维则聚集呈束，越靠近基底层越粗大，基本与表皮平行排列，并在同一平面相互交织、延伸。胶原纤维坚韧性很好，对平行拉力具有很强的抵抗力，但延展性较差。

（2）网状纤维：是尚未成熟、较为纤细的胶原纤维，主要成分为Ⅲ型胶原，在正常皮肤组织含量较少，仅在表皮下、汗腺、皮脂腺、毛囊及血管周围出现。当创伤愈合机制启动或成纤维细胞增生活跃时网状纤维的数量明显增多。

（3）弹性纤维：较胶原纤维更为纤细，呈波浪状分布。真皮下部的弹性纤维最粗，缠绕在胶原束之间，并与胶原束走行方向一致；真皮乳头层处的弹性纤维则稍纤细，走行方向与基底膜带垂直，终止于真表皮交界下方。弹性纤维在坚韧性上接近胶原纤维，同时富有弹性，主要分布在头皮、面部等伸展性较好的组织中。

（4）基质：是真皮内无定型物质，填充在胶原纤维和胶原束之间的间隙内，含量较少。正常真皮内的基质主要含非硫酸盐酸性黏多糖；创伤修复时基质除非硫酸盐酸性黏多糖外还含有硫酸盐黏多糖，主要成分为硫酸软骨素。基质具有强的吸水性，也参与细胞、纤维间的连接，在调节真皮可塑性、细胞增殖分化、组织修复和结构重建等方面发挥重要作用。

（5）细胞：正常情况下，真皮内的细胞成分较少，主要为成纤维细胞、巨噬细胞、肥大细胞。胶原束中散在核深染、纵切呈菱形的成纤维细胞；巨噬细胞来源于骨髓，在外周血中分化，最后移行至真皮。真皮浅层存在少量噬黑素细胞，血管周围还可见少量肥大细胞及组织细胞。

2. 皮下组织　位于真皮下方，主要由脂肪细胞、少量结缔组织构成，因此又称脂肪层、皮下脂膜层、脂膜。结缔组织包裹脂肪小叶形成小叶间隔，皮下组织含有血管、淋巴管、汗腺及神经等。皮下组织是皮肤受外力后提供缓冲的重要组织，也可提供皮肤弹力，同时在糖脂代谢、氧化供能方面发挥重要作用。

（三）皮肤附属器

皮肤附属器包括毛发、毛囊、汗腺、皮脂腺与指（趾）甲等。

1. 毛发及毛囊　毛发由角化的角质形成细胞构成。头发、胡须、腋毛、阴毛属于长毛；眉毛、睫毛、鼻毛等属于短毛；面颈及躯干处的毛发细软而短，称为毳毛或毫毛。

毛囊位于真皮和皮下组织中，是毛囊生长的必需结构（图1-1-3）。毛囊的生长呈周期性，包括生长期、退行期和休止期，毛发的长短与毛囊的生长期长短密切相关。例如，头皮毛囊的生长期为2～8年，其中80%处于生长期；而眉毛毛囊的生长期仅为2～3个月。生长期结束后毛囊即进入退行期，此时大部分毛囊角质形成细胞及部分黑素细胞处于凋亡状态。毛囊进入休止期后毛发脱落，正常人每天可脱落50～150根头发，此后2～3个月后，毛囊将再次进入生长期。

毛发的生长受到雄激素、雌激素、甲状腺激素和糖皮质激素等的影响，尤其以雄激素影响效果最明显。

2. 汗腺　根据汗腺的结构和功能不同，人体汗腺被分为外泌汗腺和顶泌汗腺（图1-1-4）。

（1）外泌汗腺：又称小汗腺，是单曲管状腺，由分泌部和导管构成。外泌汗腺位于真皮深部和皮下组织，直接开口于汗孔。人体的外泌汗腺有160万～400万个，除唇红、甲床、龟头、包皮内侧、小阴唇、阴蒂等处无汗腺，其余部位几乎均有外泌汗腺分布，尤其以手掌、足底、腋下分布丰富。

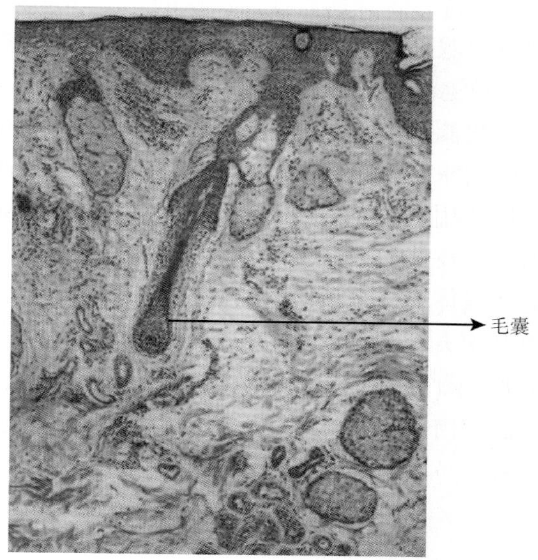

图1-1-3　毛囊结构（HE，×100）

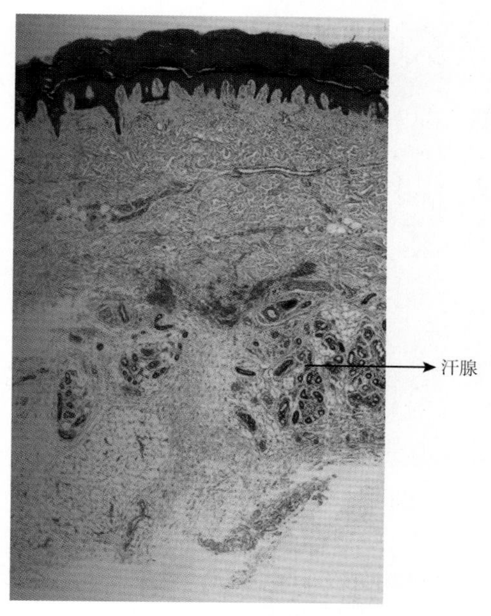

图1-1-4　汗腺结构（HE，×10）

外泌汗腺受胆碱能神经支配，遇热及精神压力增大均可引起汗液分泌增加。其主要功能是调节体温，位于手掌、足底部位的汗腺可提高局部对触觉的敏感程度，同时增加黏附性。

（2）顶泌汗腺：又称大汗腺，由分泌部和导管组成，主要分布于腋窝、乳晕、脐周、会阴等部位，外耳道的耵聍腺、眼睑的睫腺和乳晕的乳轮腺也属于顶泌汗腺。顶泌汗腺主要开口于毛囊的漏斗部。

顶泌汗腺的分泌功能主要受性激素影响，因此当人体进入青春期后顶泌汗腺的功能非常活跃。去甲肾上腺素作为神经介质介导的交感神经系统也支配顶泌汗腺的活动。

3. 皮脂腺　产生并分泌皮脂，在皮肤表面与汗液中的水分混合、乳化后形成皮脂膜，起到一定保护作用。皮脂腺分布广泛，但掌跖、指趾屈侧则不含皮脂腺。皮脂腺由滤泡和导管构成，属于泡状腺体，其导管开口于毛囊上部，处于立毛肌和毛囊夹角之间，因此，立毛肌收缩可促进皮脂排泄（图1-1-5）。在唇红、乳晕、大小阴唇、眼睑、包皮内侧等无毛区域，皮脂腺直接开口于皮肤表面。

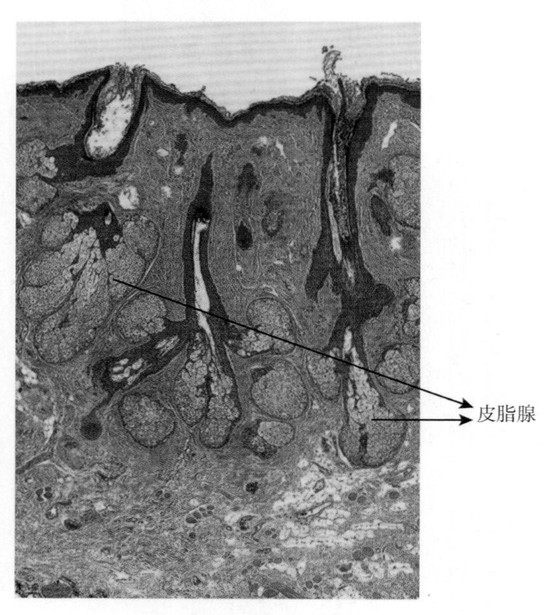

图1-1-5　皮脂腺结构（HE，×10）

皮脂腺的分泌有两个高峰，分别是婴幼儿期和青春期，少儿期和中老年时期皮脂腺的分泌逐渐减少。

4. 指（趾）甲　是最大的皮肤附属器。甲覆盖在指趾末端伸侧面，主要发挥保护指趾端、提高辨别能力、辅助手指精细动作的完成及美观功能。指甲生长速度约每3个月长1cm，趾甲生长速度较慢，约每9个月长1cm。甲的形态、性状及生长速度受多种因素影响，包括疾病、营养状态、生活环境和习惯等。

（四）皮肤血管、淋巴管、神经及肌肉

1. 皮肤血管　分布于真皮及皮下组织，真皮乳头内毛细血管丛和真皮下血管丛（深丛）大致呈层状分布，与皮肤平行，两层血管丛之间由垂直分布的血管相连接，构成吻合支。皮肤小动脉具有内膜、中膜和外膜结构。

皮肤血管维持着皮肤正常的结构与功能，并参与营养供应、体温调节等过程。

2. 皮肤淋巴管　同样可分为真皮乳头层浅淋巴管网和真皮淋巴管网，与血管丛大致平行。毛细淋巴管起源于真皮乳头层，向下汇合至真皮深部及皮下组织中的淋巴管。淋巴管管壁由单层内皮细胞及纤维组织构成，组织液、细胞、代谢产物及细菌等均可通过淋巴管引流至局部淋巴结，引发相关免疫反应。

3. 皮肤神经　皮肤中的神经属于周围神经的分支，在皮肤中含量丰富，在表皮、真皮、皮下组织中均有分布。皮肤的神经支配具有节段性，可分为感觉神经和运动神经。

（1）Pacini小体：因纵切面呈环形同心圆状，Pacini小体又被称为环层小体，位于真皮深部及皮下组织，主要感受皮肤压力。Pacini小体是皮肤内体积最大的神经小体，直径为0.5～2mm。

（2）Meissner小体：呈椭圆形，主要分布于真皮乳头层内，负责感受触觉及压力，在指趾及掌跖部位数量最多。

（3）Ruffini小体：位于真皮深部，是有结缔组织包膜的温度感觉器，主要感受高温。

（4）Krause小体：外周有结缔组织包膜包绕，位于真皮浅层，感受低温。

（5）感觉神经：感觉神经可单独或与囊状小体共同作为受体，感受触、痛、痒、温度及机械刺激。

（6）运动神经：来源于交感神经节后纤维，呈细小树枝状分布。肾上腺素能神经纤维支配立毛肌、血管、顶泌汗腺等，可发挥促进血管收缩、顶泌汗腺分泌、立毛肌收缩等作用。胆碱能神经纤维则主要支配血管、外泌汗腺，使血管扩张、外泌汗腺分泌。

4. 皮肤肌肉　分为平滑肌和横纹肌。立毛肌、阴囊肌膜、乳晕平滑肌、血管平滑肌等属于平滑肌，汗腺周围的肌上皮细胞也具有平滑肌相应的功能。面部表情肌及颈部颈阔肌属于横纹肌。

二、美容皮肤相关的生理学功能

（一）皮肤的物质代谢

皮肤的物质代谢可分为皮肤特有的代谢和水、糖、脂类、蛋白质代谢。

皮肤特有的代谢过程包括黑素代谢和表皮内结构蛋白代谢。黑素代谢分为黑素细胞合成黑素、黑素向角质形成细胞移行及黑素排泄3个阶段。其中黑素的合成在黑素小体内进行，酪氨酸酶是黑素合成的关键酶；黑素小体释放后被角质形成细胞摄取入胞内，选择性地向表皮侧移动，直至到达角质层；部分黑素颗粒从淋巴管被排出。

随着角质形成细胞自下而上的变化，表皮中的结构蛋白的形态学也发生相应变化。基底层细胞表达K5/K14角蛋白，移行至棘层时出现K1/K10角蛋白的表达，随着角质形成细胞接近颗粒层，K1/K10角蛋白的表达比例逐渐升高，K5/K14角蛋白的比例则相应下降，角蛋白基因的正确表达及功能性角蛋白网的形成是表皮正常分化的基础。

皮肤含水量占体重的18%～20%，绝大部分存储在细胞外、真皮层中。皮肤中的糖以糖原、葡萄糖和黏多糖等形式存在，皮肤的葡萄糖浓度约为血糖浓度的2/3；皮肤的更替速度较快，葡萄糖的有氧氧化和无氧酵解是其主要的能量来源。脂类代谢可合成软脂酸和硬脂酸，用以储存能量和氧化供能。皮肤中蛋白质多通过蛋白水解酶降解。

（二）皮肤的功能

皮肤的功能主要包括保护、吸收、感觉、分泌和排泄、体温调节、免疫、美观功能。

1. 保护功能　皮肤在人体对抗外界各种机械力如摩擦、牵拉、挤压等时具有重要的作用。皮肤是电的不良导体，角质层对低压电流具有一定阻抗；表皮角质层中的黑素屏障和蛋白屏障可通过吸收紫外线发挥屏障功能；角质层还对酸碱等化学性损伤具有一定屏障功能。完整的皮肤结构是人体免疫的第一道防线，能够阻止微生物侵入人体。正常皮肤的角质层具有半透膜性质，可以防止水分、电解质和营养物质的丢失。

2. 吸收功能　皮肤的吸收功能主要通过以下3个途径完成：角质层途径、毛囊皮脂腺途径、汗管途径。其中角质层途径最为重要。

角质层的水合程度将明显影响皮肤对水的吸收；电解质离子一般通过皮肤附属器进入皮肤；油脂、脂溶性物质可通过皮脂腺进入皮肤内且吸收良好；一些重金属及其金属盐、脂溶性无机酸、有机盐也可被皮肤吸收。皮肤对气体的吸收很少，但苯、氯、氨、硝基苯等的蒸汽可透入皮肤。

皮肤的吸收功能受皮肤结构和部位、水合程度、物质理化性质及外界环境因素的影响。

3. 感觉功能　皮肤的感觉包括单一感觉和复合感觉。当各种刺激作用于皮肤后，感觉神经元、角质形成细胞、血管内皮细胞、成纤维细胞及巨噬细胞等可产生多种神经肽和细胞因子，与相应受体结合，引发一系列生物学反应，从而形成各种感觉。

4. 分泌和排泄功能　皮肤的分泌和排泄功能主要通过汗腺、皮脂腺完成。

外泌汗腺分泌的汗液中液体成分约占99%，固体成分占1%，主要成分包括乳酸、尿素、氯化钠和其他金属离子。顶泌汗腺分泌的汗液无味，但在细菌酵解后可产生气味。温度、精神因素、药物、饮食均可以影响汗液分泌功能。

皮脂腺通过全浆分泌的方式分泌皮脂。皮脂是多种脂类的混合物，影响皮脂腺分泌的主要因素为雄激素、雌激素、生长激素、药物、油脂类食物摄入量等。

5. 体温调节功能　皮肤作为体温调节的效应器，当外周温度感受器接收温度变化信号并整合传递给中枢后，将通过血管的收缩和舒张、寒战或出汗等调节体温。

皮肤的散热方式包括辐射、传导、对流及蒸发。皮肤血管的舒缩是体温调节的重要方式；环境温度过高时，汗液的蒸发是降温的重要途径。

6. 免疫功能　皮肤中的树突状细胞、巨噬细胞、肥大细胞和T细胞等均具有免疫功能。角质形成细胞可通过Toll样受体识别病原微生物成分模式分子，进而激活免疫反应。树突状细胞可摄取、处理并提呈不同的抗原，并进一步启动免疫应答或诱导免疫耐受。

7. 美观功能 皮肤的美观无统一标准，其主要体现在皮肤颜色均匀、水分充足、水油平衡、肤质细腻、皮肤有弹性、无皮肤病变、皱纹与年龄相符并具备对外界刺激的正常反应等。

（三）皮肤屏障

皮肤的屏障功能在维持机体稳态中发挥重要作用，不仅能抵御外界的理化、机械等损伤，还具有防止营养物质、水分、电解质等的丧失。角质层、桥粒、脂质、适宜的pH对维持皮肤屏障功能至关重要。

1. 水脂膜结构 水脂膜是皮肤的最外层结构，水分主要来自汗腺分泌及经表皮蒸发的水分，而脂质则来自皮脂腺分泌和角质形成细胞崩解后产生的脂质。水脂膜中的脂质成分可润滑皮肤，减少水分的经皮蒸发，同时能调控表皮的pH，影响微生物在皮肤表面的增长、繁殖；水脂膜中的水溶性成分又被称为天然保湿因子，可减少水分的经皮蒸发。

2. 表皮 角质层细胞内致密的角蛋白纤维束、通过桥粒结构紧密相连的角质形成细胞、细胞间脂质和能吸收紫外线的黑素细胞构成了皮肤屏障的重要组成部分。角质层可抵御电流、摩擦、理化损伤、微生物入侵等，同时角质层、棘层的半透膜性质可防止水分、电解质等物质的经皮丢失；基底层黑素细胞可吸收紫外线从而发挥屏障功能。

3. 真皮 真皮内的胶原纤维、弹性纤维和网状纤维使皮肤兼具一定的延展性和弹性，为抵抗外界的牵拉、挤压等提供屏障功能。

4. 皮下组织 对各种机械外力具有良好的缓冲作用，在一定程度上减轻外力对人体的损伤。

5. 皮肤内的免疫细胞 角质形成细胞、单核巨噬细胞、朗格汉斯细胞、树突状细胞及记忆T细胞等作为皮肤屏障中的免疫细胞，发挥着抵御外界微生物感染、抗原提呈、皮肤癌症的免疫监视等重要作用。

（四）皮肤的光生物学特性和光老化

1. 皮肤的光生物学特性 由于基因、生活习惯等因素的影响，不同人的皮肤对日光有着不同的反应。Fitzpatrick-Pathek皮肤光生物学分型把皮肤对日光的不同反应分为6型（表1-1-1）。东亚人种多为Ⅲ型和Ⅳ型。该分类已被广泛用于评估紫外线治疗和激光治疗的能量设置，以及预测皮肤癌风险和指导防晒建议。

表1-1-1 Fitzpatrick-Pathek皮肤光生物学分型

皮肤类型	日晒红斑	日晒黑化	未曝光区肤色
Ⅰ	极易发生	从不发生	白色
Ⅱ	容易发生	很少发生，轻度	白色
Ⅲ	有时发生	有时发生，中度	白色
Ⅳ	很少发生	容易发生，中度	白色
Ⅴ	罕见发生	容易发生，重度	棕色
Ⅵ	从不发生	极易发生，黑色	黑色

2. 光老化

（1）皮肤老化的特点：皮肤的老化是多因素共同作用的结果，包含基因、环境、生活习惯、护肤习惯等，主要分为自然老化及光老化。其中，光老化被认为是衰老的主要因素。自然老化是随着年龄增长而逐渐发生的，其水平多数与身体的衰老程度平行，与年龄不一定一致。自然老化主要特点为皮肤全层的萎缩、变薄，包括表皮变薄，真皮萎缩、细胞外基质（如透明质酸、弹性纤维、胶原蛋白等）减少，血管网减少，皮肤附属器减少等。真皮基质减少使得皮肤弹性下降、表面出现较多细小皱纹，附属器减少（如皮脂腺、汗腺）使皮肤变得干燥。皮肤颜色多数变化不大。

光老化则主要由日晒所致，其水平与日晒程度平行，与年龄不一定一致。主要特点为日晒所致慢性炎症介导的异常增生，包括表皮不规则增厚，真皮中胶原蛋白减少，弹性纤维变性、排列紊乱，血管网迂曲扩张，血管周围有不同程度的炎症细胞浸润等。因此，光老化皮肤的外观呈皮革样，可见不规则隆起及深大皱纹，弹性下降，伴有明显毛细血管扩张和肤色不均。

Glogau光老化量表可用于评估光老化的程度，见表1-1-2。

（2）皮肤光老化的机制

1）紫外线诱导产生活性氧：紫外线（ultraviolet，UV）中参与光老化的主要为中波紫外线（ultraviolet B，UVB；波长为280～320nm）和长波紫外线（ultraviolet A，UVA；波长为320～400nm）。UVB

只占到达地球表面紫外线辐射的5%，但具有较强的生物学活性。UVA占入射光的剩余95%，穿透力更强，但携带的能量较少，因此与UVB相比，致癌的风险较低。

表 1-1-2　Glogau 光老化量表

级别	分类	典型年龄（岁）	描述	皮肤特点
Ⅰ	轻度	20～30	无皱纹	早期光老化：轻度色素性改变，无角化，较少皱纹
Ⅱ	中度	30～40	动态皱纹	早期至中度光老化：早期晒斑，可触及但不可见的角化，开始出现平行的动态皱纹
Ⅲ	中重度	50	静态皱纹	光老化加重：明显色素性改变，可见的毛细血管扩张，可见的角化
Ⅳ	重度	≥60	仅有皱纹	重度光老化：肤色晦暗，皮肤癌病史，遍布皱纹

急性和慢性暴露于紫外线的主要影响是DNA损伤、炎症和免疫抑制。由于活性氧物质（reactive oxygen species，ROS）的产生，这些影响既是直接的也是间接的。ROS会破坏其他分子的稳定性，借此快速破坏生物分子的链式反应，如端粒缩短和退化、线粒体损伤、膜降解及结构和蛋白质的氧化。

紫外线辐射还通过ROS参与致癌过程：在起始阶段，它通过对DNA的直接作用或通过激活其他因素造成DNA损伤；随后可抑制免疫系统和促进基因不稳定性，以此有利于恶性细胞增殖；最后，它还通过促进蛋白酶释放和血管生成来帮助肿瘤进展和转移。

2）DNA和细胞稳态：紫外线辐射，尤其是UVB，通过促进胸腺嘧啶-胸腺嘧啶二聚体和嘧啶-嘧啶酮二聚体的形成来改变DNA，并产生ROS。DNA的损伤多难以被完全修复。DNA损伤累积到一定程度会触发细胞凋亡。肿瘤抑制因子p53参与DNA损伤修复和DNA损伤后的细胞周期中止，也介导细胞凋亡。当部分DNA损伤未完全修复，却又没发生细胞凋亡时，基因损害和突变的长期累积最终会导致皮肤癌。

此外，ROS还参与不依赖p53的细胞凋亡途径。

3）炎症信号转导：紫外线所致的氧化应激途径主要包括丝裂原活化蛋白激酶（mitogen-activated protein kinase，MAPK）通路、核因子-κβ（nuclear factor-kappa beta，NF-κB）/p65通路、JAK/STAT（信号转导和转录激活）和核因子红细胞2相关因子2（nuclear factor erythroid 2-related factor 2，Nrf2）通路。MAPK通路由酪氨酸激酶受体激活，上调转录因子激活蛋白1（activator protein-1，AP-1）的表达，最终使基质金属蛋白酶（matrix metalloproteinase，MMP）表达增多。在此过程中上调的通路还包括细胞外信号调节激酶1/2（extracellular signal-regulated kinase 1/2，ERK1/2）通路、c-Jun-N-末端激酶（c-Jun-N-terminal-kinase，JNK）通路和p38蛋白通路。JNK通路和p38通路在紫外线辐射介导的AP-1和环氧合酶-2（cyclooxygenase-2，COX-2）表达增加中起主要作用，并且是预防皮肤癌的靶点。转录因子Nrf2通过抗氧化反应元件调节Ⅱ期关键保护酶的表达。

NF-κB的激活与UVA和UVB辐射介导的细胞膜成分氧化有关。氧化应激发生后，细胞质中I-κB激酶被激活（I-κB是NF-κB的抑制蛋白），活化的I-κB激酶可磷酸化和降解I-κB（NF-κB抑制剂）。NF-κB从I-κB中释放、活化并迁移至细胞核，激活炎性细胞因子和前列腺素。一般而言，使用抗氧化剂、蛋白酶体抑制剂、防止I-κB磷酸化或表达过度活化的突变体（I-κB）可以抑制NF-κB激活，进而减轻紫外线对皮肤的损伤。

4）线粒体的损伤：线粒体DNA会积累紫外线诱导的突变。同时，紫外线还会改变线粒体功能，包括减少O_2消耗和ATP生成，影响细胞迁移和分裂等，其机制包括胱天蛋白酶（caspase）激活、膜去极化和细胞色素C释放等。Nrf2是紫外线作用的主要靶点，同时也是抗氧化的主要调节因子，控制着多种内源性抗氧化系统的表达，还控制着线粒体呼吸的生物利用度。

5）炎症级联反应：紫外线辐射诱导促炎基因表达。角质形成细胞、成纤维细胞、肿瘤细胞、白细胞和血管内皮细胞均可释放炎症介质，包括血浆介质（缓激肽、纤溶酶、纤维蛋白）、脂质介质（前列腺素、白三烯和血小板激活因子）和炎症细胞因子［白细胞介素-1（interleukin-1，IL-1）、IL-6和肿瘤坏死因子-α（tumor necrosis factor，TNF-α）］。脂质介质COX-2和前列腺素E_2（prostaglandin E_2，PGE_2）也被ROS激活。炎症过程会触发ROS和活性氮物质（reactive nitrogen species，

RNS），RNS会产生过氧亚硝酸盐，触发DNA缺失和重排。DNA修复、细胞周期和细胞凋亡的过程被改变，有利于肿瘤进展。此外，紫外线会改变转化生长因子-β（transforming growth factor-β，TGF-β）的表达，它是MMP的主要调节剂，可重塑细胞外基质，有助于皮肤光老化和肿瘤扩散。

6）免疫抑制：紫外线主要降低细胞免疫，但也会影响体液免疫。紫外线可消耗表皮朗格汉斯细胞，使其数量减少，还会损害其功能，抑制皮肤免疫系统的抗原提呈。此外，朗格汉斯细胞的消耗和紫外线诱导的促炎微环境会导致巨噬细胞大量涌入，这些细胞激活调节性T细胞（regulatory T cell，Treg）并使Th1/Th2偏向Th2。

7）细胞外基质重塑：胶原蛋白和弹性蛋白是细胞外基质（extracellular matrix，ECM）的结构蛋白，它们的退化/重塑可促进血管生成和转移，受损的胶原蛋白和弹性蛋白还可进一步促进光氧化应激。紫外线会导致弹性蛋白纤维减少，甚至大量消耗基底膜带和真皮中的微纤维网络，有助于产生异常的弹性纤维。

在ECM重塑和皮肤癌形成的过程中，ECM蛋白水解酶（MMP/弹性蛋白酶）由表皮角质形成细胞、成纤维细胞产生，可导致胶原蛋白和弹性蛋白纤维蛋白碎裂。它们的基础水平随着年龄而增加，环境污染物和紫外线会促进其增加。

AP-1主要受MAPK通路刺激，可激活多种MMP共同降解ECM，如MMP-1、MMP-2/9和MMP-3。此外，AP-1还能抑制Ⅰ型胶原基因的转录。因此，对ECM和组织完整性的损害来自MMP对ECM的降解增强及结构ECM蛋白的表达降低。

8）蛋白质氧化：紫外线照射后形成的ROS也可损伤真皮蛋白，致其活性丧失或增强、结构异常、功能下降，真皮胶原蛋白还会和弹性纤维交联，使其难于降解，同时皮肤的弹性也会下降。

9）端粒损伤：紫外线辐照可加速端粒缩短，当其缩短到一定程度时，细胞进入永久不分裂的状态或衰老状态。

10）水通道蛋白3表达下调：水通道蛋白3（aquaporin 3，AQP3）可高效地把真皮水分运送至表皮，是维持表皮含水量的重要因素。紫外线辐照可下调角质形成细胞中AQP3表达，使皮肤干燥。

日光中除了紫外线还包含可见光和红外线，它们也都参与了光老化。目前认为可见光中的蓝光也可诱发皮肤晒黑反应，而红外线产生的热效应可促使弹性纤维变性。

（五）皮肤的类型

目前主要将皮肤分为5种类型。

1. 中性皮肤 其角质层含水量约为20%，皮脂分泌适中，pH为4.5～6.6，皮肤紧致、光滑细腻且富有弹性，毛孔细小且不油腻，对环境不良刺激耐受性较好。这类皮肤多见于青春期前的人群，受年龄增长、所患皮肤疾病及环境因素的影响，中性皮肤可能会转变为干性、油性皮肤，甚至处于敏感状态。

2. 干性皮肤 其角质层含水量＜10%，皮脂分泌少，pH＞6.5，面部皮肤皮纹细小、干燥脱屑，洗脸后紧绷感明显，干燥明显时有破碎瓷器样裂纹，对不良刺激耐受性差，皮肤容易老化出现皱纹、色斑等。许多遗传性皮肤病患者为干性皮肤，老年人的皮肤也多属此类。干性皮肤的功能损害和干燥感觉都可以通过恰当的功效性护肤品得以改善。

3. 油性皮肤 皮脂分泌旺盛，与其含水量（＜20%）不平衡，pH＜4.5。皮肤看上去油光发亮、毛孔粗大、肤色暗且无透明感，但皮肤弹性好。这类型皮肤对日晒和环境不良刺激耐受性较好，皱纹产生较晚且为粗大皱纹。油性皮肤应注意清洁、控油，但过度使用控油类产品或长期使用含有皮肤刺激的药物可导致皮肤屏障功能的损害，经皮失水增加皮肤缺水变得干燥，降低皮肤对日光和外界刺激的耐受性。

4. 混合性皮肤 兼有油性皮肤和干性皮肤的特点，即面中部（前额、鼻部、下颏部）为油性皮肤，而双面颊和双颞部为干性皮肤。应根据不同部位、不同皮肤类型选择护肤品，有针对性地护理。

5. 敏感性皮肤 对外界轻微刺激，如风吹日晒、冷热刺激、化妆品等均不能耐受，常诉痒或刺痛，皮肤可见灼热、潮红。这类型皮肤的护理应选无香精、无酒精及具有修复皮肤屏障功能作用的化妆品。

（六）黑素代谢

黑素由黑素细胞合成与分泌（图1-1-6）。黑素细胞来源于神经嵴，位于基底层细胞之间，与基底细胞的比例从面部的1∶4到肢体的1∶10不等。每个黑素细胞均有较多树枝状胞质突，与周围的10～36个角质形成细胞相连，形成表皮黑素单位，将合成的黑素运送到角质形成细胞。

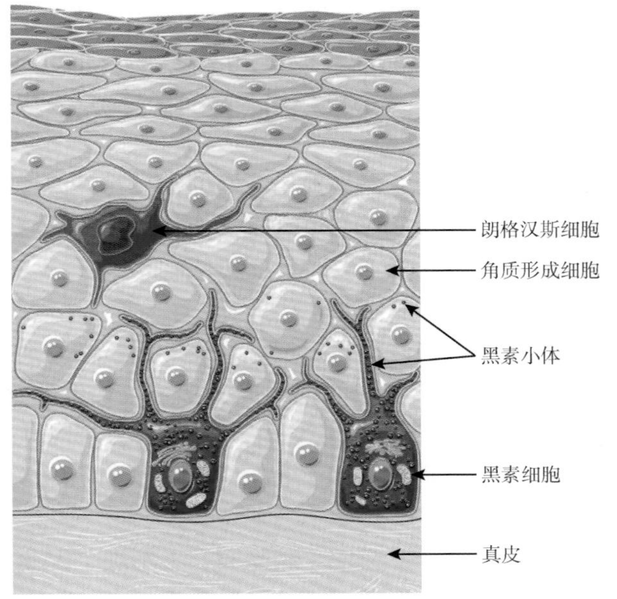

图1-1-6 黑素的合成及转运示意图

电镜下可见黑素细胞胞质内含有特征性黑素小体（melanosome），为含酪氨酸酶的细胞器，是进行黑素合成的场所。

黑素合成是一个多步骤的酶促生化反应，受到复杂而精细的调控，参与其中的重要蛋白酶包括酪氨酸酶（tyrosinase，TYR）、酪氨酸酶相关蛋白（tyrosinase-related protein，TYRP）和多巴色素互变异构酶（dopachrome tautomerase，DCT）等。由TYR催化的反应导致L-酪氨酸通过氧化转化为多巴醌。多巴醌具有高反应性，可以遵循真黑素和褐黑素来源的两个反应链。

1. 真黑素的合成 多巴醌经历分子内环化以产生白细胞多巴色素（即环多巴）。环多巴与另一分子多巴醌发生氧化还原反应，形成多巴色素和多巴。多巴色素下游分为两条合成路径。第一条路径是通过TYRP-2介导形成5，6-二羟基吲哚-2-羧酸（5，6-dihydroxyindole-2-carboxylic acid，DHICA），然后通过TYRP-1转化为真黑素；第二条路径则是多巴色素转化为5，6-二羟基吲哚（5，6-dihydroxyindole，DHI），然后转化为涉及TYR的真黑素。通过上述反应，黑褐色的真黑素就此形成。

2. 褐黑素的合成 在半胱氨酸或谷胱甘肽存在时，多巴醌可转化为5-S-半胱氨酰多巴或谷胱甘肽多巴，然后转化为喹啉，最后聚合为红黄色的褐黑素。

在皮肤中，真黑素和褐黑素形成复杂的聚合物。目前认为，皮肤的颜色由黑素的总量及真黑素与褐黑素的比率决定。

合成的黑素被收集到黑素小体中，黑素小体发育成熟后，沿着肌动蛋白丝运输到角质形成细胞，其后在角质形成细胞的分化过程中被酸性水解酶降解，随角质层脱落而排出体外，也可被白细胞吞噬进入血液循环；而角质层下的黑素小体中的氨基酸、脂类和糖类可被重吸收。

黑素的合成受到来自外部和内部的多种因素的影响。其中，外源性因素主要为日晒和环境污染。紫外线可以使黑素细胞内的蛋白激酶活性增加，对黑素细胞刺激激素（α-melanocyte stimulating hormone，α-MSH）反应性增加，使酪氨酸酶活性增加，促进黑素合成；另外，紫外线也可诱发炎症，上调花生四烯酸、前列腺素、白三烯、神经细胞生长因子、碱性成纤维细胞生长因子、IL-1和内皮素、一氧化氮等炎症因子表达，导致黑素合成增加。空气污染也可诱发皮肤内的炎症和氧化应激反应，长期接触污染的空气也会导致皮肤黑素合成增加。

内源性因素方面，α-MSH和促肾上腺皮质激素（adrenocorticotropic hormone，ACTH）是最常见的影响因素。它们来源于黑素细胞和角质形成细胞的阿片黑素原（proopiomelanocortin，POMC）裂解。雌激素、甲状腺激素也可促进酪氨酸酶氧化的过程，加速黑素合成。此外，干细胞因子（stem cell factor，SCF）、肽内皮素1、肝细胞生长因子（hepatocyte growth factor，HGF）、角质形成细胞生长因子、碱性成纤维细胞生长因子（basic fibroblast growth factor，bFBF）及炎症介质如前列腺素E_2和一氧化氮等也可促进黑素生成。

部分微量元素在黑素合成中起辅助作用。铜离子是合成酪氨酸酶不可或缺的成分，酪氨酸酶催化氨酸形成黑素的能力与铜离子数量成正比。

另外，皮肤微生态失衡也与黑素合成相关。黄褐斑患者皮肤表面的暂住菌，如棒状菌及产色素微球菌数量明显增加，尤其是产生橘黄色色素的微球菌数量显著增加；且温度升高时这些细菌产生的色素会明显增多，这可能是黄褐斑在春夏季颜色明显加深，而冬季明显减轻，甚至消失的原因。

在黑素细胞中，调节黑素生成的信号通路通过具有不同分子活性的膜受体起作用。这些受体包括G蛋白偶联受体（G protein-coupled receptor，GPCR），如主要在黑素细胞中表达的黑皮质素1受体（the melanocortin-1 receptor，MC1R）、肾上腺素能受体、内皮素B型受体、卷曲受体和酪氨酸激酶受体（如bFGF和HGF受体）。大多数信号通路都通过小眼相关转录因子（microphthalmia-associated transcription factor，MITF）进行调节。*MITF*是黑素生成中的主要转录因子，因为它控制着黑素细胞的发育、存活和增殖，以及黑素合成的相关步骤。*MITF*通过与启动子区域的保守共有元件结合，诱导包括*TYR*、*TYRP-1*和*TYRP-2*在内的黑素基因的转录。此外，*MITF*还参与调节黑素生成的其他多个基因，包括控制黑素小体成熟、运输和向角质形成细胞分布所需的基因。

由于MITF的突出作用，其表达和活性的调节代表了黑素生成的关键事件。紫外线就可上调*MITF*的表达，SCF、bFBF、HGF等细胞因子也可通过MAPK调控*MITF*表达。近年来的研究发现miRNA在*MITF*的表达中也起着重要作用，miR-25、miR508-3p、miR-137、miR-675等均与*MITF*的表达负相关。

（七）皮肤的保健和护理

每天恰当的皮肤护理是维持皮肤健美的重要方法。日常皮肤的基础护理主要包括三大步骤。

1. 清洁 采用清洁类产品去除皮肤上多余的油脂、灰尘、化妆品残留物和老化的角质层细胞。

2. 保湿 采用保湿剂延缓皮肤水分丢失，增加真皮与表皮间的水分渗透，维持皮肤天然的屏障功能，使皮肤光滑、细腻、有弹性，可抵御外界不良因素的侵袭。

3. 防晒 采用防晒制剂降低日光中的紫外线、可见光、红外线等对皮肤的各种急性和慢性损伤作用。

（八）毛发的保健与美容

毛发一旦受损，很难完全恢复。头发护理的目的在于预防头发损伤。减少头发损伤的方法包括避免损伤头发的有害因素，同时使用优质、合适的洗发护发产品进行护理，减少头发表面的摩擦，降低头发上的静电作用，从而保持毛小皮及毛皮质的完整性。

（1）牵拉和摩擦是损伤头发的常见物理因素。因此，应选用梳齿密度小的梳子梳头，以减小摩擦力及对头发的拉伸力；不逆向梳理头发；不频繁、过度、暴力地梳理头发。

（2）劣质的洗发护发产品、烫发剂、染发剂、漂白剂等化学用品中的化学成分常导致头发的含水量降低，弹性、韧性减弱，容易断裂。因此，应避免使用劣质的护发产品，避免经常使用烫发剂、染发剂、漂白剂等。

（3）高温常使头发干燥脆弱、易断裂。因此，日常生活中应少用电吹风，尽量让头发自然吹干；不要过度烫发、拉直头发等。

（4）紫外线不仅引起头发脆弱变干，还会引起头发褪色。因此，应尽量避免日光长时间照射头发，同时加强头发的防护如户外活动时戴帽子、使用护发的防晒产品、加强日晒后头发的修复。

（九）美容皮肤科学与社会心理学

健美的皮肤标志着人的健康、美丽、自信和成功。虽然健美的标准在不同国家、不同民族，甚至于不同的地区、历史时间、文化背景、审美修养和不同阶层的人们之间都存在着差异，但有一些标准是共同的。光滑、细腻而有弹性的皮肤是人们共同追逐的目标。皮肤的衰老是一种自然规律，是在遗传背景基础上受外界因素共同影响而累积作用的结果。虽然我们不能阻止皮肤的自然老化，但可以通过科学而有效的皮肤美容保健，延缓皮肤衰老。

皮肤的基本特征包括颜色、光泽、细腻度、滋润度、弹性和皮肤的反应性。皮肤健美的标准：

皮肤颜色均匀、红润，水分含量充足，水油分泌平衡，肤质细腻有光泽，皮肤光滑有弹性，无皮肤病，面部皱纹程度与年龄相当，对外界刺激不敏感，对日光反应正常。

（编者：谢　恒，颜韵灵；审校：于爱娇，刘振锋）

参考文献

何黎，2011. 美容皮肤科学. 北京：人民卫生出版社.

李利，2011. 美容化妆品学. 北京：人民卫生出版社.

赵辨，2017. 中国临床皮肤病学. 2版. 南京：江苏凤凰科学技术出版社.

Dirk M. Elston，Tammie Ferringer，2017. 皮肤病理学. 张建中，译. 天津：天津科技翻译出版有限公司.

Bosch R，Philips N，Suárez-Pérez JA，et al，2015. Mechanisms of photoaging and cutaneous photocarcinogenesis，and photoprotective strategies with phytochemicals. Antioxidants（Basel），4（2）：248-268.

Furukawa JY，Martinez RM，Morocho-Jácome AL，et al，2021. Skin impacts from exposure to ultraviolet，visible，infrared，and artificial lights - a review. J Cosmet Laser Ther，23（1-2）：1-7.

Gilchrest BA，2013. Photoaging. J Invest Dermatol，133：E2-E6.

Gray J，2021. Hair care and hair care products. Clin Dermatol，19（2）：227-236.

Gromkowska-Kępka KJ，Puścion-Jakubik A，Markiewicz-Żukowska R，et al，2021. The impact of ultraviolet radiation on skin photoaging-review of in vitro studies. J Cosmet Dermatol，20（11）：3427-3431.

Gupta V，Sharma VK，2019. Skin typing：Fitzpatrick grading and others. Clin Dermatol，37（5）：430-436.

Hushcha Y，Blo I，Oton-Gonzalez L，et al，2021. microRNAs in the regulation of melanogenesis. Int J Mol Sci，22（11）：6104.

Kang HY，Lee JW，Papaccio F，et al，2021. Alterations of the pigmentation system in the aging process. Pigment Cell Melanoma Res，34（4）：800-813.

Lawson CN，Hollinger J，Sethi S，et al，2017. Updates in the understanding and treatments of skin & hair disorders in women of color. Int J Womens Dermatol，3（1 Suppl）：S21-S37.

Letsiou S，2021. Tracing skin aging process：a mini-review of in vitro approaches. Biogerontology，22（3）：261-272.

Lichterfeld A，Hauss A，Surber C，et al，2015. Evidence-based skin care：a systematic literature review and the development of a basic skin care algorithm. J Wound Ostomy Continence Nurs，42（5）：501-524.

Ohbayashi N，Fukuda M，2020. Recent advances in understanding the molecular basis of melanogenesis in melanocytes. F1000Res，9：F1000 Faculty Rev-608.

Passeron T，Krutmann J，Andersen ML，et al，2020. Clinical and biological impact of the exposome on the skin. J Eur Acad Dermatol Venereol，34（Suppl 4）：4-25.

Passeron T，Lim HW，Goh CL，et al，2021. Photoprotection according to skin phototype and dermatoses：Practical recommendations from an expert panel. J Eur Acad Dermatol Venereol，35（7）：1460-1469.

Rittié L，Fisher GJ，2015. Natural and sun-induced aging of human skin. Cold Spring Harb Perspect Med，5（1）：a015370.

Serre C，Busuttil V，Botto JM，2018. Intrinsic and extrinsic regulation of human skin melanogenesis and pigmentation. Int J Cosmet Sci，40（4）：328-347.

Sharma AN，Patel BC，2023. Laser fitzpatrick skin type recommendations. In：StatPearls. Treasure Island（FL）：Stat Pearls Publishing.

Shin JW，Kwon SH，Choi JY，et al，2019. Molecular mechanisms of dermal aging and antiaging approaches. Int J Mol Sci，20（9）：2126.

Yardman-Frank JM，Fisher DE，2021. Skin pigmentation and its control：From ultraviolet radiation to stem cells. Exp Dermatol，30（4）：560-571.

第二节　美容皮肤科学的诊断技术

一、斑贴试验

（一）概述

斑贴试验是诊断机体迟发型变态反应（Ⅳ型变态反应）的标准方法，其目的是明确患者的皮肤病是否与某种物质引起的迟发型变态反应有关。

（二）操作方法

1. 选择变应原　通过患者的病史和临床表现来选择变应原。变应原分为市售变应原和自制变应原。市售变应原常用的有欧洲标准变应原和北美标准变应原系列，我国尚无标准的变应原系列。自制变应原需要根据受试物的性质选择相应的赋形剂配制适当浓度的浸液、溶液、软膏或原物，自制变应原特别适用于与化妆品相关的迟发型变态反应。

2. 受试部位 临床上推荐优先选择上背部作为斑贴试验的最佳部位，背部较平坦，有利于斑试器与皮肤的紧密贴合，同时也可以检测多种变应原。对于不适合背部斑贴试验的患者，可以选择上臂或大腿外侧。

3. 操作步骤 确定合格的变应原受试物后，将受试物置于斑试器内，然后再将加有受试物的斑试器贴敷于受试者的上背部，使其均匀、平整地贴于皮肤上。48小时后去除斑试器，30分钟后进行第一次判读，72小时或96小时后进行第二次判读。如有必要，可以增加随访次数。

4. 结果解释 斑贴试验的判读基于皮肤的局部反应，目前公认的判读标准是国际接触性皮炎研究小组推荐的斑贴试验结果解释方法，见表1-2-1。

表1-2-1 斑贴试验判读标准

反应程度	皮肤局部反应	评估结果
−	无反应	阴性反应
±	仅有轻度红斑	可疑反应
+	红斑、浸润，可有少量丘疹	弱阳性反应
++	红斑、浸润、丘疹、水疱	强阳反应
+++	明显红斑、浸润，出现水疱、大疱	极强反应
IR	红斑、大疱、坏死	刺激反应

斑贴试验阳性是诊断变应性接触性皮炎的重要依据，阴性结果应结合患者病史、临床表现进行分析，必要时进行重复开放涂抹试验。斑贴试验阳性结果必须与刺激反应相鉴别，刺激反应在受试物去除后很快消失，而过敏反应则常在去除受试物后24～48小时内增强。

（三）临床应用

1. 适应证

（1）怀疑接触性皮炎，职业相关性皮炎。

（2）怀疑化妆品有关的变应性接触性皮炎，变应性接触性唇炎。

（3）治疗效果不佳的皮炎。

2. 注意事项

（1）在皮炎急性期最好不要进行斑贴试验。

（2）曝晒后的4周内不进行试验。

（3）敷贴斑试物过程中应告知受试者受试部位保持干燥，避免清洗，勿剧烈运动，避免搔抓。

（4）接受系统免疫抑制剂治疗者、哺乳期及妊娠期妇女应尽量避免检查。

（5）试验部位皮肤不应存在影响斑贴试验结果的瑕疵或皮损。

（6）试验前2周及试验期间停用糖皮质激素，试验前3天及试验期间停用抗组胺药，拟受试部位需局部停用糖皮质激素类外用药物3天以上。

（7）若受试部位出现明显的瘙痒及灼痛感，应及时去除斑试物；如果在试验后72小时至1周内局部出现红斑、瘙痒等表现，应及时就医。

（8）阴性结果可能与试剂浓度低、斑试物质与皮肤接触时间太短等因素有关。

二、皮内试验

（一）概述

皮内试验主要是根据Ⅰ型即速发型变态反应原理测定机体对某种物质的致敏性和免疫力，适用于荨麻疹、特应性皮炎、药物性皮炎和食物过敏等。

（二）操作方法

选择前臂内侧或上臂外侧作为受试部位，局部清洁消毒后，取配制好的皮试液进行皮内注射，形成直径约0.1cm的皮丘。15～30分钟后观察结果。一般使用生理盐水或注射用水作为阴性对照、组胺液作为阳性对照。

（三）结果解释

皮肤反应分为速发反应和迟发反应，注射后15～30分钟内出现的反应为速发反应，其结果解释为受试部位无反应为（−）；出现红斑且直径为1～2cm，伴风团为（+）；红斑直径为2cm，伴风团为（++）；红斑直径＞2cm，伴风团或伪足为（+++）。迟发反应通常出现于数小时至24～48小时后，如有浸润性结节，则为阳性。

（四）注意事项

（1）同时检查多种变应原时，两个注射部位之间应保持3cm以上的距离。

（2）必须设立对照注射点。

（3）病情急性期不应进行试验。

（4）对有过敏性休克史的患者禁用，妊娠期妇女应避免检查。

（5）试验时应做好处理严重过敏反应的急救准备。

三、光斑贴试验

（一）概述

光斑贴试验是通过检测接触性光变应原来诊断和研究光变应性接触性皮炎及其他日光引起的相关皮肤病的方法，在临床诊断、治疗方面发挥着重要作用。

光斑贴试验的原理是将光变应原贴敷于皮肤一段时间，再经一定波长的光线照射后，光变应原与皮肤蛋白结合形成全抗原，后者刺激机体产生抗体或细胞免疫反应。当致敏的个体再次接触相同致敏物或有交叉过敏的物质时，机体产生变态反应，皮肤出现红斑、丘疹、水疱等损害，从而判断皮肤对光变应原的光反应性。

（二）光变应原的种类

光变应原种类较多，目前国际上尚无标准的光变应原。随着地域环境、生活习惯等不同，光斑贴变应原的种类也在不断改变，主要包括防晒剂、药物、抗菌剂和香料等。中国目前主要参照欧洲接触性皮炎和光照性皮肤病研究组（EMCPPTS）制订的光斑贴试验作为最基本变应原，包括19种紫外线吸收剂和5种非甾体抗炎药，如考虑职业性光变态反应，还可以参照国标职业性光接触性皮炎中光斑贴试验常用的光变应原。

（三）照射光源及剂量

1. 照射光源　能够产生光变应性接触性皮炎的光谱主要为波长320～400nm的UVA，因此通常选择能恒定输出UVA的人造光源作为照射光源，如氙弧灯和荧光灯。如果患者可能接触酮洛芬、苯海拉明、盐酸氯丙嗪、木材混合物、秘鲁香脂、芳香混合物等物质，建议加用UVB照射或全谱光照射，以提高光变应原检出率，避免漏诊。

2. 剂量　我国以5J/cm^{2}作为照射剂量，如最小红斑量（minimal erythema dose，MED）＜5J/cm^2，则将UVA照射剂量减至2.5J/cm^{2}或1J/cm^2。

（四）操作步骤

第一步：测定患者的MED，本步骤通常可以省略，但对怀疑光敏感的患者，如慢性光线性皮炎、多形性日光疹、日光性荨麻疹等的患者，必须先测定MED。

第二步：敷贴光斑贴变应原，将两份完全相同的变应原分别贴于背部两侧，避开肩胛骨和中线，避开急性渗出的皮肤，一侧为照射侧，一侧为对照侧，中间至少间隔3～5cm。用标记笔做好标记。

第三步：24小时或48小时后去除光变应原，观察有无单纯接触性变应性反应。一侧使用UVA 5J/cm^{2}或更小剂量照射，另一侧为对照侧，应避免光照。照射结束后，两侧均用防水铝箔覆盖。

第四步：照射后24小时、48小时、72小时，观察两侧皮肤的反应并记录。

（五）结果解释

1. 判读标准　根据国际接触性皮炎研究小组的推荐，判读标准见表1-2-2。

表1-2-2　光斑贴试验判读标准

结果	级别	程度/强度	皮肤表现
−	0	阴性	正常
±	1	可疑反应	仅有轻度红斑
+	2	弱阳性	中度红斑伴轻度水肿或浸润，可出现少量丘疹
++	3	强阳性	显著红斑、浸润、水肿，较多丘疹，可出现散在水疱
+++	4	极强阳性	显著红斑、浸润、水肿，较多簇集融合性水疱、大疱或溃疡
IR		刺激反应	散在小片状红斑，无浸润

2. 判读结果　根据照射侧与非照射测的皮肤

表现，可以得出以下7种试验结果，见表1-2-3。

表1-2-3 光斑贴试验结果分析

照射侧	非照射侧	结果判读	临床诊断
+	–	光变应性反应	光变应性接触性皮炎
+	+	接触性变应性反应	变应性接触性皮炎
++	+	光变应性和接触变应性反应共存	光加重变应性接触性皮炎
+	++	光抑制变应性反应	光抑制变应性接触性皮炎
+（逐渐减弱）	+（逐渐减弱）	刺激反应	刺激性皮炎
+（逐渐减弱）	–	光毒反应	光毒性皮炎
–	–	阴性	阴性反应

（六）临床应用

1. 适应证 临床上怀疑接触光变应原引起的光变应性皮肤病，包括：

（1）既往有光敏性疾病史，如慢性光线性皮炎、多形性日光疹、光线性痒疹、日光性荨麻疹、原因不明的光敏性疾病等。

（2）夏季曝光部位出现湿疹样皮损且日晒后加重。

（3）任何季节在曝光部位出现的皮炎。

（4）既往外用防晒霜、添加香精香料的产品、非甾体抗炎药引起的皮炎。

（5）职业性光接触性皮炎。

2. 禁忌证

（1）怀疑光毒性接触性皮炎或光敏性药疹的患者。

（2）已知对测试的变应原过敏者。

（3）孕妇和哺乳期妇女。

（4）由于光斑贴试验检测周期较长，无行为控制能力的患者或不能保证随访的患者不宜进行此项试验。

（七）注意事项

（1）定期校准辐照仪，以保证照射剂量的准确性。

（2）背部应有足够大面积的正常皮肤进行试验，且受试部位不影响观察光斑贴试验的结果。

（3）对服用过噻嗪类、氟喹诺酮类、四环素类等光敏性药物的患者应避免试验，根据药物半衰期决定检测时间。

（4）在皮炎急性期最好不要进行试验。

（5）对临床上怀疑系统药物引起的光变应性皮炎患者应避免试验。

（6）受试者在受试前2周及试验期间不得服用糖皮质激素，试验前3天及试验期间应停用抗组胺药，拟受试部位需局部停用糖皮质激素类外用药物3天以上。

四、乳酸试验

（一）概述

乳酸试验是一种敏感性皮肤的半主观评定方法，应用较为广泛。试验方法分为涂抹法和桑拿法，临床最常使用的是涂抹法。

（二）操作方法

在室温下，将10%乳酸溶液50μl涂抹于鼻唇沟及任意一侧面颊，对侧以生理盐水作为对照。分别在2.5分钟和5分钟时询问受试者有无刺痛感，按4分法进行评分（0分为没有刺痛感，1分为轻度刺痛，2分为中度刺痛，3分为重度刺痛）。然后将两次分数相加，刺痛感累计≥3分者为乳酸试验阳性。

五、Wood灯检查

（一）概述

Wood灯检查又称滤过紫外线检查，采用经含氧化镍的滤玻片获得的UVA（波长为320～400nm）照射病变部位皮肤，观察其颜色的变化。Wood灯检查应在暗室中进行。

（二）临床应用

1. 色素性皮肤病 白癜风的色素脱失斑在Wood灯照射下色素脱失更加明显，呈亮白色，容易与正常皮肤区别；贫血痣由于表皮色素正常，在Wood灯照射下贫血痣皮损颜色与正常皮肤相同；黄褐斑在Wood灯照射下色素更加明显，有助于发现亚临床黄褐斑。

2. 卟啉病 迟发性皮肤卟啉病患者的尿液、

粪便，红细胞生成性卟啉病患者的牙齿，原卟啉病患者的血液，在Wood灯的照射下可以呈现淡红色、红色或橙红色荧光。

3. 感染性皮肤病　在Wood灯照射下，黄癣的病发呈暗绿色荧光，白癣呈亮绿色荧光，有助于头癣的诊断和防治。红癣呈珊瑚红色荧光，铜绿假单胞菌感染呈黄绿色荧光，花斑癣可出现棕黄色荧光，腋毛癣呈暗绿色荧光，痤疮丙酸杆菌呈红色或橘红色荧光。根据皮肤病变部位在Wood灯下的光反应，提供诊断依据。

4. 皮肤肿瘤　在Wood灯照射下，鳞状细胞癌呈鲜红色荧光，基底细胞癌无荧光。

5. 检查人体中某些药物　服用某些药物后人体局部用Wood灯照射也会产生荧光，如服用四环素患者的牙齿。

六、皮　肤　CT

（一）概述

皮肤CT，即皮肤反射式共聚焦显微镜（reflectance confocal microscopy，RCM），是一种新型的非侵入性工具，能够在接近组织学分辨率的情况下对皮肤组织形态进行分析，具有无创性、动态监测、成像迅速等优点，对皮肤病的诊断、鉴别诊断、疗效评价及预后判断具有重要价值。

（二）成像原理

RCM由光学显微镜、激光光源、扫描装置、检测器、计算机系统、图像输出设备和共聚焦系统组成。其成像原理是，用RCM光源对皮肤进行扫描，获得皮肤同一横截面的图像，然后上下移动对皮肤不同层面（深度可达400μm）进行聚焦成像，从而获得类似CT断层扫描的连续性光学切片，经计算机三维重建处理后，观察皮肤的三维剖面或整体结构。皮肤组织中角蛋白和黑素具有较高的折射率，成像明亮，反之成像灰暗，细胞器及组织结构折射率的不同使得RCM图像得以实现高分辨率。

（三）临床应用

（1）辅助诊断常见色素性皮肤病，如色素痣、黄褐斑、黑变病、白癜风等。

（2）辅助诊断浅表皮肤肿瘤和癌前病变，如基底细胞癌、黑素瘤，还可以评估疗效及预后。

（3）辅助诊断红斑鳞屑型疾病，如银屑病、扁平苔藓、湿疹等。

（4）鉴别诊断变应性接触性皮炎和刺激性接触性皮炎。

（5）辅助诊断感染性皮肤病，如疥疮、体癣、疣、甲真菌病、毛囊炎等。

（6）研究皮肤血管，如观察鲜红斑痣治疗前后血管内血流变化以评估疗效。

（7）辅助选择皮肤活检切除范围。

（8）随着临床经验的积累和RCM技术提升，RCM将被用于更多疾病诊断。

（四）注意事项

行RCM检查时应注意以下三点。

（1）受试者保持姿势固定，选取较为平整的皮肤作为检查部位，观察多处皮损，由浅至深观察，注意与正常皮肤进行对照。

（2）检查部位不应有过厚的痂壳、鳞屑及角质。

（3）贴片与检查部位皮肤之间需用纯净水或矿物作为介质。

七、皮　肤　镜

（一）概述

皮肤镜也称皮肤表面透光式显微镜，是简单放大镜的扩展，属于无创性显微图像分析技术，这种设备可提高皮肤表面及表面以下结构的可视性，使临床医生能够识别肉眼观察不到的形态特征，具有操作简便、适应证广、无痛无创、及时快速等优点。20世纪70年代以来，皮肤镜逐渐成为应用最为广泛的皮肤无创检测技术，用于疾病的辅助诊断、疾病监测、疗效评估等。皮肤镜观察到的结构变化与组织病理改变有相对明确的对应关系，因此它对于皮肤疾病的诊断具有较高的灵敏度和特异度，被称为“皮肤科医生的听诊器”。

（二）工作原理

皮肤角质层的光反射率高于空气，因此大部

分可见光被角质层反射，自然光状态下无法观察到皮损的深层结构。第一代皮肤镜使用非偏振光作为光源，观察皮损时需要涂抹浸润液并按压皮损，以减少角质层反射，之后再借助皮肤镜的放大作用，将皮损放大数倍至数十倍，能更好地观察皮损深层结构。近年来皮肤镜采用特定波长的发光二极管作为光源，并加装了光学偏振光，可以在不使用浸润液及不按压皮损的情况下，消除皮损表面的反射光，观察表皮下部、表真皮连接及真皮乳头层等肉眼不可见的皮肤结构。

目前，市面上常见的皮肤镜有电子皮肤镜、手持式皮肤镜和影像皮肤镜等。电子皮肤镜是一种将皮肤镜与数码照相系统相结合的设备，能提供方便的图像记录，在计算机屏幕上捕获皮损的高清放大图，且能储存以供患者随访。手持式皮肤镜体积小、携带方便、易于操作，但是放大倍数低，且只能观察二维图像。影像皮肤镜可用于监测需要定期随访的存在大量色素性皮损的高危患者，也可用于检查毛发疾病。

皮肤镜的诊断方法有模式分析法、ABCD规则法（A，asymmetry皮损的不对称性；B，border边界；C，color颜色；D，dermatoscopic structure皮肤镜下结构）、Mnzies法、7点分类名录法、修订的模式分析法、ABC法则和3点一览表法等。

虽然皮肤镜检查的技术较简单，但对皮肤镜下所见结构表现的解读需经过严格培训，并且由有经验的皮肤科医师来做出，不然会发生误导。

（三）临床应用

1. 诊断皮肤肿瘤

（1）恶性黑素瘤：皮肤镜下通常可见不规则色素网、伪足、辐射纹和不规则小点小球、蓝白幕等特征。

（2）基底细胞癌：皮肤镜下诊断标准包括树枝状血管、溃疡、大的蓝灰色卵圆形巢、枫叶状结构、蓝灰色小球和车辐条样结构，同时缺乏色素网状结构。

（3）Kaposi肉瘤：有研究表明，皮肤镜下特征性的彩虹模式对诊断Kaposi肉瘤具有重要意义。

（4）鳞状细胞癌：皮肤镜下特征包括小球形血管、发夹状血管、不规则线状血管、靶形毛囊、白色无结构区、溃疡等。

（5）脂溢性角化症：典型皮肤镜下特征包括粉刺样开口、粟粒样囊肿、脑回样结构、裂隙样结构、发夹样血管等。

2. 诊断非肿瘤性皮肤病

（1）色素性皮肤病：如色素痣、白癜风、黄褐斑、无色素痣等。

（2）毛发疾病：斑秃的特征性皮肤镜征象是黄点征、黑点征、断发、短毳毛增多和感叹号发；雄激素性脱发的皮肤镜特征是毛干粗细不同、毛囊周围黄点征；拔毛癖皮肤镜表现和斑秃类似，但前者断发长短不一、断端有卷曲和分叉，无感叹号发。

（3）炎症性皮肤病：银屑病的皮肤镜特征包括均一规则分布的环状血管、发夹样血管、点状血管等；扁平苔藓，皮肤镜下可见放射状分布的点状血管和线状血管、白色网纹，即Wickham纹；面部脂溢性皮炎的皮肤镜特征为非典型血管、毛囊周围黄色晕，呈油滴状；玫瑰痤疮的皮肤镜特征表现为多角形血管、紫红色背景，可见毛囊性脓疱。

（4）感染性皮肤病：如头癣、甲真菌病、阴虱、疥疮等。

八、皮肤图像分析系统

（一）概述

市面上有多种皮肤图像分析系统，使用广泛的设备是VISIA®，目前也有类似设备推出，如CSKIN®、CBS。该类系统运用光学成像技术、RBX技术和其他自主开发的软件科技，可以即时、定量地分析多种皮肤特征，如对皮肤色斑、血管扩张、纹理、毛孔等特征进行定量分析。广泛应用于面部损容性皮肤病的诊断和疗效评估、化妆品功效评价、科学研究等方面。

（二）工作原理

该类设备使用3～5种光源拍摄受试者面部正面、左侧面和右侧面。标准白光为正常光源，反映受试者皮肤正常光下的整体情况；365nm紫外光反映表皮色素改变；交叉极化光为偏振光，反映皮肤血红素和黑素情况。绿光和蓝光为辅助光，成像后结合偏振光分别生成红色图和棕色图（图1-2-1）。

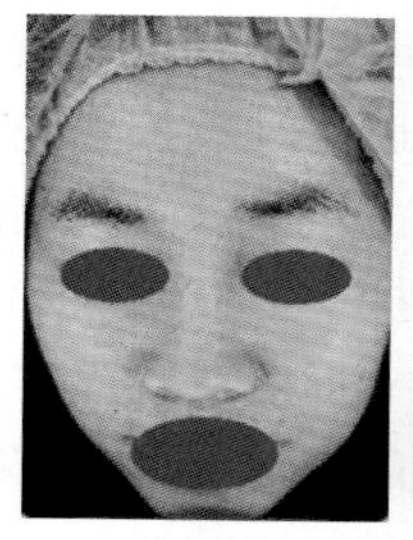
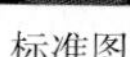
标准图

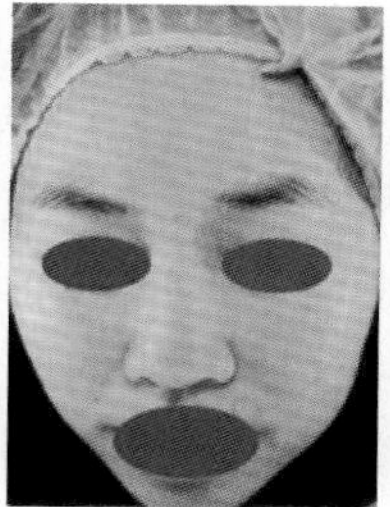
偏振光图

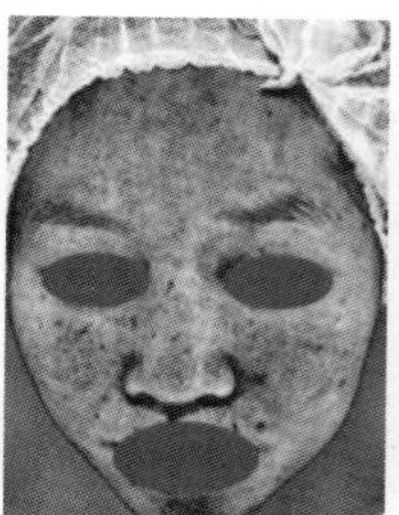
红色图

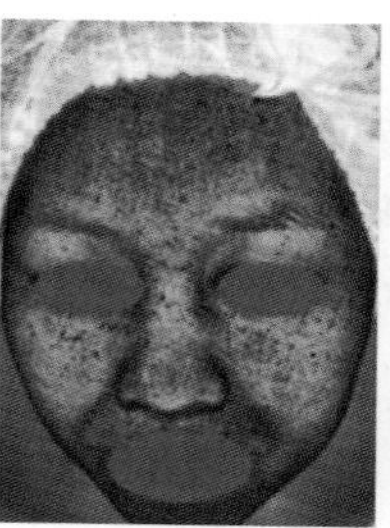
棕色图

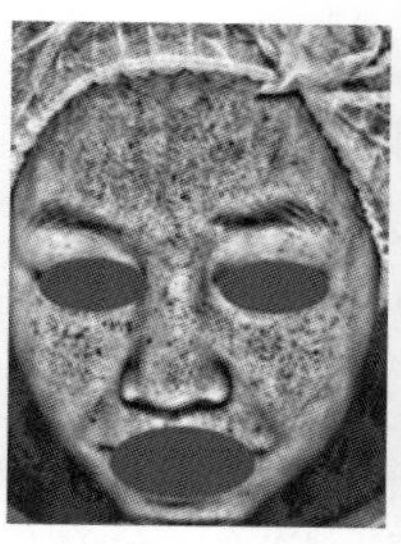
紫外线色斑图

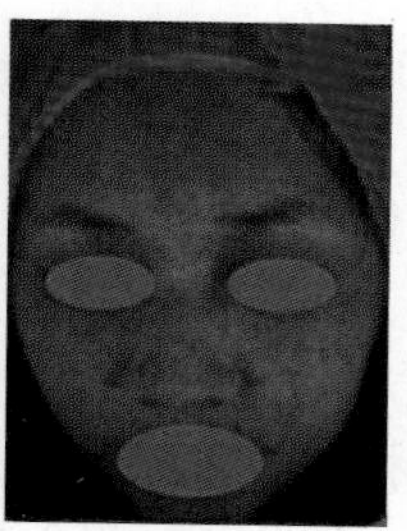
紫质图

图1-2-1　皮肤图像分析系统（CSKIN）图片

注：标准图，大致了解皮肤质地、光泽、色斑、轮廓、炎症、毛孔、整体形态；偏振光图，消除镜面反射，更真实反映皮肤肤色整体情况；红色图，观察毛细血管扩张和炎症情况，如痤疮、皮肤炎症、皮肤敏感性等情况；棕色图，观察皮肤表皮基底层到真皮浅层的色素；紫外线色斑图，紫外线晒斑是表皮下潜在的色素斑；紫质图，在Wood灯下反映皮肤油脂、细菌及外用产品的荧光

（三）检测指标及意义

1. 斑点　使用标准白光，检测肉眼可见的皮肤表面的斑点和色素沉着，如晒斑、雀斑、痘印、色素痣等。

2. 皱纹　在标准白光下，利用皮肤阴影的变化，反映面部的干纹、细纹等静态纹路。值得注意的是，如果受试者表情过多，所牵带的动态皱纹也可被检测出来。因此，检测时受试者应尽量避免面部表情。

3. 纹理　在标准白光下，根据肤色的渐变及皮肤表面的峰（黄色）和谷（蓝色）测量皮肤的平滑度和饱满度。

4. 毛孔　在标准白光下，通过检测毛孔凹陷产生的阴影来评估毛孔的数量和位置。

5. 紫外线色斑　一般在普通光照条件下是不可见的，而在紫外线光源下，表皮黑素可以选择性吸收紫外线而显像，通常反映皮肤受日晒损伤的结果。

6. 棕色区　检测表面和真皮层色素沉着，如黄褐斑等。

7. 红色区　检测皮肤血红蛋白量、血管的腔径和数目，间接反映皮肤屏障功能和炎症反应，如痤疮、玫瑰痤疮、敏感性皮肤等。

8. 紫质　又称卟啉，是细菌的代谢物，可以反映出皮肤的皮脂腺分泌情况，常与痤疮的发病相关。卟啉在紫外线下会发出荧光。此外，紫质还可以用于检测皮肤表面的荧光残留，若是出现大片聚合区域的荧光片，则需要注意平常使用的护肤品是否荧光剂超标。

（四）操作方法

在电脑上录入受试者基本数据，如姓名、年龄、联系方式等；检查前嘱受试者清洁面部皮肤，化妆者需要卸妆，用无绒毛的干布擦干，然后用黑色罩布遮盖头部、颈部及肩部，头戴黑色非反光发箍；受试者坐在检测位置，确定额头和下巴贴紧固定器，全程需要双眼闭合；然后拍摄照片和分析影像。

（五）结果解读

1. 百分位数　反映受试者在相同年龄、皮肤类型的检测者中，各皮肤特征优于其他对象的人数，百分位数越高，表示皮肤状态越好。如斑点百分位数为67%，即该受试者的斑点特征在100位对象中，优于67人。

2. 特征计数　为各皮肤特征在该分析区域内的确切计数，该数值越低越好。

3. 绝对分值　代表了选定区域里皮肤指标的面积和强度，分值越低越好。

4. 图表　除上述数值呈现外，各特征及受试者前后结果可以使用图表表示，如百分位曲线图、发展趋势图。

（六）临床应用

1. 面部损容性皮肤病　如痤疮、玫瑰痤疮、敏感性皮肤、黑变病、黄褐斑、雀斑、老年斑、皮肤光老化、皱纹等，除了辅助临床诊断外，面部皮肤图像分析系统更重要的意义是可以进行疗效评估，协助皮肤科医生制订临床治疗方案、预测治疗时长，帮助患者树立治疗信心。

2. 化妆品功效评价 近年来，面部皮肤图像分析系统被越来越多地应用于化妆品的功效评价中，如针对敏感性皮肤使用的具有舒缓保湿作用的产品，可以通过数字成像检测其斑点、纹理、红色区等指标变化，定量评估其功效；皱纹特征可用于评价抗皱类产品；斑点、红色区、紫质等指标可用于评价控油祛痘类产品功效；紫外线色斑、棕色区特征可用于评价美白类产品的美白作用。

3. 科学研究 对各种治疗方法疗效、化妆品功效、药物疗效等进行客观记录、评估、分析，有利于科学研究，指导治疗策略。

（七）注意事项

（1）受试者检查时应清洁面部，保持面部干燥。

（2）拍摄过程中，受试者应保持相对静止状态，避免产生表情。

（3）拍摄时应用黑色罩布，使受试者处于暗处，以免影响分析结果。

（4）通过软件和前次拍摄的影像比对时，应确保同一对象每次拍照位置及角度一致，便于治疗前后的疗效评估。

九、皮肤生理学参数检测

随着皮肤科学、化妆品科学、光电技术和计算机技术等的发展，一些新的仪器和设备不断被开发出来，它们可以无创、在体评估如经皮失水、角质层含水量、皮脂、皮肤表面pH、皮肤颜色、皮肤弹性等皮肤参数；它们能够捕捉到人眼察觉不到的皮肤变化，在皮肤病诊断、医疗美容疗效评估和化妆品功效评价等方面应用广泛。

（一）经皮失水

经皮失水（transepidermal water loss，TEWL）又称透皮水蒸发或透皮水丢失，是指真皮深层的水分通过表皮蒸发散失，是描述皮肤屏障功能的重要参数之一。常用的测量方法有开放式和封闭式测量法两种。开放式测量法的测量探头是一个开放式的圆筒，将其垂直放置于待测皮肤表面，基于Fick扩散定律，通过两组温度、湿度传感器测量水分从皮肤表面蒸发的梯度曲线，从而测算出经表皮蒸发的水分量。测量时将探头以适当压力充分接触皮肤表面，数十秒后记录数值达到稳定，测量单位为g/h · m^2。开放式测量法要求关闭门窗，禁止人走动，不能对着探头方向呼吸。封闭式测量法为用顶端封闭的圆柱形舱罩置于皮肤上，用电子湿度探测器记录舱内相对湿度，皮肤表面水的蒸发速率可以根据相对湿度的增加而被计算出来。封闭式测量仪不受环境气流的影响。

（二）角质层含水量

角质层含水量（stratum corneum hydration，SCH）的测量方法包括直接测量法和间接测量法。直接测量法包括近红外光谱成像技术、共聚焦拉曼光谱技术、光学相干断层扫描技术、磁共振波谱技术等，但这些方法价格昂贵，目前未广泛运用。根据水及其溶解物的电学特性，通过测量皮肤的电容、电阻或电导，可以间接测量角质层含水量，常用仪器见表1-2-4。电导法对含水量较高的皮肤更敏感，更适合角质层表面水分变化的评估。电容法测量时间短、重复性好，运用最为广泛，将测试探头垂直放于被测皮肤表面，反复测量3次，取平均值。另外，也有公司设计和开发了可以分别测量皮肤深度达0.5mm、2.5mm和5mm水含量的测量仪，以满足不同的研究需要。

表1-2-4 电学法测量角质层含水量常用仪器

测量参数	仪器名称
电导	ASA-M2 Skicon 200 and 200 EX
电容	Hydration probe of Soft Plus MoistureMeter SC Corneometer CM820 and 825
电阻	Nova Dermal Phase Meter DPM 9003 Multifrequency IMP Spectrometer Dermalab Moisture Unit

角质层含水量和经皮失水是评估皮肤屏障功能重要的生理参数，正常情况下两者保持一定的比例，当皮肤表面被封包时，皮肤角质层含水量增加，去除封包后经皮失水增加。当皮肤屏障功能受损时，即使角质层含水量很低，水分仍然会经皮丢失，如银屑病、特应性皮炎、敏感性皮肤等疾病。除了被用于评估皮肤屏障功能受损情况，角质层含水量和经皮失水还可以被用于评估治疗

效果，以及保湿类、抗老化类、舒缓类、清洁类等化妆品的功效。

（三）皮脂

皮脂由两部分组成，一部分为皮脂腺分泌的脂质，另一部分为表皮角质形成细胞间脂质，如神经酰胺、胆固醇、游离脂肪酸等，具有重要的保湿作用。常用的皮脂测量是利用纸或胶带吸收油脂后可以透光的原理，特殊纸或胶带吸收皮肤上的油脂后变成半透明，其透光量随之变化。吸收的油脂越多，透光量变化越大，由此间接计算皮脂量，测试结果以μg/cm^{2}表示。此外，还可以用乙醇等溶剂将皮脂洗脱下，乙醇挥发后即可直接称量出皮脂含量。但这种方法精确度不高。皮脂多少直接影响皮肤的分型，如干性皮肤油脂含量低、油性皮肤油脂分泌旺盛。皮脂测量广泛被用于评估控油类化妆品、清洁类化妆品的功效，以及评估痤疮患者皮脂腺的活性等。

（四）皮肤表面pH

皮肤表面生理状态下呈酸性，pH维持在4.5～6，酸性环境对于维持皮肤生理状态，如表皮屏障的动态平衡、角质层的完整、抗菌防御系统等十分重要。在各种皮肤表面pH的测量方法中，平板玻璃电极法仍然是测量活体皮肤pH最标准、可操作性最强的方法。通过一个玻璃电极与潮湿皮肤表面接触，形成皮肤-电极界面，即可快速测出pH。有些仪器在测试前需用标准缓冲液对仪器进行调试和校正，皮肤表面不能有化妆品残余或过多的油脂。此外，还有一种便携式皮肤pH测量仪，其利用半导体传感器，可以在任何部位的皮肤，包括头皮及其他非液体材料上进行测量。其电极不含易碎玻璃，并且不需要内部填充液，使得测量变得简单、快速、方便。许多变量都会影响pH的测量结果，如解剖部位、年龄、性别、种族、昼夜节律等。

（五）皮肤颜色

人类皮肤的颜色由其黑素含量、含氧和脱氧血红蛋白含量、内源性或外源性色素，如胆红素和胡萝卜素所决定。皮肤颜色的测量在色素性皮肤病严重程度评估、疗效评价、美白祛斑类化妆品功效评价及开发等方面有重要价值。皮肤颜色测量仪有多种类型。一种是基于皮肤反射光的光谱信息，可推算测出皮肤黑素和血红素的含量。测量数值越高，说明皮肤中黑素和血红素的含量越高。另一种是借用国际照明委员会的三基色刺激值原理的设备：参数值L代表皮肤的黑-白轴，数字越大肤色越浅，a*值代表绿-红轴，数字越大代表皮肤越红，b*值代表蓝-黄轴，数字越大代表肤色越偏黄。还有一种是基于皮肤成像技术，如前面提到的面部皮肤图像分析系统，也含有皮肤色素和皮肤血管的测量参数。

（六）皮肤弹性

具有青春活力的皮肤饱满、充盈、富有弹性。皮肤弹性的测量对皮肤衰老的研究和抗衰老产品的功效评价有重要意义。根据对皮肤施加外力的不同，测量皮肤弹性的方法有多种。这里介绍一种基于吸力和拉伸原理而开发的设备，测量时在被测试的皮肤表面产生一个负压将皮肤吸进一个特定测试探头内，吸力消失后，皮肤形变回复。皮肤被吸进测试探头内的深度是通过一个非接触式的光学测试系统测得的。测试探头内包括光的发射器和接收器，光的比率（发射光和接收光之比）同被吸入皮肤的深度成正比，然后通过软件分析来确定皮肤的弹性性能，可以自动获得皮肤弹性参数和曲线，并储存在计算机中。还有一种设备是建立在对皮肤和皮下组织的生物机械反应的分析上而设计的，它由一个压头、参考板和内置力传感器组成。探头以一个力压在皮肤上，当参考板完全与皮肤接触时，压头使皮肤继续变形，皮肤抗拒这种变形，从而测得皮肤的即时弹性，这种设备快速、方便，可以测量身体任何部位。

（七）角质层细胞取材与分析

角质形成细胞经过一个表皮更替时间后，随着细胞间连接松散，角质层脱落形成鳞屑，正常皮肤表皮更替时间约为28天。过去常用的角质脱落测量方法有直接收集法和染色法，简单易行，但精准性和重复性较差。目前常用的角质层细胞取材法为胶带粘贴法，使用D-Squame粘贴盘或其他粘贴透明胶带获取鳞屑。D-Squame粘贴盘是由透明聚酯薄膜构成的小圆盘，上面覆盖压力敏感黏合剂。用D-Squame压力仪在一定压力（10～25kPa 或100～250g/cm^2）下将D-Squame粘贴盘粘在皮肤测试部位并持续一定的时间后移去D-Squame粘贴盘，即有鳞屑黏附其上，称量后可获得鳞屑的重量，还可以扫描鳞屑图像，观察其分布、形态、厚度等参数。此外，活体皮肤扫描技术和测量角质层细胞间的黏附力也可以测量角质层细胞。

收集到鳞屑标本后，对其进行生化检测和特殊蛋白质分析，可以了解皮肤的生理特性及与角质层有关的皮肤病。通过对角质套膜进行荧光染色，观察角质套膜的形态和颜色，以此来判断角质套膜的成熟程度，进而评估皮肤屏障的受损程度。表皮中的丝氨酸蛋白酶（包括纤维蛋白溶酶、尿激酶、类胰蛋白酶、激肽释放酶等）广泛参与炎症、脱屑等过程，提示其在皮肤炎症性疾病的致病过程中起着重要作用。通过测量上述蛋白质的含量，为皮肤炎症性疾病的发病机制研究提供参考。

十、皮肤活体组织病理学检查

（一）概述

皮肤活体组织病理学检查，一直是皮肤诊断的“金标准”，对许多皮肤病的诊断、分类、治疗和疗效判断等有很重要的意义。

（二）适应证

活体组织病理检查是皮肤科常用的检查方法，凡是临床诊断不清楚，其他影像学、血液学检查不能确诊者均适用。

（三）禁忌证

（1）严重出血性疾病患者。

（2）对严重瘢痕体质者应慎重取材。

（3）对局部麻醉药任一成分过敏者。

（4）其他不宜行皮肤组织病理学检查者。

（四）皮损的选择

（1）选择充分发育的、具有代表性的典型皮损，因为早期病变常为非特异性，而晚期病变大多处于恢复、变性或坏死阶段。

（2）尽量选择原发皮损。

（3）对水疱性、脓疱性与含有病原体的损害，应选择早期皮损。取材时应保持水疱、脓疱完整，避免破裂。

（4）选择皮损边缘活跃的部分，如麻风的红斑边缘、恶性肿瘤的边缘。

（5）对诊断困难、皮损类型多种的疾病，可以多点、多部位、多皮损取材。

（6）取材应包括皮下组织，不能过浅，必要时应达到筋膜和肌肉，如嗜酸性筋膜炎、结节性红斑、皮肌炎等。

（五）取材方法

1. 外科手术法　适用于各种大小要求的标本，是最为常用的取材方法，其步骤如下所述。

（1）核实患者姓名、年龄、取材部位等信息。

（2）选择合适体位，显露取材部位，常规皮肤消毒，局部浸润麻醉数分钟后取材。

（3）以手术刀做菱形切口，切口方向尽量与皮纹一致，取材应足够深、足够大，避免重切。

（4）尽量避免钳夹标本，以免影响标本质量，影响观察。

（5）切下的组织应立即放入固定液中，常用的是10%甲醛溶液，特殊情况下可用95%乙醇。

（6）全层缝合切口时，注意对齐，不留死腔。

2. 钻孔法　简便易行，但是只适用于皮损较小、病变限于表浅处，或外科手术取材困难的皮损，方法如下。

（1）核实患者姓名、年龄、取材部位等信息。

（2）选择合适体位，显露取材部位，常规皮肤消毒，局部浸润麻醉数分钟后取材。

（3）根据皮损大小选择合适孔径的钻孔器，左手固定皮肤，右手使用钻孔器取材，钻取深度应达到皮下组织。

（4）用注射器针头或小镊子提起标本，将其置于固定液中。

（5）创口压迫止血，包扎固定。

3. 削切法　削切法适用于浅表性皮损，如脂溢性角化、寻常疣等，临床上较少使用。

（六）注意事项

（1）对任何切除的组织均应行组织病理学检查。

（2）取材前应对拟取材皮损进行拍照记录，

必要时可对全身皮损进行临床拍照。

（3）固定液体积应至少达到标本体积的10倍。

（4）应仔细与患者交代术后注意事项，以免出现出血、感染等术后并发症。

（编者：谢　丽，李　利；审校：于爱娇，刘振锋）

参考文献

顾恒，李邻峰，2015. 光斑贴试验临床应用专家共识. 中华皮肤科杂志，48（7）：447-450.

何黎，刘玮，2008. 皮肤美容学. 北京：人民卫生出版社.

华薇，李利，2015. 皮肤角质层含水量的电学法测量. 中国皮肤性病学杂志，29（3）：314-317.

李利，2011. 美容化妆品学. 北京：人民卫生出版社.

刘华绪，2013. 反射式共聚焦显微镜皮肤病图谱. 北京：人民卫生出版社.

栾梅，李利，2017. 皮肤屏障功能的无创检测技术. 皮肤科学通报，34（4）：443，446，447.

王曦，李利，2011. 皮肤角质粘贴技术与临床应用. 皮肤病与性病，33（3）：151-152.

王晓，毕永贤，钱舒敏，等，2019. 斑贴试验在化妆品行业的应用. 日用化学品科学，42（3）：46-49.

薛春霄，李斌，王海华，等，2006. 职业性光接触性皮炎诊断标准中有关皮肤光斑贴试验方法的修订. 中国工业医学杂志，（2）：109-110.

赵辨，2010. 临床皮肤病学. 南京：江苏科学技术出版社.

中国医师协会皮肤科医师分会过敏性疾病专业委员会，2020. 斑贴试验临床应用专家共识（2020修订版）. 中华皮肤科杂志，（4）：239-243.

Chen Y，Hua W，Li A，et al，2020. Analysis of facial redness by comparing VISIA（®）from Canfield and CSKIN（®）from yanyun technology. Skin Res Technol，26（5）：696-701.

Ferrillo M，Vastarella M，2019. Instrumental，clinical and subjective evaluation of the efficacy of a cosmetic treatment for home use. J Cosmet Laser Ther，21（4）：190-195.

Gonçalo M，Ferguson J，Bonevalle A，et al，2013. Photopatch testing：recommendations for a European photopatch test baseline series. Contact dermatitis，68（4）：239-243.

Hon KL，Kung JSC，Ng WG，et al，2021. Are skin equipment for assessing childhood eczema any good? J Dermatolog Treat，32（1）：45-48.

Hua W，Fan LM，Dai R，et al，2017. Comparison of two series of non-invasive instruments used for the skin physiological properties measurements：the DermaLab（®）from cortex technology vs. the series of detectors from courage & khazaka . Skin Res Technol，23（1）：70-78.

Hua W，Zuo Y，Wan R，et al，2020. Shortterm skin reactions following use of N95 respirators and medical masks. Contact Dermatitis，83（2）：115-121.

Wang X，Shu X，Gabard B，et al，2019. Facial microfiber tissue with plant extracts：A new cosmetic concept shows whitening efficacy in Asian volunteers. J Cosmet Dermatol，18（2）：568-574.

Yu W，Han Y，Wu X，et al，2021. A split-face randomized controlled trial of treatment with broadband light for enlarged facial pores. J Dermatolog Treat，32（7）：766-770.

Zuo Y，Jiang P，Wan R，et al，2021. Characterization of cowhage-induced pruritus in sensitive skin：an observational laboratory study. Acta Derm Venereol，101（11）：adv00587.

第三节　美容皮肤常用药物

一、系统用药

（一）糖皮质激素

1. 作用机制　糖皮质激素（glucocorticoid，GC）连接内分泌系统和免疫系统，并通过基因组和快速非基因组途径调控组织修复、再生及病原体清除过程，对免疫细胞和组织具有较强的免疫抑制、抗炎和抗过敏作用。其中，早期效应主要与药物的抗炎作用有关，后期效应则多与免疫抑制作用相关。给药后，可以观察到血液淋巴细胞和嗜碱性粒细胞数量几乎立即下降，中性粒细胞数量增加，并在数小时后诱导产生白介素和其他免疫抑制介质，如I-κBα（转录因子NF-κB抑制剂）。免疫抑制作用主要为抑制T细胞亚群的增殖和功能以控制细胞免疫发生，但在较高剂量时也可抑制B细胞和抗体产生，减轻全身炎症反应及组织损伤。此外，糖皮质激素还可稳定溶酶体膜，减少循环中嗜酸性粒细胞，提高机体对内毒素的耐受力。

2. 临床应用　糖皮质激素可用于治疗严重的皮炎湿疹类疾病、急性荨麻疹、药物性皮炎、血管炎、大疱性皮肤病、自身免疫性结缔组织病等（表1-3-1），根据不同疾病类型、严重程度及患者对药物反应，选择不同疗程及剂量。

表1-3-1 常用系统性糖皮质激素的药理学特点

药物	等价剂量（mg）	糖皮质激素效力（相对）	盐皮质激素效力（相对）	作用时间（h）	血浆半衰期（min）
短效					
可的松	25	0.8	1	8～12	60
氢化可的松	20	1	0.8	8～12	90
中效					
泼尼松	5	4	0.25	24～36	60
泼尼松龙	5	4	0.25	24～36	200
甲泼尼龙	4	5	0	24～36	180
曲安西龙	4	5	0	24～36	300
长效					
地塞米松	0.75	25～30	0	36～54	200
倍他米松	0.6	30～35	0	36～54	200

短期治疗一般指疗程在3周内的治疗。此期选用作用时间适中的药物，如泼尼松，多采取晨间单次给药，以减少药物对下丘脑-垂体-肾上腺（hypothalamus pituitary adrenal，HPA）轴的抑制，并可在病情控制后骤停药物。长期治疗为疗程在4周及以上的治疗。此期多选用中效糖皮质激素，待病情控制后逐渐减少给药剂量，药物减量遵循先快后慢原则，减量频率依据疾病类型、严重程度及肾上腺功能恢复情况而定，可采用隔日晨间给药的方法促进HPA轴恢复。对于急性皮肤病，也可使用肌内注射治疗。用药时间为1周左右的自限性皮肤病患者，首选倍他米松或地塞米松。药物作用时间长于3周的患者，可选用曲安奈德，每年给药次数不多于6次。对于重症甚至危及生命的皮肤病，应采取静脉给药，必要时予以冲击治疗。

3. 不良反应 系统使用糖皮质激素的不良反应与内源性糖皮质激素水平异常相关，许多不良反应表现为某些组织或器官内糖皮质激素水平过量或不足引发的临床症状。长期大剂量系统应用糖皮质激素的不良反应较多，主要表现为感染、消化性溃疡或穿孔、物质代谢及水盐代谢紊乱、白内障和青光眼、骨质疏松或缺血性骨坏死、神经精神异常等。不适当的停药或减量过快可导致糖皮质激素撤退综合征，多表现为关节疼痛、肌痛、疲劳、头痛、情绪变化及胃肠道反应。

（二）抗组胺药

1. 作用机制 组胺通过与不同细胞膜上的特定受体结合来发挥作用，这些受体分布于肥大细胞、血管内皮细胞、敏感神经纤维细胞和支气管平滑肌，根据其相互作用的受体部位和类型产生不同的效果。迄今为止，已经发现了4种组胺受体：H_1、H_2、H_3和H_4，它们属于G蛋白偶联受体超家族。受体的激活会引起多种生物学效应，包括血管扩张、血管通透性增加、瘙痒、平滑肌收缩、冠状动脉痉挛及睡眠-觉醒节律的调节。根据竞争受体差异，抗组胺药可分为H_1受体拮抗剂和H_2受体拮抗剂。H_1受体拮抗剂类似于反向激动剂，可与激动剂的受体结合位点相同，不仅拮抗激动剂的作用，而且通过抑制受体自发信号转导发挥相反的作用。因此，它们能够将受体从生物化学活性形式转变为非活性形式，并抑制转录因子NF-κB的激活，以阻滞促炎细胞因子、细胞黏附分子和趋化因子的合成。H_2受体拮抗剂也可抑制H_2受体，同时减少肥大细胞和嗜碱性粒细胞释放炎症介质。

2. 临床应用 抗组胺药可用于治疗Ⅰ型变态反应性皮肤病及与Ⅲ、Ⅳ型变态反应相关皮肤病，也可用于非变态反应性皮肤病的镇静、止痒（表1-3-2）。抗组胺药根据对中枢神经系统的镇静作用不同分为第一代（经典类）和第二代（非镇静类或低镇静类）。第一代抗组胺药由于易透过血脑屏障，具有镇静和抗胆碱能作用，多于夜间服用。第二代抗组胺药多无明显中枢镇静作用及药物依赖性，可于白天服用，适用于驾驶员、高空作业者及需长期使用者。此外，第二代抗组胺药与H_1受体的结合更加稳定和持久，一般每天给药1次即可。

表1-3-2　常用抗组胺药及使用方法

	药物	成人剂量
第一代	苯海拉明	口服，50～150mg/d，分2～3次；肌内注射，20～40mg/d，分次
	氯苯那敏	口服，12～48mg/d，分3次；肌内注射，5～20mg；皮下注射，10mg
	异丙嗪	口服，50mg/d，分4次；肌内注射，25mg
	赛庚啶	口服，4～12mg/d，分2～3次
	酮替芬	口服，2mg/d，分2次
	多塞平	口服，75mg/d，分3次
第二代	西替利嗪	口服，10mg/d
	左西替利嗪	口服，5mg/d
	依巴斯汀	口服，10mg/d
	咪唑斯汀	口服，10mg/d
	贝他斯汀	口服，20mg/d，分2次
	非索非那定	口服，120mg/d，分2次
	氯雷他定	口服，10mg/d
	地氯雷他定	口服，5mg/d
	奥洛他定	口服，10mg/d，分2次
	卢帕他定	口服，10mg/d

3. 不良反应及注意事项　第一代抗组胺药常见不良反应包括嗜睡、注意力下降等，慎与其他镇静类药物同时应用。同时，由于服用第一代抗组胺药可出现黏膜干燥、胃肠道症状、排尿困难、尿潴留、食欲增加等抗胆碱能作用，故其一般不与三环类抗抑郁药合用，禁用或慎用于青光眼及前列腺肥大者。在第二代抗组胺药中，与安慰剂相比，服用西替利嗪后更易出现疲倦表现，但其程度仍低于第一代抗组胺药的观察值。一些第二代抗组胺药，如依巴斯汀或咪唑斯汀可导致QT间期延长，考虑到这一潜在风险，在服用这类药物时应特别注意避免同时服用其他延长QT间期的药物，如大环内酯类药物等。

（三）维A酸类

1. 作用机制　维A酸是维生素A的主要活性代谢物，主要通过细胞内核受体调节基因转录，对细胞增殖、分化、凋亡和胚胎发育发挥重要作用。同时，作为皮肤中的免疫介质，其对免疫细胞（如T细胞、B细胞、中性粒细胞、巨噬细胞和NK细胞）的成熟和功能有重要影响。维A酸可直接刺激人体体液免疫防御，增加朗格汉斯细胞、NK细胞的产生及巨噬细胞的吞噬活性，也可调节T细胞（Th17、Th1、Th2细胞和调节性T细胞）应答的平衡。

2. 临床应用　系统性维A酸类药物可用于酒渣鼻及痤疮相关性皮肤病、角化异常性疾病及肿瘤性皮肤病等治疗。根据分子结构差异，维A酸类药物可分为三代：第一代为天然存在的维A酸，主要包括全反式维A酸、异维A酸和维胺酯，多用于痤疮及相关皮肤病治疗；第二代为单芳香族维A酸，包括阿维A酯和阿维A，主要用于治疗角化异常性皮肤病；第三代为多芳香族维A酸，包括阿达帕林、他扎罗汀等，以外用制剂为主，多用于治疗痤疮、银屑病、光老化等。临床治疗中重度痤疮，系统使用异维A酸的起始剂量一般为0.25～0.5mg/（kg·d），可逐渐增加至1.0mg/（kg·d）；维胺酯常用剂量为每次50mg，每天3次。

3. 不良反应　系统使用维A酸类药物常见的不良反应包括致畸、皮肤黏膜症状。所有系统性维A酸类药物均有致畸性，治疗前至停止治疗后一段时间内需严格避孕。不同种类药物因药理学特点差异，口服治疗停药后避孕期不同。其中，服用阿维A的患者要求在停止治疗后仍避孕3年，而服用异维A酸的患者在停止治疗后需避孕1个月。剂量依赖性黏膜皮肤毒性主要表现为角质层变薄、皮肤油脂分泌减少及屏障功能改变。唇部皮肤干燥及唇炎是治疗开始后最早、最常见的副作用，口干、皮肤黏膜干燥伴脱屑也较为常见。此外，部分患者也可出现肝功能异常、高脂血症等不良反应。

（四）抗生素类

1. 四环素类药物

（1）作用机制：四环素类药物是由链霉菌产生或经半合成的广谱抗生素。其具有抑菌效应，可通过结合30S核糖体亚单位而抑制细菌蛋白质合成，高浓度时可作为杀菌剂。也可通过降低基质金属蛋白酶活性、抑制白细胞趋化性及减少促炎细胞因子产生等发挥抗炎作用。

（2）临床应用：四环素类药物可对抗大多数细菌、衣原体、支原体、螺旋体及非典型分枝杆菌。抗菌作用强弱依次为米诺环素、多西环素、四环素。主要用于痤疮、玫瑰痤疮及口周皮炎等的治疗。常用剂量为米诺环素每次50mg，每天

2次；多西环素每次100mg，每天1次。

（3）不良反应及注意事项：四环素类药物的常见不良反应包括胃肠道不适、光敏感、四环素毒性、色素沉着等，不同药物不良反应及适宜用药时间有所差异。光敏反应多见于服用多西环素者；米诺环素可引发头晕等前庭反应、皮肤黏膜及甲色素沉着。由于食物可降低四环素吸收，因此该药物应在餐前1小时或餐后2小时左右服用，而米诺环素和多西环素可与食物同服以减少胃肠道症状发生。四环素可使儿童牙齿变色、骨发育不良，故禁用于8岁以下儿童。此类药物还具有肝毒性，肝功能不全者及孕妇禁用。除多西环素外，所有肾功能不全患者不宜选用此类药物。

2. 大环内酯类药物

（1）作用机制：大环内酯类药物为抑菌剂，可通过结合50S核糖体亚单位而抑制细菌蛋白质合成。也具有一定的抗炎作用，可抑制促炎细胞因子产生、降低基质金属蛋白酶活性、减少白细胞迁移及黏附。

（2）临床应用：大环内酯类药物主要用于需氧革兰氏阳性菌和革兰氏阴性菌感染，可作为青霉素过敏患者的替代治疗。也可用于治疗炎性痤疮、红癣、急性和慢性苔藓样糠疹等。临床治疗中重度痤疮、玫瑰痤疮时，系统使用克拉霉素常用剂量为每天0.5g，分1～2次服用；阿奇霉素每次0.25g，每天1次。

（3）不良反应及注意事项：大环内酯类药物最常见的不良反应为胃肠道不适，而头痛、头晕、肝毒性及过敏反应较少见，静脉给药时可发生耳鸣或听力障碍。

（五）维生素类

1. 维生素B

（1）生理作用：维生素B是一组水溶性维生素，包括维生素B_1（硫胺素）、维生素B_2（核黄素）、维生素B_3（烟酰胺）、维生素B_5（泛酸）、维生素B_6（吡哆醇）、维生素B_7（生物素）、维生素B_9（叶酸）和维生素B_{12}（氰钴胺）等，每种维生素在每个组织中都有特定的作用。维生素B_1参与体内辅酶形成，维持正常糖代谢及神经、消化系统功能；维生素B_2为辅酶组成成分，参与三大营养物质代谢，维持正常视觉、皮肤黏膜及神经系统功能；B_3参与体内辅酶Ⅰ、Ⅱ形成，参与机体生物氧化过程；维生素B_6是氨基转移酶、脱羧酶及消旋酶的辅酶，参与多种代谢过程；叶酸经二氢叶酸还原酶及维生素B_{12}作用下在体内形成四氢叶酸类辅酶，参与核酸及氨基酸的合成；维生素B_{12}在体内可转化为甲钴胺和辅酶B_{12}，参与叶酸和脂肪代谢。

（2）临床应用：系统服用维生素B_1、维生素B_2、维生素B_6、维生素B_{12}及烟酰胺在皮肤疾病治疗中应用较为常见。维生素B_1主要用于神经炎、带状疱疹后遗神经痛、唇炎、口腔溃疡等；维生素B_2主要用于口、眼、外生殖器炎症性皮肤病；维生素B_6主要用脂溢性皮炎、痤疮、玫瑰痤疮等；维生素B_{12}主要用于神经炎、带状疱疹后遗神经痛等；烟酰胺主要用于自身免疫性大疱性皮病、光敏性皮肤病、血管性疾病等的治疗。

（3）不良反应及注意事项：维生素B_1不良反应少，但偶有注射后过敏反应发生，故禁用于静脉注射，不宜与碱性药物同时服用。维生素B_2服用后尿液呈黄色，一般于餐后服用，不宜与甲氧氯普胺合用。维生素B_6不良反应少，长期过量服用可出现周围神经炎等神经系统症状，一般不与左旋多巴合用。维生素B_{12}少见副作用，包括低血钾及高尿酸血症。烟酰胺不良反应以胃肠道症状为主，与异烟肼有拮抗作用。

2. 维生素C

（1）生理作用：维生素C是一种水溶性维生素，也是有效的抗氧化剂及生物合成、基因调节酶家族的辅助因子。参与营养物质代谢、胶原合成及组织修复过程，维持血管的完整，促进血清铁吸收，并通过支持固有免疫应答和获得性免疫应答的各种细胞功能发挥免疫防御作用。

（2）临床应用：主要用于治疗色素沉着、变态反应性皮肤病及血管性疾病。常用剂量为每次0.2g，每天3次。

（3）不良反应及注意事项：不良反应较少，大剂量服用可引起胃肠道症状，长期大剂量服用停药后可出现败血症，一般不与碱性药物同服。

3. 维生素E

（1）生理作用：维生素E是一种脂溶性抗氧化剂，主要以α-生育酚的形式在人血浆中循环；可通过调节参与信号转导的酶，影响基因表达；同时，具有免疫调节能力，并维持神经、肌肉正常发育与功能。

（2）临床应用：主要用于治疗光老化、角化性皮肤病、结缔组织病等。常用剂量为每次0.1g，每天1次。

（3）不良反应及注意事项：不良反应少，长期大剂量服用部分患者可出现胃肠道症状、疲劳、月经不调等临床表现。

（六）其他

1. 羟氯喹

（1）作用机制：羟氯喹具有免疫抑制作用，能够抑制T细胞释放白介素-2，以及抗原的加工、提呈过程。其也能发挥抗炎作用，影响皮肤吸收紫外线光，并减少红细胞沉积及抑制血小板聚集，发挥抗凝作用。

（2）临床应用：主要用于治疗光敏性皮肤病、光线加剧性结缔组织病、皮肤血管炎等。常用剂量为每次0.2g，每天1～2次。根据患者用药反应调整用药剂量及时间。

（3）不良反应及注意事项：常见不良反应包括眼部病变，部分患者可出现皮肤黏膜色素沉着、消化道及神经系统症状等。

2. 谷胱甘肽

（1）作用机制：谷胱甘肽是一种含有巯基的三肽类化合物，以还原形式存在于细胞内，参与细胞内氧化还原过程。也可直接或间接抑制酪氨酸酶，促进皮肤真黑素向褐黑素转变，进而影响黑素代谢。

（2）临床应用：尚未正式批准用于治疗皮肤科疾病，临床主要用于色素沉着性皮肤病。常用剂量为每天250～500mg，可连续服用3个月。

（3）不良反应及注意事项：不良反应较少，偶有过敏反应发生，部分患者可出现胃肠道症状。

3. 氨甲环酸

（1）作用机制：氨甲环酸是一种抗纤溶酶，能可逆地结合到纤溶酶原上，从而阻止纤溶酶原转化为纤溶酶进而抑制纤维蛋白的分解，可阻断黑素细胞和角质形成细胞间相互作用，抑制酪氨酸酶活性。同时，降低血管内皮细胞生长因子受体的激活和黑素生成蛋白的表达，减少炎症介质花生四烯酸和前列腺素的产生，从而抑制黑素形成。此外，还能降低紫外线诱导的纤溶酶、肥大细胞活性，抑制成纤维细胞生长因子分泌，进而减少真皮的血管密度和肥大细胞数量等改善黄褐斑。

（2）临床应用：尚未正式批准用于治疗皮肤科疾病，临床主要用于黄褐斑、炎症后色素沉着及血管性水肿的治疗。常用剂量为每次250mg，每天1～2次，用药1～2个月起效，建议连续服用3个月及以上。

（3）不良反应及注意事项：常见副作用包括胃肠道症状、月经量减少、皮肤过敏，偶有患者出现静脉血栓。既往有动静脉血栓、心绞痛及脑卒中病史者禁用。

二、局部用药

（一）外用药物种类

1. 清洁剂　用于清除皮损部位渗出物、鳞屑、痂和残留药物。常用的包括生理盐水、3%硼酸溶液、1∶8000高锰酸钾溶液、1∶5000呋喃西林溶液、植物油和液状石蜡等。厚痂可用凡士林软膏封包后，再用植物油清除；鳞屑较多或头部附有软膏、糊剂时，可用植物油、温水等洗涤后去除；硬膏可用乙醇或汽油清除。

2. 保护剂　作用温和，用于保护皮肤、减少摩擦及缓解刺激。常用的包括淀粉、滑石粉、炉甘石、氧化锌粉和植物油等。

3. 止痒剂　通过表面麻醉或局部清凉感觉而清除或减轻瘙痒。常用的包括1%薄荷、1%苯酚、冰片、各种焦油制剂、糖皮质激素、抗组胺药、麻醉药物制剂等。

4. 角质促成剂　能够促进表皮角质层正常分化、收缩血管、减少渗出和浸润。常用的包括3%水杨酸、3%～5%硫黄、各种焦油制剂、维生素D_3衍生物等。

5. 角质松解剂　使过度角化的角质细胞松解脱落。常用的包括5%～10%水杨酸、0.01%～0.1%维A酸、10%乳酸、10%硫黄、20%～40%尿素等。

6. 腐蚀剂　用于破坏和去除局部增生组织。常用的包括≥20%水杨酸、30%～50%三氯醋酸、纯苯酚、硝酸银棒等。

7. 收敛剂　能够凝固蛋白、减少渗出、抑制分泌、促进炎症消退。常用的包括0.2%～0.5%硝酸银、2%明矾、5%甲醛等。

8. 防晒剂 能够吸收或阻挡紫外线穿透皮肤，包括物理性、化学性及生物性防晒剂。常用的包括5%二氧化钛、10%氧化锌、5%～10%对氨基苯甲酸等。

9. 脱色剂 能够减轻或去除色素沉着。常用的包括3%氢醌、15%～20%壬二酸、熊果苷等。

10. 着色剂 能够使色素减退或脱失斑逐渐恢复。常用的包括2% 8-甲氧沙林、30%补骨脂、0.05%氮芥、维生素D_3衍生物等。

（二）外用药物剂型

1. 溶液 是含有两种或两种以上物质的澄清均质液体，具有清洁、收敛作用。主要用于急性皮炎湿疹类皮肤病伴明显糜烂、渗出者，通过湿敷减轻充血水肿、软化痂皮及清除分泌物。常用的有3%硼酸溶液、0.1%依沙吖啶溶液、1∶5000～1∶8000高锰酸钾溶液等。

2. 粉剂 由一种或多种干燥粉末状药物均匀混合制成，具有干燥、保护作用。主要用于急性或亚急性皮炎湿疹类皮肤病而无明显糜烂、渗出者。常用的有滑石粉、氧化锌粉、炉甘石粉等。

3. 洗剂 由30%～50%不溶于水的粉剂与水混合而成，具有消炎、止痒的作用。主要用于急性皮炎湿疹类皮肤病而无明显糜烂、渗出者，但不宜用于有毛发的部位。常用的有炉甘石洗剂、复方硫黄洗剂等。

4. 酊剂与醑剂 酊剂是含不挥发性药物的乙醇溶液，醑剂是含挥发性药物的乙醇溶液，具有杀菌、止痒的作用。主要用于无糜烂、无溃疡、无深度皲裂的慢性皮损及瘙痒性皮肤病。常用的有2.5%碘酊、2%氯霉素酊、复方樟脑醑等。

5. 乳剂 由油和水乳化而成。乳剂渗透性较好，具有保护、滋润作用，依据水油比例不同分为两种剂型，一种是油包水（W/O），一种是水包油（O/W）。油包水乳剂称为脂，油为连续相，水含量不超过24%，适用于冬季、干燥皮肤；水包油乳剂称为霜，制剂中水含量大于31%，适用于油性或中性皮肤。不同类型皮损选用乳剂类型有所差异，急性、亚急性皮炎多选用霜类，慢性皮炎多选用脂类。

6. 油剂 由植物油、矿物油溶解或与药物混合而成，具有清洁、保护、润滑作用。主要用于治疗亚急性皮炎湿疹类皮肤病。常用的有25%～40%氧化锌油、10%樟脑油等。

7. 软膏 是以凡士林、羊毛脂、植物油加蜂蜡或动物脂肪作为基质的半固体制剂。渗透性较乳剂更佳，具有软化痂皮、保护创面等作用。主要用于慢性皮损，不宜用于治疗急性皮炎湿疹类皮肤病。

8. 糊剂 是含有25%～50%固体粉末成分的软膏，作用与软膏相似，具有一定的吸湿、收敛作用。主要用于急性或亚急性皮炎湿疹类皮肤病伴少量渗出者，但不宜用于有毛发的部位。常用的有氧化锌糊等。

9. 凝胶 是以有机高分子化合物和有机溶剂如丙二醇、聚乙二醇为基质的制剂。具有一定清凉、润滑作用，各类型皮炎均适用，也可用于毛发部位。常用的有过氧苯甲酰凝胶、阿达帕林凝胶等。

10. 硬膏 由药物溶于或混合于黏着性基质中，涂布于裱褙材料上而成。具有保护、增强水合、促进药物渗透的作用。主要用于慢性浸润肥厚性皮损，不宜用于毛发部位。常用的有氧化锌硬膏、曲安奈德新霉素硬膏等。

11. 涂膜剂 由药物和成膜材料溶于挥发性溶剂中制成。外用后溶剂迅速挥发形成均匀薄膜，具有保护、润滑作用。主要用于治疗慢性皮炎及角质增生性皮损，也可用于某些职业人员的皮肤防护。

12. 气雾剂 是在特制的容器中注入药液并压缩或注入液化气体，按动阀门时药物以喷雾形式输出。具有散热、清凉作用，可用于治疗急、慢性皮炎和感染性皮肤病。

13. 透皮促渗剂 能溶解药物或促进药物的透皮吸收，包括某些水溶和脂溶性溶剂或新型给药载体。常用溶剂包括40%～60%二甲基亚砜（DMSO）、1%～5%氮酮；新型给药载体包括脂质体、传递体及微乳等。

14. 膜剂 由水溶性材料、赋形剂、营养物质和药物制作而成，涂敷或贴于面部皮肤，形成一层隔膜。具有清洁、收敛、保护、增强水合、促进药物渗透等作用。

（三）外用药物使用原则

1. 正确选择药物种类 根据病因、发病机制、病理变化和自觉症状等选择不同种类药物。例如，针对病原微生物感染引起的皮肤病，应选用抗病毒药、抗菌药、抗真菌药；对角质不全者选用角质促成剂；对色素沉着皮肤病选用脱色剂；对瘙痒性皮肤病选用止痒剂等。

2. 正确选择剂型　根据皮损特点选择不同剂型药物。急性皮炎无明显糜烂及渗出时可选用粉剂或洗剂，有糜烂及少量渗出时可用糊剂，有明显渗出时选用溶液湿敷。亚急性皮炎无糜烂时可选用乳剂或糊剂，有少量渗出时可用糊剂或油剂。慢性皮炎可选用酊剂、软膏、硬膏、霜剂等。单纯瘙痒无皮损者可选用酊剂、醑剂、乳剂等。

3. 外用药物注意事项

（1）需详细告知患者或家属所选择外用药物的特点、使用方法、可能出现的不良反应及处理方法等。

（2）使用刺激性药物应从低浓度开始，根据治疗反应及耐受情况逐渐提高浓度。用药过程中如有刺激、过敏或中毒现象，应立即停药并做适当处理。

（3）有大面积皮损者应选用浓度较低的药物或分期、分区治疗；婴幼儿、面部、乳房下、外阴等皮肤薄嫩处及皱褶部位，应注意药物浓度和刺激性。

（四）常用外用药物

1. 糖皮质激素

（1）特点及疗效分级：具有抗炎、降低毛细血管通透性、抑制增生等作用。根据其效力程度分为7级（Ⅰ～Ⅶ），但临床多采用4级分类法，即超强效、强效、中效及弱效（表1-3-3）。

（2）外用治疗

1）临床应用：除可系统使用糖皮质激素治疗的疾病外，还有更多的病种，如丘疹鳞屑性疾病和其他局限性炎性病变等可通过外用和（或）皮损内注射治疗有效改善皮损。

2）不良反应及注意事项：正规外用糖皮质激素治疗较少出现类似系统用药时的全身不良反应，但长期大剂量使用可诱发激素依赖性皮炎、继发感染及多种局部反应，如萎缩、毛细血管扩张、多毛、色素沉着、色素减退等。

表1-3-3　常用外用糖皮质激素的作用强度分级

级别		药物	常用浓度（%）
弱效	Ⅵ～Ⅶ级	醋酸氢化可的松	1.0
		醋酸甲泼尼龙	0.25
		地奈德	0.05
中效	Ⅳ～Ⅴ级	醋酸地塞米松	0.05
		醋酸泼尼松龙	0.5
		丁酸氯倍他松	0.05
		曲安奈德	0.025～0.1
		氟轻松	0.01
		醋酸氟氢化可的松	0.25
		丁酸氢化可的松	0.1
强效	Ⅱ～Ⅲ级	丙酸氟替卡松	0.005
		糠酸莫米松	0.1
		二丙酸倍他米松	0.05
		二丙酸地塞米松	0.1
		戊酸倍他米松	0.05
		氟轻松	0.025
		哈西奈德	0.025～0.1
超强效	Ⅰ级	丙酸氯倍他索	0.02～0.05
		戊酸倍他米松	0.1
		卤米松	0.05

根据疾病类型、严重程度及皮损部位，选择治疗药物时需兼顾疗效强度和剂型。对面部及皮肤薄嫩部位避免使用强效和超强效糖皮质激素治疗；对掌跖部位或较厚皮损多外用强效和超强效糖皮质激素治疗，必要时可联合封包治疗；对婴幼儿及大面积外用糖皮质激素治疗时需警惕全身不良反应发生。

3）局部封闭治疗：此方法可使病变区域内聚集高浓度糖皮质激素，多用于瘢痕疙瘩、斑秃等疾病治疗。常用药物包括曲安奈德和复方倍他米松注射液，不良反应主要为局部皮肤萎缩、毛细血管扩张及色素改变。

2. 维A酸类

（1）临床应用：维A酸具有调节表皮角化、抑制表皮增生、抗炎和调节黑素代谢等作用，但不同制剂适用的疾病有所差异。第一代不同浓度的维A酸，多用于痤疮、光老化等治疗；第三代中阿达帕林凝胶用于痤疮治疗，他扎罗汀用于斑块型银屑病治疗。

（2）不良反应及注意事项：最常见的不良反

应为局部皮肤出现以红斑、脱屑、干燥、灼痛感为特征的刺激反应，甚至可出现接触性皮炎表现。一般从低浓度开始或隔日用药以逐渐增强耐药性，必要时可在保湿剂基础上使用药物。因其能够降低患者对紫外线耐受性，故宜于夜间使用并避免曝晒。

3. 抗微生物类

（1）抗细菌药：具有杀灭细菌或抑制细菌生长、繁殖及扩散的作用，主要用于痤疮、玫瑰痤疮等合并浅表细菌感染性皮肤病及预防手术或外伤后感染（表1-3-4）。其不良反应较少，常见为局部皮肤刺激反应，可出现接触性皮炎表现。

（2）抗真菌药：具有杀灭或抑制真菌的作用，主要用于浅表真菌引起的皮肤、甲感染。使用时应根据感染部位、真菌菌属选择敏感抗真菌药物（表1-3-5）。其不良反应少见，多为局部皮肤刺激反应。

表1-3-4　常用抗菌药的作用机制

通用名	作用机制	抗菌谱
多黏菌素B	与细菌胞膜磷脂相互作用，增加细胞通透性	革兰氏阴性菌
夫西地酸	与延伸因子G结合，抑制细菌蛋白质合成	革兰氏阳性菌
呋喃西林	抑制细菌代谢酶	葡萄球菌、链球菌、大肠杆菌、产气荚膜梭菌等
杆菌肽	与细菌细胞壁组分C55焦磷酸酚形成复合物，阻止细胞壁合成	革兰氏阳性菌
过氧苯甲酰	释放活性氧，氧化细菌活性蛋白	痤疮丙酸杆菌
红霉素	结合细菌50S核糖体亚单位，抑制细菌蛋白质合成	革兰氏阳性球菌及部分革兰氏阴性杆菌
甲硝唑	机制尚不明确，可能是使细菌DNA断裂	厌氧菌
克林霉素	结合细菌50S核糖体亚单位，抑制细菌蛋白质合成	革兰氏阴性球菌及厌氧菌
莫匹罗星	可逆性抑制细菌亮氨酸转移RNA合成酶	葡萄球菌、链球菌及部分革兰氏阴性需氧菌
壬二酸	减少丝氨酸蛋白酶激肽释放酶5（KLK5）和抗菌肽表达	短小棒状杆菌及表皮葡萄球菌等
新霉素	结合细菌30S核糖体亚单位，抑制细菌蛋白质合成；也可抑制细菌DNA多聚酶	革兰氏阳性及阴性菌

表1-3-5　常用抗真菌药物的作用机制

药物种类	代表药物	作用机制	抗菌谱
咪唑类和三唑类	克霉唑、益康唑、酮康唑、咪康唑、奥昔康唑、舍他康唑	通过抑制14-α脱甲固醇酶干扰真菌细胞膜合成；还可影响真菌三酰甘油/磷脂合成，抑制真菌氧化或过氧化物酶合成	皮肤癣菌、马拉色菌、念珠菌等
丙烯胺类及苄胺类	萘替芬、特比萘芬、布替萘芬	通过抑制鲨烯环氧化酶干扰真菌细胞膜合成	皮肤癣菌
多烯类化合物	制霉菌素	不可逆地与细胞膜固醇结合，增加细胞膜通透性	念珠菌
其他	环吡酮胺	干扰细胞膜合成物提取，抑制细胞呼吸，改变细胞膜通透性等	皮肤癣菌、马拉色菌、念珠菌、放线菌、霉菌及细菌等

4. 其他

（1）钙调磷酸酶抑制剂

1）作用机制：为大环内酯结构的免疫调节剂，能够选择性作用于钙离子依赖的信号转导途径，抑制钙调磷酸酶活化，进而阻止T细胞相关转录因子激活，发挥抗炎作用。

2）临床应用：主要用于特应性皮炎、激素依赖性皮炎、脂溢性皮炎等皮炎湿疹类皮肤病。种类包括0.03%和0.1%他克莫司软膏及1%吡美莫司乳膏，儿童可使用0.03%他克莫司软膏或1%吡美莫司乳膏。

3）不良反应及注意事项：不良反应多为局部皮肤烧灼感或刺痛，可随皮损好转而逐渐耐受。

（2）色素抑制剂

1）作用机制：氢醌为酪氨酸-酪氨酸酶系统抑制剂，可阻断酪氨酸酶催化酪氨酸转变为多巴，有效抑制黑素合成，但不破坏黑素细胞和已形成黑素。曲酸为酪氨酸酶活性抑制剂，能够竞争性结合酪氨酸酶中的铜离子，进而使酪氨酸酶失去活性。熊果苷、氨甲环酸可抑制酪氨酸酶的活性，阻止黑素的生成。壬二酸是酪氨酸酶的竞争性抑制物，有效抑制多巴与酪氨酸酶反应，且对异常增殖的黑素细胞发挥细胞毒作用。左旋维生素C通过影响酪氨酸酶的活性以抑制黑素的形成，还可使颜色较深的氧化型色素还原为颜色较浅的还原性色素。

2）临床应用：多用于黄褐斑、炎症后色素沉着、黑变病等色素增加性皮肤病。临床常用制剂包括3%～4%氢醌、3%熊果苷、20%壬二酸、Kligman配方（4%氢醌、0.05%维A酸及0.1%倍他米松联合外用）等。

3）不良反应及注意事项：常见的不良反应为局部皮肤出现刺激反应，也可出现接触性皮炎表现。因其具有光敏性，一般于夜间使用并避免曝晒。

（编者：陶旌晶，林飞燕；审校：于爱娇，刘振锋）

参考文献

何黎，郑志忠，周展超，2018. 实用美容皮肤科学. 北京：人民卫生出版社.

张建中，高兴华，2015. 皮肤性病学. 北京：人民卫生出版社.

赵辨，2017. 中国临床皮肤病学. 2版. 南京：江苏凤凰科学技术出版社.

朱学骏，2008. 皮肤性病学. 北京：北京大学出版社.

Thomas PH，2021. 皮肤疾病：诊断与治疗精要. 4版. 陆前进，译. 天津：天津科技翻译出版有限公司.

Baldwin H，Webster G，Stein Gold L，et al，2021. 50 Years of topical retinoids for acne：evolution of treatment. Am J Clin Dermatol，22(3)：315-327.

Chen W，Zhao S，Zhu W，et al，2019. Retinoids as an immunity-modulator in dermatology disorders. Arch Immunol Ther Exp，67(6)：355-365.

Duperray J，Sergheraert R，Chalothorn K，et al，2021. The effects of the oral supplementation of L-Cystine associated with reduced L-Glutathione-GSH on human skin pigmentation：a randomized，double-blinded，benchmark and placebo-controlled clinical trial. J Cosmet Dermatol，21(2)：802-813.

Fernández-Villa D，Jiménez Gómez-Lavín M，Abradelo C，et al，2018. Tissue engineering therapies based on folic acid and other vitamin b derivatives. functional mechanisms and current applications in regenerative medicine. Int J Mol Sci，19(12)：4068.

Forbat E，Al-Niaimi F，Ali FR，2020. The emerging importance of tranexamic acid in dermatology. Clin Exp Dermatol，45(4)：445-449.

Parisi GF，Leonardi S，Ciprandi G，et al，2020. Antihistamines in children and adolescents：A practical update. Allergol Immunopathol，48(6)：753-762.

Scherholz ML，Schlesinger N，Androulakis IP，2019. Chronopharmacology of glucocorticoids. Adv Drug Deliv Rev，151-152：245-261.

第二章 损容性皮肤病

临床上，我们面临着大量求诊的损容性皮肤病患者，给带来困扰的不仅是疾病本身，容貌损害给患者心理健康也带来巨大影响。本章我们主要围绕着损容性皮肤病展开，主要内容：①色素性损容性皮肤病如面部白癜风和黄褐斑、雀斑等；②血管性损容性皮肤病，介绍面部血管瘤如常见的鲜红斑痣、毛细血管扩张症及蜘蛛痣等血管疾病；③附属器相关损容性皮肤病，简述面部常见附属器疾病如痤疮、玫瑰痤疮、脂溢性皮炎等炎症性皮肤病及部分皮肤附属器相关肿瘤；④免疫性损容性皮肤病，包括变态反应性皮肤病如面部接触性皮炎和特应性皮炎等，以及其他免疫相关疾病如银屑病和结缔组织病等；⑤感染性损容性皮肤病包括各类细菌、真菌、病毒感染导致的损容性皮肤病如毛囊炎、丹毒、颜面癣及疱疹类疾病等；⑥光线性损容性皮肤病如慢性光化性皮炎、多形性日光疹、日晒伤、日光性角化病等与日光有关的炎症性和肿瘤性疾病。通过对上述疾病的介绍，力求让读者对相关损容性皮肤病的发生机制、临床表现、诊断与鉴别诊断及治疗进展有深入的了解。在阅读这部分章节内容时，要充分理解损容性皮肤病可能只是相关疾病的冰山一角，我们需要通过最直观的面部等暴露部位表现去寻找疾病背后真正的原因。此外，诊治损容性皮肤病时一定要注意患者的心理需求，尤其在治疗中对患者的期望要充分地进行评估和沟通。

第一节 色素性损容性皮肤病

一、白 癜 风

（一）定义、病因及发病机制

白癜风是一种自身免疫性皮肤病，以黑素细胞损伤造成色素脱失性斑为特征，全球发病率为0.5%～2%，可见于任何年龄段，以青少年最为多见，严重影响容貌，给患者带来重大精神心理负担。根据2012年白癜风全球问题共识大会及目前国内外的主流观点，白癜风分为两种主要类型：寻常型白癜风和节段型白癜风，其中以寻常型白癜风最为多见。多数情况下，寻常型白癜风发病年龄较晚，皮损好发于受压或摩擦部位，对称分布于身体两侧，患者常合并其他自身免疫性疾病或有相关家族史。节段型白癜风患者发病年龄较早，白斑进展迅速，可快速进入稳定期，发病早期即可有毛囊黑素细胞受累，其皮损多为单侧，沿神经节段分布。不同的发病特征提示两种类型白癜风的发病机制可能不同。近年研究认为，自身免疫、氧化应激及遗传易感等在寻常型白癜风的发病中发挥重要作用（图2-1-1），而节段型白癜风的发病假说主要包括神经学说、体细胞嵌合学说及免疫介导的炎性损害等。

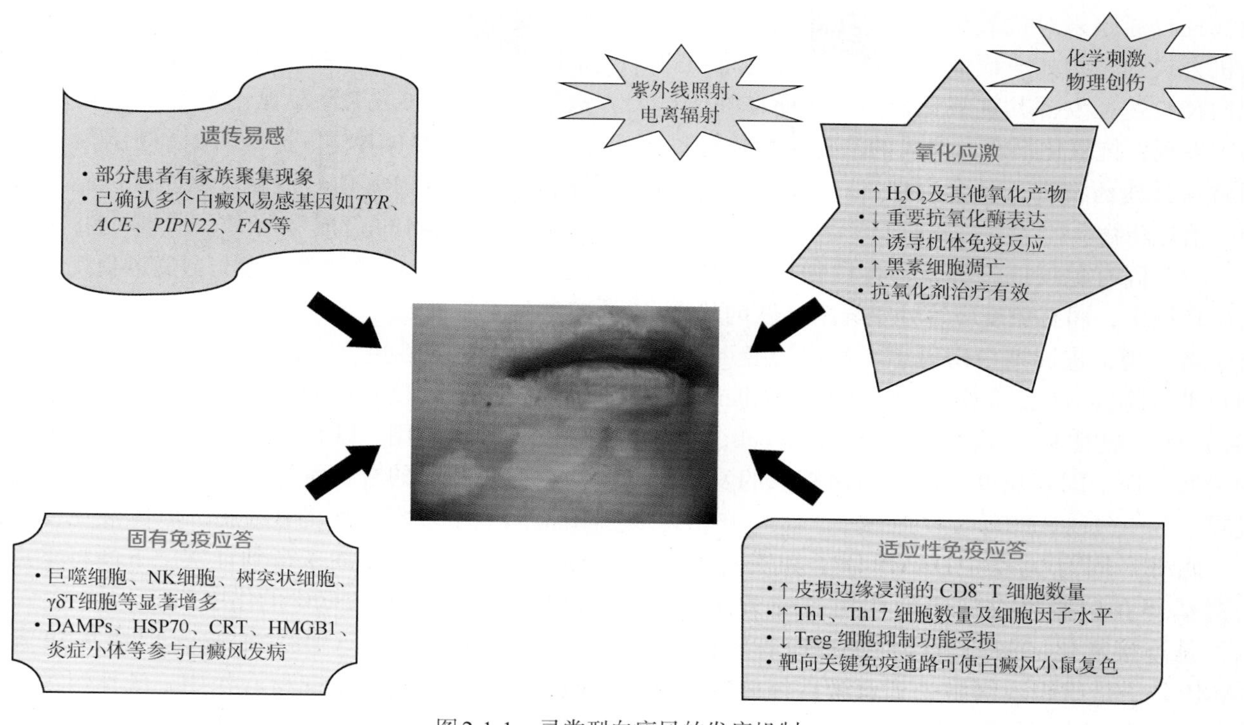

图2-1-1　寻常型白癜风的发病机制

1. 寻常型白癜风可能的发病机制

（1）遗传易感：流行病学调查表明，白癜风发病常出现家庭聚集现象，患者直系亲属的患病率显著升高，且相对风险增加了7～10倍。与此同时，白癜风患者及其亲属发生其他自身免疫性疾病如1型糖尿病、自身免疫性甲状腺炎、恶性贫血等的风险显著增加，提示白癜风和其他自身免疫性疾病可能具有类似的遗传学基础。

研究发现，可能与白癜风发病相关的遗传易感候选基因包括*TYR*、*ACE*、*PTPN22*、*FAS*等。风险基因中的多个单核苷酸多态性位点被证实与白癜风的发生有关。针对欧洲白种人的大规模全基因组关联分析也揭示了将近50个与白癜风发病密切相关的基因位点，这些基因中约有一半是编码调控免疫系统相关蛋白的基因，参与免疫调节和免疫细胞相关性凋亡，一定程度上提示白癜风是一种自身免疫性疾病。而其他易感基因参与黑素细胞的功能调节，所编码的相关调节蛋白被证实与正常色素变异和黑素瘤发生的风险有关，并在白癜风易感性与黑素瘤易感性之间呈现负相关。

（2）氧化应激：白癜风患者皮损处和血清中存在多种氧化应激标志物（如超氧化物歧化酶、丙二醛、活性氧物质）水平增高及抗氧化物（如过氧化氢酶、谷胱甘肽等）减少的现象，提示氧化应激可能是导致白癜风黑素细胞损伤的初始事件和关键因素，并在白癜风的发生进展中发挥重要作用。

有研究表明在白癜风患者黑素细胞和角质形成细胞中存在抗氧化途径Nrf2-ARE/HO-1的受损。正常情况下，一旦发生细胞内氧化应激，关键转录因子Nrf2通过结合ARE序列调节抗氧化基因的表达，并促进下游抗氧化酶［如血红素加氧酶-1（HO-1）、过氧化氢酶和超氧化物歧化酶］的转录。Jian Z等发现，白癜风患者因其转录因子Nrf2核易位和转录活性降低，导致HO-1表达降低和氧化还原平衡被打破；此外，氧化应激可通过诱导黑素细胞释放损伤相关分子模式分子（damage associated molecular pattern molecule，DAMP），激活细胞内多种信号途径，诱发机体的炎症反应并激活适应性免疫应答，最终促进白癜风的发生、进展。此外，氧化应激还可诱导表皮角质形成细胞和黑素细胞分泌大量趋化因子，促进抗原提呈细胞和T细胞向皮肤迁移。

不少研究已证实，抗氧化剂可保护黑素细胞免受体内外氧化应激诱导的细胞死亡。银杏提取物、黄芩素等多酚类化合物均已被证明可以通过激活Nrf2通路来对抗氧化应激；除此之外，一些有机合成的药物如辛伐他汀、阿司匹林等也通过靶向Nrf2途径发挥其抗氧化能力。然而在临床试验中发现，抗氧化剂在白癜风的治疗中疗效有限，通常与其他药物进行联合治疗，一般不推荐作为单一治疗药物。

（3）固有免疫应答异常：在白癜风患者的皮肤微环境中，固有免疫应答处于异常活跃的状态。有学者发现，进展期白癜风患者皮损边缘可观察到巨噬细胞、自然杀伤细胞（natural killer cell，NK）及炎症性树突状细胞（dendritic cell，DC）的浸润，提示固有免疫可能参与白癜风的发生与进展。

此外，固有免疫中DAMP分子和炎症小体的激活等在白癜风发病中的作用备受关注，被认为是连接氧化应激与适应性免疫应答的桥梁。DAMP分子是组织或细胞受到刺激后释放的一种内源性物质，可为白癜风提供最初始的危险信号，并通过与模式识别受体（pattern recognition receptor，PRR）结合后激活固有免疫应答，从而诱发机体的炎症反应并激活适应性免疫。到目前为止，已发现多种与白癜风发病相关的DAMP分子，包括热休克蛋白70（heat shock protein 70，HSP70）、高迁移率族蛋白-1（high-motility group box-1，HMGB1）、钙网织蛋白（calreticulin，CRT）及S100钙结合蛋白B（S100 calcium-binding protein B，S100B）等。HSP中诱导型HSP70（inducible heat shock protein 70，HSP70i）被认为是启动白癜风固有免疫应答的重要成分，在白癜风小鼠模型中，通过突变型HSP70i（HSP70iQ435A）阻断HSP70i的功能，显著抑制DC活化并减少局部皮肤$CD8^+T$细胞的积聚，可阻止小鼠模型的色素脱失并促进其复色。

HMGB1作为一种经典的DAMP分子，广泛分布于细胞核中，参与机体的多种生理、病理过程。研究表明，HMGB1在进展期白癜风患者的皮损和外周血中均有升高，氧化应激和紫外线照射等会诱导角质形成细胞释放HMGB1，后者可通过诱导黑素细胞中裂解的半胱氨酸天冬氨酸蛋白酶3（caspase-3）水平升高，促进黑素细胞凋亡，并降低黑素生成相关分子的表达水平，从而对黑素生成产生不利影响。此外，氧化应激诱导黑素细胞分泌的HMGB1还可抑制抗氧化途径中重要转录因子Nrf2及其下游抗氧化分子的表达，促进黑素细胞凋亡。Cui T等发现，黑素细胞在氧化应激下分泌的HMGB1可进一步激活周围角质形成细胞中NF-κB/ERK信号通路，从而促进趋化因子CXCL16和IL-8的合成和释放，介导$CD8^+T$细胞向皮肤迁移及DC的成熟，参与白癜风免疫应答和疾病的发生进展。

（4）适应性免疫应答异常：T细胞是介导适应性免疫应答的核心成分，在黑素细胞特异性损伤中发挥关键作用。既往研究发现，白癜风患者血清中存在特异的自身抗体，并在早期白癜风患者中检测到了较高比例的B细胞，但体液免疫在白癜风中的致病作用尚未得到证实。下面将重点介绍T细胞在白癜风发病中的作用。

1）细胞毒性：$CD8^+T$细胞在白癜风黑素细胞破坏和疾病进展中起核心作用。既往组织学检查显示，白癜风皮损边缘的真皮-表皮交界处有大量$CD8^+T$细胞浸润，并表现出抗黑素细胞的毒性细胞反应。白癜风患者血清中黑素细胞特异性$CD8^+T$细胞数量较健康对照组显著增多，并与疾病的严重程度相关。此外，白癜风患者的黑素细胞损伤被认为与$CD8^+T$细胞分泌的多种细胞因子相关，包括γ干扰素（interferon-γ，IFN-γ）、肿瘤坏死因子-α（tumor necrosis factor-α，TNF-α）、颗粒酶B及穿孔素等。其相关靶向杀伤首先依赖于皮肤微环境对$CD8^+T$细胞的定向趋化，IFN-γ和趋化因子受体CXCR3在这一过程中发挥关键作用；随后，$CD8^+T$细胞活化并分泌毒性杀伤因子颗粒酶B、穿孔素等，最终介导黑素细胞的特异性破坏。

在白癜风小鼠模型和患者中，角质形成细胞是整个疾病过程中趋化因子的主要来源。研究表明，CXCL9主要介导了黑素细胞特异性$CD8^+T$细胞向皮肤组织的迁移，而CXCL10是$CD8^+T$细胞在表皮内定位和发挥效应所必需的。对小鼠皮肤中趋化因子水平进行分析，发现CXCL9和CXCL10的表达与疾病活动性密切相关，然而只有CXCL10与疾病的严重程度相关。同样，白癜风患者血清中CXCL10的表达也与疾病活动性和严重程度相关，提示CXCL10可能是检测疾病是否活动的潜在生物标志物。进一步研究发现，IFN-γ可以促进皮肤CXCL9 和 CXCL10表达水平升高，而IFN-γ-CXCL9/CXCL10-CXCR3轴可将更多的$CD8^+$T细胞招募到皮肤，发挥其效应，引起严重的免疫损伤，最终导致白癜风发病。

2）记忆性T细胞：根据归巢受体表达和迁移模式的不同，记忆性T细胞主要分为3个亚群，包括中枢记忆性T细胞（central memory T cell，TCM）、效应记忆性T细胞（effector memory T cell，TEM）和驻留记忆性T细胞（resident memory T cell，TRM）。人类皮肤组织中的大多数T细胞为TRM，占T细胞总数的50%～70%。TRM在正常器官中起保护作用，可以抵抗病原体感染，然而当TRM被异常激活或由自身抗原致敏后，可能导致自身免疫性疾病的发生。

TRM可能与白癜风的复发相关，它不仅通过分泌IFN-γ从循环中持续招募自身反应T细胞，导致白癜风皮损维持色素脱失状态，而且毛囊周围$CD8^+$TRM可能会减少黑素细胞前体进入白癜风皮损，从而阻止皮损复色。IL-15是维持TRM定植和功能的关键细胞因子，研究发现黑素细胞特异性TRM聚集在白癜风皮损中高度表达IL-15的部位（如毛囊等）；$CD49a^+CD8^+$TRM可以通过产生IFN-γ、穿孔素和颗粒酶B来进行细胞毒性反应，并且此过程可被IL-15增强；此外，患者白斑处$CD8^+$TRM高表达IL-15的受体CD122，在小鼠模型中发现，利用抗CD122的单抗靶向阻断IL-15信号，可以抑制$CD8^+$TRM的活化并清除皮损部位的TRM细胞，实现皮损部位的永久复色。

3）调节性T细胞（Treg）：是$CD4^+$T细胞的一个亚群，在抑制自身反应性T细胞活化和维持外周免疫耐受方面发挥重要作用。Treg作用的主要靶细胞是效应T细胞，它与效应T细胞之间的失衡是导致多种自身免疫性疾病发病的关键。目前认为，转录因子Foxp3是Treg的特异性标志，负责调控Treg的发育和免疫抑制功能。有研究证实，白癜风患者皮损中表达Foxp3的Treg数量及归巢受体CCL22的表达水平显著下降；相反，CCL22的表达可促进Treg皮肤归巢，从而抑制皮肤色素脱失。

Treg表面高表达多种免疫抑制分子，包括细胞毒性T淋巴细胞抗原-4（cytotoxic T lymphocyte antigen-4，CTLA-4）、转化生长因子（transforming growth factor，TGF）-β、IL-10及程序性细胞死亡受体-1（programmed cell death-1，PD-1）等。研究发现，与稳定期和健康对照组相比，进展期白癜风患者外周血中Treg的免疫调节功能及CTLA4、IL-10和TGF-β的表达明显下降。进一步研究发现，进展期白癜风患者的Treg免疫调节功能缺陷可能与HO-1表达水平下降有关，使用HO-1激动剂可上调IL-10的表达水平并恢复Treg的免疫抑制功能。此外，白癜风患者外周血中Treg表面的PD-1表达水平升高，提示PD-1/PD-L1途径可能在Treg耗竭中发挥作用。

4）辅助性$CD4^+$ T细胞（helper T cell，Th细胞）：在白癜风适应性免疫应答中也发挥一定作用。多项研究证实，Th1、Th2、Th17、Th22及Th9相关的细胞因子过度表达是炎症性皮肤病适应性免疫应答失调的共同特征。

2. 节段型白癜风可能的发病机制 节段型白癜风与寻常型白癜风发病存在明显差异，其机制尚不明确。目前认为，其发病假说主要包括神经学说、体细胞嵌合理论及免疫介导炎症损害3种（图2-1-2），并认为不同的机制可能发挥协同作用。

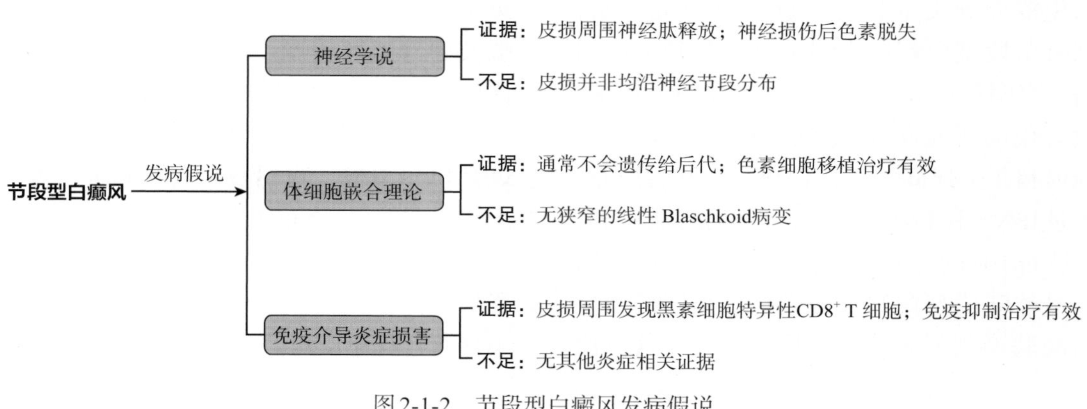

图2-1-2 节段型白癜风发病假说

（1）神经学说：基于节段型白癜风沿皮节分布这一现象，产生了神经因素可能参与白癜风发病的假说。研究发现，神经肽（如神经肽Y）在节段型白癜风皮损周围释放增多，可能对其周围的黑素细胞造成损伤。此外，有学者对脑炎后造成神经损伤的相应区域出现节段型白癜风进行病例报道。最近的一项临床研究发现，节段型白癜风皮损侧的神经传导速度慢于对侧正常皮肤，也为神经因素参与节段型白癜风发病提供了新的线索。然而，上述证据并不能完全证实神经学说在节段型白癜风发病中的作用。临床发现节段型白癜风也并不总沿皮节分布；寻常型白癜风和银屑病等炎症性皮肤病中神经肽的水平也有所增高，可将这种反应解释为炎症效应。

（2）体细胞嵌合理论：在节段型白癜风中，只有特定区域内的黑素细胞才会受到破坏。体细胞嵌合理论认为白癜风患者皮肤是由正常的、基因突变的及异常的黑素细胞嵌合而成。在一定体内外诱因的作用下，那些基因突变的、异常的黑素细胞受到细胞毒性T细胞的攻击，发生凋亡，而正常的黑素细胞不受影响，由此导致节段型白癜风发生。节段型白癜风通常不会遗传给后代，与寻常型相比，快速进入稳定期是其明显特征。有学者认为，受影响节段的黑素细胞存在固有遗传缺陷，去除这些易感黑素细胞后，疾病便停止进展。此外，自体表皮细胞移植对于节段型白癜风的疗效要优于寻常型白癜风，也说明了节段型白癜风通常不具有遗传特性。虽然到目前为止，体细胞嵌合理论仍为节段型白癜风发病机制中最为合理的假说，但尚未在分子遗传学水平上得到证实。

（3）免疫介导炎症损害：近年有研究证实，在绝大部分节段型白癜风皮损中可观察到炎症细胞的浸润，表明免疫介导的机制确实发挥了作用。一项较大规模的研究发现，进展期节段型白癜风患者的皮损和非皮损部位存在$CD8^+$T细胞的浸润，并伴有大量IFN-γ和TNF-α产生；还观察到抗黑素细胞分化肽gp100的特异性细胞毒性T细胞比例明显增加。虽然节段型白癜风对光疗、类固醇激素及钙调磷酸酶抑制剂等的治疗反应较差，这可能与其毛囊缺乏黑素细胞储备相关，但采取相关方式在疾病早期进行干预，仍有助于阻止该病病情的进展。

（二）临床表现及分型

1. 临床表现 白癜风是一种获得性皮肤色素异常性疾病，表现为皮肤或黏膜脱色性的白斑。全身任何部位的皮肤均可累及，好发于日光暴晒部位、易受摩擦部位及褶皱部位，黏膜及视网膜也可累及。白斑初期多为指甲至钱币大小，近圆形、椭圆形或不规则形。也可起病时即为点状色素减退斑，边界清楚、边缘绕以色素带。白斑处除色素脱失外，患处没有萎缩或脱屑等变化。

部分白癜风患者可有眼部异常，包括虹膜炎、视网膜色素异常，但患者无视觉主诉。自身免疫病通常与白癜风发病有关，包括自身免疫性甲状腺病、1型糖尿病、恶性贫血、艾迪生病和斑秃等。

2. 分型 根据白癜风全球问题共识大会及目前国内外主流观点，我国《白癜风诊疗共识（2018版）》将白癜风分为4型：寻常型、节段型、混合型及未定类型。

（1）寻常型白癜风/非节段型白癜风：寻常型白癜风，也称非节段型白癜风，其皮疹常对称分布于肢端，或散在分布于全身。该型白癜风又可分为散发型、泛发型、面肢端型和黏膜型。其中散发型是最常见的临床类型。我国《白癜风诊疗共识（2014版）》将散发型白癜风定义为白斑≥2块、面积≤50%体表面积（图2-1-3）；泛发型白癜风为白斑面积＞50%体表面积，多由散发型白癜风发展而来（图2-1-4）；面肢端型白癜风指白斑主要局限于头面、手足，尤其好发于指、趾远端及面部口唇周围（图2-1-5）；黏膜型白癜风指白斑分布于两个以上的黏膜部位。

（2）节段型白癜风：节段型白癜风特点为白斑多位于单侧，可沿皮神经节段（完全或部分匹配皮肤节段）分布（图2-1-6）。大部分患者为单节段型，少数也可双侧或多节段分布。最常见的受累部位是三叉神经皮节，常伴有白发。起病早、不伴有自身免疫病。

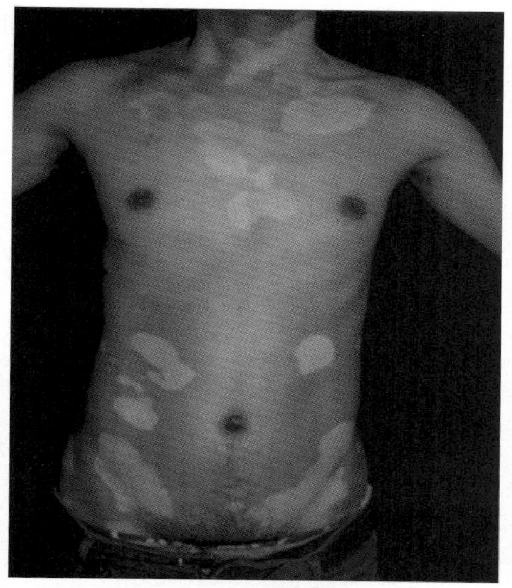

图2-1-3　散发型白癜风

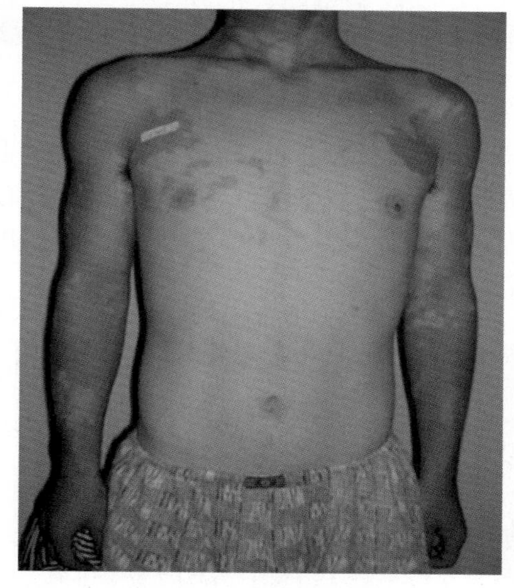

图2-1-4　泛发型白癜风

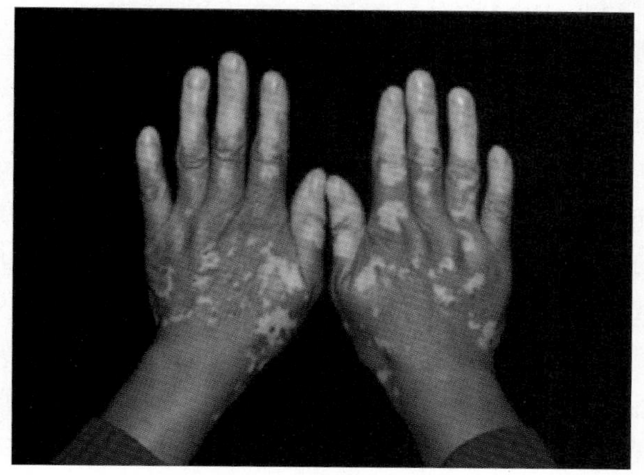

图2-1-5　肢端型白癜风

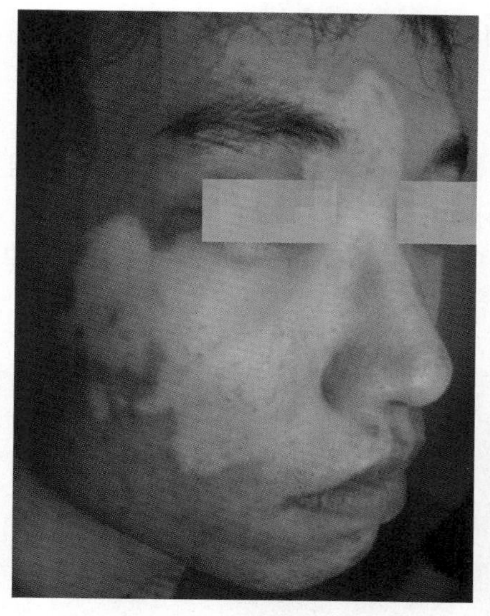

图2-1-6　节段型白癜风

（3）混合型白癜风：混合型白癜风表现为同一患者同时具有节段型和非节段型白癜风的皮损，也有部分学者认为，混合型白癜风患者通常先有节段型皮疹，随后逐渐扩展至累及双侧的非节段型白斑，通常节段型白癜风皮损更为严重。

（4）未定类型白癜风：以往通常指局限型白癜风。目前最新的共识：将一段时间内（通常2年以上）没有进展的局限型白斑（孤立的单片小面积色素脱失斑，面积＜1%体表面积）定义为未定类型白癜风（图2-1-7）。

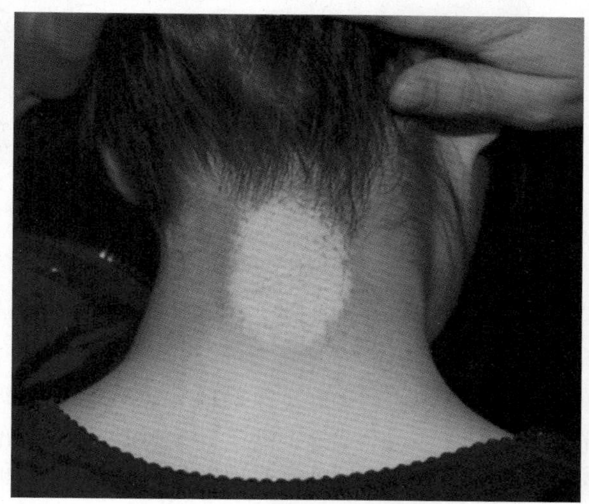

图2-1-7　未定类型白癜风

特殊类型白癜风：包括晕痣、炎症性白癜风、毛囊性白癜风、化学物质所致白癜风等。

（三）诊断及鉴别诊断

1. 诊断 典型的白癜风易于诊断。目前用于辅助诊断白癜风的实验室方法有Wood灯、皮肤镜、反射式共聚焦显微镜及皮肤组织病理学和基因检测等检查。

（1）Wood灯：是目前价格较低廉、易推广的诊断方法。主要观察Wood灯下荧光颜色、与肉眼观察皮损面积的比较及皮损边界是否清晰，如皮损在灯下呈灰白色，且Wood灯下皮损面积>自然光下面积，边界欠清，提示进展期；如皮损在灯下呈亮垩色，且Wood灯下皮损面积≤自然光下面积，边界清晰，提示稳定期（图2-1-8）。

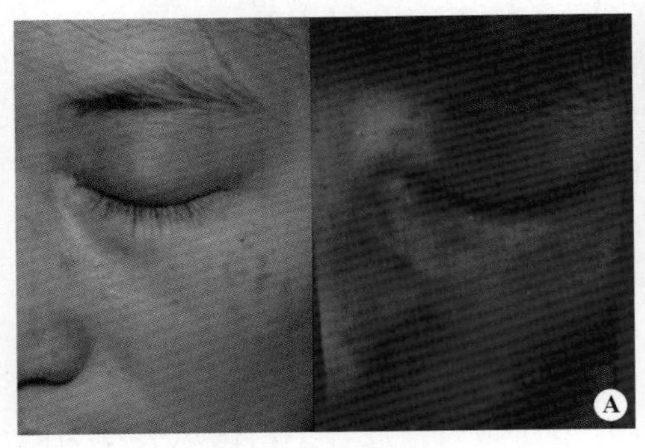

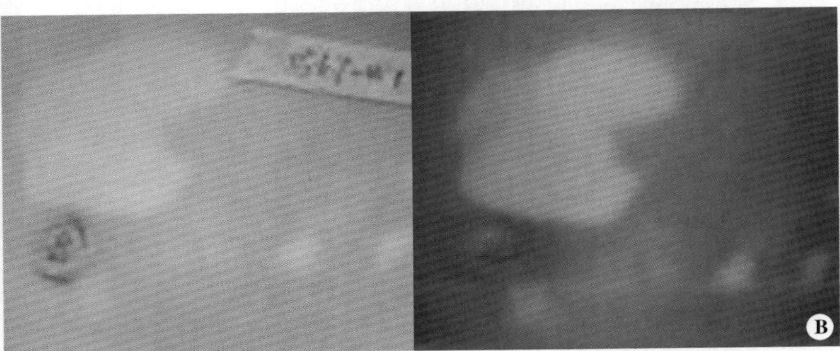

图2-1-8 进展期白癜风（A）与稳定期白癜风（B）的Wood灯下表现

（2）皮肤镜：主要观察皮损处是否有毛囊周围色素残留、边界是否清晰等，其中，毛囊周围色素残留可作为白癜风鉴别诊断中较特异的指标。在进展期白癜风中，网状色素减退、星爆现象、Tapioca Sago征、微小Koebner征等更为常见，而毛囊周围色素脱失、毛囊周围毛细血管扩张、皮损周围色素增加、白发在稳定期白癜风中更为多见（图2-1-9）。

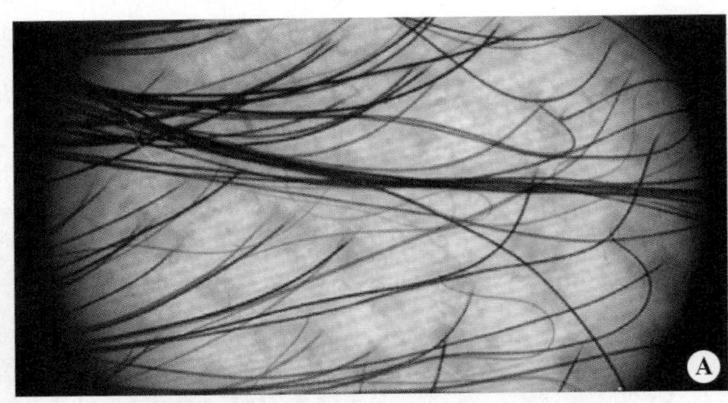

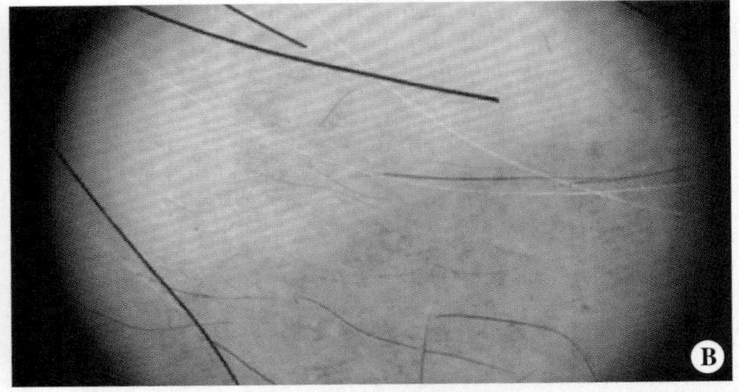

图2-1-9 进展期白癜风（A）与稳定期白癜风（B）的皮肤镜下表现

（3）反射式共聚焦显微镜：主要观察色素环是否完整及局部炎症细胞浸润情况和边界是否清晰。白斑处可见色素环完全缺失或部分缺失，白斑周边正常皮肤可见部分色素环失去完整性，折光弱，远隔部位正常皮肤色素环完整；白斑与正常皮肤交界处界限模糊；真皮乳头环内可见高折光的炎症细胞浸润，提示进展期。白斑区色素完全缺失，白斑周边、远隔部位正常皮肤色素环完整、折光明亮，白斑与正常皮肤交界处界限清晰，真皮乳头环内无明显炎症细胞浸润。白斑区有时可见到树突状、折光明亮的黑素细胞，提示稳定期（图2-1-10）。

（4）皮肤组织病理学：绝大多数白癜风的诊断可依靠临床表现和上述无创检查完成，无需组织病理学的帮助。少数鉴别诊断困难时，可取组织病理与免疫组化Melan-A或加SOX 10染色做出诊断。

稳定期白癜风白斑皮肤组织病理学表现：表皮中无色素，基底层黑素细胞消失，真皮内通常无炎症细胞浸润及血管改变。进展期白癜风白斑皮肤组织病理学表现：黑素颗粒数量明显减少，可见残留的黑素细胞，基底细胞空泡变形，表皮内可见淋巴细胞浸润，有时可见凋亡及蜕变的黑素细胞和角质形成细胞，真皮浅层少至中等淋巴细胞浸润。少数病例可见毛细血管扩张充血。淋巴细胞免疫组化标记可显示活动期白癜风皮损内的淋巴细胞主要为$CD8^+$T细胞。

（5）基因检测：如斑驳病及某些综合征等需要借助基因检测。

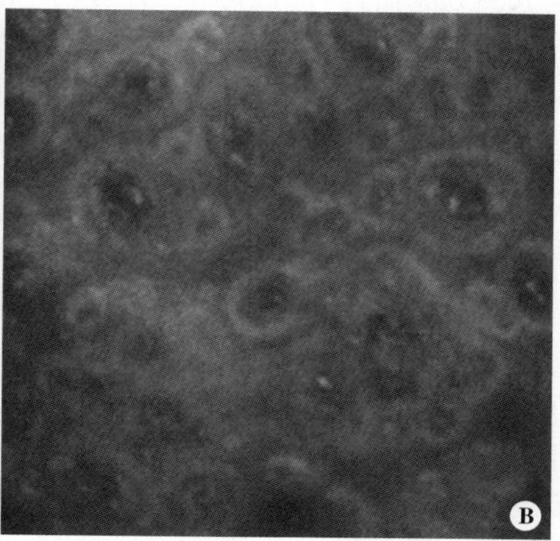

图2-1-10　进展期白癜风（A）与稳定期白癜风（B）的反射式共聚焦显微镜表现

2. 鉴别诊断

（1）斑驳病（piebaldism）：是一种少见的以色素减少为特征的先天性常染色体显性遗传病。患者出生时即有色素脱失斑，白斑边界清楚，形状不规则，大小不一，直径从几毫米至数十厘米不等，中央可见岛屿状色素过度沉着区。白斑可发生于任何部位，但常见于额部中央、前胸、躯干正侧面、四肢伸侧中部等部位。最具特征的是发生在额部中央或稍偏部位的三角形或菱形白斑，并伴有横跨发际的局限型白发（图2-1-11）。

（2）无色素痣（nevus depigmentosus）：又称脱色素痣（achromic nevus），是一种少见的病因不明的先天性色素减退性皮肤病。无色素痣多为单侧，皮损形态和分布相对稳定，通常在出生时或出生后最初数年内被发现。白斑的边界一般模糊但较规则，边缘多为卵石样或锯齿状，周围几乎无色素增多晕。与白癜风不同的是，无色素痣皮损形态、部位相对稳定，终身不变；可用Wood灯、皮肤镜、反射式共聚焦显微镜等检查进行鉴别，鉴别困难时尚需皮肤组织病理学检查以明确诊断（图2-1-12）。

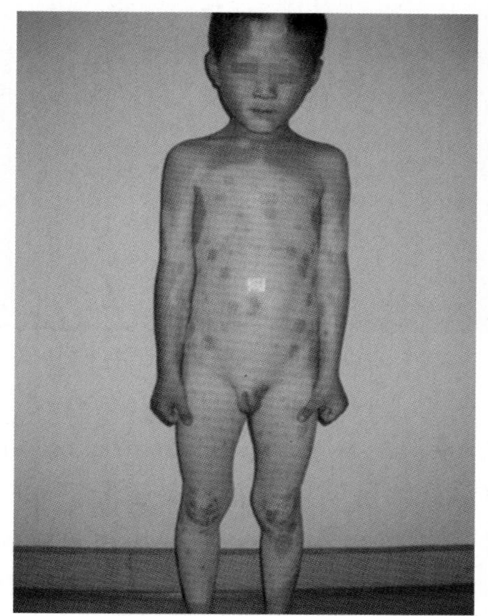

图2-1-11　斑驳病的临床表现

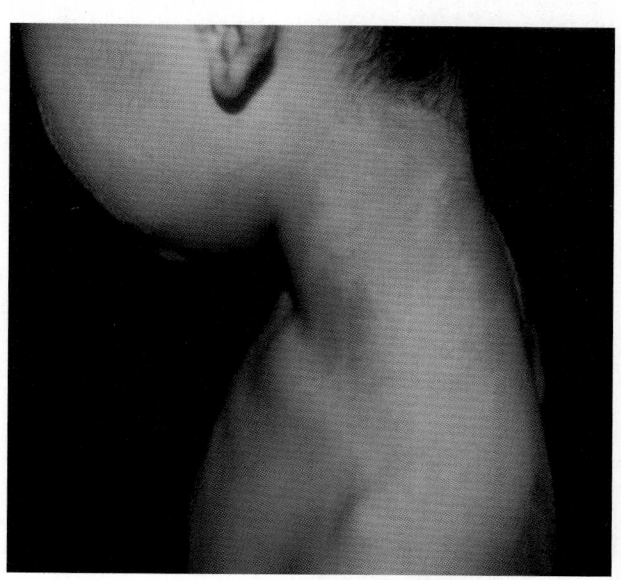

图2-1-12　无色素痣的临床表现

（3）白色糠疹（pityriasis alba）：又称单纯糠疹（pityriasis simplex），是一种好发于儿童的常见色素减退性皮肤病，最常累及3～16岁的儿童。典型皮损为边缘模糊的圆形或卵圆形淡红色斑，直径为0.5～2.0cm或更大。数周后淡红斑逐渐转变为淡白斑，其上覆盖少许糠状鳞屑。皮损数目不定，主要分布在面部，偶尔也见于身体其他部位。无自觉症状，或有瘙痒、烧灼感。病程长短不一，夏季加重，但均可自然消退。白色糠疹在Wood灯下显色为黄白色或灰白色，必要时可借助皮肤镜与白癜风加以鉴别。

（4）花斑糠疹（pityriasis versicolor）：又名花斑癣、汗斑，是由马拉色菌感染表皮角质层引起的一种浅表性皮肤真菌病，病原菌为马拉色菌。多发生在皮脂腺丰富的部位，如前胸、后背、肩部、上臂及颈部等，在婴幼儿则多发生于头面部。皮损特点为圆形或椭圆形、大小不等的斑疹，边界清晰，邻近皮损可相互融合成不规则大片状，可呈淡白色、淡红色、黄棕色或多种颜色，呈花斑状，其上覆盖薄层糠状鳞屑，一般无自觉症状，可伴有皮肤多汗，偶有轻痒（图2-1-13）。病程慢性，一般冬轻夏重，如不治疗常持续多年，传染性较弱。真菌镜检和培养可以观察到马拉色菌。

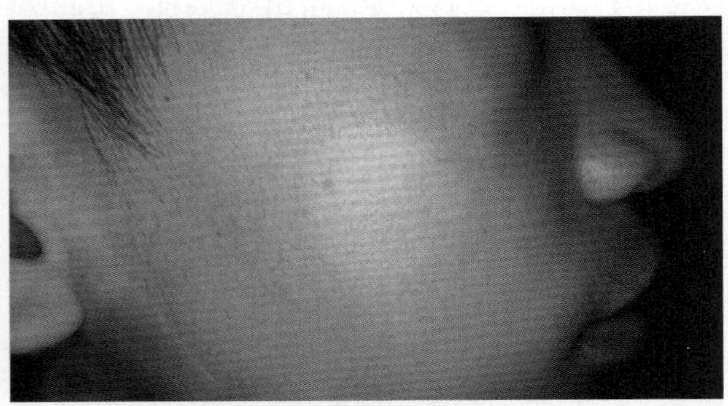

图2-1-13　花斑糠疹的临床表现

（5）特发性点状色素减少症（idiopathic guttate hypomelanosis）：又称播散性豆状白皮病，好发于肢体伸侧，表现为不连续、界限分明的圆形或椭圆形、光滑的瓷白色斑点，直径一般为0.5～0.6mm，Wood灯下呈灰白色。皮肤镜下皮损具有花瓣样轮廓、皮纹变浅与反光增强的特征，可用以鉴别（图2-1-14）。

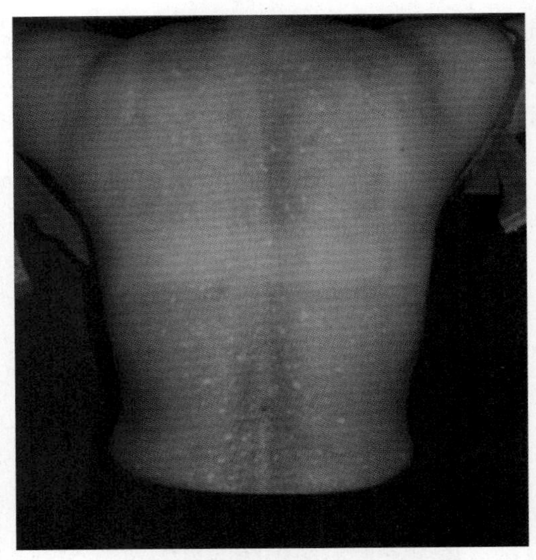

图2-1-14　特发性点状色素减少症的临床表现

（6）色素减退性蕈样肉芽肿：发病年龄小，表现为大面积泛发性、边界不清的色素减退斑，主要分布于躯干和四肢近端，斑片大小不等，可伴有萎缩、毛细血管扩张表现和瘙痒症状。可采用皮肤镜、皮肤组织病理学、基因重排协助诊断（图2-1-15）。

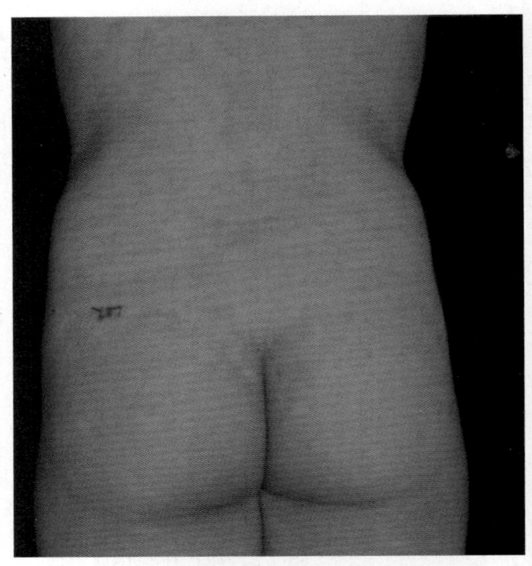

图2-1-15　色素减退性蕈样肉芽肿

（7）伊藤色素减少痣（hypomelanosis of Ito）：是一种罕见的可累及多系统的神经皮肤综合征。典型皮损为漩涡状、条索状或斑状色素减退斑，沿Blaschko线单侧或双侧分布，多发生在躯干和四肢，其次为面部、颈部、臀部，头皮、掌跖和黏膜部位不受累。多为儿童期发病，随着年龄增长，白斑可进行性扩大和增多，成年后白斑可自行消退。部分患者可有神经系统和骨骼肌肉系统累及，症状包括智力发育迟缓、癫痫、胸壁畸形等（图2-1-16）。

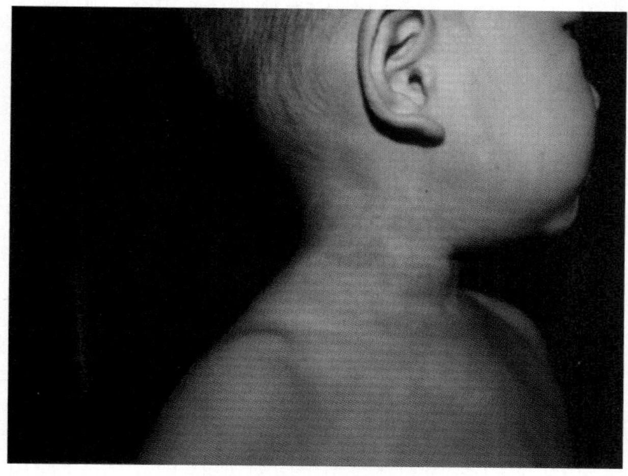

图2-1-16　伊藤色素减少痣

（8）贫血痣（nevus anemicus）：是一种先天性局限型血管发育缺陷的疾病。患区血管结构正常但功能有缺陷，对儿茶酚胺敏感性增强而处于收缩状态，使皮肤呈现淡白色。贫血痣皮损摩擦后白斑不发红，周围正常皮肤充血发红，白斑更加明显；贫血痣的脱色不是继发于黑素量的减少，因此在Wood灯下观察呈正常皮肤表现（图2-1-17）。

图2-1-17　贫血痣

（9）白化病（albinism）：属于家族遗传性疾病，是一组与色素合成有关的基因突变导致黑素缺乏的单基因遗传病，不同基因型改变可导致不同的表型。常见的表现包括眼部由于色素缺乏，常有畏光、流泪等症状，皮肤因缺乏黑素的保护，对光线高度敏感。

（四）治疗现状及进展、治疗方法选择及注意事项

1. 外用药物治疗　不同分期的白癜风外用药物选择具有一定特殊性。异常免疫应答是导致白癜风黑素细胞破坏的重要机制，因此进展期白癜风用药侧重于控制皮损扩大，迅速稳定病情，需选择具有免疫抑制作用的药物，同时恢复黑素细胞及其周围角质形成细胞和微环境功能。外用药物可选择糖皮质激素或钙调磷酸酶抑制剂等，也可选择低浓度光敏剂、维生素D_3衍生物、抗氧化剂等。对稳定期白癜风主要治疗目的为刺激黑素细胞干细胞活化，增强黑素细胞的增殖、迁移及促进黑素的合成和黑素小体转运。用药侧重于促进白斑复色，预防白斑复发及维持治疗。外用药物可选择光敏剂、糖皮质激素、钙调磷酸酶抑制剂、维生素D_3衍生物等，同时联合光疗、光化学疗法及外科治疗。

（1）糖皮质激素：外用糖皮质激素可以降低白癜风皮损组织中T细胞的浸润，抑制黑素细胞的体液免疫及细胞免疫，通过与糖皮质激素受体特异性结合，影响细胞内转录因子，最终对靶基因的表达产生影响，还可促进黑素细胞的黑素合成和转运。糖皮质激素是皮损面积占体表面积10%～20%的轻中度白癜风患者首选，深色皮肤曝光部位的短期皮损疗效最佳（75%可复色），对白斑累及＜3%体表面积的进展期皮损应作为一线用药，并选择（超）强效激素。面部、皱褶及细嫩部位皮肤使用1个月后更换为钙调磷酸酶抑制剂，肢端可持续使用，激素避免用于眼周。如采用不连续方案，隔天1次，可持续使用6个月。若连续外用激素治疗3～4个月无复色，则表明疗效差，需更换或联合其他局部治疗方法。

使用时必须警惕强效或超强效激素的局部副作用，如皮肤萎缩、毛细血管扩张、多毛症、痤疮样皮疹和皮纹等，而弱效激素，如糠酸莫米松和氢化可的松副作用较小。对年龄小于2岁的儿童可外用中效激素治疗，采用间歇外用疗法较为安全；对年龄＞2岁的儿童可外用中强效或强效激素。

（2）钙调磷酸酶抑制剂：他克莫司软膏和吡美莫司乳膏为外用大环内酯类免疫调节剂，可以影响T细胞的活化成熟，继而抑制TNF-α等细胞因子的产生，同时可促进黑素细胞的迁移和分化。面颈部复色效果最好，特殊部位如眶周首选，口唇黏膜和生殖器部位也可以使用。起效时间从10周到18个月不等，封包治疗可提高他克莫司对白癜风的疗效。经过12个月治疗后，每天使用两次他克莫司软膏者疗效优于每天使用1次者。但需注意局部使用他克莫司可能引起或加重局部感染如毛囊炎、痤疮、单纯疱疹等。联合光疗需警惕白癜风复发及潜在的致癌可能。

（3）维生素D_3衍生物：能显著促进黑素细胞增殖、黏附及迁移；可与重金属离子结合，具有较强的清除活性氧自由基能力，而氧化应激已明确与人黑素细胞自噬水平有关；具有免疫调节作用，可抑制单核巨噬细胞产生IL-1、IL-6及TNF-α。常用卡泊三醇软膏及他卡西醇软膏，每天2次，可与窄谱中波紫外线（NB-UVB）、308nm准分子激光等联合治疗，也可与外用激素和钙调磷酸酶抑制剂联合治疗。局部外用卡泊三醇软膏或他卡西醇软膏可增强NB-UVB治疗白癜风的疗效。

（4）脱色剂：适用于白斑累及＞95%体表面积的患者。已经证实对各种复色疗法抵抗后，在患者要求下可实施皮肤脱色，常用的脱色剂包括氢醌苯甲醚、甲氧基苯酚、苯甲酸乙酯等，常见不良反应是刺激性接触性皮炎。氢醌单苯醚每天2次，连用3～6个月，也可采用调Q 694nm或755nm激光进行脱色，需要多次治疗，但无论使用哪种治疗方法，均可能出现重新着色的情况，脱色后需严格防晒。

（5）遮盖剂：多用于面部等暴露部位的皮损，采用含染料的物理或化学遮盖剂涂搽白斑，使颜色接近周围正常肤色，可显著降低患者皮肤病生活质量量表评分。

（6）中药：复方卡力孜然酊主要成分为驱虫斑鸠菊和补骨脂，能改善局部微循环障碍，提高皮肤光敏感性，增强酪氨酸酶活性，促进皮肤黑素合成，联合NB-UVB照射可提高疗效。用棉签蘸药液涂于患处，每天3～4次，搽药30分钟后可行局部日光照射15～30分钟，3个月为一疗程，需注意红斑瘙痒、灼热感、水疱和脱屑等不良反应。

2. 系统性药物治疗

（1）糖皮质激素：白癜风疾病活动度评分＞3分的白癜风患者，尽早系统使用激素可使进展期白癜风趋于稳定。成人进展期白癜风患者可小剂量口服泼尼松0.3mg/（kg · d），连服1～3个月，无效中止，见效后每2～4周递减5mg，至隔天5mg，维持3个月。或复方倍他米松注射液1ml肌内注射，每20～30天1次，可用1～4次或根据病情酌情使用。或每周5天间歇疗法。如上述常规系统使用激素仍不能控制白斑进展，可以口服地塞米松（2.5mg/d）、甲泼尼龙[0.5mg/（kg · d）]，每周连服2天停用5天，疗程3～6个月。对于系统应用激素禁忌证患者，可考虑酌情使用其他免疫抑制剂。

（2）环孢素（ciclosporin）：连续2周使用环孢素3mg/kg可以阻止61%患者的白癜风进展，并显著改善白癜风面积评分指数。在稳定期白癜风患者行自体黑素细胞移植术（autologous noncultured melanocyte transplantation，NCMKT）后使用环孢素治疗，可以使患者更完全地恢复色素沉着，而不会出现NCMKT术后常见的周围晕。

（3）米诺环素（minocycline）：具有抗炎、免疫调节特性，并可在自由基破坏中发挥作用，保护黑素细胞在体外免受氧化损伤。米诺环素通常每天口服100mg，4周起效，连续3个月为一疗程。

（4）甲氨蝶呤（methotrexate，MTX）：与使用皮质类固醇（每周2次服用地塞米松2.5mg）相比，每周使用甲氨蝶呤10mg治疗者新发皮疹更少，且白癜风评分指数更低。系列研究表明对于口服糖皮质激素禁忌者，MTX可以作为替代品。

（5）JAK抑制剂：IFN-γ诱导角质形成细胞C-X-C-基质趋化因子-10（CXCL10）的表达，被认为是白癜风脱色的中介，IFN-γ信号传导需通过JAK介导，因此JAK抑制剂可以通过抑制IFN-γ信号转导下调CXCL10表达，从而促进白癜风复色。口服JAK抑制剂如托法替尼（tofacitinib）、鲁索替尼（ruxolitinib）治疗白癜风已有临床报道，口服托法替尼修复需同时进行光照，可帮助黑素细胞再生。然而，该类药成本高、潜在致癌性和疗效具有不确定性，暂未被广泛推广。

（6）阿法诺肽（afamelanotide）：是美国FDA批准的全球首个一线治疗红细胞生成性原卟啉症

的药物，是α-黑素细胞刺激素的合成类似物，与黑素皮质素受体-1结合，刺激黑素细胞分化和增殖，已被用作增强中波紫外线光疗疗效的辅助剂。与单用NB-UVB相比，联合皮下注射阿法诺肽临床疗效更好，可减少NB-UVB的累积剂量，尤其是对Fitzpatrick Ⅳ～Ⅵ型皮肤患者，需注意红斑、瘙痒、恶心、头痛及正常皮肤色素沉着等副作用。

（7）中医中药：中医将白癜风分为4个主要证型（风湿郁热证、肝郁气滞证、肝肾不足证、淤血阻络证）。进展期表现为风湿郁热证、肝郁气滞证，稳定期表现为肝肾不足证、淤血阻络证。治疗上进展期以驱邪为主，疏风清热利湿，疏肝解郁；稳定期以滋补肝肾、活血化瘀为主，根据部位选择相应引经药。

3. 光疗

（1）NB-UVB：治疗前需测定最小红斑量（minimal erythema dose，MED），起始剂量为70%MED，下一次照射剂量视前次照射后出现红斑反应情况而定。若未出现红斑，或红斑持续时间＜24小时，治疗剂量提高10%～20%，直至单次照射剂量达到3.0J/cm^2（Ⅲ型、Ⅳ型皮肤）。如果红斑持续时间超过72小时或出现水疱，治疗时间应推后至症状消失，下次治疗剂量降低20%～50%。如果红斑持续24～72小时，应维持原剂量继续治疗，1周治疗2～3次。常规治疗至少3～4个月才能确定患者是否为无反应者，通常需要9～12个月才能达到最大疗效，1年后大部分患者出现75%以上复色。

（2）308nm准分子激光：308nm准分子激光为靶向性UVB，是皮损面积小的急慢性白癜风皮损患者的首选治疗方式，成人或儿童Ⅰ～Ⅵ型皮肤均可安全使用，并可与其他方案连用。起始剂量为70%MED，第1～4次每次增加剂量40%，此后4次每次增加30%，8次后每次增加20%，若出现轻微无症状红斑，剂量保持不变。若出现疼痛或烧灼性红斑或皮肤水疱，停止治疗1～2次，下次治疗减少20%剂量，出现75%复色后减量至1周1次直至完全复色或完成6个月疗程，目前临床多不采用。

（3）光化学疗法：在UVA治疗前2小时服用0.6mg/kg甲氧基补骨脂素，对于白癜风、特应性白斑的起始光照剂量为0.1J/cm^2，通常每周给药3次。逐渐增加到1.5J/cm^2（少数情况下可短暂加量至2J/cm^2，起效后逐渐减少到1.5J/cm^2），每周、每两周或每月一次，疗程12个月的效果优于疗程6个月者，但孕妇及儿童不得使用，且6个月复色效果弱于NB-UVB治疗方案。

（4）光疗联合疗法：光疗联合疗法效果优于单一疗法。光疗联合治疗方案主要包括联合口服或外用激素、外用钙调磷酸酶抑制剂、口服中药制剂、外用维生素D_3衍生物、外用光敏剂、移植治疗、口服抗氧化剂、点阵激光治疗、皮肤磨削术、点阵激光导入激素治疗等。

4. 手术治疗 可快速补充白斑区缺失的黑素细胞，适用于对药物、光疗效果不佳的稳定期节段型、局限型和泛发型暴露部位白癜风。稳定时间至少6个月以上。手术治疗包括组织移植和细胞移植。对于手术方法的选择，要考虑治疗的部位、移植的面积、手术设备和有较高水平细胞培养技术的人员等因素。

（1）组织移植

1）全层皮片移植：目前极少应用。

2）自体表皮片移植：目前应用最为广泛的一种方法。供皮区可采用负压吸疱或取皮刀取皮，受皮区采用负压吸疱或磨削。该方法操作简便、安全、疗效好，有效率在90%以上，特别适用于小面积白斑的治疗，也可应用于口唇、乳晕等黏膜部位。但该方法易产生色素沉着，对于面部等暴露部位需注意美容效果。

3）自体微移植：用皮肤环钻钻孔取皮，可能有瘢痕形成和“鹅卵石”样外观，适用于除口角、面部和乳头部的小面积白斑，可用于难治部位如指、趾、掌、跖等部。

4）单株毛发移植：由于毛囊来源有限，适用于局限型和节段型小面积白癜风，特别是眉毛、睫毛变白的白癜风。

5）Smash移植：将供皮组织剪成极小碎片移植于白斑处。

（2）细胞移植

1）自体非培养细胞悬液移植：包括自体非培养的表皮细胞悬液移植和自体非培养的毛囊外根鞘细胞悬液移植。自体非培养细胞悬液移植从皮肤组织中分离角质形成细胞和黑素细胞的悬液，不经过培养，直接进行移植，其是治疗较大面积白癜风（供皮/受皮比为1：3～1：10）的一种简单、有效的方法，成功率在50%～100%，治疗后色素匹配好，适用于所有部位，包括眼睑、嘴角和关节等。自体非培养的毛囊外根鞘细胞悬液移植采用毛囊来制作细胞悬液，适用于发生于毛发部位的白癜风，但对技术要求较高。

2）自体培养黑素细胞移植：用细胞体外培养技术，将黑素细胞体外大量扩增后移植治疗白癜风，供皮/受皮比可达1∶80～1∶100，许爱娥教授团队发现最高达1∶200，是治疗稳定期大面积白癜风的重要手段。该法的关键之处是体外培养足够多、生物活性好的黑素细胞。许爱娥教授团队采用该法治疗了2000余例稳定期白癜风，痊愈率在55%左右，有效率在85%左右。

3）组织工程表皮片移植：在体外构建人工皮肤，可分为表皮替代物、真皮替代物和复合皮替代物。目前治疗白癜风采用黑素细胞和角质形成细胞配制的表皮膜片，扩增面积最大达80倍，适用于面积较大的白癜风。但对细胞培养技术要求较高。

（五）治疗案例展示

案例1：稳定期白癜风皮肤磨削联合吸引疱表皮片移植（图2-1-18）。

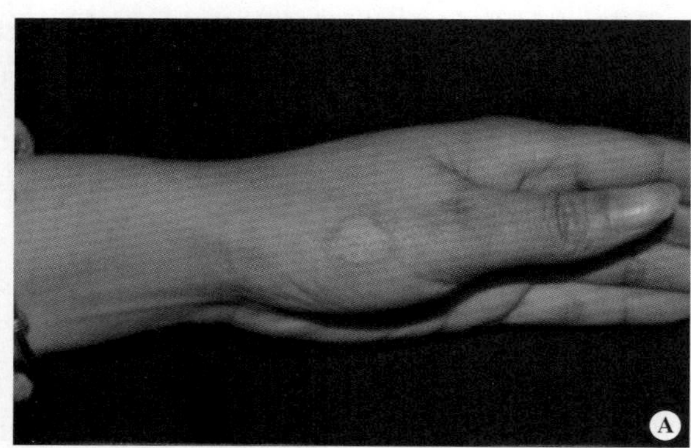

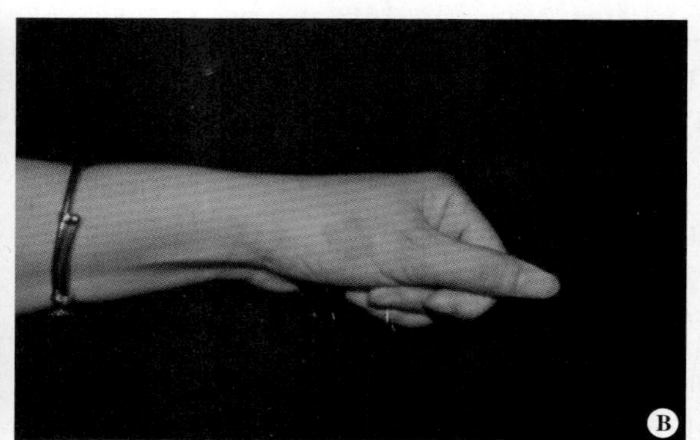

图2-1-18 皮肤磨削联合吸引疱表皮片移植治疗效果对比图

A. 治疗前；B. 治疗后

案例2：稳定期白癜风睫毛受累变白电解术联合毛发移植治疗（图2-1-19）。

案例3：稳定期白癜风眉毛受累变白电解术联合毛发移植治疗（图2-1-20）。

案例4：稳定期白癜风自体黑素细胞培养移植治疗（图2-1-21）。

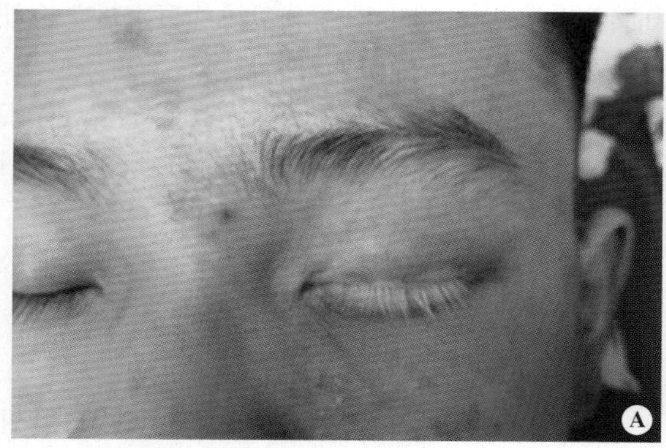

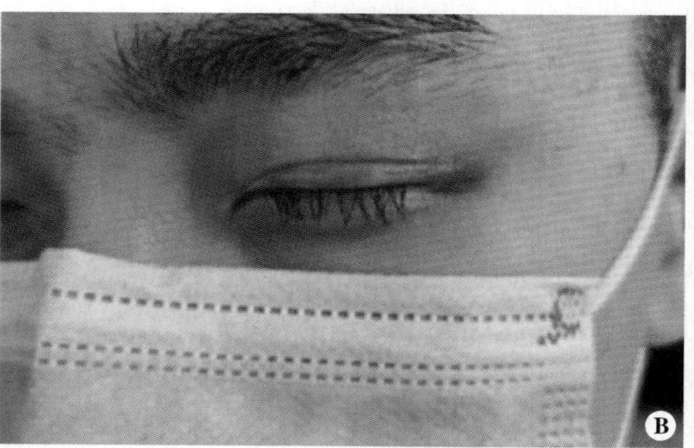

图2-1-19 电解术联合毛发移植治疗睫毛受累白癜风的效果对比图

A. 治疗前；B. 治疗后

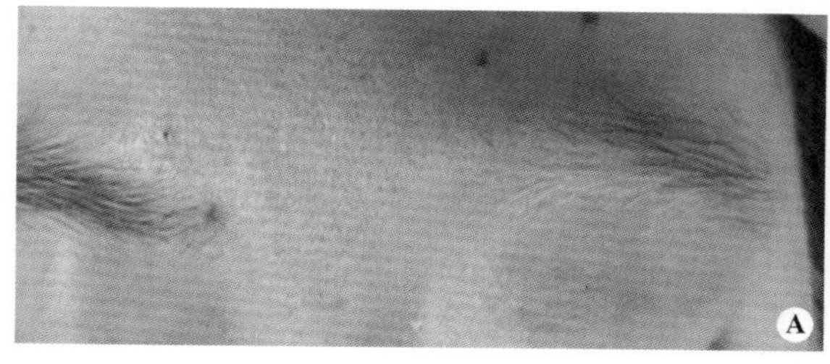
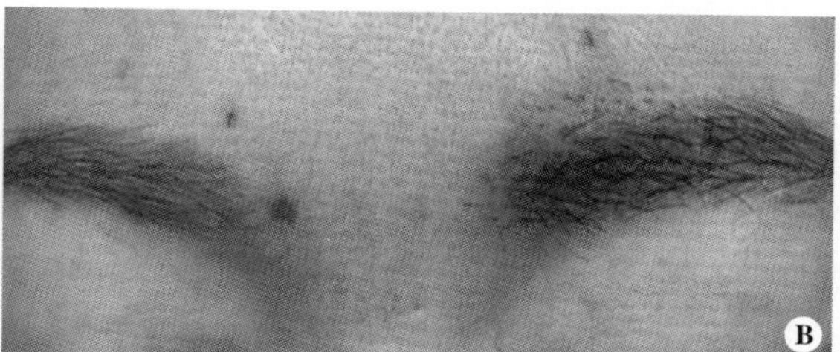

图2-1-20 电解术联合毛发移植治疗眉毛受累白癜风的效果对比图

A. 治疗前；B. 治疗后

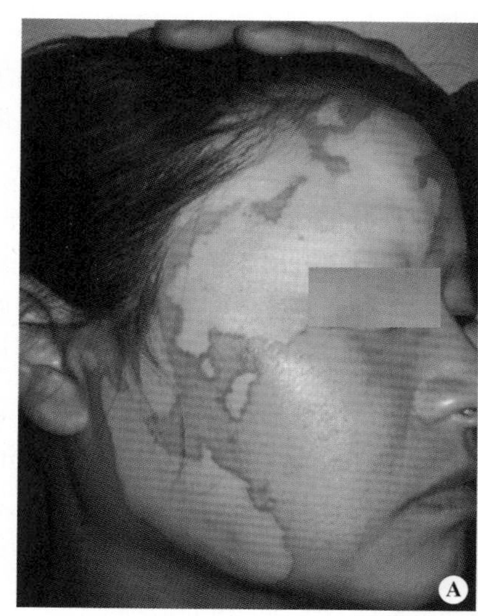
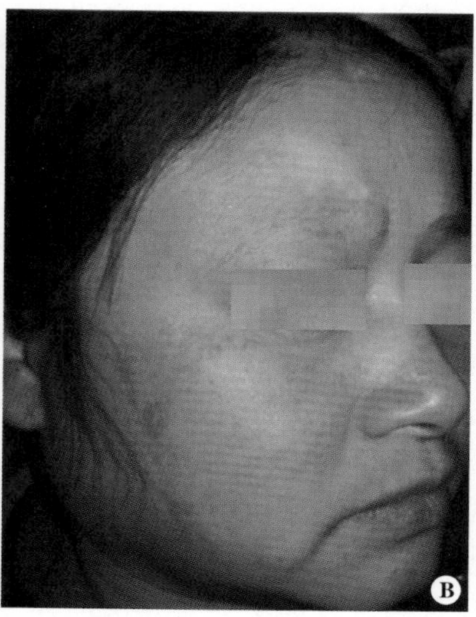

图2-1-21 自体黑素细胞培养移植治疗效果对比图

A. 治疗前；B. 治疗后

（编者：李春英，许爱娥，鲁 严；审校：陶旌晶，刘振锋）

二、黄 褐 斑

（一）定义、病因及发病机制

黄褐斑（melasma）是一种常见的后天获得的面部色素增加性皮肤病，多累及肤色较深的个体，其中90%患者为女性，在中年亚裔女性中发病率更高。肝病患者多伴有此色素沉着斑，又称为肝斑；对称分布在面颊部，形状似蝴蝶，俗称蝴蝶斑；见于妊娠期妇女的，也称作妊娠斑。

黄褐斑确切的发病机制目前并不清楚，但大量的研究结果提示日光照射、雌激素水平和遗传易感性是其发病的主要因素。妊娠、激素治疗（包括口服避孕药）、肝脏疾病、慢性乙醇中毒、内脏肿瘤、结核病、自身免疫性甲状腺疾病也与黄褐斑的发生相关。某些光变应性及抗癫痫药物同样可诱发该病的发生。临床有长期使用氯丙嗪、苯妥英钠、螺内酯等药物诱发黄褐斑的个例报道。黄褐斑的发生还涉及角质形成细胞、肥大细胞、新生血管形成和基膜破坏等，这些因素也参与黄褐斑皮损的病理发生。

1. 日光照射 是黄褐斑病理变化发生的主要诱发因素。日光主要有3个组成部分，波长由短至长分别为紫外线（波长为200～400nm）、可见光（波长为400～760nm）和红外线（波长为760～1800nm）。虽然紫外线只占日光辐照总量的5%，但是与皮肤病的发生紧密相连。黄褐斑主要累及颜面部日光暴露部位，并且在夏季加重，这高度提示了日光照射在黄褐斑发病中的作用。黄褐斑患者的皮肤具有较低的紫外线MED，紫外线照射后易产生皮肤色素沉着。酪氨酸酶（tyrosinase）是黑素生成途径中的限速酶。日光中的紫外线可直接刺激黑素细胞（melanocyte）中酪氨酸酶基因及蛋白的表达，促进皮肤的黑素生成。黑素小体（melanosome）是黑素细胞中一种独特的用于黑素生成的溶酶体相关细胞器。紫外线照射后黑素细胞内成熟的Ⅳ期黑素小体数目明显增加。黑素小体通过复杂的转移机制被邻近角质形成细胞摄入，继而使皮肤细胞获得日光抵抗能力，这些细胞生物学事件对皮肤的光保护有重大意义。黑素小体的大量合成又会造成黑素颗粒堆积，致使皮肤出现肉眼可见的色素沉着斑。此外，日光照射还可刺激角质形成细胞、成纤维细胞和肥大细胞，通过刺激这些细胞释放细胞因子和促炎因子等旁分泌途径，进一步刺激黑素细胞活化。也有研究发现来自细胞外基质及外周神经系统的糖蛋白同样可以影响黑素生成。在健康个体中，紫外线引起的皮肤色素沉着常是可逆的，而黄褐斑患者皮损却无法自行消退，这可能与患者皮损中非编码RNA H19表达水平升高有关。

干细胞因子（stem cell factor，SCF）及其受体c-KIT信号途径对表皮微环境中的黑素细胞存活至关重要。体内外研究发现，膜结合KIT（m-KIT）及其可溶形式s-KIT在黑素合成中具有相反的作用，角质形成细胞旁泌的SCF与m-KIT的结合可以诱发黑素生成，而s-KIT作为诱饵受体（decoy receptor），SCF与s-KIT结合可阻止其信号转导，抑制黑素细胞的黑素生成。紫外线照射可增加SCF及m-KIT的产生，降低s-KIT的表达，从而促进黑素生成。日光中的UVA也可直接刺激黄褐斑皮损真皮成纤维细胞高表达SCF，这些成纤维细胞衍生的SCF与肥大细胞膜表面c-KIT受体结合导致肥大细胞活化，一方面活化的肥大细胞脱颗粒释放一系列促炎因子和血管内皮细胞生长因子（vascular endothelial growth factor，VEGF），导致新生血管生成；另一方面肥大细胞释放基质金属蛋白酶（MMP）使Ⅳ型胶原溶解损伤了基膜。此外，有研究观察到从光老化的皮肤中分离培养的成纤维细胞可产生更多的促黑素生成因子，如角质形成细胞生长因子、肝细胞生长因子及SCF。以上观察表明成纤维细胞可能通过激活黑素细胞调控黄褐斑的发生发展。

紫外线照射可促进角质形成细胞旁分泌一氧化氮、内皮素-1、α-MSH、碱性成纤维细胞生长因子（basic fibroblast growth factor，bFGF）、IL-1α等，进而间接刺激黑素细胞的黑素合成。α-MSH可与黑素细胞上的黑素皮质素受体1（melanocortin 1 receptor，MC1R）结合，激活cAMP介导的信号转导通路，上调酪氨酸酶表达，促进黑素生成。紫外线照射还可诱导环氧合酶-2（COX-2）的合成。在体外培养的黑素细胞中敲除COX-2的表达，可抑制酪氨酸酶、酪氨酸酶相关蛋白（tyrosinase related protein，Tyrp）-1和Tyrp-2/（gp100）及MITF的表达，并可减少α-MSH诱导的黑素生成，因此，COX-2抑制剂可作为治疗黄褐斑的一种选择。尽管头面部全部暴露在日光下，但黄褐斑更易发生在富含皮脂腺的部位，如面颊、前额和上唇上方。皮脂腺能够合成维生素D，并分泌IL-1α、IL-6、VEGF、脂肪因子等多种物质。将皮脂腺细胞与黑素细胞共培养，可促进黑素细胞的黑素合成，表明皮脂腺细胞产生的多种物质影响黑素生成。最近，有研究报道频繁长时间接触电子产品LED屏激发的蓝光（波长为420～490nm）也有导致面部皮肤色素沉着的风险。

2. 激素水平 黄褐斑患者中90%为女性，这与女性体内高水平的雌激素相关，从青春期到绝经期的女性均有可能发生。某些妇科疾病，如月经失调、子宫肌瘤、不孕不育、子宫附件炎症等容易合并黄褐斑，均提示雌激素在黄褐斑的发生中具有重要作用。实验研究证实雌激素可导致促黑素细胞激素分泌增多，从而刺激黑素细胞活性增加，导致黑素合成增加。女性妊娠期、接受口服避孕药或绝经期激素替代疗法（hormone replacement therapy，HRT）的女性发生黄褐斑的概率明显增加，停止使用避孕药或HRT也很少见到色素沉着的消退，色素沉着常持续至停药后数年。有意思的是妊娠期女性常在第3～5个月出现皮损，分娩后数月内皮损可自行消退。这些女性激素相关色素沉着之间差异的发生机制仍待探明。雌激素及孕激素的受体分布也关系到患者的皮损发生，有研究发现黄褐斑患者皮损中存在较高水平雌激素受体，而雌激素与其受体雌激素受体（estrogen receptor，ER）-α和ER-β结合，可促进表皮角质形成细胞增殖、血管生成并促进真皮胶原合成，参与黄褐斑的病理发生。

3. 遗传因素 遗传因素也与黄褐斑的发生相关。有研究调查了324位黄褐斑患者的发病率，其中48%的患者亲属中至少有一位罹患黄褐斑，97%为一级亲属。深肤色个体更容易受遗传因素的影响，根据Fitzpatrick皮肤分型，Ⅰ～Ⅱ型中有34%的患者存在家族史，Ⅲ～Ⅳ型中有57%的患者存在家族史。遗传因素可能是男性患者仅次于日光照射的位居第二的病因。

4. 肥大细胞增多及日光性弹性组织变性　日光性弹性组织变性是指长时间慢性日光照射引起的真皮层弹性组织的退行性改变，83%～93%的黄褐斑患者同时出现真皮弹性组织变性，且与皮损中肥大细胞数量呈正相关。肥大细胞是存在于皮肤真皮的一种固有免疫细胞，除了免疫球蛋白E（immunoglobulin E，IgE）介导的途径被活化以外，还能被非IgE介导的途径活化。日光照射刺激成纤维细胞产生SCF，与肥大细胞表面的c-KIT受体结合释放多种促血管生成的生长因子，如VEGF、bFGF-2和TGF-β等，诱导新生血管生成。

5. 基膜破坏　有研究报道黄褐斑患者皮损中基膜带存在不同程度的破坏，可观察到基底细胞空泡变性及灶状基膜带空泡变性。长期慢性日光照射导致MMP2水平升高，后者可降解Ⅳ型胶原和Ⅱ型胶原从而破坏基膜。各种因素引起的基膜带破坏会促进黑素细胞及黑素颗粒脱落入真皮层，导致黑素颗粒及噬黑素细胞的聚积，这有助于解释为何部分黄褐斑患者的色素沉着斑对外用皮肤脱色剂治疗抵抗。此外，肥大细胞通过分泌胰蛋白酶激活MMP引起细胞外基质的降解，从而介导基膜带的破坏，并可产生颗粒酶B切割细胞外基质蛋白，参与慢性日光照射诱发的细胞外基质降解。皮肤中的肝素酶可降解真表皮交界处的硫酸肝素，破坏基膜带结构，促使真皮成纤维细胞衍生的促黑素细胞的细胞因子进入表皮，导致持久性的皮肤色素沉着。

6. 新生血管生成　除黄褐斑患者皮损处黑素细胞功能异常活跃外，研究的确发现皮损处真皮小血管数量增加。活化的肥大细胞和角质形成细胞表达高水平VEGF，而正常人血管内皮细胞表达有VEGF受体，与VEGF配体结合后可刺激新生血管形成。这些新生的血管内皮细胞继而又释放内皮素-1，通过磷酸化MITF并进一步上调酪氨酸酶表达，促进皮肤黑素合成。此外，VEGF还可通过上调蛋白酶活化受体2（protease-activated receptor，PAR-2）表达刺激黑素生成。雌激素还可促进新生血管生成从而导致内皮素-1的高表达进而增加皮肤色素生成。

总之，黄褐斑是由多种因素引起的，包括日光照射、女性性激素和遗传易感性等。除皮损处黑素细胞功能活跃外，黄褐斑病理发生还涉及角质形成细胞、肥大细胞、新生血管形成和基膜破坏之间的相互作用。这种复杂的发病机制使得我们难以对黄褐斑进行靶向治疗，且治疗后易复发。

（二）临床表现、分期及分型

1. 临床表现　黄褐斑是一种获得性色素增加性皮肤病，好发于20～50岁女性，也可见于男性，深肤色人种（Fitzpatrick分型Ⅳ～Ⅵ型）相对多见，皮损表现为淡褐色至深棕色斑片，形状不规则，边界不清晰，多对称分布于曝光露出的面部，以颧部、前额、两颊好发，其中颧部是最常受累的部位，70%以上的黄褐斑患者出现颧骨区域皮损。面部以外的皮肤也可受累，据报道约8%的面部黄褐斑患者伴有面部以外皮损，后者的表现与面部黄褐斑大致相同，好发部位为手臂（占95%）、前臂（占80%）、胸部（占47%）及背部（占11%）。多数黄褐斑患者无症状，但在少数情况下，炎性黄褐斑发病早期也可出现瘙痒、刺痛、皮肤干燥、红斑或毛细血管扩张等症状。

2. 分期　根据患者的临床表现，黄褐斑可分为活动期和稳定期。活动期指近期皮损面积扩大，颜色加深，皮损泛红或搔抓后皮损发红，玻片压诊大部分褪色，反射式共聚焦显微镜（RCM）下见表皮基底层有较多高折光的、树突多且长的树枝状黑素细胞，真皮浅层可见数量不等的中等折光的单一核炎细胞浸润，部分可见高折光嗜色素细胞。稳定期指近期皮损面积无扩大，颜色无加深，皮损无泛红或搔抓后皮损不发红，玻片压诊大部分不褪色，RCM下见表皮基底层色素含量增加，但活跃的树枝状黑素细胞较少，且黑素细胞的树突较活动期短，真皮浅层单一核细胞浸润数量少。

3. 分型

（1）根据血管参与情况黄褐斑可分为2型：①单纯色素型（melanized type，M型）：玻片压诊皮损不褪色，Wood灯下皮损区与非皮损区颜色对比度增加；②色素合并血管型（melanized with vascularized type，M+V型）：玻片压诊皮损部分褪色，Wood灯下皮损区与非皮损区颜色对比度增加不明显。该分型对治疗药物及方法的选择有指导意义。

（2）根据色素所在位置黄褐斑可分为2型：①表皮型，仅有表皮内黑素细胞增殖及色素含量增加，绝大多数黄褐斑属于此类型；②混合型，表皮内黑素细胞增殖及色素含量增加，同时伴真皮内色素沉积及噬色素细胞浸润。对于是否存在真皮型黄褐斑目前仍有争议。在肤色较浅的个体中（Fitzpatrick皮肤分型Ⅰ～Ⅲ型），Wood灯检查可以帮助识别色素沉积的位置：表皮内色素沉着通常表现为边界清楚的色素斑，而真皮内色素沉着通常表现为界限不清的色素斑。但Wood灯检查在深肤色人群中（Fitzpatrick皮肤分型Ⅳ～Ⅵ型）则区分效果不佳，因其皮肤内色素含量较高，导致Wood灯下皮肤各层之间的色素差异难以区分。RCM检查可用于检测色素的位置，且与组织学表现具有高度一致性。在表皮型黄褐斑中，RCM检查在基底层可见高折光的树枝状及星爆状黑素细胞；在混合型黄褐斑中，RCM检查除基底层可见高折光的黑素细胞外，在真皮浅层也可见高折光的噬色素细胞。该分型对治疗方法的选择及疗效判定具有指导意义。

（3）根据皮损发生部位黄褐斑可分为3型：①面中部型（centrofacial pattern），皮损累及前额、面颊、鼻、上唇和下颏区域，是黄褐斑最常见的类型；②颊型（malar pattern），皮损主要位于面颊外侧区域；③下颌型（mandibular pattern），皮损主要位于下颌骨轮廓区域（图2-1-22）。

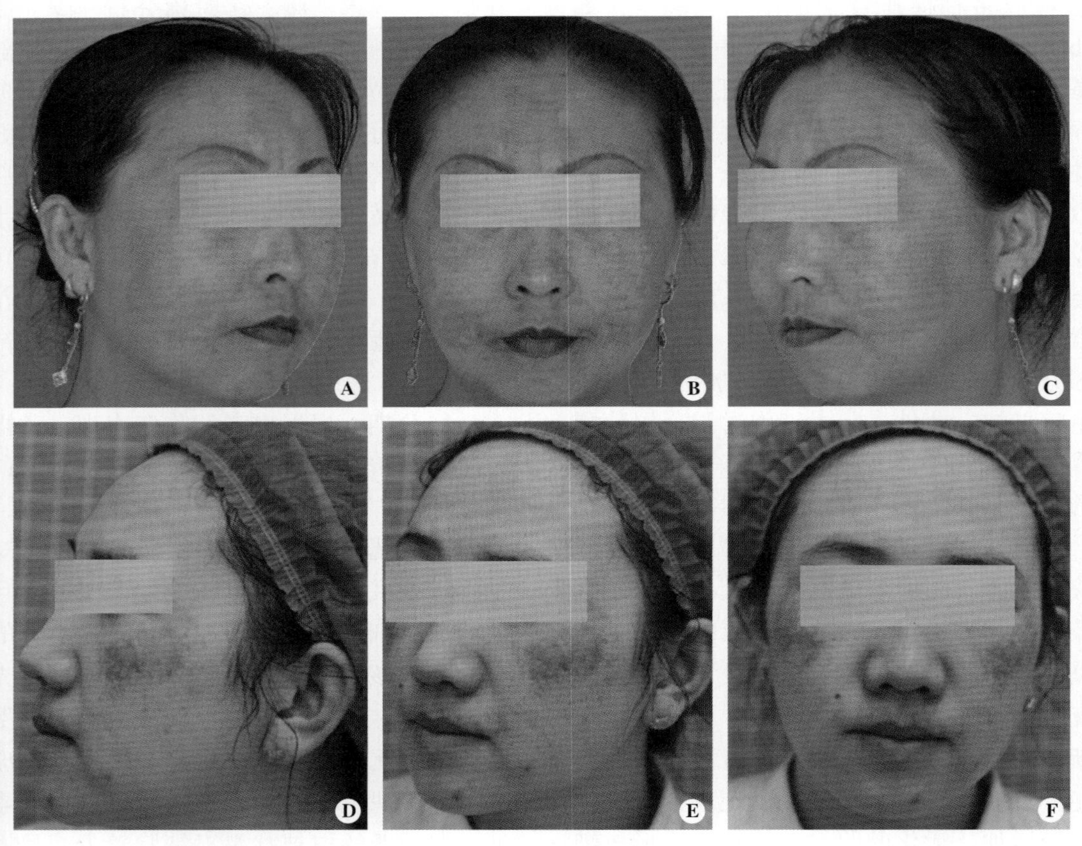

图2-1-22 黄褐斑临床表现

A～C. 面中部型；D～F. 颊型

4. 疾病严重程度评估方法

（1）黄褐斑面积和严重指数（melasma area and severity index，MASI）评分：可以较为客观地评价黄褐斑的严重程度，也有助于对患者在治疗前后进行疗效对比，其主要是按照黄褐斑的面积、颜色深度和颜色均匀性进行定量。色素沉着面积评估，分前额（F）、右面颊（MR）、左面颊（ML）、下颌（C）4 个区域，分别赋予

30%、30%、30%和10%的权重。依色素斑累及这4个区域面积的百分比，分别计分（A）：1分为＜10%，2分为10%～29%，3分为30%～49%，4分为50%～69%，5分为70%～89%，6分为90%～100%。颜色深度（D）和均匀性（H）评分，计为0分～4分，0为无，1分为轻微，2分为中度，3分为明显，4分为最大限度。MASI评分=前额[0.3A(D+H)]+右面颊[0.3A(D+H)]+左面颊[0.3A(D+H)]+下颌[0.1A(D+H)]。最高为48分，最低为0分。

（2）VISIA图像分析法：采用不同光源拍摄面部超高像素影像，量化不同层次的色素及血管。通过标准白光观察表面色斑，通过紫外光观察紫外线色斑，通过正交偏振光观察真皮层肉眼不可见的棕色斑、深层血管，将拍摄的红绿蓝（RGB）颜色皮肤图像转换成红棕X（RBX）色彩空间，红色和棕色分别代表血红蛋白和黑素。此外，利用VISIA图像还有助于亚临床黄褐斑的评估，即肉眼观察不到的皮肤色素增加，表现为VISIA棕色斑模式下，色素沉着面积大于肉眼所见的色素沉着面积。这些黑素可能是黄褐斑的早期表现，提示疾病处于进展期，如不及早干预，可能会形成肉眼黄褐斑。

（3）皮肤共聚焦显微镜和皮肤镜：可辅助观察皮肤色素、血管和呈树枝状增殖的黑素细胞数量、分布及形态改变情况。

（三）诊断及鉴别诊断

1. 诊断　本病主要根据患者的病史及典型的临床表现进行诊断，支持黄褐斑诊断的病史包括怀孕、使用口服避孕药、黄褐斑家族史及光毒性药物暴露史等。

Wood灯、皮肤镜及RCM检查在黄褐斑的诊断及分型中具有辅助意义。黄褐斑皮损在皮肤镜下主要表现为褐色至灰蓝色色素网或假性色素网、色素颗粒及色素球结构，伴或不伴毛细血管扩张。根据色素沉着及异常血管成分的分布模式和密度，利用皮肤镜也有助于评估黄褐斑的严重程度及治疗效果。RCM检查可见表皮基底层树枝状及星爆状黑素细胞，真皮浅层数量不等的单核炎细胞浸润，有时可见高折光的噬色素细胞，真皮层可见血管扩张。该检查对黄褐斑的诊断及疾病时期评估具有重要作用。

黄褐斑组织学上表现为基底层色素含量增加，皮突变平；真皮层血管扩张，常见日光弹力纤维变性，有时见噬色素细胞及肥大细胞浸润。因本病RCM检查与组织病理表现有高度一致性，且考虑到美观等因素，黄褐斑患者较少进行皮肤组织病理学检查。

2. 鉴别诊断

（1）炎症后色素沉着：表现为淡褐色、紫褐色、深褐色或蓝灰色的色素沉着斑片，可发生于面部、躯干、四肢等部位，皮损分布于既往急性或慢性炎症性皮肤病的炎症部位。不同患者中表现可有一定差别，可以是局限分布的边界清晰的色素沉着斑，也可以是弥漫分布的边界不清晰的斑点、斑片。色素沉着和色素减退可同时出现。组织病理学检查可见基底层色素增加，真皮浅层数量不等的噬色素细胞，有时可见胶样小体。根据患者既往炎症性皮肤病病史及随后出现的色素沉着斑可与黄褐斑相鉴别。

（2）颧部褐青色痣：好发于20～40岁女性，表现为圆形或椭圆形、粟粒至黄豆大小的灰褐色至黑灰色斑点，数目不等，相互不融合，常对称分布于双侧颧部及颞部。眼和口腔黏膜不受累，多无明显自觉症状。组织病理学检查可见真皮浅层胶原纤维间散在细小、梭形黑素细胞，长轴与胶原纤维平行。RCM检查示表皮基底层色素含量大致正常，真皮浅中层胶原纤维束间可见散在分布的细长、高折光的树突状黑素细胞。

（3）太田痣：皮损常于出生时或出生后不久出现，临床多表现为单侧分布的灰蓝色至灰褐色融合性斑片，边界不清，好发于三叉神经第一、二支的支配区域，累及额部、眶周、颞部及颧部，约2/3患者有同侧巩膜蓝染或褐色斑点。RCM检查示表皮基底层色素含量大致正常，真皮中部可见高折光树枝状黑素细胞及形态不一的高折光黑素细胞团块。

（4）黑变病：青年女性好发，可有长期光敏物质、劣质化妆品等接触史，皮损早期表现为红斑、脱屑等非特异性皮炎样改变，可伴有瘙痒或灼热感；此后逐渐出现灰褐色或紫褐色色素沉着，相互融合呈网状或弥漫性改变，可伴毛细血管扩张及少量粉状鳞屑。皮损好发于面颈部，一般不累及黏膜部位。组织病理学检查可见基底细胞液化变性、色素失禁及真皮乳头噬色素细胞，有时可见胶样小体。RCM检查示真表皮交界模糊，基底层液化变性，真皮浅层见数量不等的高折光噬色素细胞及中等折光的单一核细胞。

（5）日光性黑子：好发于中老年人长期曝光部位，如面颈部、手背、前臂伸侧等。表现为棕褐色至深棕色的斑片，边界清晰，边缘不规则。RCM检查示基底层色素环折光性增强，在真表皮交界处呈卵圆形、圆形或多环形轮廓，在真皮内有时可见高折光噬色素细胞团块。

（6）外源性褐黄病：患者有外用含氢醌、苯酚等酚类中间物质等药物史，皮损表现为蓝灰色或蓝黑色色素斑及丘疹，使用氢醌导致的本病好发于面部骨性突起处，如颧部、额部、鼻部等。从组织病理学上看外源性褐黄病特点为真皮内棕褐色色素沉积，黄褐色香蕉状纤维，胶原纤维肿胀、均质化，周围有时可见异物巨细胞。皮肤镜下见不规则分布的蓝灰色至灰褐色圆形、球形或拱形结构，RCM检查示真皮内卵圆形或半圆形弯曲的低折光暗区，与病理学上变性的胶原相对应。

（7）牛奶咖啡斑：多发生于1岁内儿童，多发生于面部及躯干，表现为平坦的褐色色素斑片，皮损边界清晰，大小不等，可从数毫米至大于15cm。部分患者可与多发性神经纤维瘤病合并发生。RCM检查示基底层色素含量增加，呈鹅卵石样外观，色素环密度增加，在真表皮交界处呈现圆形轮廓，分布均匀，真皮内无色素沉积。

（8）色素性扁平苔藓：临床上表现为蓝灰色至灰褐色色素沉着斑，可呈斑片状、线状或网状分布。组织学表现为颗粒层楔形增厚，基底细胞液化变性，真皮浅层可见以淋巴细胞为主的带状浸润及噬色素细胞。皮肤镜检查可见以点状、球状模式为主的蓝灰色至黄棕色色素结构，对应组织病理上的色素失禁及噬色素细胞，毛囊角栓常见。RCM检查示真表皮交界处环状结构被破坏，真皮乳头及真皮浅层可见较多类圆形或不规则形高折光噬色素细胞及小的较高折光炎细胞浸润，与组织病理表现具有一致性。

（四）治疗现状及进展、治疗方法选择及注意事项

1. 防晒剂与外用药物治疗

（1）防晒剂：防晒剂在黄褐斑等色素增加性皮肤病的治疗方案中占据十分重要的位置。防晒剂依据理化性质及与紫外线作用的方式，可以分为物理防晒剂、化学防晒剂和生物防晒剂。

物理防晒剂是一大类不透光的物质，又称无机防晒剂，不能选择性吸收紫外线，但是可以散射、反射照射到皮肤表面的紫外线，可以广谱地防护UVA和UVB，达到物理性屏蔽的作用，常用的有二氧化钛和氧化锌，以及滑石粉、氧化镁、碳酸钙和白陶土等。此类物质的颗粒大小关系到其对紫外线的屏蔽效果，纳米级直径的颗粒可以使单位面积内的散射面积增大，增强防晒功能。化学防晒剂又称有机防晒剂，可以选择性吸收不同波长的紫外线达到防晒目的。通常是指一些透光的物质，可吸收紫外线并将其转化为热能而发散。包括：①UVA（波长在320～400nm）吸收剂，如苯酮类、Mexoryl SX、Tinosorb等；②UVB（波长在280～320nm）吸收剂，如肉桂酸酯类、苯酮类、水杨酸酯类、对氨基苯甲酸及其衍生物等；③蓝光（波长在400～500nm）吸收剂，如3.2%氧化铁。生物防晒剂通过抑制紫外线照射后的反应起到防晒的作用，如维生素C、维生素E、辅酶Q10，以及芦荟、葡萄籽、三七等植物提取物。

物理防晒剂具有安全性高、稳定性好等优点，不易产生光毒反应和光变态反应，可用于儿童及敏感性皮肤，缺点是防晒剂比较厚重，涂在面部不自然。化学防晒剂具有质地轻薄、透明度好、易于涂抹的优势，但有一定刺激性，部分人群可能会发生过敏反应。生物防晒剂通常与物理防晒剂、化学防晒剂共同添加于防晒产品中，通过抗氧化作用保护产品中其他成分的稳定性。

（2）抑制黑素细胞的酪氨酸酶活性：含2%～5%的氢醌（对苯二酚）制剂外用脱色治疗黄褐斑目前依然是皮肤脱色剂的金标准。其作用机制一是作为酪氨酸酶底物的结构类似物，竞争性抑制酪氨酸酶活性；二是高浓度氢醌制剂可直接破坏黑素小体膜或黑素细胞及其树状突。氢醌脱色剂的副作用有皮肤刺激性、炎症后色素沉着斑、罕见的褐黄病与永久性色素脱失斑等。熊果苷和脱氧熊果苷是氢醌的衍生物，化学性质稳定，刺激性小，但仍保留母体化合物氢醌的脱色活性。将氢醌、维A酸和中效糖皮质激素联合使用（又称Kligman配方）能明显增强氢醌的脱色效果。此

外，2%～4%曲酸也可局部外用治疗黄褐斑。曲酸可螯合酪氨酸酶酶活性中心二价铜离子，抑制酪氨酸酶活性。10%～20%壬二酸可选择性作用于功能异常活跃的黑素细胞，对正常黑素细胞损伤极小，也是一种治疗黄褐斑的选择，但起效缓慢，通常需使用3个月以上，随用药时间延长疗效增加。壬二酸和维A酸、羟基乙酸、糖皮质激素联合使用具有协同效应。

维生素C（抗坏血酸）被认为是一种还原剂，推测其可抑制多巴的氧化使皮肤中的黑素还原为无色物质。最近有研究发现维生素C可上调体外培养的黑素细胞钠依赖性维生素C转运蛋白-2，酸化黑素细胞，抑制酪氨酸酶活性。离子导入法可提高其渗透性，也可选择静脉滴注。由于维生素C理化性质不稳定，人们合成了许多维生素C的衍生物，如抗坏血酸棕榈酸酯、抗坏血酸葡糖苷以及维生素C的磷酸盐，如抗坏血酸磷酸镁、抗坏血酸磷酸钠等，这些衍生物的理化稳定性提高，且可作为具有抗氧化活性的酪氨酸酶抑制剂被用于临床黄褐斑的治疗。硫辛酸（lipoic acid）属于维生素族药物，是辛酸的二硫衍生物，作为丙酮酸脱氢酶的辅助因子拥有较强的抗氧化活性。此外，硫辛酸可清除细胞内自由基，提高谷胱甘肽转移酶活性，从而生成大量还原型谷胱甘肽。还原型谷胱甘肽的巯基能与酪氨酸酶的铜离子结合而抑制酪氨酸酶活性，减少黑素的生成。α-生育酚具有抗氧化性，可抑制黑素细胞膜的脂质过氧化反应，增加细胞内谷胱甘肽的含量以产生脱色效果。局部应用α-生育酚和维生素C可抑制紫外线照射引起的色素沉着和黑素细胞增殖从而缓解日晒反应。

（3）抑制表皮细胞间黑素小体的转移：烟酰胺（nicotinamide）是烟酸的活性成分。在黑素细胞体外单独培养时，烟酰胺对酪氨酸酶活性、黑素合成、黑素细胞数目无影响。当角质形成细胞与黑素细胞共培养时，烟酰胺可抑制黑素小体从黑素细胞到角质形成细胞的转运，抑制率达35%～68%。丝氨酸蛋白酶抑制剂也可影响角质形成细胞膜上的PAR-2，从而抑制角质形成细胞对黑素小体的摄入，发挥皮肤脱色作用。

（4）加速皮肤更替：α-羟基酸（又称果酸，alpha hydroxy acid，AHA），10%的低浓度可降低皮肤外层角质层细胞的黏合力，使外层细胞脱落，促进角质形成细胞交替更新；20%～70%的高浓度有角质剥脱作用，可使表皮松解和角质层剥脱，加速表皮细胞内的黑素颗粒脱落。通常以20%为起始浓度，可增至35%，每2周1次，4～6次为1个疗程，第4～6周效果较为明显。主要不良反应：暂时性红斑、轻度肿胀、刺痛、灼热等，治疗3～7天可能出现结痂或脱屑。禁忌证：拟治疗区有过敏性或感染性疾病；治疗区域有外伤创面或近期拟做其他手术；近3个月接受过放疗、冷冻及皮肤磨削术者；术后不能严格防晒者；免疫缺陷患者；妊娠和哺乳期妇女；果酸过敏者。该疗法是一种微创性治疗，有导致炎症后色素沉着斑的风险，尤其深肤色患者应慎重选择。亚油酸和α-亚麻酸也可加速角质层的更新，加快黑素颗粒的清除，同样可局部应用治疗黄褐斑。

（5）抑制肥大细胞及日光性弹性组织变性：局部外用4%烟酰胺不仅可抑制黑素小体的转移，也可缓解长时间日光照射引起的皮肤弹性组织变性，发挥抗炎和抗老化的作用，对于痤疮或玫瑰痤疮的治疗同样有效，主要不良反应为轻度的局部刺激。钙调磷酸酶抑制剂可诱导肥大细胞凋亡，阻碍黄褐斑的病理发生，可作为一种辅助治疗。有研究报道局部外用弱效不含氟的糖皮质激素也可用于黄褐斑的治疗，主要是依据其能抑制肥大细胞的招募及成熟，但要注意不宜长期使用。外用含氟的类固醇激素可导致皮肤萎缩、多毛、毛细血管扩张等不良反应。

（6）中医中药治疗：临床常用中药磨粉制成膏霜剂、面膜，或配成倒膜粉，或以内服方之药渣先熏后湿敷等。外用的中药以白芨、白附子、白僵蚕、珍珠、当归、川芎、益母草、白蔹、天花粉、白茯苓、薏苡仁、荆芥、冬瓜仁、杏仁、积雪草等多见。一般中医外治的周期为2～6个月。

2. 系统性药物治疗

（1）西医疗法

1）氨甲环酸：可竞争性抑制酪氨酸酶，减少黑素合成，同时抑制血管增生，减轻红斑；可口服用药，每次250～500mg，每天1～2次，用药1～2个月起效，建议连用3～6个月。常见不良反应包括胃肠道反应、月经量减少等，既往有血栓、心绞痛、卒中病史者禁用。

2）甘草酸苷：可抑制肥大细胞脱颗粒，减少白三烯等炎症因子产生，以达到抗炎作用；可静脉滴注，每次40～80mg，2次/周。不良反应包括低钾血症、高血压和极少见的横纹肌溶解。

3）维生素C和维生素E：维生素C能阻止多巴氧化，抑制黑素合成，维生素E具有较强的抗氧化作用，两者联合应用可增强疗效。推荐每天口服维生素C 0.6g，分2～3 次服用；维生素E 0.1g，顿服。

4）谷胱甘肽：谷胱甘肽分子中巯基可通过与酪氨酸酶中铜离子结合抑制其活性，减少黑素生成，可口服或静脉滴注，常与维生素C联用。

（2）中医中药治疗：中医对本病病因病机的认识目前比较一致，即肝郁气滞、气滞血瘀、脾胃虚弱、肝肾不足。治疗常以疏肝健脾补肾、理气活血化瘀贯穿始终，治疗疗程较长，一般为3～6个月。根据病程长短、皮损色泽、面积、部位、伴随症状、舌苔表现等综合分析，辨证论治，随症加减。

1）肝郁气滞证：面部皮肤多呈青褐色，皮损呈蝶形分布于两颊，烦躁易怒或抑郁，月经不调，舌质红，脉弦。治宜疏肝解郁，调理气血。汤剂以逍遥散加减，常用中成药有逍遥丸、加味逍遥丸、舒肝散、柴胡疏肝散等。

2）气滞血瘀证：面部皮肤多呈黄褐色，急躁易怒，胸胁胀痛，舌质暗，苔薄白，脉沉细。治宜疏肝理气，化瘀通络。汤剂以桃红四物汤加减，常用中成药有血府逐瘀口服液等。

3）脾虚湿阻证：面部皮肤多呈淡褐色或灰褐色斑，皮损多分布于口周，面色萎黄，神疲乏力，少气懒言，大便溏薄，脘腹胀满，舌淡，苔薄微腻，脉濡细缓。治宜健脾理气，祛湿通络。汤剂以参苓白术散加减，常用中成药有参苓白术散。

4）肝肾阴虚证：面部皮肤多呈黑褐色，腰膝酸软，头晕目眩，耳鸣眼涩，月经不调，五心烦热，舌淡红少苔，脉沉细。治宜补益肝肾。方用六味地黄丸加减，常用中成药有六味地黄丸。

（3）光电治疗：光电治疗对于雀斑、太田痣等色素增加性皮肤病有很好的疗效，但由于黄褐斑病因的复杂性及皮损处黑素细胞功能的不稳定性，光电治疗后发生色素沉着和黄褐斑加重的风险较高，加之光电治疗仅加速黑素的排除，不抑制黑素的生成，无治愈作用，最好与抑制局部黑素合成、抑制黑素小体转运的疗法联合，因此光电治疗仅是黄褐斑的三线疗法，只适用于对局部外用、化学剥脱失败的稳定期黄褐斑，且需多次治疗，3个月后复发率约为50%。不同波长的激光适合不同临床类型的黄褐斑，通常不建议单独采用光电治疗，应与具有脱色作用的药物或其他疗法联合应用。

1）强脉冲光（intense pulsed light，IPL）：是由氙灯发出的一种宽谱光（波长为400～1200nm），具有非相干性，由于其光谱范围较广且可调，可作用于表皮和真皮的黑素及血管，适用于表皮型及混合型黄褐斑。据报道77.5%的黄褐斑患者在IPL治疗4次后可获得大于51%的改善，平均MASI评分从15.2分降至4.5分。在采用强脉冲光治疗黄褐斑时需尽量减少对黑素细胞的刺激，可采用优化脉冲技术（optimal pulse technology，OPT），OPT可发射平帽式波形的脉冲，使能量更为稳定从而增加治疗的安全性。为避免激惹黑素细胞，术前、术中及术后均要进行充分冷敷，并适当延长治疗间隔。IPL疗法更适合用于肤色较浅的患者（Fitzpatrick分型Ⅰ～Ⅲ型），治疗后复发也较为常见，有报道皮损常在IPL治疗6个月内复发。随机对照研究表明IPL联合外用药物治疗效果明显优于单独使用IPL或单独外用药物治疗，因此更推荐联合应用。IPL联合三联乳膏（包含糖皮质激素、维A酸及氢醌）外用可有效治疗难治性黄褐斑，治疗6个月后MASI评分从17.6分降至8.9分，较单独外用药物组改善更为显著。

2）调Q激光：调Q激光是治疗表皮和真皮色素性疾病的常用设备，其原理是利用选择性光热解（selective photothermolysis）作用，黑素颗粒作为靶色基吸收激光后受热爆破，而周边其他组织对激光能量吸收极少或不吸收，从而达到选择性治疗色素性皮损的目的。针对黑素的调Q激光包括红宝石激光（波长为694nm）、紫翠宝石激光（波长为755nm）和Nd：YAG激光（波长为1064nm）等。由于炎症后色素沉着的风险，调Q翠绿宝石激光及调Q红宝石激光治疗黄褐斑尚存在争议，目前推荐使用调Q Nd：YAG激光，大光斑（6～10mm）、低能量（$<3J/cm^2$）的模式更适用于黄褐斑的治疗，该模式可使成熟的Ⅳ期黑素

小体选择性光热分解，减少黑素小体数量，在破坏黑素小体和黑素颗粒的同时，保持细胞核和细胞膜的完整性，避免黑素细胞损伤；通常2～4周治疗1次。Nd：YAG激光穿透相对较深，还能破坏黄褐斑中异常的真皮浅层血管丛，并促进色斑周围真皮胶原的形成，但调Q激光作为单一治疗方法治疗黄褐斑复发率较高，多在治疗后3个月出现复发，且近20%的患者可能会出现治疗相关炎症后色素沉着，部分患者也可能出现色素减退，推测与治疗间隔短、治疗次数多相关。因此，使用调Q激光治疗黄褐斑应谨慎评估病情，切忌短期内重复治疗或治疗次数过多。目前更推荐调Q激光作为联合治疗的方法之一，有研究评估口服氨甲环酸联合低能量调Q Nd：YAG激光治疗黄褐斑的疗效，结果显示联合组效果优于单独激光治疗组且具有统计学差异，推测口服氨甲环酸可能会增强激光的疗效，降低色素沉着发生的风险。还有研究发现预先外用三联乳膏8周后再进行低能量调Q Nd：YAG激光治疗的效果明显优于先做激光治疗8周后再外用三联乳膏组。调Q Nd：YAG激光也可与IPL联合、与外用熊果苷、维生素C、氢醌联合或与化学剥脱联合治疗黄褐斑，其疗效优于单独使用激光疗法。

3）点阵激光：包括非剥脱性点阵激光（nonablative fractional laser）及剥脱性点阵激光（ablative fractional laser）。非剥脱性点阵激光的常见波长有1440、1540、1550和1927nm，非剥脱性点阵激光的靶色基为水分子，治疗时可不破坏角质层，直接穿透表皮及真皮，使治疗区域垂直热凝固而不造成剥脱性损伤，表皮至真皮的微小创伤有助于真皮色素排出，并可诱导胶原新生，同时有利于药物透皮吸收。激光治疗后，被热凝固的表皮迅速脱落，并于2～3天内完成表皮再生；被热凝固的真皮则逐渐被新的胶原重构取代。位于表皮的色素最有可能对1927nm非剥脱性点阵激光有反应，真皮内色素对波长为1440、1540和1550nm的激光更敏感。2005年美国FDA批准1550nm非剥脱性点阵激光可用于治疗黄褐斑。由于其点阵治疗模式，可能更适合于混合型黄褐斑。非剥脱性点阵激光短期疗效相对较好，3个月内复发率小于IPL和调Q激光，治疗次数相对少，但术后色素减退或色素沉着的风险仍然较高，因此有学者建议，只有经验丰富的医生方才使用非剥脱性点阵激光治疗黄褐斑。剥脱性点阵激光包括波长为10 600nm的CO_2激光和波长为2940nm的Er：YAG激光。有学者采用点阵CO_2激光联合外用氨甲环酸治疗黄褐斑，发现较单独外用氨甲环酸MASI评分下降更显著，说明联合治疗效果更佳。但剥脱性点阵激光对皮肤损伤较大，易造成炎症后色素沉着或黄褐斑加重，故一般较少用于黄褐斑的治疗。

4）皮秒激光：脉宽只有300～500ps，能更特异地作用于靶色素产生更高能量，光声作用分解黑素小体，对周围正常组织热损伤小，疼痛轻微，极少发生激光术后脱色和炎症后色素沉着。皮秒激光的波长包括532、755和1064nm。其中755nm翠绿宝石皮秒激光可在表皮形成激光诱导的光破坏效应并刺激胶原蛋白合成，在祛除色斑的同时改善光老化，多角度治疗黄褐斑。研究显示与调Q Nd：YAG激光相比，755nm翠绿宝石皮秒激光治疗黄褐斑效果更显著、安全性更好。另有研究采用1064nm皮秒点阵激光联合外用氢醌治疗，进行双侧面部对比研究，12周后联合组MASI评分下降更明显，差异具有统计学意义。双波长皮秒激光可弥补单一波长的不足，有报道采用1064nm及532nm双波长皮秒激光联合外用氢醌治疗黄褐斑，较单独外用氢醌显效更快速，随访未见不良反应的发生，然而随访至18周时仍有复发。疼痛轻微、极少发生激光术后脱色和炎症后色素沉着。点阵皮秒1064nm激光可用于治疗混合型黄褐斑。

5）脉冲染料激光（pulsed dye lase，PDL）：波长为585nm或595nm，其靶色基为血红蛋白，可对合并血管型的黄褐斑发挥作用。建议PDL联合靶向色素激光进行治疗，有报道PDL治疗黄褐斑可减少治疗后数月内疾病复发。但需注意深肤色人群，其应用PDL治疗后发生色素沉着风险较高。长脉冲、非紫癜性PDL治疗模式有助于降低术后色素沉着和黄褐斑复发的风险。

6）射频（radiofrequency）：射频的靶色基是极性水分子或带电粒子，通过形成电流或使靶色基振动摩擦而产生热量，适当的热刺激可以促进真皮弹性蛋白、胶原蛋白及透明质酸新生。有研究采用单极射频治疗黄褐斑，配合外用含有美白成分的植物复合凝胶，6次治疗后MASI平均值由治疗前的21.3降至15.7，未发现色素沉着等不良反应，点阵微针射频是在射频技术的基础上，加上电极微针技术，以点阵模式发出射频，形成矩阵模式的治疗区。由于其微针作用可辅助外用药物渗透，射频技术可加速皮肤修复重建，也可望用于黄褐斑的治疗。有报道采用点阵射频联合氢醌及丙酸氯倍他索外用，色素明显减少且未见不良反应发生。国内有学者采用低能量调Q Nd：YAG激光联合点阵微针射频治疗黄褐斑，对比仅使用低能量调Q Nd：YAG激光治疗，结果发现联合组平均MASI的中位数下降分数明显高于对照组（2.9 vs. 1.8），两组患者的治疗不良反应发生率无明显差异，而对照组的点状色素减退和反弹性色素沉着发生率较高，但仍需长期观察确定其疗效。

7）LED光（light emitting diode）：是一种非热、非相干、准单色的光，属于非激光系统，不会发出热量，从而避免了皮肤表面的任何热效应。研究表明830nm及850nm的LED光照射可显著降低黑素生成和酪氨酸酶的表达。有学者采用633nm及830nm LED治疗Ⅴ及Ⅵ型皮肤黄褐斑患者，经过9个月共36次治疗后，患者均得到了显著的改善，MASI平均值由治疗前的40.66降至26.85，说明LED光可能在治疗深肤色人群黄褐斑中具有很好的前景。

光电疗法作为黄褐斑的三线疗法，在一、二线疗法效果不佳的情况下可考虑应用，但其对皮肤屏障的损伤应当引起重视，术后要注重对皮肤屏障的修复及严格防晒，减少光电术后色素沉着或色素脱失的发生，方法包括及时冷敷、外用含有表皮生长因子的相关产品和修复屏障的保湿产品等。单一、反复的激光治疗易导致炎症后色素沉着、色素脱失、黄褐斑加重等不良反应，且激光治疗后仍有较高复发率，因此不推荐激光作为黄褐斑的长期治疗手段。对于黄褐斑的光电治疗，治疗的参数设定要强度温和，起始能量不宜过高，可适当延长治疗间隔，累计治疗次数不宜过多。推荐与外用药物、化学剥脱术或系统药物联合应用，谨慎评估患者病情，采用个体化治疗方案，方能达到理想的效果。

（五）治疗案例展示

案例1：女，36岁，额部、双颊褐色斑片2年余，诊断：黄褐斑。外用氢醌乳膏，每晚1次，治疗6个月后面部皮损颜色明显变淡（图2-1-23）。

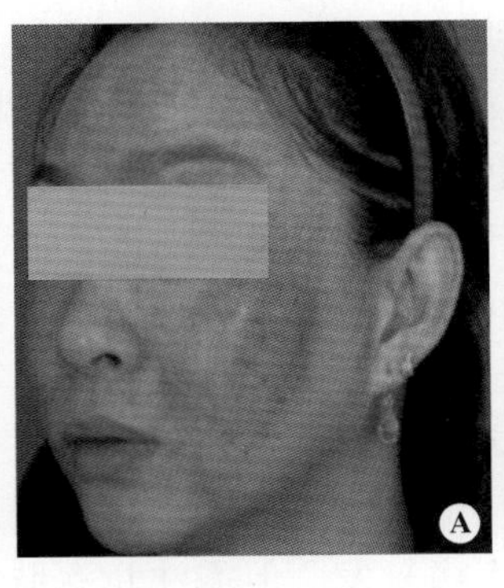
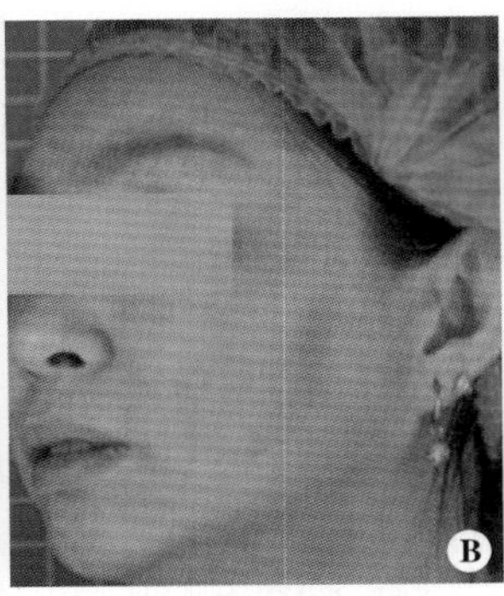
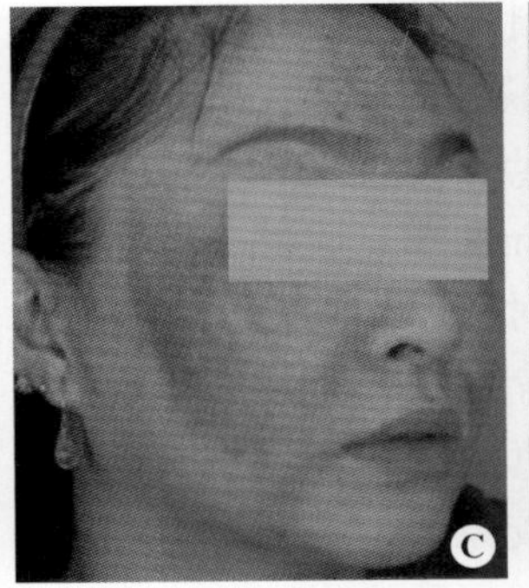
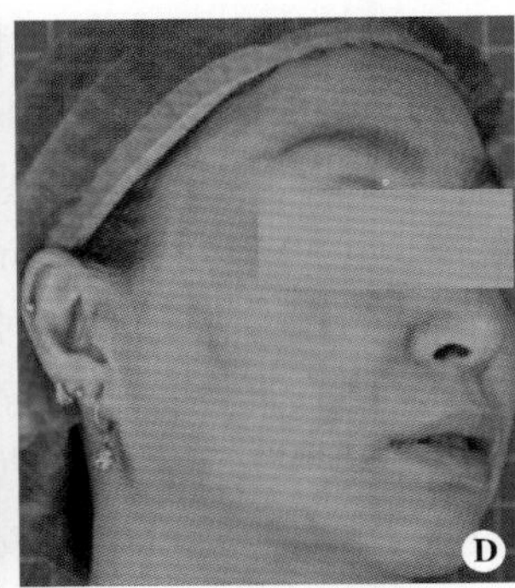

图2-1-23　外用氢醌乳膏治疗黄褐斑效果对比图

A. 治疗前左侧面部；B. 治疗后左侧面部；C. 治疗前右侧面部；D. 治疗后右侧面部

案例2：女，37岁，双侧面颊淡褐色斑片2年余，诊断：黄褐斑。采用强脉冲光治疗，每月1次，治疗3次后予以1次大光斑低能量模式1064nm调Q Nd：YAG激光治疗。面部色斑颜色较治疗前明显变淡。治疗中及治疗后无明显不良反应（图2-1-24）。

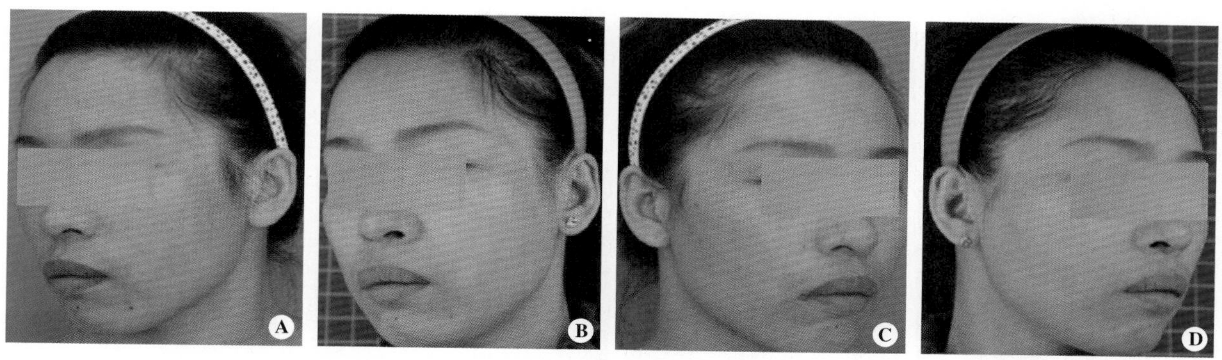

图2-1-24 强脉冲光联合调Q Nd：YAG激光治疗黄褐斑效果对比图

A. 治疗前左侧面部；B. 治疗后左侧面部；C. 治疗前右侧面部；D. 治疗后右侧面部

案例3：女，35岁，双侧面部淡褐色斑片7年余，诊断：黄褐斑。采用强脉冲光治疗每月1次，共2次，同时三级射频导入左旋维生素C。面部皮损颜色较前变淡，治疗中及治疗后无明显不良反应（图2-1-25）。

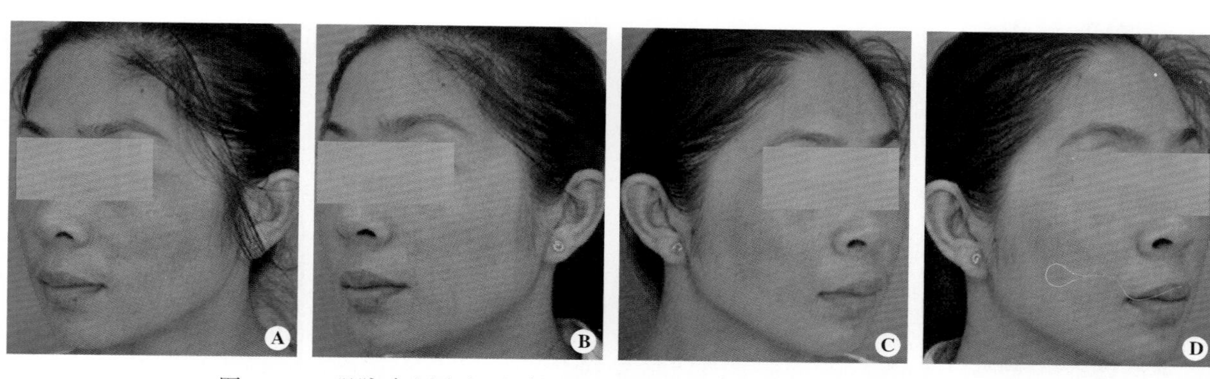

图2-1-25 强脉冲光同时三级射频导入左旋维生素C治疗黄褐斑效果对比图

A. 治疗前左侧面部；B. 治疗后左侧面部；C. 治疗前右侧面部；D. 治疗后右侧面部

案例4：女，38岁，双侧面颊褐色斑片4年余，诊断：黄褐斑。在外院2次强脉冲光治疗后皮损加重，来笔者所在医院就诊。予以大光斑低能量模式1064 nm调Q Nd：YAG激光治疗后即刻导入左旋维生素C，每周治疗1次，共治疗9次，同时外用氢醌乳膏早晚各1次，应用3个月。面部皮损颜色较治疗前明显变淡，治疗中及治疗后无明显不良反应（图2-1-26）。

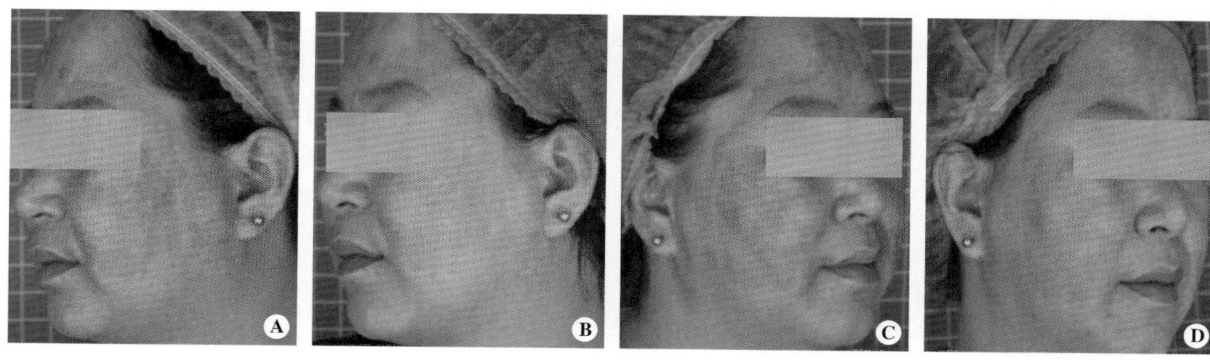

图2-1-26 调Q Nd：YAG激光联合左旋维生素C导入治疗黄褐斑效果对比图

A. 治疗前左侧面部；B. 治疗后左侧面部；C. 治疗前右侧面部；D. 治疗后右侧面部

案例5： 女，43岁，双侧面部褐色斑片数年，诊断：黄褐斑。予以水光注射联合果酸治疗，每次水光注射1周后进行果酸换肤治疗，每月1次，同时口服氨甲环酸片，每次250mg，每天2次。随访4个月后双侧面部皮损颜色明显消退（图2-1-27）。

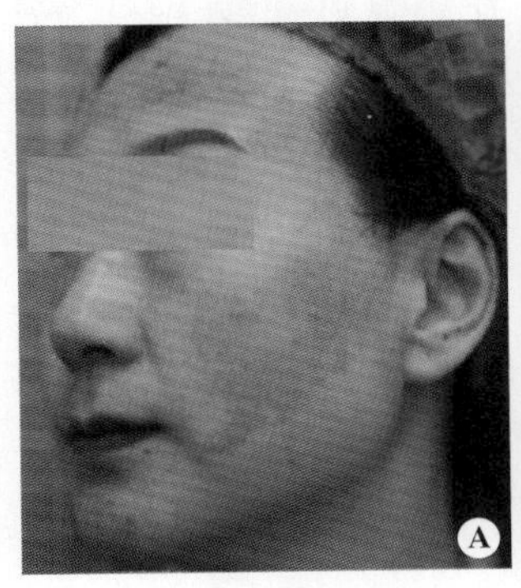
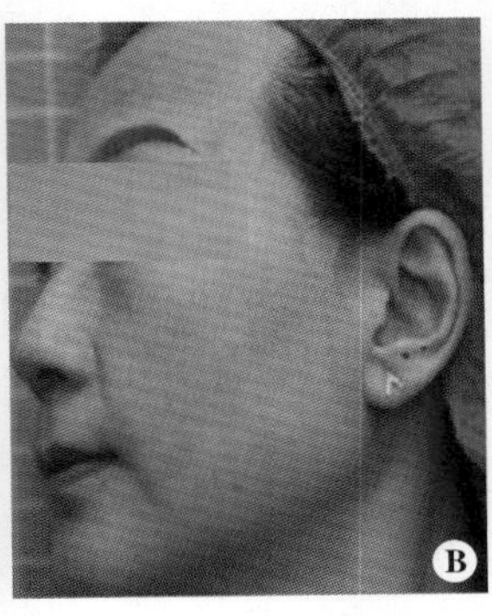
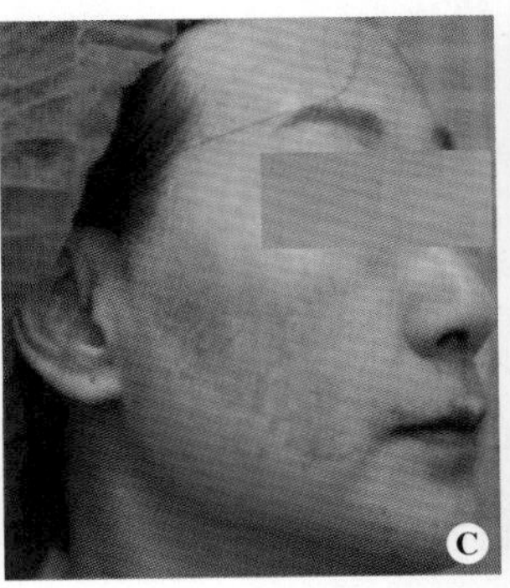
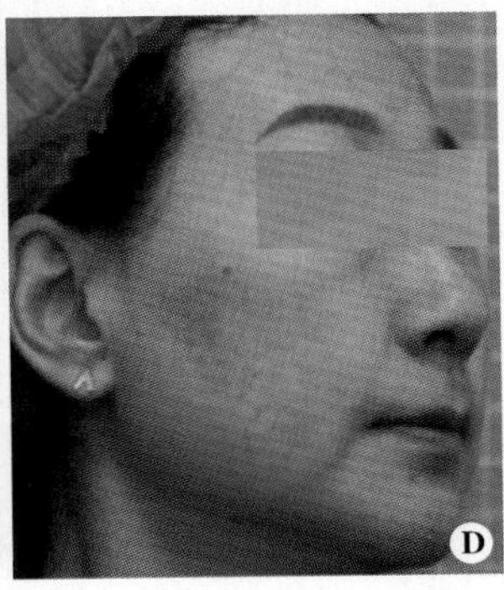

图2-1-27 水光针、果酸、氨甲环酸联合治疗黄褐斑效果对比图

A. 治疗前左侧面部；B. 治疗后左侧面部；C. 治疗前右侧面部；D. 治疗后右侧面部

案例6： 女，38岁，双侧面颊淡褐色斑片数年，诊断：黄褐斑。予以水光注射联合果酸治疗。果酸治疗后即刻进行水光注射，每月1次，共6次，同时口服氨甲环酸片，每次250mg，每天2次，月经期停用，共8个月。治疗后面部皮损基本消退（图2-1-28）。

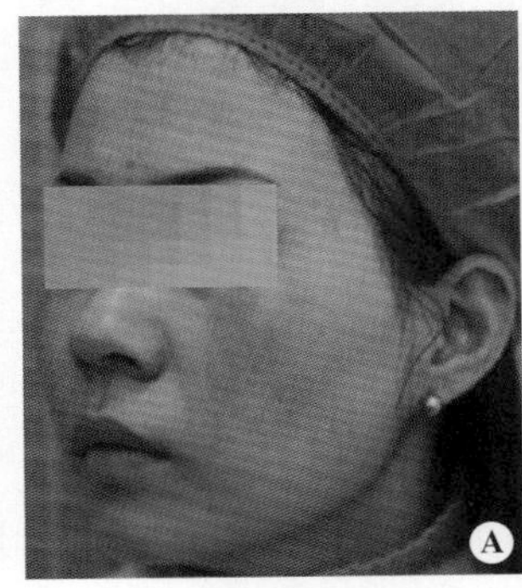
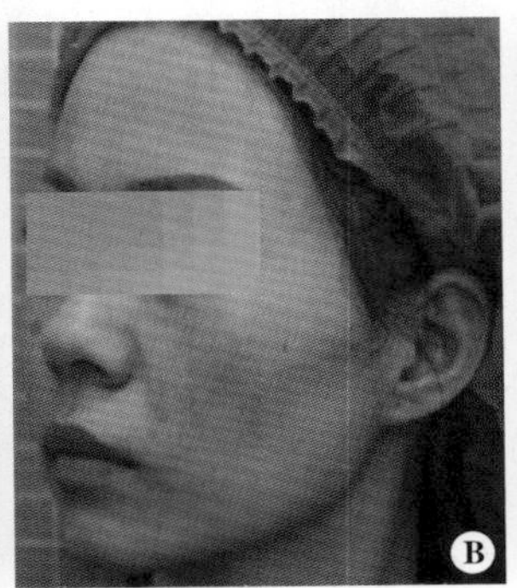
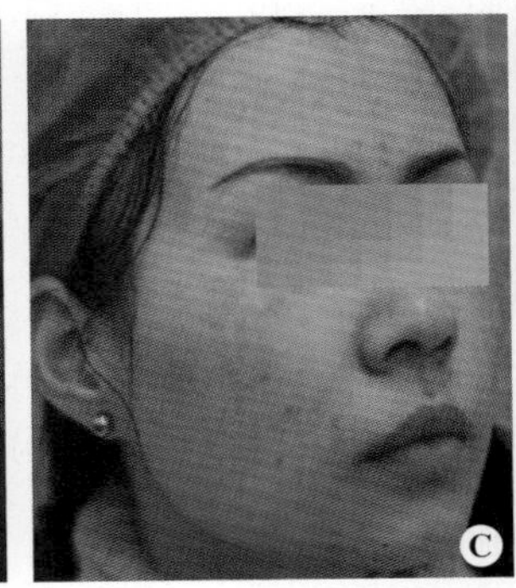
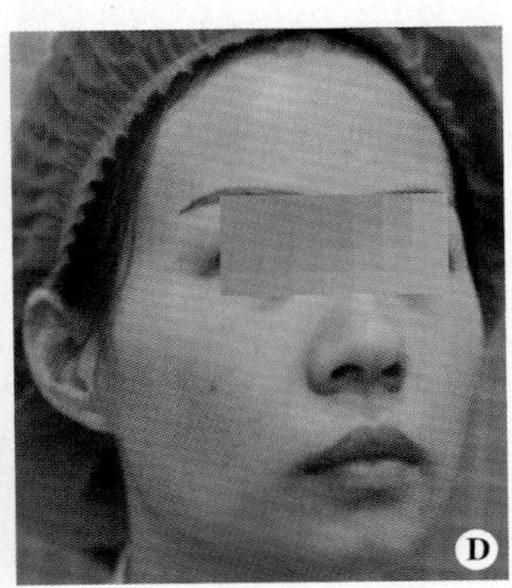

图2-1-28 水光针、果酸、氨甲环酸联合治疗黄褐斑效果对比图

A. 治疗前左侧面部；B. 治疗后左侧面部；C. 治疗前右侧面部；D. 治疗后右侧面部

（编者：雷铁池，许爱娥，李姗山；审校：陶旌晶，刘振锋）

三、雀 斑

（一）定义、病因及发病机制

1. 定义 雀斑（freckle）是一种临床常见的色素沉着性疾病，表现为直径1～2mm的边界清晰的棕色至黑色斑点；好发于面颊、鼻部、颈部等易受阳光直射的部位，也可发生在身体任何部位；可发展缓慢，也可突然增多，色素可为均一，也可不同。雀斑在温带地区常见。一般而言，雀斑在肤色白和红色或金色头发的白人更常见，其发生在性别上无显著差异，始发年龄一般为2岁，青春期数目增加，而成人后数目有减少趋势。

2. 病因及发病机制

（1）遗传因素：属常染色体显性遗传，如为患者的一级亲属发病率更高。有研究提示雀斑的易感基因定位于4q32—34区域。有学者在不同人群中进行全基因组关联研究（GWAS），发现*MC1R*、*OCA2*、*ASIP*、*TYR*和*6p25.3*等基因均与雀斑的发病有关。

（2）环境因素：过度日光照射或紫外线照射可诱发本病或使其加剧。法国一项病例对照研究比较了145例成人上背部多发日光性雀斑和145例配对对照对象，发现上背部和肩部多发日光性雀斑可作为既往日晒严重的临床标志，这部分人群可能被视为皮肤黑素瘤的高危人群。

（3）着色性干皮病相关的雀斑：着色性干皮病为常染色体隐性遗传病，该病的携带者雀斑更黑更明显。

（4）神经纤维瘤病相关的雀斑：神经纤维瘤病为常染色体显性遗传病，在该病患者的皱褶部位可见雀斑，如腋窝处的雀斑提示该病可能。

（二）临床表现、辅助检查、诊断及鉴别诊断

1. 临床表现　皮损常对称分布于曝光部位，特别是面部、手背及前臂伸侧。皮损多为直径1～2mm的斑疹，边缘清楚但不规则，皮损颜色随曝光程度不同而变化，淡褐色至棕褐色，但不会十分黑，这可与雀斑样痣、交界痣区别；在同一病例中可以有不同颜色的皮损，但每一个皮损的色泽是一致的（图2-1-29）。

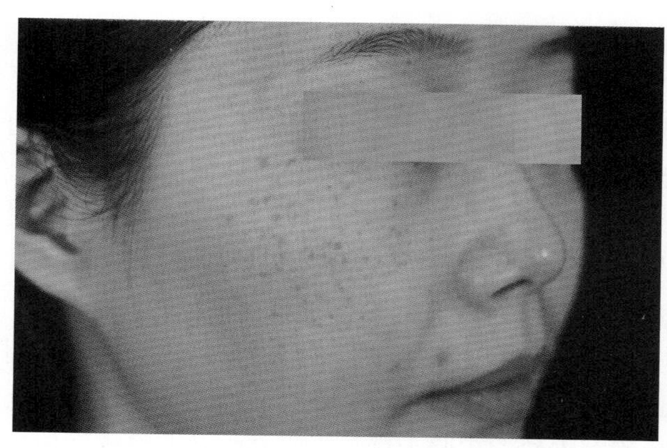

图2-1-29　雀斑的临床表现（南方医科大学皮肤病医院供图）

2. 辅助检查　组织病理学表现为表皮结构正常，表皮基底层细胞内黑素轻度至中度增多，皮肤附属器细胞黑素增加；多巴染色示皮损内黑素细胞密度较邻近组织低，但细胞体积较大，有更多、更长的树突，染色较深。电镜观察示皮损处黑素细胞与黑种人相似，有更多的第Ⅳ期黑素小体，而邻近组织中的黑素细胞内黑素化较正常弱，黑素颗粒较小，轻度黑素化，两者有明显的差异（图2-1-30）。

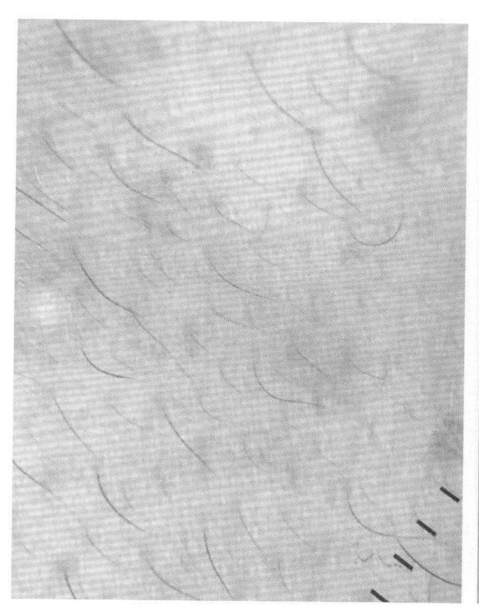

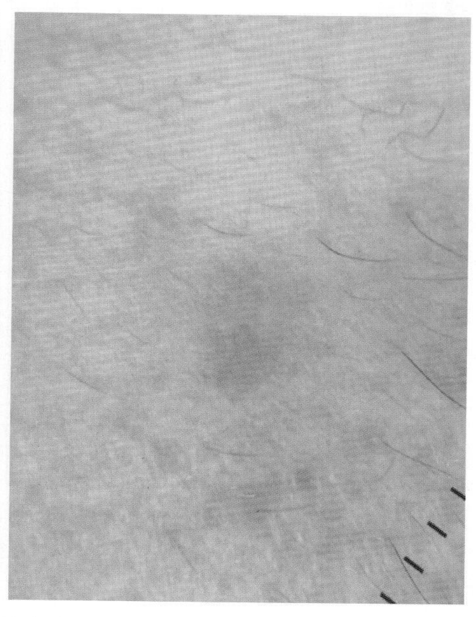

图2-1-30　雀斑的皮肤镜下表现

镜下可见大小不一、形状不规则的浅至深褐色斑，部分呈环状、蜂巢状分布，边界清晰，皮损间皮肤正常

3. 诊断标准　皮损为针头至米粒大小、圆形或卵圆形、淡褐色或深褐色斑疹，分布对称，无自觉症状。多发生于面部，也可见于手背、颈部及肩部的暴露部位。常首发于5～10岁，女性多于男性，随年龄增长，数目增多；青春期最明显。组织病理可见表皮基底层尤其表皮突部位色素颗粒增多，但黑素细胞数目并不增加。

4. 鉴别诊断

（1）雀斑样痣：散在分布的棕色至黑色的针尖至粟粒大小的斑疹，不限于曝光部位，组织病理示基底层内色素细胞增多，基底细胞内黑素增加。

（2）颧部褐青色痣：皮损为对称分布于颧部

的圆形、椭圆形或不规则形的黑灰色斑点，多发于25～45岁人群，女性多见，皮损数目不等，平均10～20个。组织病理表现为真皮层上部散在的黑素细胞，胞内富含黑素小体。

（3）色素痣：多发生于儿童或青春期，皮损呈斑疹、丘疹、乳头瘤状、疣状、结节等表现，黄褐色或黑色。组织病理可见痣细胞巢。

（4）着色性干皮病：6个月至3岁发病，早期面、唇、结膜、颈部及小腿等暴露部位出现雀斑、色素沉着斑、皮肤干燥。暴露部位及非暴露部位皮肤及口腔黏膜出现毛细血管扩张及小血管瘤，小的白色萎缩性斑。3～4年后即出现皮肤恶性肿瘤，以基底细胞癌最常见，其次为鳞状细胞癌和黑素瘤。

（三）预防及治疗

1. 预防　雀斑的预防方式主要是避免日光过度照射，尤其是在夏季。在饮食方面要注意多食用富含维生素C和维生素E的新鲜水果和蔬菜，少食光敏性药物及食物，保持充足的睡眠。

2. 治疗　在雀斑的诸多治疗方法中，激光治疗对雀斑有较好的疗效，目前临床上应用较为广泛。激光治疗雀斑是根据选择性光热作用的原理，使用可选择性吸收的波长，小于或等于热弛豫时间的脉宽，适当能量的激光，使色素颗粒瞬间爆破，而不损伤附近的组织，减少留下瘢痕的可能。常被用来治疗雀斑的激光有倍频Nd：YAG激光、调Q红宝石激光、调Q紫翠玉宝石激光和强脉冲光。药物治疗方面，可局部涂抹2%～3%氢醌霜加0.05%维生素A酸软膏。

（四）治疗案例展示

案例：雀斑患者，使用皮秒755激光治疗1次后，皮损前后对比。治疗参数：能量密度为3.49J/cm^2，光斑大小为2.7mm（图2-1-31）。

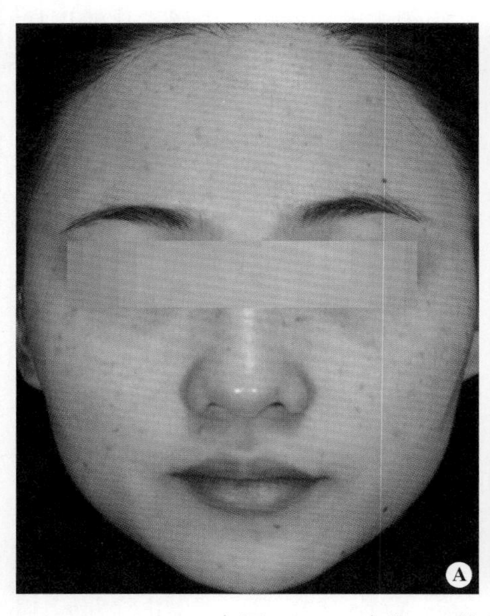

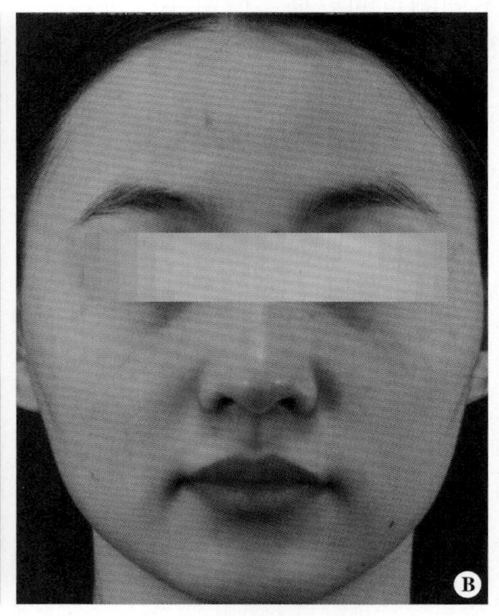

图2-1-31　皮秒755激光治疗雀斑效果对比图

A. 治疗前；B. 治疗后

（编者：张成锋；审校：陶旌晶，刘振锋）

四、太田痣、伊藤痣、Becker痣和颧部褐青色痣

（一）太田痣

1. 概述　太田痣是1939年由学者Ota和Tonino发现的一种真皮色素增加性疾病，又称眼上腭褐青色痣、眼真皮黑素细胞增多症。该症常累及患者的巩膜和同侧面部三叉神经眼支、上颌支的走行区域，表现为灰色或蓝色斑片。该症作为一种损容性疾病，严重影响患者的社交自信和生活质量。

2. 病因及发病机制　该病目前的具体发病机制尚不明确。

目前已有的相关假说包括以下四种：①胚胎时期黑素细胞的凋亡发生异常，或胚胎时期黑素细胞迁移异常，从神经嵴向真表皮交界处迁移受阻，或真皮内的黑素细胞活化产生新的黑素；②有学者认为太田痣是一种多基因突变调控的常染色体显性遗传性疾病；③激素学说：有学者认为太田痣的发病与女性的性激素水平有关。其依据包括太田痣的主要发病高峰为0～1岁、10～15岁及20～25岁，而第二发病高峰和第三发病高峰与女性青春期发育及生育期体内激素水平变化相匹配，因此猜测太田痣的发病与性激素的调控有关。此外，有研究证实部分患者的真皮黑素细胞存在雌激素、孕激素和雄激素的受体，提示性激素水平变化可能在本病发病过程中起调控作用；④神经精神因素。

3. 临床表现　太田痣的临床表现常为沿三叉神经分布的褐青色或黑蓝色的斑片，可累及巩膜（图2-1-32）。流行病学上，该病男女患病率比为1∶4.8。太田痣多发于有色人种。患者大多数出生即有皮损或在儿童期发病，也存在少数患者在青春期发病。该症有时也可累及其他脏器。

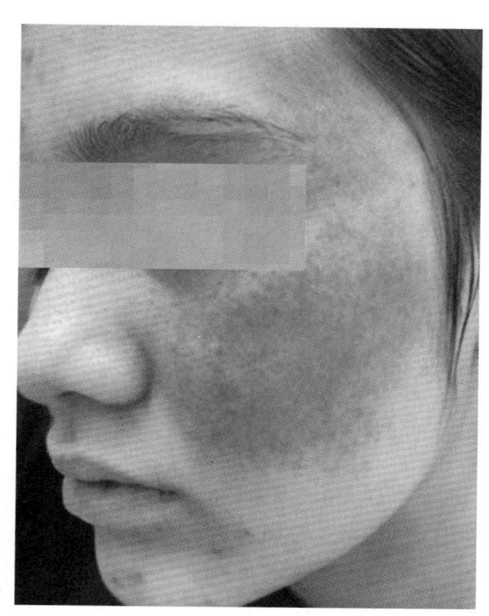

图2-1-32　获得性太田痣的临床表现（复旦大学附属华山医院徐中奕供图）

（1）皮肤损害：患者常有面部皮肤的青褐色、灰蓝色甚至蓝黑色斑片，中央色常较深。皮肤损害累及部位常为面部三叉神经眼支、上颌支走行部位，可同时累及同侧巩膜。临床上常可依据Tanino分型将太田痣分为4型和7个亚型。其中，4型依据皮损面积划分，具体标准为Ⅰ型＜10cm²，Ⅱ型为10～60cm²，Ⅲ型为60～110cm²，Ⅳ型＞110cm²。7型依据患者皮损受累的部位划分：Ⅰa——上睑或下睑、颞部（仅眶周）；Ⅰb——颧、鼻唇沟（仅颧骨周围）；Ⅰc——前额；Ⅰd——鼻区；Ⅱ——上、下眼睑、颧、颊、颞；Ⅲ——头皮、额、眉、鼻（头皮受累）；Ⅳ——双侧受累。

（2）黏膜受累：该症可广泛累及眼、耳、鼻、口、咽喉等的黏膜部位。有文献报道2/3的患者出现巩膜受累。少部分患者可累及角膜、虹膜或眼底。部分患者的鼻部黏膜、鼓室和上腭也可出现受累。

（3）合并症

1）眼科合并症：太田痣患者最常见的眼科合并症为青光眼。部分患者还可合并有先天性白内障、原发性色素性视网膜炎、视盘海绵状血管瘤等。近年来国内也有伴发脉络膜黑素瘤的相关病例报道。

2）皮肤合并症：该症患者可同时伴发斑痣、蒙古斑、伊藤痣、蓝痣、咖啡斑、鲜红斑痣、色素减退、白癜风、黄褐斑等其他皮肤病。太田痣患者还可伴发恶性黑素瘤，多在白种人中发现。

3）其他较为少见的合并症包括同侧感觉神经性耳聋、胃肠道血管瘤和主动脉弓综合征等。

4. 治疗　太田痣为真皮黑素细胞增加性疾病。既往传统的治疗方法，如化学剥脱术、磨削术、植皮术、冷冻、连续式激光等均疗效欠佳。短脉冲激光问世以后，由于其可选择性破坏真皮黑素细胞，而对周围皮肤组织损伤较小，取得了较好的临床疗效。目前临床上常用于治疗太田痣的激光主要包括以下几种：调Q红宝石激光、调Q紫翠玉激光、调Q Nd：YAG激光、皮秒激光。

（1）调Q红宝石激光：调Q红宝石激光（ruby，694nm）最早在1992年被报道用于太田痣的治疗，是最早被用于治疗太田痣的短脉冲激光。有研究报道在80例国外太田痣患者中，使用调Q红宝石激光治疗5次后，所有患者皮损较基线有50%以上改善。2000年我国学者曾开展一项调Q红宝石激光治疗246例太田痣患者的临床观察性研究，发现采用4～6J/cm²，脉冲时间40ns，光斑直径5或

6.5mm条件，治疗2～4次后，161例患者疗效极显著，82例患者疗效显著，3例患者略有效果，可取得较满意疗效。

（2）调Q紫翠玉激光：调Q紫翠玉激光（alexandrite，755nm）脉宽为40～80ns，对组织损伤较小，在太田痣治疗中也有广泛应用。国内由瑞金医院开展的一项针对246例太田痣患者的临床研究显示，使用调Q紫翠玉激光治疗，疗程间隔时间为6周～6个月，治疗次数为2～8次后，68例患者取得了＞95%的皮损改善，且未见局部色素加深或缺失及瘢痕形成。有学者认为使用调Q紫翠玉激光治疗太田痣的损伤较调Q Nd：YAG激光小。国外一项荟萃研究显示，2153例使用调Q紫翠玉激光和316例使用调Q Nd：YAG激光治疗的太田痣患者中，分别有48.3%和41%的患者获得了满意的皮损清除，而不良反应率则分别为8%和13.4%，提示调Q紫翠玉激光较调Q Nd：YAG激光疗效更佳（*P*=0.017），不良反应发生率更低。

（3）调Q Nd：YAG激光：调Q Nd：YAG激光的穿透能力较强。2014年我国学者曾开展一项纳入108例太田痣患者的临床研究，采用调Q Nd：YAG激光治疗太田痣，设置波长为1064nm，脉宽为3～7ns，光斑直径为3mm，频率为10Hz，能量密度为3.6～4.8J/cm²，治疗次数为4～6次，治疗间隔时间为3～4个月，108例患者中有74例显著改善，12例轻微改善，22例未见明显改善，提示调Q Nd：YAG激光可有效、安全治疗太田痣。

（4）皮秒激光：近年来，皮秒激光在太田痣治疗中的应用受到了国内外的广泛关注。紫翠玉宝石（755nm）皮秒激光近年来被用于治疗太田痣。2020年我国学者报道使用紫翠玉宝石皮秒激光治疗6例太田痣患者1～2次后，患者皮损几近完全清除，获得了良好疗效。一项纳入15例太田痣患者的国外研究显示，使用紫翠玉宝石皮秒激光治疗2～3次后患者皮损均获得了显著改善，且治疗后一过性色素沉着至逐渐减轻至最佳效果的时间间隔约为3个月。

（二）伊藤痣

1. 概述　伊藤痣于1954年由日本学者Ito首次报道。该症又称肩峰三角肌蓝褐痣。患者临床表现常为蓝灰色、青褐色至蓝黑色斑片或斑点，偶可在局部区域出现粟粒大小丘疹或隆起的结节。

2. 病因及发病机制　伊藤痣的病因和发病机制目前仍不明确。

3. 临床表现　伊藤痣的皮损表现与太田痣类似，主要区别为皮损位于锁骨上神经后支、外侧皮支支配区域，具体表现为锁骨上部、肩部、三角肌区（图2-1-33）。

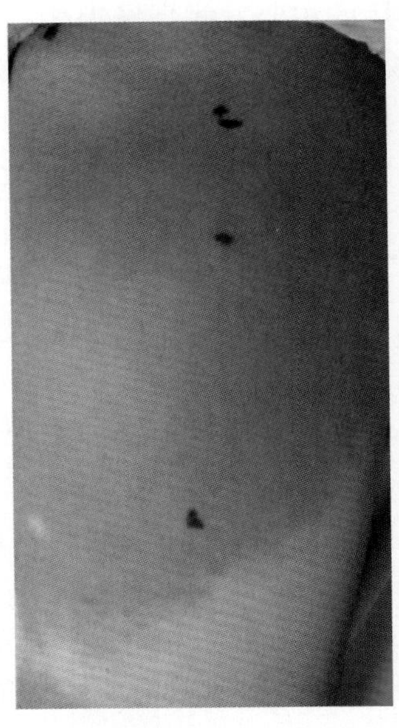

图2-1-33　伊藤痣的临床表现（复旦大学附属华山医院徐中奕供图）

4. 治疗　我国学者曾报道，使用磨削术加冷冻治疗8例伊藤痣患者后，痊愈6人，显效2人，但创面愈合后出现了不同程度的色素减退。在短脉冲激光问世后，此种治疗方法目前较少被使用。有学者认为可用调Q紫翠玉激光治疗伊藤痣，经过数次治疗后临床可达治愈。

（三）Becker痣

1. 概述　Becker痣（Becker nevus），又称色素性毛表皮痣、Becker黑变病（Becker melanosis），是一种常见的获得性良性皮肤错构瘤，发生于表皮或真皮。Becker痣可在出生时出现，但大多数都在围青春期首次发现，好发于男性，男女比例为5∶1。在组织学上，角质形成细胞中黑素小体数量增多，表皮黑素细胞数量正常或轻度增加。

2. 病因及发病机制　确切发病机制尚不明确，通常认为Becker痣是起源于外胚层及中胚层的错构瘤。很多证据表明，雄激素受体增加及雄性激素敏感性增加可能是Becker痣的发病机制之一，这可以解释其围青春期发病、男女比例为5∶1、皮损内的毛发数量增加、伴有寻常痤疮等特点。另有证据表明，立毛肌β-肌动蛋白基因体细胞突变和Becker痣可能有关。

3. 临床表现　Becker痣的典型表现为分布于一侧肩部和躯干上部，较少情况下，皮损出现于躯干下部、大腿或其他部位。有时可出现在强烈的日光曝晒后。病变多为突然出现的色素斑，缓慢地离心性发展，至手掌大或更大，平均直径大于10cm，为棕褐色至棕色斑片或薄斑块。其边界通常不规则，外周呈岛屿状。约一半的病例存在多毛症，皮损表面常发生粟粒大毛囊性丘疹或短的硬毛（图2-1-34）。通常无自觉症状，少部分患者可伴有局部瘙痒。Becker痣可能同时伴有平滑肌错构瘤，临床表现为触诊质地稍韧，摩擦可使毛囊周围丘疹加剧。极少部分可能伴随骨骼肌肉和皮肤的发育异常，如同侧乳房或胸大肌发育不全等，称为Becker痣综合征。

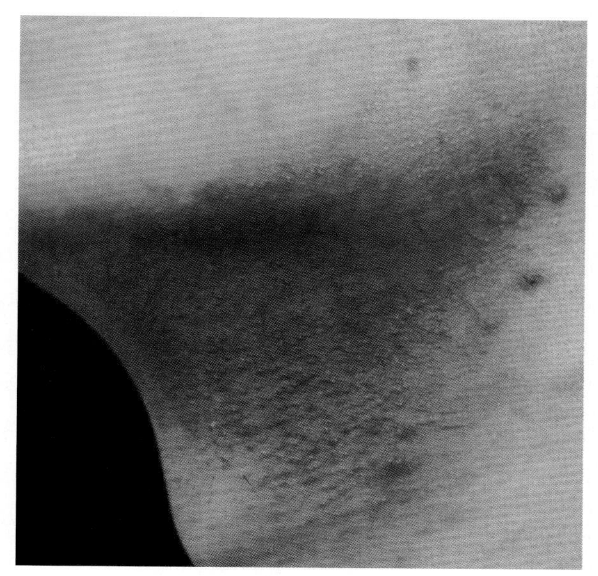

图2-1-34　Becker痣的临床表现（南方医科大学皮肤病医院供图）

临床上需与Becker痣鉴别的疾病包括先天性色素痣、平滑肌错构瘤及孤立的咖啡牛奶斑。先天性色素痣组织学表现中可见黑素细胞痣细胞。平滑肌错构瘤与Becker痣在临床和组织学上有明显的重叠，但平滑肌错构瘤皮损相对较小。对于不伴多毛症的Becker痣可能难以与孤立的咖啡牛奶斑相区别，具体取决于典型的皮损部位和外围岛屿状斑块及不规则边界的特点。

4. 治疗　Becker痣患者应接受体格检查，排除是否存在伴随的软组织或骨骼异常。一般不需要处理，有美容需求时，可采用激光治疗Becker痣所致的多毛症和色素沉着。一般建议先脱毛再治疗色素沉着。总体而言，研究显示，激光治疗通常无法完全清除Becker痣，疗效因人而异，稳定性和可重复性均较差，且复发率较高。

据报道，对Becker痣有效的激光包括长脉冲红宝石激光、长脉冲翠绿宝石激光、2940nm Er：YAG激光、点阵激光、调Q红宝石激光等。长脉冲红宝石激光和长脉冲翠绿宝石激光可同时减少色素和毛发，45%的患者色素沉着改善超过50%。2940nm Er：YAG激光和10 600nm CO_2点阵激光相比1064nm QS Nd：YAG激光优势显著。54%的患者在2940nm Er：YAG激光治疗后色素沉着完全清除持续至少2年。50%以上患者在10 600nm CO_2点阵激光治疗1～3次后获得超过75%的色素沉着改善。另有病例报道，694nm调Q红宝石激光治疗后Becker痣可获得部分改善，但对多毛症无效，并且6个月内多达50%的皮损可能会复发。

（四）颧部褐青色痣

1. 概述　颧部褐青色痣，又称获得性双侧太田痣、太田痣样斑或Hori痣，于1984年由Hori首次报道。曾有学者认为该病为太田痣的变种之一。颧部褐青色痣常表现为患者颜面部两侧对称的灰褐色或灰黑色斑点状的色素沉着。该症常无伴随的自觉症状，但严重影响患者的面部美观和社交自信。

2. 病因及发病机制　该病的病因及发病机制较为复杂，目前仍不明确。已有的研究多认为该症是遗传因素与环境因素共同作用的结果。从流行病学上看，该病的主要发病人群为亚裔黄种人。有学者认为颧部褐青色痣的发病存在“二次点击”学说，即为患者出生时或出生后出现真皮黑素细胞的错位，在此后各种刺激因素的作用下出现激活，从而发病。该病的发病机制与遗传易感性、紫外线照射、避孕药使用、外用化妆品刺激等有关。

3. 临床表现　患者皮损常分布于双侧颧部、颞部，表现为粟粒至黄豆大小的灰褐色、黑褐色斑片（图2-1-35）。少数患者的皮损可分布于眼睑、鼻翼部。皮损常孤立，互不融合，数目不等。患者无瘙痒等自觉症状。流行病学上看，该病常发于中青年女性，起病常在15岁后，皮损随年龄增加可逐渐加重。紫外线照射、妊娠等可加重患者皮损。

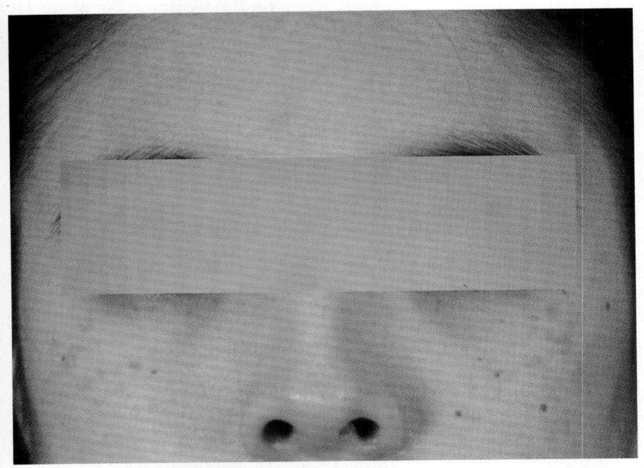

图2-1-35　颧部褐青色痣的临床表现（南方医科大学皮肤病医院供图）

4. 治疗　短脉冲激光目前已被广泛应用于治疗颧部褐青色痣。其主要作用原理为激光照射使得细胞内靶基短时间内吸收极高能量发生爆破，此后破碎的色素颗粒逐渐被代谢，从而达到治疗目的。但许多患者在激光治疗后有一过性的色素加深，此后在一段时间内逐渐消退，这一现象需要医者在激光术前与患者有充分的沟通与告知。目前常用于治疗颧部褐青色痣的激光主要分为以下4种。

（1）调Q红宝石激光：调Q红宝石激光为最早用于治疗太田痣的激光。调Q红宝石激光虽治疗次数较多，但仍可安全、有效地治疗颧部褐青色痣。韩国一项纳入44例患者的临床研究显示，采用调Q红宝石激光治疗数次，参数选择为能量密度4.5～6J/cm^2，光斑直径3～4mm，以皮损灰白斑为终点反应，患者的中位色素沉着评分由基线5分下降至3分。

（2）调Q紫翠玉激光：一项国内复旦大学附属华山医院开展的回顾性研究显示，在114例使用调Q紫翠玉激光治疗颧部褐青色痣的患者中，2次治疗后，10例痊愈，33例显效，43例有效，28例无效，总有效率为37.7%，治愈率为8.8%，且随访中未见严重不良反应。

（3）调Q Nd：YAG 1064nm激光：传统采用小光斑、较高能量的该激光治疗颧部褐青色痣疗效较好，但首次治疗后出现色素沉着率几乎达100%。有学者采用大光斑、低能量的调Q Nd：YAG 1064nm激光治疗不能接受长时间色素沉着或合并黄褐斑的患者，发现术后出现色素沉着的概率明显较小光斑、较高能量降低，且治疗效果随治疗次数增加更加显著，大光斑、低能量调Q Nd：YAG 1064nm激光可作为治疗颧部褐青色痣的选择。

曾有学者进行过上述3种纳秒级激光的疗效对比研究，发现6次调Q Nd：YAG 1064nm激光治疗后，85%的颧部褐青色痣患者皮损有显著改善（大于75%～100%皮损清除），而6次调Q紫翠玉激光或调Q红宝石激光治疗后显著改善率接近100%，提示调Q紫翠玉激光或调Q红宝石激光治疗颧部褐青色痣起效快于调Q Nd：YAG 1064nm激光。另一项临床研究显示调Q Nd：YAG 1064nm激光、调Q紫翠玉激光和调Q红宝石激光术后色素沉着的发生率则分别为30.5%、27.5%和43.7%，且调Q Nd：YAG 1064nm激光术后色素沉着发生率与治疗开始的年龄、合并黄褐斑、治疗次数呈正相关，调Q紫翠玉激光的术后色素沉着率仅与合并黄褐斑相关，而该项研究未提示直接与调Q红宝石激光术后色素沉着率正相关的因素。

（4）皮秒激光：近年来，755nm皮秒激光在颧部褐青色痣的治疗中也受到了更多关注。国内一项临床研究显示，755nm皮秒激光组中的40例患者经过每3个月一次、共4次的治疗后有效率达100%，对照组调Q紫翠玉激光治疗组的40例患者经过每3个月一次、共4次的治疗后有效率为82.5%，且提示755nm皮秒激光治疗颧部褐青色痣周期更短，不良反应较少。国外一项半脸对照研究结果显示，755nm皮秒激光侧（治疗参数：750ns，2～2.5mm，4.07～6.37J/cm^2，2.5Hz，1遍）较调Q 755nm紫翠玉激光侧（治疗参数：70ns，3mm，6.0～8.0J/cm^2，2Hz，1遍）更为安全有效，表现为755nm皮秒激光侧较调Q 755nm紫翠玉激光侧炎症后色素沉着发生率更低、患者疼痛持续平均时间更短、皮损改善量化评分下降更明显。

5. 治疗案例展示

案例1：Becker痣患者，使用调Q红宝石激光治疗1次后，皮损前后对比，治疗参数：能量密度为2.4J/cm²，光斑大小为6mm（图2-1-36）。

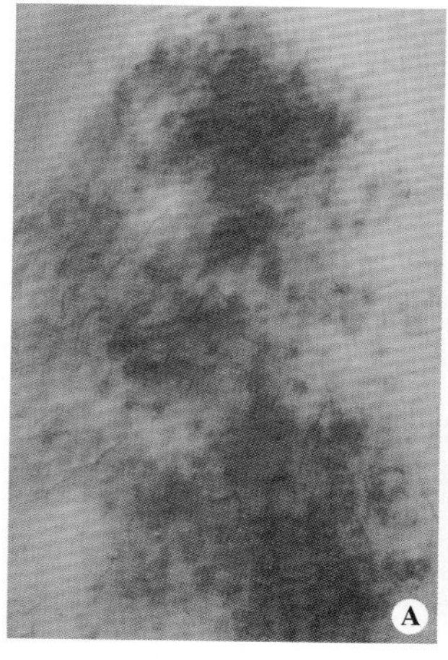
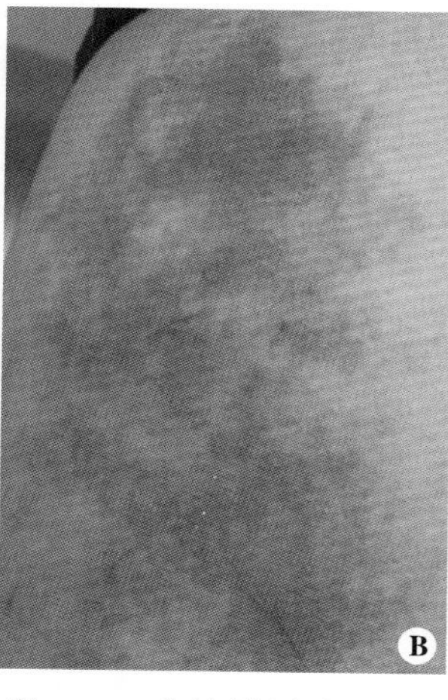

图2-1-36　调Q红宝石激光治疗Becker痣效果图对比（复旦大学附属华山医院徐中奕供图）

A. 治疗前；B. 治疗后

案例2： 颧部褐青色痣患者，使用调Q红宝石激光治疗1次后，皮损前后对比，治疗参数：能量密度为2.0J/cm²，光斑大小为6mm（图2-1-37）。

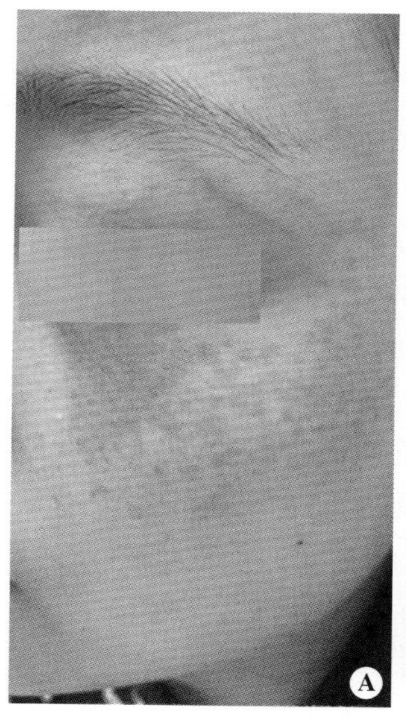
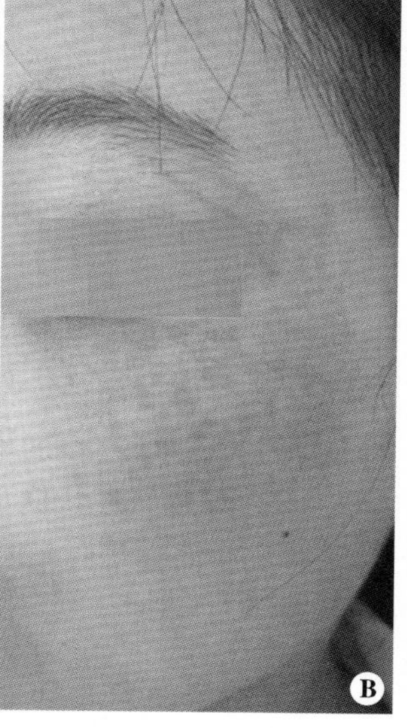

图2-1-37　调Q红宝石激光治疗颧部褐青色痣效果图对比（复旦大学附属华山医院徐中奕供图）

A. 治疗前；B. 治疗后

（编者：张成锋；审校：陶旌晶，刘振锋）

五、日光性黑子

（一）定义、病因及发病机制

黑子（lentigo），也称雀斑样痣，是表皮黑素细胞活性增加所致的良性色素沉着斑，可见于全身任何皮肤或黏膜。根据患者年龄、皮损分布及形态、伴随症状，黑子可分为多种特殊类型：单纯性黑子、日光性黑子、黏膜黑素斑、多发雀斑样痣综合征等。

日光性黑子（solar lentigo，SL），又称日光性雀斑样痣、老年性黑子、老年性雀斑样痣、肝斑、老年斑等，常发生于中老年人面部、颈部、前臂、手背等长期日光暴露部位，通常表现为边界清楚，棕色或褐色，圆形、椭圆形或不规则形的获得性色素沉着斑，多由长期日光照射引起，被认为是皮肤老化的一种表现。日光性黑子的患病率随年龄增加而增长，70岁以上白种人的发病率为90%，占所有色素增生性疾病的60%。

目前，日光性黑子的病因和发病机制尚未被完全阐明，既往研究认为其发病主要与日光照射有关。慢性紫外线照射一方面直接作用于黑素细胞，促进黑素合成，另一方面则作用于角质形成细胞，通过间接作用引起色素沉着。目前对于日光性黑子中黑素细胞数量是否增加尚存争议，但研究发现，皮损区黑素细胞特异性抗体MART-1表达含量增加，且黑素细胞酪氨酸酶（tyrosinase）活性是非皮损区的2倍，总黑素含量从非皮损区的7.3%增加至皮损区的21.3%，主要分布于基底层内及表皮突的深部。角质形成细胞则表现为细胞内含有更多黑素小体，另有研究发现角质形成细胞促黑素旁分泌作用增强，包括碱性成纤维细胞生长因子（bFGF）、生长调节致癌基因α、内皮素-1、角质细胞生长因子等。另一项研究对日光性黑子进行全基因组转录组学分析，结果发现其皮损表皮内稳态受损，表现为多种参与终末分化的基因下调及基底层角质形成细胞整合素β1、角蛋白15或细胞周期蛋白D2等基因的上调，并伴有过度增殖。

另有研究发现皮肤类型、空气污染等因素也参与日光性黑子的形成。肤色较深的亚洲人比白种人更注重日光防护，却比同龄的白种人更早形成日光性黑子。皮肤类型Ⅲ、Ⅳ型的深肤色人群其皮肤老化更易表现为日光性黑子形成，而浅肤色人群则表现为皱纹、皮肤癌等。近期多项研究表明空气污染可影响皮肤健康，导致皮肤老化。空气中的NO_2含量每增加10μg/m³，面颊部的日光性黑子发生比例相应增加25%。由此可见，空气污染是日光性黑子的一个独立危险因素，也有学者提出将此类皮损称为环境源性黑子（environment-induced lentigo，EIL），其形成可能与芳香烃受体（aryl hydrocarbon receptor，AhR）信号通路相关，空气污染物含有多环芳烃结构，其亲脂性强且容易渗透，可与AhR结合并激活角质形成细胞、黑素细胞，最终导致色素沉着。

（二）临床表现

日光性黑子常见于中老年人，主要分布于面部、颈部、前臂、手背等日光暴露部位，表现为圆形、椭圆形或不规则形，棕色或褐色，表面光滑，边界清晰的斑疹或斑片，无角化，单发或多发。根据其皮损大小，可分为两型：小斑型及大斑型。小斑型日光性黑子直径小于5mm，与雀斑形态类似，但至中老年才发生；大斑型日光性黑子直径则可超过1cm，常单发，部分皮疹伴过度角化，最终可发展为脂溢性角化。

除此以外，一些遗传疾病也会伴发日光性黑子，如着色性干皮病、2型眼皮肤白化病等，此类患者年幼时期即出现大量日光性雀斑样痣。

（三）诊断及鉴别诊断

本病在皮肤镜下可表现为弥漫无结构、均质棕褐色斑片，伴或不伴纤维淡褐色指纹样结构，边界清晰，可见“虫噬状”边缘。当日光性黑子发展为脂溢性角化时，可在皮肤镜下看到网络状结构、粟粒样囊肿等脂溢性角化的皮肤镜特征。

本病的组织学表现为表皮角化过度，表皮突延长呈棍棒状或芽蕾状，基底层黑素细胞数量正常或稍增加，胞核轻度深染，真皮乳头层可见噬色素细胞和日光弹力纤维变性。

本病需与雀斑、脂溢性角化、恶性雀斑样痣等鉴别。小斑型日光性黑子与雀斑形态类似，但后者多发生于青少年时期，多在两颊、鼻梁等处密集对称分布；早期斑块性脂溢性角化与日光性黑子难以鉴别，具有油腻鳞屑是脂溢性角化的特征；恶性雀斑样痣是一种原位黑素瘤，其颜色常更深且色素沉着不均匀，边缘不规则，有逐渐增大的病史。

（四）预防及治疗

此病最主要的预防手段是使用防晒霜及其他防晒措施，应告知患者如何正确防晒。定期使用防晒霜可防止出现日光性黑子，但无法让已有病变消失。

此病预后良好，至今未见明显恶变病例。若有美容需求，则可采取物理治疗或局部药物治疗。

物理治疗包括冷冻疗法、激光治疗、强脉冲光治疗等。其中冷冻治疗是去除日光性黑子最常见的方法，黑素细胞对低温敏感，一个单独的冷冻-融化循环便可使皮损减轻80%以上，但可能的不良反应是皮肤萎缩，发生率为10%～60%。激光治疗则可采用倍频Nd：YAG激光（532nm）、Q开关红宝石激光（694nm）、Q开关绿宝石激光（755nm）、Q开关Nd：YAG激光（1064nm）、二氧化碳激光等，但在肤色较深人群中可发生炎症后色素沉着，发生率为10%～47%。强脉冲光治疗也可用于日光性黑子治疗，相比于激光治疗，术后炎症后色素沉着发生率更低，且可以改善防晒不到位求美者常合并的血管扩张、细纹、毛孔粗大等皮肤光老化问题。局部药物治疗包括使用氢醌、维A酸或0.01%氟轻松、4%氢醌及0.05%维A酸三联乳膏，联合防晒措施，能够淡化已有病变，并减轻物理治疗所致的炎症后色素沉着。

（五）治疗案例展示

案例1：倍频Nd：YAG激光（532nm）治疗日光性黑子（图2-1-38）。

案例2：强脉冲光治疗日光性黑子（图2-1-39）。

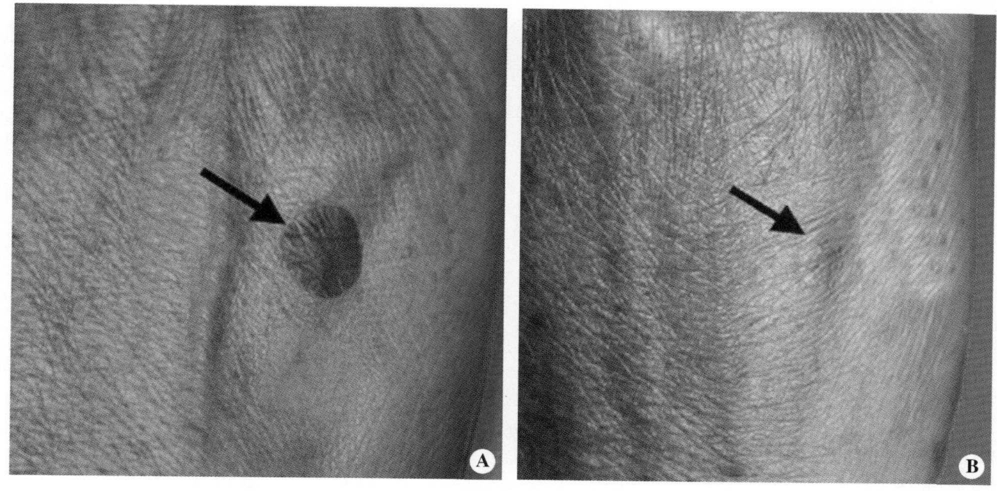

图2-1-38 倍频Nd：YAG激光治疗日光性黑子效果图对比

A. 治疗前；B. 治疗后

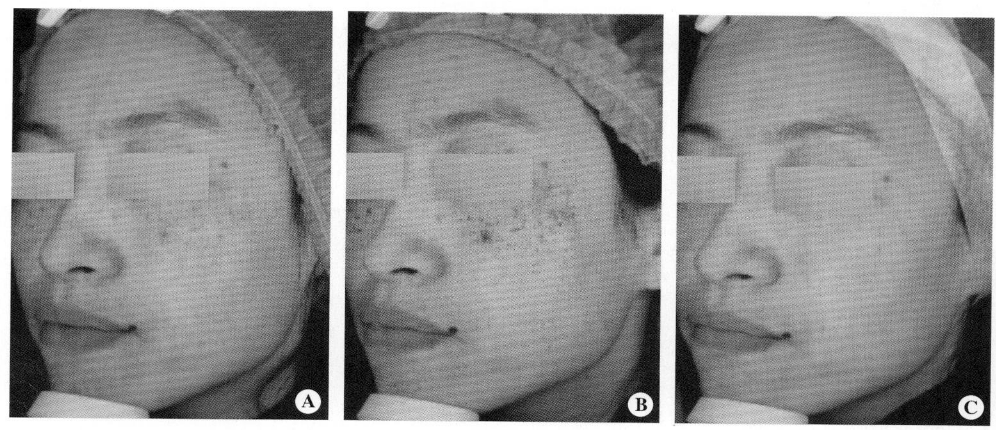

图2-1-39 强脉冲光治疗日光性黑子效果图对比

A. 治疗前；B. 治疗后2天；C. 治疗后半个月

六、瑞尔黑变病

（一）概述

瑞尔黑变病是非常难治的一种获得性色素沉着性疾病。迄今为止，瑞尔黑变病的病因及发病机制尚不完全清楚，也没有明确的诊断标准。

瑞尔黑变病最早于1917年由Riehl首先报道。当时认为此病的病因可能由战争时期劣质食品中的毒性物质引起，或与维生素（尤其是维生素B族）缺乏、饥荒、重度空气污染等有关。在此之后，也有学者指出，瑞尔黑变病与色素性接触性皮炎可能是同一类疾病，多是由于化妆品中的某些香料成分致敏并长期慢性反复刺激引起的色素沉着。但对于无接触史的患者，具体病因仍旧不明。

2018年Kumarasinghe等发表的全球专家共识的最新意见认为，“瑞尔黑变病”一词应仅用于描述原因不明的、表现为面颈部或上胸部许多细小或网状的获得性色素沉着斑。如具有上述临床表现，但能够明确找出变应原，则应称为“色素性接触性皮炎”。

（二）病因和发病机制

瑞尔黑变病的病因及发病机制尚不完全清楚。对于存在潜在变应原的情况，可能的发病机制是由于内外源性变应原，如化妆品和纺织品的长期低浓度刺激，出现局部皮肤的慢性炎症，发生Ⅳ型超敏反应，引起基底细胞液化变性，导致黑素颗粒的合成、转运及其在表皮角质形成细胞中的分布、降解等环节发生异常。黑素颗粒的转运被破坏，其散落到下方的真皮浅层中，被噬色素细胞吞噬并沉积在真皮浅层，出现色素失禁。此外，长期的紫外线暴露对瑞尔黑变病的发生也可能起到重要作用。因其主要出现在曝光部位，那些潜在的变应原可能不但存在刺激黑素细胞合成的能力，也具有一定的光敏性。

（三）临床表现

根据文献报道，瑞尔黑变病多发于深肤色人群，在白种人中则很少见。其发病率目前尚无文献报道，但有逐年升高的趋势。本病多见于女性，男女之间比例约为1∶8。发病年龄多在35～65岁，患者多无家族史。

瑞尔黑变病皮损主要分布于两颊、颧部、额、耳后、颈侧、上胸部或其他曝光部位。少部分患者初起常有发红、瘙痒，继之出现褐色、灰褐色、铜红色或蓝灰色色素沉着，可见大量数毫米左右的细小色斑，呈弥漫性或网状分布，边界不清，逐渐扩展，表面可覆以薄层鳞屑，也可出现毛囊角化（图2-1-40）。

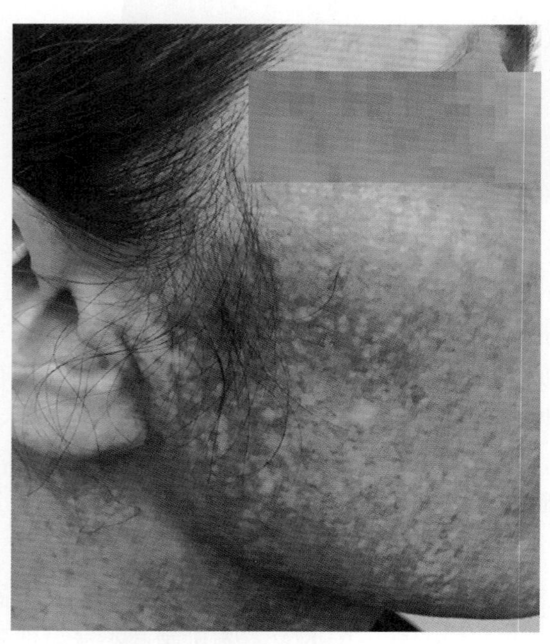

图2-1-40　瑞尔黑变病的临床表现

（四）诊断及鉴别诊断

皮肤镜下可见黑褐色色素颗粒呈网格状或点状分布，表面有少量鳞屑，毛囊周围有白晕，毛囊内可见角栓，伴不同程度的毛细血管扩张（图2-1-41）。

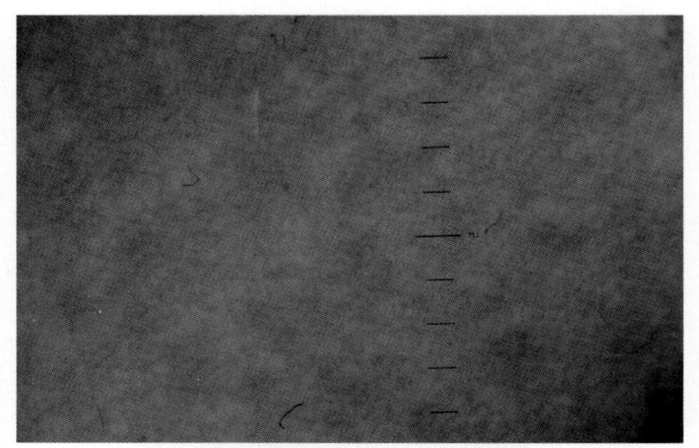

图2-1-41　瑞尔黑变病的皮肤镜特点

反射式共聚焦显微镜下表皮可见圆形或卵圆形高亮的细胞；真表皮交界处正常结构消失，真皮乳头环状结构破坏；真皮浅层较多高折光、卫星灶样、形态各异的细胞；散在暗黑色、圆形或线形微管样结构，周围见中度折光的细胞；部分可见扩张的暗黑色、圆形或卵圆形腔样结构（图2-1-42）。

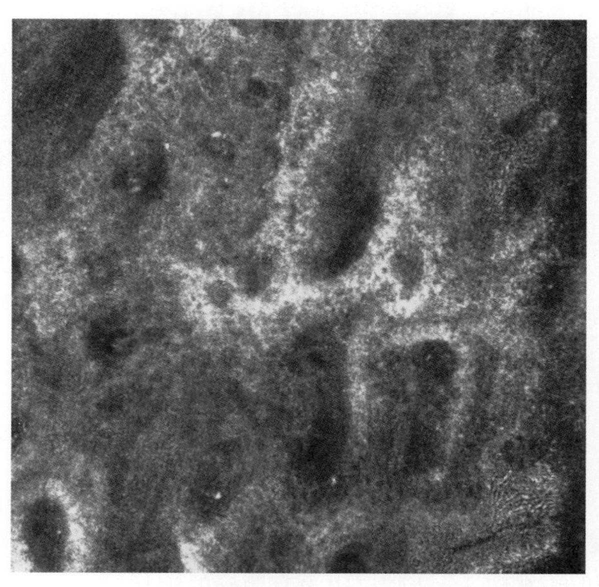

图2-1-42　反射式共聚焦显微镜下瑞尔黑变病的特点

瑞尔黑变病皮肤组织病理学检查的HE染色在光镜下观察特点如下：表皮炎症细胞浸润；基底细胞灶性空泡变性或液化变性；真表皮交界处正常真皮乳头结构模糊或消失；真皮浅层色素失禁，噬色素细胞增多；真皮血管扩张，血管周围淋巴细胞浸润；部分患者可伴有毛囊漏斗部扩张伴角化过度。

（五）预防及治疗

1. 治疗原则　瑞尔黑变病主要发生于面颈部，对患者的心理和社交造成较大影响，患者治疗心情非常迫切。然而其发病机制不清，色素沉着的范围之广、程度之深给治疗带来很大难度。此外，瑞尔黑变病色素沉着的颜色深浅、色素位置、受累面积及是否伴有炎症等情况因人而异。所以，我们需要明确，瑞尔黑变病的治疗是长期、综合和个体化的。

2. 去除诱因　我国学者曾对32例瑞尔黑变病患者进行了斑贴试验分析，其中17例呈阳性反应。所以，对于那些存在致敏原的患者，应嘱其避免接触致敏成分，尤其是染发剂、护肤品、香水、香皂、洗发精等含有芳香烃等致敏物的生活用品。其次应注意防晒，避免长期或直接接受紫外线照射。

3. 外用治疗　外用含氢醌、维A酸、壬二酸、曲酸、羟基乙酸等美白成分的乳膏或霜剂。氢醌是最经典的美白脱色剂，临床研究证明，2%或4%的氢醌乳膏对瑞尔黑变病具有治疗作用。其他美白剂在黄褐斑中的作用已经明确，在一定程度上也可适用于瑞尔黑变病，但具体疗效有待进一步的临床研究。

4. 系统治疗　烟酰胺、维生素C、维生素E和甘草衍生物，如复方甘草酸苷均可用于治疗黑变病。烟酰胺具有抑制黑素转运的作用。维生素C为还原剂，也可以抑制黑素合成。维生素E具有抗氧化作用，具有一定的美白功效。复方甘草酸苷的抗炎作用则可以用于各类炎症性皮肤病，尤其对于伴有红斑、瘙痒的炎症期瑞尔黑变病疗效明确。此外，近年来有多项病例报道指出，口服氨甲环酸（250～500mg/d）可以显著改善瑞尔黑变病。

5. 化学剥脱剂　果酸、水杨酸等化学剥脱剂可以加快角质形成细胞的更新，使皮肤角质浅层轻度剥脱，并促进真皮内胶原蛋白的重塑。但化学剥脱也存在潜在的不良反应，包括红斑、刺痛和炎症后色素沉着等。因此，应根据患者色素沉着及炎症的实际情况选择合适的浓度及治疗频率。

6. 光电治疗　不建议光电治疗作为瑞尔黑变病的首选治疗，也不建议其作为瑞尔黑变病的单一治疗。据文献报道，强脉冲光、调Q Nd：YAG激光、755nm紫翠玉宝石皮秒激光和非剥脱1927nm点阵铥激光对瑞尔黑变病均有一定疗效。在临床实际操作中，应综合考虑患者的肤色深浅、色素深浅、色素沉着范围等选择最适合的治疗方案。

（1）强脉冲光：是一种以脉冲方式发射的强光，波长在400～1200nm范围，光谱宽，可以相对温和地同时作用于瑞尔黑变病真表皮交界处及真皮的色素颗粒。光被黑素小体吸收后，转化为热能，而热能弥散到周围，刺激表皮细胞快速分化，黑素小体也能随着角质形成细胞上移并脱落。通常建议选用590、640和695nm的滤光片，能量范围为11～17J/cm^2。可采用双脉冲或三脉冲模式，脉冲宽度为3～4ms，延迟时间为35～40ms。治疗终点是轻微的皮肤红斑。需治疗10～20次，治疗间隔为4周。

（2）调Q Nd：YAG激光：调Q Nd：YAG激光波长较长，可以穿透到真皮更深的区域，以锁定色素沉着。它还可以精确地靶向作用于真皮的噬色素细胞，并对噬色素细胞胞内的黑素颗粒造成亚细胞损伤。调Q Nd：YAG激光根据能量密度不同，可以分为低能量、中能量和高能量。大光斑低能量调Q Nd：YAG激光，又被称为“美白激光”（laser toning），是指能量密度为0.8～2.8J/cm^2，光斑大小在7～10 mm的调Q Nd：YAG激光。高能量调Q Nd：YAG激光则是指能量密度大于5.5J/cm^{2}的调Q Nd：YAG激光，主要用于治疗太田痣等真皮深层的色素沉着。而中能量调Q Nd：YAG激光则介于两者之间。目前大光斑低能量调Q Nd：YAG激光和中能量调Q Nd：YAG激光均有报道可被成功用于治疗瑞尔黑变病。治疗终点是轻度红斑，局部出现小瘀点样出血，尤其在色素较深的部位。大光斑低能量调Q Nd：YAG激光每次治疗重复3～4遍，间隔3～4周，治疗8～20次不等。中能量调Q Nd：YAG激光治疗6～10次不等，间隔4～6周。

（3）755nm紫翠玉宝石皮秒激光：又称755nm Alexandrite皮秒激光。755nm紫翠玉宝石皮秒激光的脉宽比黑素小体的热弛豫时间短很多，因此，755nm紫翠玉宝石皮秒激光照射可对黑素颗粒产生较强的选择性光热和光破坏效应，从而破坏黑素小体。建议能量密度从0.25～0.71J/cm^{2}逐渐增加，脉冲宽度为750ps。皮秒激光的短脉宽能显著降低不良反应的发生率。需治疗6～8次，治疗间隔为4周。

（4）非剥脱1927nm点阵铥激光：瑞尔黑变病色素沉着的发生机制与真表皮交界处的炎症和损伤密切相关。1927nm波长对水的吸收系数高于1550nm波长，最大穿透深度为200μm。与穿透深度范围为1400～1500nm的1550nm波长相比，它可以通过微热损伤区（microthermal zone，MTZ）更有效地靶向作用于皮肤真表皮交界处的黑素颗粒，使对皮肤的炎症损伤最小化，在逆转真表皮交界处（基底膜）损伤的同时刺激真皮浅层胶原和弹力纤维的新生，即达到真皮的重塑作用。建议脉冲能量设置为10～20mJ，在每次治疗中重复多次（3～5遍）。

（5）治疗禁忌证：对于瑞尔黑变病炎症期（伴有反复瘙痒、红斑或鳞屑）的患者不建议即刻进行光电治疗。此外，有严重器质性疾病者、具有光敏性疾病的患者、孕妇、哺乳期妇女、对激光治疗无法配合或有不恰当治疗预期的患者均属治疗禁忌。

（6）术前准备：术前1个月内应避免日光暴晒；术前2周内建议停用维A酸类或其他刺激性较大的外用药物及化学换肤术；对面部伴有的其他皮肤病应予以控制；在激光照射前应清洁治疗区。

（7）术后护理：与常规激光治疗相同，术后护理主要包括预防感染和避光两个方面。

1）预防感染：术后可局部外用抗生素，涂抹不宜太厚，薄薄一层即可，一般每天2次，持续1～2周，直至痂皮脱落。如有比较严重的反应（如水肿、渗出、水疱等），需口服或静脉滴注抗生素。同时应避免搔抓治疗区域。

2）避光：术后应尽可能避免日光暴晒，建议外用防晒霜，防晒系数（sun protection factor，SPF）一般在30以上。

（8）激光副作用及防治

1）近期副作用：①瘙痒，主要发生于色素较深或皮肤薄嫩的区域。瘙痒通常可以忍受，在数天内自行消退。②红斑，主要发生于色素较深的皮损，其对激光能量吸收较多，因而反应就比较重。红斑通常在数天内自行消退。③紫癜，主要发生于组织比较薄嫩、血管比较丰富的部位，如眼睑、颞部等，尤其多见于调Q Nd：YAG激光术后，一般1周左右消退，不需要特殊处理。④水疱，主要发生于色素较深的皮损，其对激光能量吸收较多，因而反应就比较重。水疱一般米粒大小，疱液澄清，多于1～2周后干涸。为预防水疱的发生，应于术前选择合理的技术参数（尤其是剂量）。一旦出现水疱，应积极预防感染，可外用、口服抗生素，必要时可静脉滴注，切忌搔抓。

2）远期副作用：①色素沉着，不同激光色素沉着发生率有所不同，不能排除瑞尔黑变病患者本身合并炎症后色素沉着在激光治疗后进一步加深的情况。不过均为暂时性，多于3～6个月内消退。术后外用防晒霜（SPF30以上）有助于预防色素沉着的发生。其他防治措施包括联合外用脱色剂（如氢醌、曲酸、熊果苷等）、口服维生素E和维生素C、口服氨甲环酸等，都有不同程度的疗效。②色素减退，可见于紫翠玉宝石皮秒激光及调Q Nd：YAG激光治疗后。激光术后色素减退多为暂时性，基本上于6个月左右消退。对于色素减退，一般无特殊处理，术前选择合适的能量密度，并在术后及时发现并停止色素减退部位的重复激光治疗，有助于预防该并发症的发生。③复发，一般非炎症期的稳定性瑞尔黑变病激光治疗后很少出现复发。如出现复发，应积极排查诱因，可继续激光治疗，同时联合其他外用或口服药治疗。

七、炎症后色素沉着或减退

（一）定义与病因

炎症后色素沉着（post-inflammatory hyperpigmentation，PIH），是指皮肤在炎症后出现的局部肤色加深，是Fitzpatrick Ⅲ～Ⅳ型亚洲人群中常见的获得性色素性疾病。其机制主要是皮肤炎症反应导致的局部黑素细胞活化和色素合成增加。常见炎症性皮肤病，如痤疮、湿疹、接触性皮炎及化学剥脱、光电治疗等医美操作后，均可能出现PIH。尽管PIH是一种自限性疾病，临床通常需数月甚至数年才能逐渐消退，其造成的心理负担和外观影响有时甚至超过原发病。同时，光电治疗术后的PIH也成为求美者的主要顾虑之一；针对中国人群的研究显示，剥脱性CO_2点阵激光术后1个月PIH发生率约为50%，并有9%～11%的患者PIH持续3个月及以上。

预防PIH需要及时治疗控制原发皮肤炎症，并注意防晒、避免局部搔抓和摩擦。目前减轻色素沉着的手段包括外用药物、化学剥脱及光电治疗。在PIH的治疗中需谨防治疗本身造成皮肤炎症刺激，导致色素沉着的进一步加重。

皮肤炎症反应过于剧烈可能导致黑素细胞色素合成减少甚至黑素细胞数目减少，而出现炎症后色素减退，临床常见于深肤色人群。炎症后色素减退的病因：①炎症性皮肤病，如银屑病、脂溢性皮炎、红斑狼疮、硬化萎缩性苔藓，以及结节病等；②感染性皮肤病，如梅毒等；③肿瘤性皮肤病，如蕈样肉芽肿等；④外源性损伤，如激光、冷冻、烧伤、化学剥脱、手术外伤及一些外用药物刺激等。Ruiz等提出“个体色素倾向”理论，认为个体在皮肤炎症后出现色素沉着或减退或与黑素细胞功能的遗传背景有关，影响了黑素细胞应对炎症刺激后的不同转归。

一般在原发病控制后，炎症后色素减退可逐渐消退。外用药物、光疗及光电治疗可用于改善顽固的炎症后色素减退皮损。

（二）临床表现

PIH一般局限于皮肤炎症部位，根据色素分布的深浅分为表皮型PIH和真皮型PIH两种。表皮型PIH为棕褐色，一般需数月至数年逐渐消退，其机制主要是表皮炎症反应促进黑素细胞的增殖分化和色素的合成传递，导致表皮色素颗粒的增多。真皮型PIH常为蓝灰色或蓝黑色，持续时间更久，甚至在不经治疗的情况下可能永久存在；主要见于扁平苔藓、红斑狼疮、固定性药疹等界面炎症疾病，黑素颗粒落入真皮被吞噬后形成不易被代谢的噬色素细胞（色素失禁）。临床可通过Wood灯区分表皮型PIH和真皮型PIH，一般表皮型PIH色素在Wood灯下边界清楚，边缘强化；而真皮型PIH色素在Wood灯下边界模糊，边缘没有荧光增强。PIH的严重程度和发生发展受到多重因素的影响，炎症反应的程度及深度、基膜屏障受损程度、黑素细胞稳定性均可能影响色素沉着的外观及消退时间。持续的皮肤炎症、外伤摩擦、紫外线照射及治疗导致的炎症刺激均可能导致PIH的加重。

炎症后色素减退通常继发于炎症性皮损，或与原发皮损并存。表皮炎症反应对色素合成、转运和代谢中任一环节的干扰均可能导致色素减退的结果，局部严重的炎症反应甚至可能导致功能性黑素细胞的减少甚至死亡。大部分炎症后色素减退表现为色素的减少而非缺失，仅在个别疾病，如严重的特应性皮炎或盘状红斑狼疮中可见到完全脱色的皮损。因此临床可通过Wood灯与白癜风等色素脱失类皮损相鉴别。炎症后色素减退的病因相对复杂，有时临床需结合组织病理学检查以明确原发病诊断。

（三）预防及治疗

1. PIH的预防及治疗　目前PIH的治疗仍然是临床比较棘手的问题。由于炎症反应是PIH的重要诱因，有效及时地控制原发病是预防PIH最关键的一步，也是后续治疗的前提。此外，所有患者均需要严格防晒，使用SPF≥30的防晒霜、避免暴晒户外活动、穿戴防晒衣帽，以避免PIH因日晒而加重。尽管缺乏高质量大样本研究，采用外用药物仍然是公认的PIH一线治疗方式，化学剥脱和光电治疗也有一定的疗效。区分表皮型PIH和真皮型PIH有助于选择针对性的治疗，一般外用药物对表皮型疗效更好，而真皮型则倾向于选择激光治疗。

（1）外用药物：氢醌（hydroquinone，HQ，浓度为2%～4%）是治疗PIH的经典药物，通过抑制酪氨酸酶来减少色素合成、减轻色素沉着，疗效确切。但在临床使用中，部分患者可能出现接触性皮炎的不良反应；另外，由于氢醌对黑素细胞有一定毒性，可能造成永久性色素脱失。长期使用还可能导致难以治疗的外源性褐黄病，多出现在频繁高浓度使用的曝光部位皮肤，在南非人群中多见，但也偶在低浓度长期使用后发生，故不建议长期使用，并需在用药期间做好防晒。由此，国外目前更推荐使用更安全、刺激性更小的氢醌、糖皮质激素、维A酸三联复方制剂供PIH及黄褐斑使用，如4%氢醌、0.05%维A酸和0.01%氟轻松，临床研究显示可有效改善色素沉着，且不良反应少、耐受性好。对甲氧酚是氢醌更为安全的衍生物，刺激性相对小，且对黑素细胞无毒性作用，与维A酸的复合制剂在临床研究中可达到与氢醌相仿的疗效。

维A酸类药物可通过促进表皮代谢更替、抑制色素转运达到改善色素沉着的作用。临床研究显示第三代维A酸类药物阿达帕林和他扎罗汀均可安全有效用于深肤色人群PIH的治疗，尤适用于痤疮后的PIH治疗。避光及局部点涂的宣教和指导对于减少局部刺激及提高患者长期使用的依从性尤为重要。

其他具有美白效果的成分，如曲酸、壬二酸、熊果苷、维生素C、烟酰胺、阿魏酸、间苯二酚、N-乙酰葡糖胺、甘草提取物、大豆提取物等，通过抗氧化、抗炎及抑制色素合成、转运等机制改善色素沉着，具有良好的耐受性和安全性，已越来越多地用于临床，可单用或与其他治疗联用改善PIH皮损。

（2）化学剥脱：化学剥脱剂主要包括果酸和水杨酸，是针对深肤色人群PIH安全有效的治疗选择。临床研究显示，较之单用外用药物（氢醌和维A酸类），外用药物联合水杨酸可更快更有效地改善PIH，并提亮整体肤色。尤其推荐浅层水杨酸焕肤治疗用于合并炎症性痤疮的PIH和痤疮后PIH。在化学剥脱术后，需及时进行冷敷，并指导患者在术后1周内温和地进行清洁和护肤，在红斑消退、皮肤恢复正常耐受后，尽快开始涂抹SPF≥30的广谱防晒霜。对于深肤色人群，可适当地延长化学剥脱的治疗间隔。

（3）光电治疗：由于光电治疗本身可能导致PIH，目前光电治疗主要作为PIH的二线治疗方法，用于局部治疗效果欠佳的顽固性色素沉着皮损。尽管多种激光都可以发挥以色素为靶色基的选择性光热作用，系统回顾显示治疗PIH疗效最确切的是1064nm调Q Nd：YAG激光，其次是强脉冲光。而既往选择的调Q红宝石激光和非剥脱性点阵激光在目前临床数据下在PIH方面疗效有限。此外，小样本研究显示蓝光光动力治疗可在改善痤疮的同时改善痤疮后PIH。

为了预防激光术后的PIH，术前术后的准备都非常重要。专家建议在激光治疗前至少6周开始规律使用防晒霜。术中根据患者的皮肤类型选择尽量保守的能量参数进行治疗，并根据患者皮肤类型适当延长治疗间隔。术后注意及时冷却和使用合适的敷料，指导患者正确处理结痂皮损，并严格防晒。术后即刻外用糖皮质激素虽能减少PIH的发生，但也干扰了伤口愈合，增加感染发生率，目前使用仍有争议。此外，激光术后口服氨甲环酸并不能预防PIH的发生，故不作为常规推荐。

2. 炎症后色素减退的预防及治疗 与治疗PIH相同，治疗炎症后色素减退时治疗导致色素减退的原发疾病是至关重要的。大部分炎症后色素减退在原发病治愈后数周至数月可自行好转。对于影响美观、面积较大、经久不退的皮损，可考虑进行治疗。炎症后色素减退目前主要的治疗是外用药物、窄谱紫外线及308准分子激光治疗。

外用吡美莫司乳膏可显著改善脂溢性皮炎导致的炎症后色素减退。外用前列腺素类似物（bimatoprost，prostaglandins $PGF_{2\alpha}$ analogue）可促进黑素细胞树突形成和向角质形成细胞的传递，临床研究中配合铒激光可用于治疗炎症后色素减退的瘢痕。光疗，包括补骨脂光化学疗法（psoralen ultraviolet A，PUVA）、窄波UVB（narrowband UVB）和308准分子激光，均有助于促进炎症后色素减退皮损的复色。剥脱性点阵激光及非剥脱性点阵激光也有用于治疗炎症后色素减退的成功报道，但对于肤色较深的人群，需特别警惕治疗本身导致色素脱失的副作用。其他，如使用遮盖剂和表皮移植也可用于治疗对外观影响较大的皮损。

八、唇黏膜黑素斑与咖啡斑

（一）唇黏膜黑素斑

1. 定义与病因 唇黏膜黑素斑通常并非一种单独的疾病，常为其他疾病或综合征的表现之一。其中最常见的就是色素沉着-息肉综合征，本病以唇、口腔黏膜色素斑点和肠道息肉为特征，又称口周黑子病或Peutz-Jeghers综合征，由Peutz在1921年首次报道，Jeghers等于1949年进一步补充。我国自1958年陆续有报道。本病属于常染色体显性遗传，在家族中有不同程度的外显性，有的患者仅有典型的色素沉着斑或胃肠道息肉。本病的致病基因*STK11*位于19P13.3，属于一种抑癌基因。

2. 临床表现 唇黏膜黑素斑大多在出生后或幼儿期发生，成年后发生少见，男女均可发病。本病皮肤黏膜的色素斑具有特异性，大多分布于口周、唇周（特别是下唇）、口腔黏膜，也可见于手指、足趾、手掌及足背，主要表现为黑色或黑褐色斑点、斑片，大小从针尖至绿豆，数目不一，从数十个到数百个不等（图2-1-43）。口腔黏膜色素斑呈圆形、卵圆形或不规则形，与周围皮肤分界明显，以颊黏膜最多。部分患者也可以只有黏膜色素斑而无皮肤表现。色素斑的大小和颜色不受紫外线影响。色素斑的数目、大小、分布也与胃肠道息肉无关。

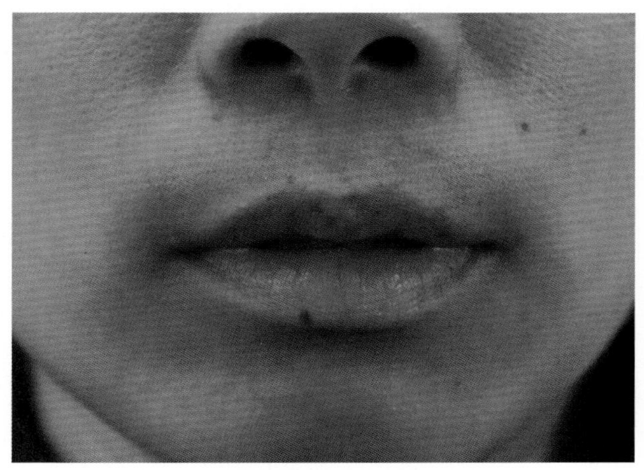

图2-1-43 唇黏膜黑斑的临床表现（南方医科大学皮肤病医院供图）

胃肠道息肉的出现通常比皮肤色素斑晚，常在10～30岁出现，可累及整个胃肠道，以小肠为主，特别是空肠、回肠。息肉常呈多发性，大小不等，小如针头，大如蛋黄，小者基底宽而无蒂，大者呈分叶状且多有蒂。患者可因息肉的局部刺激而出现腹痛、黑便、腹泻、嗳气等症状，严重者甚至可能出现肠套叠、肠梗阻等，这也是息肉有恶变倾向的标志，应予重视。总的来说，息肉的癌变率为3%～25%，息肉的大小是否与癌变相关，有待于进一步研究。此外，本病还可伴发甲营养不良、脊柱侧凸、卵巢囊肿、皮肤毛细血管扩张、先天性心脏病等。色素沉着-息肉综合征也被认为是一种肿瘤易感综合征，本病患者常容易发生肠道、胰腺、卵巢、睾丸、乳房和子宫的良、恶性肿瘤。

3. 诊断及鉴别诊断 组织学上，色素斑处示表皮基底层内黑素增多，黑素细胞增加，真皮浅层有噬色素细胞，而息肉常为良性腺样错构瘤。

最需与本病鉴别的疾病为劳吉尔-亨齐克综合征（Laugier-Hunziker syndrome），是一种唇、口腔黏膜和指（趾）甲获得性色素沉着性疾病，本病多为散发，色素斑一般在成人后出现，多发在30～50岁。本病的黏膜色素斑好发于唇、颊黏膜、硬腭和指（趾）甲，皮损为圆形、卵圆形或不规则的色素沉着斑，可单发、群集或融合成片，表面光滑，一般无自觉症状。60%的患者有甲色素沉着。本病不伴有结肠息肉，病程慢性，常进行性加重。其他疾病，如色素痣、恶性黑素瘤等也会表现为唇黏膜黑素斑，可以通过组织病理学等与之鉴别。

4. 治疗 本病的色素斑可以不治疗，若出于美观因素需要治疗可采用激光疗法，常用的激光有调Q Nd：YAG激光、调Q红宝石激光、调Q翠绿宝石激光、铒激光等，但治疗后容易复发。息肉的处理依据患者的临床症状而定，若症状不明显可对症处理；若症状明显或存在癌变的可能，应做选择性肠段切除。但是由于胃肠道息肉常多发，且分布广泛，预防性切除肠段并无很大的意义。

（二）咖啡斑

1. 概述 咖啡斑又称咖啡牛奶斑（café-au-lait macule，CALM），在正常人群中的发生率为10%～20%，无明显性别差异，可单发或多发，但在有咖啡斑的正常人中，98.8%的患者仅有3处以内皮疹。大多数患咖啡斑的人不伴有其他异常，但多处咖啡斑可能是发生系统性疾病的标志，其中最常见的是神经纤维瘤，神经纤维瘤患者约有90%同时伴发咖啡斑。有6片以上直径大于1.5cm的咖啡斑，通常即提示Ⅰ型神经纤维瘤。其他可伴发咖啡斑的疾病包括结节性硬化、多发性骨性纤维发育不良伴性早熟综合征（McCune-Albrihgt综合征）、Watson综合征、努南（Noonan）综合征、Jaffe-Campanacci综合征、Silver-Russell综合征、LEOPARD综合征、共济失调性毛细血管扩张症、Westerhof综合征、Cowden病、基底细胞痣综合征、Bloom综合征、Mukamel综合征等。

2. 临床表现 咖啡斑在临床上表现为圆形、卵圆形或不规则形的色素沉着性斑片，颜色由淡褐色到深褐色，表面光滑，边界清楚，除掌跖部位外，身体任何部位均可受累，但多发生于面部和躯干，直径在1～200mm不等，在成人平均直径2～5cm（图2-1-44），通常在出生或婴幼儿时期出现，随着年龄增长及身体的生长发育呈比例增大，但其形态一般不发生改变。

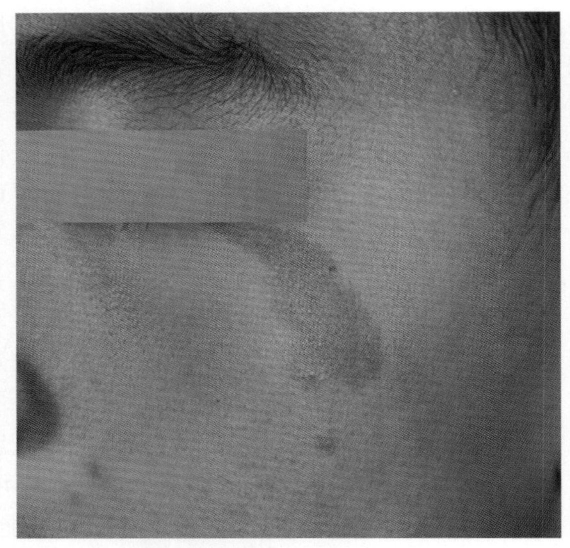

图2-1-44　咖啡斑的临床表现（南方医科大学皮肤病医院供图）

从组织病理学上看，咖啡斑表现为表皮内多巴阳性反应，孤立性的咖啡斑表皮基底层黑素细胞的密度正常，但细胞比较活跃，而在合并神经纤维瘤的患者中，基底层黑素细胞的密度增加，角质形成细胞和黑素细胞内可见散在异常大的黑素颗粒（巨大黑素体），直径可达数微米。

3. 治疗　除非合并其他疾病，咖啡斑本身不影响健康，也无恶变倾向，通常可以不治疗。但是由于其好发于面部或其他曝光部位，对美观方面有较大的影响，患者通常有治疗需求。最早期的治疗方法主要有手术切除、CO_2激光、脱色剂、冷冻和磨削等，但这些治疗通常会对周围正常组织造成不可逆的损伤，容易出现瘢痕及较严重的色素沉着或色素减退，目前已经逐渐被淘汰。目前治疗咖啡斑首选激光治疗，常用的激光包括铜蒸汽激光、调Q Nd: YAG激光、调Q红宝石激光、调Q翠绿宝石激光、铒激光和脉冲染料激光等，但目前所报道的疗效差异较大，且需多次治疗。相对来说，面部的咖啡斑对激光治疗更为敏感，经过数次治疗后，约有一半的患者咖啡斑颜色减退或消失，但复发率较高，通常会在1年内复发。总体来说，虽然现在可用来治疗咖啡斑的激光种类很多，但还没有一种激光能达到稳定、理想的疗效，疗效及复发率与激光类型也无明显联系。根据患者的发病年龄、部位、皮损颜色、皮肤类型，将不同波长的激光相结合，选择个性化的治疗方案可能对提高咖啡斑治疗效果及降低复发率有一定的帮助。

4. 治疗案例展示

案例1：唇黏膜黑素斑患者，使用调Q紫翠玉激光治疗3次后，皮损前后对比，治疗参数：能量密度为6.0J/cm^2，光斑大小为3mm（图2-1-45）。

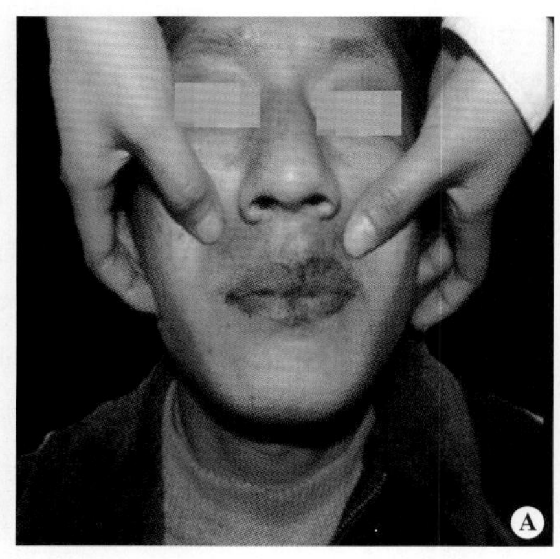

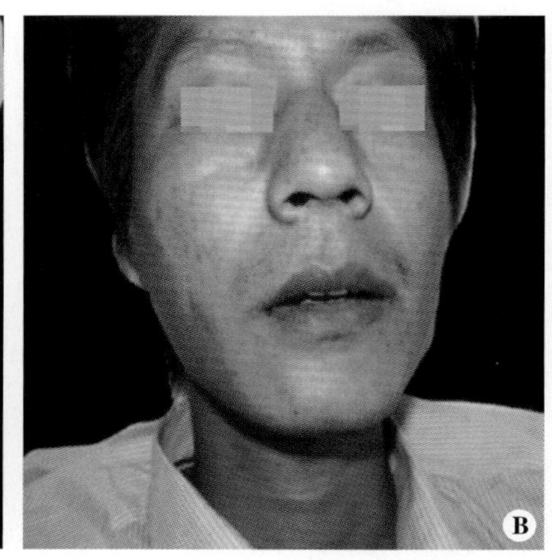

图2-1-45　调Q紫翠玉激光治疗唇黏膜效果图对比

A. 治疗前；B. 治疗后

案例2：咖啡斑患者，使用皮秒755激光治疗1次后，治疗前后对比，治疗参数：能量密度为3.49J/cm^2，光斑大小为2.7mm（图2-1-46）。

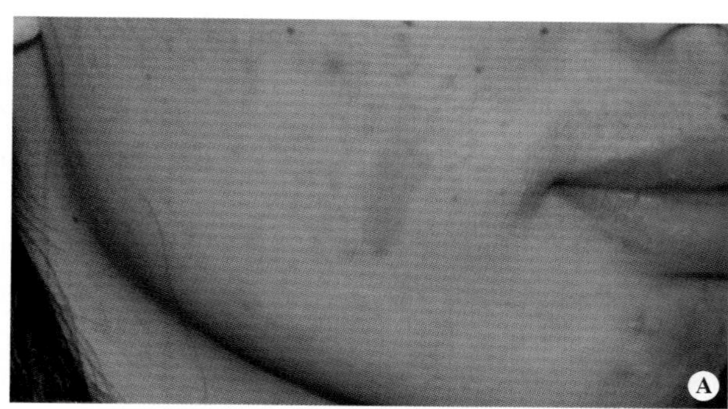
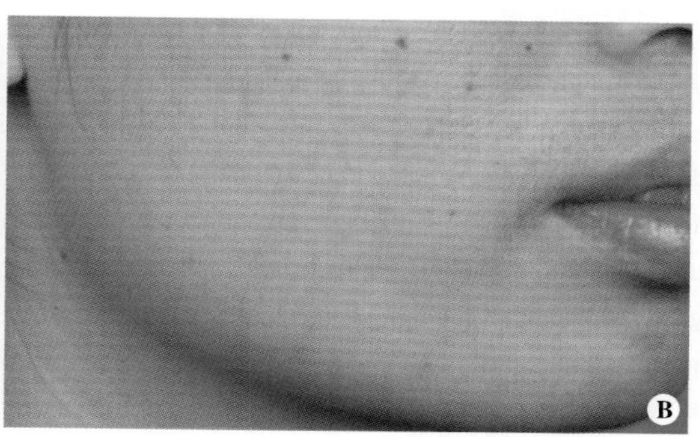

图2-1-46 皮秒755激光治疗咖啡斑效果图对比

A. 治疗前；B. 治疗后

（编者：张成锋；审校：陶旌晶，刘振锋）

参考文献

常建民，2006. 伊藤痣. 临床皮肤科杂志，(8)：485-486.

陈军，刘健航，2007. 咖啡牛奶色斑. 国际皮肤性病学杂志，33(6)：357-359.

陈磊，吴庆贞，朱焕生，2000. 紫翠玉宝石激光治疗太田痣疗效分析. 上海第二医科大学学报，(6)：553-555.

陈文静，向芳，李子君，2020. Q开关激光治疗咖啡斑的回顾性分析. 中国美容医学，29(7)：25-28.

戴益琛，谢军培，曾伟，等，2008. 中国大陆黑斑息肉综合征临床荟萃分析. 临床内科杂志，25(8)：526-527.

黄骏，许爱娥，2018. 反射式共聚焦显微镜和皮肤镜在评估黑变病综合疗法效果中的应用. 中华皮肤科杂志，51(6)：440-442.

健航，左雯君，钱晖，2000. Q-开关红宝石激光治疗246例太田痣. 中华皮肤科杂志，(1)：26-28.

李建国，2015. 太田痣及诊疗进展. 中国医学文摘-皮肤科学，32(5)：496-500，466.

李薇薇，邹先彪，2019. 面部常见皮肤病皮肤镜诊断专家共识. 中国医学前沿杂志（电子版），11(8)：12-22.

林孟盈. 2020. 530-750nm波长强脉冲光治疗面部日光性黑子的疗效及安全性评价. 中国医疗美容，10(7)：71-73.

龙雅静，胡念芳，2020. 咖啡斑的研究进展与治疗方法. 临床皮肤科杂志，49(9)：565-572.

娄书艳，田蕾，杨淑兰，2014. 调Q开关Nd：YAG激光治疗太田痣的疗效观察. 中国激光医学杂志，32(5)：262.

马东来，刘克英，李军，等，2006. Laugier-Hunziker综合征. 临床皮肤科杂志，35(12)：757-759.

马静雯，董文馨，卢忠，2018. 调Q紫翠玉激光治疗获得性太田痣样斑114例疗效分析. 中国眼耳鼻喉科杂志，(3)：178-180.

孟凡海，金刚石，钱群花，2020. 磨削术加冷冻治疗伊藤痣8例观察. 沈阳医学院学报，(2)：92-97.

苏怡帆，何梅，谢洪霞，等，2015. 强脉冲光联合Q532nm激光治疗雀斑120例临床观察. 中国美容医学，4(9)：43-45.

滕雯，王敏，于宏，等，2010. Q开关Nd：YAG激光治疗色素沉着-息肉综合征中色素沉着的疗效. 中国美容整形外科杂志，21(6)：339-341.

汪治中，卫连坤，牟贤龙，1999. 颧部褐青色痣危险因素的病例对照研究. 中华流行病学杂志，20(2)：102-103.

王宏伟，王家璧，左亚刚，2004. 太田痣患者真皮黑素细胞免疫组化研究. 中国麻风皮肤病杂志，20(3)：217-219.

王永贤，周俊，2015. 颧部褐青色痣及其研究进展. 中国医学文摘-皮肤科学，32(5)：489-495.

吴志波，孙慧，周颖华，2018. 皮秒激光治疗颧部褐青色痣临床观察. 中国美容医学，27(6)：78-80.

袁岸龙，寇继光，夏冰，2011. 黑斑息肉综合征患者临床特点调查分析. 中华消化杂志，31(6)：417-419.

张凯，姬瑜，2015. 太田痣的激光治疗进展. 中国麻风皮肤病杂志，31(9)：543-545.

张涛，黎冻，周翔，2015. Q开关Nd：YAG激光两种治疗参数治疗颧部褐青色痣的疗效比较. 中国医学文摘（皮肤科学），(5)：101-102.

赵辨，2009. 中国临床皮肤病学. 南京：江苏科学技术出版社.

中国中西医结合学会皮肤性病专业委员会色素病学组，2018. 白癜风诊疗共识（2018版）. 中华皮肤科杂志，(4)：247-250.

中国中西医结合学会皮肤性病专业委员会色素病学组，中华医学会皮肤性病学分会白癜风研究中心，中国医师协会皮肤科医师分会色素病工作组，2021. 中国黄褐斑诊疗专家共识（2021版）. 中华皮肤科杂志，54(2)：110-115.

Abad-Casintahan F，Chow SK，Goh CL，et al，2016. Frequency and characteristics of acne-related post-inflammatory hyperpigmentation. J Dermatol，43(7)：826-828.

Abdel-Naser MB，Seltmann H，Zouboulis CC，2012. SZ95 sebocytes induce epidermal melanocyte dendricity and proliferation in vitro. Exp Dermatol，21(5)：393-395.

Agbai O，Hamzavi I，Jagdeo J，2017. Laser treatments for postinflammatory hyperpigmentation a systematic review.

JAMA Dermatol，153（2），199-206.

Agero A，Lahmar JJ，Holzborn RM，2010. Naevus of Ota presenting in two generations：a mother and daughter. J Eur Acad Dermatol Venereol，23（1）：102-104.

Almond-Roesler B，Zouboulis CC，2000. Successful treatment of solar lentigines by brief gentle cryosurgery using a Kryomed device. Br J Dermatol，143（1）：216-218.

Bernier A，Larbrisseau A，Perreault S，2016. Café-au-lait macules and neurofibromatosis type 1：A review of the literature. Pediatr Neurol，60：24-29.

Bissonnette R，Nigen S，Bolduc C，et al，2008. Protection afforded by sunscreens containing inorganic sunscreening agents against blue light sensitivity induced by aminolevulinic acid. Dermatol Surg，34（11）：1469-1476.

Bolognia JL，2018. Dermatology. 4th ed. Amsterdam：Elsevier.

Bowden NA，Beveridge NJ，Ashton KA，et al，2015. Under-standing xeroderma pigmentosum complementation groups using gene expression profiling after UV-Light exposure. Int J Mol Sci，16（7）：15985-15996.

Burns RL，Prevost-Blank PL，Lawry MA，et al，1997. Glycolic acid peels for postinflammatory hyperpigmentation in black patients. A comparative study. Dermatol Surg，23（3）：171-174.

Carlson JA，Grabowski R，Mu XC，et al，2002. Possible mechanisms of hypopigmentation in lichen sclerosus. Am J Dermatopathol，24（2）：97-107.

Chan HH，Kono T，2004. The use of lasers and intense pulsed light sources for the treatment of pigmentary lesions. Skin Therapy Lett，9（8）：5-7.

Chan HHL，King WWK，Chan ESY，2015. In vivo trial comparing patients' tolerance of Q-switched Alexandrite（QS Alex）and Q-switched neodymium：yttrium-aluminum-garnet（QS Nd：YAG）lasers in the treatment of nevus of Ota. Lasers Surg Med，24（1）：24-28.

Chan NP，Ho SG，Yeung CK，et al，2010. Fractional ablative carbon dioxide laser resurfacing for skin rejuvenation and acne scars in Asians. Lasers Surg Med，42（9）：615-623.

Chaowattanapanit S，Silpa-Archa N，Kohli I，et al，2017. Postinflammatory hyperpigmentation：A comprehensive overview：Treatment options and prevention. J Am Acad Dermatol，77（4）：607-621.

Chen N，Hu Y，Li WH，et al，2010. The role of keratinocyte growth factor in melanogenesis：a possible mechanism for the initiation of solar lentigines. Exp Dermatol，19（10）：865-872.

Cho MY，Roh MR，2020. Successful Treatment of Riehl's Melanosis With Mid-Fluence Q-Switched Nd：YAG 1064-nm Laser. Lasers Surg Med，52（8）：753-760.

Choi CW，Jo G，Lee DH，et al，2019. Analysis of clinical features and treatment outcomes using 1，064-nm Nd-YAG laser with topical hydroquinone in patients with riehl's melanosis：a retrospective study in 10 patients. Ann Dermatol，31（2）：127-132.

Crivellato E，Nico B，Ribatti D，2008. Mast cells and tumour angiogenesis：new insight from experimental carcinogenesis. Cancer Lett，269（1）：1-6.

Cui T，Zhang W，Li S，et al，2019. Oxidative stress-induced hmgb1 release from melanocytes：a paracrine mechanism underlying the cutaneous inflammation in vitiligo. J Invest Dermatol，139（10）：2174-2184.

Davinder P，Amrinderjit K，2010. Oral minocycline in the treatment of vitiligo—a preliminary study. Dermatol Ther，23（3）：305-307.

Davis EC，Callender VD，2010. Postinflammatory hyperpigmentation：a review of the eepidemiology，clinical features，and treatment options in skin of color. J Clin Aesthet Dermatol，3（7）：20-31.

Eimpunth S，Wanitphadeedecha R，Manuskiatti W，2013. A focused review on acne-induced and aesthetic procedure-related postinflammatory hyperpigmentation in Asians. J Eur Acad Dermatol Venereol，27 Suppl 1：7-18.

Eriksson N，Macpherson JM，Tung JY，et al，2010. Web-based，participant-driven studies yield novel genetic associations for common traits. PLoS Genet，6（6）：e1000993.

Ezzedine K，Lim HW，Suzuki T，et al，2012. Revised classification/nomenclature of vitiligo and related issues：the Vitiligo Global Issues Consensus Conference. Pigment Cell Melanoma Res，25（3）：E1- E13.

Ezzedine K，Mauger E，Latreille J，et al，2013. Freckles and solar lentigines have different risk factors in Caucasian women. J Eur Acad Dermatol Venereol，27（3）：e345-e356.

Fleischer AB Jr，Schwartzel EH，Colby SI，et al，2000. The combination of 2% 4-hydroxyanisole（Mequinol）and 0. 01% tretinoin is effective in improving the appearance of solar lentigines and related hyperpigmented lesions in two double-blind multicenter clinical studies. J Am Acad Dermatol，42（3）：459-467.

Giardiello FM，Welsh SB，Hamilton SR，et al，1987. Increased risk of cancer in the Peutz-Jeghers syndrome. N Engl J Med，316（24）：1511-1514.

Gil I，Segura S，Martinez-Escala E，et al，2010. Dermoscopic and reflectance confocal microscopic features of exogenous ochronosis. Arch Dermatol，146（9）：1021-1025.

Goldberg DJ，Nychay SG，1992. Q-switched ruby laser treatment of nevus of Ota. J Dermatol Surg Oncol，18：817-821.

Grimes P，Callender V，2006. Tazarotene cream for

postinflammatory hyperpigmentation and acne vulgaris in darker skin: a double-blind, randomized, vehicle-controlled study. Cutis, 77(1): 45-50.

Grimes PE, 2009. Management of hyperpigmentation in darker racial ethnic groups. Semin Cutan Med Surg, 28(2): 77-85.

Hemminki A, Markie D, Tomlinson I, et al, 1998. A serine/threonine kinase gene defective in Peutz-Jeghers syndrome. Nature, 391(6663): 184-187.

Hexsel D, Hexsel C, Porto MD, et al, 2015. Triple combination as adjuvant to cryotherapy in the treatment of solar lentigines: investigator-blinded, randomized clinical trial. J Eur Acad Dermatol Venereol, 29(1): 128-133.

High WA, Pandya AG, 2006. Pilot trial of 1% pimecrolimus cream in the treatment of seborrheic dermatitis in African American adults with associated hypopigmentation. J Am Acad Dermatol, 54(6): 1083-1088.

Hizawa K, Iida M, Matsumoto T, et al, 1993. Cancer in Peutz-Jeghers syndrome. Cancer, 72(9): 2777-2781.

Ho SG, Chan NP, Yeung CK, et al, 2012. A retrospective analy- sis of the management of freckles and lentigines using four different pigment lasers on Asian skin. J Cosmet Laser Ther, 14(2): 74-80.

Ho SG, Yeung CK, Chan NP, et al, 2011. A comparison of Q- switched and long-pulsed alexandrite laser for the treatment of freckles and lentigines in oriental patients. Lasers Surg Med, 3(2): 108-113.

Huang L, 2012. A new modality for fractional CO_2 laser resurfacing for acne scars in Asians. Lasers Med Sci, 28(2): 627-632.

Hüls A, Vierkötter A, Gao W, et al, 2016. Traffic-Related Air Pollution Contributes to Development of Facial Lentigines: Further Epidemiological Evidence from Caucasians and Asians. J Invest Dermatol, 136(5): 1053-1056.

Imokawa G, 2019. Melanocyte Activation Mechanisms and Rational Therapeutic Treatments of Solar Lentigos. Int J Mol Sci, 20(15): 3666.

Iriyama S, Ono T, Aoki H, et al, 2011. Hyperpigmentation in human solar lentigo is promoted by heparanase-induced loss of heparan sulfate chains at the dermal-epidermal junction. J Dermatol Sci, 64(3): 223-228.

Iwayama T, Oka M, Fukumoto T, 2020. Treatment of henna-induced Riehl's melanosis with a 755-nm picosecond alexandrite laser. Lasers Med Sci, 35(7): 1659-1661.

Jacobs LC, Wollstein A, Lao O, et al, 2013. Comprehensive can- didate gene study highlights UGT1A and BNC2 as new genes determining continuous skin color variation in Europeans. Hum Genet, 132(2): 147-158.

Jang YH, Lee JY, Kang HY, et al, 2010. Oestrogen and progesterone receptor expression in melasma: an immunohistochemical analysis. J Eur Acad Dermatol Venereol, 24(11): 1312-1316.

Jian Z, Li K, Song P, et al, 2014. Impaired activation of the Nrf2-ARE signaling pathway undermines H_2O_2-induced oxidative stress response: a possible mechanism for melanocyte degeneration in vitiligo. J Invest Dermatol, 134(8): 2221-2230.

Jin Y, Mailloux CM, Gowan K, et al, 2007. NALP1 in vitiligo-associated multiple autoimmune disease. N Engl J Med, 356(12): 1216-1225.

Kang HY, Bahadoran P, Ortonne JP, 2010. Reflectance confocal microscopy for pigmentary disorders. Exp Dermatol, 19(3): 233-239.

Kang WH, Yoon KH, Lee ES, et al, 2002. Melasma: histopathological characteristics in 56 Korean patients. Br J Dermatol, 146(2): 228-237.

Karn D, CSK, Amatya A, et al, 2012. Q-Switched Neodymium- Doped Yttrium Aluminum Garnet laser therapy for pigmented skin lesions: efficacy and safety. Kathman-du Univ Med J(KUMJ), 10(38): 46-50.

Kato H, Araki J, Eto H, et al, 2011. A prospective randomized controlled study of oral tranexamic acid for preventing postinflammatory hyperpigmentation after Q-switched ruby laser. Dermatol Surg, 37(5): 605-610.

Kikuchi, K. 2005. Influence of environmental stress on skin tone, color and melanogenesis in Japanese skin. Int J Cosmet Sci, 27: 52-54.

Kim EH, Kim YC, Lee ES, et al, 2007. The vascular characteristics of melasma. J Dermatol Sci, 46(2): 111-116.

Kim JM, Kim NH, Tian YS, et al, 2012. Light-emitting diodes at 830 and 850 nm inhibit melanin synthesis in vitro. Acta Derm Venereol, 92(6): 675-680.

Kim NH, Lee CH, Lee AY, 2010. H19 RNA downregulation stimulated melanogenesis in melasma. Pigment Cell Melanoma Res, 23(1): 84-92.

Kim SM, Hwang S, Almurayshid A, 2021. Non-ablative 1927 nm fractional thulium fiber laser: new, promising treatment modality for Riehl's melanosis. Lasers Surg Med, 53(5): 640-646.

Krutmann J, Schikowski T, Morita A, et al, 2021. Environmentally-induced (extrinsic) skin aging: exposomal factors and underlying mechanisms. J Invest Dermatol, 141(4S): 1096-1103.

Kumarasinghe SPW, Pandya A, Chandran V, et al, 2019. A global consensus statement on ashy dermatosis, erythema dyschromicum perstans, lichen planus pigmentosus, idiopathic eruptive macular pigmentation, and Riehl's melanosis. Int J Dermatol, 58(3): 263-272.

Lee AY，2015. Recent progress in melasma pathogenesis. Pigment Cell Melanoma Res，28（6）：648-660.

Leone G，Iacovelli P，Vidolin AP，et al，2003. Monochromatic excimer light 308 nm in the treatment of vitiligo：a pilot study. J Eur Acad Dermatol Venereol，17（5）：531-537.

Levin CY，Maibach H，2002. Exogenous ochronosis. An update on clinical features，causative agents and treatment options. Am J Clin Dermatol，2（4）：213-217.

Li S，Kang P，Zhang W，et al，2020. Activated NLR family pyrin domain containing 3（NLRP3）inflammasome in keratinocytes promotes cutaneous T-cell response in patients with vitiligo. J Allergy Clin Immunol，145（2）：632-645.

Li Yuan-Hong，Liu Jia，Chen John ZS et al，2011. A pilot study of intense pulsed light in the treatment of Riehl's melanosis. Dermatol Surg，37（1）：119-122.

Lim HW，Grimes PE，Agbai O，et al，2015. Afamelanotide and narrowband UV-B phototherapy for the treatment of vitiligo：a randomized multicenter trial. JAMA Dermatol，151（1）：42-50.

Lu Q，Yang C，Wu J，et al，2019. Confocal laser scanning microscopy，a diagnostic alternative for five pigmented lesions on the face：An observational study. Skin Res Technol，25（6）：871-876.

Luo B，Kang L，Lu J，2020. Successful and quick treatment of nevus of Ota with 755nm picosecond laser in Chinese. J Cosmet Laser Ther，22（2）：93-95.

Madu PN，Syder N，Elbuluk N，2020. Postinflammatory hypopigmentation：a comprehensive review of treatments. J Dermatolog Treat，33（2）：704-708.

Massaki AB，Fabi SG，Fitzpatrick R，2012. Repigmentation of hypopigmented scars using an erbium-doped 1，550-nm fractionated laser and topical bimatoprost. Dermatol Surg，38（7 Pt 1）：995-1001.

Miao F，Shi Y，Fan ZF，et al，2016. Deoxyarbutin Possesses a Potent Skin-Lightening Capacity with No Discernible Cytotoxicity against Melanosomes. PLoS One，24；11（10）：e0165338.

Miao F，Su MY，Jiang S，et al，2019. Intramelanocytic Acidification Plays a Role in the Antimelanogenic and Antioxidative Properties of Vitamin C and Its Derivatives. Oxid Med Cell Longev，2019：2084805.

Mosenson JA，Zloza A，Nieland JD，et al，2013. Mutant HSP70 reverses autoimmune depigmentation in vitiligo. Sci Transl Med，5（174）：174ra28.

Nakamura M，Morita A，Seité S，et al，2015. Environment-induced lentigines：formation of solar lentigines beyond ultraviolet radiation. Exp Dermatol，24（6）：407-411.

Negishi K，Akita H，Tanaka S，et al，2013. Comparative study of treatment efficacy and the incidence of post-inflammatory hyperpigmentation with different degrees of irradiation using two different quality-switched lasers for removing solar lentigines on Asian skin. J Eur Acad Dermatol Venereol，27（3）：307-312.

Noh TK，Choi SJ，Chung BY，et al，2014. Inflammatory features of melasma lesions in Asian skin. J Dermatol，41（9）：788-794.

Oiso N，Suzuki T，Wataya-Kaneda M，et al，2013. Guidelines for the diagnosis and treatment of vitiligo in Japan. J Dermatol，40（5）：344-354.

On Hye Rang，Hong Won Jin，Roh Mi Ryung，2015. Low-pulse energy Q-switched Nd：YAG laser treatment for hair-dye-induced Riehl's melanosis. J Cosmet Laser Ther，17：135-138.

Ortonne JP，1990. Pigmentary changes of the ageing skin. Br J Dermatol，122 Suppl 35，21-28.

Ortonne JP，Pandya AG，Lui H，et al，2006. Treatment of solar lentigines. J Am Acad Dermatol，54（5 Suppl 2）：S262-S271.

Park JM，Tsao H，Tsao S，2009. Acquired bilateral nevus of Ota-like macules（Hori nevus）：etiologic and therapeutic considerations. J Am Acad Dermatol，61（1）：88-93.

Park KK，Liao W，Murase JE，et al，2012. A review of monochromatic excimer light in vitiligo. Br J Dermatol，167（3）：468-478.

Praetorius C，Sturm RA，Steingrimsson E，2014. Sun-induced freckling：ephelides and solar lentigines. Pigment Cell Melanoma Res，27（3）：339-350.

Rajanala S，Maymone MBC，Vashi NA，2019. Melasma pathogenesis：a review of the latest research，pathological findings，and investigational therapies. Dermatol Online J，25（10）：13030/qt47b7r28c.

Rashighi M，Agarwal P，Richmond JM，et al，2014. CXCL10 is critical for the progression and maintenance of depigmentation in a mouse model of vitiligo. Sci Transl Med，6（223）：223ra23.

Regazzetti C，Sormani L，Debayle D，et al，2018. Melanocytes Sense Blue Light and Regulate Pigmentation through Opsin-3. J Invest Dermatol，138（1）：171-178.

Ruiz-Maldonado R，Orozco-Covarrubias ML，1997. Postinflammatory hypopigmentation and hyperpigmentation. Semin Cutan Med Surg，16（1）：36-43.

Sakio R，Ohshiro T，Sasaki K，2018. Usefulness of picosecond pulse alexandrite laser treatment for nevus of Ota. Laser Ther，27（4）：251-255.

Sanchez NP，Pathak MA，Sato S，et al，1981. Melasma：a clinical，light microscopic，ultrastructural，and immunofluorescence study. J Am Acad Dermatol，4（6）：698-710.

Searle T，Al-Niaimi F，Ali FR，2020. The top 10 cosmeceuticals for facial hyperpigmentation. Dermatol Ther，33（6）：e14095.

Sheinin RC，Lim HW，Ozog DM，2019. Postinflammatory hyperpigmentation// Evidence-Based procedural dermatology. Alam M，ed. Springer，Cham.

Silpa-Archa N，Kohli I，Chaowattanapanit S，et al，2017. Postinflammatory hyperpigmentation：A comprehensive overview：Epidemiology，pathogenesis，clinical presentation，and noninvasive assessment technique. J Am Acad Dermatol，77（4）：591-605.

Sun JL，Nam SM，Han GC，2018. The efficacy of a Q-switched 694-nm ruby fractional laser for treating acquired bilateral nevus of ota-like macules. Aesthetic Plast Surg，24（1）：20.

Taieb A，Alomar A，Böhm M，et al，2013. Guidelines for the management of vitiligo：the European dermatology forum consensus. Br J Dermatol，168（1）：5-19.

Taylor SC，Torok H，Jones T，et al，2003. Efficacy and safety of a new triple-combination agent for the treatment of facial melasma. Cutis，72（1）：67-72.

Terrell S，Aires D，Schweiger ES，2009. Treatment of acne vulgaris using blue light photodynamic therapy in an African-American patients. J Drugs Dermatol，8：669-671.

Vachiramon V，Panmanee W，Techapichetvanich T，et al，2016. Comparison of Q-switched Nd：YAG laser and fractional carbon dioxide laser for the treatment of solar lentigines in Asians. Lasers Surg Med，48（4）：354-359.

Waibel JS，Rudnick A，Arheart KL，et al，2019. Re-pigmentation of hypopigmentation：fractional lasers vs laser-assisted delivery of bimatoprost vs epidermal melanocyte harvesting system. J Drugs Dermatol，18（11）：1090-1096.

Wang CC，Chen CK，2012. Effect of spot size and fluence on Q-switched alexandrite laser treatment for pigmentation in Asians：a randomized，double-blinded，split-face comparative trial. J Dermatolog Treat，23（5）：333-338.

Warrick E，Duval C，Nouveau S，et al，2017. Morphological and molecular characterization of actinic lentigos reveals alterations of the dermal extracellular matrix. Br J Dermatol，177（6）：1619-1632.

Yang HY，Lee CW，Ro YS，1996. Q-switched ruby laser in the treatment of nevus of Ota. J Korean Med Sci，11（2）：165-170.

Yu P，Yu N，Diao W，2016. Comparison of clinical efficacy and complications between Q-switched alexandrite laser and Q-switched Nd：YAG laser on nevus of Ota：a systematic review and meta-analysis. Lasers Med Sci，31（3）：581-591.

Yu W，Zhu J，Yu W，2017. A split-face，single-blinded，randomized controlled comparison of alexandrite 755 nm picosecond laser vs. alexandrite 755 nm nanosecond laser in the treatment of acquired bilateral nevus of ota-like macules（ABNOM）. J Am Acad Dermatol，79（3）：479-486.

Yuan XH，Jin ZH，2018. Paracrine regulation of melanogenesis. Br J Dermatol，178（3）：632-639.

Zeng R，Yu-Zhen L，Tong L，2019. Effects of q-switched laser treatments on acquired bilateral nevus of ota-like macules：a retrospective comparative study. Int J Dermatol Venereol，2：6-12.

Zhou J，Zhong Z，Li J，et al，2016. Motor nerve conduction velocity is affected in segmental vitiligo lesional limbs. Int J Dermatol，55（6）：700-705.

第二节　血管性损容性皮肤病

一、鲜红斑痣

（一）概述

鲜红斑痣（port wine stain，PWS）又称葡萄酒色斑、葡萄酒样痣，属于先天性微静脉畸形。该病在儿童期表现为淡红色斑片，随年龄增长颜色逐渐加深呈深红色及紫红色，或伴有软组织肥厚、血管结节，组织病理学检查可见真皮内毛细血管和毛细血管后微静脉进行性扩张，无内皮细胞增生。新生儿中的发病率为0.3%～0.5%，研究表明目前全球约有2600万名患者，因皮损主要发生于颜面部，对患者身心健康影响极大。

（二）病因及发病机制

鲜红斑痣发病的确切机制尚不清楚，可能涉及基因突变、去神经支配、组织中激酶异常活化、蛋白质的差异表达等。

1. 体细胞突变　目前，鲜红斑痣是否为遗传性疾病仍有争议。由于该病多在出生时或出生后不久出现，有学者认为其发病可能为药物、环境等因素诱导基因突变。Shirley等发现鸟嘌呤核苷酸结合蛋白Ga亚基q（*GNAQ*）基因的体细胞嵌合突变（*R183Q*）可导致孤立性鲜红斑痣和Sturge-Weber综合征。进一步研究显示该突变主要存在于血管组织，在结缔组织、毛囊和腺体也有发现，提示具有*GNAQ*（*R183Q*）突变的多能干细胞可能产生鲜红斑痣的多谱系分化。

Eerola等首次在家族性鲜红斑痣患者中发现*RASA1*基因突变。更多的研究显示该突变存在于动静脉畸形、Sturge-Weber综合征、Klippel-Trenaunay综合征和Parker-Weber综合征等家族性血管畸形疾病中，提示该种系突变是导致先天性血管畸形遗传易感性的因素之一。

Lian等证实在鲜红斑痣的结节性病变中存在*PIK3CA*基因的体细胞突变（G1049N）。该突变可导致血管内皮细胞的过度增殖、鲜红斑痣的皮损肥大和结节形成。此外，体细胞*PIK3CA*突变已被发现可导致先天性脂肪瘤性过度生长，并伴有血管、表皮和骨骼异常（CLOVES综合征）。

近年来虽然在鲜红斑痣组织中还发现了许多其他新的体细胞突变，如*SMARCA4*、*EPHA3*、*MYB*和*PDGFR-β*及MAPK通路相关的基因突变，如*KRAS*、*NRAS*、*BRAF*和*MAPK2K1*，但是对它们在血管畸形发展中的作用仍缺乏足够的了解，需进一步深入研究。

2. 神经因素 在鲜红斑痣发病机制中占重要地位。由于该病多为单侧，常发生于三叉神经支配的头面部，这提示鲜红斑痣的发病可能与神经支配相关。与正常皮肤相比，鲜红斑痣皮损的血管缺乏正常的神经支配，神经纤维密度显著降低。

研究显示仅17%的鲜红斑痣血管中神经纤维S-100表达呈阳性，而89%的正常真皮血管或血管瘤组织有S-100阳性神经纤维。Rydh等研究证实神经缺陷的神经支配仅存在于真皮中部和深层病理扩张的鲜红斑痣血管中，而在其他正常皮肤结构中没有。正常的神经/血管比对血管调节功能十分重要，比值越小，血管舒缩功能越差，血管扩张越明显。随着血管进行性扩张，血流量灌注不足将引起局部缺血缺氧，进一步导致血管周围神经减少，这可能是鲜红斑痣随年龄进行性加重的原因。

然而，去神经支配在鲜红斑痣发病中的具体机制仍不清楚，如哪种类型的周围神经在鲜红斑痣血管中存在缺陷、哪些分子参与这种神经缺陷的发生、神经缺乏是血管表型的主要原因还是次要后果，仍需进一步深入研究探讨。

3. 组织中蛋白激酶异常活化 蛋白激酶（kinase）是一类可催化蛋白质磷酸化反应的酶，能改变相应蛋白质的活性。现有研究显示鲜红斑痣发展过程中激酶水平及信号通路的变化与血管的新生密切相关。

Tan等发现ERK/C-JNK/PI3K/P70S6K在成人和儿童鲜红斑痣皮损中均高表达，AKT/PI3K在成人增厚型鲜红斑痣中表达增加，而PLC-γ仅在结节型中表达。此外，随着肥厚和结节型鲜红斑痣的发展，PKCα和PI3K信号通路会出现不同程度的激活，PP2A和DAG表达增加。以上结果说明在鲜红斑痣发展的不同阶段，均有不同的激酶参与活化，这可能在该病的发生发展过程中发挥重要作用。另外，研究表明，PI3K/AKT通路还参与多种病理和生理改变，包括增殖、迁移、侵袭、血管生成和肿瘤等。

4. 蛋白质的差异表达 鲜红斑痣皮损中蛋白质差异表达的研究发现，差异表达的蛋白质主要参与代谢/生物合成、膜运输/胞吐、细胞骨架和细胞黏附/迁移等过程。

分泌囊泡功能是血管内皮细胞应对外界刺激、维持稳态的一种重要手段，研究显示在肥厚和结节型鲜红斑痣皮损中血管内皮细胞、周细胞、成纤维细胞过度活跃，这必然会引起分泌囊泡功能加强，细胞外囊泡可以通过在细胞之间交换生物信号来促进细胞间通信。表明内皮细胞释放的细胞外囊泡可能是潜在的细胞间信号介质，参与该病的发生发展。其次，Yin等发现在肥厚和结节型鲜红斑痣血管中VAT1、JQGAP1、HSC70等膜运输/胞吐相关蛋白的表达显著增多，表明皮损血管中的膜运输/胞吐作用明显上调。因此考虑这些蛋白质的异常表达方式可能是鲜红斑痣血管内皮细胞异常分泌囊泡分子机制的基础。

（三）临床表现

鲜红斑痣多发生于婴儿或儿童，男女发病均等。皮损好发于面颈部，以三叉神经分布区域最为常见，大多为单侧性，偶为双侧性，皮损可累及黏膜，可随人体生长而增大。

鲜红斑痣早期多表现为粉红色斑片，皮损可呈局限性或节段性分布，部分病例可呈弥漫或多中心分布，但不与Blaschko线吻合。随着年龄增长，鲜红斑痣的畸形血管进行性扩张，颜色逐渐加深呈深红色及紫红色，20%的患者皮损逐渐增厚，甚至形成丘疹或结节。结节易破溃出血，即使在婴儿期，斑片上也可以出现化脓性肉芽肿。此外，皮损可累及口腔黏膜、牙龈、舌、喉、鼻、颈部软组织甚至腮腺，导致唇部肥厚、牙龈出血、发音困难、腮腺肿胀、鼻出血、咽部异感症、吞咽困难、上气道阻塞等并发症。

组织病理学表现为真皮上、中部群集扩张的毛细血管及成熟的内皮细胞，随年龄增长，毛细血管扩张也增加，可延及真皮深层及皮下组织，但无内皮细胞增生；周围有排列稀疏的胶原纤维，管腔内充满红细胞。

鲜红斑痣的皮损终生存在，很少自然缓解。除影响美观，鲜红斑痣可伴发青光眼（皮损累及三叉神经时患青光眼的概率为45%）。此外，该病常伴有某些较大血管的畸形，引起皮损处的皮肤、软组织和骨肥大。根据受累血管及其他病变的不同，将其分为不同的综合征。

1. Sturge-Weber综合征　Sturge-Weber综合征（Sturge-Weber syndrome，SWS）又称脑三叉神经血管瘤病、脑颜面部海绵状血管瘤病，是以眼部、皮肤及脑血管瘤为主的一种少见的先天性神经皮肤综合征。本病通常散发，无明显性别差异及家族遗传性。目前该病的发病机制尚未明确，可能与位于9号染色体的*GNAQ*基因的体细胞嵌合突变有关。

病理改变主要为软脑膜发育异常的血管瘤样小静脉，由薄壁静脉血管组成。易发生血管壁纤维化、淤血，导致神经元缺氧，局部脑皮质层状坏死，神经细胞脱失、脱髓鞘，胶质细胞增生，并有钙、铁盐沉着和脑萎缩；同时脑表浅静脉向深部静脉系统侧支分流，引起脉络膜丛、室管膜下、脑室周围髓质静脉扩张及静脉瘤。

SWS临床表现为脑血管瘤及同侧面部三叉神经分布区鲜红斑痣（约10%的患者无皮肤异常），90%以上患者有癫痫、偏瘫（由脑血栓或出血所致），50%患者表现为智力障碍，30%患者表现为对侧偏瘫，30%患者表现为青光眼。癫痫发作通常是Sturge-Weber综合征最早的神经系统表现，约90%患者出生后1年内出现婴儿痉挛，随后出现无张力、强直或肌阵挛性癫痫发作。患有面部鲜红斑痣的儿童有10%～35%的大脑受累风险。如果上下眼睑均受累，青光眼的风险则会增加，可高达50%。婴儿期眼部受累时可见结膜血管增多、眼睛增大、斜视和流泪增多。约20%的患者有弥漫性脉络膜血管瘤，并且通常与面部葡萄酒色斑位于同一侧。脉络膜血管瘤生长缓慢，通常不会引起任何症状。

SWS通常分为3型：Ⅰ型，面部合并软脑膜血管瘤，可能合并青光眼；Ⅱ型，仅有面部血管瘤，无颅内病变，可能有青光眼；Ⅲ型，仅有软脑膜血管瘤，通常不伴有青光眼。除上述3型外，也有学者将该病分型增加为4型，如Ⅰ型SWS患者伴有系统性损害，如结节性硬化症等，属于第Ⅳ型。

SWS的诊断一般基于典型临床表现、面部特征和影像学改变。CT影像学表现主要为脑内表浅部位脑回状、曲线样、斑片状钙化，病变侧常伴脑萎缩和局部颅板增厚。MRI和增强MRI可以更加清晰地显示脑萎缩及皮质发育不良、畸形的软脑膜血管。对于Ⅴ1区鲜红斑痣的高风险婴儿应进行眼与神经评估。即使早期评估未发现青光眼，也建议每年进行一次眼科检查。

该病尚无统一治疗方案，主要治疗目的为使用抗惊厥药物最大限度地减少癫痫发作。对于药物治疗失败并继续有难治性癫痫发作的患者，可以考虑手术治疗，包括大脑半球切除术或癫痫病灶的局灶性切除术，而双侧受累的患者通常不适合手术。此外，低剂量阿司匹林也被证明可有效降低癫痫发作和脑卒中样发作的频率。

2. Klippel-Trenaunay综合征（Klippel-Trenaunay syndrome，KTS）是一种少见的脉管畸形综合征，以血管畸形、静脉曲张和软组织及骨肥大为主要表现。该病常多局限于单侧下肢，也可累及上肢及躯干，累及内脏器官者少见。该病的发病机制尚不明确，可能与体细胞发生*PIK3CA*基因突变有关。

毛细血管畸形通常出生时即可被发现，表现为皮肤上的一块或数块粉红色斑片，颜色深浅不一、界限不清，是KTS患者最容易观察到的临床表现。累及下肢时，常见于肢体外侧、大腿及小腿上部。

淋巴管畸形中，淋巴水肿常见，淋巴管收集系统发育不全和囊性淋巴管畸形（包括大囊型、微囊型和混合囊型及皮肤淋巴管病变）也可发生。皮肤微囊型淋巴管畸形体积小，可反复发生出血而呈黑色。淋巴水肿可能是KTS患者肢体肥大的一个组成部分。在晚期，患肢可发展为象皮病和慢性皮肤溃疡。

静脉畸形是该病的主要血管畸形表现，累及深浅静脉系统，在婴儿期和儿童早期常不明显，随年龄增长管壁逐渐增厚扩张而被触及。浅静脉曲张可能与浅静脉畸形有关，由持续的胚胎静脉、浅表静脉畸形或深静脉异常（包括发育不全、节段性再生不全和动脉瘤变性）引起。胚胎血管扩张变形可导致静脉淤积、疼痛、浅表血栓性静脉炎、静脉血栓及肺栓塞。深静脉系统异常对该病发生、发展的作用仍存有争议。许多KTS患者并没有真正的深静脉发育不全，其较小的体积是由血流减少所致的。

肢体过度生长是该病第二常见的临床表现，呈渐进性加重，可累及包括手足的整个患肢，最常见于单侧下肢，也可累及上肢、躯干及头颅。部分患者肢体无肥大，甚至可发育不良。肢体过度生长是由软组织和骨骼的肥大引起的。

该病易发生D-二聚体升高和纤维蛋白原降低的血管内凝血。大多数血管内凝血是局部血管内凝血，也可以发展为弥散型血管内凝血，在D-二聚体和纤维蛋白原水平异常的情况下，伴有自发性出血、瘀点和凝血。部分患者还包括其他症状，如疼痛、多发性脂肪瘤、淋巴水肿及肠道和泌尿系统脉管损伤。

影像学检查方法在KTS的诊断和治疗中起重要作用。彩色多普勒超声可清楚记录脉管畸形的情况，鉴别血栓及反流。CT血管造影（computed tomography angiography，CTA）和磁共振血管造影（magnetic resonance angiography，MRA）可以帮助术前定位血管病变。X线平片有助于记录肢体肥大和筛查肢体长度差异。MRI可以观察肌肉肥大、骨肥大及邻近肌肉和关节的变化，婴儿期通常不需要做常规MRI。此外，由于该病涉及泌尿、生殖、消化、颌面等专科，需要进行相对应的专科辅助检查。

目前该病尚无根治方法，以根据病情的严重程度，对症治疗为主，旨在缓解症状、降低致残率及致死率。患者无明显临床症状时可采取分级束缚压迫、抬高患肢等治疗方法。对于鲜红斑痣皮损，如有美容需求，可给予脉冲染料激光改善。必要时可采用手术或介入，破坏和栓塞患肢畸形的毛细血管网、静脉血窦和淋巴管。此外，有研究显示西罗莫司可以通过抑制PI3K/AKT/mTOR信号通路，缓解疾病进展，特别是针对伴有复杂性淋巴管畸形的KTS患者。其中，西罗莫司是一种长期口服药物，患者需要定期随访和监测潜在相关并发症。

3. 变形综合征 变形综合征（proteus syndrome）是一种以部分皮肤、结缔组织、大脑及体内其他组织进行性、非对称性增生为特征的少见疾病。其病因不明，有研究认为由于*AKT1*基因突变，PI3K/AKT1通路被激活，出现细胞增生和细胞存活延长，从而导致组织过度生长及进展为肿瘤的易感性，但并不是所有变形综合征患者都存在*AKT1*基因突变。

该病属于多胚层错构增生综合征，临床表现各异，典型病例的初始过度生长一般发生在婴幼儿期（2岁以内），可累及身体任何组织。常受累组织包括结缔组织、骨、皮肤、中枢神经系统和眼睛，发生面部软组织不对称增生导致的面瘫、头颅异常，进行性双手、双足不对称增生（巨手或巨足），足底脑回状纤维组织增生（结缔组织痣），胸背部、腹部隆起肿块，脂肪组织失调同时脂肪的增生与萎缩并存，偏身色素沉着性表皮痣，脊柱侧弯，四肢出现难以想象的畸形，由于白质增生引起右额叶肥大导致的右脑半球肥大，皮肤毛细血管瘤，静脉畸形，颅内血管动静脉畸形，肺、脾、结肠、胸腺等其他器官及组织均可受累。皮下瘤样病变包括脂肪瘤、血管瘤、神经纤维瘤、间叶瘤和其他结缔组织肿瘤，通常不合并恶性肿瘤。

2004年Turner等制订了Proteus综合征的诊断标准（主要标准和次要标准）。其中主要标准共3条：①病变呈嵌合性分布；②病程呈进展性；③人群中呈散发。次要标准包括3大类：A类，脑回状结缔组织痣；B类，含有以下3种病变中的2项者，符合B类标准，即：①表皮疣（表皮痣/皮脂腺痣）；②不成比例的过度生长（至少具备以下1种病变）：a. 肢体：上/下肢，手/脚，指/趾病变；b. 颅骨：骨肥厚；c. 外耳道：骨肥厚；d. 脊柱发育不良；e. 内脏病变：脾/胸腺；③＜20岁出现特异性肿瘤（双侧卵巢囊性瘤/腮腺单形性腺瘤）。C类，含有以下4种病变中的3项者，符合C类标准：①脂肪组织不规则分布：脂肪瘤/局部脂肪缺失；②脉管畸形：毛细血管/静脉/淋巴管畸形；③肺囊肿；

④面部表现型：长头/长脸，睑裂轻度下斜/轻度上睑下垂，塌鼻梁，宽或前突的鼻孔，静止时口张开。PS 患者必须满足“主要标准”中的全部3项和“次要标准”中的A类或B类中的2项，或C类中的3项病变。

该病治疗以手术治疗为主，目的在于限制病情进展、维持机体功能。由于病变涉及多部位，且复杂多变，其手术治疗常需要多学科合作完成，尚无统一方案。患者的偏侧畸形和肿瘤生长如影响机体功能或威胁生命，可采取整形术治疗，如修复畸形、切除肿瘤或截除肢/趾/指等。

（四）诊断及鉴别诊断

根据出生时或出生后不久发生于面颈部的鲜红色或暗红色斑片、随身体增长而扩大、不自然消退等皮损特点，可较容易做出诊断。

本病主要与以下疾病进行鉴别：

1. 静脉畸形、动脉畸形及淋巴管畸形 鲜红斑痣常伴有静脉畸形、动脉畸形或动静脉畸形，所以需要和这些血管畸形及淋巴管畸形鉴别。典型的静脉畸和淋巴管畸形皮损软，易压缩，当静脉压升高时，静脉畸形体积变大，其大小也可随体位变化而改变。动脉畸形和动静脉畸形比较硬，有搏动性震颤，温度较周围皮肤高。

2. 早期婴幼儿血管瘤 早期的婴幼儿血管瘤和鲜红斑痣难以鉴别，须观察皮损的发展变化才能做出正确判断，血管瘤的发展非常快，皮损在出生后数月增大，形成瘤体，大多数在1岁内长到最大程度后开始消退。

3. 鲑鱼斑 鲑鱼斑又称中线毛细血管扩张痣，与鲜红斑痣的关系目前仍存在一定争议，诸多学者认为它是一种特殊类型的鲜红斑痣，但也有部分学者因其分布特点及自然转归的特殊而将其视为区别于鲜红斑痣的另一种毛细血管畸形。该病常累及额中部、鼻上唇、枕部头皮或眼睑。常为淡红色，比鲜红斑痣的颜色要淡。在大多数情况下，皮损到1～2岁即逐渐变浅或消失。然而，部分枕部和腰部的皮损可终生不退。

（五）治疗

治疗鲜红斑痣的传统方法有同位素敷贴、冷冻、微波等，但均因副作用大、破坏性大，已逐渐被淘汰。手术方法也因为其风险大、出血多，难以达到期望的美容需求。目前治疗鲜红斑痣常见的治疗方法包括激光治疗及光动力疗法等。

激光治疗鲜红斑痣基于选择性光热作用原理，旨在最大程度地破坏病变处的血管，同时尽可能减少对周围组织结构的损伤。激光选择需满足以下4个条件：①靶组织的吸收，对于鲜红斑痣，吸收光的靶组织为氧血红蛋白（418、542、577nm为吸收峰）、脱氧血红蛋白（750～800nm为吸收峰）或高铁血红蛋白（620nm为吸收峰）；②足够的穿透深度，鲜红斑痣的畸形血管主要位于真皮300～600μm内，选择激光需达到该穿透深度；③脉宽需小于等于目标血管的热弛豫时间，该病畸形血管的直径范围为10～300μm，最佳脉宽为1～10ms；④适当的能量密度，为使靶血管能够充分凝固破坏，血液温度应达到70℃左右，并持续一定时间，能量过高时，多余热量会损伤周围组织，引起不良反应；⑤有效的表皮冷却，通过冷却方式能够使用更高激光能量，增加对靶组织的热损伤，并最大限度地减少对正常皮肤的损伤。常见的冷却方式有冷凝剂喷雾冷却、接触式冷却和空气冷却。

基于以上原因，目前治疗鲜红斑痣的激光设备主要有脉冲染料激光、Nd: YAG、强脉冲光、光动力疗法等，以下将分别进行详细介绍。

1. 脉冲染料激光 脉冲染料激光（pulsed dye laser，PDL）是治疗鲜红斑痣的金标准，波长为577、585或595nm，利用选择性光热作用原理，激光发射的能量可被血管内的氧合血红蛋白选择性吸收，产生光热作用，对血管靶组织的损伤包括血栓形成、血管壁坏死和血管周围胶原的损伤，同时会对表皮及邻近真皮产生微弱的热损伤。虽然氧合血红蛋白的最佳吸收峰为420nm，但该波长穿透太浅，不能达到真皮血管。与585nm波长相比，595nm对氧合血红蛋白的吸收特异性有所下降，但后者比前者的穿透深度更深，所以更适于位置较深的血管。目前常使用的波长为595nm。

脉冲染料激光尤其适合于婴幼儿及儿童鲜红斑痣的治疗。由于婴幼儿皮肤比成人薄40%～60%、黑素及毛囊相对较少、血红蛋白含量高、血管直径较小，较成人患者更易取得满意疗效。

推荐的治疗终点为紫癜。以595nm脉冲染料激光为例，一般使用7～12mm直径的光斑，光斑重叠10%，以尽量减少光斑间的遗漏面积。脉宽一般选择0.45～40ms不等，儿童鲜红斑痣受累血管管径较小，常使用的脉宽范围为1.5～10ms，能量密度为11～14J/cm^2，较粗大的血管则需要相对较长的脉宽，需要注意的是，使用较长脉宽时，皮损可能不出现紫癜反应。一般来说，皮损经5～10次治疗后都能得到不同程度的改善或根除。但对于增生性或结节性皮损，疗效较差，可以联合长脉冲1064nm Nd：YAG激光或CO_2激光治疗结节。

治疗过程中使用冷却系统对表皮进行物理降温，术后立即用冰袋冰敷，局部外用激素药物，能缓解治疗后的不适感，减少不良反应。常见的副作用包括水疱和大疱、炎症后色素沉着、色素减退、皮肤敏感，甚至瘢痕。脉冲染料激光治疗后4天，即可观察到明显的血管破坏、血管内微小血栓形成、炎症细胞浸润等，8天更为明显。但原有血管破坏的同时，也可观察到神经嵴干细胞来源的新生的血管内皮细胞增殖。所以鲜红斑痣的治疗十分顽固，16.3%～50%的患者在经过激光治疗5年内出现颜色重新变深。

为了提高穿透深度和临床疗效，有学者提出连续2遍激光照射疗效更好。然而有研究纳入17例进行多次脉冲染料激光的难治性鲜红斑痣患者，将皮损分为两部分，随机给予脉冲染料激光1遍治疗（595nm，7mm光斑，1.5ms脉宽，12J/cm^2，1遍）和2遍治疗（11J/cm^2，余参数同前，2遍间隔6分钟）。患者共治疗2次，间隔8周，结果显示，与单次激光照射相比，2遍激光治疗不能提高鲜红斑痣的治疗疗效。

目前，尚未确立最佳激光治疗间隔，通常4～8周治疗1次。治疗间隔取决于患者年龄、皮肤类型、皮损位置、疼痛耐受性及是否存在肥大、结节或水疱、色素沉着等因素。有回顾性研究发现，激光治疗采用较短的治疗间隔（2周、3周、4周），疗效结果等于或大于6～12周的间隔，Ⅰ～Ⅲ型皮肤的并发症发生率没有差异。相比之下，最近一项针对东亚婴儿的前瞻性研究发现，频繁的脉冲染料激光治疗（每2周1次）并不一定会提高疗效，并导致更多的副作用，如湿疹性皮炎。这可能与东亚人皮肤中的黑素增加有关。因此，对于肤色较深的患者，可以考虑较长的治疗间隔，并根据治疗结果进行调整。

尽管现代激光技术的应用极大地提高了皮肤血管性疾病的治疗效果及安全性，但鲜红斑痣的治疗依然很难达到满意的效果。约有30%的皮损对脉冲染料激光没有治疗反应，将其称为难治性鲜红斑痣或脉冲染料激光治疗顽固性鲜红斑痣。影响鲜红斑痣治疗效果的主要因素：①年龄，随患儿年龄增长，鲜红斑痣皮损逐渐增厚，颜色加深，尽早治疗，皮损更易清除，有研究显示年龄＜1岁患儿的皮损完全清除率可达26%～32%，89%～100%的婴儿达到50%以上的皮损清除率，而1～6岁开始治疗的患儿治疗相同次数后平均清除率为48%。②皮损面积，与治疗疗效也密切相关。排除年龄因素，经5次脉冲染料激光治疗后，面积＜20cm^{2}的皮损疗效明显高于面积＞40cm^{2}的皮损。③皮损位置，临床发现不同部位鲜红斑痣的激光疗效明显不同。眶周、颞部、面颊侧面、颈部的皮损清除率可达80%以上，而面中部的皮损常出现治疗抵抗。④皮肤厚度，年龄＞6岁的儿童皮肤比年龄＜6岁的儿童更厚，而且随着年龄增长，在20～39岁，10%～40%的患者会发生鲜红斑痣部位肥厚和结节。面中部皮肤比侧面更厚，Ⅴ1（眼支）区皮肤最厚，其次是Ⅴ2（上颌支）和Ⅴ3（下颌支）区，C2/C3（颈前及耳郭周围）区皮肤最薄。不同区域皮肤厚度的差异也可帮助解释为何不同区域表现出不同的治疗反应。⑤血管特性，鲜红斑痣的血管直径扩张范围为10～150μm，深度在真皮300～600μm内。激光对于深度＞400μm和直径＜40μm的血管治疗效果差。因此，脉冲染料激光治疗抵抗的鲜红斑痣可能有较多的细小的深在的血管。⑥治疗次数，最明显的临床改善出现在前5次治疗，数次治疗后会留下较细和较深的血管，导致后期治疗困难，使患者出现治疗抵抗。

2. 长脉宽1064nm Nd:YAG激光 长脉宽1064nm Nd：YAG激光（long-pulsed 1064 nm Nd：YAG laser）较脉冲染料激光具有更深的穿透深度和更长的脉宽，光散射及表皮黑素吸收少，因此常用于难治性和肥厚性鲜红斑痣的治疗。鲜红斑痣的病灶一般位于真皮内3～5mm，而脉冲染料激光穿透深度为1～2mm，所以对于清除深在的病灶来说，使用波长更长的激光更为合适。长脉宽1064nm Nd：YAG激光很少引起紫癜，但治疗窗窄（有效剂量接近损伤剂量），容易造成水疱和瘢痕。常用的脉宽为10～50ms，能量密度为40～120J/cm^2，治疗间隔为1～2个月。

双波长激光（dual sequential wavelength laser，DSWL）是同时贯序发射出脉冲染料和长脉宽Nd：YAG两种激光，其原理为首先发射的585nm脉冲染料激光将血液中的氧合血红蛋白转化成高铁血红蛋白，随后激发的1064nm Nd：YAG激光能够提高3～5倍的吸收，并增加激光穿透深度，从而产生累计效应破坏靶组织。

关于双波长激光治疗鲜红斑痣一直存在争议。有研究纳入11例皮损位于头颈部的患者，采用双波长激光治疗5次，每月一次，结果显示5例（45.45%）患者有70%以上的改善，6例（54.55%）有40%～70%的改善，表明双波长激光能有效清除较厚、结节性、难治性皮损，可作为治疗鲜红斑痣的推荐方法。然而另一项前瞻性研究纳入了61例未经治疗的面部粉红紫红型鲜红斑痣患者，每个患者皮损分为2个大小和颜色相似的试验治疗部位，随机给予脉冲染料激光或双波长激光治疗，结果显示治疗2个月后两种方法疗效无显著差异。此外，3例患者在经双波长激光治疗后出现瘢痕。

3. 长脉宽755nm翠绿宝石激光 虽然脉冲染料激光能选择性地被血红蛋白吸收，但由于585或595nm的激光穿透深度只能达到2mm，故治疗肥厚性或位置较深的鲜红斑痣有一定局限，很难将其彻底治愈。1064nm的长脉宽Nd：YAG激光虽然穿透较深，但治疗窗较窄，1.2倍的最小紫癜量即可能形成瘢痕。由于755nm的长脉宽翠绿宝石激光的穿透深度较脉冲染料激光深，对去氧血红蛋白的吸收度高于血红蛋白，能减少动脉血的吸收，减少瘢痕等副作用，故可联合其他激光，包括脉冲染料激光用于顽固性或肥厚性鲜红斑痣的治疗。长脉宽激光因副作用较大不作为常规治疗，在使用长波长激光时，需要谨慎操作、精细观察并判定治疗终点，以防不良反应的发生。

4. 强脉冲光 强脉冲光（intense pulsed light，IPL）属于非相干光，是由高能量的闪光灯激发出500～1400nm不同波长的光，应用不同波长，如515、560及590nm等滤光片可以滤掉相对短波长的光。从理论上讲，强脉冲光覆盖了血红蛋白吸收光谱范围内的波长，还能产生较长波长的光，大光斑的治疗速度快并使深部光散射减少，更适用于凝固更大范围和深度的血管，从而能够治疗深度较深的病变。一项回顾性研究显示，75%未治疗患者及58%难治性患者经强脉冲光治疗后可以达到70%～100%的皮损清除比率。在既往治疗过的难治性患者中，强脉冲光对紫红色皮损的疗效最佳，推测可能与强光的穿透深度增加有关。Wang等给予29名中国颈部鲜红斑痣患者5次强脉冲光治疗（560nm滤光片，单脉冲6ms，20～24J/cm^2；或双脉冲4.5～5.0ms，脉冲延迟为15～30ms，18～25J/cm^2），多于60%的患者皮损改善率达50%以上，红色及紫色皮损的治疗反应比粉红色更好。此外，有研究尝试强脉冲光联合脉冲染料激光治疗该病，结果显示联合治疗虽然安全有效，但与单独脉冲染料激光相比疗效无显著增加。

窄谱强脉冲光（narrow-spectrum intense pulsed light）采用波长选择性覆盖氧合血红蛋白及去氧血红蛋白吸收峰，而滤过可见光至近红外光间吸收较弱的部分。由于窄谱强脉冲光涵盖了血红蛋白两个吸收高峰，兼顾了治疗深度，使总能量降低的同时增加疗效，达到接近激光的效果。目前市面上针对血管治疗的强脉冲光仪器包括MaxG、DPL及M22的AOPT模式，对于窄谱强脉冲光治疗鲜红斑痣的研究鲜有报道，其安全性及有效性仍需进一步研究。

5. 光动力疗法 光动力疗法（photodynamic therapy，PDT）的原理是在有氧的情况下，利用激光或其他光源激活靶组织中的光敏物质产生光化学反应，形成单态氧、氧自由基等具有杀伤作用的物质，诱导靶细胞死亡。1991年光动力疗法首次被用于治疗鲜红斑痣，当给鲜红斑痣患者静脉注射光敏剂后，光敏剂迅速被血管内皮细胞吸收，而正常组织细胞吸收较少，从而选择性破坏血管内皮细胞，扩张畸形的毛细血管闭塞并机化吸收，血管管径对疗效影响不大，对表皮即周围组织的破坏很小，安全性高。

临床上用于鲜红斑痣的光敏剂经历了从癌光啉（PSD-007）、5-氨基酮戊酸（5-ALA），到海姆泊芬（hemoporfin，HMME）的发展过程。海姆泊芬由于具有良好的光敏性和更短的半衰期，患者术后日常生活中的光敏不良反应轻微，是目前治疗鲜红斑痣使用最多的光敏剂。此外，新一代光敏剂NPe6曾在2012年被用于动物实验，而后在2017年被应用于人体并检测皮肤荧光，证实了NPe6的治疗效果及较低的光敏性，但仍未曾广泛应用于鲜红斑痣的治疗。他拉泊芬钠用于治疗肿瘤已经趋于成熟，并于2015年被用于鲜红斑痣的临床治疗，或可成为治疗鲜红斑痣的新一代可选择的光敏剂。

Zhao等纳入440例14～65岁中国鲜红斑痣患者，以3：1的比例随机分配为治疗组和对照组。第一阶段（第1天至第8周），治疗组给予海姆泊芬5mg/kg+532 nm激光（80～100mW/cm^2，96～120J/cm^2），对照组给予安慰剂+532nm激光。第二阶段（第8～16周），两组均接受光动力治疗，结果显示治疗组第一阶段治疗后有效率为 89.7%，第二阶段治疗后有效率达97.4%，均显著高于对照组。Han等进一步评估海姆泊芬光动力对难治性鲜红斑痣的临床疗效及安全性，研究纳入67例脉冲染料激光治疗抵抗的面颈部鲜红斑痣患者，结果显示平均1.21次治疗后的红斑清除率可达28.04%，视觉评估显示有46.2% 的患者达到50%以上的颜色消退，提示光动力可以显著改善脉冲染料激光抵抗的鲜红斑痣，是临床上优选的替代方法。

此外，研究显示鲜红斑痣的光动力治疗效果与分型、年龄、部位有关。光动力疗法治疗粉红型鲜红斑痣疗效明显好于紫红型，婴幼儿患者疗效优于成人，头颈部疗效明显好于躯干和四肢，因此尽早治疗是非常重要的。

6. 其他治疗方法 近年来，有临床观察发现脉冲染料激光治疗前使用射频技术（radio frequency technology，RF）可以提高皮肤温度，协助脉冲染料激光达到并维持临界温度阈值，弥补了脉冲染料激光的光热作用不足。Bea等对10位脉冲染料激光抵抗的鲜红斑痣患者进行自身对照研究，结果显示射频技术/脉冲染料激光治疗区域所有患者均达到了中度改善，优异于脉冲染料激光/射频技术、脉冲染料激光、射频技术区域。

西罗莫司作为哺乳动物雷帕霉素靶蛋白（mammalian target of rapamycin，mTOR）的单一特异性抑制剂，具有抗血管再生的作用。但系统性使用西罗莫司副作用大，已有研究尝试外用0.5%～1%西罗莫司治疗脉冲染料激光抵抗的鲜红斑痣，取得了不同程度改善。近年来也有学者对比脉冲染料激光联合外用咪喹莫特与单用脉冲染料激光、单纯外用咪喹莫特的疗效，研究显示脉冲染料激光联合外用咪喹莫特治疗区域皮损改善度明显高于其他两组。

血红蛋白微囊（hemoglobin-vesicle，Hb-V）是用磷脂膜包以高浓度血红蛋白制成，与血红蛋白类似在595nm处有吸光度。静脉注射Hb-V使小血管扩张，增加血管中血红蛋白浓度，提升治疗能量，从而提高脉冲染料激光的疗效，但这项新发现在实际医学中是否可行还需加以更多实践。

鲜红斑痣的复杂性及多样性使得对其治疗过程无统一标准。尽管我们已经了解鲜红斑痣的形态学特征，但是想要使得病灶改善、效果持续依然是一个很大的挑战。对于难治性鲜红斑痣的治疗，如何提高临床疗效，达到完全治愈仍需不断探索。

（六）治疗案例展示

鲜红斑痣治疗原则：针对较细的血管应采用较短的脉冲，而对于较粗的血管应选择更长的脉冲。对于较深的血管应选择更大的光斑、更长的波长和脉冲。对于容易出现瘢痕的区域（前胸或颈部）、皮肤脆弱的区域（眶周区域）需要减少10%～20%的照射剂量。下肢的表皮常对损伤更敏感，也建议减少照射剂量，同时也应注意防止脉冲过度重叠。

治疗应从一个面积小但具有代表性的测试区域开始，并逐步调整至适当的脉冲持续时间、光斑大小和照射剂量。早期应用脉冲染料激光治疗鲜红斑痣，可缩短治疗间隔至2～3周，而国内通常建议间隔4～6周，以优化疗效，也可以联合其他方法。

案例1： 脉冲染料激光治疗面部鲜红斑痣，治疗参数：595nm，10～11J/cm^2，1.5～6ms，7mm，冷凝剂喷雾冷却法（DCD）++（图2-2-1）。

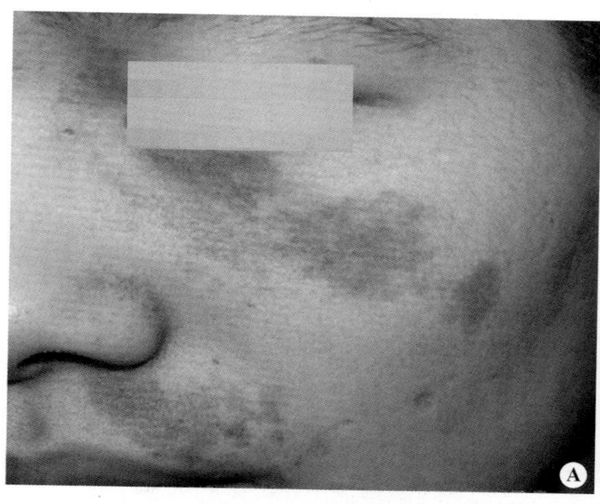
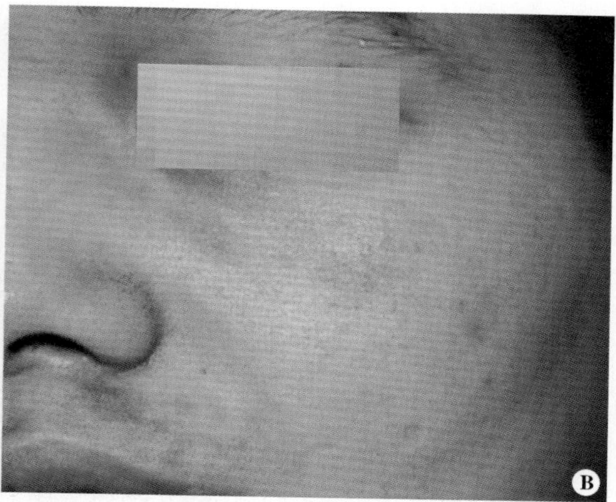

图2-2-1　脉冲染料激光治疗面部鲜红斑痣效果对比图

A. 治疗前；B. 治疗后

案例2：脉冲染料激光治疗上唇黏膜鲜红斑痣，治疗参数：595nm，10～11J/cm^2，1.5～6ms，7mm，DCD++（图2-2-2）。

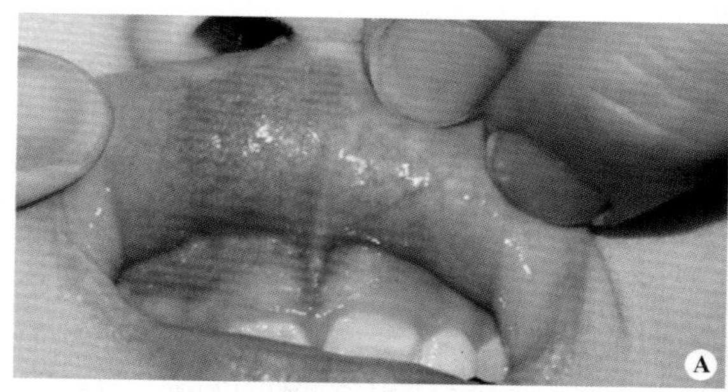
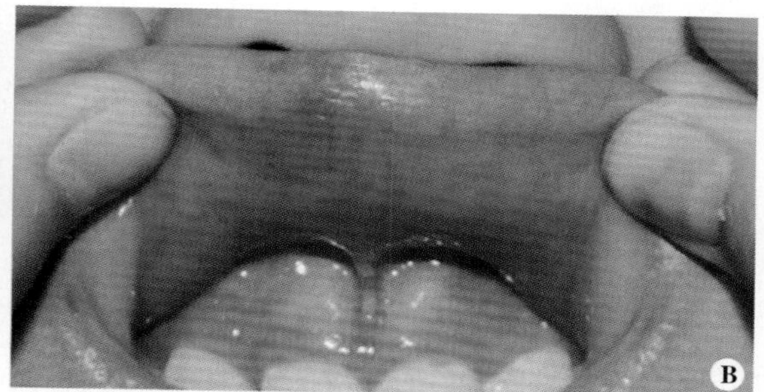

图2-2-2　脉冲染料激光治疗上唇黏膜鲜红斑痣效果对比图

A. 治疗前；B. 治疗后

案例3：脉冲染料激光、长脉冲Nd：YAG激光联合CO_2激光治疗鲜红斑痣，治疗参数：脉冲染料激光，595nm，11～14J/cm^2，1.5～20ms，7mm，DCD++；长脉冲Nd：YAG，1064nm，根据增厚程度20～40ms，能量为110～140J/cm^2，以颜色变暗、变薄为终反应；CO_2激光，10 600nm，根据大小治疗能量范围1～3W（图2-2-3）。

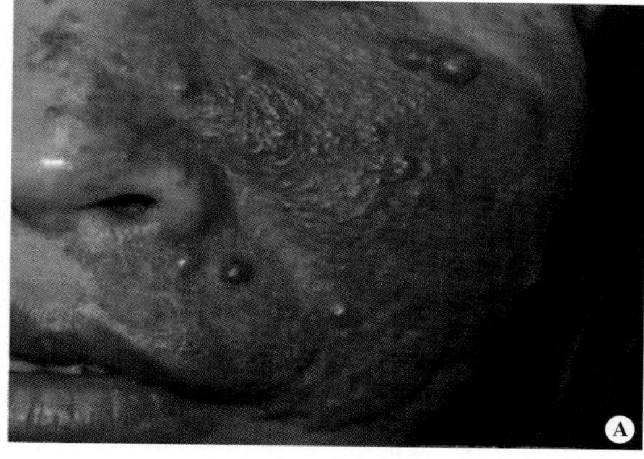
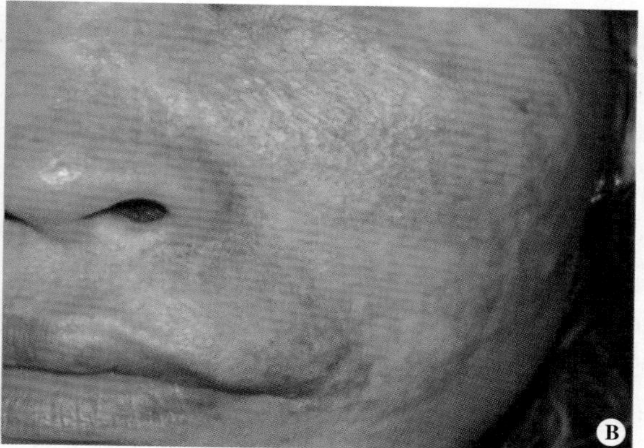

图2-2-3　脉冲染料激光、长脉冲Nd：YAG激光联合CO_2激光治疗鲜红斑痣效果对比图

A. 治疗前；B. 治疗后

案例4： 光动力疗法治疗鲜红斑痣，治疗参数：海姆泊芬5mg/kg，LED光源，532nm，90～100mW/cm^2，22分钟（图2-2-4）。

案例5： 鲜红斑痣治疗术后即刻反应（图2-2-5）。

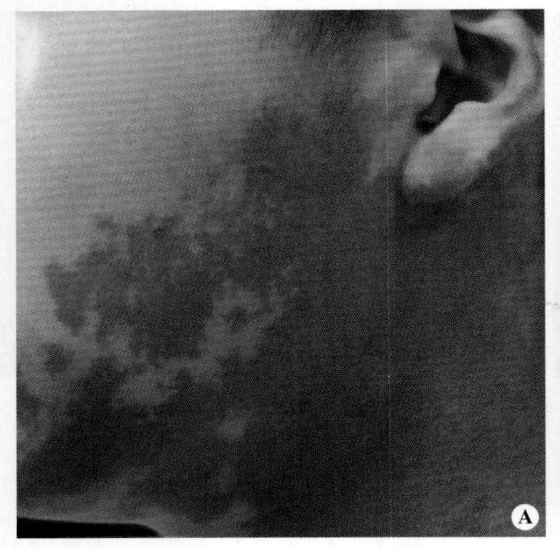
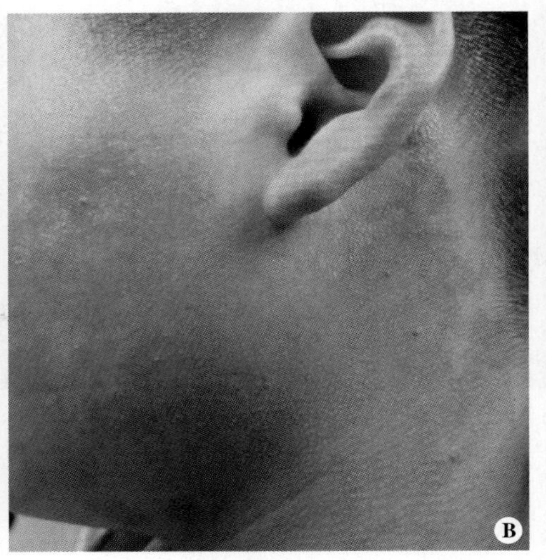

图2-2-4　光动力疗法治疗鲜红斑痣效果对比图

A. 治疗前；B. 治疗后

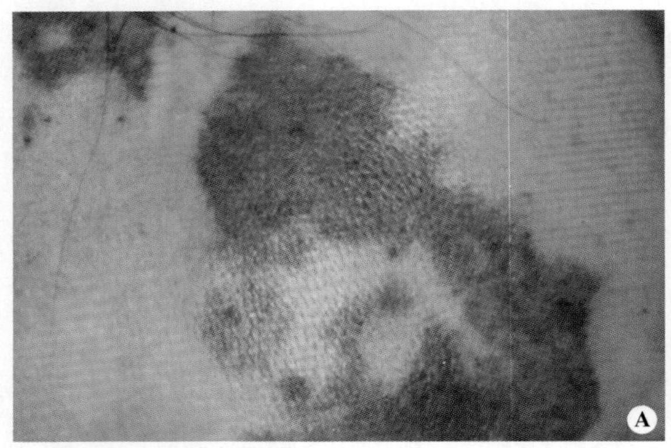
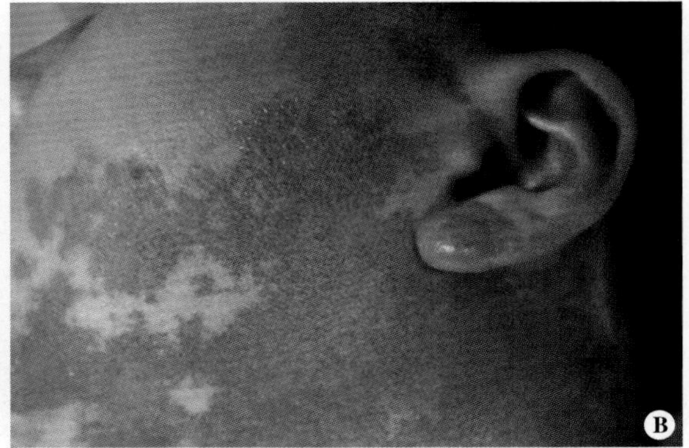

图2-2-5　鲜红斑痣治疗术后即刻反应

A. 脉冲染料激光治疗后；B. 光动力治疗后

（七）注意事项及不良反应

激光和光动力疗法治疗鲜红斑痣的不良反应包括疼痛、紫癜、结痂、水肿、水疱或大疱、色素沉着或减退，严重者甚至出现瘢痕。紫癜是急性微血管出血，随后血栓形成及延迟性血管炎出现的结果，可随时间自行消退。肿胀通常1～2天达到高峰，治疗1周后逐渐消退，结痂多于治疗后2～3天出现，1～3周完全脱落，色素沉着及减退均可随时间逐渐恢复。

不良反应的出现与患者皮肤肤色、能量参数、冷却措施等多种因素有关。色素沉着常发生于深肤色患者，常在术后2～6个月消退，应严格防晒，可应用氢醌加快色素代谢。过度治疗可发生色素减退和瘢痕形成，色素减退区可在3～6个月内变黑或重新复色，但也可能产生永久性色素减退，最常见于颈部、腿部和胸部。在治疗前，应询问患者有关炎症后色素沉着和瘢痕形成的病史，应建议患者避免在激光治疗之前、治疗期间和治疗后过度曝晒，并告知日晒可能导致炎症后色素改变或影响疗效。为预防或减少肿胀，建议在面颊或颈部等较大区域激光治疗后，使用冰袋（或冷气）进行术后冷却直至疼痛或红斑消退。对眼周进行治疗后，为避免产生肿胀，应指导患者增加枕头高度，利用重力作用帮助渗出的水肿液消退。为预防炎症后色素过度沉着，术后需避免日晒，可选择SPF50的防晒产品。术后不要抓挠治疗区域，可应用无刺激的洁面产品，并辅以温和的保湿霜，避免游泳和长时间沐浴、桑拿；如无水疱发生，必要时可应用化妆品。

此外，光动力疗法治疗后3天内还应间断冷敷，严格避光1～2周，第3周逐渐恢复户外活动，外出需注意防晒，穿保护性服装，戴墨镜1个月，告知患者多饮水，以促进体内光敏剂的排出。禁食光敏性食物，禁止长时间接触电脑、电视或手机，以防止光敏反应的发生。

（编者：高　琳，宋文婷，高美艳；
审校：陶旌晶，刘振锋）

二、婴幼儿血管瘤

（一）概述

婴幼儿血管瘤（infantile hemangioma，IH）是儿童常见的良性血管肿瘤，其在正常人群中发病率为4%～5%，一般在患儿出生数周内即可出现，瘤体可快速增长后逐渐萎缩或完全消退。男女发病比例为1∶3～1∶5，白种人发病率更高，早产儿、低体重儿及胎盘异常等也是其重要的高危因素。约60%的婴幼儿血管瘤发生于头颈部，其次为四肢和躯干，严重影响患儿容貌，若发生在特殊部位或在进展过程中出现破溃、感染等，则可能累及重要器官并发生严重并发症。

（二）病因及发病机制

婴幼儿血管瘤以血管内皮细胞异常增生为特点，是发生在皮肤和软组织的良性肿瘤，然而其病因和发病机制尚不清楚，主要包括以下3种学说。

1. 血管生成与血管发生学说　血管生成（angiogenesis）是指通过发芽或套叠方式从先前存在的血管中生长出新的毛细血管，这是婴幼儿血管瘤发病机制研究中比较前期的理论，如血管内皮生长因子A（vascular endothelial growth factor A，VEGF-A）等促血管生成信号通路的异常激活都支持这一概念。但婴幼儿血管瘤以血管瘤内皮细胞异常增生为特征，可自发性消退。血管发生（vasculogenesis）是指内皮前体细胞或成血管细胞分化为内皮细胞并从头形成原始血管网络。Khan等首次从增殖期婴幼儿血管瘤中分离出具有原始间充质细胞特性的$CD133^+$血管瘤内皮细胞，它具有自我更新和多谱系分化的能力，能够分化为内皮细胞、脂肪细胞和周细胞，将这种“血管瘤干细胞”注射到裸鼠体内，可导致裸鼠出现血管瘤样病变。但血管发生学说仍存在一些未解之谜，如血管瘤干细胞的性质和来源仍是未知，且$CD133^+$血管瘤干细胞是罕见的，在增殖期婴幼儿血管瘤中发现率仅有0.1%～1%。

2. 缺氧应激学说　胎盘缺氧与婴幼儿血管瘤之间存在一定的相关性。临床观察发现婴幼儿血管瘤前体通常由扁平的缺血斑块组成，说明婴幼儿血管瘤早期病变可能是缺氧。其次，婴幼儿血管瘤的危险因素（如先兆子痫和前置胎盘、已知极低出生体重与胎盘功能不全等）也表明该病发生时婴儿处于缺氧状态。有证据表明，在胎儿血管生成自我调控功能未完全发育之前中断妊娠，可以产生与婴幼儿血管瘤相似的未成熟内皮细胞。具体机制可能是低氧应激通过缺氧诱导因子（hypoxia-inducible factor，HIF-α）途径诱导血管生成因子（如VEGF）的过度表达，导致胎儿皮肤中天然存在的或募集的干细胞增殖并分化为未成熟的内皮细胞。

3. 胎盘来源学说　North等提出婴幼儿血管瘤可能来自异位胎盘组织，因为婴幼儿血管瘤和胎盘表达相同的表面标志物，如GLUT1、LewisY抗原、FcγR11和merosin，而这些分子通常不在神经或胎盘来源以外的组织上表达。另外，转录组聚类分析发现胎盘组织和婴幼儿血管瘤内皮高度相似。有观点认为，侵入性手术导致胎盘细胞脱落，进入血液循环栓塞在患儿的毛细血管中，而出生后新生儿体内的特殊微环境使其快速增长。但现有研究发现，婴幼儿血管瘤内皮细胞为胎儿来源而非母体来源，而胎盘内皮细胞既有母体来源又有胎儿来源，胎盘来源学说很难解释为何在婴幼儿血管瘤组织中仅发现胎儿来源的内皮细胞。因此，该学说仍存在很大的争议。

然而，各学说多为讨论某一单一因素，均有其各自的局限性，仅能说明部分问题，而各因素之间的相互关系尚未明确，因此有很多尚待解决的问题。

（三）临床表现

大部分患儿出生后1周至数周发病，最早期的皮损表现为充血性、擦伤样或毛细血管扩张性斑片，皮损可突起或不突起于皮肤，周围皮肤边界较清晰，压之可褪色或不褪色，解除压力后颜色可恢复。根据典型病变发展的过程可以将婴幼儿血管瘤分为增殖期、消退期、消退完成期，这一典型特点是其区别于脉管畸形的重要依据。虽然大多数婴幼儿血管瘤能自行消退，但增生与消退速度并不相同。

1. 增殖期 出生后6个月为早期增殖期，此期瘤体迅速增殖，明显高出皮肤表面，形成草莓样斑块或肿瘤，大小可达最终面积的80%。出生后6～9个月为晚期增殖期，深在性婴幼儿血管瘤增殖期可持续至出生后9～12个月，少数患儿甚至增殖期持续至出生后24个月。婴幼儿在出生后1年内表现出2个典型的快速增长期，第1个快速增长期在出生后4～6周，第2个在出生后4～5个月。婴幼儿血管瘤的个体性临床表现取决于病变发生的部位、大小和病变所处的时期。较表浅的增殖期婴幼儿血管瘤常表现为鲜红色斑块或结节状病损，较深在的病变表面为青紫色或无颜色变化。除上述皮肤表现外，婴幼儿血管瘤还有可能发生溃疡、感染、出血，呼吸道附近或眶内、眼睑处的婴幼儿血管瘤有可能引起呼吸道阻塞或影响视力，少数甚至危及生命。

2. 消退期 大部分婴幼儿血管瘤在患儿1岁左右停止生长，质地变软并逐渐进入消退期。消退期患处皮肤可呈暗紫色或花斑状，皮肤可形成萎缩性瘢痕。患儿1岁时血管瘤的消退率约为10%，5岁时约为50%，7岁时可达70%，9岁以内可达90%以上。多数病例有2～5年的消退期。

3. 消退完成期 未经治疗的婴幼儿血管瘤消退完成后，有25%～69%会残存退行性改变，主要为皮肤外观的改变，如瘢痕、色素沉着、毛细血管扩张和皮肤萎缩。浅表性婴幼儿血管瘤退化的结局可能是皮肤瘢痕形成和毛细血管扩张；深在性婴幼儿血管瘤退化的结局可能是遗留纤维脂肪块；混合性婴幼儿血管瘤退化后，则可能遗留纤维脂肪块、表面皮肤萎缩和毛细血管扩张。

另外，随着对婴幼儿血管瘤临床表现与皮肤结构关系研究的深入，其分类、分型已趋于完善，分类与分型与其病情严重程度相关，为优化其治疗打下了基础。

“4类”：2018年国际脉管性疾病研究会发布的官方权威分类，将婴幼儿血管瘤分为浅表性、深在性、混合性（即浅表性+深在性）和微小增殖性（又称网状性/顿挫性）血管瘤4类。浅表性婴幼儿血管瘤起源于真皮浅层，即过去所称的“草莓状血管瘤”，最早期的皮损表现为充血性、擦伤样或毛细血管扩张性斑片；深在性婴幼儿血管瘤位于真皮深层或皮下组织内，外观呈蓝色或无色；混合性婴幼儿血管瘤起源于真皮浅层和真皮深层或皮下组织；微小增殖性婴幼儿血管瘤主要位于下肢，表现为微小增殖或不增殖。

“4型”：根据肿瘤组织形态还可将婴幼儿血管瘤分为局灶型、多发型、节段型和中间型4型。局灶型婴幼儿血管瘤最常见，指瘤体的生长增殖围绕一个中心向四周生长，表现为结节性、圆形或椭圆形瘤体，直径通常小于2cm；多发型婴幼儿血管瘤通常指含5个以上、相互间无任何联系的独立瘤体的婴幼儿血管瘤；节段型婴幼儿血管瘤是指沿着特定皮肤结构分布的婴幼儿血管瘤，该型皮肤结构与皮节、神经分布及Blaschko线无关，而是与残留的胚胎动脉及其变异血管的分布有关，通常为斑块状的大面积瘤体；而中间型婴幼儿血管瘤指无法明确分类为局灶型或节段型的婴幼儿血管瘤。

（四）诊断及鉴别诊断

对于婴幼儿血管瘤，根据患儿病史、症状及体征不难做出诊断，必要时可辅以局部B超检查瘤体的累及范围和血供情况；巨大或多发的肝脏血管瘤、PHACES综合征等需行超声心动图检查，以了解有无心功能不全、心脏或主动脉结构异常等；MRI/CT检查有助于了解位于头皮、骶尾部、重要器官周围的婴幼儿血管瘤周围组织器官及侵及的程度；位于眼周、耳周等部位的瘤体，需眼科、耳鼻喉科等相关科室会诊，评估眼、耳等器官功能是否受损。

在鉴别诊断方面，浅表性婴幼儿血管瘤早期应与微静脉畸形区分；深在性婴幼儿血管瘤应与脉管畸形（静脉畸形、动静脉畸形等）、淋巴管畸形、钙化上皮瘤、皮样囊肿、少见的平滑肌肉瘤及淋巴瘤等其他皮肤肿瘤鉴别。以下是婴幼儿血管瘤与脉管畸形的鉴别诊断（表2-2-1）。

表 2-2-1　婴幼儿血管瘤与脉管畸形的鉴别诊断

	婴幼儿血管瘤	脉管畸形
发病时间	出生时或出生不久	多见于出生时，出生后逐渐明显
男 / 女比例	1 ∶ 4	1 ∶ 1
发展情况	增殖期、消退期、消退完成期	不会自行消退，与儿童的生长发育成等比例
病变颜色	鲜红色或透出蓝色	根据畸形的脉管种类而呈现不同颜色
表面温度	正常或温度升高	温度升高
自觉症状	不明显	不明显
排空试验	阴性	阳性
体位试验	阴性	阳性
组织病理	血管内皮细胞增生	血管内皮细胞正常，血管形态乱，管腔异常

注：排空实验，以手指压迫病损，表面颜色退去，解除压力后，血液又立即充满病损区，病损恢复原有大小和色泽；体位实验，当头低位时，病损区则充血膨大；恢复正常位置后，肿胀也随之缩小，恢复原状，此称为体位移动试验阳性。

（五）国内外治疗现状

婴幼儿血管瘤的治疗虽然在近几年有了重大的进展，但由于发病部位、病理类型、瘤体大小等的不同，目前仍没有统一的治疗方案，且国内外关于本病的认识并不同步，甚至在不同专业领域存在明显差异。目前的治疗方法有外科切除、药物治疗、物理治疗、手术切除及联合治疗等，来达到抑制血管内皮细胞增生、促进瘤体消退、减少瘤体残留物的治疗目的。医生会根据婴幼儿血管瘤生长部位、大小及并发症等，对婴幼儿血管瘤进行风险评估（表2-2-2），并根据不同的风险等级和分期、疗效与风险的平衡等因素，制订不同的治疗方案。

如低风险婴幼儿血管瘤很稳定，可以随诊观察，或尝试使用外用药物；如果瘤体生长迅速，则遵循中风险婴幼儿血管瘤方案，建议尽早治疗，早期小而薄的病灶可选择外用β受体阻滞剂，也可联合脉冲染料激光；治疗若不能控制瘤体生长，则遵循高风险婴幼儿血管瘤方案，包括口服普萘洛尔等，若有禁忌证，则系统使用糖皮质激素。消退期和消退完成期婴幼儿血管瘤的进一步治疗，最佳年龄是3～4岁，因为之后血管瘤自发改善不再明显，如果推迟治疗，则可能对患儿心理或其他功能造成影响。婴幼儿血管瘤主要治疗手段总结如下。

表 2-2-2　血管瘤的风险等级及分级依据

风险特征	分级依据	
高风险	节段型血管瘤直径＞5cm—面部	伴随结构异常（PHACE综合征），瘢痕，眼 / 气道受累
	节段型血管瘤直径＞5cm—腰骶部、会阴区	伴随结构异常（LUMBAR综合征），溃疡
	非节段型大面积血管瘤—面部（厚度达真皮或皮下，或明显隆起皮肤表面）	组织变形，有形成永久瘢痕 / 毁容性风险
	早期有白色色素减退的血管瘤	溃疡形成的标志
	面中部血管瘤	高度存在毁容性风险
	眼周、鼻周及口周血管瘤	功能损害，毁容性风险
中风险	面部两侧、头皮、手、足血管瘤	毁容性风险，较低的功能受损风险
	躯体皱褶部位血管瘤（颈、会阴、腋下）	高度形成溃疡的风险
	节段型血管瘤＞5cm—躯干、四肢	溃疡形成风险和皮肤永久的残留物
低风险	躯干、四肢（不明显）	低度的毁容和功能损害风险

1. 保守观察　由于部分婴幼儿血管瘤可自然消退，部分学者认为对于无重大器官功能影响的病例可以给予保守随访观察，避免过度治疗。适应证以婴幼儿草莓状血管瘤和混合型血管瘤为主，国外学者曾报道这两种类型血管瘤的自然消退率在80%左右。但在实际临床工作中自然消退者并不多见，且瘤体消退后病变区域会残留瘢痕、色素沉着、毛细血管扩张等，依然会给患儿带来相应的影响。因此，医生应根据婴幼儿血管瘤的风险分级，是否引起栓塞、溃疡、功能损害甚至永久性毁容，治疗与不良反应的平衡等因素综合判断是否采取保守观察，需向患儿家属详细解释婴幼儿血管瘤具有自然消退的特征及消退后可能的并发症、疾病的可能进展，并在首次就诊时进行瘤体超声检查，避免延误最佳治疗时机。

2. 药物治疗

（1）局部外用药物适用于浅表性婴幼儿血管瘤，常用的药物如下。

1）β受体阻滞剂类：如普萘洛尔软膏、噻吗洛尔乳膏、噻吗洛尔滴眼液、卡替洛尔滴眼液等。噻吗洛尔是一种非选择性的β受体阻滞剂，其作用机制与普萘洛尔和阿替洛尔相似，通过抑制肾素-血管紧张素系统，降低血管瘤表面的血管紧张素Ⅱ水平，从而导致血管瘤消退。2020年的一项荟萃分析显示，在治疗浅表性婴幼儿血管瘤时，外用β受体阻滞剂疗效不低于口服普萘洛尔，并优于外用咪喹莫特和保守治疗，且不良反应少。此外，该方法还可以作为口服普萘洛尔治疗婴幼儿血管瘤的辅助治疗。

用法及疗程：外涂或外敷于瘤体表面，每天2～4次，持续用药3～6个月或至瘤体颜色完全消退，通常用药第2～3个月疗效最为明显。除个别报道有变态反应性接触性皮炎外，还可能有发红、蜕皮等局部不良反应。

2）5%咪喹莫特：是一种免疫反应调节剂，具有抗血管生成和促细胞凋亡的特性。使用方法为隔天夜间睡前薄层外涂于瘤体表面，次日洗去，疗程为16周。常见皮肤反应：红斑、表皮剥落、结痂等，发生不良反应时需及时停药，等待皮肤恢复后才可继续用药。由于该药物容易引起皮肤强烈的免疫反应，导致后期皮肤质地改变甚至瘢痕形成，故建议慎用，包括有外用β受体阻滞剂禁忌证的患儿。

（2）系统药物治疗

1）普萘洛尔：β受体阻滞剂普萘洛尔是高风险婴幼儿血管瘤（快速增殖或严重影响重要器官功能）患儿或局部治疗无效者的一线治疗方案。其确切的机制尚不清楚，目前认为其通过收缩血管，抑制血管发生和血管生成，诱导细胞凋亡取得治疗效果。2019年一项荟萃分析回顾了口服普萘洛尔治疗婴幼儿血管瘤的有效性及安全性，结果显示口服普萘洛尔的治疗效果优于口服阿替洛尔、泼尼松或卡托普利及外用马来酸噻吗洛尔、注射醋酸曲安奈德或博来霉素、Nd：YAG激光，且低剂量普萘洛尔［1mg/（kg·d）］疗效欠佳，而中剂量［2mg/（kg·d）］和高剂量［3mg/（kg·d）］治疗后显著改善，考虑使用高剂量增加不良反应的风险，推荐使用2mg/（kg·d）作为婴幼儿血管瘤的治疗维持剂量。对于开始服用药物时间，建议为出生后5周至5个月，早产儿需矫正年龄大于5周，口服普萘洛尔超过6个月对血管瘤的改善更为显著。此外，由于血管瘤的增殖早期（出生时间＜6个月）进行药物干预的疗效优于晚期（出生时间＞6个月），故应尽早治疗以减少对患儿的不良影响。

治疗应在有经验医生指导下进行，由患儿家长对患儿服药后情况进行监测。用药前应对患儿进行全面的检查，包括检查心肌酶和血糖及肝肾功能、心电图、心脏彩超、甲状腺功能、胸部X线片等。用法及疗程：起始剂量为每天1.0mg/kg，分2次口服，首次服药后观察患儿有无肢端湿冷、精神萎靡、呼吸困难和明显烦躁等现象；如患儿能够耐受，第2天增量至每天1.5mg/kg，分2次口服，并密切观察；第3天增量至每天2.0mg/kg，分2次口服，后续治疗以此剂量维持。服药后的前3个月可4周复诊一次，3个月后可6～8周复诊一次，每次复诊应复查生化、心脏彩超及局部B超，以评估不良反应及疗效，若出现心肌损害、心功能受损、喘息、低血糖等情况，应予以对症治疗或由相应科室会诊，且普萘洛尔剂量应减半，不良反应严重时需停用。但不可擅自减量或停药，以避免病情复发或反弹。由于普萘洛尔是亲脂性、非特异性的β_1、β_2和β_3受体阻滞剂，可产生心脏系统、呼吸系统和中枢神经系统的副作用，如心动过缓、喘息和嗜睡。其他中枢神经系统的副作用包括躁动和睡眠障碍。药物对中枢神经系统的影响通常是暂时的，很少需要干预，目前尚无研究显示药物对患儿的脑神经认知发育造成影响。口服普萘洛尔治疗婴儿血管瘤无确切停药年龄限制，4岁以内均可用药。瘤体基本消退（临床表现及B超结果）后，可考虑在1个月内逐渐减量至停药。服药疗程通常会超过1年，停药年龄经常会延续到15月龄以上。

现已有学者研究其他β受体阻滞剂在婴幼儿血管瘤中的疗效，如阿替洛尔、美托洛尔、醋丁洛尔和纳多洛尔。一项系统回顾和荟萃分析使用阿替洛尔0.5～1mg/（kg·d）治疗婴幼儿血管瘤，结果显示阿替洛尔的治疗疗效并不低于普萘洛尔，且出现不良反应的风险低。由于阿替洛尔具有对β_1受体的特异性及不易穿透血脑屏障的亲水性优点，在治疗安全性上比普萘洛尔更有优势，因此对普萘洛尔治疗有副作用或使用禁忌、不耐受的患儿，可尝试使用阿替洛尔治疗。

2）糖皮质激素：在应用β受体阻滞剂之前，全身和皮损内注射糖皮质激素是婴幼儿血管瘤的主要方法，治疗有效率可达98%。常见的副作用包括肾上腺功能不全、库欣综合征、生长迟缓、高血压、高血糖、体重增加等。对于需要口服药物治疗，但存在口服普萘洛尔禁忌证的高风险婴幼儿血管瘤患者，可系统使用糖皮质激素。

2013年进行的一项荟萃分析评估比较口服皮

质类固醇和普萘洛尔治疗婴幼儿血管瘤的临床疗效，包括1162项研究、2629例皮质类固醇治疗患者和795例普萘洛尔治疗患者。经皮质类固醇治疗1～3个月或普萘洛尔治疗1～12个月后，前者有97.3%的患者皮损改善，后者仅为69.1%，两组不良反应发生率分别为9.6%和17.6%，由此可见，普萘洛尔比皮质类固醇治疗更有效，不良反应更少。

用法及疗程：口服泼尼松2～3mg/kg，最大剂量为5mg/kg（总量不超过50mg），隔天早晨1次顿服，共服8周；第9周减量1/2；第10周每次服药10mg；第11周，每次服药5mg；第12周停服，完成1个疗程。如需继续，可间隔4～6周重复同样疗程。治疗应在有经验医生指导下进行，用药期间药物可能对身高、体重和血压等有暂时性影响，应密切监测。患儿在服药期间应停止疫苗接种，直至停药6周以上。

（3）局部注射药物治疗：局部注射药物治疗不是治疗婴幼儿血管瘤的首选方法，仅用于局部外用药物、激光或口服普萘洛尔等治疗无效或有禁忌证的患儿。常用药物包括糖皮质激素、博来霉素、平阳霉素及其他抗肿瘤药物。

1）糖皮质激素：主要适用于早期、局限性、深在或明显增厚凸起的婴幼儿血管瘤，治疗终点为病灶体积缩小，甚至接近平坦。其治疗血管瘤的机制可能为：①竞争性与雌激素受体结合，并可直接抑制雌激素受体活性；②减少血管瘤组织血管内皮生长因子生成，抑制血管内皮细胞增殖，促进血管瘤消退。注射剂量取决于血管瘤大小，最大剂量为3mg/（kg·d）或30mg。病灶内注射糖皮质类固醇治疗并非没有风险，副作用包括局部皮肤萎缩、坏死、钙化和色素脱失。在眼周甚至更远部位，偶有报道可能因注射物逆流而导致眼动脉及其他动脉栓塞缺血而产生并发症。

2）博来霉素、平阳霉素及其他抗肿瘤药物：用于口服或局部注射糖皮质激素治疗效果不佳时，为防止偶发的过敏，建议在注射过程中保持静脉补液通畅。另过度治疗可诱发晚期注射区域发育迟缓或障碍。需要注意的是，博来霉素皮损内注射并不安全，易出现溃疡及软组织萎缩。

3）硬化剂：硬化剂瘤体内注射是治疗婴幼儿血管瘤的常用方法之一，它适用于体积较小的血管瘤。5%鱼肝油酸钠、尿素、33%高渗氯化钠、50%葡萄糖、无水乙醇等都是传统的硬化剂，该类药物的并发症包括中毒反应、皮肤黏膜坏死、瘢痕等，治疗后易复发，残留物可能影响儿童正常发育。另外，聚桂醇是一种泡沫硬化药物，药效更加平和，起效率高，且注射后的发热、疼痛、溃疡等发生率较传统硬化剂低。

4）贝伐珠单抗：是一种新型的治疗血管瘤的药物，它通过结合血管内皮生长因子，阻止其与内皮细胞表面受体结合而抑制内皮细胞增殖和新血管生成。但目前该药物还处于临床验证阶段，其作用及疗效必将成为后期的研究热点。

3. 物理治疗

（1）激光治疗：激光治疗是治疗血管瘤的传统方法。目前可用于治疗婴幼儿血管瘤的激光方法包括CO_2激光、Nd：YAG激光及脉冲染料激光、氩离子激光、闪光灯泵脉冲染料激光等，其中效果最好的是585/595nm脉冲染料激光，适用于浅表性婴儿血管瘤增殖期，它能够抑制瘤体增殖或在血管瘤溃疡及消退期后减轻血管瘤的颜色或毛细血管扩张性红斑。早期进行干预能缩小血管瘤最终尺寸，明显降低后期消退后色素沉着、毛细血管扩张、病变局部纤维化发生率，效果更好。该治疗可能的副作用有瘢痕、溃疡、色素沉着等，并有一定的复发率。此外，激光也可联合药物进行婴幼儿血管瘤治疗，口服普萘洛尔联合脉冲染料激光对治疗混合性婴幼儿血管瘤更有效，而外用噻吗洛尔联合脉冲染料激光对浅表性婴幼儿血管瘤更具优势。

Nd：YAG激光器由于产生非选择性热损伤，穿透较脉冲染料激光更深，产生瘢痕的风险高，通常不作为激光的首选治疗方式，但在皮损非常厚（＞2cm）或有粗大血管扩张时更具优势。

（2）冷冻治疗：冷冻治疗主要是以液氮创造超低温，利用低温将病变组织冷凝，使细胞坏死，该方法常遗留瘢痕，复发率较高。目前临床上常用的冷冻设备为氩-氦刀，它首先以常温高压氩气释放入低压区的方法产生–140℃超低温，使得病变组织冷冻，继而以常温高压氩气使冰冻组织快速升温，促进了病变区细胞的破裂、解体、死亡。由于过程精确可控，氩-氦刀技术可克服液氮技术难操控的缺点，改善了液氮技术不彻底、复发率高的缺点。

（3）光动力疗法：该疗法由Sadykov等在2012年首先提出，该方法首先在血管瘤患儿静脉内输注光敏剂，由于血管瘤血运丰富、细胞代谢旺盛，24～48小时后光敏剂在瘤体细胞中异常蓄积，光激发可导致自由基和氧化活性物质增多，对血管瘤内皮细胞产生损伤。正常组织含光敏剂较少，损伤作用轻微，损伤可逆，且该疗法治疗后的瘤体部位无瘢痕残留，有其独到之处。

（4）聚集超声：聚集超声是近十几年应用于外科无创治疗的新技术，可用于身体各部位肿瘤的治疗。它主要是利用超声波的组织穿透性和聚焦性物理特性，在肿瘤区域通过能量聚集达到瞬间高温效应（65℃以上）、空化效应和机械效应等，促使肿瘤细胞凝固坏死。该技术可以使肿瘤血管栓塞，并可破坏血管内皮细胞。但由于其治疗的样本量偏少，该技术的治疗参数及效果还有待进一步研究。

（5）放射性核素治疗：应用放射性核素治疗婴幼儿血管瘤已有数十年时间，常用的放射性核素有^{32}P、^{90}Sr-^{90}Y、^{125}I等，主要适用于较小的血管瘤。作用机制为β射线在局部产生电离作用，使血管内皮细胞肿胀、发生炎性反应、萎缩，以至血管闭合，最后被纤维细胞代替。然而，短期的临床随访发现放射性核素治疗可导致皮肤改变，如萎缩、挛缩、色素沉着、血管扩张等，同时还可能影响骨骼生长发育。20年以上的长期随访发现采用该治疗后恶性肿瘤、甲状旁腺功能低下、乳房发育不良、颈内动脉闭塞等发病率明显增高，因此该疗法目前已很少应用。

4. 手术治疗　部分婴幼儿血管瘤患儿可能在瘤体消退后仍残留明显畸形、增生期出现溃疡而遗留永久性瘢痕，或非手术治疗不足以及时解决功能障碍等问题，则需要进行手术治疗。手术治疗在改善外观、快速去除病灶、美容性重建及改善功能等方面有其独特优势。儿童早期（婴幼儿血管瘤消退期）即1岁左右至学龄前期，手术切除婴幼儿血管瘤的指征：①非手术难以改善的皮肤松弛、溃疡后瘢痕、难以消退的纤维脂肪组织残留等，如推迟手术无助于获得更好外观者；②预计手术后功能及外观效果均较理想者，如手术瘢痕不明显或符合亚单位分区原则等。儿童后期（婴幼儿血管瘤消退后期）即入学后的小学期间，手术切除指征为所有非手术难以改善但预计通过手术可得到较理想改善的皮肤松弛、皮肤损害、溃疡后瘢痕、难以消退的纤维脂肪组织残留等。

在拟定婴幼儿血管瘤手术方案前，需要对婴幼儿血管瘤的特殊性有清晰的认识。婴幼儿血管瘤是良性肿瘤，如何获得尽可能完美的术后外观和功能改善是婴幼儿血管瘤手术重点关注的问题。手术要注意：①首先矫正畸形最明显的部位；②手术切口尽可能隐蔽或不明显；③切除唇、舌部血管瘤应以不影响功能为前提，如肿瘤过大则宜做分期切除，以免影响功能和外形；④尽可能将切除的组织充分利用，设计方案和操作严格按照美容性重建原则。总之，手术治疗应以患儿为中心，从患儿外观、功能、心理发育及手术风险等多方面综合考虑，并结合医生本人手术经验，谨慎权衡利弊，最终通常可获得最大限度的外观和功能改善。

（六）治疗案例展示

案例1：脉冲染料激光治疗足背血管瘤，治疗参数：595nm，10～20ms，12.5～14J/cm^2，DCD++（图2-2-6）。

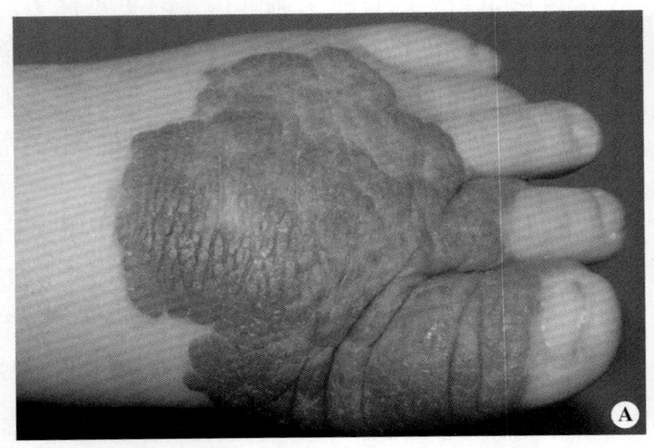

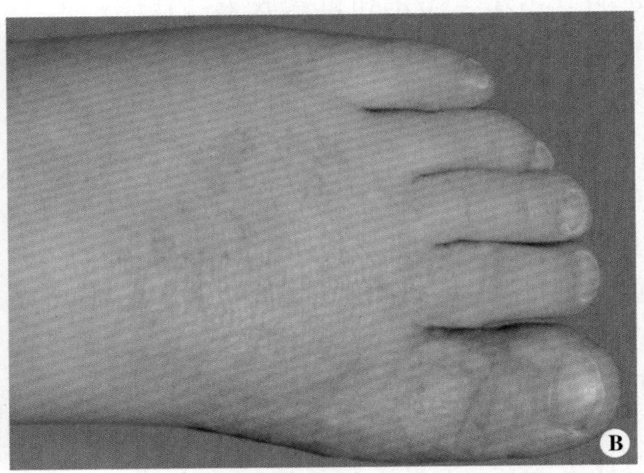

图2-2-6　脉冲染料激光治疗足背血管瘤效果对比图

A. 治疗前；B. 治疗后

案例2：脉冲染料激光治疗唇黏膜处血管瘤，治疗参数：595nm，10～20ms，11.5～12J/cm^2，DCD++（图2-2-7）。

案例3：长脉冲Nd：YAG激光治疗头部血管瘤，治疗参数：1064nm，30ms，130J/cm^2（图2-2-8，图2-2-9）。

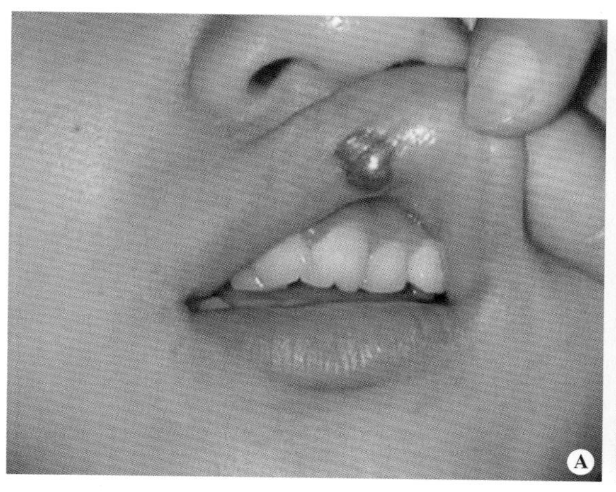
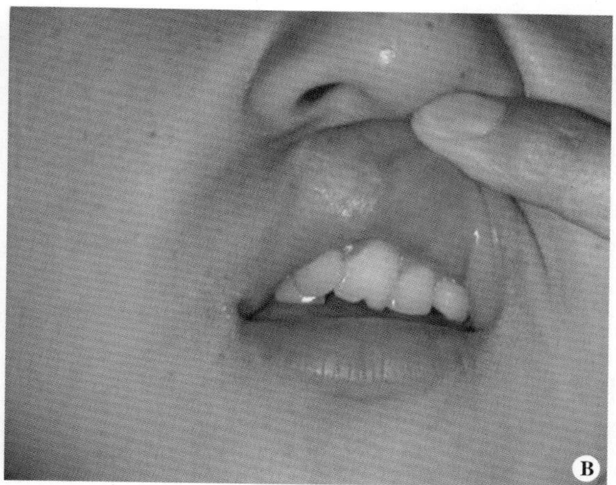

图2-2-7　脉冲染料激光治疗唇黏膜处血管瘤效果对比图

A. 治疗前；B. 治疗后

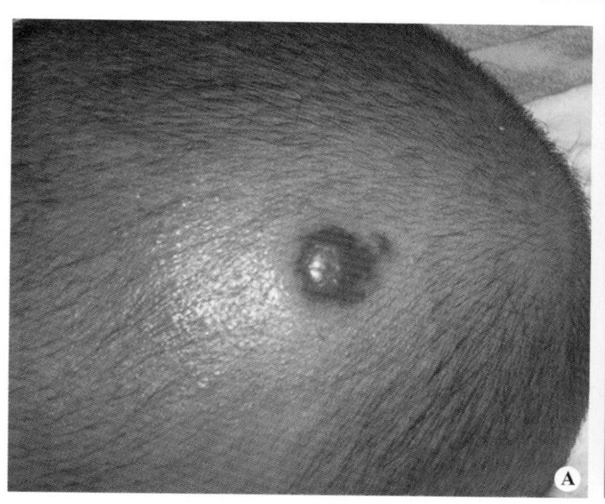
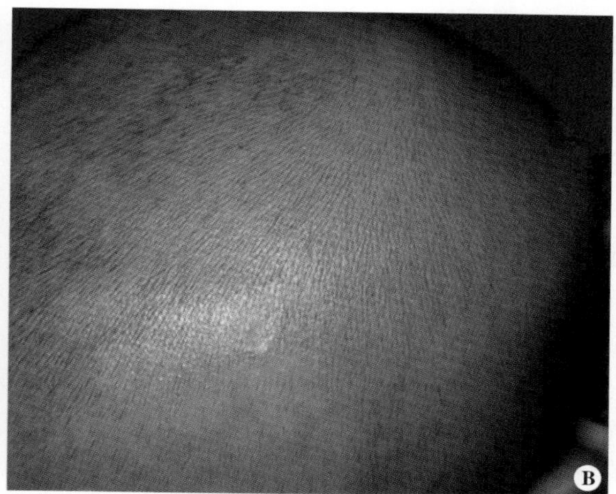

图2-2-8　长脉冲Nd：YAG激光治疗头部血管瘤效果对比图

A. 治疗前；B. 治疗后

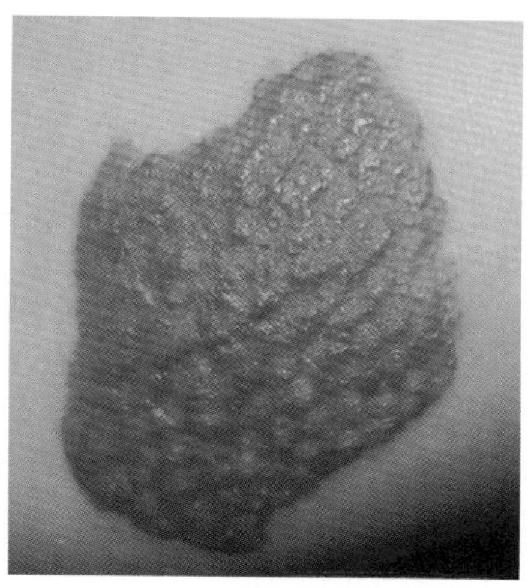

图2-2-9　长脉冲Nd：YAG激光治疗术后即刻

（七）注意事项及不良反应

（1）婴幼儿血管瘤虽然是一种良性疾病，但生长于面部者，严重时也会导致严重面部畸形，所以出生后如发现有血管瘤应及时就医。

（2）若患儿未能及时接受治疗或肿瘤发生进展，可能导致溃疡、感染、出血，生长于呼吸道附近或眶内、眼睑处的血管瘤有可能引起呼吸道阻塞或影响视力，巨大血管瘤患者可能会发生心血管疾病，少数甚至危及生命。因此要注意监测病情，定期复诊。

（3）并发症的发生通常与患儿年龄、瘤体部位、生长速度、类型、治疗时机等相关。如位于头面部的瘤体更容易引起毁容损害，位于摩擦、浸渍及潮湿部位的瘤体更容易出现溃疡；节段型血管瘤由于其向周围延伸和面积大的特性，比局灶型更容易累及周围器官，并且更容易出现溃疡；深在性血管瘤由于其累及更深的皮肤层次，比浅表性血管瘤更容易对局部组织器官造成压迫；多发型血管瘤合并肝脏、脾脏血管瘤的概率升高，而弥漫性肝脏血管瘤常存在发生高输出性心力衰竭的风险，临床应尤其注意。此外，节段型血管瘤位于头面部和骶尾部时，容易合并周围器官损害或畸形，出现严重并发症，是婴幼儿血管瘤最危重的表现之一。婴幼儿血管瘤常见的综合征有两种，一种是PHACES综合征，表现为颅后窝畸形、面部巨大节段型血管瘤、动脉异常、主动脉狭窄和（或）心脏异常、眼异常和胸骨裂隙；另一种是LUMBAR综合征，表现为下半躯体血管瘤、泌尿生殖系统病变、溃疡、脊髓病变、骨畸形、动脉异常、肛门直肠畸形和肾脏病变。

（4）血管瘤部位容易继发湿疹改变，家长需注意患儿表面皮肤的清洁、润肤。如发生继发湿疹改变要积极治疗湿疹，以免瘤体消退后残留瘢痕。

（5）日常生活中过度摩擦婴幼儿血管瘤，可能会导致溃疡形成或加重皮肤褶皱。因此，发生在颜面部的婴幼儿血管瘤应注意避免患儿抓挠，洗漱时应选用柔软毛巾；躯体发生婴幼儿血管瘤的患儿应尽量穿宽松舒适衣物，避免摩擦。家长需遵医嘱定期带患儿复诊，定期观测婴幼儿血管瘤皮肤、大小情况变化。若血管瘤发生溃疡、感染、出血或迅速增殖，应及时就医。

（编者：高　琳，邵　帅，高美艳；
审校：陶旌晶，刘振锋）

三、毛细血管扩张症

（一）概述

毛细血管扩张症（telangiectasis）是指一种常见的皮肤血管性疾病，表现为肉眼能够看见的浅表皮肤血管及皮肤泛红。至少10%～15%的成人和儿童面部有明显的毛细血管扩张。

（二）病因及发病机制

毛细血管扩张是一种血管病变，可在皮肤或黏膜上见到。它们可以是不同类型疾病的一部分，或原发性（主要是遗传性的）或继发于其他疾病。毛细血管扩张症的发病机制尚不明确，通常认为是在缺氧、激素、化学物质、感染、物理因素等多种因素的影响下，机体释放或激活血管活性物质，导致毛细血管新生或扩张。这些病变可能是由于持续的小动脉血管扩张引起血管壁薄弱造成的。同时，长期外用类固醇激素等慢性的皮肤暴露，可引起周围结缔组织和弹性组织损伤，使其扩张加重。有些家系表现为常染色体显性遗传。

（三）临床表现

毛细血管扩张主要是末端血管、小静脉异常永久扩张，但也可由乳头下丛的毛细血管和小动脉扩张导致。扩张的血管直径为0.1～1mm，在皮肤内的深度为200～250μm。来源于小动脉的毛细血管扩张直径较小、鲜红色，一般不突出皮肤表面。来源于小静脉的毛细血管扩张较粗大、蓝色，常突出于表皮。来源于毛细血管袢的毛细血管扩张初起较细小、色红，后因为静水压的升高静脉回流增多而逐渐变大，呈紫色或蓝色。

根据扩张血管的外观不同，毛细血管扩张可分为单一型、线型、树枝型、蜘蛛型和丘疹型，面部及下肢较常见的为红色线型和树枝型，尤其是鼻部、下颏和面颊中部。面部毛细血管扩张多见于肤色白皙的女性，好发于鼻翼，鼻部及面颊中部，是皮肤光老化及玫瑰痤疮的重要表现之一。丘疹型常是遗传性疾病的一种皮肤表现，如Osler-Weber-Rendu病，也可见于胶原血管病。Civatte皮肤异色症是由慢性、过度日晒引起的一种临床症状。该病表现为网状棕色色素、散在和融合的血管扩张及面颈部、前胸明显的毛细血管扩张。

（四）诊断及鉴别诊断

1. 与先天性毛细血管扩张症鉴别

（1）遗传性出血性毛细血管扩张：该病为常染色体显性遗传，无性别差异，青春期后多见，皮损好发于手背、面部、阴囊。其周围可见蜘蛛痣样星状损害。也可见于唇、舌、鼻部黏膜，颊或齿龈等。皮损发生部位伴出血为其特点。

（2）共济失调毛细血管扩张症：该病为常染色体隐性遗传。2～3岁发病，特点为小脑共济失调、眼与皮肤的毛细血管扩张。初发于球结膜，以后扩展到眼睑、面颊、耳郭、颈部、肘窝，同时伴有眼球震颤。常有咖啡斑、白发及早老症。

（3）先天性大理石皮肤毛细血管扩张症：该病患儿出生时表现为全身性广泛性网状青斑，并发蜘蛛痣及血管角皮瘤，此现象可消退。

（4）蜘蛛痣：该病可为先天性也可为获得性，前者多见于小儿，后者多见于肝病患者及妊娠妇女。

2. 继发性毛细血管扩张症

（1）毛细血管扩张性红斑狼疮：该病属于红斑狼疮的少见类型，可能为光敏感和自身免疫机制所致的血管改变。

（2）持久性斑疹性毛细血管扩张症：该病为色素性荨麻疹的特色类型。

（3）毛细血管扩张性环状紫癜：该病病因不明，多见于成年人腿部。属淋巴细胞周围血管性毛细血管炎所致。表现为黄红色环状、斑点状、针尖大瘀斑及血管扩张，可延续数年。

（五）治疗

1. 一般治疗　治疗毛细血管扩症应查明病因和诱因，对原发病进行治疗，保护、修复皮肤屏障。

2. 药物治疗　在光学应用临床前，能有效治疗面部毛细血管扩张的方法很少，局部治疗药物包括甲硝唑、抗生素、过氧化苯甲酰、钙调磷酸酶抑制剂、壬二酸类、伊维菌素、外用缩血管药等。系统治疗包括抗生素、维A酸、羟氯喹等抗炎药物及β受体阻滞剂等血管活性药物。

硬化剂治疗已被用于静脉曲张及毛细血管扩张症，但皮损位于面部时可能导致血管栓塞，使其应用仍有争议。2019年一项研究使用甘油作为硬化剂治疗8名面部毛细血管扩张的患者，每次治疗间隔4周，结果显示5名患者在1次治疗后取得了满意疗效，皮损广泛的患者最多需3次治疗。注射部位疼痛是唯一不良反应。

3. 激光治疗　毛细血管扩张是一种皮肤血管性疾病，其激光治疗的最主要靶色基是氧合血红蛋白。氧合血红蛋白的主要吸收峰值包括418、542及577nm。因此，目前治疗面部毛细血管扩张的激光波长主要集中于此范围之内。激光具有创伤小、疗效好、恢复快等优势，易被广大美容患者接受。目前使用最多的有强脉冲光、脉冲染料激光，此外也有使用长脉宽KTP（532nm）激光、毫秒或微秒级Nd：YAG（1064nm）激光或半导体（940或980nm）激光进行治疗。

毛细血管扩张的管径粗细和构型决定治疗激光的选择。脉冲染料激光和KTP激光在治疗较小直径的毛细血管扩张和弥漫性红斑方面更有效，而较长波长的设备可能对管径更粗、外观更蓝、层次更深的毛细血管扩张更有效，但后者常具有更高的不良反应发生风险。

（1）脉冲染料激光：目前，脉冲染料激光是治疗浅表皮肤血管性疾病的首选激光治疗方法。脉冲染料激光的波长有585nm和595nm两种，均接近氧合血红蛋白的吸收峰值577nm，并且黑素对光的竞争吸收相对较弱。因此，脉冲染料激光在治疗面部毛细血管扩张方面具有良好的疗效与安全性。

使用脉冲染料激光治疗时，需结合血管流量和血管直径调节治疗参数。有研究认为低能量重复脉冲与高能量单脉冲的治疗效果相似，重复脉冲治疗可提高临床疗效，且不良反应并无显著增加，因此在条件可控时，可尝试低能量多脉冲进行治疗。

虽然脉冲染料激光治疗面部毛细血管扩张的疗效良好，但其不良反应也较为明显，主要包括短暂水肿、水疱、结痂和色素沉着。紫癜是其最常见的不良反应，应用长脉宽、亚紫癜剂量的脉冲染料激光可有效避免紫癜的出现。Baek等对8例红斑毛细血管扩张型玫瑰痤疮患者进行595nm脉冲染料激光治疗，应用10mm光斑、6ms脉冲宽度、6J/cm^{2}能量密度，定点连续重叠5个脉冲的治疗方法，治疗间隔为2周1次，共10次，毛细血管扩张显著改善，且无紫癜、色素沉着及瘢痕产生。

（2）强脉冲光：强脉冲光是一种连续、非平行、非相干性光，波长范围为500～1200nm。由于氧合血红蛋白对500～600nm的波长有较强吸收，因此，恰当波段的强脉冲光也可以安全、有效地闭塞异常血管，达到治疗面部毛细血管扩张的目的。强脉冲光根据波长的不同可分为宽谱强脉冲光和窄谱强脉冲光。

有研究比较宽谱强脉冲光与595nm脉冲染料激光治疗面部红斑的疗效与安全性，纳入15例患者进行前瞻性半脸对照研究，发现强脉冲光与亚紫癜剂量的脉冲染料激光治疗效果及安全性无明显差异。经2次治疗后，73%的患者红斑明显减少，且均未出现红斑、紫癜、水肿等不良反应。相较于脉冲染料激光，强脉冲光具有价格便宜、光斑大、对血管和色素均有作用的优点，可作为面部红斑的替代治疗方法。

窄谱强脉冲光采用波长选择性覆盖氧合血红蛋白及去氧血红蛋白吸收峰，而滤过可见光至近红外光间吸收较弱的部分。其中，前一波段主要用于浅层血管治疗，后一波段用于深层粗大血管治疗。目前市面上双波段的强脉冲光仪器包括MaxG、DPL及M22的AOPT模式。MaxG可发射500～670nm及870～1200nm波段光。DPL可发射500～600nm、550～650nm波段光。M22的血管滤光片可以发射530～650nm和900～1200nm波段光。通过调整脉宽、能量，能有效治疗不同管径的毛细血管扩张，达到接近激光的治疗效果。Gao等比较脉冲染料激光（595nm）及3种不同波段配制的强脉冲光（M22的血管滤光片、560及590nm滤光片）治疗亚洲人群面部毛细血管扩张症的疗效及安全性，结果显示4组患者治疗后皮损严重程度指标、主观不适感、面部毛细血管扩张均较基线明显改善，使用血管滤光片的强脉冲光能取得类似脉冲染料激光的治疗效果，较另两组改善更为显著。

（3）长脉宽532nm激光：可调脉宽532nm激光是一种绿色的倍频Nd：YAG激光，其激光波长接近氧合血红蛋白的吸收峰值542nm。此外，其脉宽可调范围为2～50ms，对多种不同管径的血管能够加热、凝固，可达到较好的治疗目的。但是由于其激光波长较脉冲染料激光短，穿透性略差，而黑素对其吸收略多，有可能增加发生治疗后色素减退等的风险。532nm激光治疗浅表血管疾病的疗效良好，其主要的不良反应包括轻微结痂、肿胀及水疱，与脉冲染料激光相比，治疗后发生瘀斑的概率较低。

（4）长脉宽1064nm Nd：YAG激光：可调脉宽1064nm Nd：YAG激光的穿透性较好，而且黑素对其吸收少。因此，更适合治疗管径较粗和肤色较深患者的毛细血管扩张。长脉宽1064nm Nd：YAG激光也可搭配动态冷却技术，提高了治疗的疗效与安全性。但由于其具有波长较长、光斑小等特点及在大面积病灶治疗可能形成瘢痕等缺点，应用有一定局限性。虽然长脉宽1064nm Nd：YAG激光治疗毛细血管扩张的有效率高、不良反应轻微，但不推荐其为面部浅表皮肤病的首选激光治疗方法。

（六）治疗案例展示

毛细血管扩张症治疗原则：脉冲染料激光治疗毛细血管扩张时，使用3mm、5mm、7mm或10mm光斑，重叠10%～20%以覆盖全部皮损。能量密度为5～4J/cm^2，根据血管粗细不同选择6～20ms脉宽。治疗终点反应是靶血管立即凝固或消失，照射后出现或不出现紫癜，但不引起过度水肿或结痂。

案例1：强脉冲光治疗面部毛细血管扩张，治疗参数：M22，590～1200nm，5.0-50-5.0-50-6.0，14～17J/cm^2（图2-2-10）。

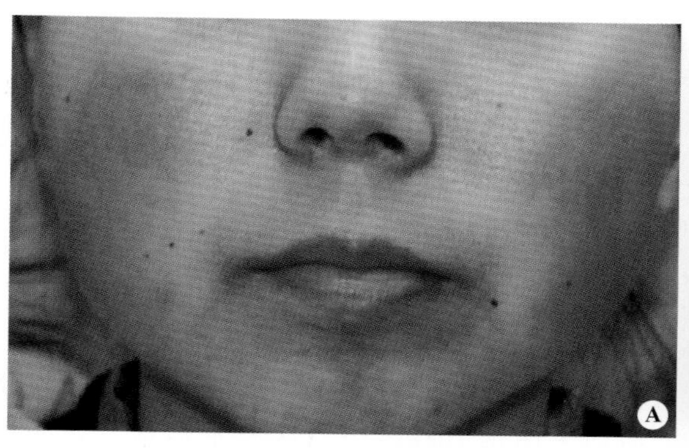
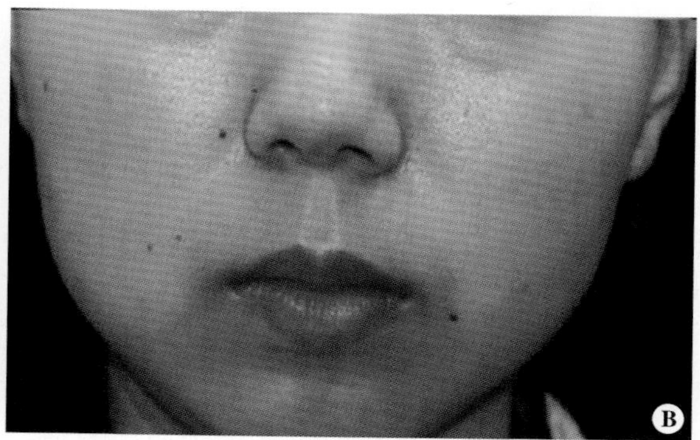

图2-2-10 强脉冲光治疗面部毛细血管扩张效果对比图

A. 治疗前；B. 治疗后

案例2：脉冲染料激光治疗面部毛细血管扩张，治疗参数：595nm，10～20ms，10～1J/cm^2，DCD++（图2-2-11）。

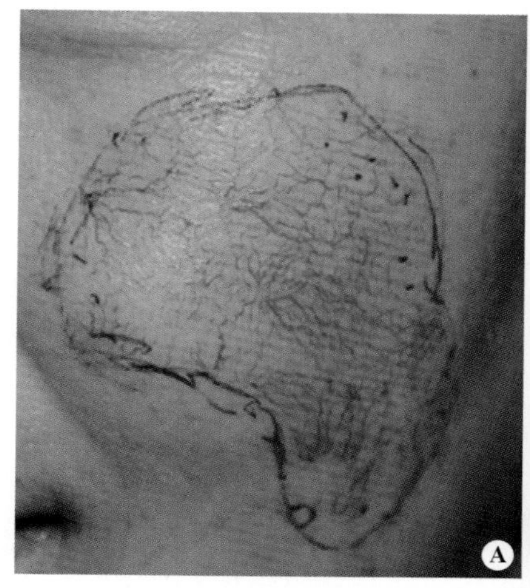
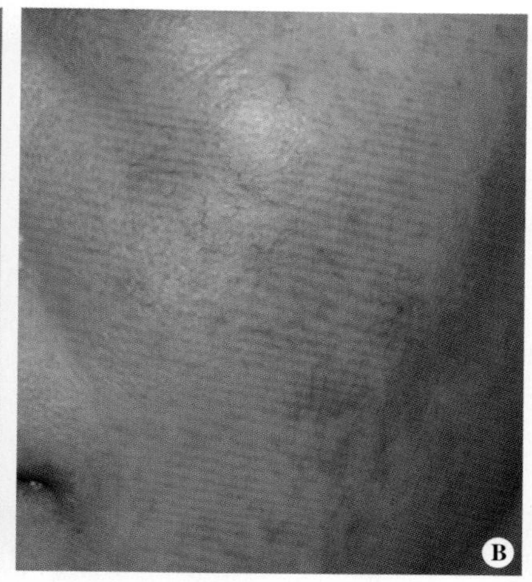

图2-2-11 脉冲染料激光治疗面部毛细血管扩张效果对比图

A. 治疗前；B. 治疗后

（编者：高 琳，宋文婷，高美艳；审校：陶旌晶，刘振锋）

四、蜘 蛛 痣

（一）概述

蜘蛛状毛细血管扩张，简称蜘蛛痣（spider nevus），是获得性良性血管性疾病。在健康成人和儿童中的发病率为10%～15%。许多妇女在孕期或口服避孕药的阶段发病。肝脏疾病患者并发蜘蛛痣常为多发且较显著。蜘蛛痣的皮疹由中央小动脉和向四周放射状分布的细小血管构成，中央小动脉按压后可变白，解除按压后，血液由中央动脉迅速向周围的线状血管填充。由于蜘蛛痣多发于颜面部位，影响美观，可持续数年，患者常求治心切。

（二）病因及发病机制

蜘蛛痣不属于血管性增生性疾病，而是原有血管的扩张。肝硬化、肝癌或其他肝脏疾病容易引起蜘蛛痣的快速发病，多发且明显。在这些患者中常可检测出血液中雌激素水平较高。如果蜘蛛痣伴发肝掌、指甲苍白且末端充血带，则考虑肝硬化。患者常伴有脾大、腹水、黄疸和震颤。在患有肝病的儿童中常可检查到多发的蜘蛛痣。

（三）临床表现

该病多见于学龄前儿童和学龄儿童，发病高峰期为7～10岁。在15岁以前，大约40%的女孩和32%的男孩至少会发现一个皮疹。皮疹多位于面颈部、躯干上部、手臂。儿童多见于手背和指背。通常为鲜红色、中央较小的红色丘疹，周围为放射状分布的数条小血管。整个皮疹直径为0.5～1cm。按压皮疹可使其消失，松手后可看到血压由中央小动脉向四周小血管再灌注。有时能触及中央小动脉的搏动。孕妇和肝病患者同时伴发肝掌。如患者有严重内脏疾病，则蜘蛛痣常多发。

（四）诊断及鉴别诊断

根据典型皮损表现及按压后可变白，解除按压后，血液由中央小动脉迅速向周围的线状血管填充可做出诊断。该病主要与毛细血管扩张症相鉴别，后者表现为簇状细小血管扩张的毛细血管丛，呈紫红色或鲜红点状、线状或分支状，无搏动现象。

（五）治疗进展

1. 一般治疗　大部分儿童的蜘蛛痣都能自愈，所以无须特殊治疗。但完全消退可能需要数年。对于年轻女性，一般生产后或停止服用避孕药后6～9个月皮损多能自愈，伴有肝病的蜘蛛痣，其发展或消退常和肝功能相关。

2. 激光治疗　是治疗该病的首选方案，包括脉冲染料激光、长脉宽Nd：YAG（1064nm）和强脉冲光治疗，由于其具有较高的血流动力，有时需要多次治疗。脉冲染料激光对蜘蛛痣的1次治疗治愈率高达70%，2～3次基本治愈。副作用为可能出现紫癜、水疱、色素改变，甚至瘢痕。

CO_2激光是治疗蜘蛛痣的传统方法之一，由于激光直径小，光束局限，可避免周围正常组织损伤，具有治疗时无出血、定位精准、祛除病变组织彻底等优势，主要于蜘蛛痣中央红色丘疹直径较大、应用脉冲染料激光后无法凝固血管时使用。但该方法属于创伤性治疗，需注意治疗深度和面积，以防一次治疗过深形成瘢痕。

（六）治疗案例展示

案例：脉冲染料激光联合CO_2激光治疗蜘蛛痣，治疗参数：脉冲染料激光，595nm，10ms，12.5J/cm^2，DCD++；CO_2激光，10 600nm，1～2W（中央丘疹）（图2-2-12）。

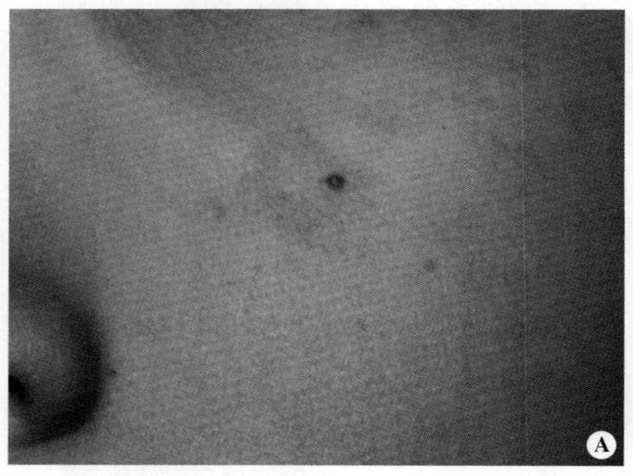

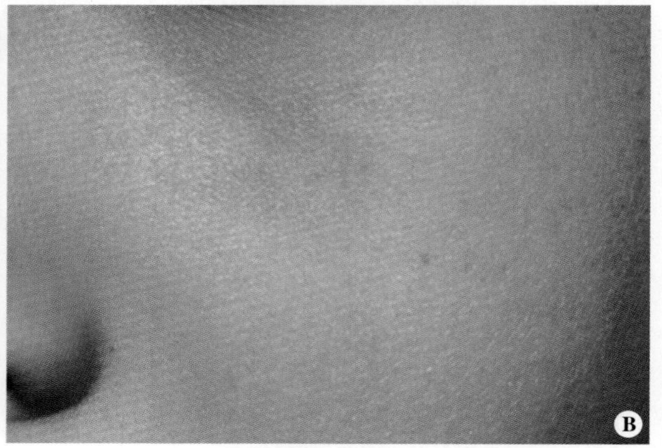

图2-2-12　脉冲染料激光联合CO_2激光治疗蜘蛛痣效果对比图

A. 治疗前；B. 治疗后

五、化脓性肉芽肿

（一）概述

化脓性肉芽肿（pyogenic granuloma，granuloma pyogenicum）又称血管扩张性肉芽肿，是一种获得性良性毛细血管增生性病变，有别于炎性肉芽肿，该病既不是感染性疾病，也不是肉芽肿性疾病。

（二）病因及发病机制

该病病因不明。传统观点认为外伤是其首要病因，但大样本研究表明只有7%的皮损继发于创伤后。妊娠期化脓性肉芽肿的发病率高达5%，尤其在孕晚期好发，提示其发病可能与激素水平变化有关。部分化脓性肉芽肿发病与药物治疗相关，如有文献报道皮损继发于维甲酸口服或外用、HIV患者使用抗逆转录酶药物治疗及肿瘤患者使用生物制剂治疗，如表皮生长因子受体抑制剂、BRAF阻断剂等。此外，有少数研究者检测到皮损中或外周血中合并病毒、螺旋体感染，提示其可能与感染因素有关。

本病发病机制尚不完全清楚，推测可能是由于损伤、感染、药物或某些疾病导致患者外周血中促血管生长的细胞因子水平上调，引起损伤部位毛细血管的异常增生而发病。

（三）临床表现

可发生于任何年龄，但常见于儿童，在性别上无明显差别，好发于头面颈部、四肢远端皮肤及口腔黏膜。临床常表现为快速增长的、带蒂或宽基底的、单发、红色外生性丘疹或肿物，表面光滑或疣状，直径一般小于10mm，质软，无自觉痛或压痛，轻微损伤极易出血，继发糜烂、溃疡，表面为肉芽肿样，覆盖血痂。少部分皮损呈多发，多见于烫伤、烧伤后，有些复发病例可形成卫星灶。

组织病理见大量增生的毛细血管及水肿性基质由纤维组织分隔成小叶状，两侧由向下增生的表皮形成衣领样结构包绕，较大皮损基底常可见一支供应血管。本病病理常伴有大量中性粒细胞浸润，故名化脓性肉芽肿，但并非真正的化脓性感染性疾病，近期文献多称“分叶状毛细血管瘤”。

（四）诊断及鉴别诊断

该病的诊断除了依据临床特点和病史外，主要的辅助检查是皮肤超声、皮肤镜、组织病理学检查。需要鉴别的疾病有草莓状血管瘤、卡波西肉瘤、非典型的纤维黄瘤、恶性黑素瘤、皮肤转移癌、Spitz痣、樱桃状血管瘤、血管球瘤等。

组织病理目前仍是诊断金标准，诊断困难时可通过皮肤镜进行鉴别。化脓性肉芽肿的皮肤镜特点为均一红色区域、白色衣领征、白色轨道征、血管结构。根据以上表现可以将其与无色素性黑素瘤、卡波西肉瘤及基底细胞癌相鉴别。樱桃状血管瘤皮肤镜下可见结节内含有大量圆形或类圆形的腔隙，边缘锐利，颜色均匀，可为红色、蓝色、紫色、棕色或黑色，即所谓的红蓝腔。

（五）治疗

该病的治疗方法主要分为药物治疗，如使用β受体阻滞剂及物理治疗，如激光治疗、光动力疗法、冷冻治疗、硬化治疗、手术治疗等。

1. 药物治疗　目前针对化脓性肉芽肿的药物治疗主要包括硬化剂注射和外用β受体阻滞剂治疗，硬化剂（主要包括尿素、平阳霉素和聚桂醇）注射临床应用已经较为广泛，疗效确切，外用β受体阻滞剂为近年来较新颖的局部外用疗法，已有多项研究支持该法用于化脓性肉芽肿的治疗。

自从2008年Leaute-Labreze等成功使用口服普萘洛尔治疗婴儿血管瘤以来，β受体阻滞剂已被逐渐广泛用于治疗血管性疾病，已成为高风险婴儿血管瘤的一线用药。系统或局部使用β受体阻滞剂治疗儿童化脓性肉芽肿仍存在争议。目前已有外用β受体阻滞剂制剂普萘洛尔、噻吗洛尔、卡替洛尔治疗该病的相关报道。具体机制尚不清楚，认为可能是早期减少一氧化氮释放引起血管收缩，减少局部血供促进瘤体消退；中期抑制VEGF和bFGF，抑制血管内皮细胞再生；长期效应为诱导增殖性内皮细胞凋亡。虽然药物治疗具有无创、不需要麻醉等优点，但其进一步推广仍需更多的研究支持。

咪喹莫特为一种咪唑喹啉杂环胺类免疫调节剂，通过上调TNF-α、IL-6、IFN-γ及VEGF受体拮抗剂的水平从而达到抗肿瘤、抑制血管增生的作用，常被用于治疗皮肤肿瘤及病毒疣，也有应用于治疗婴幼儿血管瘤的报道。

2. 激光治疗　包括脉冲染料激光、Nd：YAG激光、CO_2点阵激光、超脉冲CO_2激光、闪光灯泵浦染料激光及钬激光（Ho：YAG激光）等。激光主要利用血红蛋白在特定波长附近达到热吸收峰值，对血管增生性疾病产生显著热损伤从而达到治疗目的。激光能量高、穿透力强，可有效封闭血管达到治疗目的，但有出现炎症后色素沉着和瘢痕的可能，故临床治疗时应根据患者个体差异及皮损特点选择合适的治疗方法并提前告知患者治疗风险。

3. 光动力疗法　光动力疗法主要原理为活化

选择性聚集在肿瘤部位的光敏药物，引发光化学反应产生活性氧破坏肿瘤。Panariello等用光动力疗法治疗25例化脓性肉芽肿样皮损患者，有效率为60%，治愈率为36%。光动力疗法较传统治疗副作用少，但费用较高，可能限制其临床应用。

4. 硬化治疗和冷冻治疗 硬化治疗是利用硬化剂如聚多卡醇进入血管后，迅速剥脱内皮细胞使血管纤维化并永久闭塞达到治疗目的。冷冻治疗是利用冷冻剂如液氮制造局部低温甚至超低温使病变组织坏死的治疗方法。此两种手术方法均无须麻醉，无术中出血等风险，但可能需多次治疗，可综合考虑后选择。

5. 手术治疗 该病可直接采用外科手术切除的方式达到治疗目的，可迅速有效地清除病灶，但需注意术前麻醉过敏、术中易出血、术后易感染等问题。

综上，治疗需要考虑美观、病情、患者意愿及缓急、配合度。一些损伤性治疗方法，如手术治疗、CO_2激光、冷冻治疗可导致较为显著的瘢痕或色素异常，对发生在一些美观区域的化脓性肉芽肿患者需要谨慎选择，此时可考虑使用选择性激光（如长脉冲1064nm Nd：YAG激光）或药物治疗。对于一些反复出血不止、不配合治疗的儿童病例，迅速去除皮损、止血治疗则较为迫切，此时可选用CO_2激光、微波治疗等。对于甲周部位的化脓性肉芽肿，采用外用药物治疗效果显著，而手术治疗难度大、复发率高，对于巨大甲周化脓性肉芽肿可考虑光动力疗法。

（六）治疗案例展示

案例1：CO_2激光治疗唇部化脓性肉芽肿，治疗参数：10 600nm，1～2W（图2-2-13）。

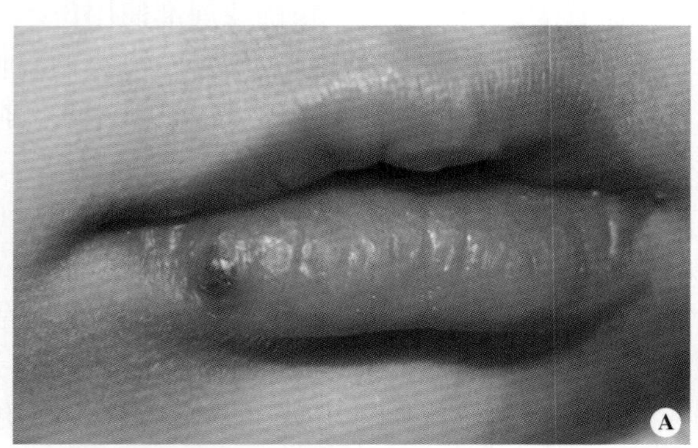
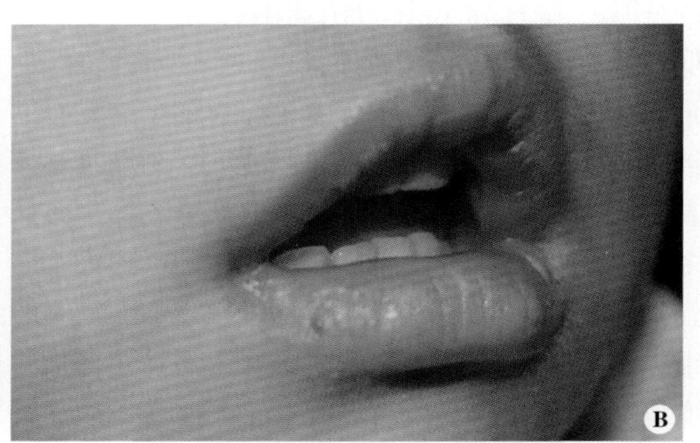

图2-2-13 CO_2激光治疗唇部化脓性肉芽肿效果对比图
A. 治疗前；B. 治疗后

案例2：CO_2激光治疗面部化脓性肉芽肿，治疗参数：10 600nm，1～3W。术后遗留轻微凹陷性瘢痕（图2-2-14）。

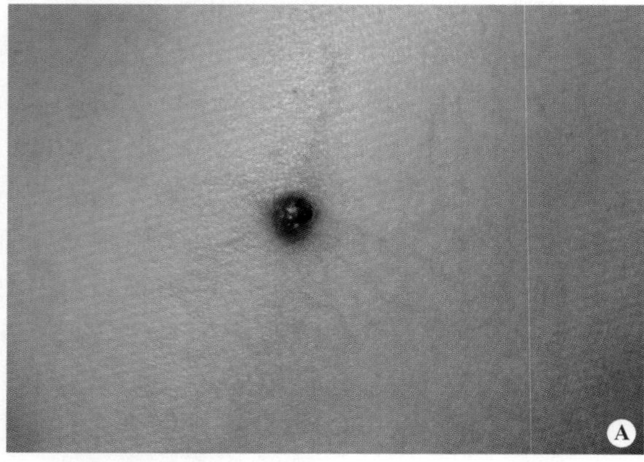
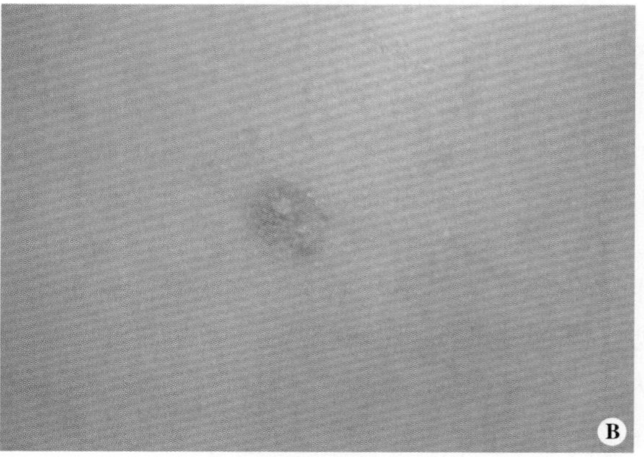

图2-2-14 CO_2激光治疗面部化脓性肉芽肿效果对比图
A. 治疗前；B. 治疗后

六、樱桃状血管瘤

（一）概述

樱桃状血管瘤（cherry angioma）又称老年性血管瘤（senile angioma），随年龄的增长数量增多。仅发生于皮肤。皮损为小的局限性红斑。有扩张的血管组成，通常在幼年时出现。可发生于身体的任何部位，尤其多见于腹部。

（二）病因及发病机制

该病病因不明，由扩张的小静脉增生形成。

（三）临床表现

樱桃状血管瘤的形态多样，初起时为较小的红斑，可发展成较大的顶部膨隆的丘疹或多角形丘疹。典型皮疹为红色，但有时也会呈紫红色，当血栓堵塞血管腔后，皮疹变成深棕色或几近黑色，可能会被疑诊为黑素瘤。

（四）诊断及鉴别诊断

需要与环状血管角皮瘤、阴囊血管角皮瘤、蓝色橡皮水疱综合征、蜘蛛痣进行鉴别。

蜘蛛痣较大时与较小的樱桃状血管瘤相似，但本病皮损周围没有扩张的毛细血管，可以以此鉴别。病理上需要与化脓性肉芽肿等鉴别，化脓性肉芽肿内皮细胞增生非常明显，而樱桃状血管瘤则不明显。

（五）治疗

目前的治疗方法包括电灼术、刮除术及激光治疗。常用的激光有脉冲染料激光、Nd：YAG激光、超脉冲CO_2激光、倍频532nmKTP激光等。超脉冲CO_2激光主要用于较小的皮损治疗，使用倍频532nmKTP激光及Nd：YAG激光治疗后皮疹表面可能会结痂，使用脉冲染料激光的治疗终点为紫癜。

（六）治疗案例展示

案例：脉冲染料激光治疗樱桃状血管瘤，治疗参数：595nm，20ms，14J/cm^2，DCD++（图2-2-15）。

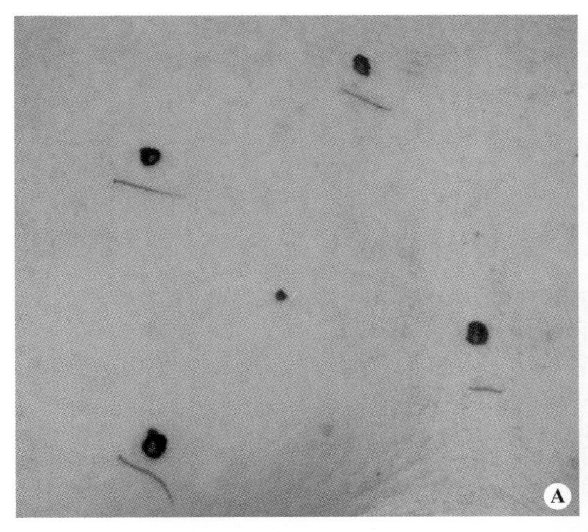

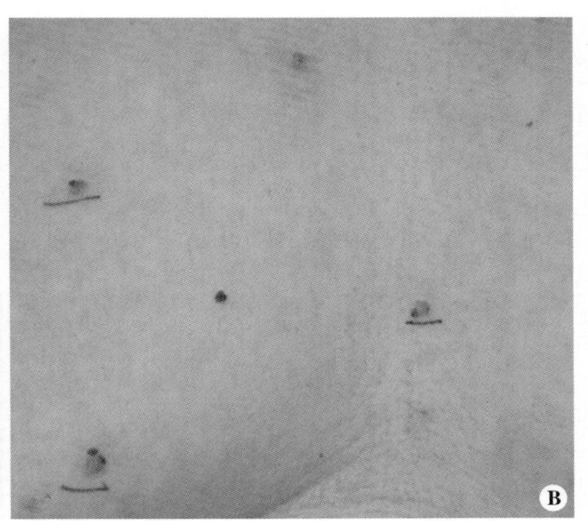

图2-2-15　脉冲染料激光治疗樱桃状血管瘤效果对比图

A. 治疗前；B. 治疗后

（编者：高　琳，宋文婷，高美艳；审校：陶旌晶，刘振锋）

七、血管角皮瘤

（一）概述

血管角皮瘤（angiokeratoma）又称血管角化瘤，是一种以真皮上部毛细血管扩张和表皮角化过度为特征的皮肤病。

（二）病因及发病机制

该病的病因及发病机制尚不清楚，可能的病因有遗传因素、妊娠、创伤、皮下血肿和组织缺氧。

（三）临床表现

血管角皮瘤根据发病部位和临床特点分为5型：①肢端型；②阴囊型；③丘疹型；④限界型；⑤泛发性系统型。以上5型血管角皮瘤均可累及皮肤，典型皮损为针尖至粟粒大暗红色丘疹或斑丘疹，压之不褪色，临床上以肢端型较为多见。肢端型血管角化瘤又名疣状毛细血管扩张或冻疮样痣，多见于青年女性，好发于手指、足趾的背侧及膝部和肘部，皮损数个至数十个不等，可伴有肢端发绀症、冻疮或冻伤史。

在组织病理学上肢端型、阴囊型和丘疹型血管角皮瘤并不是真性血管瘤，具有基本相同的组织病理表现。镜下可见表皮轻度角化过度、棘层不规则增厚、基底层完整，真皮浅层可见明显扩张的血管，管腔内充满红细胞。

（四）诊断及鉴别诊断

根据病史、临床表现及组织病理检查诊断该病通常并不困难，应注意并发其他血管瘤或病变的可能性。临床上主要与血管瘤、疣、痣相鉴别。

病毒疣表面较粗糙，角化明显，触之硬固，呈灰黄色或褐色，组织病理示颗粒层和颗粒层下棘细胞的空泡变性，变性细胞内含有嗜碱性包涵体和嗜酸性包涵体，同时常伴有棘层肥厚或头瘤样增生。

应注意丘疹性血管角皮瘤与黑素瘤的鉴别。后者早期表现为正常皮肤上出现黑色损害，或原有的黑素细胞痣于近期增大，色素加深。随着增大，损害隆起呈斑块或结节，也可呈蕈状或菜花状，表面易破溃出血，组织病理示瘤细胞的间变或异型性、恶性交界变化、不典型的痣细胞突破基底膜侵入表皮等。

（五）治疗

冷冻治疗、电离治疗、微波治疗或手术治疗等均为血管角皮瘤传统的治疗方法。如皮损数量少，可选择手术切除，如皮损多发，可选择电离治疗或冷冻治疗。

目前常用于治疗该病的激光有可调脉宽倍频532nm激光、595nm脉冲染料激光及长脉宽Nd：YAG 1064nm激光、CO_2激光等。对于增殖角化不明显的皮损，可选择倍频532nm激光、595nm脉冲染料激光及长脉宽Nd：YAG 1064nm激光等进行治疗。对于明显疣状增生、过度角化的皮损，可选择超脉冲CO_2激光进行治疗，烧灼完毕，用湿棉签擦拭表面碳化组织，可见黄白色均匀真皮组织，说明血管瘤已消除。若擦拭后基底部仍有出血现象，可用稍低功率密度激光再次治疗，直至无明显渗血。对阴囊型血管角皮瘤，操作时可用手指捏起皮损，逐个治疗。激光治疗与传统治疗方法比较，具有疗效肯定、不良反应少、患者易接受等优点，但是具有价格高的缺点。

（六）治疗案例展示

案例：脉冲染料激光治疗血管角皮瘤，治疗参数：595nm，10ms，12.5J/cm^2，DCD++（图2-2-16）。

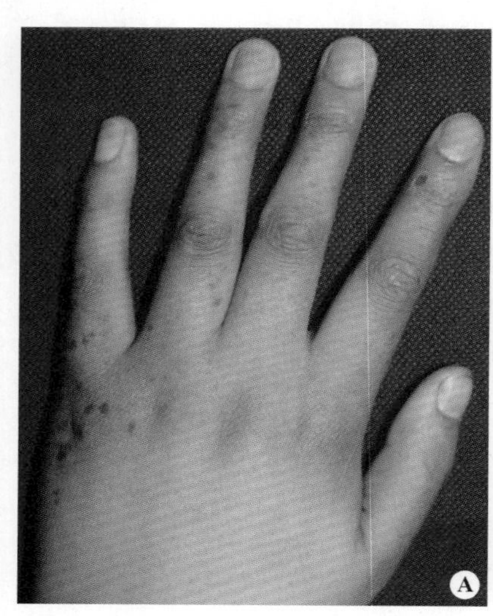

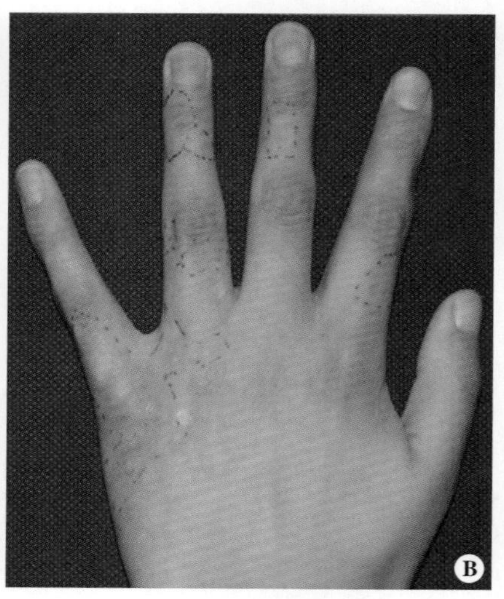

图2-2-16　脉冲染料激光治疗血管角皮瘤效果对比图

A. 治疗前；B. 治疗后

（编者：高　琳，宋文婷，高美艳；审校：陶旌晶，刘振锋）

参考文献

曹梁，2016. 血管角皮瘤的激光综合治疗. 中国激光医学杂志，25（5）：285.

黄志勇，2017. 婴儿血管瘤治疗进展. 现代医药卫生，33（16）：2481-2484.

刘丽红，周国瑜，陈淳，等，2019. 欧洲血管性皮肤病的激光和强脉冲光治疗指南解读. 实用皮肤病学杂志，12（1）：26-30.

刘莲，张自晖，郝丹，等，2019. 鲜红斑痣的发病机制研究进展. 中国麻风皮肤病杂志，35（4）：253-256.

王美玲，刘华绪，2019. 鲜红斑痣发病及治疗相关机制研究进展. 中国麻风皮肤病杂志，35（9）：564-567.

吴邓婷，张嫦娥，崔世改，2019. DPL500窄波强脉冲光子对儿童蜘蛛痣的疗效观察. 皮肤病与性病，41（6）：899-900.

谢妍，杨健清，陈焕英，2017. CO_2激光和调Q-YAG激光治疗蜘蛛痣的临床研究. 皮肤病与性病，39（6）：429-431.

徐教生，马琳，2018. 化脓性肉芽肿的治疗进展. 皮肤科学通报，35（5）：534-540.

徐宇达，李伟，2018. 化脓性肉芽肿诊断和治疗进展. 中华整形外科杂志，34（11）：981-984.

杨莉，李云飞，宋卉静，等，2021. 595nm脉冲染料激光联合液氮冷冻治疗血管角皮瘤的临床疗效. 临床医学，41（5）：25-27.

于倩，徐宇达，马刚，等，2018. 面部毛细血管扩张的激光治疗进展. 中国激光医学杂志，27（3）：172-177.

Adamič M，Pavlović MD，Troilius Rubin A，et al，2015. Guidelines of care for vascular lasers and intense pulse light sources from the European Society for LaserDer-matology. J Eur Acad Dermatol Venereol，29（9）：1661-1678.

Anolik R，Newlove T，Weiss ET，et al，2012. Investigation into optimal treatment intervals of facial port-wine stains using the pulsed dye laser. J Am Acad Dermatol，67（5）：985-990.

Auger N，Fraser WD，Arbour L，et al，2017. Pre-eclampsia and risk of infantile haemangioma. Br J Dermatol，176（2）：371-377.

Baek JO，Hur H，Ryu HR，et al，2017. Treatment oferythematotelangiectatic rosacea with the fractionation of high-fluence，long-pulsed 595-nm pulsed dye laser. J Cosmet Dermatol，16（1）：12-14.

Cai R，Liu F，Hua C，et al，2018. A novel RASA1 mutation causing capillary malformation-arteriovenous malformation（CM-AVM）：the first genetic clinical report in East Asia. Hereditas，155：24.

Colonna V，Resta L，Napoli A，et al，2010. Placental hypoxia and neonatal haemangioma：clinical and histological observations. Br J Dermatol，162（1）：208-209.

Eerola I，Boon LM，Mulliken JB，et al，2003. Capillary malformation-arteriovenous malformation，a new clinical and genetic disorder caused by RASA1 mutations. Am J Hum Genet，73（6）：1240-1249.

Gao L，Qu H，Gao N，et al，2020. A retrospective analysis for facial telangiectasia treatment using pulsed dye laser and intense pulsed light configured with different wavelength bands. J Cosmet Dermatol，19（1）：88-92.

Hammer J，Seront E，Duez S，et al，2018. Sirolimus is efficacious in treatment for extensive and/or complex slow-flow vascular malformations：a monocentric prospective phase II study. Orphanet J Rare Dis，13（1）：191.

Han Y，Ying H，Zhang X，et al，2020. Retrospective study of photodynamic therapy for pulsed dye laser-resistant port-wine stains. J Dermatol，47（4）：348-355.

Handler MZ，Bloom BS，Goldberg DJ，2017. IPLvs PDL in treatment of facial erythema：A split-face study. J Cosmet Dermatol，16（4）：450-453.

Hershkovitz D，Bercovich D，Sprecher E，et al，2008. RASA1 mutations may cause hereditary capillary malformations without arteriovenous malformations. Br J Dermatol，158（5）：1035-1040.

Izadpanah Ali，Izadpanah Arash，Kanavesky J，2013. Propranolol versus cortico-steroids in the treatment of infantile hemangioma：A systematic review and meta-analysis. Plast Reconstr Surg，131（3）：601-613.

Khan ZA，Boscolo E，Picard A，et al，2008. Multipotential stem cells recapitulate human infantile hemangioma in immunodeficient mice. J Clin Invest，118（7）：2592-2599.

Léauté-Labrèze C，Hoeger P，Mazereeuw-Hautier J，et al，2015. A randomized，controlled trial of oral propranolol in infantile hemangioma. N Engl J Med，372（8）：735-746.

Lian CG，Sholl LM，Zakka LR，et al，2014. Novel genetic mutations in a sporadic port-wine stain. JAMA Dermatol，150（12）：1336-1340.

Lin Z，Zhang B，Yu Z，et al，2020. The effectiveness and safety of topical β-receptor blocker in treating superficial infantile haemangiomas：a meta-analysis including 20 studies. Br J Clin Pharmacol，86（2）：199-209.

Lindhurst MJ，Sapp JC，Teer JK，et al，2011. A mosaic activatingmutation in AKT1 associated with the Proteus syndrome. N Engl J Med，365（7）：611-619.

Liu Z，Wu C，Song D，et al，2020. Atenolol vs. propranolol for the treatment of infantile haemangiomas：a systematic review and meta-analysis. Exp Ther Med，20（2）：1644-1652.

Mantelli F，Bruscolini A，La Cava M，et al，2016. Ocular manifestations of Sturge-Weber syndrome：pathogenesis，diagnosis，and management. Clin Ophthalmol，10：871-878.

McGregor S，Miceli A，Krishnamurthy K，2019. Treatment of facial telangiectases with glycerin sclerotherapy. Dermatol

Surg, 45(7): 950-953.

Nguyen V, Hochman M, Mihm MC Jr, et al, 2019. The pathogenesis of port wine stain and sturge weber syndrome: complex interactions between genetic alterations and aberrant MAPK and PI3K activation. Int J Mol Sci, 20(9): 2243.

North PE, Waner M, Mizeracki A, et al, 2000. GLUT1: a newly discovered immunohistochemical marker for juvenile hemangiomas. Hum Pathol, 31(1): 11-22.

Periyasamy MK, Sekar CS, Rai R, 2019. Effectiveness of dual sequential wave-length laser in the treatment of portwine stains-a retrospective study. Indian Dermatol Online J, 10(4): 418-421.

Peters MA, van Drooge AM, Wolkerstorfer A, et al, 2012. Double pass 595 nm pulsed dye laser at a 6 minute interval for the treatment of port-wine stains is not more effective than single pass. Lasers Surg Med, 44(3): 199-204.

Pourazizi M, Kabiri S, Abtahi-Naeini B, 2017. Intralesion-albevacizumab (Avastin®) as a novel addition to infantile hemangioma management: a medical hypothesis. J Res Pharm Pract, 6(3): 190-191.

Qiu Y, Lin X, Ma G, et al, 2015. Eighteen cases of soft tissue atrophy after in-tralesional bleomycin A5 injections for the treatment of infantile hemangiomas: A long-term follow-up. Pediatr Dermatol, 32(2): 188-191.

Robati RM, Ghasemi-Pour M, 2018. Efficacy and safety of cryotherapy vs. elec-trosurgery in the treatment of cherry angioma. J Eur Acad Dermatol Venereol, 32(9): e361-e363.

Rydh M, Malm M, Jernbeck J, et al, 1991. Ectatic blood vessels in port-wine stains lack innervation: possible role in pathogenesis. Plast Reconstr Surg, 87(3): 419-422.

Satterfield KR, Chambers CB, 2019. Current treatment and management of infantile hemangiomas. Surv Ophthalmol, 64(5): 608-618.

Schieving JH, Schoenaker MHD, Weemaes CM, et al, 2017. Telangiectasias: Small lesions referring to serious disorders. Eur J Paediatr Neurol, 21(6): 807-815.

Smoller BR, Rosen S, 1996. Port-wine stains. A disease of altered neural modulation of blood vessels? Arch Dermatol, 122(2): 177-179.

Tan W, Chernova M, Gao L, et al, 2014. Sustained activation of c-Jun N-terminal and extracellular signal-regulated kinases in port-wine stain blood vessels. Acad Dermatol, 71(5): 964-968.

Tan W, Nadora DM, Gao L, et al, 2016. The somatic GNAQ mutation (R183Q) is primarily located within the blood vessels of port wine stains. J Am Acad Dermatol, 74(2): 380-383.

Travelute Ammirati C, Carniol PJ, Hruza GJ, 2001. Laser treatment of facial vascular lesions. Facial Plast Surg, 17(3): 193-201.

Turner JT, Cohen MM Jr, Biesecker LG, 2004. Reassessmeut of theProteus syn-drome literature: application of diagnostic criteria topublished eases. Am J Med Genet A, 130A(2): 111-122.

Wang B, Wu Y, Zhu X, et al, 2013. Treatment of neck port-wine stain with intense pulsed light in Chinese population. J Cosmet Laser Ther, 15(2): 85-90.

Wang T, Chen D, Yang J, et al, 2018. Safety and efficacy of dual-wavelength laser (1064 + 595 nm) for treatment of non-treated port-wine stains. J Eur Acad Dermatol Venereol, 32(2): 260-264.

Yang H, Hu DL, Shu Q, et al, 2019. Efficacy and adverse effects of oral propranolol in infantile hemangioma: a meta-analysis of comparative studies. World J Pediatr, 15(6): 546-558.

Yang J, An X, Li Y, et al, 2019. Multi-wavelength laser treatments of spider nevi. Lasers Med Sci, 34(4): 737-742.

Yu W, Cen Q, Chen Y, et al, 2021. Combination therapy of pulsed dye laser with intense pulsed light in port-wine stain treatment: a prospective side-by-side comparison. Dermatol Surg, 47(9): 1229-1232.

Zhao Y, Tu P, Zhou G, et al, 2016. Hemoporfin photodynamic therapy for port-wine stain: a randomized controlled trial. PLoS One, 11(5): e0156219.

Zhu J, Yu W, Wang T, et al, 2018. Less is more: similar efficacy in three sessions and seven sessions of pulsed dye laser treatment in infantile port-wine stain patients. La-sers Med Sci, 33(8): 1707-1715.

第三节　附属器相关损容性皮肤病

一、痤　　疮

（一）概述

痤疮（acne）是皮肤科常见的好发于青春期的毛囊皮脂腺单位慢性炎症性皮肤病，好发于面部和胸背部。流行病学研究表明，痤疮在中国人群截面患病率为8.1%，而在青少年（7～17岁）中患病率达50.2%，18～23岁年龄段人群患病率达44.5%，之后随年龄增长逐渐下降，男性总体发病率略高于女性，但在25岁以上成人中女性痤疮发病率显著高于男性，并且大部分为持续型成人痤疮（83.3%），少部分为迟发型（16.7%）。寻常痤疮主要发生于青春期，68.4%为轻度，26.0%为中度，5.6%为重度，3%～7%的患者会遗留瘢痕。痤疮由于好发于面部，给患者身心健康产生了很大影响。

（二）病因及发生机制

痤疮是多种内外源性因素相关疾病。其发病与雄激素诱导的皮脂腺过度分泌脂质、毛囊皮脂腺导管异常过度角化、以痤疮丙酸杆菌为代表的微生物大量繁殖及炎症和免疫反应等相关。

1. 风险因素　遗传因素与痤疮尤其是重度痤疮发生密切相关，包括疾病的病程长短、严重程度及皮损分布等；饮食习惯，如高糖、高脂及过量饮用牛奶等被认为会诱发和加重痤疮；精神因素，如焦虑状态、失眠、紧张也可使病情加重。此外，超重/肥胖和有些皮肤类型也是痤疮的危险因素，其中超重/肥胖者出现痤疮的风险是体重正常者或偏低者的1.97～2.83倍，油性皮肤相比中性皮肤和干性皮肤发生痤疮尤其是重度痤疮的风险更高。不适当的化妆品使用、吸烟及环境污染或相关化学职业暴露可能与外源性痤疮发生相关。

2. 发生机制

（1）激素：从寻常痤疮在青春期发病、青春期后减轻或自愈、月经前加重、阉割者不发病的特点，以及多种伴有雄激素升高的内分泌综合征，如多囊卵巢综合征、先天性肾上腺增生患者常出现痤疮的现象来看，雄激素在痤疮发病中起到重要作用。血液循环中的雄激素主要为睾酮，睾酮可被外周靶器官，如外生殖器、皮肤等摄取并转化为效应更强的双氢睾酮（dihydrotestosterone，DHT）。雄激素可从以下方面影响痤疮，首先是调控皮脂腺，皮脂腺是痤疮发病过程中的核心要素，痤疮好发部位，如面部T区、背部等均为皮脂腺分布丰富的区域。许多研究表明，雄激素对皮脂腺的发育和功能有重要影响，皮脂腺细胞具有丰富的雄激素受体（androgen receptor，AR），并且能表达5α-还原酶将睾酮转变为双氢睾酮。雄激素激动AR后，一方面促进未成熟皮脂腺细胞的成熟分化和皮脂腺的发育增殖，另一方面上调成熟皮脂腺细胞的脂质合成和分泌水平。除此之外，AR激活会抑制未成熟皮脂腺细胞向毛囊细胞分化，表现出毛发脱落、皮脂增多。雄激素水平急剧变化首先诱导皮脂大量分泌，这是痤疮发病的启动因素。其次是影响毛囊口角化，性激素对粉刺产生的作用尚不清楚，研究发现毛囊漏斗部细胞能表达丰富的5α-还原酶，有学者推测雄激素可通过雄激素依赖的2型成纤维细胞生长因子受体信号介导粉刺发生，有女性绝经后出现大量闭合性粉刺的现象也提示雌激素和孕激素可能在粉刺形成中起到作用。此外，胰岛素样生长因子1（insulin-like growth factor -1，IGF-1）在近年来也被发现可能与痤疮发生相关，痤疮患者尤其是超重/肥胖者血清中胰岛素和IGF-1水平高于正常人，高糖饮食、体重增加会伴随胰岛素和IGF-1分泌，前两者也是痤疮发生的重要风险因素。研究表明，IGF-1和胰岛素可通过PI3K/Akt/FoxO1信号通路显著降低皮脂腺细胞增生但提高其分化水平，IGF-1效果更为明显。

（2）毛囊皮脂腺导管异常角化：毛囊皮脂腺导管和毛囊漏斗部上皮细胞过度增生和角化，导致毛囊口变窄甚至堵塞，皮脂无法顺畅排出，蓄积在毛囊内形成粉刺。毛囊皮脂腺导管上皮细胞异常角化原因尚未完全明晰。目前认为炎症因子尤其是IL-1α在早期毛囊上皮的角化过程中起到了重要作用。此外皮脂中的脂质过氧化物、单不饱和脂肪酸的增加及亚油酸缺乏等都会影响毛囊口角质形成细胞的增殖、分化和过度角化。环境因素，如一些芳香类化合物、香烟烟雾成分可通过激动芳香烃受体导致毛囊皮脂腺干细胞向角质化细胞方向分化。

（3）微生物：正常毛囊中存在多种常驻菌，包括痤疮丙酸杆菌（propionibacterium acnes，PA）、表皮葡萄球菌、棒状杆菌、马拉色菌等。比较研究痤疮皮损和正常毛囊，并未发现痤疮皮损内有某种特定的非常驻菌，因此痤疮并非单纯的感染性疾病，但多年研究认为毛囊微生物在痤疮发病机制中有重要作用，可能在于以下方面：①诱导免疫炎症反应。PA是毛囊内主要优势菌种，目前关于PA在诱导痤疮炎症中作用的研究较多。研究表明，PA的细胞壁成分、水解皮脂产生的游离脂肪酸等物质均可成为免疫原，通过刺激Toll样受体等途径启动皮肤固有免疫应答，诱导产生趋化因子、补体、IL-6、IL-1等炎症介质，吸引单核/

巨噬细胞和中性粒细胞进入毛囊内，释放水解酶和基质金属蛋白酶等破坏毛囊壁，并且在炎症后期PA还起到被Th1和Th17细胞识别启动特异性免疫反应的作用。②促进毛囊口角化。研究表明，PA及病原相关分子肽聚糖等能通过芳香烃受体诱导毛囊干细胞向角质细胞方向分化，促进毛囊上皮角化，可能会引起粉刺发生。③维持毛囊微环境稳态。除PA以外的其他微生物，如表皮葡萄球菌、马拉色菌等，可能在维持毛囊健康上起到一定的正面作用，如表皮葡萄球菌在抑制PA过度增殖的同时还具有抗炎作用，但具体还有待阐释。除此之外，研究发现毛囊中以马拉色菌为代表的真菌及螨虫类的节肢动物也可能与痤疮发病有一定关联，尚待进一步研究。

（4）炎症与免疫反应：贯穿了痤疮发生的始终，通常认为痤疮发生早期与固有免疫反应有关，炎症后期特异性免疫被激活。巨噬细胞/单核细胞和T细胞及中性粒细胞在痤疮早期粉刺及后续炎性丘疹皮损中出现，持续时间长的炎性皮损可以出现浆细胞浸润。IL-1α被认为在痤疮早期炎症中与毛囊导管角化有关，随着毛囊闭锁和炎症的进一步放大，众多炎症因子如IL-1β、IL-8、IL-10、IL-17、TNF-α，MMP等及脂类炎性介质前列腺素、COX2、白三烯、血小板激活因子陆续出现。

（三）临床表现

根据多发年龄，可将痤疮分为青春期前痤疮（包括新生儿痤疮、婴儿痤疮、儿童中期痤疮和青春前期痤疮）、寻常痤疮和青春期后痤疮。其中寻常痤疮是最常见的痤疮类型。此外，痤疮还有许多特殊类型表现。

1. 寻常痤疮（acne vulgaris） 是最常见的痤疮类型，发生于13～25岁青少年。皮损主要累及皮脂溢出部位，如面部、颈部和躯干上部等。特征性皮损为粉刺、丘疹、脓疱、结节和囊肿，常伴有瘢痕。闭合性粉刺（白头）表现为直径约1mm大小的肤色丘疹，无明显毛囊开口，基底不伴红斑；开放性粉刺（黑头）则伴显著扩张的毛囊开口，其间填充脱落的角蛋白，由于黑素沉积及脂质氧化而呈现为黑色。粉刺继续发展可形成炎症性丘疹，顶端可有小脓疱，常伴红斑和水肿。丘疹脓疱进一步扩大可演变为暗红色结节或囊肿，坚实或有波动感，严重者可融合成数厘米的炎性斑块，形成窦道后可排出血性浆液或淡黄色脓液。皮损一般无自觉症状，炎症明显时可伴有疼痛。常见后遗症包括炎症后红斑和色素沉着及痤疮瘢痕，包括萎缩性瘢痕（冰锥型瘢痕、滚筒型瘢痕和箱车型瘢痕）、增生性瘢痕和瘢痕（图2-3-1）。

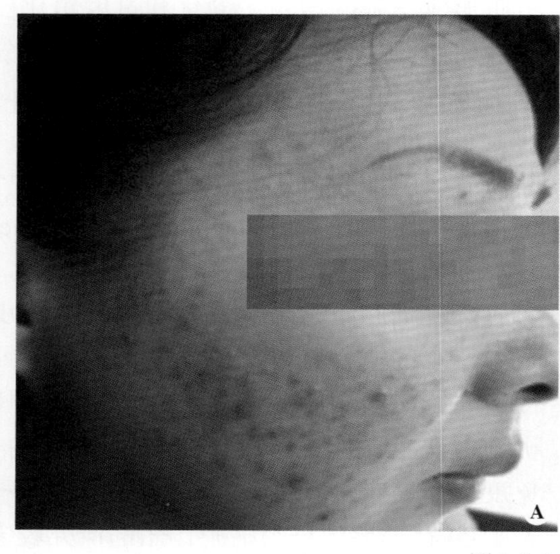

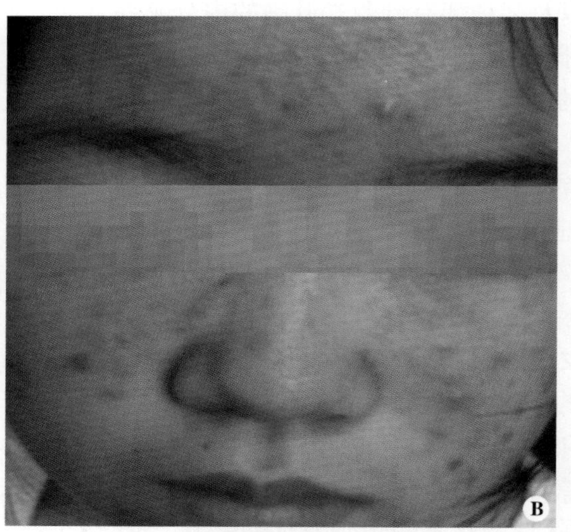

图2-3-1 寻常痤疮

A. 面颊皮疹；B. 额头、面中部皮疹

2. 新生儿痤疮（neonatal acne） 较常见，常在出生后数天至6周内发生，多见于男婴。皮损以小丘疹及脓疱为主，主要分布于面颊、额部及颏部，可在数天至数周内自行消退，一般与母体激素有关。

3. 婴儿痤疮（infantile acne） 包括迁延而来的新生儿痤疮和出生后6周～1岁开始发病两种情

况，对于后者要注意患儿是否有先天性肾上腺增生。粉刺性皮损较新生儿痤疮增多，可出现囊肿及结节性皮损，愈后可遗留瘢痕。大多数婴儿痤疮可在1岁左右消退（图2-3-2）。

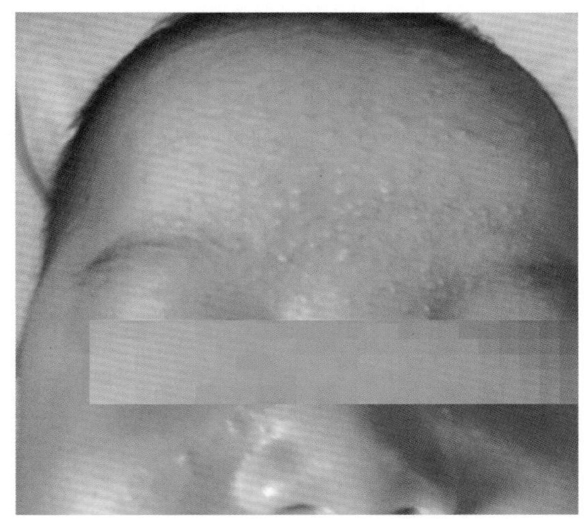

图2-3-2　婴儿痤疮

4. 儿童中期痤疮（mid-childhood acne）发生在1～7岁或由持续不愈的婴儿痤疮延续而来。本病多发生于男性儿童，表现为群集的粉刺、丘疹、脓疱。由于1～7岁儿童肾上腺处于静止期，此时出现痤疮较为罕见，需考虑是否存在导致高雄激素血症的疾病，如先天性肾上腺增生或隐匿性肾上腺肿瘤或外源性因素导致的痤疮。

5. 青春期前痤疮（preadolescent acne）始发于7～12岁的痤疮属于青春期前痤疮，较常见，常早于青春期成熟的其他征象出现。皮损主要表现以粉刺为主，好发于额头及面中区（图2-3-3）。

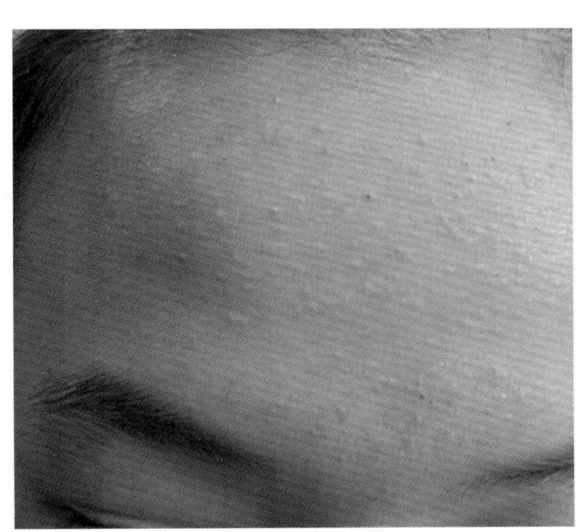

图2-3-3　青春期前痤疮

6. 青春期后痤疮（post-adolescent acne）又称成人痤疮，是指25岁及以上人群发生的痤疮。包括持续型青春期后痤疮与迟发型青春期后痤疮，女性发生率高于男性。根据临床表现又可分为丘疹型和粉刺型青春期后痤疮。丘疹型青春期后痤疮好发于面下部1/3及颈部，经期加重，皮损以较深的炎性丘疹、脓疱、结节为主，可见少量粉刺，呈“U”形或“T”形分布，部分患者伴有高雄激素血症的表现，如多毛和雄激素性脱发（图2-3-4）；粉刺型青春期后痤疮则需考虑是否存在外源性因素，如吸烟、长期使用易致毛囊堵塞的化妆品等。

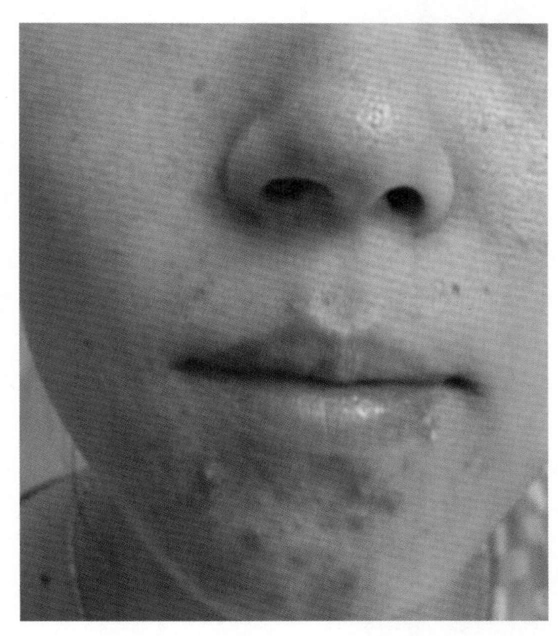

图2-3-4　青春期后痤疮（丘疹型）

7. 聚合性痤疮（acne conglobata）是一种少见的严重型痤疮，常见于青年男性，好发于面部、颈后、胸背部，也可累及肩部、上臂及臀部。特征性皮损为多头粉刺（通常为双头或三头）、通过窦道连接的脓肿、囊肿，破溃后流出脓性及血性分泌物，可形成瘘管，愈后可遗留残毁性瘢痕（图2-3-5）。

8. 反常性痤疮（acne inversa）头部脓肿性穿凿性毛囊周围炎、化脓性汗腺炎与聚合性痤疮发生于同一患者时，称为反常性痤疮。聚合性痤疮临床特征如前所述；头部脓肿性穿凿性毛囊周围炎好发于头皮顶部及枕部，以毛囊和毛囊周围大量炎性结节或囊肿为特征，其上头发脱落，结节或囊肿可化脓并在皮下彼此连通形成窦道；化脓性汗腺炎最常见于腋窝，女性可累及腹股沟和乳房下，男性则主要累及臀部、肛周或耳后、躯干等不典型部位。特征是反复发作的炎性结节、脓肿，可形成潜行性窦道及瘢痕（图2-3-6）。

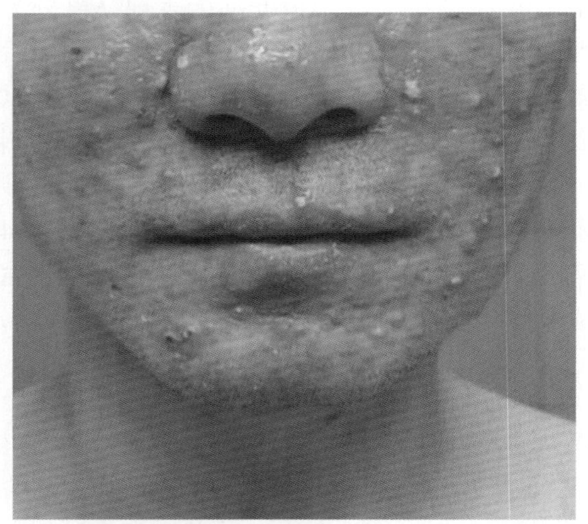

图2-3-5 聚合性痤疮

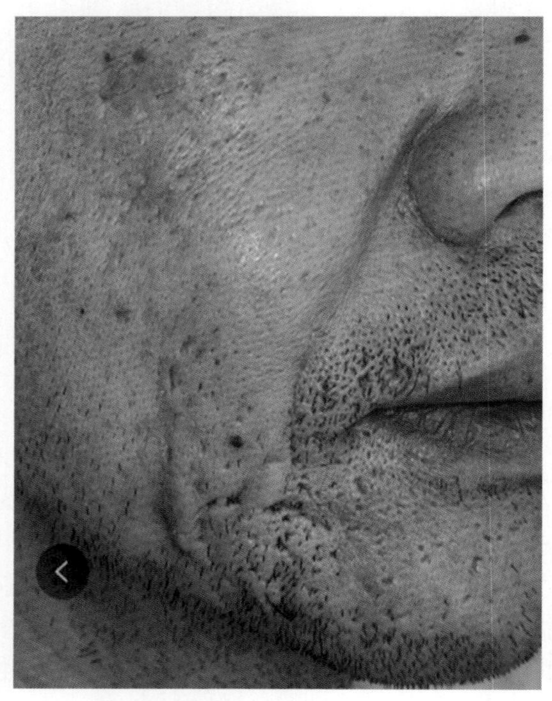

图2-3-6 反常性痤疮

9. 暴发性痤疮（acne fulminans） 是一种罕见的严重的囊肿型痤疮，常见于13～16岁的青少年男性。临床特点是发病突然，皮损以胸背部为主，表现为伴有剧烈炎症反应的结节囊肿性痤疮，可迅速化脓形成溃疡。常伴有不同程度的全身表现，包括发热、关节痛、肌痛等不适，其中关节痛最常累及锁骨和胸骨，其次是踝关节、肱骨和骶髂关节。愈后可遗留色素沉着和瘢痕。Karvonen诊断标准：①严重的溃疡性结节囊肿性痤疮，急性发作；②关节痛或严重的肌肉疼痛或两者兼有，持续至少1周；③发热≥38℃，持续至少1周；④白细胞总数＞10×10^9/L或红细胞沉降率≥50mm/L或C反应蛋白水平≥50mg/L；⑤疼痛部位的骨X线片发现溶骨性病变或骨扫描发现摄入量增加。具备第①项和第②项，以及第③④⑤中的任两项即可确诊（图2-3-7）。

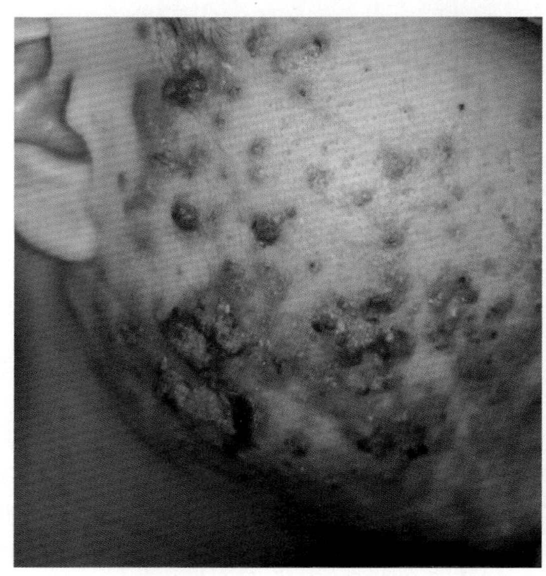

图2-3-7 暴发性痤疮

10. 痤疮样疹（acneiform eruptions） 又称痤疮样疾病，是看起来像痤疮并源于毛囊的疾病，但以不同的方式影响皮脂腺毛囊。痤疮样疹有类似痤疮皮损的丘疹和脓疱，与寻常痤疮的鉴别要从病因、发生机制、临床表现等多方面进行。痤疮样疹可由药物、各种工业化学品、机械性摩擦、电离辐射等引起。

（1）药物性痤疮（drug-induced acne）：是由药物引起的痤疮样疹，通常在用药后数天出现，常表现为突然出现的、形态单一的炎症性丘疹，分布于躯干上部和上臂，也可出现于面部。该病实际属于药疹。常见引起药物性痤疮的药物有溴化物、碘化物、皮质类固醇、EGFR拮抗剂、异烟肼、锂、MEK抑制剂、苯妥英钠等。不恰当的口服或外用糖皮质激素所致的皮损称为类固醇性痤疮。

（2）职业性痤疮（occupational acne）：在工作场所长期接触某些工业化学品可引起痤疮样损害，称为职业性痤疮。某些氯化碳氢化合物可导致氯痤疮，临床表现为粉刺样皮损和微黄色囊肿，常伴有毛囊口角化，间有白色粟粒疹。好发于颧部、耳后和腋窝、阴囊等部位，躯干也可受累。油痤疮的发生则与接触矿物油类物质有关，表现为毛囊性黑头粉刺及毛囊性角化丘疹，毳毛沿着毛囊口折断、触之微刺感、形成类似毛周角化样皮损是其特征（图2-3-8）。

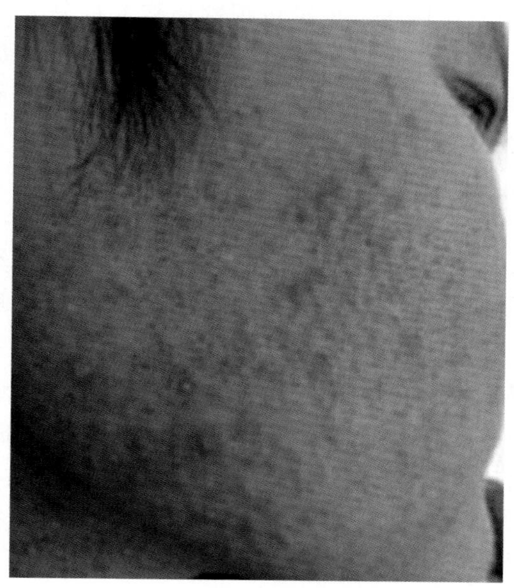

图2-3-8　油痤疮

（3）化妆品性痤疮（acne cosmetica）：长期使用易导致毛囊堵塞的化妆品可导致痤疮样疹，多见于女性面颊部及口周，皮损以闭合性粉刺为主（图2-3-9）。

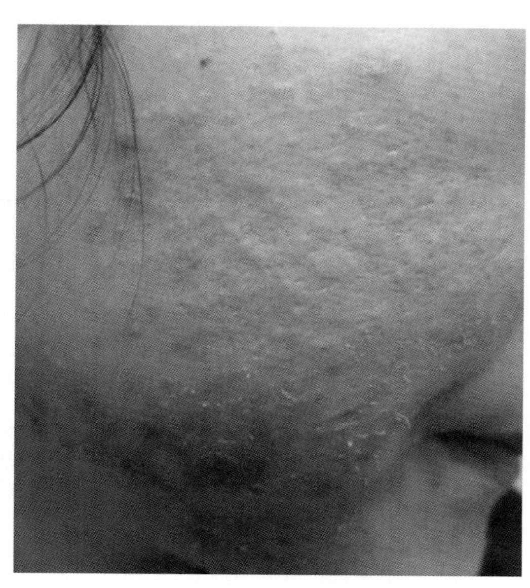

图2-3-9　化妆品性痤疮

（4）机械性痤疮（acne mechanica）：由于机械性因素导致毛囊皮脂腺开口阻塞，可形成毛囊口角栓或小的角质囊肿（图2-3-10）。机械性因素包括头盔、衣领摩擦、拐杖与腋窝摩擦、假肢与肢体残端的摩擦等。经典例子是出现于小提琴手左颊部至下颌部的集簇性角化丘疹，称为小提琴颈。

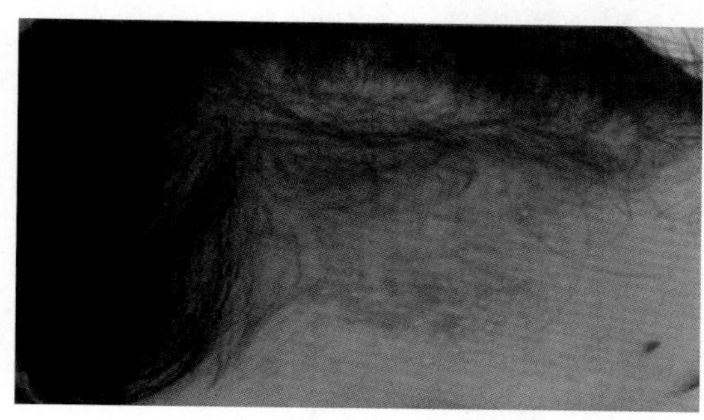

图2-3-10　机械性痤疮

（5）放射性痤疮（radiation acne）：电离辐射可引起毛囊内上皮化生，产生黏着性过度角化栓，导致毛囊口堵塞。皮损以粉刺样丘疹为特点，一般出现于急性放射性皮炎消退时。

（6）坏死性痤疮（acne necrotica）：又称坏死粟粒性痤疮（acne miliaris necrotica）或痘疮样痤疮（acne varioliformis）。皮损可发生于头皮及毗邻部位，主要表现为毛囊性丘疹及脓疱，可迅速坏死，表面附着出血性痂皮，数天后干涸脱落遗留瘢痕，可反复发作。也有学者认为该病属于一种结核疹。

（7）热带痤疮（tropical acne）：发生于热带的湿热季节，在驻扎于热带的军队中有较高的发生率，患者多为伴有寻常痤疮病史的青年男性。皮损表现为显著的炎性结节性囊肿、脓疱，常有聚合性脓肿，粉刺较少见。热带痤疮好发于背部、臀部和大腿，特征是面部不受累。皮损可持续存在，直至患者转移至凉爽、干燥环境后可缓解。

（8）夏季痤疮（acne aestivalis）：又称Mallorca痤疮，几乎只发生于25～40岁女性，也有学者认为是多形性日光疹的特殊表现。春季发病，夏季加重，秋季完全缓解。皮损通常分布于面颊，可扩散至颈侧、胸部和肩部，表现为直径3～4mm的暗红色、圆顶形、坚实性丘疹，很少出现粉刺及脓疱。

（9）表皮剥脱性痤疮（excoriated acne）：又

称挑剔者痤疮或少女人工痤疮。该病原发病变极其轻微甚至不存在，由于患者有强迫性神经官能症，常人为剥落、挤压面部微小粉刺，形成继发性皮损，如线状糜烂、结痂并遗留瘢痕。该病可能是焦虑症或抑郁症的一个指征（图2-3-11）。

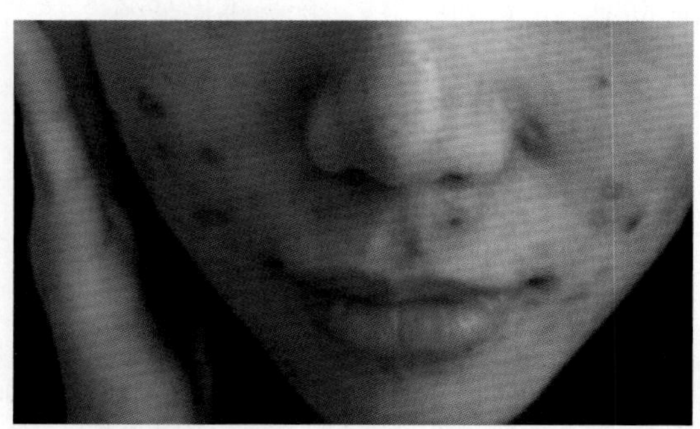

图2-3-11 表皮剥脱性痤疮

（10）痤疮相关综合征（acne related syndrome）：痤疮的发生可能与内分泌紊乱有关，对于伴有多毛症、雄激素性脱发、月经不规律等表现的女性患者，应考虑是否存在高雄激素血症，可由多囊卵巢综合征或先天性肾上腺皮质增生引起。此外，一些罕见的综合征也具有痤疮表现，如SAPHO综合征、SAHA综合征、HAIR-AN综合征等。

11. 组织病理学表现 痤疮在组织病理学上的表现与疾病临床进程相关。早期表现为粉刺，毛囊漏斗部扩张，含有嗜酸性角质碎屑、皮脂及微生物，毛囊开口狭小。闭合性粉刺中，毛囊进一步扩张。开放性粉刺毛囊开口宽大，扩张的毛囊周围可见轻度血管周围单核细胞浸润。丘疹性皮损在病理上表现为毛囊周围以淋巴细胞为主的浸润，随着毛囊上皮不断扩张，囊腔破裂，内容物进入真皮，引发显著的炎症反应。毛囊周围可见以淋巴细胞和中性粒细胞为主的炎性浸润。结节皮损中可见异物巨细胞和增生的成纤维细胞，可能会形成以上皮细胞为主的窦道。

12. 痤疮临床分级 痤疮严重度分级是痤疮治疗方案选择及疗效评价的重要依据。目前国际上有多种分级方法，根据《中国痤疮治疗指南（2019修订版）》，依据皮损性质将痤疮分为3度、4级，即轻度（Ⅰ级）：仅有粉刺；中度（Ⅱ级）：有炎性丘疹；中重度（Ⅲ级）：出现脓疱；重度（Ⅳ级）：有结节、囊肿。

（四）诊断及鉴别诊断

痤疮的基本皮损为粉刺、丘疹、脓疱、结节和囊肿，根据发病年龄、皮损形态和部位较易诊断。寻常痤疮是最常见的痤疮亚型，以粉刺为主的寻常痤疮需要同机械性痤疮、职业性痤疮或化妆品性痤疮、汗管瘤、皮脂腺增生等疾病相鉴别。以炎性皮损为主的寻常痤疮需要同玫瑰痤疮、口周皮炎、细菌性毛囊炎、马拉色菌毛囊炎及须疮等进行鉴别。

（五）治疗

根据《中国痤疮治疗指南（2019修订版）》推荐，痤疮的治疗原则是采用分级治疗（表2-3-1），药物治疗通常作为一线选择，物理化学治疗为二线选择或替代治疗方法。根据痤疮的4个主要发生机制，痤疮治疗目标主要包括减少皮脂过度分泌、抑制痤疮丙酸杆菌等毛囊微生物增殖、改善毛囊皮脂腺导管异常角化、抗雄激素及抗炎等方面。

表2-3-1 痤疮分级治疗方法

痤疮严重度	轻度（Ⅰ级）	中度（Ⅱ级）	中重度（Ⅲ级）	重度（Ⅳ级）
临床表现	粉刺	炎性丘疹	丘疹、脓疱	结节、囊肿
一线选择	外用维A酸	外用维A酸+过氧化苯甲酰+/−外用抗生素或过氧化苯甲酰+外用抗生素	口服抗生素+外用维A酸+/−过氧化苯甲酰+/−外用抗生素	口服异维A酸+/−过氧化苯甲酰/外用抗生素。炎症反应强烈者可先口服抗生素+过氧化苯甲酰/外用抗生素后，再口服异维A酸
二线选择	过氧化苯甲酰、壬二酸、果酸、中医药	口服抗生素+外用维A酸+/−过氧化苯甲酰+/−外用抗生素、壬二酸、红蓝光、水杨酸或复合酸、中医药	口服异维A酸、红蓝光、光动力、激光疗法、水杨酸或复合酸、中医药	口服抗生素+外用维A酸+/−过氧化苯甲酰、光动力疗法、系统用糖皮质激素（聚合性痤疮早期可以和口服异维A酸联合使用）、中医药
女性可选择		口服抗雄激素药物	口服抗雄激素药物	口服抗雄激素药物
维持治疗		外用维A酸+/−过氧化苯甲酰		

1. 预防　宜用温水清洗面部，避免过度洁面、护肤和频繁使用化妆品加剧破坏皮肤屏障功能。忌挤压、搔抓皮损，防止头发、衣物摩擦面颈部。减少高糖指数食物或乳制品的过度摄入。减轻并控制体重。减轻精神压力、保持作息规律。戒烟，避免接触卤化物等，慎用诱发痤疮药物。

2. 局部药物治疗

（1）维A酸类药物：轻度和轻中度痤疮以外用药物治疗为主，中重度和重度痤疮以外用药物辅助系统治疗为主。外用维A酸是轻度痤疮或痤疮维持治疗的一线用药及中度痤疮的联合用药。常用的药物有阿达帕林、他扎罗汀、全反式维A酸和异维A酸等。0.05%维A酸乳液、0.005%曲法罗汀乳膏是新型的外用维A酸制剂。建议睡前在皮损和好发部位使用。干燥、脱皮、红斑等轻度皮肤刺激反应很常见，推荐从低到高频率、从低到高浓度、小范围试用，逐渐建立耐受。全反式维A酸和阿达帕林是妊娠C类，药物他扎罗汀是X类，处方时应告知患者严格避孕。2.5%过氧化苯甲酰及1%阿达帕林凝胶被FDA批准用于9岁以上的患者，所有外用维A酸类药物均适用于12岁及以上患者。目前的数据表明，维A酸类药物对年轻患者也有效，并不会增加刺激或风险。

（2）抗菌药物：包括抗生素和过氧化苯甲酰，是炎性痤疮的首选外用药物，两者常联合使用或与维A酸类药物制成复方制剂。过氧化苯甲酰有轻度刺激，与外用维A酸一样应先试用。常见的外用抗生素包括夫西地酸、克林霉素、林可霉素、红霉素等。外用抗生素耐受性好，但容易诱导细菌耐药，故不推荐单独或长期使用（使用时间大于8周），建议口服抗生素、过氧化苯甲酰、外用维A酸等联合使用。

（3）其他：临床上有不同浓度与剂型的壬二酸、氨苯砜、二硫化硒、水杨酸等，也可作为痤疮外用治疗的备选。水杨酸具有亲脂性，用于开放性和闭合性粉刺、痤疮后遗留红斑效果较好。20%壬二酸是一种有用的辅助治疗，具有溶解粉刺、抗菌、抗炎的作用，被推荐用于治疗炎症后色素沉着。壬二酸用于妊娠或哺乳期痤疮是安全的（妊娠等级B级）。氨苯砜凝胶推荐用于炎性痤疮，尤其是成年女性痤疮。外用氨苯砜与过氧化苯甲酰联用会导致皮肤氧化呈橙棕色，属于妊娠C类药物。二硫化硒推荐用于改善皮脂溢出。近年来，新开发的外用雄激素受体抑制剂、外用雄激素受体降解剂有望应用于临床。硫黄、烟酰胺、间苯二酚、磺胺醋酰钠也可以作为痤疮辅助治疗，但证据有限。

3. 系统药物治疗

（1）维A酸类药物：口服维A酸类药物包括异维A酸、维胺酯，为维生素A类似物，是唯一针对痤疮4个发病机制的口服药。口服维A酸类药物适用于以下情况：重度痤疮的一线治疗；疗效不佳的中度或中重度痤疮的替代治疗；有快速改善需求的轻中度痤疮患者；伴皮脂溢出的患者；频繁复发的痤疮；暴发性或聚合性痤疮控制炎症反应后。异维A酸是国内外痤疮治疗的首选药物，通常以0.25～0.5mg/（kg·d）为起始剂量，对重度痤疮可逐渐增加到0.5～1mg/（kg·d）（图2-3-12）。维胺酯的剂量为150mg/d。异维A酸常见的不良反应是皮肤黏膜干燥，少数出现肌肉骨骼酸痛、血清胆固醇、三酰甘油升高、氨基转移酶升高，尚未显示异维A酸与炎症性肠病和精神疾病有明确关系。用药期间外用皮肤保湿剂，有必要定期检测肝功能和血脂，治疗前1个月、治疗期间、治疗结束后3个月严格避孕。治疗过程中视皮损消退情况调整剂量，疗程通常不少于4个月，皮损控制后巩固治疗2个月以上。

（2）抗生素：口服抗生素是中重度痤疮的首选及中度痤疮外用治疗不佳的备选方法，也用于早期控制重度痤疮的炎症反应。口服抗生素包括四环素类、大环内酯类、复方磺胺甲噁唑等。四环素类抗生素通过结合细菌核糖体30S亚基抑制蛋白质合成，具有显著抗炎作用。大环内酯类抗生素的作用机制是结合细菌核糖体50S亚基。复方磺胺甲噁唑中的成分磺胺甲噁唑阻断细胞分裂必需的叶酸的细菌合成，甲氧苄啶是一种叶酸类似物，可抑制二氢叶酸还原酶，两者共同阻断细菌中的核苷酸和氨基酸合成。沙雷环素（sarecycline）是一种新批准的新型四环素类药物。临床上口服抗生素治疗痤疮首选四环素类的多西环素［100～200mg/d］和米诺环素［50～100mg/d］（图2-3-13），有禁忌或不耐受时可使用阿奇霉素、罗红霉素等大环内酯类。疗程不建议超过8周。使用时注意与外用抗菌药物或外用维A酸类联合使用；可以与红蓝光等光疗联合治疗；治疗2～3周后无效应及时换用其他治疗方法。四环素类药物常见不良反应有胃肠道反应、头晕、肝损害、光敏反应、皮肤黏膜或牙齿色素沉着和菌群失调等，不宜与口服维A酸类药物联用。我国关于痤疮丙酸杆菌耐药性的横断面研究指出，中国痤疮患者对四环素类药物高度敏感，对大环内酯类、林可酰胺类药物耐药率高。

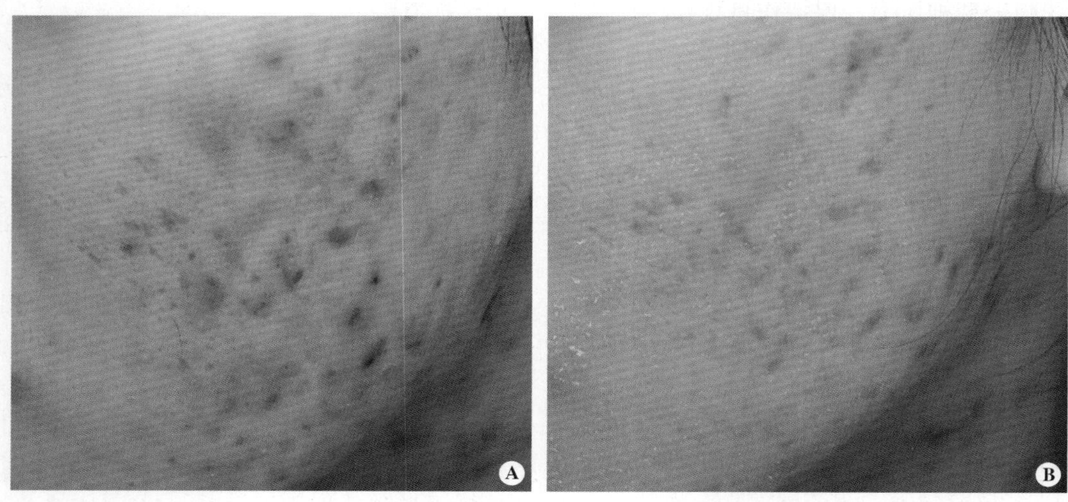

图2-3-12　口服异维A酸治疗痤疮效果对比图

A. 治疗前；B. 口服异维A酸20mg/d治疗12周后

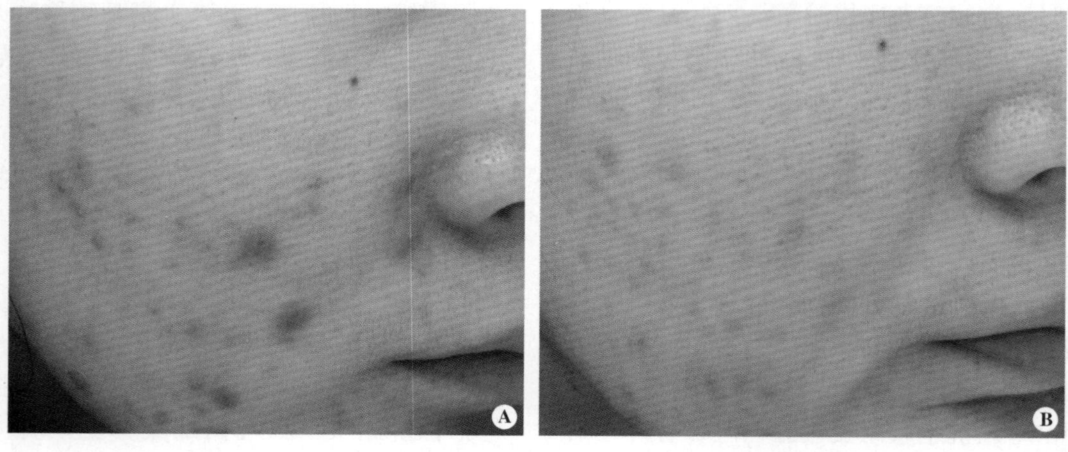

图2-3-13　口服米诺环素治疗痤疮效果对比图

A. 治疗前；B. 口服米诺环素100mg/d治疗6周后

（3）抗雄激素药物：包括雌激素和孕激素、螺内酯、胰岛素增敏剂等。雌孕激素通常使用复方制剂，常用的包括2mg醋酸环丙孕酮和0.035mg炔雌醇、3mg屈螺酮和0.03mg炔雌醇及3mg屈螺酮和0.02mg炔雌醇等。疗程在6个月以上。含雌激素的避孕药与高凝状态、静脉血栓栓塞发生有关，并可能增加乳腺癌和宫颈癌的发生风险，这种风险随服用时间延长而增加，停用后增加的风险会消失。口服避孕药还有许多非避孕益处，包括调节月经周期、改善月经过多和相关贫血、减少良性卵巢肿瘤的形成及降低结直肠癌、卵巢癌和子宫内膜癌的发生风险。

螺内酯是一种醛固酮受体拮抗剂，通过减少睾酮的产生、竞争性抑制睾酮和双氢睾酮与皮肤中雄激素受体的结合而表现出有效的抗雄激素活性。它还可以抑制5α-还原酶并增加类固醇激素结合球蛋白。螺内酯的推荐剂量为60～200mg/d，疗程为3～6个月。总体耐受性良好，其副作用与剂量有关，包括高血钾、月经不调、乳房胀痛等，有致畸性。但是，不必对服用螺内酯治疗痤疮的年轻健康女性进行钾检测。胰岛素增敏剂，如二甲双胍可以用于辅助治疗伴有多囊卵巢综合征、肥胖、胰岛素抵抗的痤疮患者。

（4）糖皮质激素：生理剂量的糖皮质激素能负反馈抑制肾上腺雄激素分泌，经前期痤疮可从月经前7～10天开始口服泼尼松5～10mg/d或等效地塞米松直至月经周期第1天停止，服用时间不超过6个月。对于暴发性或聚合性痤疮，口服泼尼松20～30mg/d或等效地塞米松控制炎症反应，疗程不超过4周，并联合口服维A酸类。

4. 物理化学治疗

（1）光动力疗法：是将光敏剂（如5-氨基酮戊酸）外敷于皮肤而被毛囊皮脂腺单元吸收，使用激光或光照射后发生光化学反应，从而破坏皮脂腺并杀灭痤疮丙酸杆菌。对于系统药物治疗效果不佳或不耐受的中重度或重度痤疮，光动力疗法可作为备选治疗方法。光过敏、卟啉过敏或卟啉病患者禁用。5-氨基酮戊酸光动力疗法常用5%浓度封包1～3小时，红光照射剂量为30～126mW/cm^2，可以间隔1～2周重复治疗（图2-3-14）。红斑、水肿、瘙痒、疼痛、渗出、脓疱等是常见的治疗反应。必要时口服糖皮质激素或配合外用药物改善反应性痤疮。

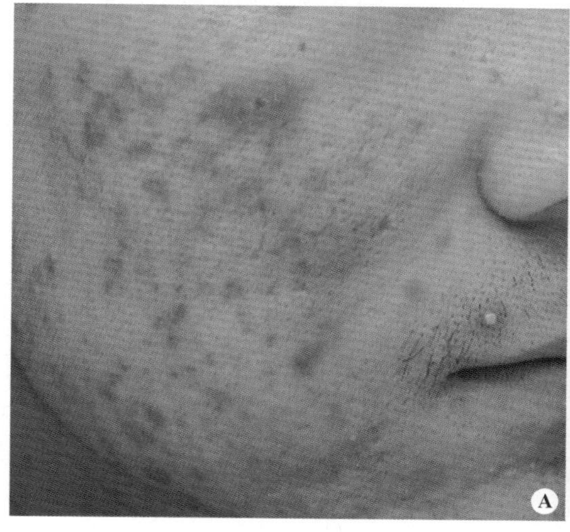

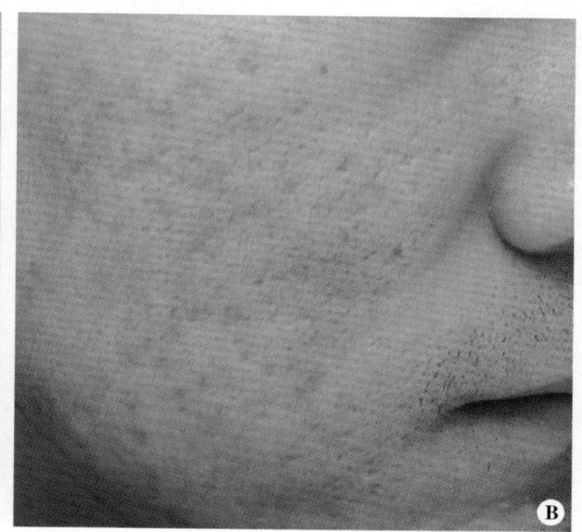

图2-3-14　光动力疗法治疗痤疮效果对比图

A. 治疗前；B. 治疗6周后

5% 5-氨基酮戊酸封包1.5小时，LED红光，剂量为80mW/cm^2，照射10分钟，每周1次，一个疗程3次

（2）红蓝光治疗：波长在415nm左右的蓝光可起到杀灭痤疮丙酸杆菌和抗炎的作用，波长在630nm左右的红光有修复组织的作用，临床上常采用两者交替照射互相辅助。红蓝光治疗宜每周2次，每次10～20分钟，8～10次为一个疗程。红蓝光可用于中度痤疮的辅助治疗（图2-3-15）。

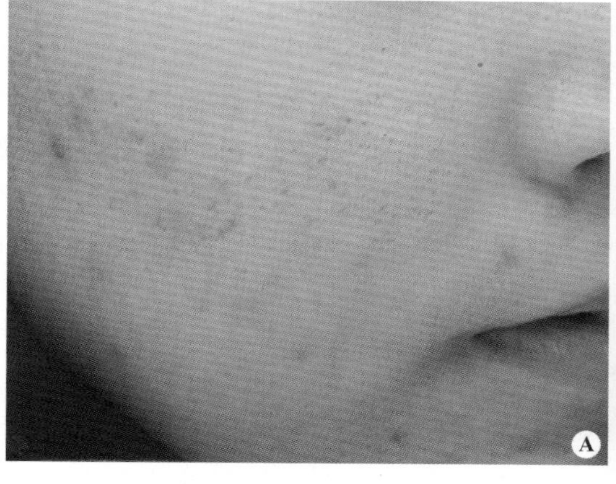

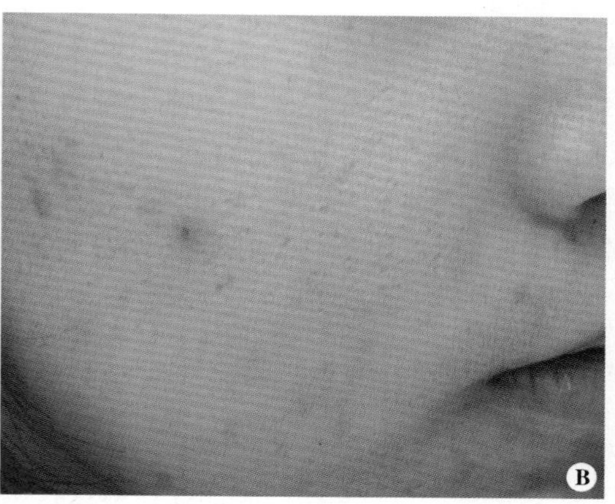

图2-3-15　红蓝光治疗痤疮效果对比图

A. 治疗前；B. 治疗4周后

红蓝光照射，每周2次，8次为一个疗程

（3）化学剥脱治疗：是使用化学物质作用于皮肤表层，引起不同程度的可控性损伤，诱导表皮或真皮的重建。常用的剥脱剂包括果酸、水杨酸等。化学剥脱治疗可用于轻中度痤疮或痤疮后色素沉着的辅助治疗。化学剥脱治疗可以联合药物、光电技术等提高疗效。

（4）强脉冲光和激光治疗：光电技术通常用于痤疮后遗症的处理，如痤疮后红斑、痤疮后色素沉着、痤疮后瘢痕等。痤疮后红斑的一线治疗是强脉冲光（图2-3-16），也可以选择脉冲染料激光、非剥脱性点阵激光等。痤疮后色素沉着除了使用维A酸、壬二酸、熊果苷、类黄酮等药物治疗，也可以选择强脉冲光、调Q激光、皮秒激光治疗。对萎缩性瘢痕常使用剥脱性点阵激光如CO_2激光、Er：YAG激光等，也可以使用非剥脱性点阵激光、微针、射频等治疗。

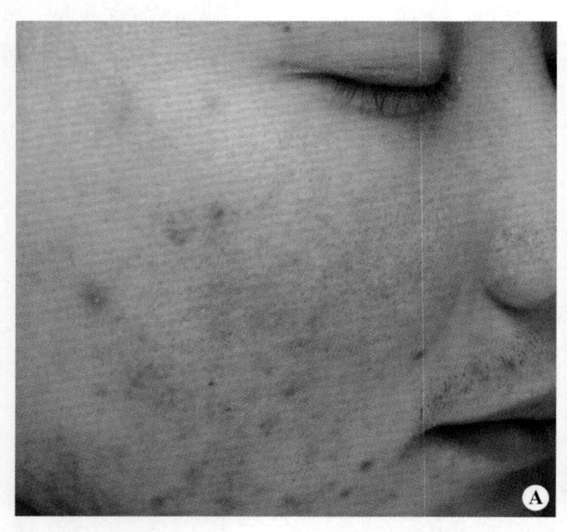

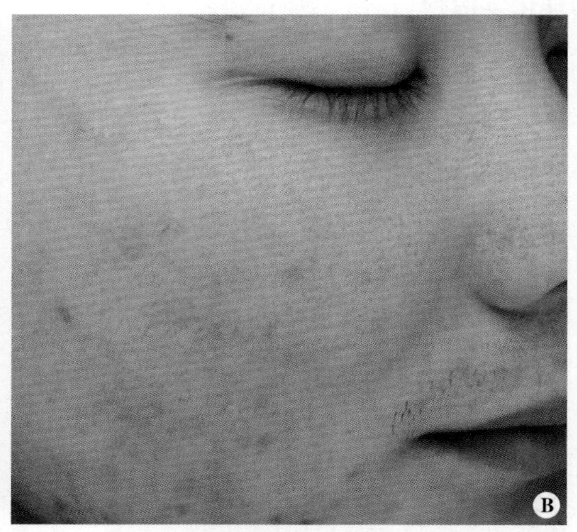

图2-3-16　强脉冲光治疗痤疮效果对比图

A. 治疗前；B. 治疗12周后

强脉冲光治疗痤疮后遗留红斑，治疗3次，间隔为4周

（5）其他：对于痤疮遗留的增生性瘢痕或瘢痕疙瘩可采用局部注射长效激素、A型肉毒毒素、氟尿嘧啶、博来霉素等，也可以采用手术切除、皮肤磨削、皮下分离等外科治疗方式。深在的萎缩性瘢痕也可采用脂肪、脂肪胶、透明质酸填充疗法。

5. 维持治疗　无论对于哪一级痤疮，控制皮损后进行维持治疗均非常重要，有助于减轻并预防复发。外用维A酸是痤疮维持治疗的一线药物，必要时可联合过氧化苯甲酰或直接采用两者复方制剂。此外，也可以选择外用阿达帕林每周3次联合低浓度果酸。维持治疗疗程通常为3～12个月。

（编者：李嘉祺，李思彤，叶　枫，鞠　强；审校：颜韵灵，刘振锋）

二、玫瑰痤疮

（一）概述

玫瑰痤疮（rosacea），又称酒渣鼻，是一种好发于面中部、主要累及面部血管及毛囊皮脂腺单位的慢性炎症性疾病。玫瑰痤疮的发病率在不同地区呈现不同的趋势，国际患病率平均为5.46%，高发年龄在45～60岁。国内长沙地区报道发病率为3.48%，多发年龄在20～50岁。玫瑰痤疮主要的临床表现为面部皮肤阵发性潮红，持续性红斑或丘疹、脓疱、毛细血管扩张，少数患者可出现肥大增生性的改变。部分玫瑰痤疮患者还可出现眼部症状。

（二）病因及发病机制

本病是在一定遗传背景基础上，由多因素诱

导的以天然免疫和血管舒缩功能异常为主导的慢性炎症性皮肤病。发生机制主要有以下4个方面。

1. 遗传因素 流行病学资料和遗传学研究提示部分玫瑰痤疮患者存在家族聚集性。与玫瑰痤疮相关的基因包括*HLA-DRA*（DRB1*03：01、DQB1*02：01、DQA1*05：01）、*BTNL2*、*IRF4*、*IL13*和*PSMB9-HLA-DMA*等。

2. 皮肤屏障功能障碍 本病的多种临床表现提示皮肤屏障功能异常。研究显示，玫瑰痤疮患者皮肤具有易激惹性。红斑毛细血管扩张型玫瑰痤疮和丘疹脓疱型玫瑰痤疮患者皮肤经皮水丢失增加，皮肤屏障功能受损。丘疹脓疱型患者皮肤表面存在的脂肪酸成分异常，晚期角质化包膜蛋白、细胞间脂质、表面紧密连接蛋白表达均明显下降。皮肤屏障功能破坏可导致刺激物更易进入皮肤。

3. 固有免疫功能异常 固有免疫功能的异常活化在玫瑰痤疮炎症发生过程中发挥重要作用。各种外界因素，如病原生微生物、紫外线等通过Toll样受体2（toll-like receptor 2，TLR2）、维生素D依赖与非依赖、内质网应激等途径诱导丝氨酸蛋白酶激肽释放酶5（Kallikrein related peptidase 5，KLK5）活性增加，后者可以将表皮抗菌肽转化为活性形式LL37片段。LL37可以加重炎症反应，诱导血管生成。

4. 神经血管调节功能异常 各种外界物理或化学刺激，一方面可以激活瞬时受体电位V型（transient receptor potential vanilloid channel，TRPV），促进其释放神经介质缓激肽，另一方面也可以直接激活感觉神经元，促进其释放神经肽，这些神经肽可以诱发神经感觉症状，如刺痛感、烧灼感，引起神经源性炎症，还可以诱发脉管舒缩调节功能紊乱，导致血管扩张，引起面部潮红、红斑、水肿。

（三）临床表现

既往临床将玫瑰痤疮分为红斑毛细血管扩张型、丘疹脓疱型、增生肥大型和眼型等4个经典亚型，此外还有暴发性玫瑰痤疮等其他特殊类型。但玫瑰痤疮的患者常表现出不止一种亚型的皮疹表现，而且不同亚型之间会相互转换，因此，建议根据临床表现来评判玫瑰痤疮，并给出相应的治疗。

1. 诊断性特征

（1）面中部可能周期性加剧的持续性红斑：面部皮肤持续性发红，可随外界刺激因素周期性加重或减轻，但不会完全自行消退。我国人群研究表明，玫瑰痤疮患者均有持续性的红斑（图2-3-17）。但是在深肤色人群（Fitzpatrick Ⅴ型至Ⅵ型皮肤）中，持续性红斑可能不明显。

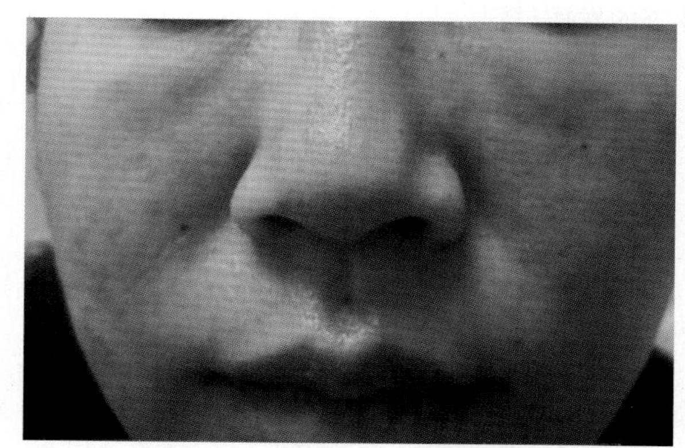

图2-3-17 玫瑰痤疮面部持久性红斑

（2）增生肥大：可以包括毛囊扩张、皮肤增厚或纤维化、腺体增生和鼻球状外观。鼻部是最常见累及的部位，但也可发生在其他面中部隆出的部位（图2-3-18）。

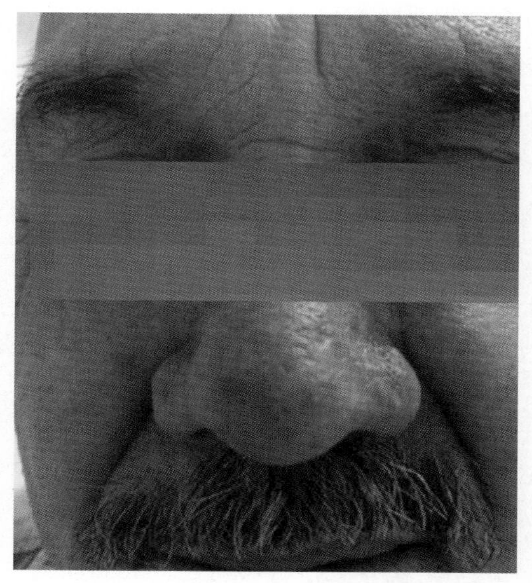

图2-3-18 玫瑰痤疮鼻部增生肥大

（3）阵发性潮红：在外界因素，如日晒、辛辣食物、酒精等的刺激下。数秒至数分钟内即可发生。在我国人群中面颊部玫瑰痤疮患者阵发性潮红较常见，而鼻部和口周潮红的发生率较低，深色人群不易发生潮红。阵发性潮红常伴有灼热感、刺痛感。

（4）丘疹和脓疱：常表现为红色圆形丘疹，可伴有脓疱，也可出现结节（图2-3-19）。虽然玫瑰痤疮合并痤疮的患者会出现粉刺，但粉刺参与痤疮的发病过程，与玫瑰痤疮无关。

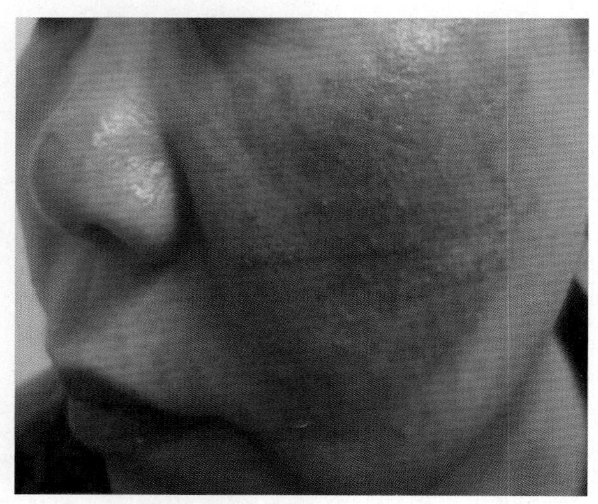

图2-3-19 玫瑰痤疮丘疹和脓疱

（5）毛细血管扩张：在浅肤色患者的面中部较为多见，在肤色较深的患者中不易察觉，使用皮肤镜等检查可以帮助判断（图2-3-20）。

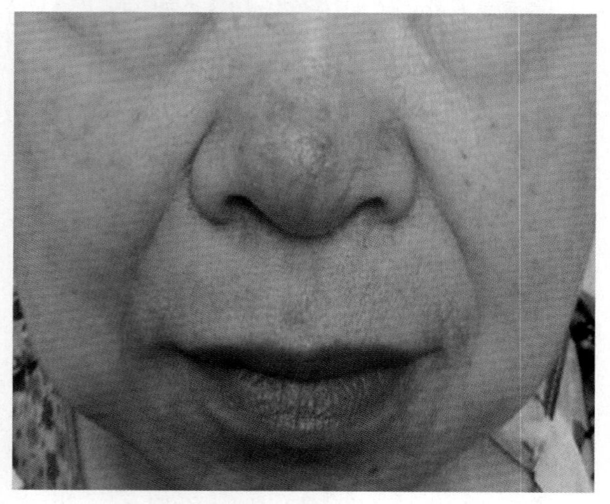

图2-3-20 玫瑰痤疮鼻部扩张毛细血管

2. 次要症状

（1）皮肤敏感症状：灼热感或刺痛感常伴发于红斑，在阵发性潮红发作时可能会更加明显。部分患者还可出现紧绷和瘙痒感，但程度一般较轻。

（2）水肿：面部水肿，可能伴发或继发于红斑或阵发性潮红，由皮肤炎症反应引起毛细血管或淋巴管通透性增加，组织液外渗所导致。软性水肿可能会持续数天，或因炎症改变而加重。实性面部肿胀可能是丘疹结节的后遗症，也可能是淋巴水肿的表现。两种水肿可同时发生，也可独立存在。

（3）皮肤干燥：多数患者表现为皮肤干燥、粗糙，类似湿疹样皮疹，少数患者表现为皮脂丰富。

（4）眼部症状：可以单独存在，但通常是伴随症状。长沙地区调查显示，31.3%的玫瑰痤疮患者有眼部症状。病变多累及眼睑、睫毛毛囊及眼睑，相关腺体包括睑板腺、皮脂腺和汗腺等。玫瑰痤疮的眼部表现包括眼周的丘疹、脓疱、毛细血管扩张，眼睑、结膜充血，局部角膜基质浸润或溃疡，巩膜炎和角膜巩膜炎，另外还可表现为眼睛异物感、视物模糊及灼热、刺痛、干燥、瘙痒等不适（图2-3-21）。

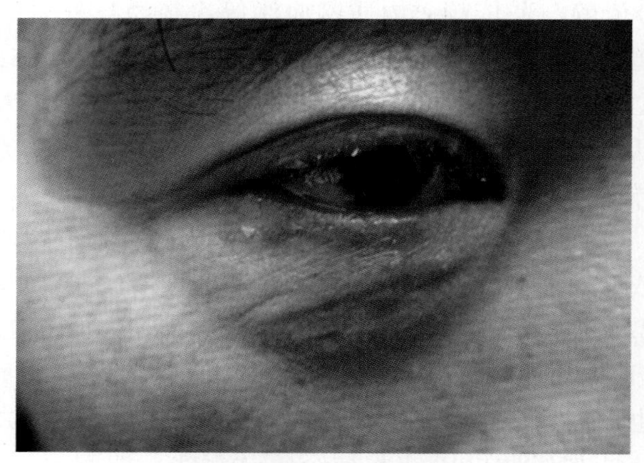

图2-3-21 玫瑰痤疮眼部病变

3. 组织病理 表现以红斑毛细血管扩张为主的玫瑰痤疮患者的组织病理学改变较轻微，仅限于血管扩张和轻度水肿。在表现以丘疹和脓疱为主的皮损处有血管周围及毛囊周围淋巴细胞、少量中性粒细胞和浆细胞浸润，某些患者皮脂腺增生明显，没有粉刺形成。以肥大增生为主要表现的玫瑰痤疮可表现为毛囊扩张、皮脂腺显著增生及程度不等的淋巴细胞浸润。

（四）诊断及鉴别诊断

1. 诊断 诊断标准见表2-3-2。

表2-3-2　根据2021版中国玫瑰痤疮诊断标准

皮损部位	必要性表现	选择性表现
面颊部[a]	伴有阵发性潮红的、可能周期性加重的持续性红斑	①阵发性潮红；②毛细血管扩张；③丘疹和脓疱；④肥大增生改变；⑤眼部症状（眼睑毛细血管扩张、睑缘炎、角膜炎、结膜炎、角膜巩膜炎）
口周/鼻部[b]	可能周期性加重的持续性红斑	

a面颊部满足必要性表现即可诊断玫瑰痤疮，无论是否有诊断性表现。

b口周/鼻部在满足必要性表现的基础上，需合并至少一种选择性表现才可诊断玫瑰痤疮。

两个部位中，只要一个满足诊断标准即可诊断玫瑰痤疮。

诊断过程中需要排除其他诱因，包括外用药物（如糖皮质激素类、维A酸类等）、系统药物（如烟酰、异维A酸等）、局部化学治疗或光电治疗、月经期或围绝经期症状和系统疾病（如类癌综合征、系统性肥大细胞增生症、一些腺体的髓样癌等），引发的阵发性潮红或持续性红斑。

2. 鉴别诊断　玫瑰痤疮的临床表现多样，针对不同表现的玫瑰痤疮，需要与不同疾病进行鉴别。以持续性红斑为主要表现者需要与面部特应性皮炎、过敏性皮炎、光老化引起的毛细血管扩张、脂溢性皮炎、激素依赖性皮炎、系统性红斑狼疮、毛发红糠疹、银屑病等相鉴别；以丘疹、脓疱为主要表现者需要与嗜酸性脓疱性毛囊炎、面部播散性粟粒性狼疮、痤疮、EGFR抑制剂诱发的丘疹脓疱病等相鉴别；以增生肥大为主要表现者需要与结节病、寻常狼疮、皮肤肿瘤等相鉴别。

（五）治疗

玫瑰痤疮有多种表现形式，根据不同临床表现选择相应的治疗。

1. 持续性红斑　轻度持续性红斑：减少对皮肤的刺激，加强修复皮肤屏障。

中重度持续性红斑：局部使用0.5%酒石酸溴莫尼定凝胶，口服四环素类药物（米诺环素或多西环素），羟氯喹对于红斑的消退有一定的作用。皮损稳定期可考虑使用强脉冲光、脉冲染料激光或Nd：YAG激光治疗毛细血管扩张，从而达到减轻红斑的作用。对于伴有明显肿胀、灼热的患者可选用LED红黄光治疗，缓解肿胀。

重度持续性红斑伴明显阵发性灼热或潮红：可服用卡维地洛。对于局部和系统治疗无效的患者，可考虑A型肉毒毒素于红斑区域进行皮内注射。

2. 丘疹、脓疱　轻度丘疹、脓疱：可外用甲硝唑、壬二酸、伊维菌素、红霉素、克林霉素进行治疗。治疗评估在8～12周后进行，如疗效满意，可继续使用外用药物维持疗效，如疗效不佳，可联合系统治疗。

中重度丘疹、脓疱：在联合局部用药的基础上，选用四环素类抗生素，如多西环素或米诺环素，或联合口服羟氯喹，也可选用克拉霉素、阿奇霉素或甲硝唑。疗效评估在4～8周，如疗效不佳，可改用口服异维A酸治疗。

3. 增生、肥大　首选口服异维A酸。对伴有丘疹，脓疱的患者，可口服克拉霉素，配合使用甲硝唑、壬二酸、伊维菌素、红霉素、克林霉素等外用制剂。对形成结节状肥大的患者，则可用CO_2激光。此外，也可通过铒激光治疗或外科手术治疗。

4. 眼部症状　多数伴有眼部症状的玫瑰痤疮患者，系统治疗缓解皮肤症状的同时，眼部症状也会相应缓解。患者眼部出现干燥症状，给予人工泪液。睑板腺相关角膜、结膜病变时，应转到眼科进行治疗。

（编者：王岚琦，鞠　强；审校：颜韵灵，刘振锋）

三、激素依赖性皮炎

（一）概述

激素依赖性皮炎（corticosteroid dependent dermatitis）是一种由于长期局部使用糖皮质激素引起的，以丘疹、脓疱，伴以毛细血管扩张、弥漫性红斑为表现的面部皮肤炎症，其特点是停用糖皮质激素后皮疹加重，再次应用糖皮质激素后疾病好转，严格意义上来说属于糖皮质激素的不良反应。激素依赖性皮炎好发于20～40岁的女性。患者在发病前长期局部使用糖皮质激素制剂，使用时间数月至数年不等，平均时间为3个月。但激素依赖性皮炎是否是一个独立疾病仍存在争议，许多专家认为其可能属于激素诱导的玫瑰痤疮或痤疮样疹范畴。

（二）病因及发病机制

激素依赖性皮炎的发病机制尚不明确，目前

研究认为其发病与皮肤屏障功能破坏、血管舒缩功能障碍、免疫功能异常等因素相关。

1. 皮肤屏障功能破坏 与身体其他部位相比，面部皮肤较薄，这增加了局部药物的经皮吸收。同时面部暴露在外，更易受到有害环境因素的影响，长期糖皮质激素的使用进一步加重皮肤电容值下降，经皮水丢失增多，抑制表皮相关分化蛋白合成，进而破坏皮肤屏障。皮肤屏障完整性一旦受损，外界刺激物更容易诱发皮肤内的炎症反应，导致皮疹发生。

2. 血管舒缩功能障碍 外用糖皮质激素会抑制胶原蛋白的合成，负责支撑作用的结缔组织减少，一方面导致血管的被动扩张，另一方面血管变得更易显现。糖皮质激素通过抑制血管内皮细胞中一氧化氮（nitric oxide，NO）的产生和生物学活性引起血管收缩，骤然停药，NO一过性大量释放，导致血管扩张，甚至超过使用糖皮质激素前的原始直径。临床上表现为显著毛细血管扩张和弥漫性红斑、烧灼感。

3. 免疫功能异常 糖皮质激素的免疫抑制作用促使皮肤表面微生物生长，包括细菌、真菌、螨虫等。激素依赖性皮炎患者皮损处毛囊蠕螨的密度高于正常对照组。这些微生物作为超抗原通过破损的皮肤屏障进入皮肤，激活免疫系统，引起炎症反应。随着糖皮质激素的撤药，免疫抑制被解除，皮损处释放积累的大量炎症介质，导致丘疹和脓疱的出现。不仅如此，糖皮质激素还可以上调皮肤表面TLR2的表达，进一步活化固有免疫系统；糖皮质激素诱导皮肤角质形成细胞分泌趋化因子CCL20，吸引大量Th17细胞在患处聚集，加强了随后的适应性免疫应答，放大了免疫级联反应。

（三）临床表现

激素依赖性皮炎患者常有明显面部不适感，表现为紧绷感、灼热感，可能合并剧烈瘙痒。激素依赖性皮炎的加重因素类似于玫瑰痤疮，如紫外线暴露、酒精、热食、辛辣食物、过度清洁皮肤等。根据皮疹累及部位，激素依赖性皮炎有3种类型：口周型、面中央型和弥漫型。口周型激素依赖性皮炎是最常见的，表现为距离口唇3～5mm的环形红斑，离散的丘疹和脓疱。面中央型激素依赖性皮炎常累及脸颊、下眼睑、鼻子、前额和眉间，而口周区域通常不受影响。弥漫型激素依赖性皮炎可以累及整个面部，甚至扩大至颈部。激素依赖性皮炎早期表现为散在的红色丘疹、丘疱疹、脓疱。随着糖皮质激素的持续使用，皮疹面积逐渐扩大，出现持续性红斑、明显的毛细血管扩张，甚至会出现深在的囊肿、结节。随着糖皮质激素的撤药，皮疹加重，如果患者不继续使用糖皮质激素，皮疹缓解和复发交替出现，间隔时间平均为10～14天。随着每次复发，疾病发作的强度下降，缓解期时间延长（图2-3-22）。

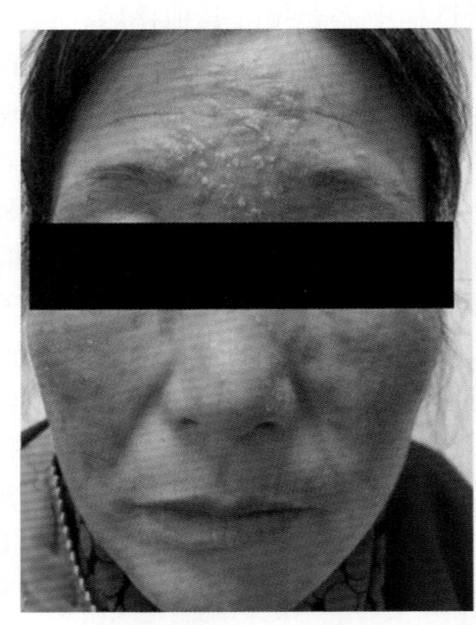

图2-3-22 激素依赖性皮炎：面部干燥、红斑、脱屑，额部可见红色丘疹

虽然激素依赖性皮炎的诊断不依赖于病理，但病理检查对于鉴别诊断有一定价值。皮损处病理显示表皮出现湿疹样改变，表现为水肿、棘层增厚和角化不全。真皮可见扩张的血管和血管周围稀疏的淋巴细胞浸润、结缔组织和皮脂腺增生。有时可见包含中性粒细胞的毛囊脓肿出现在真皮中。

（四）诊断及鉴别诊断

激素依赖性皮炎的诊断主要依靠糖皮质激素的局部用药史和患者的临床表现。激素依赖性皮炎常需要与以下面部皮肤病进行鉴别：玫瑰痤疮、寻常痤疮、脂溢性皮炎、红斑狼疮、皮肌炎、多形性日光疹。必要时可行皮肤病理学检查协助诊断。

（五）治疗

激素依赖性皮炎最重要的治疗方法就是及时停止糖皮质激素的使用，同时尽量避免激素依赖性皮炎的加重因素，如防晒、减少辛辣食物的摄入，建议患者仅用清水清洁面部。激素依赖性皮炎患者停用糖皮质激素后会出现皮疹加重，轻症患者在加强皮肤屏障修复后疾病可以缓解，而中重度患者需要积极治疗。局部治疗包括外用钙调磷酸酶抑制剂、四环素类、甲硝唑等抗生素。个案报道显示，10%氨甲环酸对于激素依赖性皮炎的持续性红斑疗效良好。系统使用四环素类抗生素对于以丘疹脓疱为主要表现的激素依赖性皮炎疗效佳。如果不能使用四环素类药物，红霉素也是良好的选择。

（编者：王岚琦，鞠　强；审校：颜韵灵，刘振锋）

四、脂溢性皮炎

（一）概述

脂溢性皮炎（seborrheic dermatitis）又称脂溢性湿疹，是一种好发于头面、胸背部等皮脂溢出部位的慢性炎症性皮肤病，典型临床表现为红斑基础上糠秕状鳞屑或油腻性痂屑，局限或广泛分布。目前多数学者认为头皮屑与脂溢性皮炎是同一疾病的不同阶段，头皮屑属轻型脂溢性皮炎。

（二）病因及发病机制

本病发病机制尚不明确。目前一般认为脂溢性皮炎的发病是众多因素综合作用的结果，其中马拉色菌（*Malassezia*）定植、皮脂腺脂质分泌、免疫因素及遗传易感性的相互作用与本病发生密切相关。

1. 微生物　马拉色菌在脂溢性皮炎发病过程中的作用至关重要。目前已发现超过14种马拉色菌，其中报道与脂溢性皮炎有关的包括球形马拉色菌（*M. globosa*）、限制性马拉色菌（*M. restricta*）、糠秕马拉色菌（*M. furfur*）、合轴马拉色菌（*M. sympodialis*）、钝形马拉色菌（*M. obtuse*）、斯洛菲马拉色菌（*M. slooffiae*）和最新发现的阿鲁纳基马拉色菌（*M. arunalkei*），我国脂溢性皮炎患者皮肤中以球形马拉色菌和限制性马拉色菌最常见，其检出率明显高于健康对照人群。头皮和前额部限制性马拉色菌最常见，而胸背部以球形马拉色菌最常见，这可能与不同部位脂质含量不同有关。目前认为，马拉色菌诱导的炎症反应及其代谢产物是其诱导本病发生的重要因素。除马拉色菌外，不动杆菌（*Acinetobacter*）、葡萄球菌（*Staphylococcus*）、链球菌（*Streptococcus*）等也被发现在脂溢性皮炎皮损中表达占优势，提示一些特定的细菌也可能参与脂溢性皮炎的发病。

2. 皮脂腺和脂质　脂溢性皮炎好发于皮脂溢出部位，并且在皮脂腺分泌旺盛时期（婴儿期和青少年/成人期）高发，且皮脂分泌增加与脂溢性皮炎及痤疮的发生直接相关，提示皮脂腺及其脂质在疾病中的关键作用。马拉色菌分泌的脂肪酶分解三酰甘油，产生游离脂肪酸、油酸等不饱和脂肪酸，诱导脂质成分改变在疾病发病中起着至关重要的作用。皮脂分泌增多及成分改变被认为是脂溢性皮炎致病的先决条件之一，皮脂腺脂质分泌受到内源性激素（以雄激素为主）和外源性物质（紫外线、香烟等）等多种因素影响，饮食及精神因素也会通过内分泌代谢参与其中，相关因素在脂溢性皮炎的发病中发挥作用。

3. 免疫因素　马拉色菌能够诱导含炎症激活的树突状细胞成熟，从而激活一系列炎症通路，诱导炎症因子的表达产生炎性效应，破坏皮肤屏障而诱导疾病的产生。已发现脂溢性皮炎中上调的炎症因子有IL-1a、IL-1β、IL-2、IL-4、IL-6、IL-8、IL-10、IL-12、TNF-a、IFN-γ、组胺等。IL-17和固有免疫也被发现可能参与疾病的发生。

4. 遗传因素　在疾病中的作用仍不十分明确，但有发现指出某些人类白细胞抗原（human leucocyte antigen，HLA）亚型倾向于增加脂溢性皮炎发生的风险，提示遗传易感性可能在本病发生中发挥一定的作用。

（三）临床表现

临床上根据有无炎症反应，将脂溢性皮炎分为非炎症性的头皮屑和出现炎症的脂溢性皮炎。

1. 非炎症性的头皮屑　是最常见的脂溢性皮炎形式，临床表现为肉眼可见轻重不等的头皮鳞屑异常增多，呈糠秕状，不伴有头皮红斑等炎症表现。本病通常限于头皮，但也可累及胸部、肩部和背部。

2. 脂溢性皮炎 本病可发生于各年龄阶段，婴儿期和青春期/成人期是脂溢性皮炎的两个高发期。皮损好发于皮脂溢出部位，如头、面中央部及上背部，皮损初起为毛囊性丘疹，逐渐扩大融合成暗红或黄红色斑片，边界清晰，上覆油腻鳞屑或痂（图2-3-23），可出现渗出、结痂和糜烂并呈湿疹样表现。严重者皮损可泛发全身，皮肤弥漫潮红、显著脱屑，称为脂溢性红皮病。更严重的脂溢性皮炎通常出现在有潜在疾病的人群中，如神经精神性疾病或HIV感染患者等。脂溢性皮炎可伴有或不伴有不同程度的瘙痒，部分也可能伴有脱发。本病慢性经过，可反复发作。

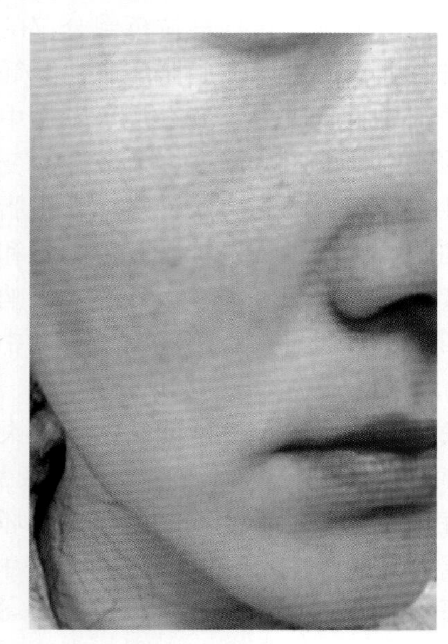

图2-3-23 面部脂溢性皮炎：鼻旁侧皮脂溢出部位的红斑及鳞屑

婴儿脂溢性皮炎常发生于出生后的3～4周，可出现在头皮、面部、鼻唇沟、眉毛区、耳周、尿布包裹等皱褶部位和躯干，罕见情况下可累及全身。皮炎表现为油腻性细小的鳞屑性红斑片，头皮可局部或全部布满厚薄不一的油腻性灰黄色或黄褐色鳞屑或黏着性结痂，并累及前额，严重者可伴有糜烂、渗出。本病自限，常在3周～2个月内逐渐减轻、痊愈。

3. 组织病理 本病组织病理无显著特异性，表现随病期而不同。急性及亚急性期表现为轻度至中度海绵形成、银屑病样增生。毛囊口角化不全，可见角栓。毛囊口顶端有含有中性粒细胞的鳞屑痂。真皮血管周围有少许淋巴细胞及组织细胞浸润。慢性期除上述变化外还有明显毛细血管及浅静脉丛血管扩张。

（四）诊断及鉴别诊断

根据典型临床特点，诊断本病不难。部分皮损多样、不典型者，可根据组织病理进一步明确。根据发病年龄及皮损分布的不同，还需与以下疾病相鉴别。婴儿脂溢性皮炎需与婴儿湿疹、朗格汉斯组织细胞增生症等相鉴别，以免延误病情。成人面部脂溢性皮炎需与玫瑰痤疮、红斑狼疮等相鉴别。头皮脂溢性皮炎需与湿疹、银屑病等相鉴别。累及躯干等头面部以外区域的脂溢性皮炎还需与玫瑰糠疹、体癣等相鉴别。

（五）治疗

脂溢性皮炎局部用药安全性高、疗效可靠，得到较广泛的临床应用，多联合用药。头皮屑及轻度脂溢性皮炎无显著瘙痒等不适症状者可不予以治疗。

1. 一般治疗 规律生活，保持充足睡眠，调节饮食，低糖饮食，限制乳制品摄入，忌酒忌辛辣，注意皮肤保湿和防晒。

2. 外用药物 外用药物的使用原则为抗感染、杀菌、去脂、止痒，剂型以洗剂、搽剂、乳膏、软膏为主。常用的外用制剂包括外用抗真菌药物（酮康唑、咪康唑、环吡酮胺等）、钙调磷酸酶抑制剂（他克莫司、吡美莫司）和糖皮质激素。使用一些皮肤屏障修复类的药物（多磺酸基黏多糖、人表皮生长因子）也有利于疾病的恢复。中药制剂（含硫黄、黄芩、苦参、黄柏、侧柏叶、透骨草、百部、皂角等成分）局部清洗或外敷在脂溢性皮炎部位有一定的临床应用价值。此外，维生素D_3衍生物（卡泊三醇）、煤焦油、水杨酸、维A酸类药物等也被发现对脂溢性皮炎有一定疗效。

3. 系统用药 伴瘙痒剧烈者可给予止痒镇静剂（一代抗组胺药、三环类抗抑郁药等）。对于外用药物疗效欠佳的患者，可考虑口服抗真菌药（伊曲康唑、酮康唑、特比萘芬等），继发感染时可加用含抗炎特性的抗生素类药物（四环素、红霉素等）。中医中药在脂溢性皮炎的治疗中疗效肯定：急性期治法以疏风清热利湿为主，缓解期治法以润燥祛风止痒为主。

4. 光疗　对于病情严重、长期不愈的患者，排除HIV感染，也可选择窄谱UVB治疗。

（编者：胡婷婷，鞠　强；审校：颜韵灵，刘振锋）

五、成簇性眼眶周围粉刺

（一）概述

成簇性眼眶周围粉刺（grouped periorbital comedones），好发年龄为30～50岁，无性别差异，好发于眼睑及颧骨部位，特征表现为成簇的大粉刺，范围局限。多数患者可并发光线性弹力纤维病。虽然本病损害表现为粉刺，但研究认为其与寻常痤疮无明显关联。

（二）病因及发病机制

具体不明。有研究发现，暴露于焦油沥青的个体，眶周粉刺发生率显著升高；而黑头粉刺的黑头由基底层黑素细胞分泌黑素颗粒所形成，并在部分粉刺中发现碳和金属颗粒，提示化学物质在本病发生中发挥作用。另有研究发现，本病与肾病或泌尿系疾病密切关联，具体机制不明，可能与机体代谢或内分泌激素水平的改变有关。鉴于多数患者可并发光线性弹力纤维病，紫外线诱导角鲨烯过氧化在诱导粉刺形成中发挥作用，提示长期日光照射可能与本病有关。

（三）临床表现

本病通常表现为群集的黑头粉刺样丘疹，丘疹中央有黑色坚硬而大的角栓，好发于眼睑外侧及颧骨部位，常单侧分布，偶见双侧或零散分布，也可见皮损围绕颈部呈带状分布。粉刺数目为5～50个不等（图2-3-24），也有多达数百个粉刺的病例报道，一般无自觉症状，局部可偶有瘙痒。

本病组织病理表现与黑头粉刺有一致性。表皮大致正常，也可轻度萎缩、变平；真皮上部可见囊肿，囊壁由鳞状上皮组成，可见颗粒层细胞，囊内充满角化物质，开口于表皮；真皮浅层可见少量淋巴细胞、组织细胞及单核细胞浸润。

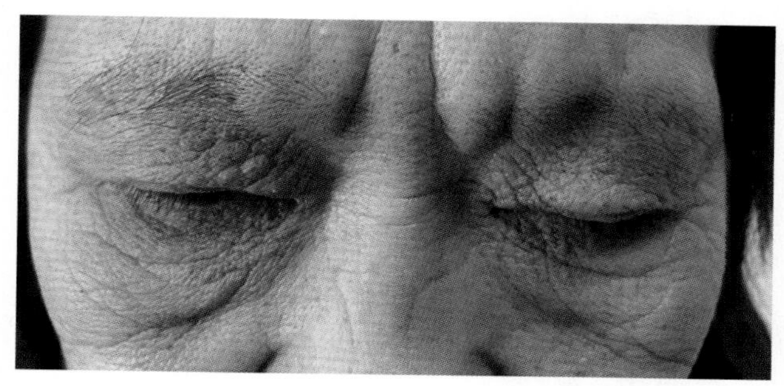

图2-3-24　成簇性眼眶周围粉刺：眼睑部位成簇的黑头粉刺样丘疹

（四）诊断及鉴别诊断

根据典型临床表现可诊断。本病需与以下疾病相鉴别，黑头粉刺痣，后者由先天性毛囊畸形所致，症状通常于出生时即存在，或出生后不久出现，至青春发育期有加重倾向。还应与寻常痤疮和毛周角化病等相鉴别。寻常痤疮多发生于青春期，是一种毛囊皮脂腺单位的慢性炎症病变，好发于皮脂溢出部位，皮疹除粉刺外，还可有炎性丘疹、脓疱、结节、囊肿，呈多形性。毛周角化病常见于青少年，皮损表现为针尖大小的毛囊性丘疹，顶端有淡褐色角栓，内含卷曲的毛发，好发于上肢伸侧、股外侧和臀部，冬重夏轻。

（五）治疗

粉刺针可促使角质栓排出，外用维A酸类制剂为可选择药物，也有采用超脉冲激光治疗的案例。

（编者：胡婷婷，鞠　强；审校：颜韵灵，刘振锋）

六、皮肤附属器肿瘤

（一）黑头粉刺痣

1. 概述　黑头粉刺痣（comedo nevus）又称毛囊角化痣（nevus follicularis keratosus）或痤疮样痣（nevus acneiformis），主要表现为群集的黑头粉刺样丘疹，大多带状排列，以单侧分布为主。本病由先天性毛囊畸形所致，也有报道其合并一些系统性疾病，如脊柱侧凸、隐性脊柱裂和指残毁症等，所以又被称为黑头粉刺痣综合征。

2. 发病及发病机制 本病系先天性毛囊畸形所致，其病理生理学机制并不是很清楚。Munro在文献中报道在黑头粉刺样痣的皮损中可以检测到*FGFR2*基因突变，而邻近的正常皮肤未检测到相关突变。其他的可能发病因素包括IL-1α的表达上调、γ-泌肽酶和丝聚蛋白异常表达，研究发现*NEK9*体细胞突变在黑头粉刺痣发病中有关键作用。

3. 临床表现 患者通常出生后就有皮损出现，也有到儿童期开始发病者，大多在10岁之前发病。在青春期皮损可加重，成年后皮损进展比较缓慢，一般不会自行消退。皮损特征性的表现是群集的黑头粉刺样丘疹，部分中央有角质栓。可以伴有脓疱、结节、囊肿性的皮损。排列多呈斑状、线状、带状等。皮损单侧分布。主要发病部位是面部、躯干和颈部。在面部，皮损面积通常较小，直径多在2cm以下，但泛发者可波及半侧躯体。黑头粉刺痣可分为两种类型，一种皮损是黑头粉刺，另外一种在粉刺的基础上发生了炎性改变，可形成结节、囊肿，最后形成瘢痕、瘘管等后遗症（图2-3-25）。

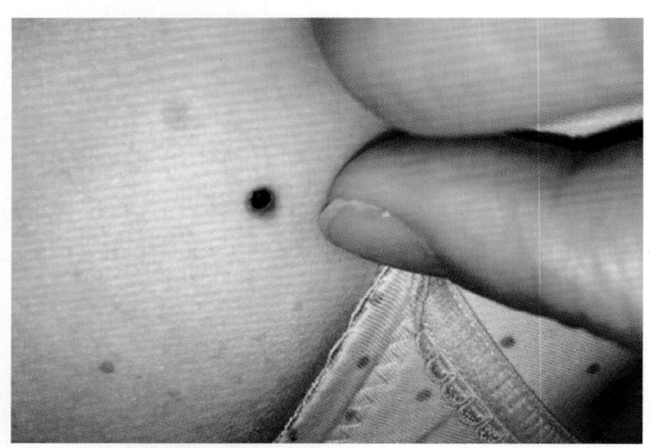

图2-3-25　单发的黑头粉刺痣：表现为黑头粉刺样的丘疹

组织病理可见黑头粉刺凹陷于皮肤平面，充满了角蛋白。在真皮深层或皮下组织可有异常的毛囊，在毛囊内有毛发样结构，毛囊周围可以有发育良好或未发育的皮脂腺。周围有少量的炎症细胞浸润，并发感染可见典型的炎症病理表现。

4. 诊断及鉴别诊断 根据患者皮疹特点、病史、组织病理，诊断本病不难。鉴别诊断：幼年发病的患者需要和婴儿痤疮相鉴别。婴儿痤疮皮损无特殊的分布形态，大多数在患儿出生6个月后可痊愈。对发病于头面部的青春期患者，需要与寻常痤疮相鉴别。寻常痤疮多分布于皮脂分泌旺盛区域，散在分布，以炎症性皮损为主。对青少年患者，需要与毛周角化病相鉴别。毛周角化病常对称分布，有家族发病倾向，成年后多缓解或消退。

5. 治疗 本病确诊后一般无须特殊治疗。对于发生于头面部等暴露部位，对有美容要求且皮损面积小者可考虑激光或手术治疗，去除后部分患者有复发。皮疹如发生炎性改变，出现结节、囊肿，可给予口服或外用抗生素治疗。有报道使用0.1%维A酸凝胶、克林霉素凝胶、他扎罗汀软膏、卡泊三醇软膏治疗有效，但停药后可复发。

（二）毛发上皮瘤

1. 概述 毛发上皮瘤（epithelioma adenoids cysticum）又称囊性腺样上皮瘤，是一种起源于具有多分化潜能的基底细胞向毛发结构分化的良性肿瘤。其分化程度较基底细胞癌高，可以分为3个亚型：单发型、多发型和结缔组织增生型毛发上皮瘤。单发型毛发上皮瘤未见家族史，多发型毛发上皮瘤是常染色体显性遗传病，结缔组织增生型毛发上皮瘤较为少见。

2. 病因及发病机制 多发型毛发上皮瘤是常染色体显性遗传疾病，致病基因定位于9号染色体9p21和16号染色体16q12—q13的*CYLD*基因。致病基因在男性患者外显率较低，所以本病更多见于女性患者。

3. 临床表现 单发型毛发上皮瘤患者发病年龄大多在20～30岁。大部分发病部位为头面部，四肢、颈部躯干也可发生。皮损表现为质地坚硬、正常肤色的肿瘤。直径多在0.5cm左右，较大者少见。一般无自觉症状。

多发型毛发上皮瘤常在患者幼年发病，皮损多发生于头面部。皮疹常沿鼻唇沟对称分布，也可发生在鼻部、额部、眼睑、上唇、头发和躯干上部等。皮损直径通常小于1cm，多为半球状透明的小结节，表面光滑，质地坚硬，数量数十到数百不等，小的皮损可以融合成较大的结节。无明显自觉症状。

结缔组织增生型毛发上皮瘤较为少见。皮损

好发于头面部，少见于头皮、颈部和躯干，发生在头皮时可伴有皮脂腺增生。皮损多单发，典型皮损为边界清晰的淡黄色或肤色硬化性丘疹或斑块，边缘隆起，中央凹陷或萎缩呈环状，无溃疡，直径常为0.2～1.8cm。无自觉症状。

确诊本病需要组织病理学支持。毛发上皮瘤含有许多角质囊肿和不成熟的毛乳头，是向毛囊结构高度分化的形态，有时少数区域可以有类似基底细胞癌的表现，但细胞一般无异型性。结缔组织增生型毛发上皮瘤具有3个特征：①狭窄的瘤细胞束，呈条索状或分枝状排列，分布于真皮乳头层及中上2/3网状层内。细胞无异型性，周围无栅栏状排列。②多发性角囊肿。③增生的结缔组织，真皮内瘤细胞及角囊肿周围见明显增生的结缔组织及致密的胶原纤维。

4. 诊断及鉴别诊断　根据典型的皮肤损害、好发部位及特征性组织病理改变即可确诊本病。本病应与基底细胞癌相鉴别。基底细胞癌和毛发上皮瘤的临床表现和病理表现都较为相似。两者最有意义的鉴别点为基底细胞癌的细胞成分虽然可形成小叶状排列，但细胞有一定异型性，细胞巢与周围间质间常见收缩性裂隙，无毛球或毛乳头结构。

5. 治疗　毛发上皮瘤多发生于面部，对患者形象有影响，因此多数患者因美容要求就诊。可以使用激光治疗、电离子治疗、皮肤手术等方法去除，但都有复发的可能。

（三）皮脂腺痣

1. 概述　皮脂腺痣（nevus sebaceus）是由皮脂腺构成的一种错构瘤，又称器官样痣。皮脂腺痣是常见病，大多在患者出生后出现，多位于头面部或颈部，头皮是最好发的区域。

2. 临床表现　本病出生不久即发生。新生儿患病率超过0.3%。最常见的发病部位为头皮及面部，多为单个皮疹。在儿童期，皮疹多表现为局限性斑块，稍隆起，表面光滑无毛，有蜡样光泽。在青春期，因皮脂腺充分发育，皮损呈疣状、分叶状或结节状（图2-3-26）。老年患者皮疹多呈疣状，质地坚硬，可呈棕褐色。由于病程较长，有10%～40%的患者在皮脂腺痣的基础上可以并发上皮瘤，最常见的是毛母细胞瘤，其次为乳头状汗管囊腺瘤。还可伴发基底细胞癌、鳞状细胞癌等恶性肿瘤。

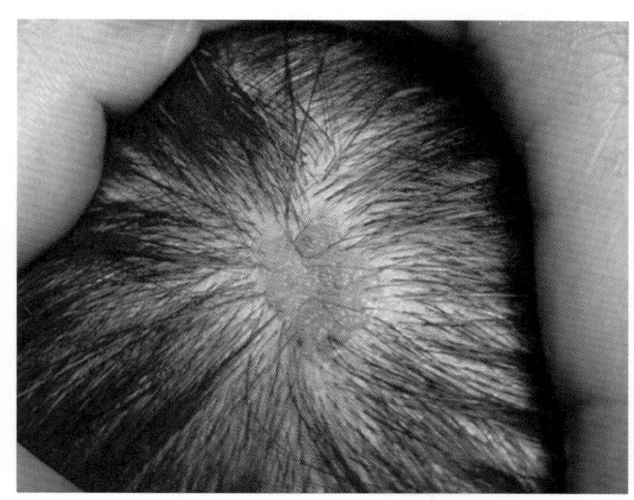

图2-3-26　皮脂腺痣：头部棕褐色疣状斑块

在儿童期，皮脂腺痣内的皮脂腺未发育，畸形的毛囊单位很小，因此很难与其他疾病相鉴别。在儿童期，部分患者表皮有乳头瘤样增生的表现。在青春期，皮脂腺痣皮损内可见大量成熟的皮脂腺，无皮脂腺导管，直接与毛囊漏斗相连。其上方表皮呈乳头瘤状或疣状增生，因此在组织学上有诊断意义。在老年患者皮损中，表皮疣状增生明显，有时可见皮脂腺呈肿瘤样增生，皮损处无大的毛囊。

3. 诊断及鉴别诊断　在儿童期，头皮、面部有黄色或棕褐色斑块状皮损时应考虑本病，部分幼年患者皮损有时呈疣状。如组织学上有皮脂腺组织增多或伴有附属器发育异常，可以确诊。需要与之鉴别的疾病有疣状痣、幼年黄色肉芽肿、黄色瘤、毛母质瘤及乳头状汗管囊腺瘤等。

4. 治疗　大部分患者会因为美容问题而就诊，皮脂腺痣在面部会呈现疣状而非常难看，头发中的皮疹会因为没有毛发生长而非常显眼。因为皮脂腺痣继发良恶性肿瘤的风险较高，一般都建议患者进行完全的手术切除。对于面部皮损，可以考虑在儿童期进行切除，此时形成瘢痕的概率较小。进行激光手术，若去除不彻底可能有复发的风险。

（四）皮脂腺癌

1. 概述　皮脂腺癌（sebaceous carcinoma）是向皮脂腺分化的腺癌，一般分为眼眶型和眶外型。一般认为眶外型皮脂腺癌预后较差。

2. 临床表现　皮损无明显特异性。典型皮损呈现红色结节或斑块，呈簇状分布，可出现溃疡。皮损也可表现为红斑或珍珠样外观，与炎症性皮损很难区分。在眼周的皮损很容易被误诊为眼睑炎或玫瑰痤疮。皮损也可以发生在头颈部，少数发生在躯干部。躯干部的皮损常呈结节状。皮脂腺癌可发生Muir-Torre综合征的患者中。本病容易转移，转移后患者的5年生存率较差。

肿瘤细胞呈不规则小叶状或弥漫性生长及向深部侵袭性生长，容易穿过浅表的横纹肌，在疏松组织内生长和转移。肿瘤细胞由两类细胞混杂而成，一类是嗜碱性的皮脂腺生发细胞，核圆形或椭圆形，含数个核仁；另一类是更成熟的皮脂腺细胞，细胞呈嗜伊红泡沫状。较大肿瘤小叶内可有类似鳞状细胞癌的不典型细胞。肿瘤细胞可侵袭神经、血管和淋巴管。在眼周皮脂腺癌中，肿瘤细胞可向表皮内生长，呈现Paget样生长。本病免疫组织化学染色上皮膜抗原强阳性，癌胚抗原阴性。

3. 诊断及鉴别诊断　诊断本病主要依靠对可疑皮疹的病理活检和组织病理学诊断。分化比较好的皮脂腺癌需要和良性皮脂腺肿瘤相鉴别。本病还需要与透明细胞鳞状细胞癌、透明细胞汗腺癌及气球样细胞恶性黑素瘤相鉴别。

4. 治疗　尽早手术切除。对于发生转移的患者可进行放疗。

（编者：潘展砚，鞠　强；审校：颜韵灵，刘振锋）

（五）汗管瘤

1. 概述　汗管瘤（syringoma）是向末端汗管或真皮小汗腺导管分化的一种错构瘤。其好发于女性，男女比例约为1∶2。典型皮损表现为单发或多发的肤色小丘疹，表面有蜡样光泽。

2. 病因及发病机制　汗管瘤诱发因素和机制比较复杂。青春期、妊娠期、月经前期或使用女性激素时肿胀可加重，提示该病的发生可能与内分泌失调有关。此外，油性皮肤及长期接触化妆品、日晒、精神紧张、劳累、免疫力降低等因素被认为能够诱导本病的加重。汗管瘤还可能与遗传、心理因素也有一定关系。汗管瘤是向末端汗管或真皮小汗腺导管分化的一种良性肿瘤。有报道部分汗管瘤伴有大汗腺导管分化。还有学者认为汗管瘤可能不属于皮肤肿瘤，而是汗腺导管对炎症所产生的增生反应。另有文献提到汗管瘤主要是由于表皮内小汗腺导管堵塞，刺激汗腺导管表皮增生增厚，引起的脂肪代谢功能障碍。

3. 临床表现　本病可发生于任何年龄，半数以上患者发生于20～30岁，但也有60～70岁发病的报道。皮损可发生于身体任何部位，但好发于眶周，尤其是眼睑，表现为单发或多发的肤色、红色或棕褐色小丘疹，表面有蜡样光泽，质地较硬（图2-3-27）。通常直径约为数毫米，巨大型直径可有1cm，可逐渐增大，到一定大小不再长大，一般不会自行消退，病变属良性，无恶变倾向。本病通常无自觉症状，部分患者在热环境、出汗或日晒时有灼热感或痒感。目前临床上常分为3型：眼睑型、发疹型和局限型汗管瘤。Friedman和Butler根据患者的临床表现及合并疾病将汗管瘤分为4型：局限型（localised）汗管瘤、家族型（familial）汗管瘤、唐氏综合征相关型（Down's syndrome-associated）汗管瘤及泛发型汗管瘤（generalized）。近年来国内外有多篇汗管瘤并发粟丘疹的报道，此类称为粟丘疹样汗管瘤（milium-like syringoma），但汗管瘤与粟丘疹并存，是同时患两种疾病，还是一种疾病的特殊亚型，一直存在争议。

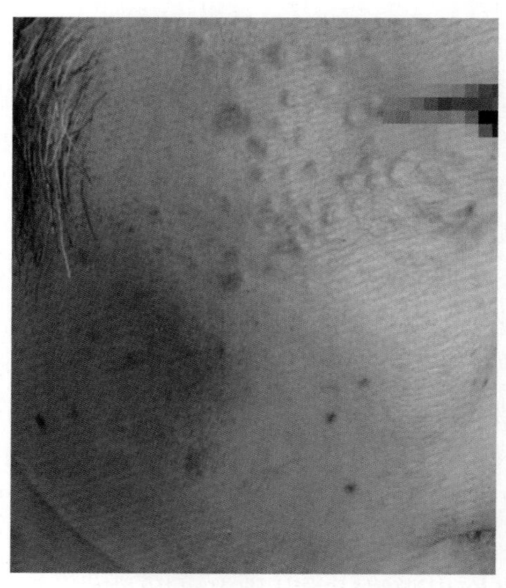

图2-3-27　汗管瘤：发生于下眼睑及颞部的正常肤色多发坚实扁平丘疹

组织病理学表现为真皮上部多数嗜碱性细胞构成的上皮细胞团块、条索及管腔样结构，其中一端呈导管状，另一端为实体细胞条索的“蝌蚪状”或“逗号状”结构。多数中央有一管腔，导管内充满耐淀粉酶PAS染色阳性的嗜伊红无定型物质。粟丘疹样汗管瘤的病理表现为汗管瘤的典型病理特征，同时伴有真皮浅层角化性囊腔。

（1）眼睑型汗管瘤：最为常见，发生于青春期或青春期后，女性多见，尤多见于下眼睑（图2-3-27）。

（2）发疹型汗管瘤：罕见，多发生于青少年男性，成批发生于躯干前面及上臂屈侧。发疹型汗管瘤更常见于唐氏综合征和Ehlers-Danlos综合征患者，有少数家族性发病的报道。

（3）局限型汗管瘤：位于外阴及阴蒂者称为生殖器汗管瘤（genital syringoma）或外阴汗管瘤（vulvar syringoma），此型少见，常有瘙痒；发生于手指伸侧者称为肢端汗管瘤（acrosyringoma）。

（4）泛发型汗管瘤：包括多发型和发疹型汗管瘤。

（5）家族型汗管瘤：少见，有报道该型可能呈常染色体显性遗传。

（6）粟丘疹样汗管瘤：好发于亚洲女性，有一定遗传倾向。临床上可见隆起的丘疹顶端有白色坚实丘疹，或有白色透明感，类似粟丘疹。皮损可见于眼周、外阴、颈部、胸部、腹部及四肢。

4. 诊断及鉴别诊断　本病临床上有一定特点，可以诊断，对诊断困难者结合组织病理即可明确。临床上需与皮脂腺增生、粟丘疹、表皮囊肿、大汗腺痒疹（Fox-fordyce病）、鲍温样丘疹病等相鉴别。病理学上需要与结缔组织增生型毛发上皮瘤、微囊性附属器癌相鉴别，前者含有大量的角囊肿，后者瘤体大，常扩展至皮下，细胞有毛及汗腺双向分化特性，细胞有异形。组织学与汗腺上皮瘤重叠，但临床差异大，后者是侵袭性更强的肿瘤，可能侵及皮下脂肪，间质中有明显的结缔组织增生。

5. 治疗　本病属良性肿瘤，一般无须治疗，瘙痒明显者可予以对症处理。本病目前并没有一种非常有效的治疗方法，主要依赖于物理治疗，包括激光治疗（超脉冲CO_2激光、CO_2点阵激光、点阵铒激光等治疗）、光电治疗技术（射频消融），联合治疗（激光联合三氯乙酸、A型肉毒毒素，手术联合电离子等）。

（六）皮脂腺增生

1. 概述　皮脂腺增生（sebaceous gland hyperplasia）是由皮肤内正常皮脂腺增大所致，中老年人群及长期服用环孢素等免疫抑制剂者好发，皮损常多发于面部、上颈部及胸部等皮脂腺丰富部位，属于良性病变。

2. 病因及发病机制　皮脂腺增生在自然老化和慢性光老化患者皮肤中常见，其发病是因为雄激素水平降低导致皮脂腺更新缓慢，也与紫外线照射、性激素水平、外伤、药物（糖皮质激素和免疫抑制剂等）或局部慢性炎症刺激有关。有报道，长期接受环孢素等免疫抑制剂治疗的器官移植患者中，皮脂腺增生发生比例较高。相关机制研究认为，皮脂腺干细胞理论、皮脂腺增殖和分化调节相关的信号通路（Canonical Wnt/β-catenin信号通路、Hedgehog信号通路和PPAR信号通路）及雄激素以外的其他激素（胰岛素、肽类激素、黑皮质激素等）均有可能参与本病的发生。

3. 临床表现　分为早熟性皮脂腺增生和老年性皮脂腺增生，后者又称老年皮脂腺痣或腺瘤样皮脂腺增生。

早熟性皮脂腺增生：通常发生于青春发育期或20～30岁，曾报道有家族史。皮损好发于面部，特别是下颏部，直径为1～2mm，黄色丘疹，可集簇成片，个别皮损中央有脐凹。

老年性皮脂腺增生：多见于50岁以上患者，可单发或多发。皮损好发于额部及颊部，通常散在分布，直径约为2mm，呈半球状隆起，有时呈分叶状，质软，呈淡黄色或黄色，皮损中央常见一脐凹，部分患者皮损表面可见点状凹陷（图2-3-28）。

皮脂腺增生的典型组织病理学改变位于真皮皮脂腺，一般由一个很大的皮脂腺组成，个别大的皮损可由数个皮脂腺组成。真皮浅层可见大量增生的成熟皮脂腺，呈扇叶分布，开口于中央扩张的导管。

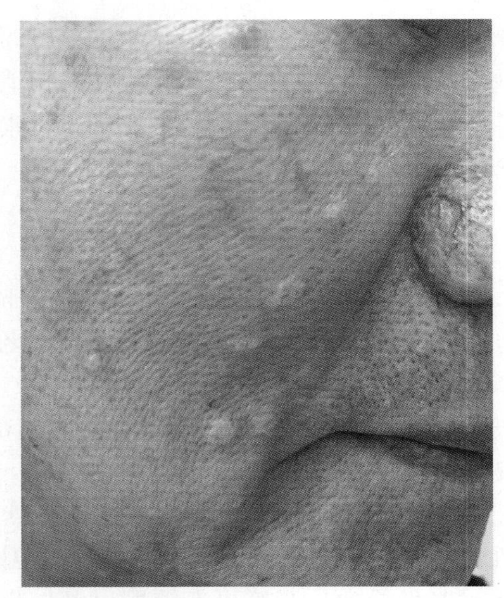

图2-3-28　皮脂腺增生：发生于老年面部的多发性半球状淡黄色丘疹，可见点状凹陷

4. 诊断及鉴别诊断　根据临床典型皮损，组织病理学提示增生的皮脂腺小叶分化良好，单组增生的皮脂腺小叶数量多于15个可诊断本病，数量少于15个则可能为正常的皮脂腺或皮脂腺异位症。本病须与皮脂腺痣、皮脂腺瘤、皮脂腺癌、传染性软疣、酒渣鼻（鼻赘期）、黄瘤病（睑黄瘤）及基底细胞癌等相鉴别。

5. 治疗　本病一般无自觉症状，属良性病变，通常不必做损伤性治疗。仅在必要时可选择药物、激光、光动力、冷冻、电灼、微创手术切除等治疗。口服异维A酸可抑制皮脂腺的体积增大，部分患者治疗3个月皮损即完全清除，但多数患者停药后有复发。另有研究表明，异维A酸联合化学剥脱治疗可以较彻底地改善皮脂腺增生，同时缩短治疗周期，且能降低异维A酸的不良反应。CO_2激光和光动力疗法联合治疗可治疗面部皮损较多或存在美容需求的皮脂腺增生患者，疗效均较好。但不论哪种治疗方案，其疗效均与皮损数量、经济成本、心理因素、皮肤光型及患者年龄密切相关。

（编者：胡婷婷，鞠　强；审校：颜韵灵，刘振锋）

七、毛发相关疾病

（一）雄激素源性脱发

1. 概述　雄激素源性脱发（androgenetic alopecia，AGA），又称脂溢性脱发、早秃等，是临床最常见的脱发类型，是起始于青春期或青春后期的一种进行性毛囊微型化的脱发疾病。男女均可患病，但表现为不同的脱发模式和患病率。本病的发病率在不同种族有明显不同，白色人种的发生率较高，黑色人种和黄色人种较低。在我国，男性患病率约为21.3%，女性患病率约为6.0%。AGA可严重影响患者的心理健康和生活质量，尽早诊治可明显延缓脱发进展，改善患者的生活质量。

2. 病因及发病机制　AGA的关键是毛囊微型化：雄激素易感毛囊逐渐地、进行性地从终毛毛囊转变成毳毛样毛囊，毛发的直径逐渐变细，毛囊位置不断变浅，毛囊的生长期进行性缩短。微型化毛囊产生的毛发变得细小，毛发色素减少。进入生长期毛囊数减少，休止期毛发脱落后空毛囊维持时间延长，临床表现为毛发稀疏。

（1）遗传：AGA是一种具有遗传倾向的多基因隐性遗传疾病。国内的流行病学调查显示，AGA患者中有家族遗传史的占53.3%～63.9%。目前的全基因组测序和定位研究发现了若干易感基因，但尚未明确其发病基因。

（2）雄激素：在AGA的发病中占有决定性因素。男性体内的雄激素主要来源于睾丸所分泌的睾酮；女性体内的雄激素主要来源于肾上腺皮质的合成和卵巢的少量分泌，雄激素主要为雄烯二醇，可被代谢为睾酮和双氢睾酮。虽然雄激素是AGA发病的关键因素，但几乎所有AGA患者血液循环中的雄激素浓度都维持在正常的水平。脱发区毛囊内雄激素受体基因表达上调和（或）Ⅱ型5α-还原酶基因表达上调，从而导致雄激素对易感毛囊的作用增大。对于AGA而言，易感毛囊中真皮成分细胞内含有特定的Ⅱ型5α-还原酶，可以将血液中循环至该区域的雄激素睾酮转化为双氢睾酮，通过双氢睾酮与细胞内的雄激素受体结合引起一系列反应，进而使毛囊出现进展性的微型化和脱发。

（3）其他：毛囊周围炎症、压力增大、紧张和焦虑、不良的生活和饮食习惯等因素均可加重AGA的症状。

3. 临床表现 AGA是一种非瘢痕性脱发，通常发病于青春期，表现为进行性头发变细、头发密度降低和脱发，直至出现不同程度的秃发，通常伴有头皮油脂分泌增多的症状。男性AGA早期表现为前额、双侧额角和（或）双侧鬓角发际线后移，前发际线呈M型，或顶部进行性脱发，严重时仅枕部及两颞残留头发，通常伴有头皮油脂分泌增多的症状。女性AGA发病较男性迟，可表现为3种形式：①头皮冠状部毛发弥漫性稀疏，前发际线正常；②头皮中线处头发稀疏，中缝变宽，前发际线有缺口；③两侧额角发际线退缩（图2-3-29）。对于脱发的临床分型分级，临床常用的有针对男性脱发的Hamilton-Norwood法、针对女性脱发的Ludwig法，以及男女均可使用的BASP分型法（图2-3-30，图2-3-31）。

诊断AGA一般不需要头皮活检，对于可疑病例则有必要进行头皮活检。在头皮组织病理中见到毛囊微型化具有诊断意义。AGA组织病理学特点是终毛和生长期毛囊减少，毳毛样毛发、休止期毛发及纤维化条索增多。

4. 诊断及鉴别诊断

（1）男性AGA诊断：诊断AGA一定要确定并排除其他脱发的潜在原因。支持AGA诊断的标准：①青春期后发病；②特征性的脱发模式（双侧额颞部发际线退缩，前额和头顶部毛发变稀疏）；③肉眼可见的毛囊微型化改变（头发变细和长度变短）；④有脱发的家族史，一级或二级亲属中有人头发稀疏。

（2）女性AGA诊断：女性AGA较男性脱发更弥漫，主要集中在头皮中部，前发际线没有明显的退缩。除了上述男性AGA的诊断标准，对于女性还要考虑孕产史和避孕史、任何内分泌异常的病史。如伴有月经异常、不育、多毛症、痤疮、肥胖都应进一步检查，以查明是卵巢性雄激素过多症还是肾上腺性的雄激素过多症。

AGA的临床诊断并不难，但对于早期或不典型的病例而言，有时需要做进一步辅助检查和实验室检查。女性弥漫性斑秃有时易与AGA相混淆。一般AGA发病缓慢，拉发试验阴性，而弥漫性斑秃发病较快，拉发试验阳性，有时还会出现“感叹号”样发。女性前额纤维化性秃发经常发生于绝经期后的女性，前额出现发际线不均匀后退，而女性AGA患者发病通常始于青春期，且发际线基本不后退。无论男女患者，如果有休止期脱发量增加应进行相应实验室检查，包括查甲状腺素和促甲状腺素水平，血清铁和铁蛋白水平、血常规。鉴别诊断还可借助拉发试验、毛发镜等。

1）拉发试验：患者5天不洗头，以拇指和示指用轻力拉起含有五六十根毛发的一束头发，计算拔下的毛发数量，多于6根为阳性，表示有活动性脱发，否则为阴性。AGA患者通常为阴性，而斑秃、休止期脱发或生长期脱发的活动期可为阳性。

2）毛发镜：AGA的毛发镜特点是头发直径差异增大、有空毛囊现象、毛周凹陷、头皮色素沉着和炎症反应。

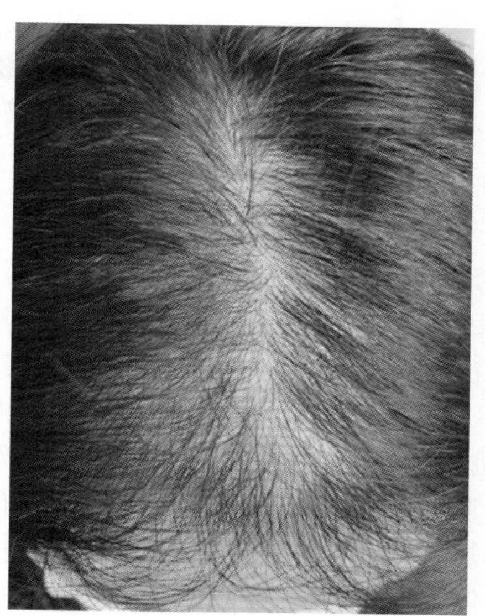

图2-3-29 女性雄激素源性脱发，头顶冠状部头发稀疏，前发际线未上移

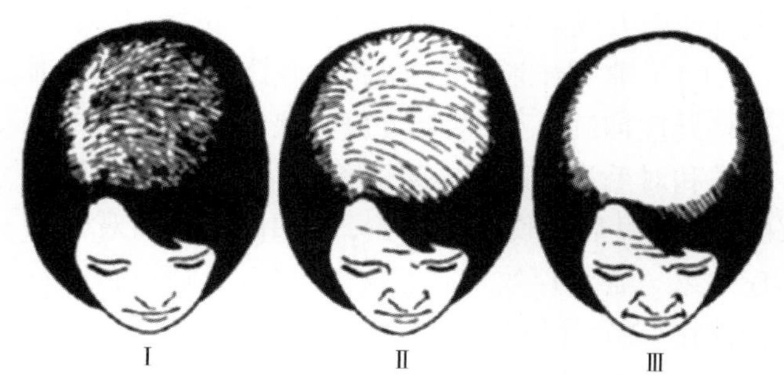

图2-3-30 雄激素源性脱发 Ludwig分级法

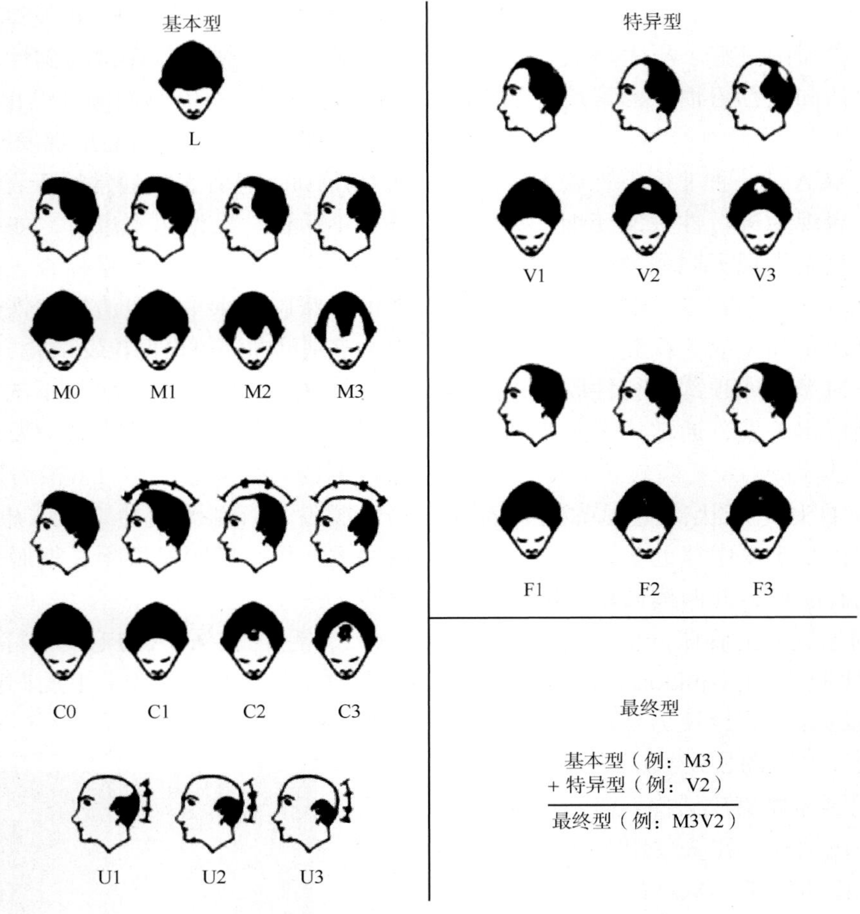

图2-3-31　雄激素源性脱发BASP分型法

5. 治疗　AGA是一个进行性加重直至秃发的过程，因此应强调早期治疗和长期治疗的重要性。治疗方法包括系统用药（如非那雄胺、醋酸环丙孕酮等）、局部用药（如米诺地尔搽剂、酮康唑洗剂）、毛发移植术、中胚层疗法和低能量激光治疗等，通常推荐联合治疗。近几年，口服度他雄胺，外用非那雄胺、前列腺素类似物及Wnt通路调节剂，自体富血小板血浆、局部注射A型肉毒毒素（botulinum toxin type A，BTA）、微针等疗法也进入大众视野。疗效判断指标包括脱发量减少、毛发直径增大或毛发色素加深及毛发数量增加等。

（1）非那雄胺：仅适用于男性患者，该药通过特异性抑制Ⅱ型5α-还原酶，进而减少双氢睾酮生成和对毛囊的破坏。推荐剂量为1mg/d。一般在服药3个月后头发脱落减少，使用6个月后观察治疗效果。若治疗效果好，应继续使用以维持疗效；如使用12个月后治疗效果不佳，建议停药。非那雄胺用药1年后的有效率可达65%～90%。该药耐受性较好，不良反应发生率低且症状较轻。个别服药患者可出现前列腺特异性抗原减少、男性乳房发育、睾丸疼痛、过敏反应、性功能受损（勃起功能障碍、射精功能障碍、射精量减少或性欲减退等）。

（2）螺内酯：仅适用于部分女性AGA患者，可减少肾上腺产生睾酮，同时对双氢睾酮与雄激素受体的结合有轻微的竞争作用。起始剂量为40mg/d一个月，此后100～200mg/d，至少应连续使用6～9个月。主要不良反应为月经紊乱、性欲降低、乳房胀痛。治疗中需注意监测血钾浓度。孕妇禁用。

（3）米诺地尔：是能够促进毛发生长的有效外用药物，具体机制不明。临床上有2%和5%两种浓度制剂，一般对男性推荐使用5%浓度，对女性推荐使用2%浓度。用法为每天2次，每次1ml，涂抹于脱发区域头皮。在使用的最初1～2个月会出现一过性休止期毛发脱落增加的现象，坚持使用6个月后观察治疗效果，若治疗效果好，应继续使用以维持疗效；若效果不佳，建议停药。平均见效时间为6～9个月，有效率可达50%～85%。该药耐受性较好，不良反应发生率低且症状较轻。个别用药患者可能出现多毛症、刺激性和过敏性皮炎等，停药后即可消退。

（4）自体富血小板血浆（platelet-rich plasma，PRP）：是指自体全血经离心后得到的血小板浓度相当于全血血小板浓度4～6倍的浓缩物。将PRP局部注射至脱发区域头皮的真皮层，1次/月，连续注射3～6次可见一定疗效。PRP治疗的有效率尚不统一，现阶段可以作为AGA治疗的辅助手段。PRP的不良反应主要是注射过程及注射后一段时间内的轻微疼痛。

（5）毛发移植：是将非脱发区域（如后枕部、胡须、腋窝等）的毛囊提取并处理后再移植至脱发或秃发区域，以达到外形美观的方法。根据毛囊获取方式的不同，又将其分为毛囊单位头皮条切取技术和毛囊单位抽取技术。患者可根据自己实际情况和医生建议选择适合自己的术式。一般移植的毛发在术后2～4周会出现不同程度的脱落，2个月左右会出现较明显脱落，术后4～6个月重新长出。因此，在术后6～9个月才能看到明显疗效。毛发移植后建议继续使用防脱药物，以维持秃发区域非移植毛发的生长及生存状态。

（6）其他：采用上述治疗方法无效的AGA患者还可适当考虑使用文发或发片、假发等。

（编者：吴　琼，鞠　强；审校：颜韵灵，刘振锋）

（二）斑秃

1. 概述　斑秃（alopecia areata，AA）是一种常见的炎症性非瘢痕性脱发，累及生长期的毛囊。该病多表现为分散于头皮的光滑斑片状脱发，但也可发生于其他毛发生长区域，如眉毛、睫毛、胡须和四肢。严重斑秃患者可能会失去所有头发（全秃）或全身毛发（普秃）。斑秃在全世界都有发生，估计发病率为1例/1000人，终生患病风险，儿童约为2%和成人均可出现斑秃，且发病率无性别差异。有回顾性研究表明，斑秃好发于寒冷月份，还需要其他研究来证实该结论。

2. 病因及发病机制　斑秃的机制尚不明确，关键事件可能包括毛囊失去免疫豁免（immune privilege），导致毛球细胞受到T细胞介导的免疫攻击。此外其发病还可能与遗传因素、非特异性刺激（如感染和局部创伤等）、精神因素等有关，可以合并自身免疫性疾病、过敏性疾病等。

3. 临床表现　斑秃多发生于头皮，但也可见于任何毛发生长区域，如睫毛、眉毛、胡须、四肢或其他区域。其中最常见的临床表现为突然发生的圆形脱发斑（图2-3-32），斑片状脱发区域可能保持分散状态，也可扩大并融合成形状奇特的脱发区域。脱发通常没有症状，偶尔会有瘙痒或烧灼感。较少见的脱发模式包括匍行型脱发、罕见的马蹄形脱发及弥漫性斑秃。

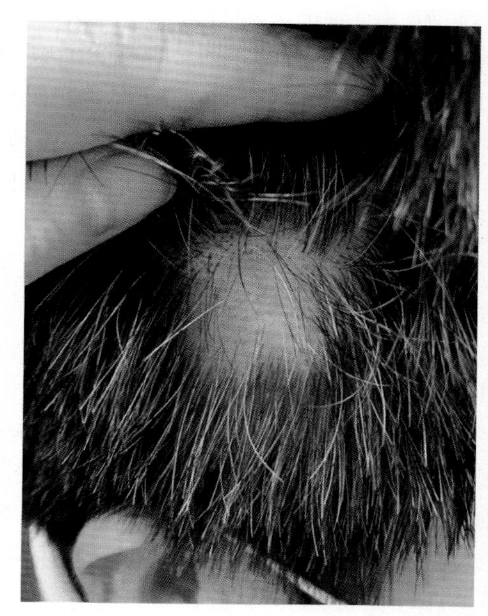

图2-3-32　斑秃：头部圆形脱发斑，皮肤表面光滑

感叹号样毛发是斑秃的常见表现，具有诊断意义，其通常在扩张的斑片状脱发区域边缘出现，表现为折断的短发，近端比远端细。

此外，有10%～20%的斑秃患者存在指（趾）甲受累，包括甲点状凹陷、点状白甲、甲纵嵴、无光泽等，甲受累与病情严重程度有关。

斑秃的病理学表现根据活检部位脱发的急慢性而异。急性病例的活动性脱发区域特征性表现是围绕生长期毛囊的毛球周淋巴细胞致密炎性浸润。此外还可见毛囊损伤征象，如毛囊水肿、细胞坏死、微小水疱形成和色素失禁症。毛囊变小是慢性脱发区域的特征性表现，炎性浸润的程度不一，通常轻于早期病变。

4. 诊断及鉴别诊断 根据病史和体格检查通常足以诊断斑秃。拉发试验有助于确定活动性脱发。皮肤镜检查发现包括黄点、短毫毛、黑点、逐渐变细的毛发和断发也有助于诊断。活检通常仅用于详细采集病史和体格检查后依然诊断不明的患者。活检建议在活动性脱发区域的边缘实施，至少需包含数根残留毛发。

此外对斑秃患者，可能需要评估甲状腺疾病及其他相关疾病的体征和症状。有研究证明，斑秃与过敏性疾病相关，需要检查尘螨过敏原，必要时行脱敏治疗。

斑秃的鉴别诊断主要包括其他原因引起的非弥漫性脱发，如雄激素源性脱发、瘢痕性脱发、二期梅毒、头癣、急性休止期脱发和拔毛癖等。

（1）雄激素源性脱发：具有特征性的男性型脱发和女性型脱发，典型表现为毛发缓慢地逐渐稀疏，而非快速出现一个或多个完全脱发区域，后者是斑秃的典型表现。

（2）瘢痕性脱发：可由多种病理学变化引起，如毛发扁平苔藓、盘状红斑狼疮等。它们的特点都在于永久性破坏毛囊。脱发通常呈斑片型，且脱发部位的毛囊口消失，提示瘢痕形成。

（3）二期梅毒：可出现斑片状“虫蛀样”脱发区域，而非斑秃中典型的分散性光滑脱发区域。梅毒血清学检测可以确诊。

在临床上，弥漫性斑秃可能难以和脱发程度不严重的休止期脱发相区分，可以采用活检来区分这两种疾病。此外，更为显著的两侧颞部头发逐渐稀疏更符合休止期脱发而非斑秃，且斑秃的阳性拉发试验可显示同时存在营养不良性生长期和休止期毛发，而休止期脱发中只有休止期毛发。

5. 治疗 治疗目的为控制病情进展、促使毛发再生、提高患者生活质量。目前斑秃尚不能根治。即使治疗有效，停止治疗后也时常复发。因此，充分的医患沟通和患者心理咨询在斑秃治疗中十分重要。斑秃的治疗方法较多，效果各异，但至今没有针对斑秃的特异性疗法。

疗法选择原则：对于单发型或脱发斑数目较少、面积小的患者可以随访观察，或仅使用外用药物；对于脱发面积大、进展快者，主张早期积极治疗；对于久治不愈的全秃、普秃或匍行型斑秃患者，也可进行充分沟通后停止药物治疗，使用假发和发片遮饰。

（1）一般治疗：避免精神紧张，缓解压力，保持健康的生活方式和充足的睡眠，均衡饮食，适当参加体育锻炼，积极治疗并发的炎症或免疫性疾病，如特应性皮炎、白癜风、银屑病等。

（2）一线治疗

1）局部治疗：外用强效糖皮质激素软膏封包，可用于治疗儿童重症、成人轻度斑秃，也可以作为成人中重度斑秃的辅助用药。国外指南则多认为，病灶注射糖皮质激素是优选的初始治疗方法。头皮脱发面积＜25%的患者通常最适合该疗法。每次治疗头皮给予的曲安奈德剂量通常约为20mg或更低，不应超过40mg。对于不能耐受注射的儿童和其他患者可以采用外用糖皮质激素治疗。通常可在6～8周内见到新生毛发。可根据需要每4～6周复行一次治疗，在完全再生时停止治疗。6个月后仍无反应时应停止治疗，可尝试其他治疗。

患者通常会出现局部皮肤萎缩，但可在数月内消退。其他副作用包括毛细血管扩张、色素沉着减少和肾上腺抑制。面部注射应谨慎，尤其是对肤色较深的患者，他们的色素沉着减少会比较明显。

对于广泛性或复发性头皮受累的患者，局部免疫治疗可能是最有效的方法。局部免疫疗法，实质为慢性人工性接触性皮炎，借以干扰斑秃皮疹处的病态免疫平衡，以病治病。最常用二苯环丙烯酮（diphenylcyclopropenone，DPCP），每周外用1次，治疗有效率范围在9%～86%。严重皮炎是局部免疫治疗的潜在副作用。如果发生囊泡性或大疱性反应，则应清洗掉皮肤上的接触性变应原，并开始外用糖皮质激素治疗。其他潜在的副作用包括淋巴结肿大、荨麻疹、白癜风和皮肤变色。不推荐妊娠女性使用本法。

外用2%和5%米诺地尔，可用于稳定期及脱发面积较小的斑秃患者，常需与其他治疗联合应用。

2）系统性药物：口服复方甘草酸苷、皮质类固醇激素和抗组胺药是目前较为常用的系统治疗方式。皮质类固醇激素是最常用的抗炎药物，对进展期、病程短的重症患者有很好的治疗作用，但是长期使用副作用大，如满月脸、骨质疏松、代谢异常等，而且疗效渐减，故不建议长期使用。系统用药途径有肌内注射、口服、静脉注射等，肌内注射长效糖皮质激素（如复方倍他米松1ml/7mg）效果较好，每3周1次，可根据病情连续注射3～4次。

（3）二线治疗：对于难治性病例，可适当选用二线治疗方法，包括使用传统免疫抑制剂，如硫唑嘌呤、甲氨蝶呤、柳氮磺吡啶、环孢素等，但要注意消化道毒性、肝毒性或骨髓抑制等。近几年小分子靶向药物JAK抑制剂也应用于斑秃的治疗，在JAK抑制剂中，口服托法替布的斑秃治疗研究最为深入，它通过阻断JAK-STAT信号传导通道，抑制T细胞诱导的免疫反应和IFN、IL等细胞因子的产生，可作为重症斑秃治疗的二线措施，但要注意损伤肝功能、感染和肿瘤的发生风险。另外还有物理治疗、外用前列腺素类似物、中医中药方法等。

（4）其他治疗：目前国外也有很多对于斑秃治疗的试验和病例报告，贝沙罗汀（一种维A酸）、准分子激光、光化学疗法及富血小板血浆对头皮斑片状斑秃有改善作用，但对四肢病变、全秃和普秃可能无效。

此外，一些选择放弃治疗或疗效不佳的患者也可通过某些产品或技术来遮盖解决问题。假发、假发簇、剃光头及可以使头发看起来更饱满的蛋白质粉、喷雾剂或洗剂，都可能有助于处理头发脱落。文眉对眉毛脱失有所帮助。睫毛脱失的患者可选用假睫毛。

（5）病程、预后与复发性：轻度斑秃患者大部分可自愈或在治疗后痊愈，34%～50%的轻症患者可在1年内自愈，部分患者呈现缓解与复发交替出现的情况，但14%～25%的患者病情持续或进展到全秃或普秃。一般病程＞2年、脱发面积大者对治疗反应差。斑秃治疗后复发率可达50%，常见复发因素有儿童期发病、病程长、脱发面积大、病情反复、匍行型斑秃、伴有甲损害并发特应性疾病或自身免疫性疾病等。

目前普遍认为斑秃是一种非瘢痕性脱发，属于慢性炎症性疾病。斑秃不能根治，治疗不宜过于积极和急躁，注意权衡利弊，避免长期使用药物产生副作用。

（编者：赵　忻，鞠　强；审校：颜韵灵，刘振锋）

参考文献

党云，樊卓，向桂琼，等，2021. 粟丘疹样汗管瘤37例临床及皮肤镜特征分析. 实用皮肤病学杂志，14(3)：149-151.

高涛，钟佳乐，龙娟，2021. 结缔组织增生性毛发上皮瘤1例. 临床皮肤科杂志，50(12)：748-749.

韩晓锋，孙娟，徐教生，等，2021. 儿童脑回状皮脂腺痣14例临床分析. 中华皮肤科杂志，54(6)：529-531.

郝飞，宋志强，钟华，2013. 激素依赖性皮炎：如何界定? 中华皮肤科杂志，46(7)：528-529.

黄巧，孙娜娜，文洋，等，2020. 成簇性眼眶周围粉刺，临床皮肤科杂志. 49(2)：67-68.

阚婷会，冯林，卢阳，等，2021. 生殖器汗管瘤39例临床及组织病理分析. 临床皮肤科杂志，50(12)：709-712.

雷宋莲，应理晟，陈永艳，等，2021. 面部皮脂腺癌一例. 上海医学，44(12)：888-889.

李水凤，张小婷，戚世玲，等，2014. 尘螨过敏可能是斑秃患者中早发和重型的危险因素之一. 中华皮肤科杂志，47(1)：48-50.

邱月棨，付思祺，罗帅寒天，等，2021. 2020年雄激素性脱发的研究进展. 中华皮肤科杂志，54(9)：835-838.

饶朗，庄建波，林尔艺，等，2021. 多发性毛发上皮瘤18例皮肤镜特征分析. 实用皮肤病学杂志，14(1)：21-23.

施仲香，赵天恩，2006. 脂溢性皮炎研究进展. 中国麻风皮肤病杂志，22(6)：459-492.

肖尹，周珉菲，纪华安，等，2007. 皮脂腺痣126例临床病理分析. 中国中西医结合皮肤性病学杂志，6(2)：73-76.

杨蓉娅，蒋献，2019. 化学剥脱术临床应用专家共识. 实用皮肤病学杂志，12(5)：257-262.

占顺堂，张学辉，彭树文，等，2006. 头颈部皮脂腺癌的诊断与治疗探讨（附28例报告）. 中华现代眼耳鼻喉科杂志，6(6)：485-487.

张金凤，康晨曦，蒋巧娜，等，2020. 汗管瘤的发病机制及治疗研究进展. 中国医疗美容，10(6)：143-148.

张学军，陆洪光，高兴华，2013. 皮肤性病学. 8版. 北京：人民卫生出版社.

张学军，郑捷，2018. 皮肤性病学. 9版. 北京：人民卫生出版社.

张瑛，杨希川，钟白玉，等，2012. 成簇性眼眶周围粉刺一例，实用皮肤病学杂志，5(4)：236.

赵辨，2010. 中国临床皮肤病学. 3版. 南京：江苏科学技术出版社.

赵辨，2017. 中国临床皮肤病学. 南京：江苏凤凰科学技术出版社.
赵嘉惠，刘玲玲，2021. 老年性皮脂腺增生. 临床皮肤科杂志，50（10）：577-578.
赵正娟，潘英丽，2017. 黑头粉刺痣1例及文献复习. 中国继续医学教育，9（22）：166-167.
中国痤疮治疗指南专家组，2019. 中国痤疮治疗指南（2019修订版）. 临床皮肤科杂志，48（9）：583-588.
中国医师协会美容与整形医师分会毛发整形美容专业委员会，2019. 中国人雄激素性脱发诊疗指南. 中国美容整形外科杂志，30（1）：8-12.
中华医学会皮肤性病学分会光动力治疗研究中心，中国康复医学会皮肤病康复专业委员会，中国医学装备协会皮肤病与皮肤美容分会光医学治疗装备学组，2021. 氨基酮戊酸光动力疗法皮肤科临床应用指南（2021版）. 中华皮肤科杂志，54（1）：1-9.
中华医学会皮肤性病学分会毛发学组，2020. 中国斑秃诊疗指南（2019）. 临床皮肤科杂志，49（2）：69-72.
中华医学会皮肤性病学分会玫瑰痤疮研究中心，2021. 中国玫瑰痤疮诊疗指南（2021版），中华皮肤科杂志，54（4）：279-288.
中华医学会医学美学与美容学分会激光美容学组，中华医学会皮肤性病学分会美容激光学组，中国医师协会美容与整形医师分会激光学组，2021. 中国痤疮瘢痕治疗专家共识（2021）. 中华皮肤科杂志，54（9）：747-756.
中西医结合学会皮肤性病学专业委员会皮肤影像学亚专业委员会，2016. 毛发疾病皮肤镜诊断专家共识. 中国麻风皮肤病杂志，32（3）：129-132.
朱学骏，王宝玺，孙建方，等，2019. 皮肤病学. 4版. 北京：北京大学医学出版社.
Adalsteinsson JA，Kaushik S，Muzumdar S，et al，2020. An update on the Microbiology，Immunology and Genetics of Seborrheic Dermatitis. Exp Dermatol，29（5）：481-489.
Adams BB，Chetty VB，Mutasim DF，2000. Periorbital comedones and their relationship to pitch tar：a cross-sectional analysis and a review of the literature. J Am Acad Dermatol，42（4）：624-627.
Agius JR，1964. Grouped periorbital comedones. Br J Dermatol，76：158-164.
Aponte JL，Chiano MN，Yerges-Armstrong LM，et al，2018.Assessment of rosacea symptom severity by genome-wide association study and expression analysis highlights immu-no-inflammatory and skin pigmentation genes. Hum Mol Genet，27（15）：2762-2772.
Azziz R，Carmina E，Chen Z，et al，2016. Polycystic ovary syndrome. Nat Rev Dis Primers，2：16057.
Barnard E，Shi B，Kang D，et al，2016.The balance of metagenomic elements shapes the skin microbiome in acne and health. Sci Rep，21（6）：39491.
Blecharz KG，Burek M，Bauersachs J，et al，2014. Inhibition of proteasome-mediated glucocorticoid receptor degradation restores nitric oxide bioavailability in myocardial endothelial cells in vitro. Biol Cell，106（7）：219-235.
Buddenkotte J，Steinhoff M，2018. Recent advances in understanding and managing rosacea. F1000Res，7：F1000 Faculty Rev-1885.
Cao K，Chen G，Chen W，et al，2021. Formalin-killed Propionibacterium acnes activates the aryl hydrocarbon receptor and modifies differentiation of SZ95 sebocytes in vitro. Eur J Dermatol，31（1）：32-40.
Capusan TM，Chicharro P，Rodriguez-Jimenez P，et al，2017. Successful treatment to a tretinoin/clindamycin gel in a late onset of nevus comedonicus.Dermatol Ther，30（4）：e12486.
Carlavan I，Bertino B，Rivier M，et al，2018. Atrophic scar formation in patients with acne involves long-acting immune responses with plasma cells and alteration of sebaceous glands. Br J Dermatol，179（4）：906-917.
Chang ALS，Raber I，Xu J，et al，2015. Assessment of the genetic basis of rosacea by genome-wide association study. J Invest Dermatol，135（6）：1548-1555.
Chartier MB，Hoss DM，Grant-Kels JM，2002. Approach to the adult female patient with diffuse nonscarring alopecia. J Am Acad Dermatol，47（6）：809-818.
Chen AY，Zirwas MJ，2009. Steroid-induced rosacealike dermatitis：case report and review of the literature. Cutis，83（4）：198-204.
Christensen GJM，Scholz CFP，Enghild J，et al，2016. Antagonism between Staphy-lococcus epidermidis and Propionibacterium acnes and its genomic basis. BMC Genomics，29（17）：152.
Deng Z，Chen M，Xie H，et al，2019. Claudin reduction may relate to an impaired skin barrier in rosacea. J Dermatol，46（4）：314-321.
Dereure O，2017. Nevus comedonicus：Somatic mutations in NEK9. Ann Dermatol Ve-nereol，144（1）：84-85.
Dolenc-Voljc M，Pohar M，Lunder T，2005. Density of Demodex folliculorum in perioral dermatitis. Acta Derm Venereol，85（3）：211-215.
Dréno B，Pécastaings S，Corvec S，et al，2018. Cutibacterium acnes（Propionibacterium acnes）and acne vulgaris：a brief look at the latest updates. J Eur Acad Dermatol Venereol，32 Suppl 2：5-14.
Eichenfield LF，Krakowski AC，Piggott C，et al，2013. Evidence-based recommendations for the diagnosis and treatment of pediatric acne. Pediatrics，131 Suppl 3：S163-S186.
Gallo RL，Granstein RD，Kang S，et al，2018. Standard

classification and path-ophysiology of rosacea：The 2017 update by the National Rosacea Society Expert Committee. J Am Acad Dermatol，78（1）：148-155.

Garib G，Lullo JJ，Andea AA，2020. Vulvar syringoma. Cutis. May，105（5）：E7-E10.

Gether L，Overgaard LK，Egeberg A，et al，2018. Incidence a0nd prevalence of rosacea：a systematic review and meta-analysis. Br J Dermatol，179（2）：282-289.

Guy R，Kealey T，1998. Modelling the infundibulum in acne. Dermatology，196（1）：32-37.

Hameed AF，2013. Steroid dermatitis resembling rosacea：a clinical evaluation of 75 patients. ISRN Dermatol，2013：491376.

Heng AHS，Chew FT，2020. Systematic review of the epidemiology of acne vulgaris. Sci Rep，10（1）：5754.

Hengge UR，Ruzicka T，Schwartz RA，et al，2006. Adverse effects of topical glucocorti-costeroids. J Am Acad Dermatol，54（1）：1-15；quiz 16-18.

Hu T，Pan Z，Yu Q，et al，2016. Benzo（a）pyrene induces interleukin（IL）-6 production and reduces lipid synthesis in human SZ95 sebocytes via the aryl hydrocarbon receptor signaling pathway. Environ Toxicol Pharmacol，43：54-60.

Hu T，Wei Z，Ju Q，et al，2021. Sex hormones and acne：State of the art. J Dtsch Dermatol Ges，19（4）：509-515.

Hussein L，Perrett CM，2021. Treatment of sebaceous gland hyperplasia：a review of the literature. J Dermatolog Treat，32（8）：866-877.

Jakhar D，Kaur I，Misri R，2022. Topical 10% tranexamic acid for erythematotelan-giectatic steroid-induced rosacea. J Am Acad Dermatol，86（1）：e1-e2.

Ju Q，Fimmel S，Hinz N，et al，2011.2，3，7，8-Tetrachlorodibenzo-p-dioxin alters sebaceous gland cell differentiation in vitro. Exp Dermatol，20（4）：320-325.

Ju Q，Tao T，Hu T，et al，2017. Sex hormones and acne. Clin Dermatol，35（2）：130-137.

Kao JS，Fluhr JW，Man MQ，et al，2003. Short-term glucocorticoid treatment compromises both permeability barrier homeostasis and stratum corneum integrity：inhibition of epidermal lipid synthesis accounts for functional abnormalities. J Invest Dermatol，120（3）：456-464.

Karvonen SL，1993. Acne fulminans：report of clinical findings and treatment of twen-ty-four patients. J Am Acad Dermatol，28（4）：572-579.

Kistowska M，Gehrke S，Jankovic D，et al，2014. IL-1β drives inflammatory responses to propionibacterium acnes in vitro and in vivo. J Invest Dermatol，134（3）：677-685.

Kistowska M，Meier B，Proust T，et al，2015. Propionibacterium acnes promotes Th17 and Th17/Th1 responses in acne patients. J Invest Dermatol，135（1）：110-118.

Lai VWY，Chen G，Gin D，et al，2019. Cyclosporine for moderate-to-severe alopecia areata：A double-blind，randomized，placebo-controlled clinical trial of efficacy and safety. J Am Acad Dermatol，81（3）：694-701.

Lee S，Kim BJ，Lee YB，et al，2018. Hair regrowth outcomes of contact immunotherapy for patients with alopecia areata：A systematic review and meta-analysis. JAMA Dermatol，154（10）：1145-1151.

Lee WS，Ro BI，Hong SP，et al，2007. A new classification of pattern hair loss that is universal for men and women：basic and specific（BASP）classification. J Am Acad Dermatol，57（1）：37-46.

Li D，Chen Q，Liu Y，et al，2017. The prevalence of acne in Mainland China：a systematic review and meta-analysis. BMJ Open，7（4）：e015354.

Ljubojeviae S，Basta-Juzbasiae A，Lipozenèiae J，2002. Steroid dermatitis resembling rosacea：aetiopathogenesis and treatment. J Eur Acad Dermatol Venereol，16（2）：121-126.

Lu L，Lai H，Pan Z，et al，2017. Clinical and histopathological characteristics in patients with scarring folliculitis type of acne inversa. Dermatoendocrinol，9（1）：e1361575.

Ludwig E，1977. Classification of the types of androgenetic alopecia（common baldness）occurring in the female sex. Br J Dermatol，97（3）：247-254.

Medgyesi B，Dajnoki Z，Béke G，el al，2020. Rosacea is characterized by a profoundly diminished skin barrier. J Invest Dermatol，140（10）：1938-1950.e5.

Moradi Tuchayi S，Makrantonaki E，Ganceviciene R，et al，2015. Acne vulgaris. Nat Rev Dis Primers，17（1）：15029.

Nagy I，Pivarcsi A，Kis K，et al，2006. Propionibacterium acnes and lipopolysaccharide induce the expression of antimicrobial peptides and proinflammatory cyto-kines/chemokines in human sebocytes. Microbes Infect，8（8）：2195-2205.

Nast A，Dréno B，Bettoli V，et al，2016. European evidence-based（S3）guideline for the treatment of acne-update 2016-short version. J Eur Acad Dermatol Venereol，30（8）：1261-1268.

Ottaviani M，Alestas T，Flori E，et al，2006. Peroxidated squalene induces the production of inflammatory mediators in HaCaT keratinocytes：a possible role in acne vulgaris. J Invest Dermatol，126（11）：2430-2437.

Pabby A，An KP，Laws RA，2003. Combination therapy of tetracycline and tacrolimus resulting in rapid resolution of steroid-induced periocular rosacea. Cutis，72（2）：141-142.

Patel DJ，Bhatia N，2021. Oral Antibiotics for Acne. Am J Clin Dermatol，22（2）：193-204.

Phan K, Sebaratnam DF, 2019. JAK inhibitors for alopecia areata: a systematic review andmeta-analysis. J Eur Acad Dermatol Venereol, 33(5): 850-856.

Polat M, Altunay TB, Sahin A, et al, 2016. Bilateral nevus comedonicus of the eyelids associated with bladder cancer and successful treatment with topical tretinoin.Dermatol Ther, 29(6): 479-481.

Safavi KH, Muller SA, Suman VJ, et al, 1995. Incidence of alopecia areata in Olmsted County, Minnesota, 1975 through 1989. Mayo Clin Proc, 70(7): 628-633.

Sampaio DG, Grant JE, 2018. Body-focused repetitive behaviors and the dermatology patient. Clin Dermatol, 36(6): 723-727.

Saraswat A, Lahiri K, Chatterjee M, et al, 2011. Topical corticosteroid abuse on the face: a prospective, multicenter study of dermatology outpatients. Indian J Dermatol Venereol Leprol, 77(2): 160-166.

Sharma R, Abrol S, Wani M, 2017. Misuse of topical corticosteroids on facial skin. A study of 200 patients. J Dermatol Case Rep, 11(1): 5-8.

Shen Y, Wang T, Zhou C, et al, 2012. Prevalence of acne vulgaris in Chinese adolescents and adults: a community-based study of 17, 345 subjects in six cities. Acta Derm Venereol, 92(1): 40-44.

Shibata M, Katsuyama M, Onodera T, et al, 2009. Glucocorticoids enhance Toll-like receptor 2 expression in human keratinocytes stimulated with Propionibacterium acnes or proinflam-matory cytokines. J Invest Dermatol, 129(2): 375-382.

Sibenge S, Gawkrodger DJ, 1992. Rosacea: a study of clinical patterns, blood flow, and the role of Demodex folliculorum. J Am Acad Dermatol, 26(4): 590-593.

Starace M, Orlando G, Alessandrini A, et al, 2020. Female androgenetic alopecia: an update on diagnosis and management. Am J Clin Dermatol, 21(1): 69-84.

Sterkens A, Lambert J, Bervoets A, 2021. Alopecia areata: a review on diagnosis, immunological etiopathogenesis and treatment options. Clin Exp Med, 21(2): 215-230.

Strazzulla LC, Wang EHC, Avila L, et al, 2018. Alopecia areata: An appraisal of new treatment approaches and overview of current therapies. J Am Acad Dermatol, 78(1): 15-24.

Strazzulla LC, Wang EHC, Avila L, et al, 2018. Alopecia areata: Disease characteristics, clinical evaluation, and new perspectives on pathogenesis. J Am Acad Dermatol, 78(1): 1-12.

Thiboutot DM, Dréno B, Abanmi A, et al, 2018. Practical management of acne for clinicians: An international consensus from the Global Alliance to Improve Outcomes in Acne. J Am Acad Dermatol, 78(2 Suppl 1): S1-S23.e1.

Tsakok T, Woolf R, Smith CH, et al, 2019. Atopic dermatitis: the skin barrier and beyond. Br J Dermatol, 180(3): 464-474.

Wang L, Yang M, Wang X, et al, 2021. Glucocorticoids promote CCL20 expression in keratinocytes. Br J Dermatol, 185(6): 1200-1208.

Wang TL, Zhou C, Shen YW, et al, 2010. Prevalence of androgenetic alopecia in China: a community-based study in six cities. Br J Dermatol, 162(4): 843-847.

Whitworth JA, Schyvens CG, Zhang Y, et al, 2002.The nitric oxide system in glucocorticoid-induced hypertension. J Hypertens, 20(6): 1035-1043.

Yaldiz M, Cosansu C, Erdem MT, et al, 2018. Familial eruptive syringoma. Hong Kong Med J, 24(2): 200-202.

Zaenglein AL, Pathy AL, Schlosser BJ, et al, 2016. Guidelines of care for the management of acne vulgaris. J Am Acad Dermatol, 74(5): 945-973.e33.

Zhu T, Zhu W, Wang Q, et al, 2019. Antibiotic susceptibility of Propionibacterium acnes isolated from patients with acne in a public hospital in Southwest China: prospective cross-sectional study . BMJ Open, 9(2): e022938.

Zouboulis CC, 2010.The sebaceous gland. Hautarzt, 61(6): 467-468, 4704, 476-477.

第四节　免疫相关损容性皮肤病

一、接触性皮炎

（一）概述

接触性皮炎（contact dermatitis）是一种由外界物质接触皮肤或黏膜而引起的刺激性或变应性炎症性皮肤病。

（二）病因及发病机制

1. 病因　致敏接触物分为原发性刺激物和接触性致敏物。常见致敏接触物包括动物性、植物性和化学性三大类。动物性致敏接触物，如动物的毒素、昆虫的毒毛等；植物性致敏接触物，如某些植物的叶、茎、花、果实等，常见的有漆树、橡树、芒果、银杏等；化学性致敏接触物是引起变应性接触性皮炎的最常见原因，包括金属及其制品、日常生活用品（肥皂、洗涤剂、去垢剂等）、美容化妆产品（如染发剂、化妆油彩、洗发水等）、化工原料（汽油、溶剂、树脂等）、杀虫剂、除臭剂等。

2. 发病机制　可分为刺激性接触性皮炎和变应性接触性皮炎（表2-4-1）。引起原发刺激性接触性皮炎的接触物本身具有强烈的刺激性（如强酸、强碱等化学物质），任何人接触后均可致病；某些接触物刺激性很小，但长期接触后也可致病。引起变应性接触性皮炎的接触物本身基本上是无刺激的，首次接触后不发生反应，一段时间后再次接触同样致敏物才致病。变应性接触性皮炎属于典型的Ⅳ型变态反应。致敏因子本身并无刺激性或毒性，大多为简单的化学物质，属于半抗原，大多数人接触后不发病，仅特定人群接触后经过一定时间的潜伏，再次接触该物质时会在皮肤黏膜接触部位发生炎症。

表2-4-1　刺激性接触性皮炎与变应性接触性皮炎的鉴别要点

项目	刺激性接触性皮炎	变应性接触性皮炎
危险人群	任何人	遗传易感
应答机制	非免疫性	迟发型超敏反应
接触物特性	无机或有机刺激物	低分子量半抗体
接触物浓度	较高	较低
起病方式	表皮屏障丧失而加重	一旦致敏迅速发作
分布	任何部位	与接触物对应
诊断方法	脱离致敏原	斑贴试验
治疗	保护、减少接触	完全避免

（三）临床表现

接触性皮炎临床表现轻重不一，可表现为轻微的皮肤红斑、急性或慢性湿疹样皮炎（图2-4-1），严重的可出现皮肤坏死。根据病程分为急性、亚急性和慢性3个阶段。另外还有一类病因、临床表现不典型的特殊临床类型。

1. 急性接触性皮炎　急性发病，常自觉瘙痒、烧灼感或疼痛，皮损多位于接触部位或发生在组织疏松部位，如眼睑、嘴唇、包皮、阴囊等部位，呈局限性肿胀，表面紧张发亮，少数可累及周边或全身。典型皮损为边界清晰的红斑，皮损形态与接触物一致，其上有丘疹和丘疱疹，病情严重者可出现水肿、水疱甚至大疱、坏死，大疱破裂后则有糜烂、渗出、结痂。病情严重者可伴有发热、畏寒、头痛、呕吐等全身症状。

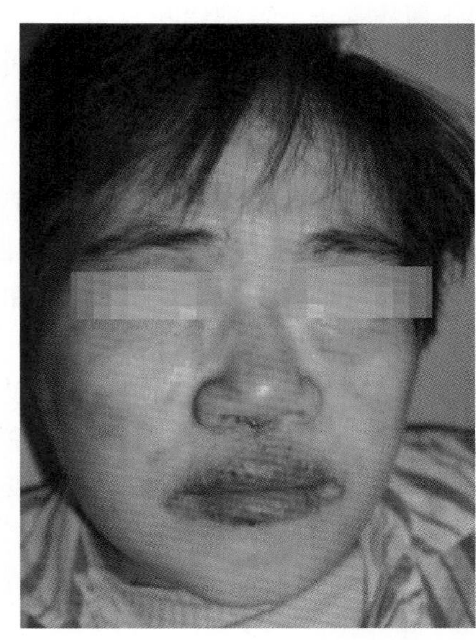

图2-4-1　接触性皮炎（染发剂引起）

2. 亚急性和慢性接触性皮炎　暴露于刺激性较弱或浓度较低的刺激物后常易发生，皮损开始呈亚急性，表现为轻度红斑、丘疹、边界不清。长期反复接触后可转为慢性，表现为皮肤轻微增生、苔藓样变和皲裂等。

3. 特殊类型接触性皮炎　分类及临床特点见表2-4-2。

表2-4-2　特殊类型接触性皮炎

皮炎类型	临床特点
化妆品皮炎	由接触化妆品或染发剂所致，病情轻重不一，面部常见。轻者表现为接触部位水肿性红斑、丘疹和丘疱疹，重者在红斑基础上出现水疱，甚至泛发全身
尿布皮炎	好发于婴幼儿的会阴部，常与尿布更换不勤导致产氨细菌分解尿液后产生氨刺激皮肤有关，部分与尿布材质有关，表现为边界清晰的片状潮红、丘疹或斑丘疹等，皮损形态多与尿布接触部位一致，也可蔓延至大腿、下腹部
漆性皮炎	由接触油漆、漆树或其挥发性气体所致，多发生于暴露部位，表现为皮肤红斑、丘疹、丘疱疹、水疱甚至大疱
空气源性接触性皮炎	由接触喷雾剂、香水、化学粉尘、植物花粉等导致，多累及暴露部位，特别是眼睑、颜面部，空气源性接触物产生的炎症范围更广

（四）诊断及鉴别诊断

根据接触史、接触部位出现的红斑及丘疹或水疱等典型的临床表现、去除病因后皮损很快消退等，诊断本病不难。应注意与特应性皮炎、手部湿疹、银屑病等进行鉴别诊断。

1. 特应性皮炎　特应性皮炎病史、间擦部位受累通常提示该病。但有特应性皮炎病史的人群也易发生接触性皮炎，需注意区别。

2. 手部湿疹　急性出汗不良性湿疹的特征是手掌和足底出现水疱和大疱，可蔓延至指（趾）间，但不会累及手背和足背，常见于青少年和年轻成人，春夏季节加重，秋冬季节自行缓解。

3. 银屑病　非脓疱型掌跖脓疱病与慢性角化过度型接触性皮炎鉴别较困难。应注意鉴别非免疫性机制引起的刺激性接触性皮炎及免疫机制引起的变应性接触性皮炎。

（五）治疗

本病的治疗原则在于积极寻找病因、迅速脱离致敏接触物并对症处理。变应性接触性皮炎治愈后尽量避免再次接触相同的致敏源。

1. 系统药物治疗　内服抗组胺药。对于重症患者，短期内系统使用糖皮质激素，而并发感染者，需加用抗生素治疗。

2. 外用药物治疗　根据皮损炎症的情况，合理选用剂型与药物，按急性、亚急性和慢性湿疹治疗原则处理。

二、口周皮炎

（一）概述

口周皮炎（perioral dermatitis）主要指患者口唇周围等位置周期性发作的一种慢性、独立性炎性皮肤病，其组织病理与酒渣鼻相似，青年女性为该疾病高发群体，儿童口周皮炎则多发生于婴儿-青春期前，与成年人口周皮炎比较，儿童口周皮炎则以男童发生率较高。

（二）病因及发病机制

口周皮炎主要以16～45岁女性为主要发病群体，具体病因、发病机制还未明确，但长期外用糖皮质激素、接触过敏原、内分泌发生紊乱、使用含氟或含酒石酸牙膏及化妆品等均可诱发该疾病。研究结果显示，该病危险因素主要为性别、幽门螺杆菌感染、鼻炎或鼻窦炎、进食过热食物和辛辣刺激食物、日晒、精神因素和过敏性疾病史等。其中，关于幽门螺杆菌感染与口周皮炎关系的研究较多，口周皮炎患者中幽门螺杆菌抗体检出率均大于80%，进行抗幽门螺杆菌治疗的有效率约为90%。

（三）临床表现

该病主要发生于患者口周（图2-4-2），以红斑、丘疹、脓疱及鳞屑等病灶为主。疾病侵犯部位主要在“口罩区”内，具体指口周、颏部及鼻侧等位置。皮损和唇红缘间围绕约5mm范围内的皮肤区域则不会受到侵犯，不累及上下唇，具有明显的特征性。多数病例损害呈双侧对称性分布，但初起时也可呈单侧分布，约两周后，丘疹平伏，留有红斑及脱屑，酷似脂溢性皮炎，以后逐渐消退。病程呈周期性发作，可伴有轻度到中度的瘙痒和烧灼感。

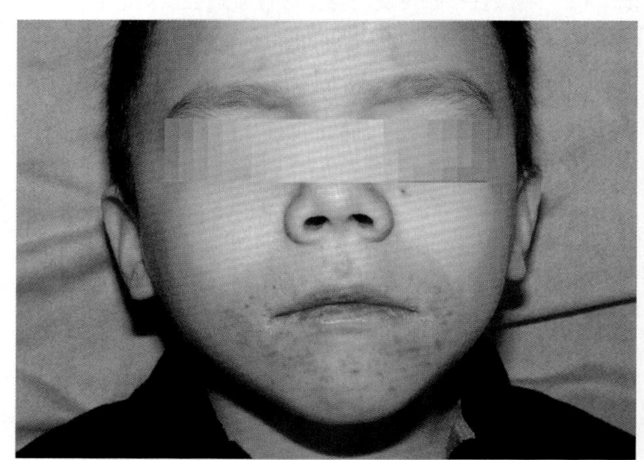

图2-4-2　口周皮炎

引自：Tempark T，Shwayder TA，2014. Perioral dermatitis：a review of the condition with special attention to treatment options. Am J Clin Dermatol，15（2）：101-113.

（四）诊断及鉴别诊断

通过典型皮损、皮损部位等诊断本病不难，应注意与酒渣鼻、结节病、脂溢性皮炎等相鉴别。

1. 酒糟鼻　是发生于面部中央的表现为红斑和毛细血管扩张的慢性炎症性皮肤病。面部中央、鼻尖和鼻翼是其常见发病部位，临床主要表现为红斑、毛囊丘疹、脓疱等症状，病情持续发展可形成鼻赘，严重影响患者的心理及美观。

2. 结节病　其表现类似酒渣鼻和口周皮炎的

特征，面部口周区域有红棕色丘疹。通常，结节病的病变更为广泛，可发生在皮肤的其他部位，患者常有系统性结节病症状，活检有助于鉴别结节病。

3. 脂溢性皮炎　表现为界限不清的红斑，在眉毛、眉间、鼻窦皮肤、鼻唇沟、胡须、头皮和胸部分布有油腻的鳞片。接触性皮炎是由于接触某些外源物质后，在皮肤黏膜接触部位发生的急性或慢性炎症反应，皮损多为鲜红斑、丘疱疹及水疱，边界清晰，有潮湿渗出倾向，患者可有灼热及瘙痒感。

（五）治疗

口周皮炎是一种慢性复发性疾病，通常需要长期治疗。应告知口周皮炎患者局部类固醇在其疾病过程中的作用，并停止接触可疑致敏物质或其他触发剂。根据严重程度、年龄、是否有其他症状和伴随条件采取个体化治疗。

1. 一般治疗　倡导去除可疑的病因，如避免接触含氟牙膏、化妆品等及停用导致内分泌紊乱的药物；停用强效皮质激素外用药制剂或将强效糖皮质激素外用制剂改为弱效制剂等。

2. 局部治疗　如使用钙调磷酸酶抑制剂他克莫司软膏或吡美莫司乳膏等，局部使用抗生素克林霉素洗剂或凝胶、红霉素凝胶等。不推荐局部使用皮质类固醇，虽然局部使用皮质类固醇可能会带来暂时的好处，但当停止使用时，皮疹通常会发作并恶化。如果患者一直在使用局部皮质类固醇治疗皮疹，突然停药可能会导致反弹发作，应提前告知患者病情可能会恶化。

3. 全身治疗　如果局部治疗对口周皮炎疗效不佳，口服抗生素常是有益的。口服四环素0.25g，每天2～4次，2周后改为0.25g，每天1～2次，连续6～8周。

三、湿　　疹

（一）概述

湿疹（eczema），是由多种内外因素引起的一种表皮和真皮浅层的炎症。临床表现上急性期湿疹以丘疱疹为主，有渗出倾向，慢性期以苔藓样变为主，病情反复。

（二）病因及发病机制

1. 病因　湿疹的病因复杂，涉及内外环境因素等多个方面。外在因素包括生活环境，气候变化，外界刺激如日光照射、寒冷、环境温度及湿度变化等，某些过敏原如动物皮毛、尘螨、植物或化学物质及社会心理因素如紧张焦虑等，均可诱发或加重病情。内在因素包括机体系统性病变如慢性感染病灶、内分泌疾病、营养代谢紊乱、肿瘤、免疫异常、情绪变化等。

2. 发病机制　其发病机制还不明确。目前多认为其发病是在机体内部因素如免疫功能异常、皮肤屏障功能障碍等的基础上，由多种内外因素综合作用的结果。微生物可以通过直接侵袭、超抗原作用或诱导免疫反应引发或加重湿疹。

（三）临床表现

湿疹的临床表现具有复发性、瘙痒性、对称性、多形性等特点，根据病程分为急性、亚急性和慢性湿疹。

1. 急性湿疹　好发于暴露部位，常对称分布，严重者可泛发全身，自觉剧烈瘙痒。多为在水肿性红斑的基础上出现密集的针头至粟粒大小的丘疹、丘疱疹或水疱（图2-4-3）。由于搔抓，病变表面可出现糜烂、渗出、抓痕。病变中心炎症常较重，逐渐向周围蔓延，周围散在丘疹或丘疱疹，故边界不清。可继发细菌或病毒感染。

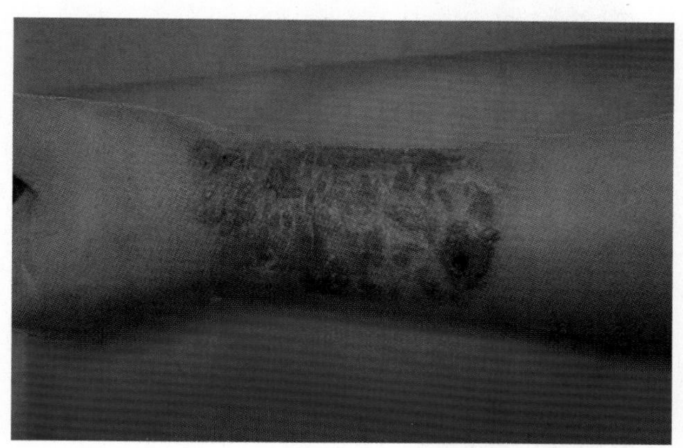

图2-4-3　急性湿疹

2. 亚急性湿疹　当急性湿疹炎症反应减轻或

未及时适当的处理则转变为亚急性湿疹。皮疹表现为红斑水肿渗出减轻、糜烂结痂伴脱屑（图2-4-4）。

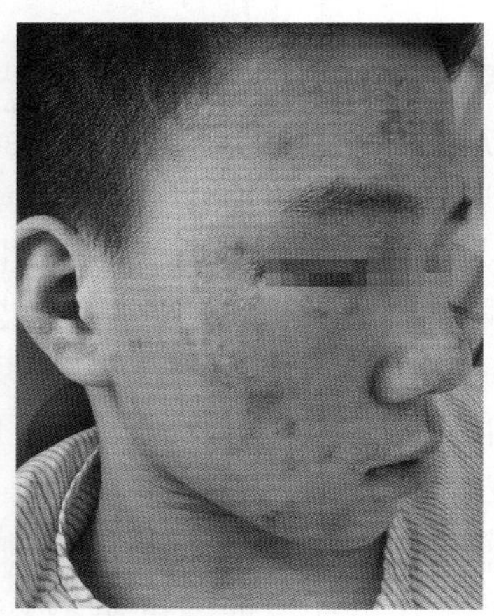

图2-4-4　亚急性湿疹

3. 慢性湿疹　一开始即可呈现慢性炎症，或由急性、亚急性湿疹反复发作、经久不愈转化而来。慢性湿疹好发于手足、小腿、皱褶部位等，表现为皮肤鳞屑性红斑、丘疹，局部皮肤肥厚、苔藓样变，可伴有色素改变（图2-4-5）。

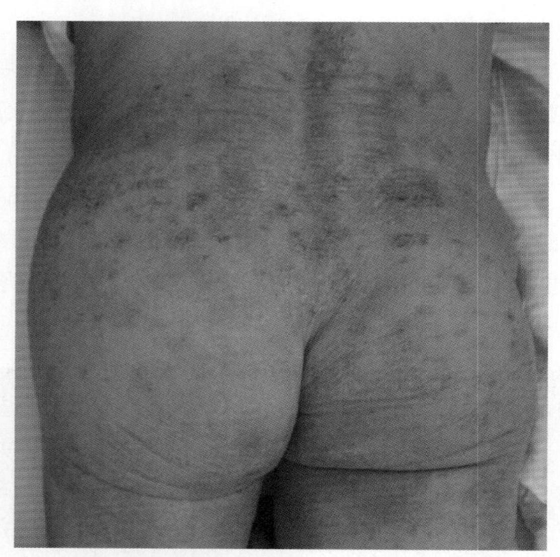

图2-4-5　慢性湿疹

4. 特殊类型湿疹　尽管湿疹具有上述共同表现，但由于某些特定环境或某些特定致病条件及个体异质性等原因，其临床表现存在一定的差异，表现为一些特殊类型湿疹。

（1）耳部湿疹：多发生于耳后或耳垂下方裂隙，表现为红斑、渗出，或皲裂结痂。

（2）乳房湿疹：发生于乳头或乳晕周围，边界清晰，皮疹表现为暗红斑，表面糜烂或结痂。

（3）脐窝湿疹：发生在脐窝的红斑、丘疹，表面常伴有渗液，边界清晰。

（4）外阴、阴囊和肛周湿疹：病变部位局限，常由潮热多汗、过度清洗、搔抓导致，皮损表现为红斑糜烂结痂，病程反复发作而呈皮肤肥厚、苔藓样变。

（5）手部湿疹：多发生于指背或指端掌面，严重者蔓延至手臂、手腕，常由接触外界物质导致，表现为红斑、丘疹、鳞屑，长期反复发作可导致皮肤肥厚、皲裂，可伴发甲改变。

（6）其他：包括自身敏感性湿疹、传染性湿疹样皮炎等。

（四）诊断及鉴别诊断

主要根据病史、皮疹形态及病程，结合必要的实验室检查或组织病理学检查对本病做出诊断。一般湿疹形态为多形性、对称性，瘙痒剧烈，病情反复，急性期常伴有渗出、糜烂，慢性期皮肤苔藓样变。对于特殊类型湿疹，根据临床特点进行诊断，如自身敏感性皮炎等；非特异者可根据临床部位进行诊断，如手部湿疹、阴囊湿疹、耳部湿疹等。

急性湿疹应与急性接触性皮炎相鉴别（表2-4-3）。后者病变局限于接触部位，皮损形态单一，边界清晰、病程短，去除病因后，容易治愈。慢性湿疹需与寻常型银屑病、神经性皮炎、疥疮等相鉴别。

1. 寻常型银屑病　皮疹表现为红斑表面大量银白色鳞屑，刮出鳞屑后，可见蜡滴现象、薄膜现象和点状出血。

表2-4-3　急性湿疹与急性接触性皮炎的鉴别要点

项目	急性湿疹	急性接触性皮炎
病因	复杂，病因多样	多有明确接触史
好发部位	任何部位	接触部位
皮损边界	边界不清晰	边界清晰
自觉表现	瘙痒	瘙痒，疼痛
病程	长，易复发	短，不接触不易复发
斑贴试验	多为阴性	多为阳性

2. 神经性皮炎　皮损常局限于眼睑、颈项、腰骶部、四肢关节伸侧，皮损局部肥厚。

3. 疥疮　好发于手指缝、腋窝、腹部、外生殖器等皮肤娇嫩部位，皮疹多为散在细小的丘疹，可见鳞屑，发于男性阴茎或阴囊可见结节。

（五）治疗

1. 基础治疗

（1）寻找和避免环境中常见的变应原及刺激原：避免搔抓、烫洗及过度清洗。患者内衣以纯棉、宽松为宜；应避免剧烈搔抓和摩擦；注意保持适宜的环境温度、湿度；避免饮酒和食用辛辣食物，避免食入致敏食物，观察进食蛋白性食物后有无皮炎和瘙痒加重。

（2）保护皮肤屏障功能：湿疹患者皮肤屏障功能有破坏，易继发感染及过敏而加重皮损，因此使用医用润肤剂保护屏障功能非常重要，外用润肤剂不仅能阻止水分蒸发，还能修复受损的皮肤。每天至少使用两次亲水性基质的润肤剂，沐浴后应该立即使用保湿剂、润肤剂，建议患者选用合适自己的润肤剂。建议足量多次使用，沐浴后应该立即使用。

2. 局部用药　局部治疗是湿疹治疗的主要手段。

（1）糖皮质激素制剂：是治疗湿疹的主要外用药物。根据患者的年龄、皮损性质、部位及病情程度选择不同剂型和强度的激素制剂，以快速有效地控制炎症、减轻症状。对于疑与细菌感染有关者可合用外用抗生素类制剂或使用有抗菌作用的复方制剂。儿童和老年患者、面部及皮肤皱褶部位皮损一般使用弱效或中效糖皮质激素即有效。强效糖皮质激素连续应用一般不超过2周。

（2）钙调神经磷酸酶抑制剂：该类药物对湿疹有明确的治疗作用，不良反应较少，尤其适合头面部及间擦部位湿疹的治疗。这类药物也是湿疹患者维持治疗效果的较好选择，以减少病情的复发。不良反应主要为局部烧灼感和刺激感，可随着用药次数增多而逐步消失。

（3）外用抗微生物制剂：合并细菌定植和感染，常可诱发或加重湿疹，可选用各种抗生素、化学性抗菌药物的外用制剂或对于病情较重患者尤其是对有渗出的皮损，系统或外用抗生素有利于病情控制，用药时长以1～2周为宜，应避免长期使用。如疑似或确诊有病毒感染，则应使用抗病毒制剂。

3. 系统治疗

（1）抗组胺药：对于瘙痒明显或伴有睡眠障碍、荨麻疹、过敏性鼻炎等合并症的患者，可选用第一代或第二代抗组胺药。其他抗过敏和抗炎药物包括血栓素A2抑制剂、白三烯受体拮抗剂等。

（2）免疫抑制剂：对于重度或病情控制不佳的患者，可选用免疫抑制剂，如环孢素、甲氨蝶呤等。临床上以环孢素应用最多，环孢素起效较快，一般治疗6～8周可显著改善患者病情，但停药后易反复。用药期间应监测血压和肾功能，用药期间不建议同时进行光疗。

（3）糖皮质激素：一般不主张常规使用。适用于病因明确、短期可以祛除病因的患者，如接触因素、药物因素引起者或自身敏感性皮炎的患者等；对于严重水肿、泛发性皮疹、红皮病等为迅速控制病情也可以短期应用，但必须慎重，以免发生全身不良反应及病情反跳。

（4）其他药物：钙剂、维生素C注射液、硫代硫酸钠等药物系统应用治疗湿疹有一定疗效。

4. 光电治疗　除了药物治疗以外，光电疗法也被广泛应用于湿疹治疗，主要包括紫外线疗法、光化学疗法、CO_2激光治疗等。

（1）紫外线疗法：包括UVA1（340～400nm）照射、UVB照射及窄谱UVB（310～315nm）照射，NB-UVB照射和紫外线A1照射是湿疹最有效的光疗法，对于慢性顽固性湿疹12岁以上患者，以上均可选择。急性期只能选用紫外线疗法，包括UVA1治疗。但要注意副作用。光疗后应注意使用润肤剂。6岁以下儿童应避免使用全身紫外线疗法。

（2）光化学疗法：通过抑制真皮炎症细胞和增生的血管内皮细胞，降低表皮细胞的更新速率，减少炎性介质的释放，从而抑制病情的发展。凡过去接受过皮质类固醇类或抗癌药物治疗的患者需延长治疗时间。常见的副作用包括恶心、眩晕、头痛等，长期治疗者可能出现皮肤瘙痒、色素减退或色素沉着等。为安全起见，不建议儿童、孕妇及年老体弱者选择该法治疗。

（3）CO_2激光治疗：通过红外激光对组织进行灼烧、汽化、切割，从而达到治疗目的。伤口愈合时间较长，多应用于久治不愈的角化过度型湿疹。

（六）治疗案例展示

患者为中老年男性，以“反复红斑、丘疹，伴瘙痒10余年，泛发加重6月”入院。入院后查体可见全身散在分布的红斑，上覆丘疹，部分丘疹破溃，伴渗出结痂，以双足部为甚，无脓疱、糜烂等（图2-4-6）。瘙痒评分为5分。入院后予以局部康复新湿敷，卤米松三氯生乳膏每天1次外用及每晚封包，口服左西替利嗪 5ml每晚1次，治疗1周后，患者全身皮疹较前明显消退，渗出较前减少，遗留少量条索状抓痕及暗红色色素沉着，全身未见新发皮疹（图2-4-7）。

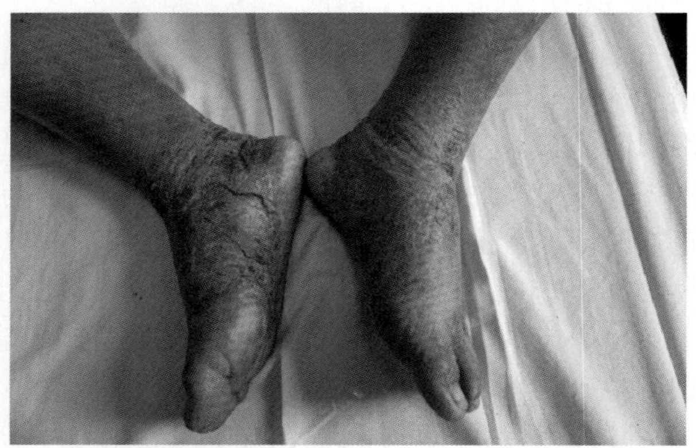

图2-4-6　慢性湿疹：患者治疗前

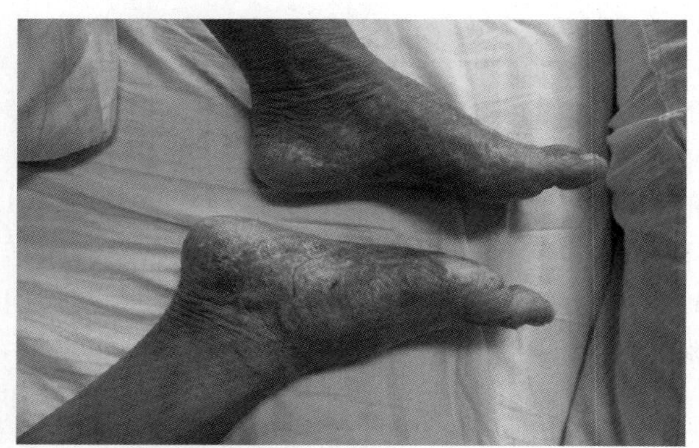

图2-4-7　慢性湿疹：患者治疗后1周

四、特应性皮炎

（一）概述

特应性皮炎（atopic dermatitis，AD），又称特应性湿疹，是一种常见的以反复发作、皮损多形性、皮肤干燥和剧烈瘙痒等为基本临床特征的慢性炎症性皮肤病。其发病可能与遗传所致免疫失常、皮肤屏障功能障碍、环境因素及其交互作用密切相关，常伴发哮喘和过敏性鼻炎等变态反应性疾病。

（二）病因及发病机制

在急性期和慢性期的特应性皮炎中，皮损处Th2型细胞因子IL-4、IL-13的水平升高，其使得表皮分化复合物和丝聚蛋白基因的表达下调，抗菌肽的分泌减少，进而破坏表皮屏障功能。人群的丝聚蛋白基因缺陷，可导致皮肤屏障功能不全，使人体更易暴露于过敏原和微生物致病源。此外，还发现皮损处Th17相关分子表达上调，与炎症相关，其也可能导致丝聚蛋白基因下调、细胞黏附相关基因表达，在本病发病过程中发挥作用。肥大细胞和嗜酸性粒细胞通过Th2细胞因子参与炎症反应。肥大细胞释放的致瘙痒物质进一步破坏皮肤屏障。

（三）临床表现

不同个体特应性皮炎的临床表现有很大的差异，最基本的特征是皮肤干燥、慢性湿疹样皮炎和剧烈瘙痒。好发于手、足、颈部及身体屈侧面。根据不同的年龄段，可分为三期。

1. 婴儿期　患儿年龄小于2周岁，又称“婴儿湿疹”（图2-4-8），好发于面部和头部，可蔓延至全身。以片状红斑、丘疹、丘疱疹为主，边界不清，搔抓后易出现糜烂、渗出和结痂。伴有剧烈瘙痒，患儿常哭闹、睡眠不安。

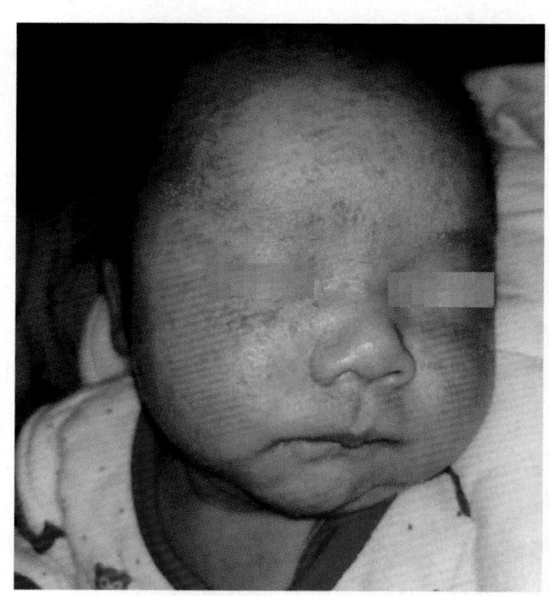

图2-4-8　特应性皮炎婴儿期

2.儿童期 发病年龄为2～12周岁。皮损多发生于肘窝（图2-4-9）、腘窝和腕屈侧，也可见于颈部及面部。呈暗红色，渗出较少，由于瘙痒剧烈常伴有抓痕，久之形成苔藓样变。

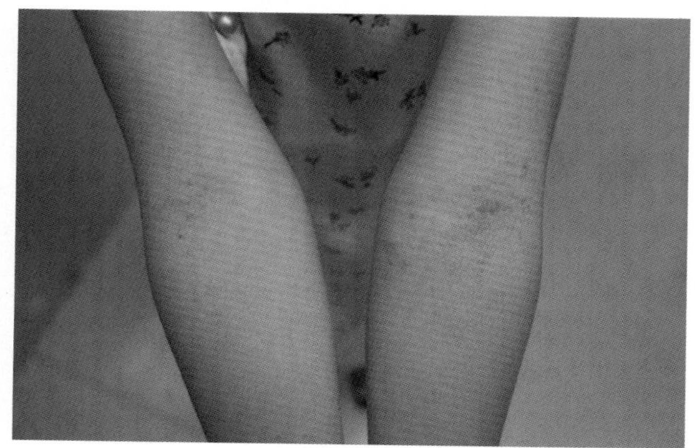

图2-4-9 特应性皮炎儿童期

3. 青少年和成人期 皮损好发于全身，常表现为局限性苔藓样变（图2-4-10），有时呈急性、亚急性湿疹样改变，也可表现为泛发性干燥丘疹。瘙痒剧烈，搔抓后可出现抓痕、血痂、鳞屑及色素沉着等。

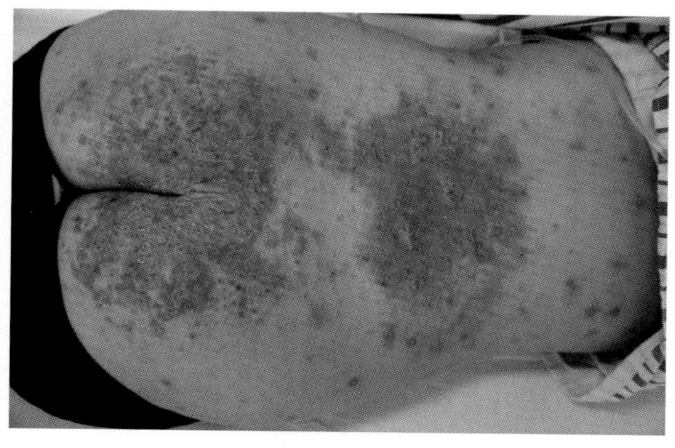

图2-4-10 特应性皮炎成人期

（四）诊断及鉴别诊断

1. 目前国内多用的成人特应性皮炎诊断标准 ①病程大于6个月的对称性湿疹；②特应性个人史或家族史；③血清学免疫球蛋白E（immunoglobulin E，IgE）水平升高和（或）外周血嗜酸性粒细胞升高和（或）过敏原特异性IgE阳性。在符合第①条的基础上，有第②条或第③条中的任何一条，即可诊断本病。

2. 中国儿童特应性皮炎诊断标准（1～12岁） ①瘙痒；②典型皮损形态和分布，或不典型皮损形态和分布但同时伴有干皮症；③慢性病程或慢性复发性病程；④排除接触性皮炎、银屑病、疥疮、淋巴瘤等，即可诊断本病。

特应性皮炎以反复发作的慢性湿疹样皮损为主要表现，因此需与慢性湿疹进行鉴别，前者常合并过敏性鼻炎、哮喘等其他特应性疾病；由于特应性皮炎皮损具有一定的多形性，还需要与多种疾病相鉴别。若患者主要表现为红斑、鳞屑，则需与接触性皮炎、扁平苔藓、毛发红糠疹、银屑病等相鉴别；若表现为丘疹、结节、水疱或脓疱，则需与脓疱型银屑病、疱疹样皮炎、嗜酸性粒细胞增多症等相鉴别；若表现为红皮病，则主要与红皮病型银屑病、脂溢性皮炎、毛发红糠疹等疾病相鉴别。

（五）治疗

1. 传统治疗 对于发生于面颈部及皱褶部位的特应性皮炎推荐短期中弱效外用糖皮质激素治疗。对于发生于躯体四肢者可选用强效糖皮质激素。结合具体情况可给予适当抗组胺药口服，如依匹斯汀、左西替利嗪等。同时，可辅以窄谱紫外线、长波紫外线光疗等。如果长期给予外用糖皮质激素制剂治疗，则可出现某些潜在的副作用，如毛细血管扩张、瘀斑、皮肤萎缩、痤疮等。

2. 生物制剂 可以特异性地靶向炎症细胞和介质，可通过调节免疫细胞的活化数量和功能及影响细胞因子或疾病相关抗体的作用减弱特应性皮炎的炎症反应。现常用的生物制剂包括Dupilumab、Omalizumab等。Dupilumab是一种人源化单克隆抗体，直接作用于IL-4/13受体的α亚基。相关临床试验均显示，Dupilumab可降低特应性皮炎患者的疾病严重程度，缓解瘙痒症状，改善患者生活质量。Omalizumab是人单克隆抗体，可以与嗜碱性粒细胞、嗜酸性粒细胞、树突状细胞和肥大细胞上的IgE受体结合，从而防止这些细胞脱颗粒和细胞介质的激活。但有报道称使用Omalizumab会出现严重的不良反应，如心脑血管疾病、过敏反应及潜在的癌症风险。

3. 小分子抑制剂 包括PDE4抑制剂和JAK抑制剂。阿普斯特目前被认为是一种阻断PDE4的口服药物，它可同时刺激IL-10的产生，从而抑制其他促炎性趋化因子产生。Crisaborole软膏作为局部外用的PDE4抑制剂可用于治疗轻中度特应性皮炎。Crisaborole最常见的不良反应是药物涂抹处疼痛、鼻炎和上呼吸道感染。

目前常用的JAK抑制剂有口服巴瑞克替尼、口服及外用托法替尼、PF-0496582和ABT-494。口服托法替尼可以使患者的红斑、丘疹、苔藓样化、脱屑等症状显著缓解。巴瑞克替尼是一种JAK1和JAK2的口服抑制剂，正在进行特应性皮炎的Ⅱ期临床试验。

五、荨　麻　疹

（一）概述

荨麻疹（hives，urticaria），是一种很常见的皮肤过敏性疾病，是由于皮肤黏膜小血管反应性扩张及通透性增加而发生的一种局限性水肿反应，俗称风团或风疹块，常伴有剧烈瘙痒，如病变在同一位置固定发生时间超过24小时，则会产生疼痛，可伴或不伴血管性水肿，上述症状常反复。

（二）病因及发病机制

1. 病因　常见病因包括食物、感染、呼吸道吸入物及皮肤接触物等，半数以上的荨麻疹无法明确病因，过敏性鼻炎或哮喘病史是重要的危险因子（表2-4-4）。

表2-4-4　荨麻疹常见病因

常见病因	举例
食物	动物蛋白、植物、食物添加剂等
感染	肝炎病毒、柯萨奇病毒等
药物	青霉素类抗生素、血清制剂等
呼吸道吸入物及皮肤接触物	花粉、尘螨等
物理因素	冷、热、日光照射及摩擦等
精神及内分泌因素和遗传因素	生活压力
系统性疾病伴发	系统性红斑狼疮、恶性肿瘤、代谢障碍、内分泌紊乱、溃疡性结肠炎等

2. 发病机制　肥大细胞是荨麻疹的主要效应细胞。肥大细胞广泛分布于全身，但其表型和对刺激的反应各不相同。各种原因导致肥大细胞等多种炎症细胞活化和脱颗粒，释放具有炎症活性的化学介质。引起肥大细胞等炎症细胞活化的机制主要为免疫性和非免疫性机制，见表2-4-5。

表2-4-5　荨麻疹的发病机制

分类	机制
免疫性机制	多数为Ⅰ型超敏反应，以及IgE介导的荨麻疹，少数为其他类型超敏反应
非免疫性机制	主要指物理因素、神经递质等，通过肥大细胞膜表面的受体和配体直接作用导致细胞活化
其他机制	凝血功能异常和维生素D_3缺乏在荨麻疹的发病中起重要作用，但是具体的机制不详

（三）临床表现

根据病因等特征，可将本病分为自发性荨麻疹和诱发性荨麻疹两大类。荨麻疹的主要临床特征为风团和不同程度的瘙痒，可伴或不伴血管性水肿。根据病程是否超过6周可将荨麻疹分为急性和慢性荨麻疹。

1. 急性自发性荨麻疹　自发性风团和（或）血管性水肿反复发作超过6周以内。任何年龄均可起病，起病较急，常先有皮肤瘙痒，而后出现风团（图2-4-11），病变的直径大小不一，病变数量不等，呈鲜红色、苍白色或皮色；开始孤立散在分布，后可融合成片状，中央可消退呈环状、不规则状等，通常在24小时内消退，消退后不留痕迹。

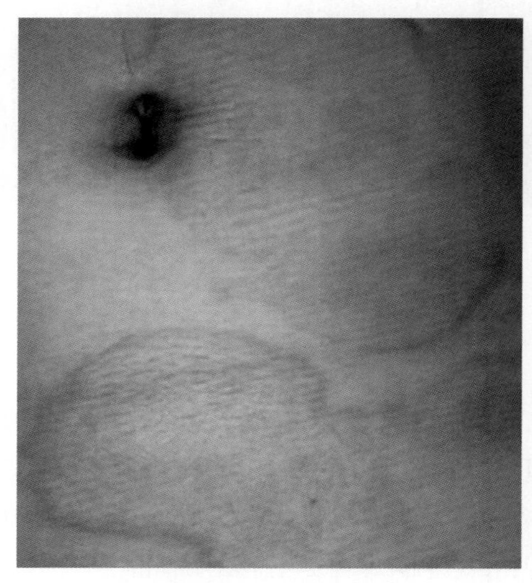

图2-4-11　风团

2. 慢性自发性荨麻疹　病程持续6周及以上，

且每周发作至少两次者称为慢性自发性荨麻疹。主要表现为风团或红斑，一般不伴其他全身症状。风团时多时少，反复发生，常达数月或数年之久。阿司匹林、青霉素、非甾体抗炎药等可能使病情加剧。

3. 诱发性荨麻疹

（1）皮肤划痕症：又称人工荨麻疹，可发生于任何年龄，常见于过敏体质的年轻人，表现为用手搔抓或用钝器划过皮肤数分钟后沿划痕出现条状隆起，约半小时后可自行消退。皮肤划痕症可持续数周、数月至数年，平均持续2～3年可自愈。

（2）寒冷性荨麻疹：可分为家族性和获得性两种；表现为接触冷风、冷水后，暴露或接触部位产生风团或斑块性水肿，严重者可出现手麻、唇麻、皮肤潮红、胸闷、心悸、腹痛、晕厥，甚至休克等，有时进食冷饮可引起口腔和喉头水肿。

（3）热接触性荨麻疹：可分先天性和获得性两种，先天性热荨麻疹又称延迟性家族性热性荨麻疹，属常染色体显性遗传，患者幼年发病。

（4）其他：包括日光性荨麻疹、延迟压力性荨麻疹、胆碱能性荨麻疹等。

4. 其他类型荨麻疹　包括振动性荨麻疹、接触性荨麻疹、水源性荨麻疹、运动诱导荨麻疹等。

（四）诊断及鉴别诊断

根据典型皮损、临床特点等，诊断本病不难。但确定病因较为困难，应详细询问病史、用药史、生活史及生活环境变化等。完善血尿常规、C反应蛋白等检查，必要时可选择皮肤点刺试验、甲状腺相关抗体检测、甲状腺功能检测、肝肾功能、腹部超声等检查。

本病应与丘疹性荨麻疹、荨麻疹性血管炎、荨麻疹型药疹等进行鉴别；伴腹痛或腹泻者，应与急腹症及胃肠炎等进行鉴别。

（五）治疗

本病的治疗原则在于避免与过敏原接触，联合抗组胺等对因治疗及抗感染等对症治疗。

1. 系统治疗

（1）一线治疗：首选抗组胺药；第一代抗组胺药适用于夜间发生荨麻疹影响睡眠的患者，其不良反应有嗜睡、口干等；目前多主张使用第二代抗组胺药，如氯雷他定、依巴斯汀等无明显嗜睡反应的药物作为一线药物。

（2）二线治疗：一线治疗若无效，可考虑二线治疗，包括使用硫酸羟氯喹、糖皮质激素、组胺球蛋白等；静脉滴注或口服糖皮质激素一般用于严重急性荨麻疹、荨麻疹性血管炎等对一线治疗无效或慢性荨麻疹严重激发时。

（3）特殊类型荨麻疹：对伴有喉头水肿或过敏性休克的荨麻疹患者应立即给予肌内注射1∶1000浓度的肾上腺素、糖皮质激素静脉滴注；保持呼吸道通畅，同时给予吸氧。治疗胆碱能性荨麻疹的最佳选择是既有抗组胺作用，又有抗乙酰胆碱作用的药物，如羟嗪、酮替芬等。

（4）局部治疗：夏季可选炉甘石洗剂等止痒液，冬季则选有止痒作用的乳剂（如苯海拉明霜等）。

（5）生物制剂：主要应用于慢性荨麻疹的治疗。目前常用的生物制剂包括阿达木单抗、利妥昔单抗、奥马珠单抗等。利妥昔单抗对由IgE受体自身抗体引起的难治性慢性自身免疫性荨麻疹疗效显著。奥马珠单抗是与IgE结合的靶向治疗药物，可抑制组胺诱导的皮肤反应，奥马珠单抗被批准用于12岁及以上尽管用H1抗组胺药治疗但仍有症状的慢性特发性荨麻疹患者。奥马珠单抗不能用于治疗其他形式的荨麻疹，也不能用于12岁以下儿童。

六、银　屑　病

（一）概述

银屑病（psoriasis）俗称牛皮癣，是一种遗传因素与环境因素共同作用诱发的免疫介导的慢性、复发性、炎症性、系统性疾病，典型临床表现为鳞屑性红斑或斑块，局限或广泛分布，无传染性。

（二）病因及发病机制

银屑病的病因涉及遗传、免疫、环境等多种因素，通过以T细胞介导为主、多种免疫细胞共同参与的免疫反应引起角质形成细胞过度增殖或关节滑膜细胞与软骨细胞发生炎症。

1. 遗传因素　流行病学资料和遗传学研究均支持银屑病的遗传倾向。31.26%银屑病患者有家族史，父母一方患银屑病时，其子女的发病率约为16%；父母双方患银屑病时，其子女的发病率高达50%。

2. 环境因素 在诱发、加重银屑病或使病情迁延不愈中起着重要作用，包括感染、精神紧张、不良嗜好（如吸烟、酗酒）、创伤、某些药物反应等。点滴状银屑病发病常与咽部急性链球菌感染有关，抗感染治疗可使病情好转、皮损减轻或消退。精神紧张（如应激、睡眠障碍、过度劳累）可致银屑病发生、加重或复发。创伤（如手术、烫伤、灼伤或皮擦伤）可使受伤局部发生同形反应而诱发银屑病。

3. 免疫异常 大量研究证明，银屑病是免疫介导的炎症性皮肤病，其发病与炎症细胞浸润和炎症因子作用有关。

（三）临床表现

银屑病根据的临床特征，可分为寻常型、关节病型、红皮病型及脓疱型。按病程分为进行期、稳定期、消退期。

1. 寻常型银屑病（psoriasis vulgaris） 分为点滴状和斑块状。

（1）点滴状银屑病：多发生于30岁以下的个体，发疹前2～3周有溶血性链球菌引起的上呼吸道感染病史，皮疹初发呈向心性分布，多位于躯干和四肢近端，临床表现为1～10mm大小边界清晰的红色丘疹、斑丘疹，色泽潮红，覆以少许鳞屑，多有自限性。点滴状银屑病可能是银屑病的首发表现，也可能是斑块状银屑病的急性加重。

（2）斑块状银屑病：占银屑病的80%～90%，是银屑病最常见的表现形式，表现为界限清晰的红色斑块，直径到数厘米不等，数量不一，皮疹可少量散在分布，也可多发，可由小斑块融合成大斑块，甚至覆盖全身。皮疹通常好发于头皮、躯干、臀部和四肢伸侧面，斑块表面通常干燥、脱屑明显，轻刮表面鳞屑犹如蜡滴，称为蜡滴现象；刮去表面白色鳞屑后可露出淡红发亮的半透明薄膜，称为薄膜现象；再继续刮除薄膜可见小出血点，称点状出血现象（Auspitz征）。部分斑块状银屑病也可单独发于头皮，由于头皮皮损鳞屑较厚，常超出发际，皮损处毛发由于厚积的鳞屑紧缩而成束状，称为“束状发”。

2. 关节病型银屑病（psoriasis arthritis，PsA） 比较少见，表现为在银屑病皮损的基础上伴有关节病变，任何关节均可累及，部分病变仅侵犯远端指（趾）关节，单个或数个关节同时或先后受累，可有关节畸形，类风湿因子常呈阴性。关节症状包括关节和周围软组织疼痛、肿胀、压痛、僵硬和运动障碍等。甲改变是关节病型银屑病的典型特征，常表现为点状凹陷、甲剥离、甲下角化过度等。点状凹陷是关节病型银屑病远端指间关节受累的特征性表现。

3. 红皮病型银屑病（psoriasis erythrodermic） 是一种少见的重症银屑病，多由银屑病在急性期某些因素刺激或治疗不当诱发，少数由银屑病急性加重演变而来。临床表现为全身弥漫性潮红、浸润肿胀，并伴有大量糠状鳞屑，红斑几乎覆盖整个体表。患者常伴有全身症状，如发热、畏寒等，并伴表浅淋巴结肿大、低蛋白血症等。

4. 脓疱型银屑病（psoriasis pustulosa） 分为泛发型和局限型。泛发型脓疱型银屑病常急性发病，在寻常型银屑病皮损或无皮损的正常皮肤上迅速出现针尖至粟粒大小、淡黄色或米白色的潜在性无菌性小脓疱，常密集分布，可融合形成片状脓湖，皮损可迅速发展至全身，伴有肿胀和疼痛感。常伴全身症状，出现寒战和高热，呈弛张型。部分患者也可因继发感染导致全身衰竭而死亡。局限型脓疱型银屑病通常局限于手掌及足跖，伴或不伴经典的斑块状皮损。连续性肢端皮炎和掌跖脓疱病（palmoplantar pustular psoriasis，PPP）是局限型脓疱型银屑病的两个特殊类型。

5. 组织病理 寻常型银屑病可见角化过度、角化不全、Munro微脓肿，颗粒层变薄或消失，棘层增厚，表皮突延长，末端常较宽，可与邻近的表皮嵴相合，表皮内一般无海绵形成，细胞间水肿，真皮乳头上延呈杵状，顶端棘层变薄，该处常无颗粒层细胞，真皮上部有轻度到中度炎症细胞浸润，真皮乳头部血管扭曲扩张，管壁轻度增厚，血管周围可见组织细胞、淋巴细胞、中性粒细胞。脓疱型银屑病棘层上部出现海绵状脓疱（Kogoj微脓疡），真皮内炎症细胞浸润较重，其余变化同寻常型银屑病。红皮病型银屑病兼有寻常型及脓疱型银屑病的病理特征。

（四）诊断及鉴别诊断

本病根据皮疹特点、病史、伴随症状、治疗反应、家族史、组织病理，不难诊断。

鉴别诊断：斑块状银屑病表现不典型时需与特应性皮炎、慢性苔藓样糠疹、扁平苔藓、玫瑰糠疹、毛发红糠疹、二期梅毒、蕈样肉芽肿等相鉴别；头皮和面部受累者需注意与脂溢性皮炎、头癣相鉴别；指（趾）甲受累者需与甲真菌病、甲扁平苔藓等相鉴别；生殖器部位银屑病需要与性传播疾病鉴别。局限型脓疱型银屑病需与湿疹、手足癣、掌跖角皮症等相鉴别；泛发型脓疱型银屑病应与急性泛发性发疹性脓疱病、角层下脓疱性皮病等相鉴别；关节病型银屑病需与类风湿关节炎、强直性脊柱炎、Reiter病、骨关节炎等相鉴别。

（五）治疗

对轻度局限性银屑病，可单独采取外用药物治疗；对中、重度银屑病，除外用药物局部治疗外还可联合系统疗法和物理疗法。

1. 局部治疗　常用的外用制剂包括维生素D_3衍生物、维A酸类药物、中效或强效糖皮质激素及钙调磷酸酶抑制剂等。

2. 系统药物治疗　免疫抑制剂主要适用于中至重度斑块型、红皮病型、脓疱型和关节病型银屑病，常用的有甲氨蝶呤、环孢素等；维A酸类药物主要适用于斑块型、脓疱型和红皮病型银屑病；感染明显或泛发型脓疱型银屑病患者应使用抗生素类药物；糖皮质激素一般不主张系统用于治疗寻常型银屑病，主要用于红皮病型、关节病型和泛发型脓疱型银屑病等治疗，与免疫抑制剂、维A酸类药物联合使用可减少糖皮质激素的用量，应短期应用并逐渐减量以防止病情反跳。目前国内已被批准用于银屑病临床治疗或正在进行临床试验的生物制剂主要包括依那西普、英夫利西单抗、阿达木单抗、乌司奴单抗及司库奇尤单抗等，此外还有小分子药物如托法替尼也已完成Ⅲ期临床试验。

3. 光疗　对于皮损广泛者最常采用NB-UVB，需根据MED或Fitzpatrick皮肤分型确定初始剂量，初始剂量为50%～70% MED，治疗频率为每周3～4次，每次治疗递增剂量为10%～25% MED，根据临床反应调整治疗剂量。光疗联合外用药物是把双刃剑，应强调治疗对象的选择，如钙泊三醇能引起MED的变化，应避免在外用钙泊三醇后立刻进行光疗，但联合外用药物较单纯光疗起效更快、所需剂量更小。口服维A酸配合UVB光疗可增加疗效，但维A酸起效时应减少及稳定UVB剂量，防止出现光毒性反应。甲氨蝶呤联合光疗也有少见的光毒性反应。可短期使用环孢素控制皮损后采用UVB维持疗效，但长期联合使用理论上会增加非黑素瘤性皮肤癌的患病概率。除此之外，采用308nm准分子激光对银屑病进行局部光疗也取得较好疗效。光化学疗法必须应用光敏剂（补骨脂素）后才可以进行光照，并且照射时间较长，副作用较多，目前很少应用。

（编者：花　卉，周炳荣；审校：颜韵灵，刘振锋）

七、扁平苔藓

（一）概述

扁平苔藓（lichen planus，LP）是一种发生于皮肤、毛囊、黏膜和指（趾）甲的慢性炎症性皮肤病，病因不明，典型皮损为紫红色多角形瘙痒性扁平丘疹，有特征性组织病理学变化。

（二）病因及发病机制

1. 免疫因素　扁平苔藓的发病主要以细胞免疫为主，继发和伴随体液免疫反应。皮损内直接免疫荧光检查发现80%扁平苔藓特异性抗原（lichen planus specific antigen，LPSA）主要存在于颗粒层或棘层；血清中查见抗LPSA抗体；在真皮表皮交接处有IgM、补体、纤维蛋白沉积；皮损内可见朗格汉斯细胞和亲表皮性T细胞浸润。

2. 遗传因素　特发性扁平苔藓有遗传易感性。患者的HLA某些位点异常，HLA-A3、HLA-A5、HLA-B7、HLA-B9、HLA-BW35、HLA-A28、HLA-B16、HLA-BW38、HLA-DR1、HLA-DQ1抗原的阳性频率显著高于正常人，其中以HLA-A3、HLA-A5的相关性最为明显。

3. 感染因素　近年来研究注意到扁平苔藓与病毒感染有关。本病与丙型肝炎病毒的相关性已被证明，但它如何导致临床损害还不清楚；此外还有报道认为本病的发生与细菌、幽门螺杆菌、螺旋体、念珠菌等感染有一定相关性。

4. 精神神经因素 本病通常在精神紧张、焦虑及压抑后发病或恶化。约10%的患者发病时有精神紧张因素，60%的患者病情可为慢性精神紧张所加剧，心理治疗对某些患者有效。有的患者皮损与脊髓神经分支的分布相一致，在脊髓神经后根受到X线照射治疗后能收到一定的疗效。

5. 药物因素 扁平苔藓常由药物引起，特别是磺胺类、金或汞制剂、链霉素、青霉胺、氨磺丙脲、甲苯磺丁脲和氯噻嗪类药物等。口腔扁平苔藓的另一抗原可能是口腔矫形修复材料，特别是汞合金填充剂的汞。

6. 其他疾病 扁平苔藓可合并肝硬化，7%～25%的患者有异常肝酶升高，9.5%～13.5%的患者伴发慢性活动性肝炎；本病可与其他自身免疫性疾病，如系统性红斑狼疮、皮肌炎、硬皮病、白癜风、天疱疮、斑秃、甲状腺疾病等合并，部分患者合并糖尿病、结核病、恶性肿瘤及内分泌功能异常。

7. 其他 本病发病可能与吸烟有关。

（三）临床表现

典型皮损为高起的紫红色扁平丘疹，粟粒至绿豆大小或更大，呈多角形或类圆形，边界清晰，表面有蜡样薄膜，可见白色光泽小点或细浅的白色网状条纹（Wickham纹），为特征性皮损。急性期可出现同形反应，皮疹呈线状或串珠状排列。皮损好发于四肢屈侧，尤其是腕及前臂屈侧、股内侧、腰及臀部。多数患者皮疹散在或局限分布。少数患者呈急性发疹，皮疹迅速遍布全身。患者有不同程度的瘙痒，一般无全身不适。

扁平苔藓常累及黏膜，其中以口腔黏膜最多见，发病率仅次于皮肤，可与皮肤同时或先后发病，有时仅为本病唯一的临床表现。损害特点为树枝状或网状银白色细纹及小丘疹，对称分布。可分为网状、斑块状、萎缩、丘疹、糜烂渗出或溃疡、大疱等类型，以网状型最为常见。生殖器与外阴黏膜也是扁平苔藓的好发部位。发生在黏膜的扁平苔藓损害偶可出现糜烂、溃疡，自觉疼痛，若不治疗，长期炎症刺激有继发癌变的可能。累及头皮可造成永久性脱发，多呈斑片状，偶可引起弥漫性脱发。甲受累可引起甲板增厚或变薄，出现纵嵴、纵沟或甲翼状胬肉，还可因进行性萎缩引起暂时性或永久性脱甲。本病多发生在成年人，病程呈慢性经过，大部分在1～2年内自行消退，可遗留淡褐色色素沉着。

根据其发病情况、皮损形态与排列等特点，在临床上可分为多种亚型，如急性泛发性扁平苔藓、慢性局限性扁平苔藓、肥厚性扁平苔藓、线状扁平苔藓、环状扁平苔藓、萎缩性扁平苔藓、毛囊性扁平苔藓、大疱性扁平苔藓、扁平苔藓-红斑狼疮重叠综合征、日光性扁平苔藓等，少数出现溃疡的患者可能发展为鳞状细胞癌。

组织病理具有特征性，表现为表皮角化过度，颗粒层呈楔形增厚，棘层不规则性增厚，表皮突呈锯齿状，基底细胞液化变性，偶有表皮下裂隙形成，在表皮或真皮乳头层有角化不良细胞，真皮上部淋巴细胞呈带状浸润，真皮乳头层可见红染的胶样小体及噬黑素细胞。直接免疫荧光检查显示松散的纤维蛋白在真表皮交界沉积。电子显微镜检查证明基底层角质形成细胞的改变、基底膜的断裂和复制、相互关联的张力丝破坏、桥粒及半桥粒的联系消失。

（四）诊断及鉴别诊断

根据典型的皮肤损害、好发部位及特征性组织病理改变即可确诊。本病应与下列疾病进行鉴别。

1. 苔藓样药疹 发疹前数天有用药史（如使用金制剂、链霉素、四环素等），发疹较急，皮疹分布对称，以暴露部位和躯干四肢多见。停药后皮疹逐渐消退。

2. 线状苔藓 皮损为苔藓样多角形辐射或淡红色小丘疹，呈纵行排列，常发生于一侧肢体，无自觉症状。

3. 皮肤淀粉样变 本病皮损为半球形扁平丘疹，呈褐红或褐黄色，表面粗糙无光泽，刚果红试验阳性，常见于小腿伸侧和两侧，皮肤组织病理学检查有助于鉴别。

4. 黏膜白斑 本病好发于口腔及女阴黏膜部位，皮损为乳白色斑块，表面有纵横交错的红色网状细纹，皮损处质地较硬，无自觉症状。组织病理学检查有助于鉴别。

5. 慢性盘状红斑狼疮　皮损为红色或粉红色持久性斑块，表面有黏着性鳞屑，鳞屑下嵌入毛孔的角质栓，揭去鳞屑可有扩张性毛囊孔，病理诊断可确诊。

6. 银屑病　有典型鳞屑性红斑和较为特征性的组织病理学表现。

7. 结节性痒疹　皮损为半球形结节，呈疣状外观，散在孤立，好发于四肢伸侧及手足背部。

（五）治疗

1. 一般治疗　消除或减轻精神紧张，避免搔抓及烫洗等刺激，有口腔黏膜损害者应避免接触烟酒及刺激性食物，停用引起本病的药物，治疗慢性病灶。

2. 系统治疗　对瘙痒剧烈者可给予抗组胺药、止痒剂及镇静类药物等。对急性泛发者可使用糖皮质激素治疗，一般用小或中等剂量激素泼尼松30～60mg/d，分2～3次口服，症状缓解或皮损消退后可逐渐减量至停药，如果患者血脂及肝功能无异常，可选用阿维A 20～30mg/d治疗，应用2～3个月。慢性者可选用氯喹、氨苯砜、沙利度胺等，顽固性皮损可予以甲氨蝶呤、环磷酰胺等免疫抑制剂。

3. 局部治疗　可使用中强效糖皮质激素、他克莫司及吡美莫司等，如为小面积皮损可采用封包治疗。对肥厚皮损可用曲安奈德或复方倍他米松于皮损处多点注射。

4. 物理治疗　光化学疗法（PUVA）和维A酸类药物+PUVA（Re-PUVA）或窄谱UVB（NB-UVB）治疗、液氮冷冻、激光治疗或浅层X线治疗等。

5. 外科手术　对溃疡性扁平苔藓、肥厚性扁平苔藓、有癌变者及口腔黏膜持续糜烂病变者，可行外科手术切除。

（编者：谷　丽，周炳荣；审校：颜韵灵，刘振锋）

八、唇　　炎

（一）变应性接触性唇炎

1. 概述　变应性接触性唇炎是指唇部接触潜在的变应原和刺激物引起的局部炎症反应，常表现为接触部位的急性湿疹样改变。

2. 病因及发病机制　本病由外来性或职业性因素导致，诱发因素包括外用药物、牙膏、护肤品、化妆品、吸烟，或可由接触指甲油、橡胶和金属引起。柠檬、芒果等水果，以及戊二醛、柠檬酸和谷氨酸钠等添加剂也是常见的过敏原。

3. 临床表现　常于接触致敏物质或刺激性物质后立即或数天内出现症状，轻者仅表现为接触部位的红斑、瘙痒及脱屑，严重者可表现为唇部肿胀、水疱甚至糜烂渗出。反复接触可使唇部呈慢性改变，以口唇部增生肥厚、浸润、干燥和皲裂为特征。

4. 治疗　怀疑为变应性接触性唇炎时首先应做斑贴试验。应对隐匿的过敏原进行充分调查，怀疑为化妆品性唇炎时需尽可能对所用化妆品的全部成分进行检测。去除各种致敏因素，避免再次接触，并配合糖皮质激素制剂外用。

（二）光线性唇炎

1. 概述　光线性唇炎，又称日光性唇炎，系对日光过敏所致的唇部炎症反应，因日光照射而诱发或加重，具有明显季节性，常春末起病，夏季加重。

2. 病因及发病机制　日光照射与本病关系密切，症状表现轻重与日光照射时间的长短成正比，主要发生于农民、渔民和户外工作者，患者多为男性。可因内服或外涂光感性物质再经日光照射致敏而发病。部分患者有家族发病史。

3. 临床表现　常发生于浅肤色者的下唇，表现为口唇干燥、鳞屑、皲裂和糜烂结痂，唇红缘和皮肤之间的界限丧失，常有口唇白斑和萎缩，为癌前病变。

急性光线性唇炎表现为唇部急性充血肿胀、水疱，疱破后出现疼痛性糜烂、结痂、剥脱，相较慢性皮疹消退较快。慢性光线性唇炎早期表现以脱屑、干燥为主。反复脱屑致使唇部皮肤黏膜失去正常弹性，呈“薄纸样萎缩”，唇表面出现纵向线性条纹褶皱和皲裂，伴有显著紧绷感。长期不愈者唇黏膜粗糙角化，可形成数个大小形态不等的浸润性灰白色斑块，称为光化性白斑病。中重度的角化、溃疡、增殖性红斑和疣状增生可能长期存在，并有恶变倾向。

4. 治疗 首先应避免日晒，局部外用遮光剂，可选择外用咪喹莫特、氟尿嘧啶、双氯芬酸或糖皮质类激素制剂，内服羟氯喹、烟酰胺、复合维生素B，或静脉注射硫代硫酸钠等。

对任何可疑病变都应进行活检。对不伴有异型性改变的皮损可使用外用药物治疗，应避免使用氟尿嘧啶和咪喹莫特治疗临床可疑的异型性改变区域。冷冻和CO_2激光治疗适用于局限性损害。对于伴有异型性改变的局限性或多中心病变可以选择手术联合CO_2激光治疗，对严重弥漫性病变则可行唇红缘切除术。光动力疗法具有较好的美容效果和一定的临床治疗效果，然而也显示出高复发率和治疗后持续的上皮异型增生，与传统疗法相比，日光光动力疗法被证明具有更好的耐受性。

（编者：程佳伟，周炳荣；审校：颜韵灵，刘振锋）

九、结缔组织病

（一）红斑狼疮

红斑狼疮（lupus erythematosus，LE）好发于育龄期女性，是一种自身免疫性结缔组织病，临床表现轻重不一、变化多端，其疾病谱的一端为皮肤型红斑狼疮（cutaneous lupus erythematosus，CLE），病变主要累及皮肤；另一端为系统性红斑狼疮（systemic lupus erythematosus，SLE），病变可累及多系统和多器官。

1. 皮肤型红斑狼疮

（1）分类

1）急性皮肤红斑狼疮（acute cutaneous lupus erythematosus，ACLE）：表现为局限性和泛发性。

2）亚急性皮肤红斑狼疮（subacute cutaneous lupus erythematosus，SCLE）：可表现为丘疹鳞屑型和环形红斑型，以及新生儿红斑狼疮和补体缺陷综合征两种特殊类型。

3）慢性皮肤红斑狼疮（chronic cutaneous lupus erythematosus，CCLE）：①盘状红斑狼疮（discoid lupus erythematosus，DLE）；②疣状（肥厚性）红斑狼疮（verrucous lupus erythematosus，VLE）；③狼疮性脂膜炎（深在性红斑狼疮）（lupus erythematosus profundus，LEP）；④冻疮样红斑狼疮（chilblain lupus erythematosus，CHLE）；⑤肿胀性狼疮（lupus erythematosus tumidus，TLE）；⑥Blaschko线状红斑狼疮（Blaschko linear lupus erythematosus，BLLE）。

（2）病因及发病机制：红斑狼疮的发病机制涉及多种因素，普遍认为是感染、遗传、性激素、药物、紫外线照射等因素间的复杂作用，使得易感人群细胞免疫及体液免疫失衡，主要表现为树突状细胞异常激活、T细胞调节异常、细胞因子失衡、B细胞缺陷和自身抗体产生，自身抗体通过Ⅰ～Ⅳ型超敏反应，引起多器官、系统损伤，导致红斑狼疮的发生发展。

（3）临床表现

1）ACLE：局限性皮疹表现为位于面颊部、鼻背部的融合性水肿性红斑（蝶形红斑）；泛发性皮疹表现为全身对称分布的融合性斑疹、丘疹，可发生于身体的任何部位，主要累及日晒部位。ACLE与SLE密切相关，大多数患者可发展为全身性疾病。

组织病理学与免疫病理学特征为表皮萎缩、基底细胞液化变性。真皮浅层水肿，皮肤附属器周围散在或灶状分布淋巴细胞浸润，可见黏蛋白沉积。直接免疫荧光（direct immunofluorescence，DIF）示真表皮交界处IgG、IgM、IgA和（或）补体C3呈颗粒状沉积，即DIF检查阳性；对ACLE患者的非皮损部位“正常”皮肤进行DIF检查，曝光部位阳性率为70%，非曝光部位阳性率为50%。

实验室检查：80%以上的患者抗核抗体（antinuclear antibody，ANA）阳性，抗Sm抗体、抗双链（ds）DNA抗体、抗Ro/SSA抗体和抗La/SSB抗体也可呈阳性。可有白细胞减少、贫血、血小板减少、红细胞沉降率升高、蛋白尿和血尿等表现。

2）SCLE：好发于上背部、肩部、前臂伸侧、颈胸“V”形区，常伴高度光敏感。丘疹鳞屑型SCLE表现为大小不一的红斑、斑块和丘疹，上覆薄层非黏着性鳞屑。环形红斑型SCLE皮损为轻度隆起的水肿性红斑。新生儿红斑狼疮为特殊类型，表现为环形红斑和先天性心脏传导阻滞，皮损一般随母体来源IgG的清除在4～6个月内自行消退。

组织病理学与免疫病理学和DLE相似，炎症浸润浅而轻，无明显角化过度、毛囊角栓。狼疮试验显示真表皮交界处免疫球蛋白和补体不规则线形沉积，10%～25%患者正常皮肤可呈阳性。

实验室检查：90%以上患者ANA阳性，70%～90%患者抗SSA抗体、抗SSB抗体阳性，少数可有红细胞沉降率加快、白细胞减少、蛋白尿。

3）CCLE：根据临床表现常分为以下6种。

a. DLE：局限性DLE最常发生于头皮、面部、耳部和口唇。典型表现为边界清晰的红斑、斑块，表面覆有黏着性鳞屑，剥离鳞屑可见扩张的毛囊口形成毛囊角栓。发生于头皮、眉毛处的DLE可导致不可逆的瘢痕性脱发。播散性DLE除见于头面部外，也可累及躯干和四肢。

组织病理学与免疫病理学可见角化过度伴角化不全、毛囊角栓、表皮萎缩、基底细胞液化变性、色素失禁等，真皮血管和附属器周围灶性甚至较密集淋巴细胞浸润，胶原纤维间可不出现黏蛋白沉积。DLE的抗ANA抗体阳性率为80%～90%，正常皮肤为阴性。

b. VLE：好发于肢体伸侧和摩擦部位，表现为非瘙痒性丘疹结节，表面呈疣状，此型多见于DLE长期未愈者。

组织病理学基本同DLE，表皮角化过度伴疣状增生，颗粒层楔形增厚，棘层显著肥厚。

c. LEP：多见于女性，好发于面部、上肢（尤其是三角肌部位）和臀部。皮损为边界清晰的皮下结节或斑块，表面皮肤正常或暗紫红色，极少破溃，可单发或多发，病程长，消退后可形成凹陷性瘢痕。

组织病理学表现为皮下脂肪组织小叶性脂膜炎。

d. CHLE：表现为鼻背、耳廓、手足和肘膝部紫红色斑块，多数有光敏感和雷诺现象，与寒冷刺激有关。

组织病理学表现为表皮萎缩、基底细胞液化变性、真皮血管和毛囊附属器周围大量淋巴细胞浸润。

e. TLE：皮损为多环状隆起性红斑或风团样斑块，表面光滑，无鳞屑和毛囊角栓。皮损好发于面部或肢体，光敏感明显。

组织病理学示表皮变化轻微，可有轻度毛囊角化过度伴基底层空泡变性，真皮可见明显的淋巴细胞浸润和黏蛋白沉积。

f. BLLE：皮损多为沿Blaschko线分布的红斑、皮下结节，好发于头面部，少有光敏感现象。

因皮损性质的不同而不同，组织病理学分别与DLE、LEP、SCLE等相应类型CLE的组织病理学特点类似，可表现为表皮角化过度、表皮萎缩、毛囊角栓形成、基底细胞液化变性、真皮血管和附属器周围淋巴细胞浸润等。

实验室检查：CCLE患者的实验室检查结果大多正常，血液检查显示少数患者有贫血、白细胞减少、血小板减少、红细胞沉降率升高等。尿液检查结果很少异常。

（4）诊断及鉴别诊断：诊断CLE主要根据各型的临床表现、组织病理及免疫病理特征。

ACLE应与玫瑰痤疮、光敏性皮炎、脂溢性皮炎、药疹、皮肌炎和其他皮肤血管炎等鉴别。SCLE应与Sweet病、多形性日光疹、银屑病、二期梅毒、体癣、多形红斑、离心性环状红斑、环状肉芽肿等鉴别。不典型的CCLE应与环状肉芽肿、扁平苔藓、寻常狼疮、三期梅毒、光线性角化病、结节病、硬皮病、硬化性萎缩性苔藓、寻常疣、淋巴瘤和皮肤淋巴细胞浸润症等相鉴别。DIF检查有助于鉴别诊断。一般情况下，皮损处DIF阳性支持CLE的诊断，但DIF阴性并不能排除诊断。

（5）治疗

1）健康宣教、避免暴晒、外出使用遮光剂：无论是对于皮肤型还是对于系统性红斑狼疮，防止日光和其他紫外线光源照射都非常重要，因紫外线光可刺激皮肤细胞产生更多炎性介质，导致DNA断裂，诱使B细胞产生自身抗体等。

2）局部治疗：糖皮质激素，对于皮肤薄嫩处病变选择弱或中效制剂，对于肥厚及疣状皮损选用强效或超强效制剂，也可采用皮损内注射。钙调磷酸酶抑制剂如他克莫司软膏对SCLE、ACLE有一定疗效，对DLE疗效略差。对于角化明显的DLE可使用维A酸类制剂。

3）系统治疗：用于皮损广泛或伴有全身症状者。首选抗疟药如羟氯喹，成人口服200～400mg/d，需严密观察眼部不良反应。对于播散型DLE合并其他异常者可短期系统应用糖皮质激素。对于无系统受累的CLE患者不推荐用糖皮质激素长期维持治疗。常规药物疗效不佳时可选用甲氨蝶呤或吗替麦考酚酯，一般与羟氯喹联合使用。

4）其他系统治疗：沙利度胺可用于治疗复发或难治性CLE，推荐与羟氯喹联合使用。维A酸类制剂主要用于CCLE的治疗，尤其对VLE的疗效肯定。生物制剂，如静脉注射用人免疫球蛋白、利妥昔单抗、贝利单抗等可用于治疗SLE。

2. 系统性红斑狼疮

（1）临床特点

1）典型皮损：面颊部、鼻背部的融合性水肿性红斑（蝶形红斑）；泛发性皮疹表现为全身对称分布的融合性斑疹、丘疹。

2）四肢远端和甲周紫红色斑疹、瘀点、毛细血管扩张等血管炎样皮损。

3）额部发际线下降、头发干燥易折（狼疮发）。

4）部分患者表现为DLE皮损。

5）口、鼻黏膜溃疡。除皮肤表现外，SLE患者常合并关节肌肉、血液系统、肾脏、心血管、呼吸、消化、神经等多系统受累症状。

实验室检查：80%以上患者ANA阳性，抗dsDNA、抗Sm抗体、抗Ro/SSA抗体和抗Ro/SSB抗体也可呈阳性。还可有白细胞减少、红细胞沉降率加快、蛋白尿和血尿等。

组织病理：SLE的组织病理改变与DLE基本相同，但基底细胞液化和真皮浅层水肿较明显，可有黏蛋白沉积、小血管壁纤维蛋白沉积及血管炎改变。免疫病理：皮损检查阳性率可高达90%，正常皮肤皮损检查阳性率可达70%。

（2）诊断及鉴别诊断：青年妇女出现面部红斑、原因不明的低热、关节酸痛、乏力、白细胞减少时，应考虑SLE的可能。

SLE的诊断主要依据美国风湿学会1997年修订的SLE分类标准。

1）蝶形红斑。

2）盘状红斑。

3）光敏感。

4）口腔溃疡。

5）关节炎。

6）浆膜炎（胸膜炎或心包炎）。

7）肾病表现：尿蛋白＞0.5g/d（或尿蛋白＞+）或有细胞管型。

8）神经病变：癫痫发作或精神症状（除外由药物、代谢病引起）。

9）血液病变：溶血性贫血、白细胞计数＜4×10^9/L、淋巴细胞计数＜1.5×10^9/L或血小板计数＜100×10^9/L。

10）免疫学异常：抗dsDNA抗体阳性，或抗Sm抗体阳性，或抗心磷脂抗体阳性（包括抗心磷脂抗体、狼疮抗凝物或持续至少6个月的梅毒血清假阳性反应，三者中具备一项）。

11）抗核抗体，除外药物性狼疮所致。

上述11项中具备4项即可诊断。

本病需与皮肌炎、硬皮病、血液病等进行鉴别，有时SLE也可以与其他结缔组织病并存，形成重叠综合征。ACLE重点应与玫瑰痤疮、皮肌炎及其他皮肤血管炎等相鉴别。

（3）治疗

1）一般治疗：坚持正规治疗，避免暴晒和劳累、感染，女性患者应注意避免妊娠，病情稳定后可在医生监护下生育。

2）局部治疗：对有皮损者可用皮质类固醇激素和（或）他克莫司软膏外涂。

3）系统治疗为主：对全身症状轻微、仅有皮损及关节痛者可仅用抗疟药、非甾体抗炎药。糖皮质激素目前仍是治疗的主要药物，依据病情轻重给予不同剂量。对重症或不宜用大剂量糖皮质激素者，可使用免疫抑制剂，常用环磷酰胺、硫唑嘌呤、环孢素、他克莫司、霉酚酸酯等。静脉滴注免疫球蛋白可用于难治性患者或糖皮质激素的辅助治疗。

（二）皮肌炎

1. 概述 皮肌炎（dermatomyositis）是一种累及皮肤和横纹肌的自身免疫性结缔组织病，主要临床表现是对称性四肢近端肌群发生非感染性弥漫性炎症，出现肌痛、肌无力。无皮肤损害的肌炎称为多发性肌炎（polymyositis）。皮肌炎可发生于任何年龄，有儿童期和40～60岁两个发病高峰，男女患病率之比约为1∶2。分为6个亚型：①多发性肌炎；②皮肌炎；③合并肿瘤的皮肌炎或多肌炎；④儿童皮肌炎或多肌炎；⑤合并其他结缔组织病的皮肌炎或多肌炎；⑥无肌病性皮肌炎。

2. 病因及发病机制 病因尚不明确，发病可能与免疫异常、感染、肿瘤、遗传、紫外线等因素相关。有报道认为，病毒感染，如流感病毒、柯萨奇病毒、埃可病毒、巨细胞病毒和非病毒致病因子，如弓形虫感染可能启动炎性肌病。多种肌炎特异性自身抗体提示免疫异常存在，有学者认为，皮肌炎主要是体液免疫介导的免疫损伤，肌肉病理表现为血管炎和束周萎缩，最终导致肌肉缺血坏死，多发性肌炎主要是细胞免疫介导的肌肉损伤，病理表现为肌肉周围的炎性细胞浸润和坏死。

3. 临床表现

（1）皮肤损害：表现为特异性皮损。

1）眶周紫红色斑：双上睑水肿性紫红色斑片。

2）Gottron征：指间关节、掌指关节伸侧的扁平紫红色丘疹，多伴有鳞屑、萎缩、色素减退。

3）皮肤异色症：可局限于头部、面部、颈部，也可泛发全身，在红斑基础上出现色素沉着、色素减退、毛细血管扩张、皮肤萎缩等。

其他尚有头皮、前胸“V”字区红斑、技工手、甲周红斑、雷诺现象、血管炎、脱发、光敏感、钙质沉着等。

（2）肌炎表现：本病累及横纹肌，表现为肢体近端肌群无力、疼痛和压痛。

（3）伴发恶性肿瘤：约30%成人患者合并恶性肿瘤，尤其在40岁以上人群中发生率更高。患者常表现为“醉酒样”恶性红斑面容。

（4）实验室检查：包括血清肌酶浓度升高，其中肌酸激酶和醛缩酶特异性较高；多数肌炎患者肌红蛋白水平升高，且与病情平行；部分患者ANA阳性，少数患者抗Jo-1抗体阳性，为标记性抗体。抗Jo-1抗体阳性患者在临床上常表现为抗合成酶抗体综合征：肌无力、发热、间质性肺炎、关节炎、雷诺现象和技工手；肌电图显示肌源性损害。部分患者肿瘤筛查血清和影像学指标可提示实体肿瘤。

（5）组织病理：皮肤病理变化无特异性。肌肉病理显示肌纤维变性和间质血管周围炎性改变。

4. 诊断及鉴别诊断 诊断依据：对称性四肢近端肌群和颈部肌无力；血清肌酶升高；肌电图显示肌源性损害；肌肉活检结果符合肌炎病理改变；典型皮损。满足前4项可确诊多发性肌炎，满足典型皮损和前4项中3～4项，可确诊为皮肌炎。

皮肌炎需与SLE、系统性硬皮病、日光性皮炎等相鉴别。

5. 治疗

（1）一般治疗：急性期，卧床休息、避免暴晒、注意保暖、预防感染、加强营养，积极治疗恶性肿瘤；慢性期，加强功能锻炼。

（2）系统治疗：首选不含氟的糖皮质激素，如泼尼松、甲泼尼龙，剂量取决于病情严重程度，成人应用泼尼松1.5～2mg/（kg·d），肌酶水平趋于正常开始减量，减量时应及时加用免疫抑制剂，如环磷酰胺、甲氨蝶呤、环孢素、雷公藤等。重症患者可考虑采用大剂量的丙种球蛋白治疗。

（三）硬皮病

1. 概述 硬皮病（scleroderma）是以皮肤及各系统胶原纤维化，最后发生萎缩为特征的慢性结缔组织病，可发生于任何年龄，依累及范围分为局限性和系统性硬皮病。

2. 病因及发病机制 病因不明，局限性硬皮病可能与外伤和感染相关；遗传因素、自身免疫、血管损害和胶原合成异常可能参与了系统性硬皮病的发病过程。发病机制核心为成纤维细胞异常激活，合成过多胶原，导致皮肤和内脏器官纤维化。

3. 临床表现

（1）局限性硬皮病

1）斑块状硬皮病：又称硬斑病，多见于躯干，初起钱币大小，圆形或不规则淡红色或紫红色水肿性斑状损害，数周或数月后扩大成中央稍凹陷、光滑、质硬、象牙或黄白色皮损，周围轻度紫红色晕。损害较表浅，不累及筋膜，故不影响肢体功能。皮损多发时称泛发性硬斑病，一般不累及面部。点滴状硬斑病表现为胸部、颈部、肩部、背部泛发灰白色斑疹，可于3～5年内自然消退。

2）线状硬皮病：多于10岁以内发病，条状皮损常沿单侧肢体或肋间神经呈线状分布。皮损位于前额正中部时，局部显著凹陷呈砍刀形，皮肤菲薄贴于骨面。

3）实验室检查：一般无明显异常。

4）组织病理：病变初期有真皮胶原纤维肿胀；急性期有真皮及皮下脂肪交界处淋巴细胞和浆细胞浸润；后期有真皮胶原纤维数量增多均质

化，附属器上移，小血管管壁增厚、管腔变窄；晚期有附属器减少甚至消失、表皮萎缩。

（2）系统性硬皮病：好发于中青年女性，累及皮肤和内脏多器官，分为肢端硬皮病和进行性系统性硬化病。肢端硬皮病约占系统性硬皮病的95%，多先有雷诺现象，皮肤硬化常自手、面部开始，病程进展缓慢。若出现钙质沉着、雷诺现象、食管功能障碍、指（趾）端硬化和毛细血管扩张，称为CREST综合征。进行性系统性硬化病约占5%，无雷诺现象和肢端硬化，开始即为全身弥漫性硬化，进展快，预后差。

1）皮肤黏膜损害：依次经历水肿期、硬化期、萎缩期。早期皮肤肿胀紧绷，其后皮肤硬化、光滑呈蜡样光泽、坚实不易捏起，随病情进展，皮肤、皮下组织、肌肉均萎缩。典型损害为“假面具脸”，即面部弥漫性色素沉着、缺乏表情、皱纹减少，鼻尖锐似“鹰钩”，张口、伸舌受限。双手手指硬化呈腊肠状，手指半曲呈爪样，指端和指关节伸侧皮肤可发生坏死、溃疡及瘢痕。部分患者出现口干、眼干、声带纤维化导致的声音嘶哑。血管损害为血管内膜增生、管腔狭窄、对寒冷和情绪刺激反应异常。后期出现色素改变等。

2）内脏损害：胃肠道、肺部、心脏、肾脏常受累，心力衰竭、肾衰竭、肺纤维化是主要死亡原因。

3）关节肌肉损害：关节肿痛僵硬、肌无力、肌痛。

4）实验室检查：可有缺铁性贫血、红细胞沉降率加快、类风湿因子和冷球蛋白阳性等。90%的患者ANA阳性，核仁型多见。伴发雷诺现象者常可检测到抗U1RNP抗体，抗着丝点抗体为CREST综合征的标记抗体。抗Scl-70抗体是系统性硬皮病的标记抗体。各器官受累时行相关检查可出现改变。

5）组织病理：与局限性硬皮病基本相同，主要病变发生在小动脉和真皮胶原纤维。

4. 诊断及鉴别诊断

（1）局限性硬皮病：根据局限性皮肤水肿硬化、病变活动期周围有淡红色晕等典型皮肤表现和组织病理提示胶原纤维肿胀或纤维化即可确诊。

本病需与硬化萎缩型苔藓、类脂质渐进性坏死相鉴别。

（2）系统性硬皮病：根据特征性皮肤表现结合实验室检查和病理结果可诊断。注意与SLE、皮肌炎、混合型结缔组织病相鉴别。

5. 治疗

（1）局限性硬皮病：早期可外用或皮损内注射糖皮质激素，光疗如UVA1照射可软化硬斑及降低皮肤厚度（可能与增加胶原酶1的表达相关），还可口服积雪苷等。

（2）系统性硬皮病

1）一般治疗：避免过度紧张和精神刺激，保暖、避免外伤、休息和功能锻炼并重。

2）系统用药：D-青霉胺、积雪苷等可抑制胶原合成；钙通道阻滞剂能改善血管痉挛；疾病进展快时可使用小剂量糖皮质激素；环磷酰胺、甲氨蝶呤等免疫抑制剂可用于改善间质性肺病和肌炎等。

（编者：周　舒，周炳荣；审校：颜韵灵，刘振锋）

十、固定性药疹

（一）概述

固定性药疹（fixed drug eruption，FDE）是药疹中较常见的一种类型，主要表现为特征性圆形或类圆形水肿性红斑或紫红斑，多发于皮肤-黏膜交界处。特点是每次发作几乎在同一部位出现类似皮疹，故称为固定性药疹，多由磺胺类、四环素类、解热镇痛类、巴比妥类和硝基咪唑类药物引起。

（二）病因及发病机制

已发现有100多种药物可引起固定性药疹，包括磺胺类药物、四环素及其衍生物、青霉素及其合成类青霉素、克林霉素、甲氧苄啶、抗真菌药、氨苯砜、砷剂、对氨基水杨酸、对乙酰氨基酚、抗疟药、甲硝唑、巴比妥类药物、阿片类、地西泮、抗惊厥药、右美沙芬、阿司匹林、保泰松、布洛芬、萘普生、吲哚美辛、紫杉醇、别嘌醇等。主要药物为磺胺类、四环素类、解热镇痛类、巴比妥类和硝基咪唑类药物。

固定性药疹的发生与Ⅳ型超敏反应有关，调

节性T细胞和细胞毒性T细胞在发病初期、疾病发展和保持皮肤记忆功能上发挥重要作用，但具体的发病机制并不完全清楚。还有报道表明，固定性药疹的发生与特定性HLA-A、HLA-B的表达有关。

（三）临床表现

固定性药疹是药疹中较常见的一种疹型。固定性药疹尤以口唇及口周、生殖器、肛周等皮肤-黏膜交界处多见，指（趾）尖皮肤、手背、足背、躯干等处也可发生。典型皮损表现为边界清晰的局限性圆形或类圆形水肿性红斑，呈鲜红色或紫红色，直径为1～4cm，常为单发皮损，也有多个皮损或广布全身者。自觉轻度瘙痒，一般无全身症状。炎症剧烈者中央可形成水疱、大疱，黏膜褶皱部位易发生糜烂渗出，伴烧灼感和刺痛感。固定性药疹消退时间一般为1～10天不等，愈后遗留色素沉着，但阴部发生糜烂溃疡者常病程较长，可迁延数十天始愈。若再次服用同一种药物，原发皮损处可再次出现皮疹，发作越频则色素越深。随着复发次数增加，皮损数目亦可增多，面积也可扩大。皮疹泛发、皮损大者，偶可被误诊为大疱表皮松解型药疹。此型可有发热、畏寒、头痛、乏力、食欲减退等全身症状，一般均较轻微。

非色素沉着型固定性药疹可见直径较大的水肿性红斑，主要致敏药物是伪麻黄碱，也可见于其他药物，如非甾体抗炎药、磺胺类药物、喹诺酮类药物等。线性固定性药疹是一种非常少见的亚型，容易与线状扁平苔藓相混淆。

组织病理学检查可见表皮内分散的坏死角质形成细胞或广泛的表皮坏死。真皮浅层和深层间质及血管周围淋巴细胞、嗜酸性粒细胞浸润，偶见中性粒细胞。在非炎症性皮损中组织学表现通常仅可见真皮噬色素细胞。

（四）诊断及鉴别诊断

根据患者的明确用药史、潜伏期、典型临床表现、停用致敏药物并恰当处理后皮损能较快好转或消退可诊断。对部分患者可行药物激发试验协助诊断，但本试验有一定危险性，应在皮损消退至少半个月之后再进行。试验前应获得伦理批准和知情同意，并做好抢救准备。

鉴别要点：只有一处皮损时，需与蜘蛛咬伤或节肢动物叮咬反应相鉴别。有多处皮损时，应与多形红斑、Stevens-Johnson综合征、中毒性表皮坏死松解症相鉴别。发生于外生殖器部位且出现破溃时需与生殖器疱疹、硬下疳等相鉴别。

（五）治疗

（1）根据已知的常见致敏药物目录和潜伏期来尽可能确定致敏药物，根据利弊酌情停用致敏药物，包括可疑致敏药物，慎用结构相似的药物。

（2）自觉症状轻微者停用致敏药物后，皮损多可消退；皮疹面积较大或瘙痒严重时，可给予抗组胺药、维生素C和钙剂等；无糜烂渗出者可局部外用炉甘石洗剂或糖皮质激素霜剂；若有糜烂、渗出，可用3%硼酸溶液或生理盐水湿敷及外涂氧化锌油。

（编者：马委委，周炳荣；审校：颜韵灵，刘振锋）

参考文献

车丹丹，狄正鸿，2019. 特应性皮炎的治疗进展. 医学综述，25（18）：3634-3640.

陈邦涛，郝飞，2020. 接触性皮炎的流行病学. 皮肤科学通报，37（2）：150-157.

陈薇，叶庆佾，蔡瑞康，等，2000. 幽门螺杆菌感染与口周皮炎之间关系的探讨. 临床皮肤科杂志，29（4）：210-211.

邓丹琪，杨滨宾，2021. 皮肤型红斑狼疮的诊治进展. 诊断学理论与实践，20（1）：1-7.

胡珊，2021. 特应性皮炎诊疗研究的进展. 中国当代医药，28（28）：25-28.

李红霞，贾微微，黄志芳，等，2021. 多发性肌炎和皮肌炎临床特点及治疗预后分析. 人民军医，64（9）：889-892.

李明，孙建方，2017. 皮肤科结缔组织病诊治. 北京：北京大学医学出版社.

罗金成，宋志强，2017. 特应性皮炎的发病机制. 中华临床免疫和变态反应杂志，11（4）：375-381.

倪楠，夏汝山，2020. 化妆品接触性皮炎. 皮肤科学通报，37（2）：163-168.

庞春坤，高婷婷，2013. 中国人群银屑病发病危险因素的Meta分析. 中国麻风皮肤病杂志，29（4）：235-238.

盛文婷，李其林，2008. 幽门螺杆菌感染与口周皮炎的临床相关性探讨. 中华临床医师杂志，2（4）：427-432.

王文明，晋红中，2020. 接触性皮炎的诊断与鉴别诊断. 皮肤科学通报，37（2）：233-236.

王修远，杨骥，2021. 系统性硬皮病的治疗现状及进展. 临床皮肤科杂志，50（9）：565-569.

吴燕，陈玲玲，施辛，2020. 接触性皮炎的预防与治疗. 皮肤科学通报，37（2）：247-255.

杨义成，肖海珍，孙辉，2016. 网状红斑型扁平苔藓1例. 中国皮肤病学杂志，30（12）：1265-1266.

张学军，郑捷，2018. 皮肤性病学. 9版. 北京：人民卫生出版社.

赵辨. 2010. 中国临床皮肤病学. 南京：江苏科学技术出版社.

赵辨. 2017. 中国临床皮肤病学. 2版. 南京：江苏凤凰科学技术出版社.

赵漂，萍余红，2015. 特应性皮炎的治疗进展. 实用医学杂志，31（13）：2104-2106.

中华医学会风湿病学分会，2010. 多发性肌炎和皮肌炎诊断及治疗指南. 中华风湿病学杂志，14（12）：828-831.

中华医学会风湿病学分会，国家皮肤与免疫疾病临床医学研究中心，中国系统性红斑狼疮研究协作，2020. 2020中国系统性红斑狼疮诊疗指南. 中华内科杂志，59（3）：172-183.

中华医学会皮肤性病学分会红斑狼疮研究中心，2019. 皮肤型红斑狼疮诊疗指南（2019版）. 中华皮肤科杂志，52（3）：149-155.

中华医学会皮肤性病学分会荨麻疹研究中心，2021. 抗IgE疗法——奥马珠单抗治疗慢性荨麻疹专家共识. 中华皮肤科杂志，54（12）：1057-1062.

中华医学会皮肤性病学分会银屑病专业委员会，2019. 中国银屑病诊疗指南（2018完整版）. 中华皮肤科杂志，52（10）：667-710.

朱学骏，涂平，陈喜雪，等，2016. 皮肤病的组织病理学诊断. 3版. 北京：北京大学医学出版社.

Jean L. Bolognia，Julie V，Schaffe R，2019. 皮肤病学（简装版）. 4版. 朱学骏，王宝玺，孙建方，译. 北京：北京大学医学出版社.

Andreadis D，Pavlou A，Vakirlis E，et al，2020. Daylight photodynamic therapy for the management of actinic cheilitis. Arch Dermatol Res，312（10）：731-737.

Barsotti S，Lundberg IE，2018. Current Treatment for Myositis. Curr Treatm Opt Rheumatol，4（4）：299-315.

Bednarek A，Bartoszak L，Samborski W，2015. Case report on a patient with lupus panniculitis. Postepy Dermatol Alergol，32（1）：59-62.

Caffarelli C，Paravati F，El Hachem M，et al，2019. Management of chronic urticaria in children：a clinical guideline. Ital J Pediatr，45（1）：101.

Chakravarty SD，Yee AF，Paget SA，2011. Rituximab successfully treats refractory chronic autoimmune urticaria caused by IgE receptor autoantibodies. J Allergy Clin Immunol，128（6）：1354-1355.

Cheng R，Zhang H，Zong W，et al，2020. Development and validation of new diagnostic criteria for atopic dermatitis in children of China. J Eur Acad Dermatol Venereol，34（3）：542-548.

Collet E，Jeudy G，Dalac S，2013. Cheilitis，perioral dermatitis and contact allergy. Eur J Dermatol，23（3）：303-307.

Coskun B，Saral Y，Ozturk P，et al，2005. Calcium acetate-induced linear fixed drug eruption. Dermatology，210（3）：244-245.

Das A，Ghosh S，Coondoo A，et al，2021. Azithromycin-induced linear fixed drug eruption：a rare instance. Indian Dermatol Online J，12（2）：353-354.

Dharamsi FM，Michener MD，Dharamsi JW，2015. Bullous fixed drug eruption mas-querading as recurrent Stevens Johnson syndrome. J Emerg Med，48（5）：551-554.

Domić I，Budmir J，Novak I，et al，2021. Assessment of allergies to food and additives in patients with angioedema，burning mouth syndrome，cheilitis，gingivostomatitis，oral lichenoid reactions，and perioral dermatitis. Acta Clin Croat，60（2）：276-281.

Egawa K，2005. Topical vitamin D3 derivatives in treating hyperkeratotic palmoplantar eczema：a report of five patients. J Dermatol，32（5）：381-386.

Fukuda R，Ouchi T，Hirai I，et al，2017. Non-pigmenting fixed drug eruption with mixed features of acute generalized exanthematous pustulosis induced by pseudoephedrine：a case report. Contact Dermatitis，77（2）：123-126.

Garritsen FM，Brouwer MW，Limpens J，et al，2014. Photo（chemo）therapy in the management of atopic dermatitis：an updated systematic review with implications for practice and research. Br J Dermatol，170（3）：501-513.

Golbari NM，Porter ML，Kimball AB，2018. Current guidelines for psoriasis treatment：a work in progress. Cutis，101（3S）：10-12.

Gupta LK，Beniwal R，Khare A，et al，2017. Non-pigmenting fixed drug eruption due to fluoroquinolones. Indian J Dermatol Venereol Leprol，83（1）：108-112.

Knobler R，Moinzadeh P，Hunzelmann N，et al，2017. European dermatology forum s1-guideline on the diagnosis and treatment of sclerosing diseases of the skin，Part 1：localized scleroderma，systemic sclerosis and overlap syndromes. J Eur Acad Dermatol Venereol，31：1401-1424.

Li H，Wiederkehr M，Rao Bk，et al，2022. Peculiar unilateral fixed drug eruption of the breast. Int J Dermatol，41（2）：96-98.

Lipowicz S，Sekula P，Ingen-Housz-Oro S，et al，2013. Prognosis of generalized bullous fixed drug eruption：comparison with Stevens-Johnson syndrome and toxic epidermal necrolysis. Br J Dermatol，168（4）：726-732.

Liu Y，Liang X，Wu H，et al，2021. Case report：the

first reported case of bullous lichen planus-systemic lupus erythematosus overlap syndrome. Front Med (Lausanne), 8: 744592.

Mitre V, Applebaum DS, Albahrani Y, et al, 2017. Generalized bullous fixed drug eruption imitating toxic epidermal necrolysis: a case report and literature review. Dermatol Online J, 23(7): 13030/qt25v009gs.

Mohammed MH, Abd-ElRaheem TA, Shaker OG, et al, 2022. Combination of low dose corticosteroids and antioxidants in treatment of cutaneous lichen planus. Dermatol Ther, 35(3): e15265.

Obermoser G, Sontheimer RD, Zelger B, 2010. Overview of common, rare and atypical manifestations of cutaneous lupus erythematosus and histopathological correlates. Lupus, 19(9): 1050-1070.

Ogawa E, Sato Y, Minagawa A, et al, 2018. Pathogenesis of psoriasis and development of treatment. J Dermatol, 45(3): 264- 272.

Ozkaya E, 2008. Fixed drug eruption: state of the art. J Dtsch Dermatol Ges, 6(3): 181-188.

Ozkaya-Bayazit E, Baykal C, 1997. Trimethoprim-induced linear fixed drug eruption. Br J Dermatol, 137(6): 1028-1029.

Patel S, John AM, Handler MZ, et al, 2020. Fixed drug eruptions: an update, emphasizing the potentially lethal generalized bullous fixed drug eruption. Am J Clin Dermatol, 21(3): 393-399.

Pathirana D, Ormerod AD, Saiag P, et al, 2009. European S3-guidelines on the systemic treatment of psoriasis vulgaris. J Eur Acad Dermatol Venereol, 23 Suppl 2: 1-70.

Pirmohamed M, 2006. Genetic factors in the predisposition to drug-induced hypersensi-tivity reactions. AAPS J, 8(1): E20-E26.

Prabha N, Chhabra N, 2018. Non-pigmenting fixed drug eruption: an unusual adverse reaction to aceclofenac. Curr Drug Saf, 13(3): 224-225.

Rasi A, Khatami A, 2006. Unilateral non-pigmenting fixed drug eruption associated with cotrimoxazole. Dermatol Online J, 12(6): 12.

Shiohara T, 2009. Fixed drug eruption: pathogenesis and diagnostic tests. Curr Opin Allergy Clin Immunol, 9(4): 316-321.

Sigal-Nahum M, Konqui A, Gaulier A, et al, 1988. Linear fixed drug eruption. Br J Dermatol, 118(6): 849-851.

Trager MH, Farmer K, Ulrich C, et al, 2021. Actinic cheilitis: a systematic review of treatment options. J Eur Acad Dermatol Venereol, 35(4): 815-823.

Varela-Centelles P, Seoane-Romero J, García-Pola MJ, et al, 2020. Therapeutic ap-proaches for actinic cheilitis: therapeutic efficacy and malignant transformation after treatment. Int J Oral Maxillofac Surg, 49(10): 1343-1350.

Vidal C, Prieto A, Pérez-Carral C, et al, 1998. Nonpigmenting fixed drug eruption due to pseudoephedrine. Ann Allergy Asthma Immunol, 80(4): 309-310.

Wagner G, Rose C, Sachse MM, 2013. Clinical variants of lichen planus. J Dtsch Dermatol Ges, 11(4): 309-319.

Wenzel J, 2019. Cutaneous lupus erythematosus: new insights into pathogenesis and therapeutic strategies. Nat Rev Rheumatol, 15(9): 519-532.

第五节 感染相关损容性皮肤病

一、毛囊炎、疖和痈

（一）概述

毛囊炎、疖和痈是一组累及毛囊及其周围组织的炎症性皮肤病。毛囊炎（folliculitis）是单个毛囊的局部炎症，进一步发展可形成疖（furuncle）和痈（carbuncle）。疖是毛囊及毛囊周围的炎症，痈是多个相邻的毛囊形成炎症融合，即聚集性疖肿。毛囊炎分为感染性和非感染性，本章节仅讨论细菌感染性毛囊炎。

（二）病因及发病机制

最常见的致病菌是金黄色葡萄球菌，其他的病原菌包括表皮葡萄球菌、头状葡萄球菌、铜绿假单胞菌等，高温多汗环境、紧身衣物摩擦、肥胖、久坐、糖尿病、器官移植术后、长期应用糖皮质激素等都是毛囊炎常见的诱发因素，其易感性取决于细菌定植和宿主免疫反应的失衡。由于特应性皮炎患者皮肤表面金黄色葡萄球菌的定植率更高，其患毛囊炎的危险性也增加。

（三）临床表现

1. 毛囊炎 基本损害为毛囊性的红色丘疹，直径为2～5mm，边缘可有红晕，顶端有时有黄白色脓疱，通常1周左右脓疱干涸结痂脱落，愈后不留瘢痕。皮损好发于头皮、面颈部、胸背部、臀部和腿部，可单发，也可多发，自觉痒痛。皮损发生于头皮，愈后遗留毛发脱落及瘢痕者，称为秃发性毛囊炎（folliculilis decalvans）；皮损发生于胡须部者与使用不清洁的剃须刀有关，称为须疮（sycosis）；皮损呈乳头状增生或形成瘢痕硬结者称为瘢痕疙瘩性毛囊炎（folliculitis keloidalis）（图2-5-1）。

2. 疖 起初为毛囊性的红色丘疹，以后炎症向周围扩展，形成质硬结节，伴红肿热痛（图2-5-1），数天后中央变软，出现黄白色脓栓，脓栓脱落后排出脓液和坏死组织，炎症逐渐消退后愈合，遗留瘢痕。面部的疖，尤其发生于“危险三角区”的鼻部及上唇者，因此处有丰富的淋巴管及血管网，且和颅内血管相通，易引起海绵窦血栓性静脉炎、败血症，甚至脑脓肿。疖一般为单发，若数目多、反复发生、经久不愈，则称为疖病（furunculosis），多见于免疫力低下者。

3. 痈 多个相邻毛囊的深部感染，表现为浸润性紫红色斑块、紧张发亮，继而组织坏死、出现多个脓头，状如蜂巢，可以排出坏死性脓栓和血液，有时坏死组织全部脱落形成深在性溃疡（图2-5-1），以后肉芽组织生长以瘢痕愈合。病变好发于颈部、背部、肩部、臀部及大腿等肌肉丰厚处。本病一开始即可有发热、畏寒、头痛、食欲缺乏等全身症状。局部可有搏动性疼痛，在局部组织化脓性坏死停止后，全身症状随之减轻，局部淋巴结常肿大。严重者可继发败血症而导致死亡，血常规中白细胞总数和中性粒细胞计数明显升高。该病常发生于免疫力低下者，如糖尿病患者或服用激素等免疫抑制剂者。

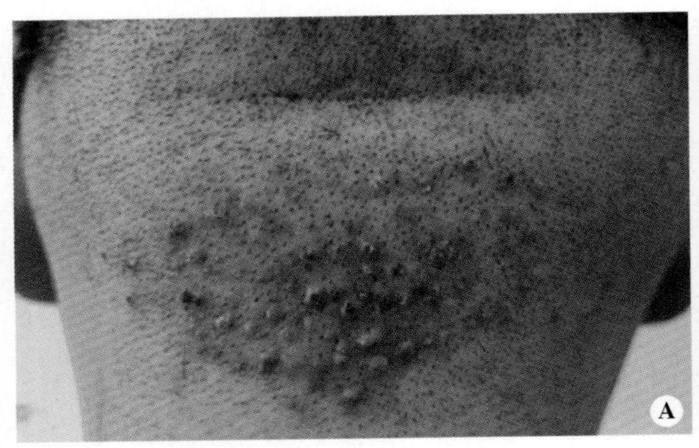
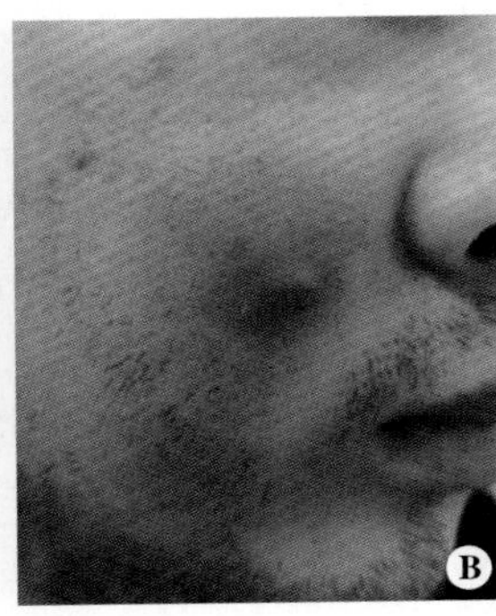
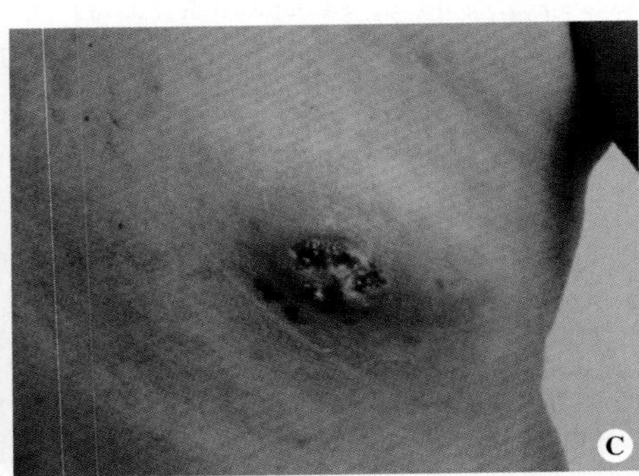

图2-5-1 毛囊炎、疖及痈的临床表现

A. 枕部瘢痕疙瘩性毛囊炎；B. 面部的疖；C. 糖尿病患者背部的痈

（四）诊断及鉴别诊断

疖是毛囊炎的进一步加重，根据毛囊性丘疹、结节，以后化脓坏死形成脓栓及局部疼痛等表现，可以将疖与毛囊炎区分。痈为聚集性疖肿，浸润明显，有多个脓头，形成蜂巢状，全身症状明显，可以诊断。同时需要与下列疾病相鉴别。

1. 脓癣 是主要由亲动物性真菌如石膏样小孢子菌或羊毛状小孢子菌感染引起的严重头癣，炎症反应强烈，表现为浸润性红色斑块，上密布毛囊性脓疱，患者头发常易折断及拔出，可以找到真菌，多发生于儿童，需要与头皮毛囊炎和疖相鉴别。

2. 马拉色菌毛囊炎 好发于胸背部、肩颈部，面部偶发，典型皮损为有光泽的半球形毛囊性丘疹，中央有黄白色物质，周边有红晕，间杂有小脓疱，群集分布，数目达数十个至数百个，可有不同程度的瘙痒，多发生在炎热多汗的季节。黄白色物质常为紧密堆积的角蛋白而非脓液，可以通过真菌检查来进一步鉴别。

3. 寻常痤疮 好发于胸背部和面部皮脂溢出部位，典型皮损为开放性和闭合性粉刺、炎性丘疹和脓疱。皮损若伴有粉刺，诊断为寻常痤疮更为合适。

4. 蜂窝织炎 为肌肉丰厚处的弥漫性水肿性红斑，边界不清，有浸润感，可以有自发疼痛和压痛，以后组织逐渐溶解坏死而出现波动，破溃而形成溃疡，经两周左右瘢痕愈合。也有不破溃者，炎症浸润自然吸收而消退。根据皮损及病程转归可以与痈进行鉴别。

（五）预防及治疗

1. 预防 注意皮肤清洁卫生；避免穿紧身、不透气的衣物；尽量不要刮伤自己，剃须尽可能选择电动剃须刀；避免不规范用药及长期使用激素药膏；加强营养，增强机体抵抗力；积极寻找并发现各种诱发毛囊炎的潜在疾病，如糖尿病等。早期积极抗感染治疗有利于避免和减轻炎症后色素沉着。

2. 治疗

（1）局部治疗：对于皮损数量少的毛囊炎，通常外用抗生素足以治疗，常用的有莫匹罗星软膏、夫西地酸乳膏、克林霉素凝胶等，持续使用5～10天不等。早期疖未化脓者可热敷或给予20%鱼石脂软膏、3%碘酊外涂。发生增生性瘢痕时，可在抗感染基础上于皮损内注射糖皮质激素。若发生炎症后色素沉着可外用积雪苷霜软膏、氢醌乳膏等。

（2）系统治疗：全身症状明显者、大面积皮损者和持续性病变者有系统应用抗生素的指征。抗生素应用原则：早期、足量、足疗程，一般使用7～10天，常用β-内酰胺类、大环内酯类、林可酰胺类（克林霉素）等抗菌药物，建议根据细菌药物敏感试验结果来选择抗菌药物。有时发生于头皮、胡须或躯干的毛囊炎持续存在，需要采用长疗程的口服抗生素治疗（1个月或以上），此时常用多西环素、米诺环素。疖和痈的患者应寻找潜在的基础疾病并积极治疗。

（3）物理治疗：氦氖激光、半导体激光、红光等低功率激光可以促进炎症吸收和创面修复，有生物光调作用，治疗每天1次，连续7～10天。

（4）手术治疗：适用于较大的疖和痈，需要在成脓后切开引流。

（5）中医药治疗：在较大的疖肿和痈初期未成脓时，外敷金黄膏、玉露膏等促进肿块消退或促进成脓。皮损较多时，可以服用清热解毒类中药，如五味消毒饮、荆防败毒汤或黄连解毒汤等，还可以采用针灸刺血疗法等。

二、脓疱病

（一）概述

脓疱病（impetigo）俗称“黄水疮”，是一种浅表细菌感染性皮肤病，具有接触传染性。最常见于2～5岁儿童，但任何年龄段的儿童和成人都可能受累。本病通过密切接触很容易在人群中播散，造成一定范围内的流行。危险因素包括贫困、人口密度太大、卫生状况不佳等。

（二）病因及发病机制

主要致病菌是金黄色葡萄球菌，少数为乙型溶血性链球菌（以A族为主，偶尔也可能为其他血清组，如C组或G组），可单独致病也可与金黄色葡萄球菌联合致病。其中生成剥脱毒素A的金黄色葡萄球菌菌株可形成大疱，因为该毒素可靶向作用于桥粒芯糖蛋白1从而引起表皮浅层细胞间黏附丧失。细菌可直接入侵正常皮肤，也可通过皮肤微小创伤感染，如继发于擦伤、较小创伤、昆虫叮咬或湿疹等基础疾病。

（三）临床表现

特征性皮损是丘疹、水疱或脓疱，易破溃形成脓痂。根据临床主要症状，可分为3型。

1. 寻常型脓疱病　也称非大疱性脓疱病（non-bullous impetigo），是最常见的类型。在红斑的基础上发生壁薄的水疱，迅速转变为脓疱，周围有明显的红晕。脓疱破溃、渗液干燥结痂成蜜黄色，痂不断向四周扩张，可与邻近皮损互相融合。常因瘙痒搔抓后不断将细菌接种到其他部位发生新的皮疹。痂皮可自然脱落，愈后不留瘢痕，整个过程大约持续7天。此型好发于口周（尤其是口角部位）、鼻孔周围（图2-5-2）、耳廓及四肢露出部位，可能多发，但常局限，多数无明显全身症状。

2. 大疱性脓疱病　初起为散在的水疱，在1～2天后水疱直径迅速增大至2cm以上，疱液最初呈清澈的黄色，很快浑浊沉积于疱底部，呈半月形的积脓现象，成为本型脓疱病的特征之一。疱壁薄而松弛易破，糜烂面很快干燥结黄色脓痂，痂脱落后可留有暂时性色素沉着或色素减退。有时痂下脓液向周围溢出，在四周发生新的水疱，排列成环状或链环状，称为环状脓疱病（impetigo circinata）。皮损好发于躯干、四肢部位，自觉瘙痒，一般无全身症状。

3. 深脓疱病　是一种溃疡型脓疱病，病变从表皮延伸至真皮深部。皮损包括“穿凿样”溃疡，上覆有黄色痂皮，被隆起的紫红色边缘围绕。病变好发于小腿或臀部，也可以发生在其他部位，愈后留有瘢痕（图2-5-2）。

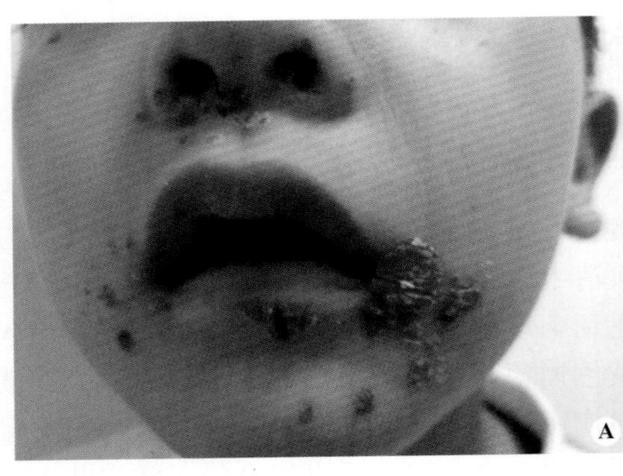
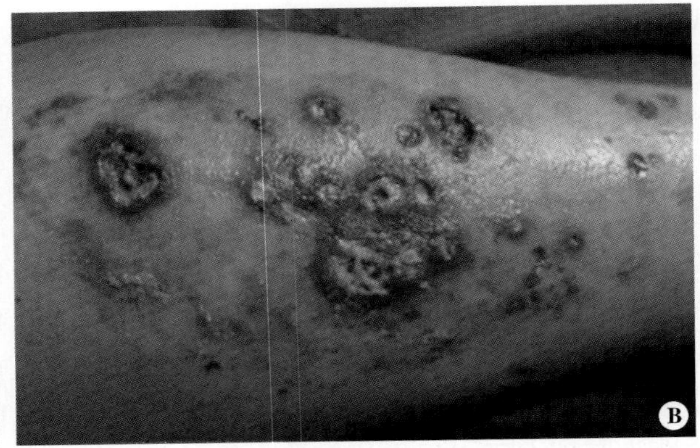

图2-5-2 脓疱病

A. 面部寻常型脓疱病；B. 小腿深脓疱病

（四）诊断及鉴别诊断

儿童患者出现暴露部位的局限性丘疹、水疱和脓疱，结蜜黄色痂，根据典型临床表现，不难诊断。有时需要与下列疾病进行鉴别。

1. 丘疹性荨麻疹 其特征是在风团样红斑上出现丘疹或水疱，好发于躯干、四肢，多批出现，反复发作，奇痒，水疱较小，无脓疱、黄痂现象，可以鉴别。

2. 水痘 皮疹向心性分布，以绿豆到黄豆大小的水疱为主，同时可见斑疹、丘疹、水疱和结痂各个时期的皮疹，口腔黏膜也常受累，有时伴瘙痒，无脓疱、糜烂结痂现象，不难鉴别。

3. 细菌性毛囊炎 初期为毛囊性红色丘疹，部分丘疹顶端有脓疱，可发生在躯干、四肢等部位，脓疱很快干涸，不会发展为大疱，无接触传染特点，可以鉴别。

（五）预防及治疗

1. 预防 注意个人卫生，保持皮肤清洁，及时治疗各种瘙痒性皮肤病。患者要适当隔离，尤其是集体单位，患儿接触过的衣服、毛巾及用具等应消毒。

2. 局部疗法 皮损渗出较少时，可直接使用75%乙醇溶液消毒，或外用莫匹罗星软膏、夫西地酸乳膏或复方多黏菌素B软膏等。对水疱或脓疱，可以用消毒针穿破，以无菌棉球吸取疱液，尽量避免疱液溢到正常皮肤上。皮损广泛、渗液较多时可使用乳酸依沙吖啶溶液、1%～3%硼酸溶液或1∶5000高锰酸钾溶液冷湿敷。

3. 系统治疗 对皮损广泛，伴有发热或淋巴结炎及体弱的婴幼儿应给予系统抗生素治疗，首选半合成青霉素或头孢菌素，对青霉素过敏者可选用克林霉素。7天内疗效不明显的，可根据药物敏感试验结果选择抗生素。

4. 中医药治疗 主要治则为清热解毒，方以黄连解毒汤、清暑汤、五味消毒饮等加减，也可内服市售中成药银黄片、牛黄消炎丸等，以及外用复方黄柏液涂剂等。

三、丹毒和蜂窝织炎

（一）概述

丹毒（erysipelas），中医称“流火”，是累及真皮浅层淋巴管的急性非化脓性炎症，好发于面部及下肢，其他任何部位均可发生。蜂窝织炎（phlegmona，cellulitis）是皮下、筋膜下、肌间隙或深部疏松结缔组织的急性、弥漫性、化脓性炎症，常发生于四肢，也可发生于面部。丹毒和蜂窝织炎本质上都是细菌感染，临床表现可重叠，因此近年来部分专家主张二者不必特别区分。

（二）病因及发病机制

丹毒是主要累及真皮的急性感染性皮肤病，病原菌主要是A族β型溶血性链球菌，多由皮肤或黏膜破坏侵入，但也可通过血行感染。足癣和鼻炎常是小腿丹毒及面部丹毒发生的主要诱因。小腿溃疡、慢性湿疹、营养不良、酗酒、丙种球蛋白缺陷及肾性水肿等，皆为本病促发因素。复发性丹毒的发病与局部淋巴管堵塞或不恰当的治疗有关，具体机制不清。蜂窝织炎为皮肤和皮下组织弥漫性化脓性炎症，病原菌多为金黄色葡萄球菌，有时为溶血性链球菌，也可以是厌氧性或腐败性细菌。感染大多数是原发的，细菌通过小的皮肤创伤侵入皮内；也可是继发的，由其他局部化脓性感染直接扩散而来，或由淋巴管或血行感染导致。化学性物质注入软组织也能导致急性蜂窝织炎。

（三）临床表现

1. 丹毒 起病急，发病前有头痛、畏寒、发热等前驱症状。典型皮损为境界清晰的水肿性红斑，局部皮温高，红斑迅速向四周扩大，有时伴小水疱形成，随着红肿向外蔓延，中心区肤色变暗、脱屑、遗留色素沉着，全身症状和皮损一般在4～5天达高峰。皮损好发于面部、小腿和足背，皮损多为单侧（图2-5-3A）。根据临床表现的不同，丹毒有各种不同的名称，在红斑肿胀处发生水疱者，称为水疱性丹毒（图2-5-3B）；形成脓疱者，称为脓疱性丹毒；炎症深达皮下组织引起皮肤坏疽的，称为坏疽性丹毒；皮损连续扩大成岛屿状蔓延的，称为游走性丹毒。本病有在原部位反复再发的倾向，反复再发者称为慢性复发性丹毒，再发时，症状常较前一次轻。由于反复发作皮肤淋巴管受损被阻塞，日久可继发象皮肿尤见于下肢。发生于颜面者，可形成慢性淋巴水肿样改变。血中白细胞计数增多，红细胞沉降率加快，链球菌溶血素水平增高。若不积极治疗，尤其婴儿及年老体弱的患者，可发生肾炎、皮下脓肿及败血症等并发症。

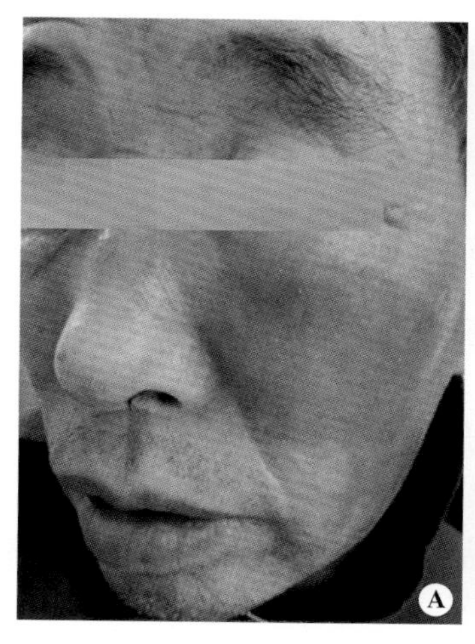
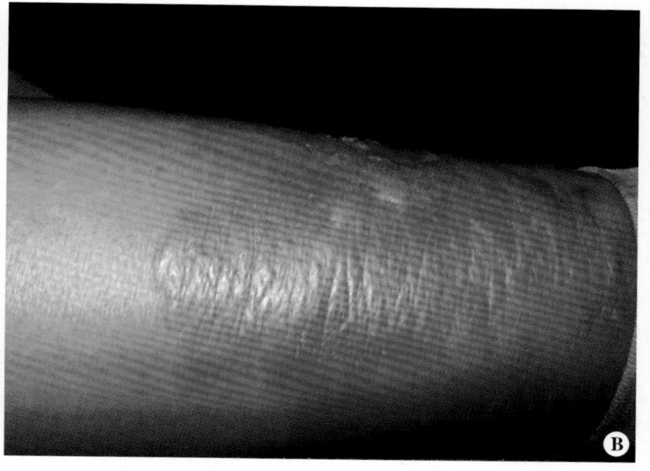

图2-5-3 丹毒的临床表现

A. 面部边界清晰的水肿性红斑（由韩庆东医生惠赠）；B. 小腿边界清晰的水肿性红斑，上有水疱、大疱（由范晴医生惠赠）

2. 蜂窝织炎 典型皮损为弥漫性浸润性红肿，边界不清，并有显著的凹陷性水肿，严重者其上可发生水疱，局部疼痛显著，有恶寒、发热等全身症状。以后组织逐渐溶解软化而出现波动，破溃而成溃疡，经两周左右以瘢痕愈合，也有不破溃者，炎症浸润自然吸收而消退。皮损常发生于四肢，发生于指、趾的蜂窝织炎称为瘭疽，局部有明显搏动痛及压痛。炎症进一步向深部组织蔓延可波及肌腱及骨，有时可并发坏疽、转移性脓疡及败血症，也可导致局部淋巴管炎及淋巴结炎。

发生在面部的蜂窝织炎是一种严重的类型，多由于局部外伤、虫咬后感染或鼻旁窦炎（尤其筛窦炎）扩散所致，表现为眼眶周围组织红肿，细菌很易扩散到眼窝内及中枢神经系统，出现眼球突出及眼肌麻痹。除加强抗生素治疗外，应及时应用放射线或CT检查眼窝与鼻旁窦情况。

（四）诊断及鉴别诊断

丹毒为边界清晰的水肿性红斑，浸润较轻；蜂窝织炎为边界不清的红肿，有自发痛及压痛，中心可软化、波动及破溃，两者需要相互鉴别，实际上丹毒是一种表浅的蜂窝织炎。不典型的皮损需要与下列疾病相鉴别。

1. 接触性皮炎 有接触外界刺激物的病史，

皮损形状与接触物的形状一致，可有痒痛，无全身症状，停止接触刺激物后皮损一般不会继续进展，一般不难鉴别。

2. 带状疱疹 典型皮损为多发的水肿性红斑，呈带状分布，上有簇集的水疱、血疱，可有明显疼痛，好发于肋间神经、三叉神经、腰骶部神经分布区域，多为单侧分布，有时需要鉴别，特别是面部皮损。

（五）预防及治疗

1. 预防 积极治疗基础疾病，如足癣、鼻炎、湿疹、小腿溃疡等，避免外伤。

2. 一般治疗 加强营养，避免劳累，可给予维生素、镇痛药、退热药等。皮损发生在下肢时，抬高下肢，避免过度活动，及时清理毒性物质（脓性、坏死组织等）。

3. 系统治疗 是必需的，以青霉素疗效最好，给予足量、足疗程治疗，一般用药2～3天后体温能恢复正常，但仍需持续用药2周左右。

4. 局部药物治疗 有水疱渗出时，可用呋喃西林液湿敷，外用莫匹罗星软膏等。

5. 局部物理治疗 可局部热敷，也可用紫外线、红外线、超短波等物理疗法。

6. 中医药治疗 早期治法以清热解毒、凉血化瘀为主，可内服五味消毒饮。溃破后如正不胜邪、硬肿不消、排脓不畅，宜扶正托毒，可内服托里消毒饮。

四、寻常狼疮

（一）概述

寻常狼疮（lupus vulgaris）是一种常见的、进展性、少菌型皮肤结核病，多数患者有其他部位结核病的证据，应进行全面检查。该病可发生于所有年龄段，女性患者数量为男性患者的2～3倍，2018年国内多中心回顾性研究发现其占皮肤结核病的32%。

（二）病因及发病机制

结核分枝杆菌是寻常狼疮的主要致病菌，牛型结核分枝杆菌和卡介苗即减毒的牛型结核分枝杆菌也可以致病。一般来说，结核分枝杆菌侵入人体后，首先经过非特异性免疫防线被组织细胞吞噬，这些细胞将结核分枝杆菌抗原暴露在细胞膜表面，机体T细胞与之发生反应，释放IL、IFN-γ和TNF-α等炎性因子促进巨噬细胞聚集，吞噬能力增强。因机体免疫力不同，结核分枝杆菌侵入人体后可被消灭或处于潜伏状态，不一定立即发病。但身体抵抗力弱时结核分枝杆菌繁殖，可引起组织和皮肤损害。结核分枝杆菌的荚膜具有丰富的脂质，使其被巨噬细胞吞噬后能够抵抗胞外降解，加上感染个体对结核分枝杆菌具有中度的免疫力，因此组织学上形成慢性肉芽肿改变。传播途径有外源性接种；经血液或淋巴管内源性播散至皮肤，其中血行播散最常见。营养、卫生状况和个人抵抗力等均可以影响寻常狼疮的发生与发展。本质上，寻常狼疮是有中度免疫力的个体对结核分枝杆菌的迟发性超敏反应，多数患者有结核菌素试验阳性。

（三）临床表现

寻常狼疮的临床表现可分为5种不同的类型：斑块型、溃疡型、赘生物型、肿瘤样型和丘疹结节性。斑块型寻常狼疮最常见，溃疡型寻常狼疮最少见。寻常狼疮表现形式常不典型，可能导致诊断延迟。基本损害为红褐色至棕褐色粟粒至豌豆大的狼疮结节，触之质软，微隆起于皮面，结节表面薄嫩，用探针探查时，稍用力即可刺入，容易贯通及出血（探针贯通现象）。如用玻片行压诊，减少局部充血时，结节更明显，呈淡黄色或黄褐色，如苹果酱颜色，故也称“苹果酱结节”，有时许多结节互相融合构成大片红褐色浸润性损害，直径可达10～20cm，表面高低不平，触之柔软，覆有大片叶状鳞屑（图2-5-4）。在长期病程中，结节斑块自行吸收形成瘢痕或破溃形成溃疡，表面为红褐色肉芽组织，有少量稀薄脓液，脓液干燥后结污褐色厚痂。溃疡可以一边愈合，另一边又向外扩展，形成环状、弧形或蛇行性等特殊形态。寻常狼疮的另一特点为已愈合瘢痕组织上可再生新的狼疮结节，再破溃形成溃疡，故本病常迁延数十年不愈。

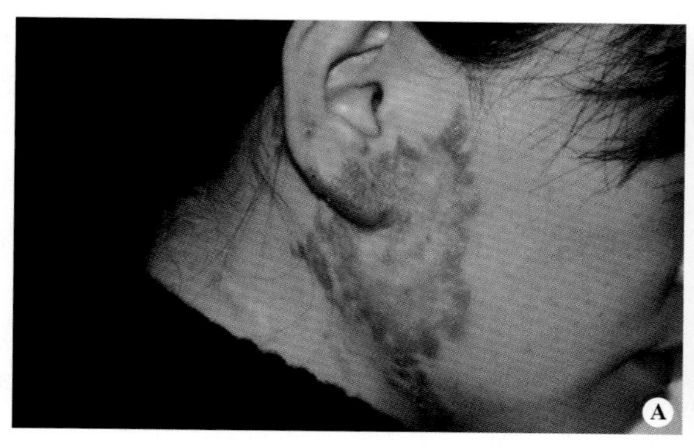
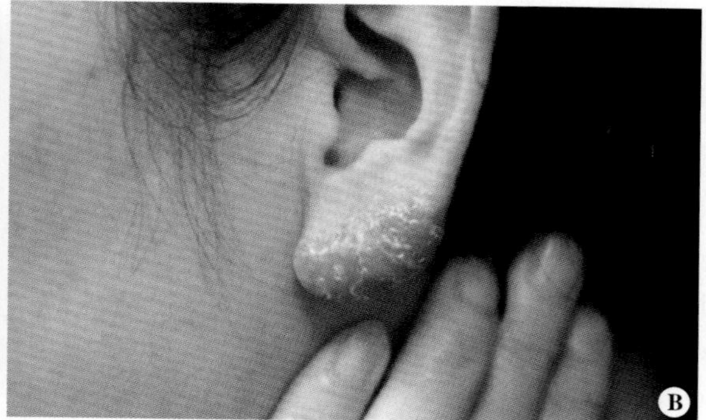

图2-5-4　寻常狼疮临床表现

A. 红褐色的结节互相融合构成大片红褐色浸润性损害，表面高低不平；B. 耳垂部的红褐色斑块，表面明显的白色鳞屑

除以上典型损害外，由于感染方式和患者机体反应性的不同，还可以出现播散性狼疮，为身体内部结核病灶中的结核分枝杆菌经血行播散至皮肤而发病，可见于患麻疹或猩红热等急性传染病后的儿童，皮肤突然出现散在性的由狼疮结节构成的小斑片，病损数多，互不融合。

寻常狼疮的好发部位以面部最多见，其次为四肢、臀部及颈部等处。面部寻常狼疮具有毁容性。四肢及颈部损害可因瘢痕收缩而挛缩畸形。寻常狼疮也常侵犯黏膜，无明显自觉症状，在继发感染时可有疼痛。

（四）诊断及鉴别诊断

根据寻常狼疮的皮损特点及常自幼年发病、基本损害为苹果酱样的狼疮结节、破溃后愈合形成瘢痕、瘢痕上又可再生新结节、一边破坏、一边愈合等特点，再结合结核菌素试验常阳性，组织病理学检查呈结核性或结核样浸润等进行确诊，由于病变组织内结核分枝杆菌较少，结核分枝杆菌培养和聚合酶链反应（polymerase chain reaction，PCR）检查结果可能呈阴性。临床上有时需要进行诊断性治疗。需要与多种疾病进行鉴别。

1. 盘状红斑狼疮　典型皮损为持久性盘状红色斑片，多为圆形、类圆形或不规则形，直径为数毫米至数厘米不等。皮疹表面有毛细血管扩张和灰褐色黏着性鳞屑覆盖，鳞屑底面有角栓突起，剥除鳞屑可见扩张的毛囊口，结合组织病理可以诊断。

2. 鳞状细胞癌　早期皮损为红色硬结，以后发展成疣状损害、浸润，常有溃疡、脓性分泌物和臭味，见于颞、前额、下口唇和头顶部，组织病理可以鉴别。

（五）预防及治疗

随着卫生技术水平和生活水平的不断提高，寻常狼疮现发病率逐年降低，预防主要应以避免皮肤外伤，外伤后及时正规清创、消毒处理等为主。

1. 系统治疗　是寻常狼疮的主要疗法，一般应用标准抗结核治疗，强调“早期、适量、联合、规律、全程”的用药原则，不仅要控制感染，防止细菌耐药，疗程至少半年以上，也要监测药物不良反应。一般主张最初治疗时选用三联疗法（异烟肼+利福平+乙胺丁醇/链霉素），联合治疗1～3个月后改用两种药物，如异烟肼+利福平/乙胺丁醇，再治疗5～9个月，最后用异烟肼单药维持。链霉素使用勿超过3个月。

2. 局部治疗　对范围不大的皮肤损害可用1%普鲁卡因液1ml加入2.5%异烟肼溶液2ml，在损害四周做环形皮下注射，或将5%异烟肼软膏涂于损害处。

3. 手术治疗　对小片寻常狼疮，可在局部麻醉下，施行刮除术，术后行压迫止血，外敷10%次没食子酸。

4. 物理治疗　可以用浅层X线、紫外线照射或激光、电凝破坏结核组织。

五、皮肤非典型分枝杆菌感染

（一）概述

皮肤非典型分枝杆菌感染是指由结核分枝杆菌、麻风分枝杆菌以外的分枝杆菌所致的皮肤感染。疾病的类型取决于所感染的分枝杆菌种类、暴露的程度和途径及宿主的免疫状态。

（二）病因及发病机制

非典型分枝杆菌是一类在环境中广泛存在的抗酸菌，常与结核分枝杆菌具有交叉抗原性，但又具有独特的生物学特性，一般不在人与人之间传播，来源包括水、土壤、食物制品、家养动物和野生动物。医源性接种是非典型分枝杆菌感染常见的原因，包括注射、穿孔、针刺、文身、外科操作、牙科器械操作等，致病菌主要包括堪萨斯分枝杆菌、海鱼分枝杆菌、瘰疬分枝杆菌等。疾病的类型取决于分枝杆菌种类、机体暴露程度和宿主免疫状况，非典型分枝杆菌感染免疫力低下的宿主，可能引起播散性病变。

（三）临床表现

非典型分枝杆菌引起的皮肤感染临床表现多种多样，可为丘疹、斑块、伴感染的结节、溃疡或孢子丝菌病样皮损等，缺乏特异性（图2-5-5）。以下是引起皮肤非典型分枝杆菌感染的主要菌种及其临床表现。

1.堪萨斯分枝杆菌感染 主要引起患者的肺部、颈部淋巴结和皮肤感染，皮肤感染表现为红斑、脓肿、结节、脓疱、疣状皮损和溃疡等。

2.海鱼分枝杆菌感染 多见于游泳池或海水中游泳者或渔场工作人员的皮肤擦伤处，如手、足、膝、踝、指（趾）部皮肤，开始呈红褐色小丘疹、小结节或斑块，以后可软化破溃成浅表性的小溃疡，但不形成瘘管（图2-5-5）。病变呈自限性，一般在数月内自愈，个别病例可持续十余年。

3.瘰疬分枝杆菌感染 可导致慢性溃疡、结节等皮肤及皮下组织感染。可出现多发性皮肤脓肿，脓肿较深，继之出现脓疱和溃疡，患者无自觉症状，无高热、寒战、咳嗽及其他系统症状。

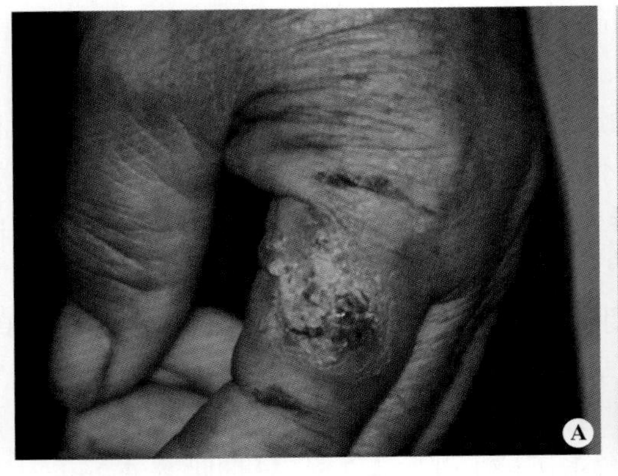

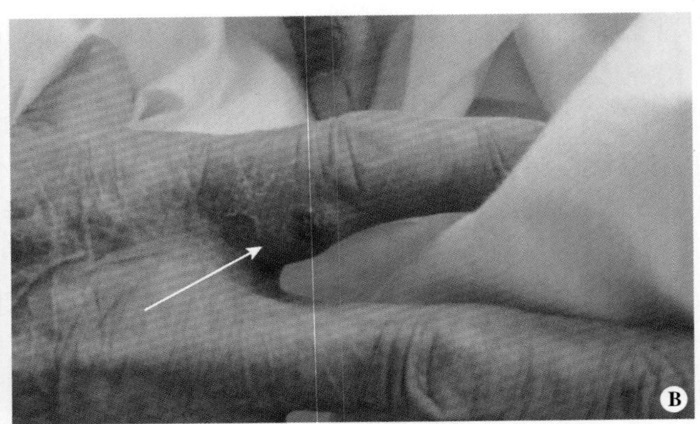

图2-5-5 皮肤非典型分枝杆菌感染的临床表现

A. 手指部位经久不愈的暗红色结节；B. 表面浅表溃疡结痂（箭头）

4.鸟-胞内分枝杆菌复合体感染 临床皮肤损害为多发溃疡与结节，皮损类似瘤型麻风，也可表现为脂膜炎，是艾滋病患者最常见的条件非结核分枝杆菌感染。

（四）诊断及鉴别诊断

诊断需根据可疑暴露史、外科操作史、注射史，皮损表现为脓肿、结节、脓疱和溃疡，常规细菌培养阴性，以及常规治疗疗效欠佳时需要警惕非典型分枝杆菌感染的可能。结核菌素试验结果可呈阳性，组织病理学晚期呈现结核样结节时，需要从皮肤结节、伤口或脓肿处做活检、引流或抽吸液行细菌培养，PCR检查可以帮助诊断细菌培养结果阴性的病例。

由于不同分枝杆菌引起的症状差异大，因此本病需要与多种皮肤疾病相鉴别。

1. 孢子丝菌病 损害常沿淋巴管排列成串珠状，淋巴结常不增大，可培养出孢子丝菌。典型的组织病理常显示特殊的3层结构：中央是化脓层，为中性粒细胞；其外为结节层，为上皮样细胞及多核巨细胞；最外层为淋巴细胞和浆细胞。

2. 结节病 1/4的结节病会累及皮肤，常见的皮损为丘疹和结节。丘疹型结节病最常发生于面部，眼睑和鼻唇沟为好发区域，皮损可形成环状或非环状斑块。一般不破溃，组织病理学确诊比较困难，结核菌素试验阴性。

3. 着色真菌病　损害为疣状增生的斑块，炎症明显，真菌或组织病理学检查均可见真菌。

4. 放线菌病/诺卡菌病　有多种皮肤感染类型，包括原发性皮肤病、淋巴皮肤病、播散性病灶累及皮肤等。背部、腿、足部出现无痛结节、浸润性斑块，破溃后流出硫黄色颗粒样的脓液，可找到菌丝。

（五）预防及治疗

1. 预防　避免使用自来水冲洗污染的开放性伤口；进行牙科操作时避免使用自来水，而是使用无菌用水；避免注射未批准的注射药品；消毒皮肤避免使用苯扎溴铵而应该使用碘伏或安尔碘等消毒液。

2. 治疗　已发现有百余种非典型分枝杆菌，不同种类分枝杆菌对药物的敏感性不同，应根据分枝杆菌菌种或药物敏感试验结果选择相应的治疗方案。堪萨斯分枝杆菌对经典的抗结核药敏感，应采用两种以上药物坚持治疗1～2年。海鱼分枝杆菌感染虽可自愈，但时间较久，可采用复方磺胺甲噁唑、利福平等治疗并配合热疗。瘰疬分枝杆菌对一般抗结核药不敏感，可使用其他抗生素治疗。对鸟分枝杆菌复合体皮肤感染首选大环内酯类药物，可联合乙胺丁醇或利福平。脓肿引流和去除留置于体内的异物（如静脉导管）是治疗的重要措施，出现溃疡、深部软组织感染、骨髓炎等问题时，外科清创是严重局部病变的最佳治疗手段。

六、颜　面　癣

（一）概述

颜面癣（tinea faciei），是发生在面部的皮肤癣菌感染，属于特殊部位的体癣，发病率较低，约占真菌感染性皮肤病的1.2%。

（二）病因及发病机制

主要致病菌包括毛癣菌属、小孢子菌属和表皮癣菌属。致病菌侵犯角质层后引起皮肤炎症反应，炎症程度与病原菌和机体抵抗力密切相关。免疫抑制可能增加皮肤癣菌感染的风险，并可能促发皮损泛发或持续。合并其他浅部真菌病、使用激素类药物、动物接触史是导致颜面癣发病的重要因素。

（三）临床表现

基本损害为丘疹、水疱或丘疱疹，组成圆形或类圆形的红斑性皮损，中心常消退，边缘进展，形成环形损害，有细小脱屑或色素沉着，多数自觉瘙痒。好发于前额、面颊、口周，有时可以彼此重叠成花环状，形态甚为特殊（图2-5-6）。

临床上颜面癣多不典型，特别是外用糖皮质激素类药物后，鳞屑和环状边缘常消失、瘙痒减轻，易误诊误治。一些患有免疫缺陷病或应用免疫抑制剂、皮质类固醇、抗肿瘤药物的患者，皮损可能泛发，除了面部外，躯干、四肢也可能有体癣。

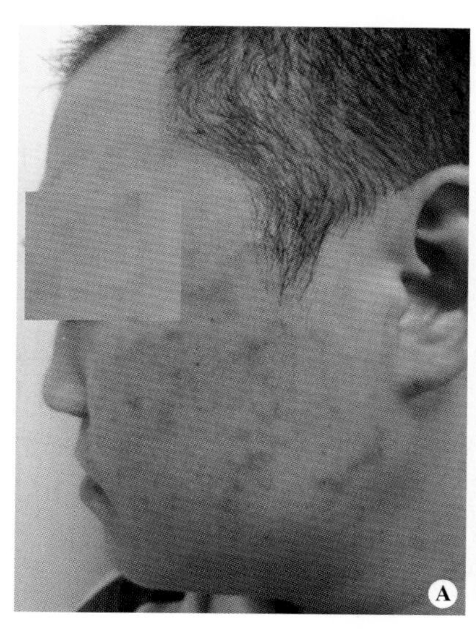

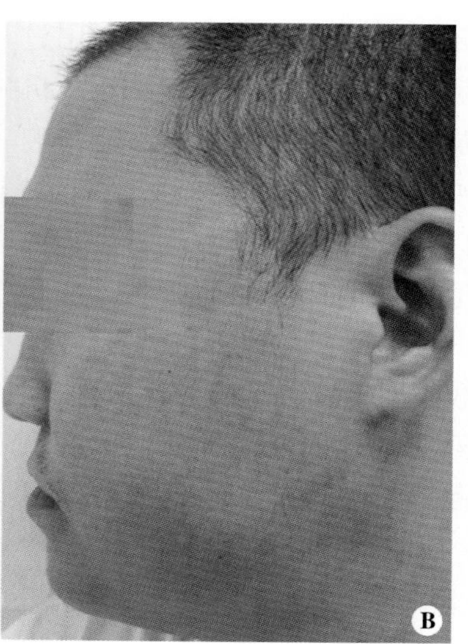

图2-5-6　颜面癣及治疗效果

A. 面部不规则花环状红斑；B. 口服抗真菌药物治疗两周后皮损消退

（四）诊断及鉴别诊断

典型的颜面癣不难诊断，如果早期被误诊并外用糖皮质激素，皮损可能发生变化，如红斑边界变得模糊、皮损范围扩大或出现深部毛囊炎，会增加诊断难度，需要进行真菌镜检或培养。

不典型颜面癣需要与面部脂溢性皮炎、环状肉芽肿、面部银屑病等相鉴别。

1. 脂溢性皮炎 表现为眉间及鼻两侧的油腻性黄红色斑片和鳞屑，皮损无中央消退现象，对激素治疗反应好，常在劳累、熬夜、饮食不节时复发。

2. 环状肉芽肿 局限型环状肉芽肿最为常见，表现为光滑、质地较硬的小丘疹，呈正常肤色、淡红色或紫色，皮损中心消退，周围排列紧密，形成环状或拱形，皮疹可单发或多发，多见于儿童。病程慢性，大多在两年内可以自行吸收，不留瘢痕或其他痕迹。

3. 面部银屑病 典型皮损为点滴状的斑丘疹或指甲盖大小的红斑，多见于额部、眉区、耳后、耳窝、耳廓后方，由于洗脸、用药等原因，鳞屑通常不明显，一般在头皮和其他部位可找到鳞屑性丘疹、红斑等典型皮损从而鉴别，也可以借助皮肤镜诊断。

（五）预防及治疗

1. 预防 关键在于积极治疗患者原有的手足癣、股癣、甲癣、头癣，要尽量避免和其他患者，包括有癣病的动物密切接触。避免接触患者用过的浴盆、毛巾，并定期清洗消毒，尤其是托儿机构、集体生活的人员更应注意。对一些可能影响机体抵抗力的药物如皮质类固醇、免疫抑制剂等，应尽量避免滥用，以免因机体抵抗力减弱而易致继发感染。对患者原有的消耗病如糖尿病等应予以及时治疗。

2. 治疗 大多数颜面癣可以通过外用咪唑类、丙烯胺类等抗真菌药物治疗。泛发性或难治性真菌感染，以及感染蔓延至毛囊或真皮的患者，可短程口服特比奈芬、伊曲康唑或氟康唑治疗。

七、马拉色菌毛囊炎

（一）概述

马拉色菌毛囊炎（malassezia folliculitis），过去也称糠秕孢子菌毛囊炎（pityrosporum folliculitis），是由马拉色菌引起的毛囊性真菌病。

（二）病因及发病机制

马拉色菌属嗜脂性酵母菌属，为人体和温血动物皮肤常驻菌群之一，易定植于皮脂腺丰富部位。在适宜条件下马拉色菌大量繁殖，其脂肪分解酶将毛囊部位的三酰甘油分解成游离脂肪酸，后者可刺激毛囊口的异常角化，导致毛囊内容物释放入周围组织产生炎症反应。

（三）临床表现

马拉色菌毛囊炎好发于青壮年、免疫力低下者及抗生素和糖皮质激素滥用者，皮损好发于胸部、面颈、肩、上臂及腹部。典型皮损为半球形炎性毛囊丘疹、斑丘疹或小脓疱，直径为2～4mm，周边有红晕，可挤出粉脂状物质，常数十至数百个散在或密集分布，疹间有正常皮肤，丘疹中央可间杂有小脓疱或黑头粉刺（图2-5-7）。患者常表现为不同程度的瘙痒或刺痛，自觉有灼热感，出汗后可加重。

（四）诊断及鉴别诊断

根据典型的皮损结合真菌镜检阳性，可以诊断。需要与以下疾病相鉴别。

1. 寻常痤疮 除了毛囊性炎性丘疹外，痤疮还有粉刺、结节甚至瘢痕等类型的皮损，皮损多形；发病部位以面部为主，仅胸背部起疹而面部不累及的少见。结合真菌镜检，一般不难鉴别。

2. 细菌性毛囊炎 典型皮损是红色毛囊性丘疹，边缘可有红晕，顶端有时有黄白色脓疱，通常1周左右脓疱干涸结痂脱落，一般皮损较少。马拉色菌毛囊炎成批出现，由其毛囊性丘疹顶端可挤出脂样物质，真菌镜检阳性，一般不难鉴别。

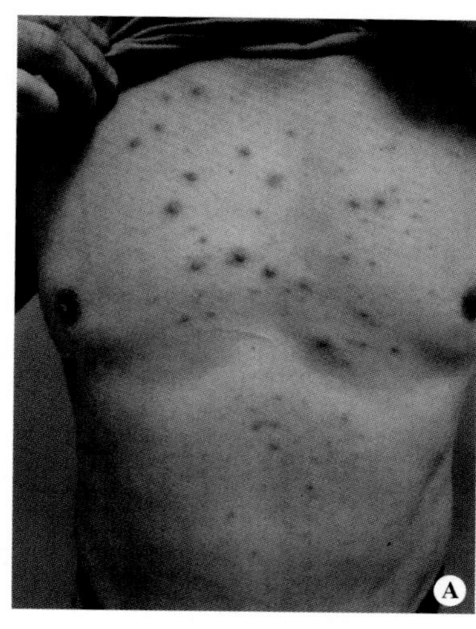

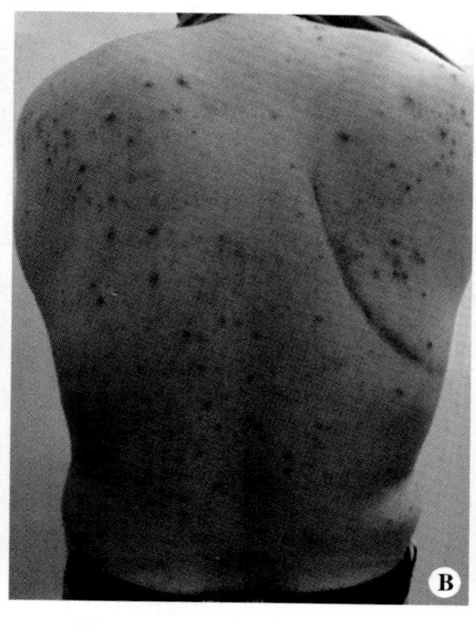

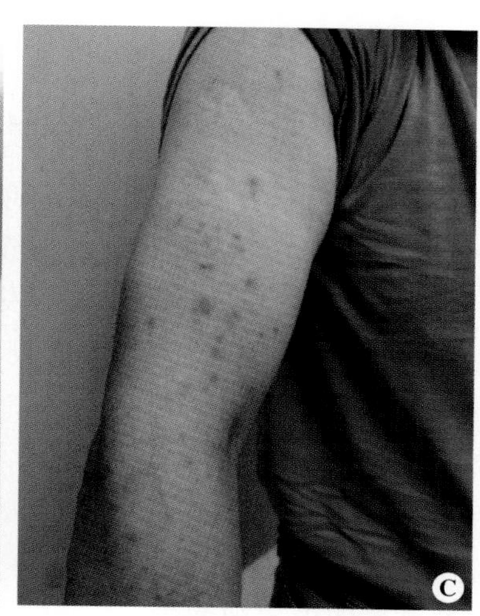

图2-5-7　马拉色菌毛囊炎

（五）预防及治疗

1. 外用药物治疗　由于本病侵犯毛囊、部位较深，单纯外用药物治疗效果较差，尽量选择含有渗透剂的外用抗真菌药物。可以选用特比奈芬乳膏、联苯苄唑乳膏、阿莫罗芬乳膏、酮康唑洗剂等。皮损多发时，联合系统药物治疗。

2. 系统药物治疗　氟康唑100～200mg/d，共3周或200～300mg，每周1次，共1～2个月；伊曲康唑200mg/d，共1～3周，有研究报道伊曲康唑冲击治疗比连续治疗更有效且安全。

3. 物理治疗

（1）光动力疗法：以5-氨基酮戊酸甲脂为光敏剂的光动力疗法可有效治疗由马拉色菌感染引起的难治性马拉色菌性毛囊炎。

（2）液氮冷冻联合药物治疗：液氮冷冻与口服伊曲康唑联合治疗马拉色菌毛囊炎的效果显著，能够有效改善患者的临床症状。

八、单纯疱疹

（一）概述

单纯疱疹（herpes simplex）是由单纯疱疹病毒（herpes simplex virus，HSV）感染导致、以簇集性水疱为特征的病毒性感染。本病有自限性，但易复发。

（二）病因及发病机制

单纯疱疹由HSV感染引起，HSV根据抗原性不同分为HSV-1型和HSV-2型。HSV可存在于感染者的疱液、口鼻和生殖道分泌物中。传染源为患者或无症状病毒携带者，后者在传播中更为重要。HSV-1型主要通过直接接触被污染的唾液或其他体液而传播，主要引起生殖器以外的部位感染；HSV-2型主要通过密切性接触传播，引起生殖器部位感染，偶可经母婴传播致新生儿感染。病毒侵入皮肤黏膜后，首先在局部增殖，形成原发感染，同时沿神经末梢逆行至支配皮损区域的神经节背侧根，形成潜伏感染并持续存在。HSV可引起抗原提呈细胞中CD1d分子在细胞内的聚集，使病毒能够逃避检测并潜伏，也可刺激自然杀伤T细胞，产生免疫识别。早期宿主对HSV的免疫反应目的是限制病毒复制和招募其他炎性细胞。Toll样受体是天然免疫防御的首要防线，其作用包括启动$CD8^+$T细胞。HSV特异性记忆$CD8^+$T细胞被神经节中潜伏感染的病毒选择性激活，因此对控制感染和预防症状性复发具有重要作用。

病毒可自发激活或某些诱因，如发热、紫外线照射、免疫抑制、手术或牙科治疗、经期、劳累及情绪激动等使潜伏状态的病毒再次被激活，并沿神经轴索移行至神经末梢分布的上皮、黏膜组织，形成疱疹复发。在免疫抑制宿主中可出现病毒血症，并出现内脏累及。

（三）临床表现

临床上HSV感染可分为原发性感染和复发性感染。原发性感染是指最初HSV感染发生于原先体内缺乏HSV抗体的个体，而复发性感染则为HSV

经过潜伏感染后再次被激活。因大多数原发性感染缺乏临床症状，临床上一般将第一次出现临床症状者称为原发性感染。单纯疱疹容易复发，且具有在同一部位或区域多次复发的倾向，称为复发性单纯疱疹。复发性单纯疱疹一般有以下共同特征：①可发生于任何部位；②多发生在同一区域，但不一定是同一部位；③水疱较小且较簇集，持续时间短，容易发生糜烂、渗液、干燥、结痂；④病程较短，为7～10天；⑤通常无全身症状。根据HSV感染部位本病可分为皮肤黏膜型和系统型。

1. 皮肤黏膜型单纯疱疹

（1）口唇疱疹：为临床最常见的一型，绝大多数为复发感染，95%以上由HSV-1型感染导致。皮损好发于皮肤黏膜交界处，如口角、唇缘。初起局部先有灼热、瘙痒及潮红，一般无全身症状，1～2小时后局部出现密集成群针头大小水疱，破溃、糜烂、渗液，逐渐干燥结痂，不合并感染情况下病程为7～10天，愈后局部可留有暂时性色素沉着（图2-5-8）。口唇疱疹常发生于感冒或发热后，又称感冒疮或热病性疱疹，紫外线照射也是口唇疱疹复发的诱因。

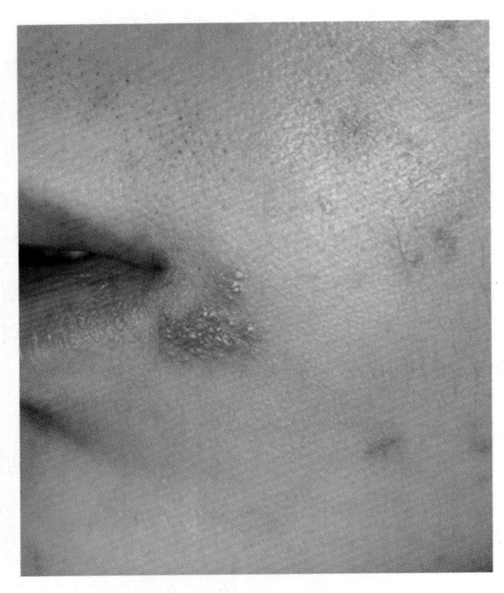

图2-5-8　口角处成簇针尖大水疱

（2）颜面疱疹：单纯疱疹除发生于口唇外，也可发生在颊部、眼睑、耳垂等处，表现同口唇疱疹，但通常皮损面积较大，可固定于同一部位，容易被误诊为蜂窝织炎或大疱性脓疱疮等。

（3）疱疹性齿龈口炎：本型疱疹多由HSV-1型感染引起，见于1～5岁儿童，好发于口腔、牙龈、舌、硬腭、咽等部位。表现为迅速发生的群集性小水疱，很快破溃形成浅溃疡。疼痛明显，可伴发热、咽痛及局部淋巴结肿大。本病有自限性。

（4）疱疹性角膜结膜炎：角膜可形成树枝状或深在圆板状溃疡，重者可发生角膜穿孔并致失明，伴有结膜充血和水肿、眼睑水疱和耳前淋巴结肿大，易复发。

（5）生殖器疱疹：多由HSV-2型感染引起，但也可由HSV-1型感染引起，以复发性感染为主。皮损表现为簇集或散在的小水疱，2～4天后破溃形成糜烂或浅溃疡，后结痂自愈，自觉疼痛。常伴腹股沟淋巴结肿痛、发热等全身症状。男同性恋患者常见肛门、直肠受累，表现为局部疼痛、便秘、里急后重、肛周溃疡等，结肠镜检查可见直肠下段黏膜充血、出血和溃疡。发作时或发作间歇期生殖道分泌物可检出HSV-2型。

2. 系统型单纯疱疹

（1）新生儿单纯疱疹：多由HSV-2型引起，常因母亲患生殖器疱疹，经产道感染新生儿。一般出生后4～6天发病，表现为喂养困难、高热、肝脾大和黄疸，皮肤、口腔黏膜、结膜可出现水疱、糜烂，严重者可伴有意识障碍。分为3型：皮肤-眼-口腔局限型、中枢神经系统型和播散型。

（2）播散性单纯疱疹：多发生于营养不良、淋巴瘤、特应性皮炎、使用免疫抑制剂等患者及未从母体获得抗病毒抗体的新生儿。播散性单纯疱疹可出现全身广泛性水疱，也可无广泛性皮损，临床上表现为严重性疱疹性齿龈口腔炎或生殖器疱疹，伴有高热，甚至惊厥，继而全身皮肤发生水疱，水疱顶部可有脐窝状凹陷，也可无严重的皮肤损害，可因发生病毒血症，引起内脏受累，如引起疱疹性肝炎、疱疹性脑炎、疱疹性肠炎等。

（四）诊断及鉴别诊断

根据好发于皮肤黏膜交界处的簇集性水疱及易复发等特点，可做出诊断，必要时可结合实验室检查，如Tzanck涂片、免疫荧光法、PCR及病毒培养等。培养HSV常需要2～5天，PCR更快、更敏捷、更特异，是鉴定脑脊液HSV的首选方法。组织病理学检查表现为表皮内水疱伴角质形成细胞气球样变，可见多核巨细胞及嗜酸性包含体，真皮内有不同程度的淋巴细胞、中性粒细胞和嗜酸性粒细胞浸润，血管病变包括出血坏死、血管周围袖套样炎性细胞浸润。需要与以下疾病鉴别。

1. 带状疱疹 皮损主要沿感觉神经支分布，常呈带状排列，多发生在身体的一侧，一般不超过正中线。神经痛为带状疱疹的重要特征，可在发病前或伴随皮损出现。

2. 手足口病 本病特点主要是手、足、口这些部位的皮疹。皮疹常首发于口腔，一般分布于颊黏膜、软硬腭、舌、唇及齿龈部等处，以颊黏膜、软腭及舌缘最为多见。口唇疱疹需与此病相鉴别。

（五）预防及治疗

1. 预防 目前没有理想的预防单纯疱疹复发的方法，减少接触可在一定程度上减少复发。

2. 治疗 治疗原则为缩短病程、防止继发细菌感染和全身播散、减少复发和传播。

（1）系统药物治疗：发病24～48小时内早期使用阿昔洛韦、泛昔洛韦或伐昔洛韦，可以减少病毒排出和缩短疼痛的时间，缩短原发性和复发性生殖器疱疹的治愈时间。阿昔洛韦及其衍生物是抗HSV最有效的药物。阿昔洛韦系统用药适用于严重或潜在严重的单纯疱疹。通常剂量为5mg/kg，静脉滴注，每8小时1次。口服给药阿昔洛韦每次0.2g，每天5次；伐昔洛韦每次0.3g，每天2次或泛昔洛韦每次0.25g，每天3次，疗程为7～10天。对于复发性单纯疱疹、免疫力低下患者需要适当调整治疗剂量及疗程。

（2）外用药物治疗：以收敛、干燥和预防感染为主，可外用2%硫酸锌溶液、氧化锌软膏或炉甘石洗液，继发感染时可用夫西地酸乳膏或莫匹罗星软膏。对疱疹性齿龈口腔炎应保持口腔清洁，可用口腔含漱液。

九、水　痘

（一）概述

水痘（varicella）是由水痘-带状疱疹病毒（varicella-zoster virus，VZV）感染引起的发热出疹性疾病，属呼吸道传染病，一般经空气飞沫和接触患者新鲜水疱液或黏膜分泌物的方式传播。

（二）病因及发病机制

人是VZV的唯一宿主。潜伏期为11～20天。VZV在易感者呼吸道或口腔黏膜发生感染后，先在局部淋巴结内的单核细胞复制，2～4天后释放入血，形成首次病毒血症。病毒在单核细胞内经多个复制周期后，再感染肝脾等网状内皮系统细胞，潜伏末期发生第2次病毒血症，通过侵入毛细血管内皮细胞进入表皮，导致皮肤感染。随后，病毒从黏膜皮肤部位转移到背根神经节细胞，在神经节细胞中保持潜伏状态，直至再次被激活。

（三）临床表现

多数患者在出疹前有前驱症状，主要表现为身体不适、咽痛、发热、乏力、食欲缺乏等，一般持续1～4天。随后，进入临床表现期，出疹时可有关节酸痛、咽痛、咳嗽、皮肤瘙痒等全身症状。皮疹从头面部开始，随后蔓延至躯干和四肢，12小时以后，皮损迅速发展成直径为1～3mm大小的水疱，水疱常有中央脐凹，疱液清亮，周围有红晕，水疱数目从数个到数百个不等，常累及口腔黏膜（图2-5-9）。皮疹呈向心性分布，波及躯干、四肢、面部；1～2周后，皮疹开始结痂脱落，通常会在皮肤表面留下瘢痕或色素沉着，数月后可逐渐消退。临床上也可见不典型水痘患者：①大疱型水痘，较少见，见于2岁以下儿童，表现为成批出现的直径为2～7mm的水疱；②出血性水痘，患者全身表现为出血性水疱，伴有高热等症状，常见于营养不良及淋巴瘤患者；③新生儿水痘，通常是在母体分娩时传染而来的，在母体分娩前5天至分娩后2～10天内发生水痘，易引起播散；④先天性水痘综合征（congenital varicella syndrome），为宫内感染所致，新生儿出生时表现为体重低、瘢痕性皮肤病变、视神经萎缩、白内障、智力低下、脑脊髓膜炎、肺炎等；⑤成人水痘，较儿童水痘症状重，出疹时间长，皮疹数目多，可伴有肺脏和肝脏受累，但预后良好。水痘病情发展过程一般为良性病程，少数患者，特别是免疫抑制者、新生儿、有皮肤和肺部慢性疾病者，可有肺炎、脑炎、继发皮肤细菌感染、血小板减少等并发症。

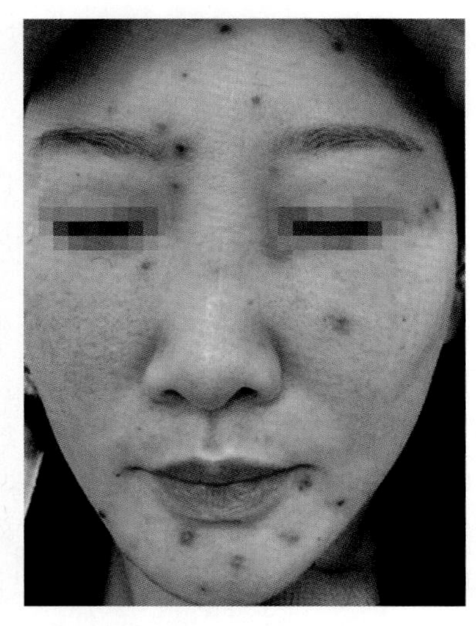

图2-5-9 面部大小不一的水疱，中央见脐凹

（四）诊断及鉴别诊断

根据有发热，皮肤分批出现斑疹、丘疹、水疱、结痂及向心性分布，可基本做出诊断。必要时可以进行Tzanck涂片、PCR等方法检测病毒，组织病理改变与单纯疱疹类似。不典型水痘需与脓疱疮、丘疹性荨麻疹等相鉴别。

1. 脓疱疮 好发于面部、四肢等暴露部位，初起为水疱，继而成脓疱，结痂较厚。

2. 丘疹性荨麻疹 初为风团，很快风团消退，呈现坚实的水肿性红色丘疹，中心可有丘疱疹或水疱，黏膜、头皮不受累，剧痒，无全身中毒症状。

（五）预防及治疗

1. 预防 最有效的预防方式是接种水痘疫苗。对水痘患者应采取呼吸道和接触隔离措施。

2. 治疗 水痘为自限性疾病，以对症治疗为主。发热时应卧床休息，高热时给予退热剂，但尽量避免使用阿司匹林。在出疹后24～72小时使用阿昔洛韦能减轻水痘的严重程度并缩短病程。治疗水痘的抗病毒药物主要有阿昔洛韦、伐昔洛韦。阿昔洛韦是治疗水痘-带状疱疹病毒的首选药物，具有广谱抗病毒活性。口服给药每次20mg/kg，每天4次，连用5～7天；对于重症水痘或有并发症者，推荐静脉给药，每次5～10mg/kg，每8小时1次，连用5～10天，或伐昔洛韦0.3g，每天2次，连用5～7天。对于皮疹可予以炉甘石洗剂等收敛止痒。

十、卡波西水痘样疹

（一）概述

卡波西水痘样疹（Kaposi varicelliform eruption）是由HSV引起的皮肤播散性感染，通常在某些皮肤疾病基础上发生，以特应性皮炎多见，又称疱疹样湿疹（eczema herpeticum）。

（二）病因及发病机制

卡波西水痘样疹多由在特应性皮炎或其他皮肤病基础上感染单纯疱疹病毒导致。HSV-1型及HSV-2型均可引起本病。传染源可为单纯疱疹患者或病毒携带者，通过病毒的直接接种引起原发感染。近年来发现，湿疹部位的IL-4增多，IL-4对Th1细胞有抑制作用，能降低机体对HSV的免疫功能，从而有利于HSV的入侵和复制。局部或系统应用糖皮质激素也与本病的发生有一定关系。

（三）临床表现

临床表现主要为突然出现聚集性的水疱、脓疱，疱顶有脐窝状凹陷，基底红肿，2～3天后损害可互相融合成片（图2-5-10），但其附近仍有散在性典型皮疹，有的皮疹可为出血性。皮疹多局限于面部、肩部等原有皮肤病部位，也可发生在正常皮肤上，严重者皮损可遍布全身，并出现发热、疲倦等全身症状，附近淋巴结肿大疼痛。发病后5～10天，皮疹相继成批出现。经8～14天机体产生足够的抗体，皮疹逐渐干燥结痂，留有色素沉着及浅表性瘢痕而愈，全身症状也逐渐减轻消失。局限性皮肤感染者皮损局限于原有皮肤病处，易被误诊为继发性细菌感染。本病易反复发作，但复发者症状一般较初次发作时轻，也有复发加重者。

（四）诊断及鉴别诊断

根据患者在原有皮肤病的基础上，突然出现群集性水疱，水疱中央有脐窝，伴有发热等症状，并有HSV病毒接触史，一般可做出诊断。

1. 细胞学检查 以水疱底部刮取物做涂片或以玻片在疱疹底部做印片，做瑞特染色或吉姆萨染色，显微镜下可见圆形的气球状细胞及多核巨细胞和核内嗜酸性包涵体，可初步诊断为疱疹病毒感染。

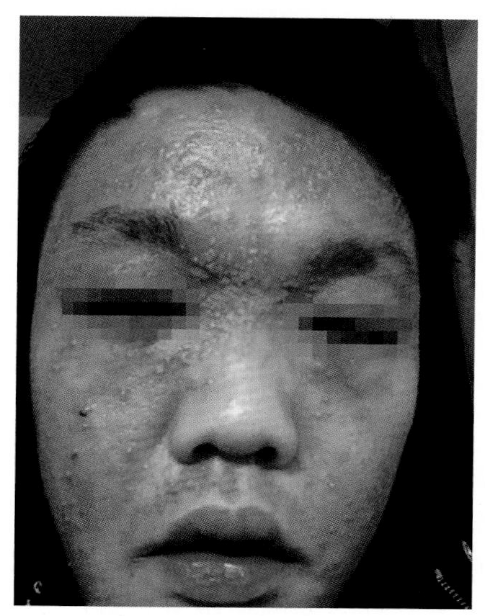

图2-5-10 面部簇集性水疱、脓疱

2. 病毒抗原检测 从水疱处取标本，以单克隆抗体直接荧光法或酶联免疫吸附法（ELISA）检测HSV抗原。可判定HSV-1型或HSV-2型。

3. 病毒抗体检测 取血清检测HSV抗体，用间接免疫荧光法或ELISA，若恢复期抗体滴度呈4倍以上增长或特异性IgM阳性，可证实为HSV新进感染。

4. 病毒培养 从疱疹处取标本做病毒培养可发现有HSV和细胞病变。

鉴别诊断主要需与原有炎症性皮肤病继发感染相鉴别，后者表现为原有皮损加重，出现脓疱，无典型的脐窝状凹陷性水疱，抗生素治疗有效。

（五）预防及治疗

1. 预防 应避免有特应性皮炎等炎症性皮肤病的患者与单纯疱疹病毒患者接触。

2. 治疗

（1）局部用药：以消炎、收敛、防止继发细菌感染为原则。渗出明显时可以3%硼酸溶液或0.1%雷夫奴尔溶液湿敷。红肿减轻或消退后可用新霉素软膏、莫匹罗星软膏或喷昔洛韦软膏。

（2）系统用药：可用抗病毒药物，如阿昔洛韦、伐昔洛韦、泛昔洛韦等。重症病例可静脉用药。干扰素，肌内注射100万～300万U/d，可缩短病程；丙种球蛋白，每天或隔天1次，每次0.3～0.6g，适用于重症病例。

十一、带状疱疹

（一）概述

带状疱疹（herpes zoster）是潜伏在感觉神经节的水痘-带状疱疹病毒经再激活引起的皮肤感染。其特征是沿感觉神经在相应节段引起疱疹，并伴严重的神经疼痛。

（二）病因及发病机制

带状疱疹由VZV感染导致。病毒主要通过接触皮肤表面疱液而传播。在带状疱疹的发病机制中，$CD4^+$T细胞和$CD8^+$T细胞起双重作用。一方面，在原发感染过程中，使潜伏在神经节中的病毒再次被激活，并沿神经传播到皮肤进行复制，出现水疱；另一方面，产生抗原特异性的免疫反应，终止病毒复制，使病毒潜伏在感觉神经节内。某些诱发因素，如全身性疾病、肿瘤、长期使用皮质激素、免疫抑制剂、X线治疗、应用砷剂等重金属药物等，导致机体抵抗力低下，特别是特异性细胞免疫抑制，是病毒再次被激活的主要原因。

（三）临床表现

本症多发于春秋季节，成人多见。儿童患者症状较轻，而成人易发生重症及遗留顽固性神经痛。

1. 典型症状 疱疹出现前数天，常有轻度全身症状，如低热、全身不适、食欲缺乏等。在将要发疹的部位，常先有神经痛、浅表性疼痛、烧灼感或皮肤感觉过敏，以神经痛最为突出。在出现全身或局部前驱症状1～4天后，在一定神经分布区域发生不规则的红斑，继而在红斑基础上出现成群但不融合的粟粒至绿豆大小的丘疹、丘疱疹，迅速变为水疱，疱液清亮，疱壁紧张，周围有红晕。皮损常发生在身体的一侧，沿某一周围神经分布区排列，一般不超过中线。分布以胸段（肋间神经）最为多见，其次为腰段、颈段及三叉神经分布区，三叉神经受累以第1支最为常见（图2-5-11）。

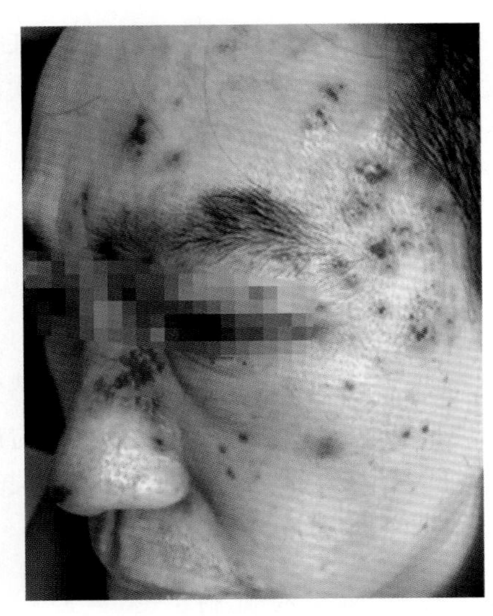

图2-5-11 额部、颞部、鼻根部成簇性丘疱疹、水疱，部分结痂

2. 不典型症状 由于机体免疫状态不同，本病在临床上可有不典型表现，如无疹性带状疱疹、大疱性带状疱疹、双侧性带状疱疹等。

3. 特殊类型

（1）眼带状疱疹：病毒侵犯三叉神经时，眼支受累最常见。患侧支配区的头皮、前额、眼睑可发生簇集性水疱，并伴有充血、肿胀和剧烈疼痛。

（2）耳带状疱疹：系病毒侵犯面神经和听神经所致，三叉神经上颌支、下颌支也常同时受累。患者表现为耳廓及外耳道疱疹，伴有不同程度的耳塞、耳鸣、耳痛及听力下降，当膝状神经节受累影响面神经的运动纤维和感觉纤维时，可出现患侧颜面感觉异常和麻痹，发生面瘫、耳痛及外耳道疱疹三联症，称为拉姆齐·亨特（Ramsay Hunt）综合征。

（3）带状疱疹性脑膜炎：为病毒直接从脊髓神经前后根向上侵犯中枢神经系统，通过变态反应引起脑脊髓膜炎及脑膜脑炎。临床上可出现脑膜刺激征及颅内压增高的症状，患者可出现头痛、呕吐、惊厥或其他进行性感觉障碍，间有共济失调及其他小脑受累症状。

（4）内脏带状疱疹：当病毒由脊髓后根神经节累及交感神经、副交感神经的内脏神经纤维时，可发生节段性胃肠道及膀胱黏膜溃疡。表现为持续性或阵发性腹痛、腹胀、便秘或腹泻等症状。当侵犯腹膜、胸膜时，则可在局部发生刺激甚至积液等症状。

（四）诊断及鉴别诊断

根据成簇水疱，沿神经节分布、排列或呈带状，单侧性，有明显神经痛等特点，可做出诊断。

实验室检查：以疱底刮取物涂片找到多核巨细胞和核内包涵体有助于诊断，必要时可进行PCR检测VZV DNA和病毒培养予以确诊。

本病前驱期或无疹型应与肋间神经痛、胸膜炎、阑尾炎、坐骨神经痛、尿路结石、偏头痛、胆囊炎、心绞痛等进行鉴别，发疹后需与单纯疱疹、脓疱疮等相鉴别。

（五）预防及治疗

本病有自限性，治疗原则为抗病毒、消炎、镇痛、缩短病程及防止继发感染。

1. 预防 去除诱发因素，如治疗原发病、减少或避免免疫抑制剂的使用等，避免劳累、少熬夜等是预防疾病的基础。美国FDA于2006年批准减毒活疫苗（Zosvatax）用于50岁以上人群，可以使带状疱疹发生率降低51%、疱疹后遗神经痛发生率降低67%。

2. 治疗

（1）一般治疗：注意休息，保护皮损，避免摩擦及外界刺激，积极寻找诱发因素，给予相应处理及治疗。

（2）抗病毒治疗：给予早期、足量抗病毒治疗，是减轻神经痛和缩短病程的重要措施。通常应在发疹后72小时内开始抗病毒治疗。免疫功能正常的患者，每次口服阿昔洛韦0.8g，5次/天；伐昔洛韦0.3g，2次/天，或泛昔洛韦0.25g，3次/天，疗程为7天。对于免疫力低下者，可予以阿昔洛韦10mg/kg，静脉滴注，每8小时1次，疗程为7～10天或至皮损完全控制。

（3）镇痛治疗：急性期可选择三环类抗抑郁药，如阿米替林，开始每晚口服25mg，可依据镇痛效果逐渐增加剂量，最高每晚单次口服100mg。亚急性期或有慢性疼痛可选用加巴喷丁，开始每次300mg，每天3次，或普瑞巴林，每次75～150mg，每天2次。

（4）糖皮质激素：应用尚有争议，目前认为及早合理应用糖皮质激素可抑制炎症反应、缩短急性期疼痛的病程，提高生活质量，如无禁忌可以使用。主要用于皮损严重、疼痛明显的患者，口服泼尼松30～40mg/d，症状控制后尽快减量。

（5）局部药物治疗：治疗目的以干燥、消炎为主。疱液未破时可外用炉甘石洗剂、阿昔洛韦乳膏；疱液破溃后可酌情使用3%硼酸溶液、外用0.5%新霉素软膏或2%莫匹罗星软膏。

（6）物理治疗：紫外线、频谱治疗仪、红外线等局部照射，可促进水疱干涸和结痂，缓解疼痛。常用低强度激光照射（low-intensity laser illumination，LILI），红光-近红外光波长范围633～1064nm，隔天1次，4～6次为一个疗程，每次20～40秒，或根据患者实际情况调整照射时间和能量。

十二、病　毒　疣

（一）概述

病毒疣是由人乳头瘤病毒（HPV）感染所引起的。根据疣的临床表现和发病部位可分为寻常疣、扁平疣、跖疣、生殖器疣（尖锐湿疣）、口腔疣、咽喉疣及疣状表皮发育不良。

（二）病因及发病机制

本病可通过直接或间接接触感染，肛周疣、生殖器疣大多通过性接触传染，医源性传染也是间接接触传染的可能途径之一。外伤或皮肤破损是HPV感染的一个重要因素。疣可发生于任何年龄，婴幼儿少见，随着年龄的增长，发病率逐渐增高，到青壮年时期最高。疣的发病及病程与机体的免疫功能失调有关。在免疫缺陷患者中，疣的发病率较高。

（三）临床表现

1. 寻常疣（verruca vulgaris）　俗称“瘊子”，皮损初起为针尖大的丘疹，逐渐扩大到黄豆大或更大，呈圆形或多角形，表面粗糙，角化明显，触之质硬（图2-5-12），高出皮面，灰黄色、污黄色或污褐色，继续发育呈乳头样增生，摩擦或撞击时易于出血，偶可引起细菌感染。寻常疣可发生于身体任何部位，发生在甲周者称甲周疣，发生在甲床者称甲下疣，发生在足底的寻常疣称为跖疣。

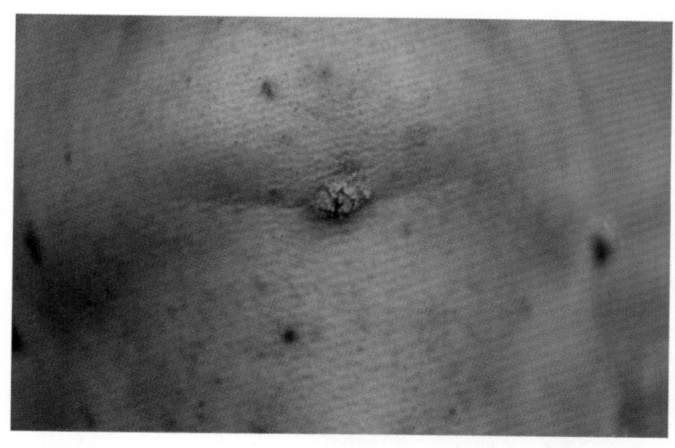

图2-5-12　下颌部黄豆大疣状结节，表面粗糙，触之较硬

2. 扁平疣（verruca planae）　多由HPV-3型感染导致，好发于面部、手部及前臂等处。大多数骤然出现，皮损为米粒至黄豆大小的圆形或椭圆形扁平隆起性丘疹，表面光滑，呈淡褐色或正常肤色，数目较多且密集（图2-5-13）。搔抓后可沿抓痕呈条状或串珠样分布，称同形反应或Koebner现象。一般无自觉症状，偶有微痒。

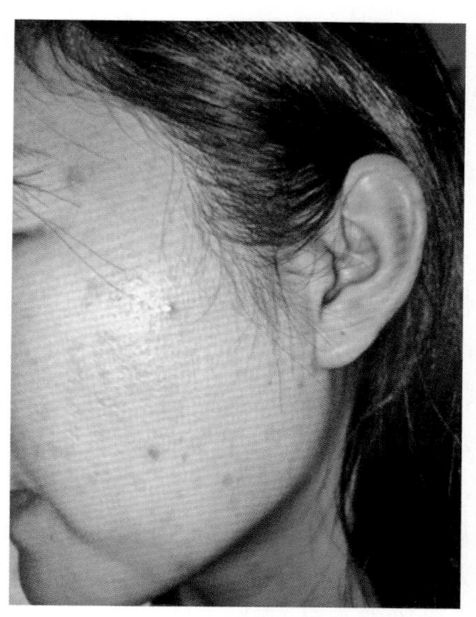

图2-5-13　面部多发淡褐色扁平丘疹，略高出皮面

3. 尖锐湿疣（condylomata acuminata）　好发于15～30岁性活跃人群，是最常见的性传播疾病之一，主要发生在内外生殖器、肛周、阴阜、直肠（一般在齿状线以下），典型的皮损为鸡冠状赘生物，疣体常呈白色、棕褐色或污灰色，表面易发生糜烂、浸渍及破溃，尚可合并出血及感染。HPV-6型和HPV-11型是常见的引起尖锐湿疣

的亚型。

4. 疣状表皮发育不良（epidermodysplasia verruciformis） 皮疹多为扁平疣状改变，对称分布，可泛发全身，由于皮疹数目多，目前治疗仍较困难，约一半患者最终可发展为皮肤鳞癌，特别是发生于皮肤暴露部位的疣（图2-5-14）。

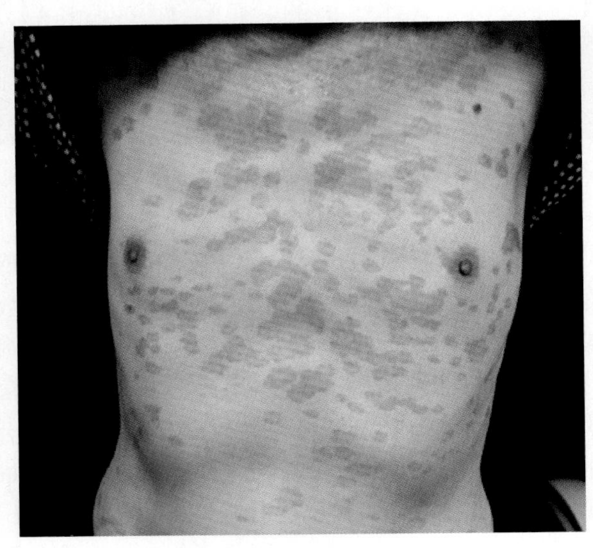

图2-5-14 躯干部泛发性扁平斑片

（四）诊断及鉴别诊断

根据各种疣的临床表现、发病部位及发生发展情况，一般可以做出诊断。病毒疣的组织病理改变特点是颗粒层和颗粒层下棘细胞的空泡样变性，变性细胞内常有嗜碱性包涵体（病毒颗粒）和嗜酸性包涵体（角蛋白），同时常伴有棘层肥厚和乳头瘤样增生。

1. 疣状皮肤结核 寻常疣需与疣状皮肤结核相鉴别，后者为不规则的疣状斑块，四周有红晕。

2. 扁平苔藓 扁平疣需与扁平苔藓相鉴别，后者好发于四肢曲侧，面部少见，为紫红色丘疹，有瘙痒，常有明显的黏膜损害。

3. 假性湿疣、阴茎珍珠状丘疹 尖锐湿疣需与假性湿疣、阴茎珍珠状丘疹等相鉴别。假性湿疣常发生在女性小阴唇内侧及阴道前庭，为群集白色或淡红色鱼子大小的光滑丘疹，无自觉症状，醋酸白试验阴性。阴茎珍珠状丘疹为发生在男性龟头冠状沟边缘的细小圆锥状、排列成单行或多行的、白色或淡红色小丘疹，不融合，无自觉症状；醋酸白试验阴性。

4. 疣状肢端角化症 皮损发生在手背、足背、膝、肘等处，表现为扁平疣状丘疹，手掌有弥漫性增厚及小的角化，病理学检查表皮上部细胞无空泡形成。

（五）预防及治疗

1. 预防 在体力劳动或容易受伤的工作人群中注意劳动保护，防止外伤。对于尖锐湿疣，应加强对感染者的规范治疗和管理，避免不安全的性接触是预防尖锐湿疣的重要手段。

2. 治疗

（1）外用药物治疗：外用药物包括角质剥脱剂、细胞毒药物、局部免疫调节药等。常用药物：①维A酸乳膏，每天1～2次，外用，适用于扁平疣；②咪喹莫特乳膏，每周3次，外用，可用于扁平疣、寻常疣、尖锐湿疣等；③氟尿嘧啶软膏，每天1～2次，外用，可遗留色素沉着，面部慎用；④25%足叶草酯酊，属细胞毒药物，涂少量于疣体上，2～4小时洗掉，必要时可每周重复1次，适用于尖锐湿疣。

（2）物理疗法：包括冷冻疗法（液氮冷冻、冷冻刀），相对价格便宜，安全性高，可用于孕妇，通常不需要麻醉。通过棉签、喷枪或封闭系统冷冻器，控制在可见皮损范围内，进行两个冻融循环后，疣体可坏死，有时有水疱或血疱形成。多次治疗致疣体消退率是78%～88%，但复发率也较高，可达到20%～40%。高频电凝治疗进行剪除或剃除。激光气化治疗（CO_2激光、脉冲染料激光、Nd：YAG激光），适用于相对病灶较小且比较局限的，也可对阴道、会阴、肛门上皮内病变进行治疗，激光治疗过程中需注意避免吸入气雾中的病毒颗粒。

（3）光动力治疗：局部使用光敏剂如氨基酮戊酸，经光照后选择性引起局部炎症及被感染的细胞死亡，适用于皮损范围广泛、反复发作或尿道口尖锐湿疣的治疗，也可治疗部分扁平疣、跖疣等。

（4）手术治疗：可用于治疗巨大寻常疣及尖锐湿疣，但易复发。

十三、面部播散性粟粒状狼疮

（一）概述

面部播散性粟粒状狼疮（lupus miliaris disseminatus faciei），又称毛囊性粟粒性狼疮，是一种少见的以红褐色丘疹、结节为基本损害的慢性炎症性皮肤病，愈后可留有明显的色素性萎缩性瘢痕。本病有自限性，有自愈的倾向。

（二）病因及发病机制

过去认为面部播散性粟粒状狼疮是一种经血行播散的皮肤结核，是寻常性狼疮的一种变型或结核疹。组织改变虽然是典型的结核结节结构，但是患者的一般情况良好，大多数患者不伴有其他结核病，且患者的结核菌素试验结果常呈阴性，部分患者体内不伴有结核灶，病损中找不到结核分枝杆菌，有自限性，故本病真正的病因尚未确定。有学者认为此病为毛囊皮脂腺的坏死性肉芽肿性反应。近年也有学者认为本病是一种与玫瑰痤疮、痤疮类似的针对皮脂腺脂质的一种特殊的肉芽肿样反应。

（三）临床表现

本病好发于成年人面部，特别是眼睑、鼻附近及口腔周围和颊部。少数病例皮损可对称分布于耳朵、颈部、肩胛部及四肢。损害为直径2～3mm大小的圆形丘疹或结节，淡红色或红褐色，呈半透明状（图2-5-15）。用玻片按压时呈苹果酱色。结节表面光滑，部分结节顶端可见针尖大小的小脓疱或结痂，结节分批出现，数目不定，可达数十个或数百个，独立散在，相邻的两三个结节可以互相融合。特别是在下眼睑处，常有数个结节融合成堤状。无任何自觉症状。病程表现为慢性，数月或数年后，结节渐渐消退，遗留与结节同等大小的萎缩性瘢痕。

（四）诊断及鉴别诊断

根据皮损为对称性发生于颜面部的红色结节、用玻片按压呈苹果酱色、结节消退后遗留有凹陷性瘢痕、无明显自觉症状，并结合病理学改变可见真皮中、下层结核性浸润，有明显的干酪样坏死，胶原纤维和弹性纤维变性或消失可做出诊断。需要与寻常痤疮、酒渣鼻、玫瑰痤疮、皮脂腺瘤等进行鉴别。

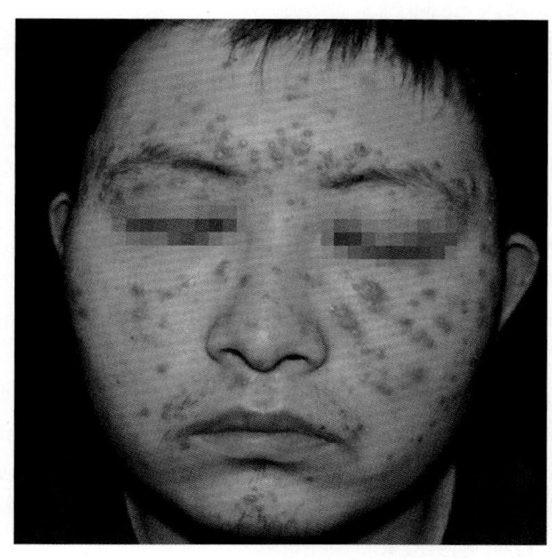

图2-5-15　面部多发淡红色丘疹、结节

1. 寻常痤疮　有多种形态的皮疹，以粉刺为主要特点。病理学改变为毛囊口角质栓塞，毛囊上皮增生，无结核性浸润。

2. 酒渣鼻　鼻尖及颊部潮红，充血明显，有毛细血管扩张，毛囊口扩大，晚期有鼻赘。病理学改变为皮脂腺肥大，无干酪样坏死。

3. 玫瑰痤疮　主要为颜面中部的阵发性潮红或持久性红斑。伴面中部毛细血管扩张、丘疹脓疱或鼻部皮肤赘生物。颜面部粟粒状狼疮与玫瑰痤疮根据临床表现较难鉴别，必要时可以进行病理学检查。颜面部粟粒状狼疮的组织病理可见有明显的干酪样坏死，而玫瑰痤疮的病理改变为皮脂腺肥大，无干酪样坏死。

（五）预防及治疗

本病有自限性，部分病例可自然痊愈。患者饮食宜清淡，忌食辛辣刺激油腻饮食。适当增加体育锻炼，增强体质。切勿挤压皮疹，以防加重病情或引发感染。治疗上外用糖皮质激素软膏可减轻症状，但不建议长期使用。口服糖皮质激素、四环素、氨苯砜、羟基氯喹及维A酸也有效，抗结核药治疗无效。有报道使用10%氨基酮戊酸光动力治疗，每周1次，连续3次可以使瘢痕得到一定程度的改善。

（编者：张玲琳，马　英；审校：颜韵灵，刘振锋）

参考文献

杨虹，高志琴，李民，等，2012. 面癣118例的真菌学和临床因素分析. 中国真菌学杂志，7（5）：277-279.

Baird NL，Yu X，Cohrs RJ，et al，2013. Varicella zoster virus（VZV）-human neuron interaction. Viruses，5（9）：2106-2115.

Botka T，Růžičková V，Svobodová K，et al，2017. Two highly divergent lineages of exfoliative toxin B-encoding plasmids revealed in impetigo strains of Staphylococcus au-reus. Int J Med Microbiol，307（6）：291-296.

Chougule A，Chatterjee D，Yadav R，et al，2018. Granulomatous Rosacea Versus Lupus Miliaris Disseminatus Faciei-2 Faces of Facial Granulomatous Disorder：A Clinicohisto-logical and Molecular Study. Am J Dermatopathol，40（11）：819-823.

Damour A，Garcia M，Seneschal J，et al，2020. Eczema Herpeticum：Clinical and Pathophysiological Aspects. Clin Rev Allergy Immunol，59（1）：1-18.

Fatahzadeh M，Schwartz RA，2007. Human herpes simplex virus infections：epidemiology，pathogenesis，symptomatology，diagnosis，and management. J Am Acad Dermatol，57（5）：737-763；quiz 764-766.

Harris KD，2019. Herpes simplex virus keratitis. Home Healthc Now，37（5）：281-284.

Jaka-Moreno A，López-Núñez M，López-Pestaña A，et al，2012. Lupus vulgaris caused by mycobacterium bovis. Actas Dermosifiliogr，103（3）：251-253.

Kromer C，Celis D，Hipler UC，et al，2021. Dermatophyte infections in children compared to adults in Germany：a retrospective multicenter study in Germany. J Dtsch Dermatol Ges，19（7）：993-1001.

Le P，Rothberg M，2019. Herpes zoster infection. BMJ，364：k5095.

Lee JW，Lee HI，Kim MN，et al，2011. Topical photodynamic therapy with methyl aminolevulinate may be an alternative therapeutic option for the recalcitrant Malassezia folliculitis. Int J Dermatol，50（4）：488-490.

Leung TN，Hon KL，Leung AK，2018. Group A streptococcus disease in Hong Kong children：an overview. Hong Kong Med J，24（6）：593-601.

Natsis NE. Cohen PR，2018. Coagulase-negative staphylococcus skin and soft tissue infections. Am J Clin Dermatol，19（5）：671-677.

Nenoff P，Krüger C，Ginter-Hanselmayer G，et al，2014. Mycology-an update. Part 1：Dermatomycoses：causative agents，epidemiology and pathogenesis. J Dtsch Dermatol Ges，12（3）：188-209；quiz 210，188-211；quiz 212.

Rogel-Vence M，Carmona-Rodríguez M，Herrera-Montoro V，et al，2021. Lupus miliaris disseminatus faciei with complete response to isotretinoin. Dermatol Online J，27（1）：13030.

Rubenstein RM，Malerich SA，2014. Malassezia（pityrosporum）folliculitis. J Clin Aesthet Dermatol，7（3）：37-41.

Samies NL，James SH，Kimberlin DW，2021. Neonatal herpes simplex virus disease：updates and continued challenges. Clin Perinatol，48（2）：263-274.

Scheinfeld N，2013. Update on the treatment of genital warts. Dermatol Online J，19（6）：18559.

Shi L，Wang H，Chen K，et al，2021. Chinese guidelines on the clinical application of 5-aminolevulinic acid-based photodynamic therapy in dermatology（2021 edition）. Photodiagnosis Photodyn Ther，35：102340.

Watanabe D，2018. Herpes zoster vaccine. Uirusu，68（1）：21-30.

Widener RW，Whitley RJ，2014. Herpes simplex virus. Handb Clin Neurol，123：251-263.

Yong AM，Tan SY，Tan CL，2021. An update on pityrosporum folliculitis in Singapore from a single tertiary care dermatological centre. Singapore Med J，62（10）：526-528.

Zander N，Augustin M，Reinert R，et al，2020. Atopic dermatitis shows significant cutaneous comorbidity：results from large-scale investigations in the working population. J Eur Acad Dermatol Venereol，34（1）：135-141.

Zhang J，Fan YK，Wang P，et al，2018. Cutaneous tuberculosis in China - a multicentre retrospective study of cases diagnosed between 1957 and 2013. J Eur Acad Dermatol Venereol，32（4）：632-638.

第六节　光线相关损容性皮肤病

一、多形性日光疹

（一）概述

多形性日光疹（polymorphous light eruption）是一种常见的、间断性发作的、以曝光部位多形性皮损为特征的光敏性皮肤病。

（二）病因及发病机制

本病病因尚不完全清楚，一般认为可能是机体对日光诱导的内源性抗原产生了Ⅳ型超敏反应。其发病可能与紫外线、环境因素、免疫因素、遗传及皮肤微生态因素等相关。

1. 致病光谱及环境因素　本病致病光谱较宽，

约55%以上的多形性日光疹由紫外线（ultraviolet，UV）诱导，可见光及红外线也可引起。关于多形性日光疹的主要致病光谱尚具争议，目前主要倾向于以长波紫外线（UVA）为主，但中波紫外线（UVB）也可以单独致病，两者可在多形性日光疹的发病中起到协同作用。模拟UVA、UVB和可见光进行本病的光激发试验，发现UVA引起的皮损约持续30小时，UVB和可见光引起的皮损在45分钟内消退。与海平面相比，高海拔地区发病率更高。

2. 免疫因素 多形性日光疹可能是机体针对光诱导的内源性抗原的Ⅳ型超敏反应，异常抗原形成、免疫抑制减弱及异常免疫应答均参与多形性日光疹的发病。使用剂量2/3最小红斑量（MED）的人工日光照射皮肤后立即进行组织活检，可见血管周围以$CD4^+$T细胞（数小时）和$CD8^+$T细胞为主（数天）的浸润；表皮和真皮的抗原提呈细胞数量也有所增加，提示为Ⅳ型超敏反应。

3. 遗传因素 既往多项研究提示，多形性日光疹具有遗传易感性，谷胱甘肽S转移酶（glutathione-S-transferase，GST）、*HLA-A2*、*HLA-Cw4*、*HLA-DQB1*0302*、*HLA-DQB1*050301*及*HLA-DQB1*0601*等均可能是多形性日光疹的易感基因，此外热休克蛋白65也有可能参与多形性日光疹的发生，由于外显率不同，并非所有人均出现临床表现。不同民族和地区的易感基因可能有所差异。虽然多形性日光疹青年女性患者更多见，但研究发现雌激素受体可以减轻紫外线诱导的免疫抑制。

4. 皮肤微生态发病假说 2016年有研究提出了可能诱导多形性日光疹发病的皮肤微生态假说。紫外线照射损伤病原体相关分子模式（damage-associated pattern/pathogen-associated pattern，DAMP/PAMP）或共生相关分子模式（commensal-associated pattern，CAMP）通过产生抗微生物肽诱导固有免疫系统活化进而加重炎症反应。同时，抗微生物肽也参与激活适应性免疫系统，反过来诱导多形性日光疹的发生。此外，Toll样受体、细胞因子及趋化因子也可以影响皮肤表面微生物的定植，导致异常免疫应答。但这一假说尚未被更多的研究证实，需进一步深入研究。

（三）临床表现及诊断

本病发病与季节相关，初发时季节相关性更加明显，最常见于春季和初夏。日晒后数小时至数天后出现皮损，可持续数天至数周。但随着日照时长逐渐增多，皮疹常减少或消失，称为“光硬化”，因此本病呈急性间歇性发作。本病多见于20～40岁的中青年女性，皮肤白皙者更容易发病。

典型皮疹好发于曝光部位，包括颈前“V”字区、前臂伸侧、手背、上臂外侧、面部等，肩胛及下肢等其他光暴露部位也可累及。皮损形态呈多形性，不同患者皮损差异很大，可分为丘疱疹型、丘疹型、痒疹型、红斑水肿型和混合型等，其他较少见的尚有水疱型、出血型、虫咬样型等，通常伴有不同程度的瘙痒，全身症状轻微，愈后不留痕迹。但就同一患者而言，每次发作的皮疹部位和性质基本相同。

多形性日光疹病程差异较大，多数患者可持续终身，但逐渐趋向改善。有研究随访38年，自然缓解率为24%。

组织病理学表现为局灶角化不全、表皮水肿、灶性海绵形成、棘层肥厚、真皮血管壁水肿、管周有以淋巴细胞为主的浸润，偶可见中性粒细胞和嗜酸性粒细胞浸润。

本病需与以下疾病进行鉴别：与光线性痒疹进行鉴别，后者儿童发病，日晒后数小时至数天出现水肿性、表皮剥脱的丘疹、结节，表面有浅表瘢痕；与慢性光化性皮炎进行鉴别，后者多见于中老年男性，日晒后发病，持续时间长，皮疹类似于湿疹、皮炎；与红细胞生成性原卟啉病进行鉴别，后者为常染色体显性遗传性疾病，常于青春期前发病，日晒后即刻发疹，伴烧灼感；与接触性皮炎进行鉴别，接触性皮炎有接触刺激物或变应原史，可发生于任何季节，皮损发生于与刺激物或变应原接触处。

（四）治疗

对于多数轻症患者，避光、使用宽谱遮光剂及使用遮光屏障等能减轻或消除症状。对于中至重度多形性日光疹患者，应根据其发病频率、持续时间、严重程度和生活限制的程度，选择个性化的治疗方案。

1. 局部治疗 治疗原则同皮炎湿疹，根据皮损性质和部位选择剂型及药物。可外用炉甘石洗剂、糖皮质激素霜剂、0.5%～1%吲哚美辛霜剂等，注意避免使用焦油类等光敏成分，也有使用钙调磷酸酶抑制剂、维生素D_3衍生物等治疗成功的报道。

2. 系统治疗 可口服羟氯喹、烟酰胺、β-胡萝卜素、沙利度胺等。抗组胺药可缓解瘙痒，但应注意避免使用氯苯那敏、异丙嗪等光敏成分。严重者可口服硫唑嘌呤、环孢素或糖皮质激素。

3. 光硬化治疗 多形性日光疹多于春季或初夏发病，随着盛夏紫外线的增强，其发病率及严重程度反而下降，出现“自然硬化”现象，轻度多形性日光疹患者可通过春季逐渐延长日晒时间达到防治效果，而中重度患者则需要药物或光脱敏治疗。光硬化治疗是在不激发多形性日光疹发病的前提下，小剂量、多次给予紫外线照射，从而提高患者对日晒的耐受性，避免诱发或加重疾病，可能的机制与光诱导的免疫抑制、表皮增厚及色素增加等有关，但需根据患者个体差异决定起始剂量和治疗频次。为发挥预防作用，光硬化治疗通常在初春季节开始，根据治疗所用紫外线波段的不同可分为光化学疗法（psoralen plus ultraviolet-A light therapy，PUVA）、窄谱中波紫外线（NB-UVB）照射及宽谱中波紫外线（broad band ultraviolet B，BB-UVB）照射。一个疗程通常为5～6周，起始剂量取决于最小红斑量（MED）或最小光毒量（minimal phototoxic dose，MPD），通常为50%～70% MED或MPD并逐渐增加治疗剂量。与常规紫外线治疗不同，为维持光硬化治疗的疗效，需指导患者规律日晒，否则光硬化治疗疗效会在4～6周消退，且明年春季需重复治疗。

二、慢性光化性皮炎

（一）概述

慢性光化性皮炎（chronic actinic dermatitis）是一组多见于中老年男性、以慢性光敏感为特征的病谱性疾病。临床上共分4种类型：光敏性皮炎、光敏性湿疹、持久性光反应及光线性类网织细胞增生症，病谱的两端分别是光敏性皮炎和光线性类网织细胞增生症。

（二）病因及发病机制

目前慢性光化性皮炎的病因及发病机制尚未被完全阐明，临床上普遍认为与接触外源性光敏物质、紫外线辐射及自身免疫有关。临床和组织学检查均提示本病为湿疹样Ⅳ型超敏反应。致病光谱包括UVA、UVB和可见光。

光敏物质的存在是主要的发病因素。约75%的患者存在光变应原敏感。常见的光敏物质包括卤代水杨酰苯胺、苯噻啶、人造麝香、某些植物成分、香料及光敏性药物等，在紫外线的作用下与皮肤中某些成分形成半抗原，与机体内生蛋白共价结合形成完全抗原，引起Ⅳ型超敏反应。随着疾病的进展，人体任何部位的皮肤一旦处于紫外线照射下即能形成足够的内源性抗原而引起Ⅳ型超敏反应。国内学者研究发现，云南地区的患者光斑贴检测总体阳性率约为66%，前五位外源性光敏物质依次为四氯水杨酰苯胺、秘鲁香脂、6-甲基香豆素、盐酸异丙嗪和盐酸氯丙嗪。

光诱发的内源性抗原的产生有以下假说：紫外线辐射导致皮肤细胞的DNA结构改变，以及皮肤组织中产生过多的氧自由基和胶原纤维类型的改变，从而产生抗原性；持续存在于皮肤内的外源性变应原或光变应原与人体白蛋白结合促使其组氨酸氧化，使之具有弱抗原性；由于体内代谢异常等原因，色氨酸代谢产物犬尿喹啉酸——一种内源性光变应原的生成增多。临床及组织病理学检查均观察到慢性光化性皮炎患者若长期得不到治疗可向T细胞性淋巴瘤方向发展，可能是长期存在抗原刺激的结果。

慢性光化性皮炎的致病光谱在不同的地区和种族间有所差异。国内学者研究发现，37.6%的慢性光化性皮炎患者只对UVB敏感，而5.1%只对UVA敏感，前者的比例远大于后者。此结果与韩国的研究报道相似。而在希腊和澳大利亚的文献研究中，只对UVA敏感的患者比例大于只对UVB敏感的患者。结果差异的原因尚且不明确，可能与地域差异和种族有关。

（三）临床表现及诊断

本病好发于中老年男性，在关于我国云南地区慢性光化性皮炎发病情况的一项临床调查中，男性患者所占比例为89.9%，平均发病年龄为64.7岁，廖康煌报告的91例患者平均年龄为58.7岁，平均病程为9.2年，与其他国家地区的研究结果基本一致。也有文献报道有特应性皮炎的年轻患者（平均年龄为22岁）也患有慢性光化性皮炎。目前无家族发病报道。12%的患者以光敏性接触性皮炎或光化性药疹起病，60%的患者初发皮疹局限于光暴露部位。27%的患者有长期湿疹或神经性皮炎的病史，日光照射可加重皮损。

皮损好发于光暴露部位，严重者可累及非曝光部位，主要以面部、颈部、手背、前臂伸侧为好发部位，男性头顶部头发稀疏区也是易累及的部位。皮损呈皮炎湿疹样，急性期表现为丘疹、丘疱疹、水肿性红斑等，可伴渗出。继而浸润感加重，慢性期表现为暗红色扁平肥厚的丘疹，或增大融合成斑块，伴苔藓样变。少数患者前额和乳突部有结节样损害，可呈狮面状。偶有患者可发展为红皮病（图2-6-1）。

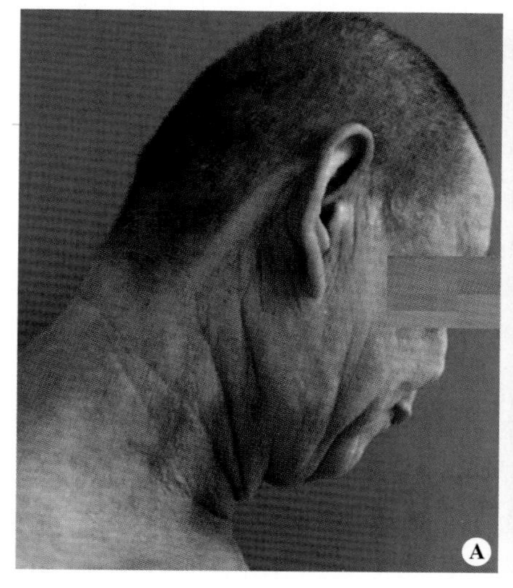

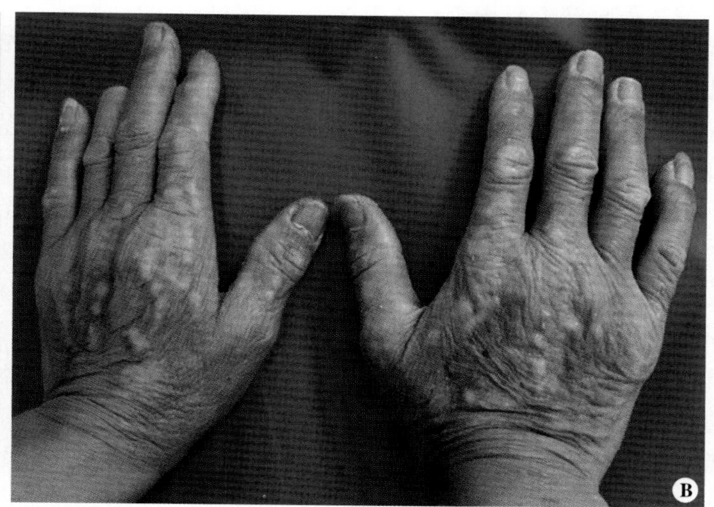

图2-6-1　慢性光化性皮炎（由南方医科大学皮肤病医院曲永彬供图）

A. 面颈部皮疹；B. 手部皮疹

慢性光化性皮炎的诊断标准：①持久性皮炎或湿疹性皮损，可伴浸润性丘疹和斑块，主要累及曝光区；②MED测定对UVB异常敏感，部分患者对UVA和可见光也敏感，光激发试验和光斑贴试验结果可为阳性；③组织病理改变类似于慢性湿疹和（或）假性淋巴瘤。

复旦大学附属华山医院针对我国慢性光化性皮炎患者的发病情况，提出了比较实用的临床诊断标准：①光暴露部位出现皮炎湿疹样损害和（或）浸润性丘疹、斑块，偶呈红皮病；②皮损持续3个月以上，反复发作，逐渐加重；③好发于中老年男性。同时满足上述3个条件者，经过长期随访和光生物学试验的验证，95%的患者符合慢性光化性皮炎的诊断。因此，如果没有条件进行光生物学试验和组织病理检查时，可考虑依据以上3条进行判断。

慢性光化性皮炎的皮肤组织病理无特殊性改变，主要是由于皮损存在时间和活动性的不同而表现为早期接触性皮炎样改变，至晚期为皮肤T细胞瘤样改变的谱系变化。新发皮损的病理为局灶性角化不全、海绵形成、棘层肥厚，在真皮乳头层血管周围有淋巴细胞浸润。陈旧性皮损中有病理上类似假性淋巴瘤的改变，棘层中等度肥厚，角化过度，真皮可见乳头瘤样增殖。淋巴细胞密集浸润，多数可见不典型的淋巴细胞，且可有类似Pautrier微脓疡样损害，也可见朗格汉斯细胞的浸润。

本病需与以下疾病进行鉴别：与多形性日光疹相鉴别，后者多见于中青年女性，发病有季节性，常见于春季与初夏，皮疹呈多形性；与皮肤T细胞淋巴瘤进行鉴别，后者光生物剂量测定在正常范围，病理可见Pautrier微脓肿，浸润的淋巴细胞以$CD4^+$ T细胞为主；与一般皮炎湿疹类疾病进行鉴别，后者无光敏史，皮损泛发，常对称分布。

（四）治疗

1. 预防

（1）严格避光：避免在强烈日晒时间段外出，如必须外出则需进行硬防晒，如戴口罩、太阳帽、太阳镜及穿长袖衣等。推荐使用对UVA及UVB

均有保护作用的广谱遮光剂，每隔2～3小时补涂1次，流汗、水洗等情况下也需重复涂抹遮光剂。需注意应根据患者光斑贴试验结果选择遮光剂，避免遮光剂内成分加重患者病情。

（2）避免接触光敏物质：建议进行光斑贴试验，避免接触提示阳性的光敏物质。

（3）饮食建议：避免食用光敏性食物（菠菜、油菜、马兰头、荠菜、苋菜、芹菜等）、光敏性药物（氢氯噻嗪、四环素类抗生素、格列苯脲等）。研究发现，许多物质可以抵抗紫外线的损害，如水飞蓟素、白藜芦醇及绿茶提取物等被证实具有抗氧化作用，胡萝卜素等被证实可预防光线性皮肤病。但需注意食用相关成分食物无法取代传统防晒措施，仅可作为辅助治疗手段。

2. 局部用药 主要包括糖皮质激素及钙调磷酸酶抑制剂软膏。外用糖皮质激素可抑制免疫反应及炎症反应，具有价格低、见效快等优点，是目前治疗慢性光化性皮炎的一线用药。但长期外用激素会导致局部出现萎缩、毛细血管扩张、多毛、毛囊炎等不良反应，联合保湿剂治疗可有效降低激素药膏的不良反应。钙调磷酸酶抑制剂如他克莫司、吡美莫司等可用于慢性光化性皮炎的治疗，其通过阻断淋巴细胞和其他免疫细胞的活化，抑制肥大细胞及嗜碱性粒细胞释放细胞因子来产生治疗作用。长期外用钙调磷酸酶抑制剂不良反应较少见，但因其价格较高，临床应用受到一定限制，可作为激素药膏减量的序贯治疗。研究表明，他克莫司局部使用安全年限为 3 年。其他外用药物如阿魏酸可消除自由基，对细胞内抗氧化体系具有一定的保护作用从而成为皮肤光老化延迟剂及光保护剂，但目前未在慢性光化性皮炎领域规模性使用。

3. 系统用药

（1）烟酰胺、羟氯喹、抗组胺药与激素等：可口服大剂量烟酰胺（1.2～1.5g/d）、羟氯喹、抗组胺药和B族维生素。急性发作期可加用小剂量糖皮质激素（泼尼松20～30mg/d）或雷公藤。临床上使用沙利度胺100mg/d治疗严重的慢性光化性皮炎有良好效果。对于反复发作的慢性光化性皮炎患者，可选用硫唑嘌呤（150mg/d），需注意使用前应进行硫代嘌呤甲基转移酶酶活性检测，避免引起严重药物不良反应。对于对上述治疗反应不佳的患者可选用环孢素，不良反应较使用硫唑嘌呤小，但光化学疗法与环孢素联合使用存在光致癌风险。有报道表明，托法替尼对难治性慢性光化性皮炎疗效较好（每次5mg，每天2次），治疗两个月后，光耐受增加，但停用药物后易反复。

（2）生物制剂：国外报道对口服药物无明显改善的慢性光化性皮炎患者给予度普利尤单抗注射液（Dupilumab）治疗，初始剂量为600mg，后每2周300mg维持治疗，症状可得到明显改善。

4. 光硬化治疗 是使用不诱发皮损的低剂量紫外线反复照射，待患者耐受后缓慢增加剂量，使患者逐渐对紫外线照射产生耐受性，从而达到可以正常户外活动、改善患者生活质量的目的，对慢性光化性皮炎有治疗和预防的效果。研究表明，反复低剂量的紫外线辐射可以促使角质层和表皮增厚，同时下调皮肤抗原提呈细胞功能和抑制角质形成细胞促炎症细胞因子的分泌，从而降低异常免疫应答。UVA快速光硬化治疗方案包括快速诱导阶段（住院或日间病房完成，3～4天）及维持阶段（门诊完成）。首先通过进行光敏试验测定患者UVA及UVB的MED，以50% UVA-MED为起始剂量，每隔1小时治疗1次，无明显不良反应剂量增加 20%～30%，次日按前一天最高剂量的70%开始继续照射，按20%～30%逐渐加至最大耐受剂量或加至10J/cm^2。维持阶段每周1次，共4次，继以两周1次，共4次（图2-6-2，图2-6-3）。

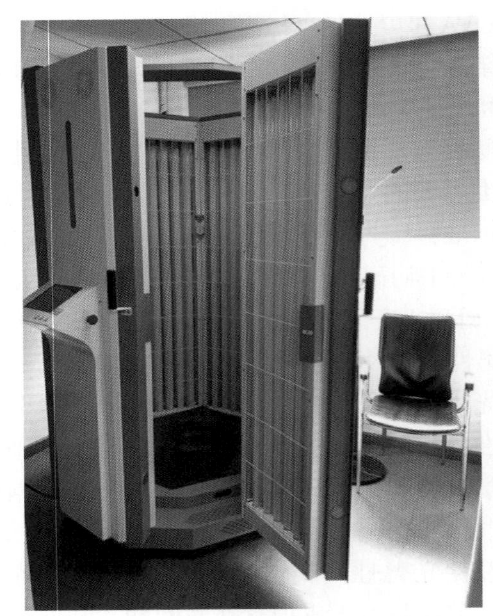

图2-6-2 光硬化治疗UVA全身治疗机（由南方医科大学皮肤病医院曲永彬供图）

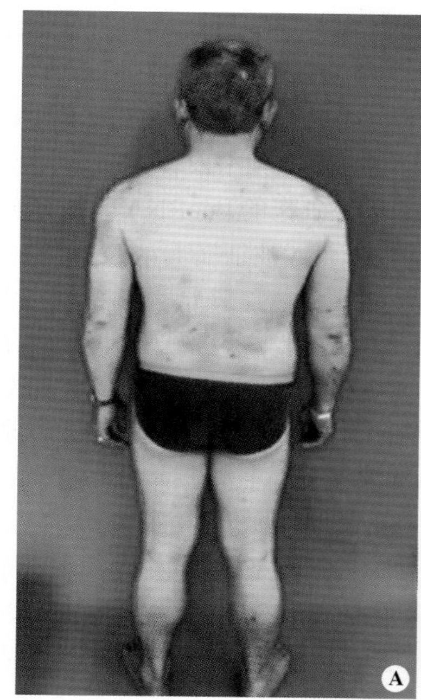
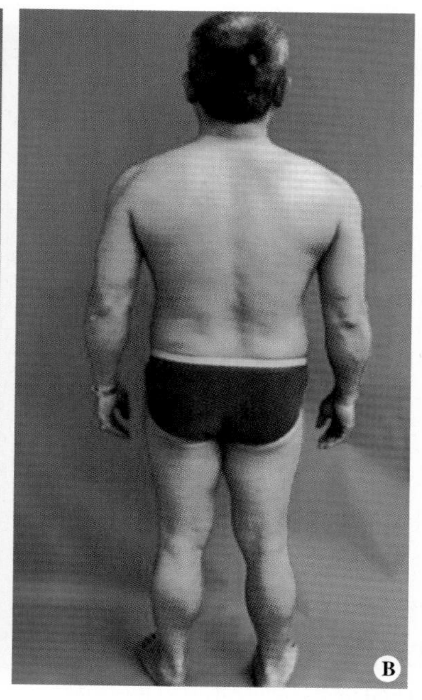

图2-6-3 光硬化治疗效果对比图（由南方医科大学皮肤病医院曲永彬供图）

A. 治疗前；B. 治疗后

5. 外科治疗 对各种药物疗效不明显或不耐受，且有强烈改善皮肤状况意愿的患者，可选择人工磨削术等外科治疗。

三、日 晒 伤

（一）概述

日晒伤又称日光性皮炎、晒斑，是正常皮肤受到UVB过度照射后发生的急性光毒性反应。反应的强度与紫外线强弱、暴露时间、个体皮肤的光生物学类型及种族等有关。

（二）病因及发病机制

由皮肤接受了超过耐受量的紫外线照射引起，主要作用光谱为UVB。一方面是由于日光暴露时间过长、日光强度过大，另一方面是由于个体皮肤的易感因素，如肤色白（光生物学类型Ⅰ～Ⅲ型）、皮肤干燥的皮肤比肤色黑（光生物学类型Ⅳ～Ⅵ型）、油性皮肤对日光更敏感。

所有皮肤都对光敏感，皮肤经紫外线过度照射后，吸收的能量或作为无害的能量辐射，或转换为热化学反应。细胞中的核酸和蛋白质吸收大量的紫外线后发生光生物化学反应，造成表皮细胞坏死，释放组胺、5-羟色胺、激肽等多种炎症介质，引起真皮血管扩张、组织水肿、黑素合成加快等反应。

（三）临床表现及诊断

皮肤曝光部位于日晒后数分钟到2～6小时后出现边界清晰的弥漫性水肿性红斑，呈鲜红色，伴烧灼感、刺痛感或痒感，严重者可出现水疱、糜烂等。症状一般在1～2天达到高峰，随后红斑逐渐变暗，出现脱屑、色素沉着或色素减退。少数患者可伴有结膜充血，累及面积较大时，可伴有发热、乏力、心悸、头痛等全身症状。症状轻者病程一般为2～3天，严重者病程可持续1周左右。

部分患者在日晒后仅表现为即刻性或迟发性的色素沉着斑。即刻色素沉着是由UVA和可见光照射引起黑素前驱物质出现暂时性可逆性氧化所致，日晒后15～30分钟即可出现，数小时消退；迟发性色素沉着是由UVB照射引起表皮黑素合成增加，常在日晒后10小时出现，4～10天后达到顶点，可持续数月。

日晒伤可激发红斑狼疮、白癜风、单纯疱疹、多形性日光疹等疾病。

日晒伤的特征性病理改变是出现晒斑细胞，表现为棘细胞层部分细胞胞质均匀一致、嗜酸性染色、胞质深染、核固缩甚至消失。这种变性细胞周围可出现表皮海绵形成、角质形成细胞空泡化，伴真皮炎性细胞浸润。

本病需与以下疾病进行鉴别：与烟酸缺乏症进行鉴别，后者除皮疹外常伴有消化系统及神经系统的症状，皮疹不仅局限于曝光处；与接触性皮炎进行鉴别，后者发病前有明确刺激物或变应原接触史，可发生于任何季节，皮损局限于接触部位，瘙痒明显。

（四）治疗

1. 预防 避免暴晒，注意防光，如穿长袖衣裤、撑伞、戴宽檐帽、涂防晒剂等，根据环境中紫外线的强度选择合适防晒指数（SPF）的防晒产品，建议使用能同时防护UVB和UVA的广谱防晒产品。增强皮肤对日晒的耐受能力，可在清晨和傍晚等日光不强烈的时间进行短时间的光照。

2. 局部治疗 可外用炉甘石洗剂、糖皮质激素霜剂，较严重者可用3%硼酸溶液或冰袋冷湿敷。

3. 系统治疗 轻者可口服抗组胺药、非甾体抗炎药、维生素C（2g/d）、维生素E（1000IU/d）等，重者可口服小剂量糖皮质激素。

四、日光性角化病

（一）概述

日光性角化病（actinic keratosis，AK），又称老年性角化病、光线性角化病，发病与日光损伤密切相关，是一种因日光长期暴晒发病于曝光部位的癌前期损害，由表皮不同程度发育不良的角化细胞增殖形成，具有发展为非黑素瘤皮肤癌的可能。

（二）病因及发病机制

紫外线照射和个体的遗传易感性是发病的重要影响因素。

紫外线辐射可诱导抑癌基因*p53*突变，导致表皮发育不良细胞异常增殖；可激活NF-κB信号通路，产生IL-1、IL-6、TNF-α等炎症因子，同时可激活由活化的肥大细胞和巨噬细胞迁移抑制因子介导的花生四烯酸途径。紫外线辐射还可引起细胞内大量产生活性氧，引起氧化应激反应，破坏基因组DNA和线粒体DNA。目前也发现长链非编码RNA（long noncoding RNA，LncRNA）在表皮细胞异型化中发挥重要作用。在紫外线的作用下，表皮细胞的LncRNA表达谱发生变化，已有数个LncRNA被证实与表皮肿瘤的发生发展密切相关。细胞因子调节异常、免疫抑制、细胞分化及凋亡异常等参与了日光性角化病的发生。

日光性角化病的5个独立个体危险因素为年龄、性别、皮肤类型、皮肤肿瘤病史及户外工作史。日光性角化病的发病率随年龄的增长而增高，我国一项基于大宗人群的研究评估了159万例皮肤科门诊患者，发现其中经病理确诊的日光性角化病患者占0.52%，平均年龄为（69.8±11.8）岁。地理位置与人群暴露的紫外线辐射率相关，世界卫生组织发现生活在赤道附近白种人日光性角化病的患病水平最高。皮肤白皙的种族发生日光性角化病的风险也更高。既往有皮肤肿瘤病史的患者更易患日光性角化病，可能与增加了个体对紫外线辐射的敏感性有关。此外，有研究发现长期使用全身性免疫抑制药物的患者日光性角化病的患病率更高。

（三）临床表现及诊断

日光性角化病好发于中老年肤色较浅、慢性日光暴露和长期户外工作者。皮疹主要发生于曝光部位，如面部、头皮、唇部、颈部、前臂和手背等，其他部位也可受累。皮疹常单发，偶可多发。初期在日晒皮肤上出现散在的正常皮色或淡红色的斑疹、丘疹，伴有白色或淡黄色的黏着性鳞屑，一般无自觉症状或伴有轻度瘙痒。有些患者初期可仅表现为轻微鳞屑，同时具有明显皮肤光老化表现，如皮肤萎缩、色斑、毛细血管扩张等（图2-6-4）。晚期皮疹明显增厚，转为黄褐色或黑褐色，伴明显角化过度，甚至形成皮角，强行剥离痂皮可轻度出血。少数病例可形成糜烂、溃疡而继发鳞癌，且发展为侵袭性鳞癌的风险高于鲍恩病。根据临床形态不同，日光性角化病可分为角化过度型、色素型、萎缩型、皮角型及光线性唇炎型。

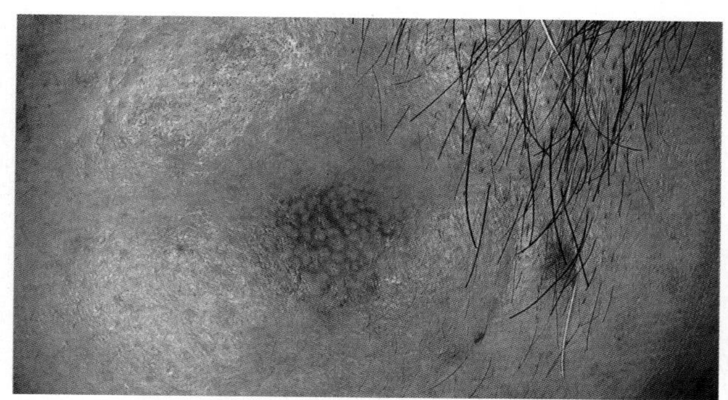

图2-6-4 日光性角化病（由南方医科大学皮肤病医院林尔艺供图）

日光性角化病进展为鳞癌的概率为0.1%～16%。日光性角化病的自发消退率差异很大，研究报道为15%～63%。临床上自发消退的日光性角化病可能会复发，第1年的复发率高达50%。

日光性角化病的诊断主要根据症状、体征和组织病理学表现。当出现以下临床表现时，建议行皮肤病理活检以明确诊断。主要标准：病变直径＞1cm、红斑、出血、溃疡或硬结、病灶快速生长；次要标准：明显瘙痒、疼痛、色素沉着及角化过度。此外，发生在黏膜区域的皮损进展为鳞癌的风险较高，应尽早行病灶活检。组织病理学检查可提供病情严重程度评估。根据Roewert-Huber分级，将日光性角化病分为3级：Ⅰ级为表皮下1/3角质形成细胞异型性，Ⅱ级为表皮下2/3角质形成细胞异型性，Ⅲ级为全层角质形成细胞具有异型性（也称原位鳞癌）。

皮肤镜作为一种新型无创的诊断技术，对日光性角化病的诊断具有较高的敏感度和特异度，如红色假网状模式结合毛囊口扩张结构对于诊断日光性角化病的敏感度达95.6%，特异度达95.0%，对于难以判断病变良、恶性的日光性角化病具有重要的诊断价值。面部日光性角化病皮损在皮肤镜下通常呈红褐色背景，可见黄白色圆圈结构，周围绕以分枝状血管，伴散在灰褐色色素颗粒。在非面部皮损处，日光性角化病通常显示非特异性结构的特点，如浅表性鳞屑、点状出血等。研究发现，若皮损在皮肤镜下出现明显的点状/肾小球状血管、发夹样血管和白色无结构区，提示其向早期皮肤鳞癌进展。另外，皮肤镜观察到明显角化，出现黄白色无结构区甚至糜烂、毛囊周围粗大血管、放射状发夹样血管和线状不规则血管，对皮肤鳞癌的临床诊断有提示意义。

此外，其他非侵入性成像方法对日光性角化病的诊断也具有重要意义，如反射式共聚焦显微镜、扫描光学相干层析成像等（图2-6-5）。

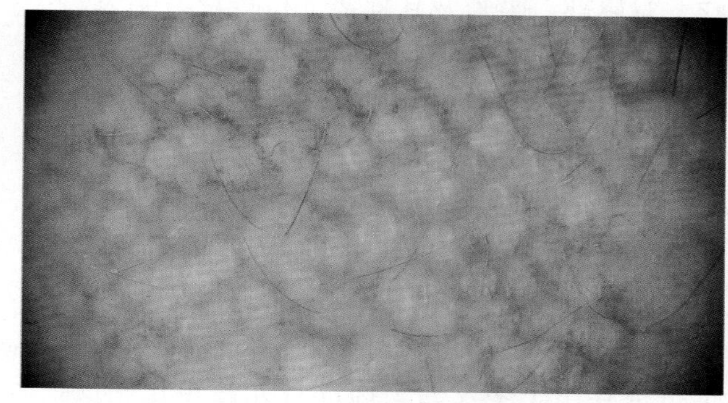

图2-6-5 面部日光性角化病皮肤镜下表现（由南方医科大学皮肤病医院林尔艺供图）

组织病理学表现为表皮角化过度、角化不全，棘层增厚或萎缩，基底层及其上棘层细胞中至重度不典型增生，有一定异型性，可见核分裂象，局部呈芽蕾状伸入真皮。附属器部位角化过度及其邻近病变部位角化不全显示交替现象，真皮浅层明显日光弹性纤维变性，真皮乳头及血管周围不同程度淋巴细胞浸润。

本病需与以下疾病进行鉴别：与脂溢性角化病相鉴别，后者皮疹常多发，于非暴露部位也常见，皮疹表皮常有油腻性鳞屑，周围无红晕，易剥离且出血少；与Bowen病相鉴别，后者于躯干和四肢相对多见，有更为不规则的边界。基底部红斑明显。此外，还需与皮肤鳞状细胞癌、基底细胞癌、恶性雀斑样痣及盘状红斑狼疮相鉴别，可通过皮肤影像学检查及组织病理学检查进行鉴别。

（四）治疗

日光性角化病常作为慢性皮损持续存在，影响患者的皮肤外观，且如不及时治疗，日光性角化病具有潜在恶变或伴发其他非黑素瘤性皮肤肿瘤的风险。因此对日光性角化病的患者推荐：注意对紫外线的防护，避免暴晒；定期自检、体检、随访。目前通常需要多种方法综合治疗日光性角化病，临床医生需根据患者皮损的特点、进展为鳞癌的风险、经济能力及依从性等确定治疗方案。

1. 局部治疗

（1）光动力疗法：氨基酮戊酸光动力疗法可作为日光性角化病的首选治疗方法之一，尤其适用于头面部、多发性或大面积日光性角化病的治疗。对唇部、眼睑及耳部等部位皮损及美容需求较高者也可首选氨基酮戊酸光动力疗法。1年内光动力疗法的清除率为82%～91%，不良反应主要为红斑、烧灼感、水肿及疼痛等。

（2）外用药物治疗

1）咪喹莫特：外用咪喹莫特对皮损清除率约为75%，常见不良反应为局部皮肤刺激及流感样症状。国内目前只有5%单一浓度。外用咪喹莫特推荐用于多发的头面部日光性角化病皮损。5%咪喹莫特乳膏使用方法为每周3次，连续使用4周，最多不能超过16周，每次使用面积＜25cm^2。3.75%咪喹莫特被FDA批准用于头面部日光性角化病的治疗，使用面积不超过200cm^2。亚洲人群色素减退发生率更高，因而用于面部等暴露部位时要非常谨慎。

2）氟尿嘧啶：局部应用氟尿嘧啶可将皮损清除70%～75%，常见不良反应为局部刺激。目前报道的使用浓度包括0.5%、1%、2%和5%乳膏。0.5%氟尿嘧啶推荐用于头面部日光性角化病的治疗。1%、2%、5%氟尿嘧啶推荐用于头部、背部及前臂日光性角化病的治疗。

3）双氯芬酸（diclofenac）：治疗方案为含3%双氯芬酸的2.5%透明质酸凝胶，每天2次，至少使用60天。

4）维A酸类药物：临床多用于预防性治疗日光性角化病，外用维A酸类药物包括0.1%及0.3%阿达帕林、0.05%及0.1%维A酸、0.1%异维A酸。维A酸类药物最常见的不良反应为皮肤刺激反应。

（3）物理治疗

1）冷冻疗法：前瞻性研究中有大量证据支持冷冻疗法为日光性角化病的一种容易获得、快速和有效的治疗，是单发或少量皮损且未发生区域癌变患者的首选治疗方法之一，也可用于区域化治疗后仍未消退的皮损。已证明其皮损清除率随冷冻持续时间长短而变化，冷冻时间小于5秒、5～20秒和大于20秒的完全清除率分别为39%、69%和83%。对于大面积日光性角化病皮损，可使用冷冻剥脱法，即通过喷法冷冻5～10秒进行区域化治疗。冷冻疗法的不良反应主要是疼痛及色素沉着。

2）CO_2激光：去除皮肤浅表损害，可用于角化过度型、单发皮损或局部治疗抵抗的皮损。

（4）手术切除：可手术切除局部病变。

2. 系统治疗 口服维A酸类药物可用于皮损多发、角化明显或高危患者，如免疫抑制或遗传疾病、移植、着色性干皮病或痣样基底细胞癌综合征患者。常用阿维A剂量为20～25mg/d，连续使用3周以上。

（编者：刘原志；审校：颜韵灵，刘振锋）

参考文献

陈浩，邓丹琪，2004. 慢性光化性皮炎. 临床皮肤科杂志，33（2）：130-131.

龚洋洋，徐英萍，李慧忠，2019. 光硬化治疗多形性日光疹的免疫机制及临床应用. 中华皮肤科杂志，52（11）：856-858.

何丽，武小青，李江斌，等，2021. 日光性角化病研究进展. 中国麻风皮肤病杂志，37（1）：60-64.

雷东云，胡瑜霞，李俞晓，等，2016. 慢性光化性皮炎169例临床回顾分析. 昆明医科大学学报，37（8）：68-71.

苏顺琴，何黎，2009. 云南汉族多形性日光疹与HLA-DQB1、DPB1等位基因相关性研究. 中华皮肤科杂志，42（12）：853-854.

孙思昊，李晔，农祥，2021. 慢性光化性皮炎发病机制及治疗. 皮肤病与性病，43（3）：345-347.

田中华，王学东，赵天恩，2004. 多形性日光疹研究进展. 中国麻风皮肤病杂志，（3）：256-258.

吴志华，2006. 皮肤科治疗学. 北京：北京科学出版社.

赵辨，2010. 中国临床皮肤病学. 南京：江苏科学技术出版社.

赵洋洋，燕华玲，2021. 多形性日光疹发病机制的研究进展. 临床皮肤科杂志，50（3）：178-182.

中国康复医学会皮肤病康复专业委员会，中华医学会皮肤性病学分会光动力治疗研究中心，中国医学装备协会皮肤病与皮肤美容分会光医学治疗装备学组，2021. 中国光线性角化病临床诊疗专家共识（2021）. 中华皮肤科杂志，54（12）：1048-1056.

朱学骏，2014. 皮肤病学. 2版. 北京：北京大学医学出版社.

Eisen DB，Asgari MM，Bennett DD，et al，2021. Guidelines of care for the management of actinic keratosis. J Am Acad Dermatol，85（4）：e209-e233.

Kishimoto I，Uetsu N，Tanimura H，et al，2017. Solar urticaria with a wide action spectrum from UVB to visible light complicated with UVA-induced polymorphous light eruption. Photodermatol Photoimmunol Photomed，33（3）:

172-175.
Patra V，Wolf P，2016. Microbial elements as the initial triggers in the pathogenesis of polymorphic light eruption? Exp Dermatol，25(12)：999-1001.
Yo K，Rünger TM，2017. UVA and UVB induce different sets of long noncoding RNAs . J Invest Dermatol，137(3)：769-772.
Zhao Y，Li CY，Wen CM，et al，2016. The prevalence of actinic keratosis in patients visiting dermatologists in two hospitals in China. Br J Dermatol，174(5)：1005-1010.

第七节 增生性损容性皮肤病（含瘢痕）

增生性损容性皮肤病是一大类常见的皮肤病，不仅影响容貌，而且包含部分恶性肿瘤，有致命风险。治疗增生性损容性皮肤病的首要原则是明确诊断。即使是良性增生性损容性皮肤病，如瘢痕、色素痣、囊肿等的处置方法都不尽相同，故而在治疗前应尽量通过影像学技术或病理学检查明确性质和亚型，以便选择恰当的治疗方法。对于恶性增生性皮肤肿物，治疗时一方面要秉持根治的原则，充分发挥皮肤科优势，如开展Mohs显微描记手术，另一方面还要兼顾患者的容貌需求。

正确诊治增生性损容性皮肤病还要注意两个方面。其一，重视皮肤影像技术的应用。皮肤镜、共聚焦显微成像、皮肤高频超声都已作为成熟技术被皮肤科广泛应用，正确选择影像学技术并恰当应用，对于鉴别诊断非常重要。其二，要真正掌握患者的真实需求。有些患者出于美容目的求治，有些患者害怕皮损会发生恶变。由于良性增生性损容性皮肤病多于恶性肿物，作为皮肤科医生理应向患者详尽解释治疗的必要性和风险，如果沟通不到位，发生医患纠纷的风险则非常高。

有时治疗增生性损容性皮肤病需要兄弟学科的协助，如切除瘢痕后常需要追加放射治疗，故而作为皮肤科医生，不仅要熟练掌握皮肤科技术，还要了解其他学科的治疗原则，以便向患者推荐完整的序贯治疗获得最佳疗效。

总之，增生性损容性皮肤病常见，但具有挑战性，需要我们认真学习并积极实践。本节围绕这一类疾病针对诊治要点进行较为详细的介绍。

一、瘢 痕

（一）概述

瘢痕组织是人体创伤修复过程的一种必然产物，其类型与创伤深度和个体体质密切相关。瘢痕的本质是一种不具备正常皮肤组织结构及生理功能、异常的、不健全的组织，其不仅破坏了体表美，还可妨碍相关组织或器官的生理功能，甚至导致畸形。

（二）病因及发病机制

瘢痕的形成受创伤愈合过程中多种内在因素和外在因素的影响，内在因素主要包括种族、年龄、体质、部位、皮肤张力等，而外在因素则主要与伤口及手术切口、组织损伤程度、创面感染、创面的愈合时间、创面修复程度等因素有关。在经过肉芽组织形成、创缘的向心性聚缩和上皮再生3个阶段后最终形成瘢痕组织。

（三）分类及临床表现

1. 按组织学分类

（1）表浅性瘢痕：发生于表皮或真皮浅层的瘢痕，局部平坦，一般不伴有功能障碍。

（2）萎缩性瘢痕：发生于皮肤全层与皮下的瘢痕，具有很大的收缩性，可对邻近的组织器官造成牵拉，引起不同程度的功能障碍。

（3）增生性瘢痕：发生于真皮深层、突出于皮肤表面但局限于原有损伤范围的瘢痕。增生性瘢痕的发展可分为增生期、减退期和成熟期。增生期为瘢痕形成后第1～3个月至6个月，临床特征表现为瘢痕组织增生明显，表面充血、毛细血管扩张，颜色为鲜红或紫红，厚度与硬度均增加，常伴有中度痒痛；减退期位于瘢痕形成后第6～12个月，临床表现为瘢痕组织增生速度放缓，硬度与厚度均下降，瘢痕组织颜色加深，痒痛症状减轻；12～24个月后，瘢痕开始步入成熟期，此时瘢痕组织增生停止，瘢痕呈暗褐色或近皮色，硬度、厚度较前进一步下降，痒痛感已经基本消失。

（4）瘢痕疙瘩：大部分瘢痕疙瘩通常发生在局部损伤1年后，一般表现为高出周围正常皮肤的、超出原损伤部位的持续性生长的肿块，扪之较硬，局部痒或痛。本病常见于青壮年，前胸、四肢等处好发，有时也可见于臀部及穿耳环处。增生期皮损常呈红色，表面可有毛细血管扩张，以后颜色可逐渐转暗。患者常自觉痒痛，部分患者瘢痕组织增生速度较快或面积较大时可出现破溃感染。

2. 按临床表现分类

（1）成熟瘢痕：色淡、平坦的瘢痕。

（2）不成熟瘢痕：色红，有时痒或痛，在塑形过程中轻度隆起。大多数随着时间会成熟、变平，可有色素沉着或略变浅。

（3）线形增生性瘢痕：通常在手术或外伤后数周发生。色红、隆起、有时痒、局限于切口范围内。最初3～6个月体积可迅速变大，然后经过一个静止阶段后开始自发消退。整个成熟过程可长达2年。最终表现为一个隆起、条索状外观、不同程度变宽的瘢痕。

（4）大面积增生性（如烧伤）瘢痕：皮损广泛、色红、隆起、有时痒，但局限于烧伤范围内。

（5）轻微瘢痕疙瘩：皮损局限性、隆起、瘙痒，可在皮肤受到损害1年后发生，不能自发消退。单纯采用外科切除后常复发。有典型发病部位，如耳垂等。

（6）严重瘢痕疙瘩：皮损范围大、高度＞0.5cm、可有疼痛或瘙痒、超出原损伤范围。通常在微小创伤后发生，可持续外伸性生长数年。

（四）诊断及鉴别诊断

瘢痕的发生源于多种原因造成的皮肤损伤，根据临床表现一般不难做出诊断。有时形成瘢痕的原因常被患者忽视，故在询问病史时应尽量翔实。

瘢痕疙瘩与增生性瘢痕这两种病理性瘢痕常被混淆，但这绝对是两种截然不同的疾病，表现在生物学行为、转归及对治疗反应的迥异上。现将两者临床表现方面的差别总结如下（表2-7-1）。

目前两种病理性瘢痕的鉴别诊断还是依靠分析临床症状等一般情况，而没有明确的鉴别诊断标准，存在较高的误诊率。故两者的鉴别研究一直是瘢痕学研究的重点之一。

表 2-7-1　瘢痕疙瘩和增生性瘢痕临床表现的区别

项目	瘢痕疙瘩	增生性瘢痕
病因	微小创伤，部分为自发生成	外伤、灼伤
人种相关	有色人种发生相对较多，黑色人种、黄色人种发病率较白色人种高	无
遗传相关	部分有家族史，呈常染色体显性遗传	无
发生时间	外伤后3个月出现，甚至数年后出现	外伤后4周
生长部位	常发生于上半身，以前胸、肩、上臂、颏、项、耳等处好发	可发生于有皮肤损害的任何部位
生长方式	超越最初损伤的界限	局限在最初损伤的界限内
自然消退倾向	无，呈持续生长	有，大多可以
瘢痕挛缩	不会发生	横跨关节处可发生
手术治疗	困难，易复发	有效，复发少

（五）治疗

瘢痕的种类繁多，治疗方法不能千篇一律，针对各种类型瘢痕的特点在治疗方法的选择上应有所不同，主要包括非手术疗法、手术疗法和将两者结合的综合疗法。

1. 非手术疗法

（1）注射治疗：瘢痕内药物注射适用于新生及较小的增生性瘢痕和瘢痕疙瘩，药物主要包括糖皮质激素、氟尿嘧啶（5-fluorouracil，5-FU）、A型肉毒毒素等。糖皮质激素皮损内注射是瘢痕疙瘩的一线疗法，疗效确切。国内外最常用的糖皮质激素有复方倍他米松和醋酸曲安奈德。氟尿嘧啶是临床常用于治疗瘢痕疙瘩的抗肿瘤药物，低浓度的氟尿嘧啶联合糖皮质激素皮损内注射在治疗瘢痕疙瘩上取得了良好的疗效。有研究表明，A型肉毒毒素能缓解瘢痕疙瘩的痒痛症状，这可能与其阻止瘢痕疙瘩周围肌肉和皮肤的收缩、降低伤口愈合过程中的张力、抑制神经末梢释放P物质等因素有关，但对于它能否抑制瘢痕疙瘩生长尚缺乏足够的循证医学依据。注射时通常选择1ml皮试用注射器，其取材方便，易于普及，但操作技术存在差异，注射质量较难控制，且注射过程会给患者带来较大痛苦。无针注射器在临床上的推广有效缓解了上述问题，其具有减轻注射疼痛、缩短注射周期及操作方便等诸多优点，尤其适用于治疗散在、多发的瘢痕疙瘩（图2-7-1）。

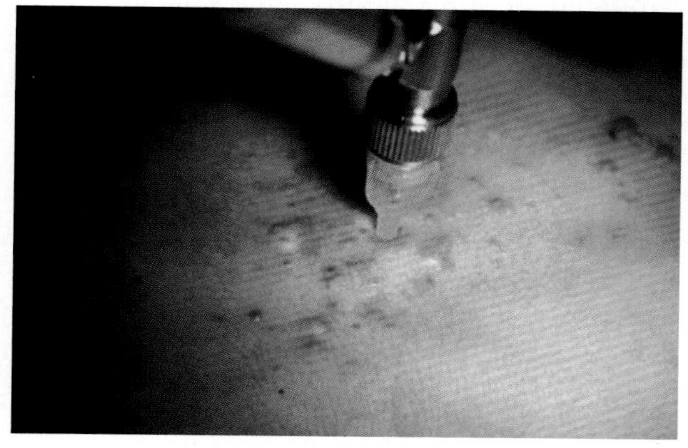

图2-7-1　瘢痕疙瘩无针注射

（2）光电治疗：脉冲染料激光适用于治疗瘢痕充血潮红比较明显及激素注射后瘢痕表面的毛细血管扩张。剥脱性超脉冲CO_2点阵激光作用于瘢痕时能产生矩阵状排列的微热损伤，刺激皮肤组织启动修复程序，使表皮和真皮重建，是治疗痤疮凹陷性瘢痕的首选方法。等离子束（micro-plasma radio-frequency，PLASMA）治疗瘢痕极少出现色素沉着等不良反应，在治疗瘢痕方面已展现出它的优势，适用于治疗表浅性瘢痕、外伤或手术瘢痕的早期干预、伴有色素沉着的陈旧性瘢痕等。

（3）物理治疗：治疗方法如微晶磨削、冷冻治疗等。

（4）浅层放疗：放射治疗作为瘢痕疙瘩外科治疗的辅助手段，已应用多年。目前放射治疗主要选择电子束或浅层X线。时机选择在瘢痕疙瘩皮损经注射治疗变平后；如前期手术治疗则选择在术后24小时内进行。通常选用4～6MeV的电子束照射，这一能量范围的电子束在约1cm深度以后，剂量跌落快、X线污染低（一般为1.0%或更小）。剂量为7Gy/d，连续治疗3天，可有效降低瘢痕疙瘩的复发率。SRT-100浅表放疗系统（superficial radiation therapy，SRT）相较国内医院普遍使用的大型直线加速器不仅设备价格低廉，而且体积小、便携性好，在瘢痕疙瘩浅层放疗的应用中前景明朗。

（5）基础性辅助治疗：如硅酮制剂外用和压力疗法等。硅酮制剂主要通过水合作用抑制成纤维细胞增殖，降低毛细血管活性，减少胶原生成。压力疗法的治疗机制尚不完全明确，可能与局部组织相对缺血、组织细胞内氧分压下降有关。关于压力的大小有学者认为至少需要24mmHg，以超过内在的毛细血管压力，但又必须低于30mmHg，否则会影响外周的血液循环。临床研究如能保持这种压力数月至2年，可能会永久性地抑制增生性瘢痕。

（6）口服、外用药物治疗：如服用曲尼司特、积雪苷、洋葱提取物等。

2. 手术疗法

（1）表浅性瘢痕：面积较小者可以手术切除后行精细缝合，但是考虑到手术切除对皮肤而言仍是一次创伤，故表浅性瘢痕通常以光电治疗为主。对于毛发部位的表浅性瘢痕可考虑毛发移植。

（2）萎缩性瘢痕：常伴有皮下组织、肌肉或骨骼的缺失，因此在进行手术治疗时不仅要处理皮肤表面的瘢痕，还需要改善凹陷外观，自体组织如真皮、脂肪等移植是一个较好的方法。对于面积较小的萎缩性瘢痕可采用环钻移植的方法。

（3）增生性瘢痕：当增生性瘢痕给患者带来功能上的障碍和形态改变时，可考虑进行手术治疗，原则是充分松解、矫正畸形。常用的方法是皮瓣技术，如五瓣成形术、V-Y推进皮瓣等，对于范围较大者可考虑行皮肤扩张术。

（4）瘢痕疙瘩：外科手术不是治疗瘢痕疙瘩的常规方法，但在某些情况下，外科手术既能切除影响美观和影响感/触觉的瘢痕疙瘩，给患者心理或生理上以安慰，又为后续的其他治疗创造了条件。为了降低瘢痕疙瘩术后复发率，手术切除必须联合其他治疗方法，如糖皮质激素注射、浅层放疗等。此外，切口张力对瘢痕疙瘩术后是否复发至关重要。如果无张力或张力较小，术后瘢痕疙瘩复发的概率很小；反之，如果张力较大，缝合比较勉强，即使联合了药物注射和浅层放疗等，瘢痕疙瘩复发的风险依然很高。

瘢痕疙瘩的手术适应证分为绝对适应证和相对适应证。绝对适应证是瘢痕疙瘩组织内有窦道、脓腔，造成反复感染者。相对适应证是发生于暴露部位，如耳垂、上胸“V”字区、肩三角等明显影响外观者，位于阴阜部的瘢痕疙瘩，女性前胸部大面积瘢痕疙瘩造成乳房牵拉者，自觉症状明显、对其他疗法抵抗者。

尽管辅以其他联合疗法，缝合缘张力仍是决定瘢痕疙瘩治疗后是否复发的关键，故对于任何瘢痕疙瘩手术方式的选择都要考虑到切口张力的最小化。

1）如切口张力允许，直接切除缝合是最简单的方法，只适用于较小的瘢痕疙瘩。

2）对于那些面积较大、但表面平坦者，手术切除部分瘢痕疙瘩后给予皮瓣回植术（核切除）是个不错的选择。但如果皮损面积大、形状不规则、表面不平坦，操作难度非常大，而且表面皮瓣的血供较差，术后成功率不高。

3）对于大面积的瘢痕疙瘩，如前胸部的瘢痕疙瘩，可选择皮肤软组织扩张术，包括瘢痕旁和瘢痕下扩张器埋植术。与传统的瘢痕旁扩张器埋植术相比，瘢痕下扩张器埋植术具有扩张器埋植数量少、对扩张皮肤面积要求低等优点，此外，在扩张的过程中，来自瘢痕下方的日益增高的压力对瘢痕疙瘩起到抑制作用（“内压迫”作用），瘢痕疙瘩会逐渐变得柔软、平坦、症状改善，待二期手术时只需要部分切除那些明显影响外观的瘢痕组织，甚至不需要切除瘢痕组织，起到所谓“不切瘢痕而治疗瘢痕”的效果。

4）皮损部分切除或皮损内切除对有些患者适用。

5）传统的游离植皮会造成新的创面，仅适用于治疗一些不适合其他手术方法的瘢痕疙瘩。一种新的方法，即采用保留网状层的瘢痕疙瘩组织切削联合刃厚皮片移植，供区来自患者大腿内侧，后者是瘢痕疙瘩发生的低频区域，术后72小时对供区和受区进行浅层放疗，临床效果值得期待。对于那些表面较为平坦的、蘑菇形瘢痕疙瘩，瘢痕疙瘩薄皮片回植术创伤小，患者易接受。

6）局部任意皮瓣或轴型皮瓣都需要使用相邻或远处的正常皮肤来完成，导致创伤的范围扩大，而且缝合后切口的张力较大，术后复发的风险较高，一般不主张应用于瘢痕疙瘩患者。

3. 综合疗法 瘢痕的综合疗法，是指将手术疗法与非手术疗法结合，或非手术疗法与非手术疗法相结合的疗法，可以有效提高瘢痕治疗的疗效，提高患者的满意度。如对外伤清创后瘢痕在手术修复后联合等离子束或点阵激光常能获得外观上更好的改善。糖皮质激素瘢痕内注射联合光电治疗不仅能够获得更好的疗效，还可以很大程度上改善瘢痕的外观。瘢痕疙瘩皮肤扩张术联合术中即时糖皮质激素注射治疗和术后浅层放疗会显著降低瘢痕疙瘩术后的复发率。超脉冲激光瘢痕组织打孔联合糖皮质激素注射也是临床上治疗瘢痕的一个有效方法，首先采用超脉冲CO_2点阵激光的超脉冲模式在瘢痕组织上打出间隔排列的孔（每孔间距为5mm左右，以瘢痕组织出现苍白和轻微皱缩为治疗终点），即所谓“人工点阵”激光治疗，然后从孔隙进针予以糖皮质激素瘢痕内注射，能有效缩短瘢痕组织变平变软的周期。综合治疗的理念应当贯穿整个瘢痕治疗过程，临床医生只有将各种治疗手段有机结合，取长补短，才能将治疗效果最大化，取得让患者满意的效果。

（六）治疗案例展示

案例展示见图2-7-2～图2-7-9。

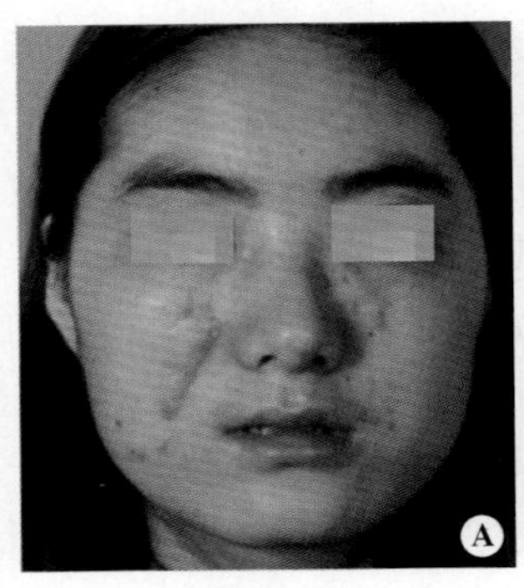

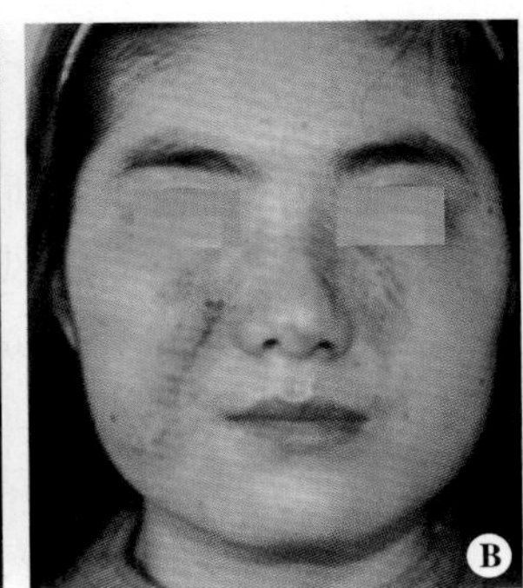

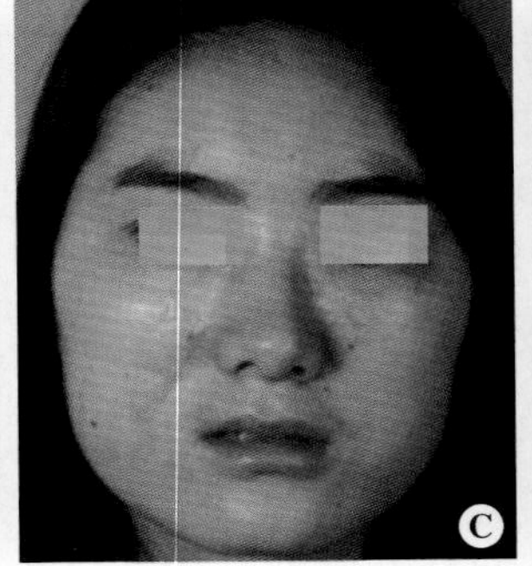

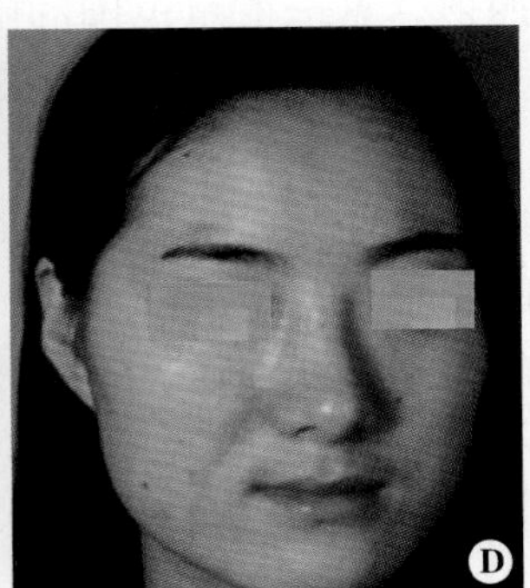

图2-7-2 等离子束治疗外伤性瘢痕

A. 治疗前；B. 等离子束治疗后即刻；C. 治疗后3个月；D. 治疗后6个月

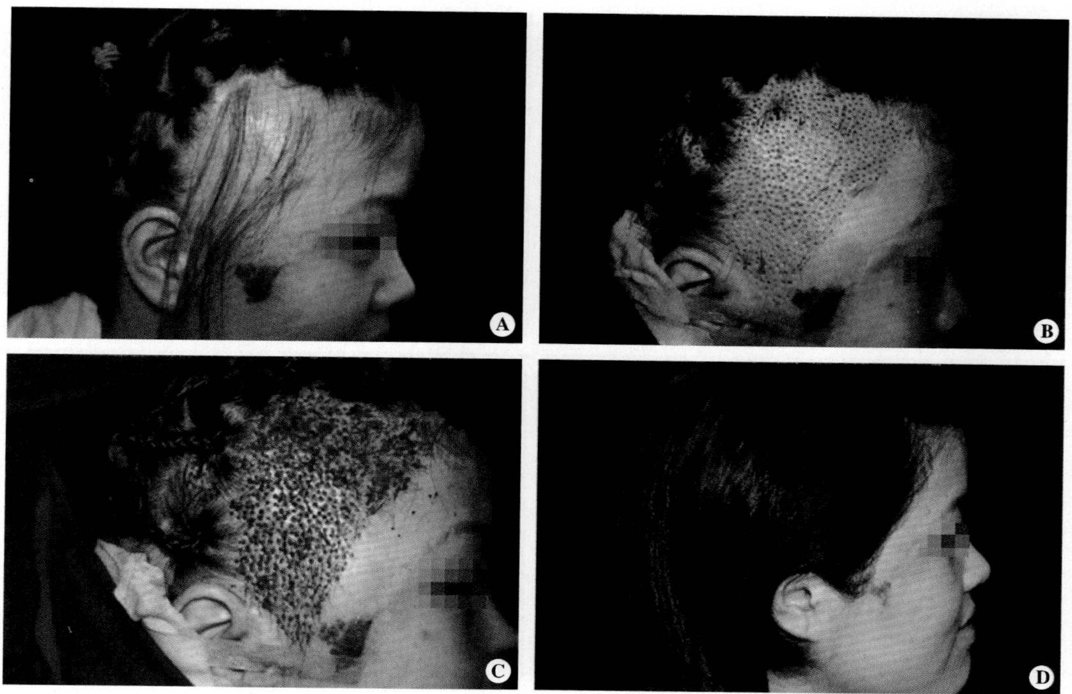

图2-7-3　毛发移植治疗头部表浅性瘢痕

A. 治疗前；B. 术中；C. 术后即刻；D. 术后6个月

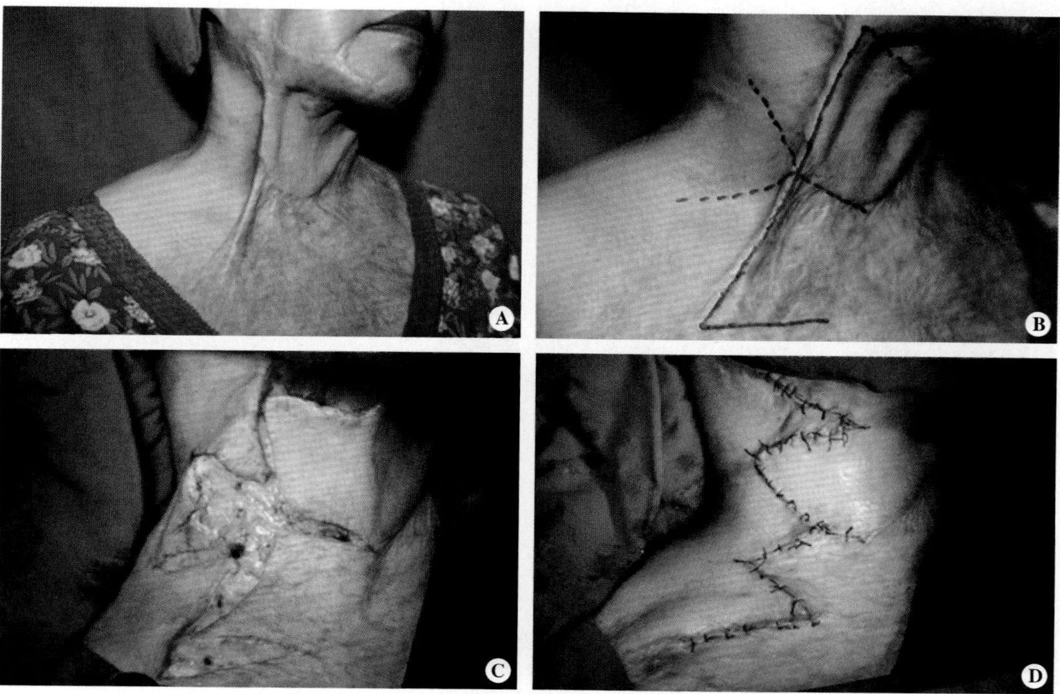

图2-7-4　五瓣成形术治疗颈部挛缩性瘢痕

A. 术前；B. 切口设计；C. 术中形成皮瓣；D. 术后即刻

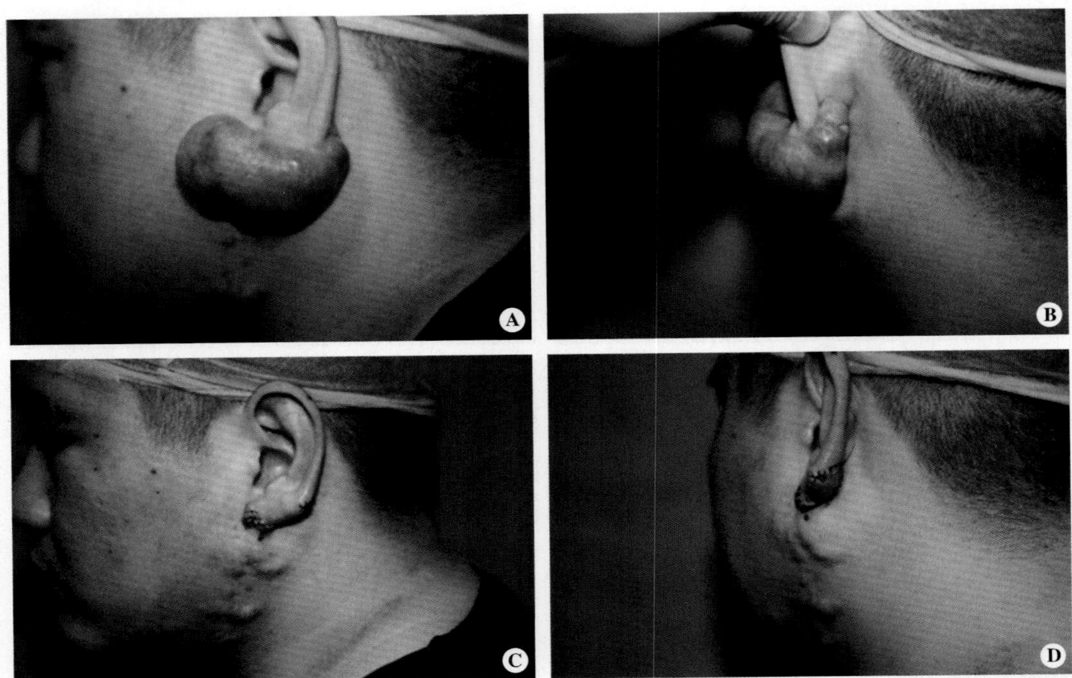

图2-7-5 耳垂瘢痕疙瘩皮瓣回植术

A. 术前正面；B. 术前后面；C. 术后正面；D. 术后后面

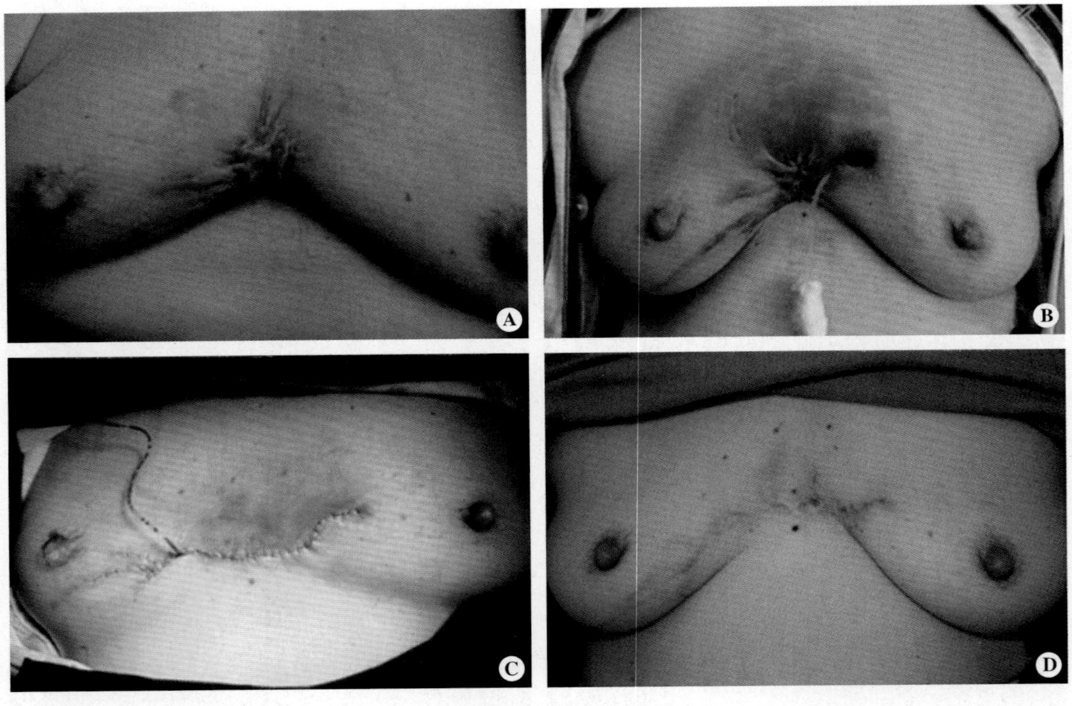

图2-7-6 瘢痕旁扩张器埋植术

A. 术前；B. 瘢痕旁扩张器埋植；C. 术后即刻；D. 术后20个月

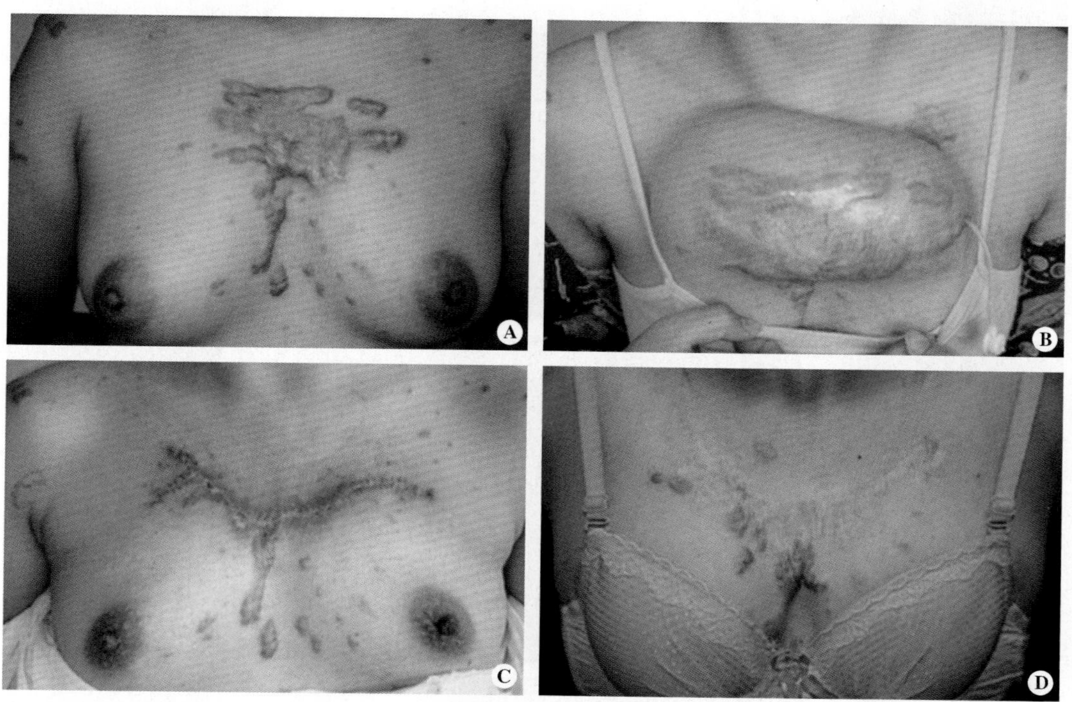

图2-7-7　瘢痕下扩张器埋植术

A. 术前；B. 瘢痕下扩张器埋植；C. 术后拆线时；D. 术后50个月

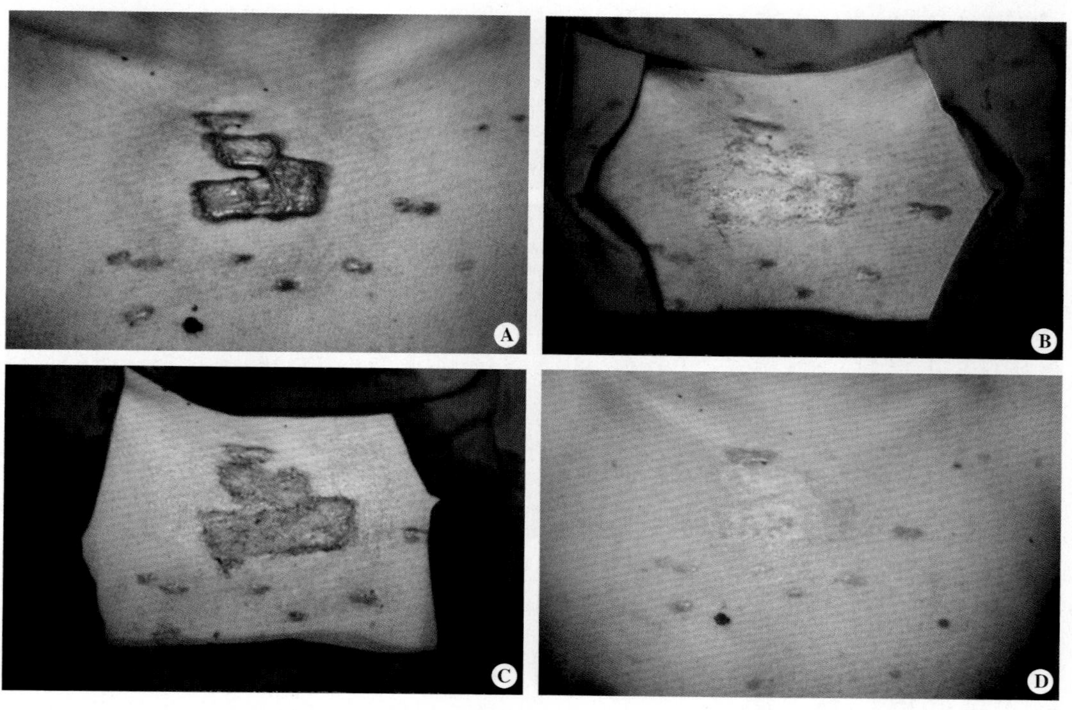

图2-7-8　瘢痕疙瘩组织切削联合刃厚皮片移植术

A. 术前；B. 瘢痕疙瘩组织切削；C. 术后即刻；D. 术后6个月

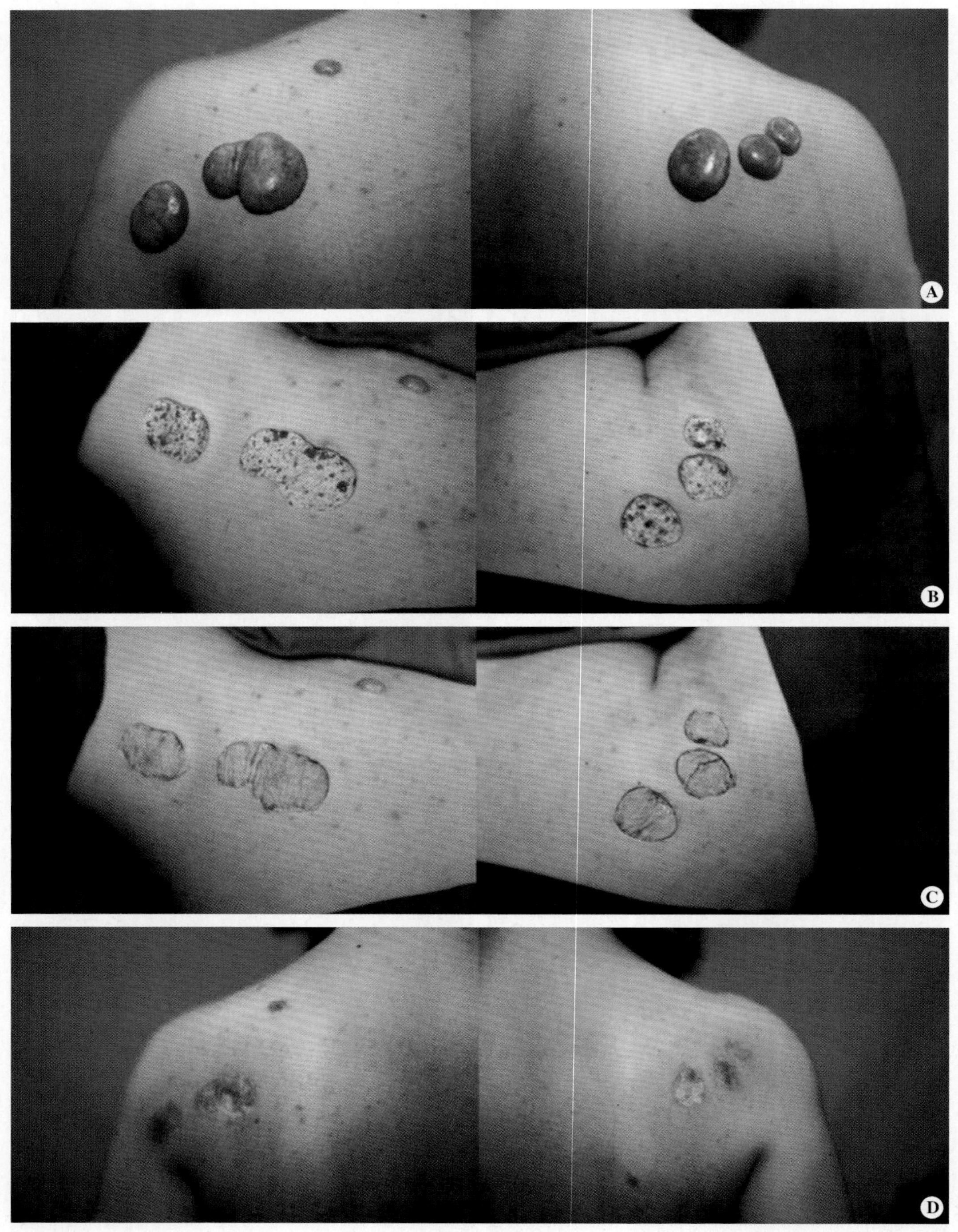

图2-7-9 瘢痕疙瘩薄皮片回植术

A. 术前；B. 瘢痕疙瘩组织切削；C. 术后即刻；D. 术后4个月

二、色 素 痣

（一）概述

色素痣又称痣细胞痣或黑素细胞痣，是一种来源于黑素细胞的皮肤良性肿瘤。本病几乎每人都有，可发生在不同年龄，在20～29岁色素痣数量达到最多，随后随年龄增长而逐渐消退。可发生于身体任何部位的皮肤和黏膜，进展缓慢，多无自觉症状。暴露部位较大的色素痣有碍美观，可对患者造成社交和心理上的影响。少部分色素痣有恶变的风险。

（二）病因及发病机制

色素痣的病因尚不清楚，一般认为与遗传因素、环境因素尤其是紫外线照射有关，也可能与外伤、激素水平改变、药物使用、免疫抑制等有一定关系。色素痣被认为是黑素细胞在由神经嵴到表皮的迁移过程中异常聚集而形成的。发生在间歇性日光暴露部位的获得性色素痣常检测到鼠类肉瘤滤过性毒菌致癌同源体B1（v-raf murine sarcoma viral oncogene homolog B1，BRAF）突变，少数可检测到神经母细胞瘤RAS病毒癌基因同源物（neuroblastoma RAS viral oncogene homolog，NRAS）突变。

（三）临床表现

色素痣可发生于身体的任何部位，皮损可表现为多种形状，可为扁平或略隆起的斑疹、斑丘疹、丘疹、结节，也可表现为疣状或乳头瘤样，多为圆形，常对称分布，境界清晰，边缘规则。颜色多样，可不均，可呈黑色、棕色、褐色、蓝黑色、蓝灰色、肤色、暗红等，大小也可不同，可单发或多发，数量不等，皮损可伴随有毛发或无毛发，毛发数量不等。

根据发生时间，色素痣可分为先天性和后天性色素痣，根据大小又可将先天性色素痣分为先天性小痣、中等大小痣和先天性巨痣。根据在皮肤内分布层次不同，痣细胞可分为皮内痣、交界痣和混合痣。

1. 皮内痣 多见于成年人，表现为隆起皮面的半球形淡褐色的或皮色的丘疹、结节，直径由数毫米到数厘米不等，表面光滑，常伴有毛发生长（图2-7-10）。

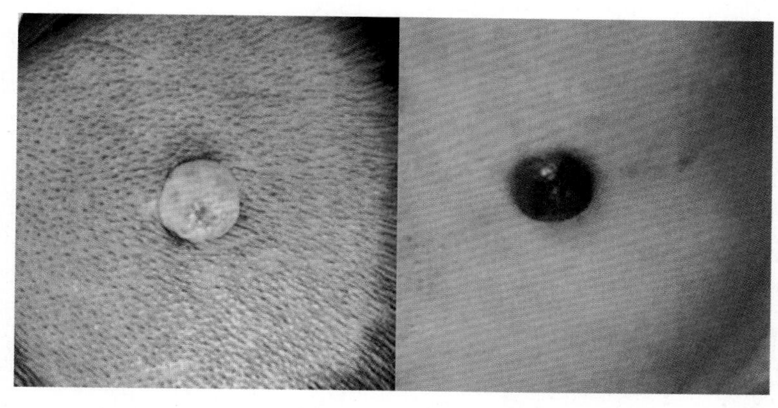

图2-7-10 皮内痣

2. 交界痣 多见于青少年，直径为1～8mm，表现为圆形或是椭圆形、边界光滑的斑疹，通常无毛发，呈淡棕色或深褐色（图2-7-11）。可发生于皮肤黏膜的任何部位，手部、足部皮肤和外阴部及唇红黏膜为好发部位。交界痣的痣细胞具有增大活跃的交界活力，具有转变为恶性黑素瘤的可能。

3. 混合痣 兼具皮内痣和交界痣的特点，多见于儿童和青少年，表现为高出皮面的褐色或黑色的丘疹、斑丘疹，常伴有毛发，皮损外周可见色素弥漫性减淡（图2-7-12）。混合痣也具有交界活力，存在恶性变可能。

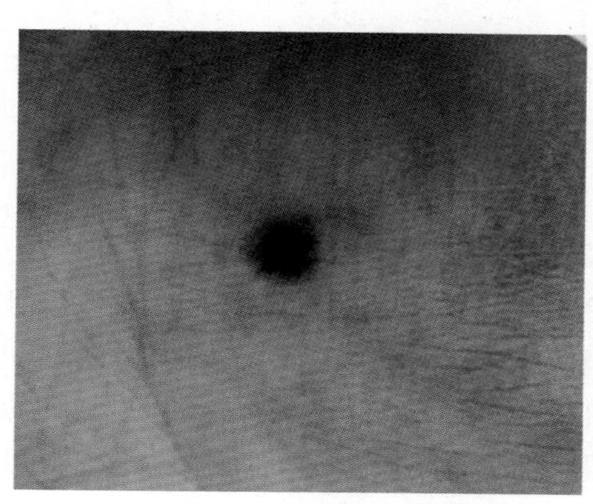

图2-7-11 交界痣

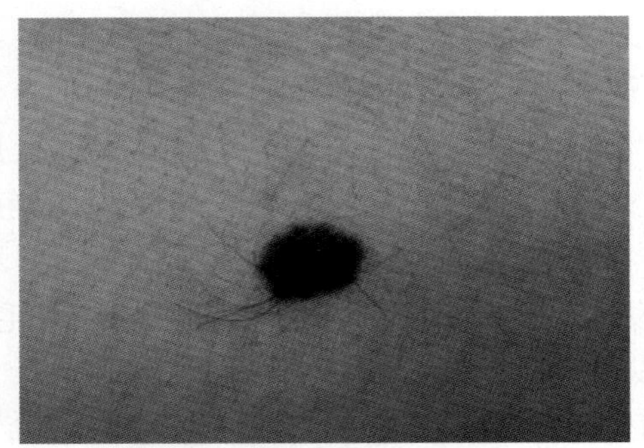

图2-7-12　混合痣

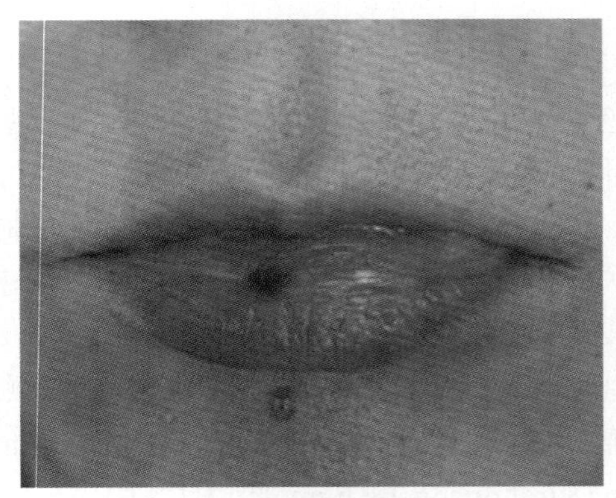

图2-7-14　雀斑样痣

4. 特殊类型

（1）Becker痣：又称色素性毛表皮痣，由S. William Becker在1949年首次报道，是一种获得性色素沉着性皮肤病。其好发于儿童后期和青春期，男性多见，皮损多为单侧，常累及胸部、背部及肩胛区。边界清晰但形状不规则的浅褐色至深褐色色素沉着斑片为本病的典型皮损表现，色斑表面可见毛囊性丘疹，是立毛肌增生所致，为疾病的临床特征之一（图2-7-13）。随年龄增长斑片逐渐增大，常发展成地图样损害。有报道显示，本病可伴发多毛症、痤疮样病变、基底细胞癌等相关皮肤病。并发同侧乳房发育不全或其他皮肤肌肉骨骼异常的，称为"Becker痣综合征"。组织病理表现为无痣细胞，表皮轻度角化与棘层肥厚，表皮突延长，基底层色素明显增多，但黑素细胞不增多。

图2-7-13　Becker痣

（2）雀斑样痣：又称单纯性黑子，是一种常见的色素障碍性皮肤病，出生即有或婴儿期发病，似雀斑，临床上表现为境界清晰的棕黑色斑点或斑片，直径常为4～10mm，好发于日光暴露区域，可累及口腔黏膜、外阴黏膜和掌跖等（图2-7-14）。特殊部位，如大阴唇、掌跖、结膜、唇红等处雀斑样痣提示可能有潜在系统性疾病。组织病理上雀斑样痣表现为基底层色素增多，黑素细胞数目增多。

（3）Spitz痣：又称梭形细胞或上皮样细胞痣，于1948年由Sophie Spitz首先描述，主要发生于白种人群。其好发于儿童，以下肢、头颈部最为常见，皮损多数为境界清晰的半球形丘疹或结节，也可呈斑疹、疣状、息肉状，颜色呈粉红色、褐色至深褐色或黑色（图2-7-15）。大多数病例皮损在短期内发病，也有小部分患者皮损持续多年。组织病理表现为大的上皮样细胞、梭形细胞或两者同时呈巢分布，常从表皮延伸至真皮网状层，呈倒楔形分布。

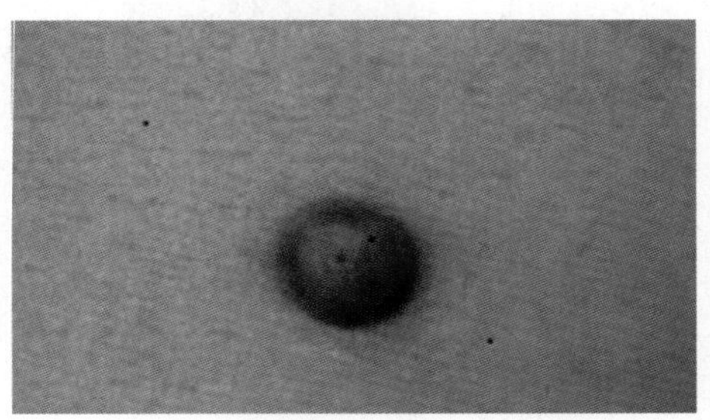

图2-7-15　Spitz痣

（4）蓝痣：又称色素细胞瘤，是真皮色素细胞局限性增生所形成的良性肿瘤。女性多见，皮损多为单发的境界清晰的蓝色半球形丘疹，表面光滑，病变可发生于任何部位，手足伸侧多见，也常发生于面部及头皮（图2-7-16）。有普通蓝痣和细胞蓝痣两种类型，普通蓝痣生长缓慢，终生不退，不会恶变。细胞蓝痣较易演变为黑素瘤，或突然增大或溃疡，发生恶变。

（5）晕痣：又称Sutton痣或离心性后天性白斑，1916年Sutton将其命名为离心性后天白斑，通常见于20岁以下的年轻人，可发生于任何部位，以上背部常见，皮损中央为平的或隆起的色素痣，颜色为粉红色至深褐色，色素痣表面可伴轻微脱屑或结痂，色素痣周边为边界清晰的色素减退或色素脱失斑（图2-7-17）。组织病理上晕痣可以为交界痣、混合痣或皮内痣。

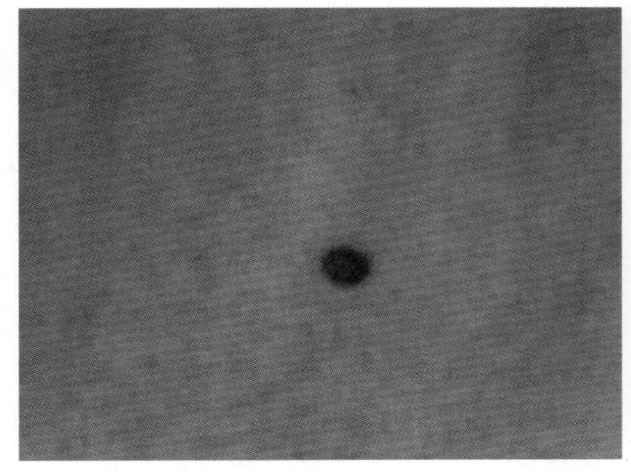
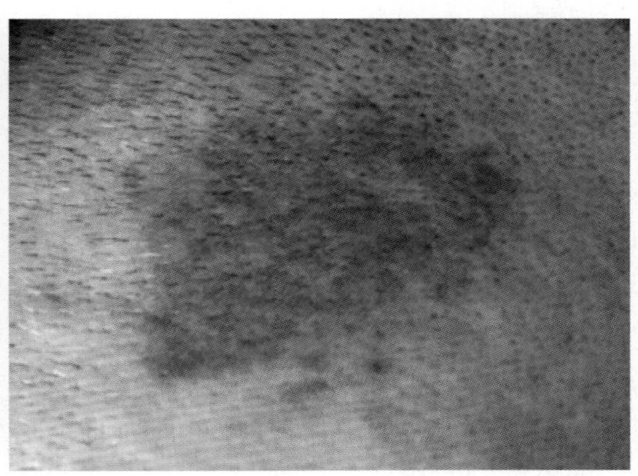

图2-7-16 蓝痣

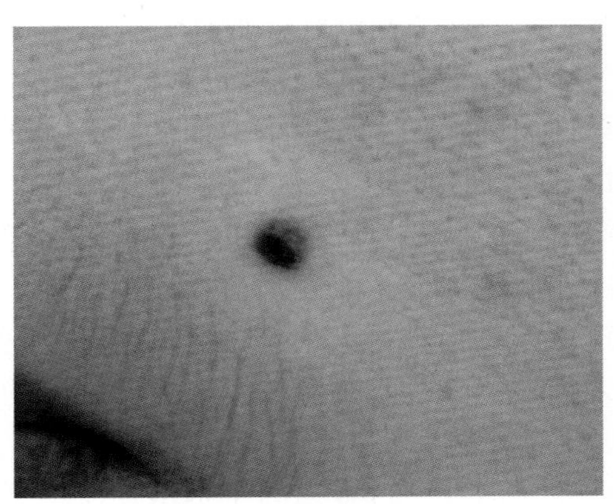

图2-7-17 晕痣

（四）诊断及鉴别诊断

1. 色素痣恶变的征象 当色素痣出现以下变化时，需警惕色素痣是否恶变。

（1）形状不对称，边缘不规则。

（2）出现颜色改变，颜色可加深或变浅。

（3）短期内快速增大。

（4）色素痣周围出现卫星样的色素小点。

（5）表面出现破溃、出血，可伴随毛发脱落。

（6）常继发感染或出现局部炎症。

此外，对于经常受到摩擦的掌跖部位、隐蔽的外生殖器发生的色素痣及先天性巨痣要常规定期观察，避免外界刺激，如出现恶变征象，需立即彻底治疗。

2. 诊断 诊断本病一般不难，通过病史及临床表现即可诊断，伴随皮肤影像学技术的飞速发展，皮肤镜、反射式共聚焦显微镜等无创检测技术在临床应用日益普遍，也为色素痣提供了辅助诊断依据，但对于难以鉴别的皮损组织病理仍为诊断金标准。

3. 鉴别诊断

（1）脂溢性角化病：又称老年疣、基底细胞乳头状瘤，是老年人最常见的良性皮肤肿瘤。可发生于除口腔黏膜、手掌和足底之外的任何部位，好发于头面、手背及胸背等部位。典型的脂溢性角化病通常起初损害为斑疹，后可演变为丘疹或疣状，皮损颜色一般为淡褐色，有时也可表现为蜡黄色或棕黑色。一般无自觉症状，呈良性经过，极少发生恶变。组织病理表现为不同程度的角化过度、肌层肥厚及乳头瘤样增生。

（2）基底细胞癌：又称基底细胞上皮瘤，是起源于表皮基底层或皮肤附属器的低度恶性肿瘤，是最常见的皮肤恶性肿瘤，发展缓慢，有局部破坏性，但极少转移。其好发于老年人的曝光部位，特别是颜面部。典型损害为表面有蜡样光泽、并有少许扩张毛细血管的结节或斑块，边缘可有珍珠样隆起，也可伴溃疡、出血、结痂，通常隐匿发病，无自觉症状。组织病理表现为真皮层内有分散的基底样细胞巢，外围呈栅栏样排列，肿瘤和真皮之间通常有收缩间隙。

（3）黑素瘤：又称恶性黑素瘤，是黑素细胞来源的恶性程度较高的恶性肿瘤，多发生于皮肤，也可发生于皮肤-黏膜交界、眼脉络膜和软脑膜等处。皮损为一边界不清的黄褐色或黑褐色斑片，色素不均，可出现结节、溃疡。易发生血行及淋巴转移。组织病理表现为基底层黑素细胞出现异型性。

（五）治疗

色素痣治疗方法包括手术治疗与非手术治疗。其中非手术治疗主要包括冷冻治疗、电干燥疗法、激光治疗等。手术治疗可以对切除组织进行术后病检，目前仍然是彻底治疗色素痣的最佳选择，手术方法根据患者皮损、全身情况及患者自身意愿综合考虑选择。

1. 非手术治疗

（1）冷冻治疗：是指冷冻剂通过单个或多个冻融周期，即冷冻剂与皮肤直接接触至完全冻结，数分钟之后让皮损彻底溶解的治疗过程，是皮肤科常用的治疗方法。其治疗原理和机制在于冷冻剂接触皮损后，细胞外冰晶形成，导致细胞膜受损同时细胞外水分丧失，当冷却速度快、温度足够低时，细胞内冰晶形成，直接破坏细胞器并进一步使细胞内电解质浓度升高，同时，低温可损伤血管内皮细胞，造成局部微血栓，而使局部出现缺血坏死，最终导致靶组织坏死，达到治疗目的。目前临床应用最广的冷冻剂为液氮。

冷冻温度不同可以选择性地损伤不同组织和细胞结构。黑素细胞对低温较敏感，在–4～–7℃温度下即可死亡。因此，对于表浅的色素痣，液氮冷冻治疗可获得理想的治疗和美容效果。

冷冻治疗在治疗即刻可出现疼痛、出血、水疱、水肿等局部并发症，部分患者可因治疗疼痛和（或）对治疗的恐惧等出现晕厥等全身反应。冷冻治疗后还可能出现色素沉着等暂时性并发症，以及色素减退、假性斑秃、皮肤萎缩及病理性瘢痕等永久性并发症。对美容要求高的部位病变及对美观要求高的患者应慎重选用。

（2）电干燥疗法：使用包括高频电刀在内的电外科器械，采用高电压、中低强度电流，在治疗过程中使电刀电极接触的组织高温脱水、干燥坏死。在电干燥疗法治疗过程中不会产生火花放电，更加安全，同时该技术操作简便、治疗速度快、止血效果好，应用于微小色素痣疗效可靠，是一种性价比极高的治疗方法。该技术要点在于选择恰当的治疗参数，输出功率、治疗强度与皮损深度及大小相适应，以避免治疗皮损时过度损伤正常组织，遗留瘢痕。对于曝光部位皮损的治疗，应嘱患者严格防晒，以降低炎症后色素沉着的发生率。

（3）激光治疗：波长为10600nm的CO_2激光是一种气体激光，其激光束聚焦产生的高温可气化靶组织，实现切割、凝固及烧灼等治疗效应。该技术可造成皮肤损伤，治疗后可遗留色素沉着甚至瘢痕。因此，该疗法不适用于有出血倾向的患者及瘢痕疙瘩体质患者。该疗法操作简便、治疗速度快，可不需要麻醉，但对于色素痣治疗彻底性报道不一，易于复发。该疗法适用于病变深度浅于真皮乳头层的色素痣，对于更深层次色素痣的治疗复发率及遗留瘢痕概率均增高。若出现治疗后复发，外科手术切除病检是最佳补救措施。

非手术治疗主要包括冷冻治疗、电干燥疗法、激光治疗等，这些技术通过直接冻融、气化、凝固色素性皮损，无法进行组织病理分析，同时由于采用这些方法时难以在治疗前确切地评估色素痣的深度及广度，治疗精确度难以把控，如果治疗层次比较表浅，不能完全清除色素细胞；如果治疗过深，则可能遗留凹陷性的瘢痕影响美观。对于未完全清除的皮损和（或）遗留瘢痕的病例仍需要进行外科手术治疗。

2. 手术治疗 色素痣的手术治疗应遵循皮肤外科手术原则，包括无菌、无创、无血、无张力及无死腔原则，具体手术方法可根据皮损大小、部位、与周围组织的关系等因素综合考虑，在手术操作过程中，应注意每一个手术环节的规范操作及掌握技术要点，以获得最彻底、最安全、最美观的疗效。

技术要点包括如下内容。

（1）切口设计：根据皮损部位，尽可能将手术切口隐藏到隐蔽部位或美容单位交界处，如耳后、下颌下缘、面部轮廓线等处；设计手术切口与松弛皮肤张力线和（或）Langer纹平行，可获得最小的创面张力，愈合后瘢痕不明显；切口设计与神经、血管走行方向平行，以降低造成损伤的概率。

（2）操作器械锋利，以锐性分离为主，避免反复切割、过度钳夹组织。

（3）彻底止血。

（4）根据部位及局部张力，选用细针细线缝合创面，创面对合整齐，必要时分层缝合。

色素痣外科手术治疗方法较多，主要包括梭形切除、分次切除、皮肤扩张术。

（1）梭形切除：该技术可切除绝大多数色素痣皮损并可获得满意疗效。

（2）分次切除：对于较大色素痣不能单次切除者，可考虑分次切除，两次手术间隔2～6个月，该疗法在完整切除色素痣的同时，可获得更简单的线条状瘢痕，在面颈部等暴露部位具有更佳美容效果。

（3）皮肤扩张术：可以通过向皮下埋植的扩张器内注入生理盐水，使表面皮肤面积在内部压力作用下扩张，以获取更多皮肤组织修复巨大色素痣切除后遗留的创面。该技术扩张皮肤至少需要3个月，需要患者及家属良好的配合，也有研究显示，快速皮肤扩张技术可缩短皮肤扩张时间至1个月，但扩张后的皮肤组织稳定性有待临床应用进一步观察验证。该技术适合应用于无恶变、周围有骨组织支撑的巨大色素痣切除后修复。

切除色素痣后，如果缺损较大，可以采用皮瓣技术或游离皮片移植技术修复缺损。

3. 色素痣的治疗决策　对于色素痣一般无须特殊治疗。色素痣是否需要治疗，采用何种方式治疗，需要综合考虑色素痣出现的时间、发病部位、皮损大小、皮损与周边组织器官的关系、病变发展过程中的变化、是否经过其他治疗、是否是治疗后复发、是否存在恶变倾向及患者的美容要求等因素，同时也应当考虑不同治疗方法的适应证及禁忌证，规避治疗技术缺陷，扬长避短，在避免漏诊、误诊黑素瘤的前提下，追求创伤最小、美容效果最佳的治疗方法。治疗前可通过皮肤镜检查和反射式共聚焦显微镜观察分析，初步判断色素痣性质、病变深度等，为临床治疗方法选择提供依据，提高色素痣治疗精准度。

如果是先天性色素痣且根据临床表现诊断为皮内痣，并不伴随恶变征象，一般无须治疗。对于出现于患者40岁以后的色素性皮损，不能排除黑素瘤可能者，需要通过外科手术切除并进行组织病理检查。对于发生于掌跖摩擦部位、会阴外生殖器部位及唇红黏膜区的色素痣，交界痣及混合痣发生率高，具有潜在恶变倾向，治疗态度应更为积极，外科手术切除病检是适宜疗法，同时应避免采用激光治疗等盲目处理。

对于色素痣直径小于0.1mm、位置表浅者可考虑激光治疗；对于皮内痣痣细胞层次较浅，治疗层次可控制在真皮乳头层者可考虑电干燥疗法或冷冻治疗，如果治疗深度超过真皮乳头层，则可能遗留瘢痕，同时冷冻治疗后可能会出现皮肤永久性色素脱失，在治疗前应与患者充分沟通。如果上述治疗后，色素性皮损复发或再次出现，建议行外科手术彻底切除病检，以避免漏诊或误诊黑素瘤。

当发现色素痣形状不对称，边缘不规则，颜色改变，短期内快速增大，周围出现卫星样色素小点，表面出现破溃、出血、局部反复感染及炎症存在常提示色素痣可能有恶变，需要立即外科手术切除病检，并需要关注病检结果，如为色素痣恶变，还需要关注是否切净、恶变后的病理分级及临床分级。

对于因为美观需求要求治疗色素痣的病例，在彻底治疗色素痣的同时应关注美容修复，尽可能避免病理性瘢痕形成影响美观。

综上所述，色素痣的治疗需要根据色素痣出现的时间、发病部位、皮损大小、皮损与周边组织器官的关系、病变发展过程中的变化、是否经过其他治疗、是否是治疗后复发、是否存在恶变倾向及患者的美容要求等因素综合考虑。随着皮肤影像学技术的发展，皮肤镜、反射式共聚焦显微镜等无创技术能在治疗前为色素痣治疗方式选择提供依据。

三、囊肿性皮肤肿物

囊肿性皮肤肿物，顾名思义，是以囊肿为表现形式的位于皮肤及皮下组织层次的增生性病变，组织结构上多有组织被膜覆盖包裹。

囊肿性皮肤肿物种类繁多，发病机制各有不同，主要包括表皮囊肿、皮样囊肿、毛根鞘囊肿、毛囊上皮瘤、毛母质瘤、脂肪瘤、多发性脂囊瘤等良性皮肤肿瘤。

（一）临床表现

可单发或多发，多可见凸出体表的皮肤囊肿或结节，或可扪及皮下实质性包块或结节（图2-7-18）。

肿物边界可清晰或不清晰，部分可较轻易推动，非炎症状态下一般无自发疼痛感觉。

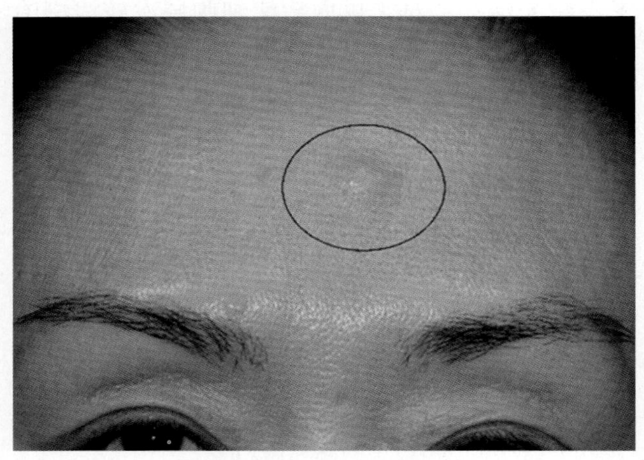

图2-7-18 额部表皮囊肿

（二）诊断

组织病理学检查是明确诊断的“金标准”，原则上所有切除的离体组织都应进行组织病理学检查以明确肿物具体性质，若为恶性需根据情况选择进一步治疗。此外，高频皮肤超声作为无创影像学检查手段，可根据不同组织的超声影像学特征，对囊肿性皮肤肿物做出较准确的方向性诊断，并分析肿物大小、深度、血液供应及与周围组织的关系，为实施手术提供参考信息（图2-7-19）。

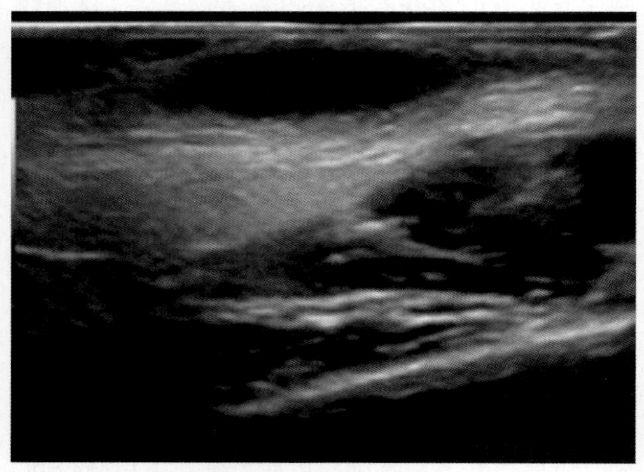

图2-7-19 表皮囊肿超声影像图

（三）治疗

多数良性囊肿性皮肤肿物无须治疗，但若对外观及生活有影响、反复炎症发作或考虑存在恶变风险，应对其进行治疗；多采用完整切除手术方式并进行组织病理学检查；对较小的非暴露部位肿物可考虑激光烧除或“开窗”引流的方式治疗。

手术方式：对于较小囊肿多采用局部麻醉，一般使用肿物周围浸润麻醉。2%利多卡因或罗哌卡因混合1∶20万单位或1∶30万单位肾上腺素于囊肿外围及基底注射，需注意避免注入囊肿内部（图2-7-20）。添加肾上腺素有助于减少术中出血。

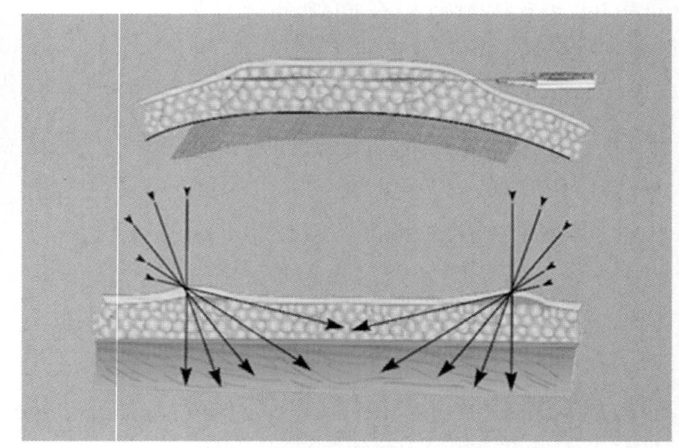

图2-7-20 肿物周围浸润麻醉示意图

手术过程（以临床最常见的皮脂腺囊肿为例）：若囊肿较深，与真皮深面无明显粘连，真皮表皮未受累及，可选择皮纹线方向沿囊肿中心直径做皮肤切开，分离至囊肿包膜表面后沿囊肿边缘分离囊肿与正常皮下组织，尽量保持囊肿包膜完整去除囊肿（图2-7-21）。若囊肿包膜破裂，需注意彻底清除囊肿包膜和囊肿内容物（图2-7-22），并做补充清创和消毒处理。

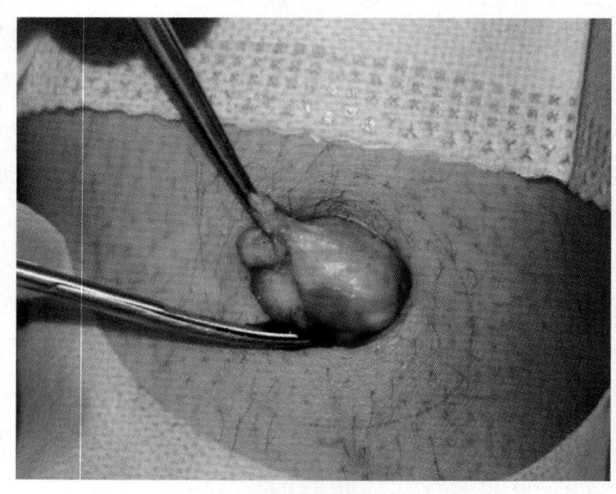

图2-7-21 完整分离囊肿包膜与周围正常组织

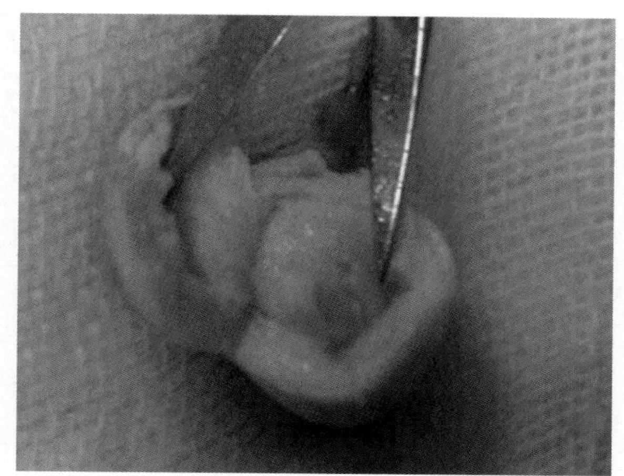

图2-7-22　表皮囊肿内容物

若囊肿较浅，真皮表皮与之紧密粘连，表皮有明显扩张导管开口或已破损，可沿囊肿中心直径做环形切口，切除部分表皮真皮组织，保持其与囊肿一体后分离取出。

对于囊肿取出后创面应对皮下组织逐层缝合，彻底止血消除死腔，真皮浅层和表皮做精细美容缝合。

四、其他浅表良性皮肤肿物

（一）脂溢性角化病

脂溢性角化病（seborrheic keratosis，SK）好发于中年（40岁）以上人群，男性多见，又称老年疣（senile wart），极少癌变，其发病与遗传、年龄、日晒、血脂、乳头瘤病毒感染，慢性刺激有关。其病理变化为细胞增殖、分化和凋亡异常。

脂溢性角化病好发于面部，其次为手背、躯干和四肢，不发生在手掌、足底。常呈肤色、淡褐色、褐色、黑褐色等扁平斑或扁平隆起性斑块，直径从小于1.0cm至数厘米不等，皮损为一个或数百个，一般为20～40个，表面可平滑，也可呈疣状，无光泽，犹如“黏着”在皮肤表面，可有毛囊角栓；日久常色素沉着，表面可见油腻鳞屑（图2-7-23）。病程可达30年以上，可伴发基底细胞癌和鳞状细胞癌。

临床分型：寻常型脂溢性角化病；灰泥角化病；刺激型脂溢性角化病；Leser Trelat征，又称多发性发疹性脂溢性角化病，可伴发内脏恶性肿瘤。

本病需与色素细胞痣、日光性角化病、鲍恩病、鳞状细胞癌、汗管瘤、寻常疣和恶性黑素瘤相鉴别。皮肤镜检查可观察到表皮、真皮交界及真皮层的颜色和结构变化，可以鉴别初期脂溢性角化病与其他老年性色素斑、皮肤色素性恶性肿瘤。皮肤镜下脂溢性角化病的常见表现：边界清晰、部分可呈虫蚀状边缘、粉刺样开口、裂隙、“脑回样”外观、粟丘疹样囊肿、网格样结构及发夹样血管等（图2-7-23）。

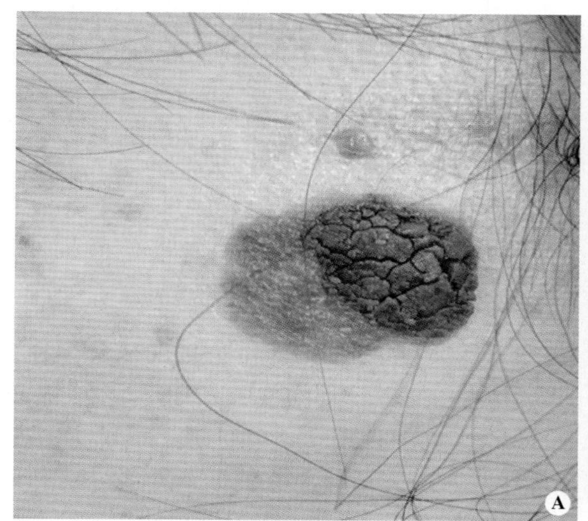

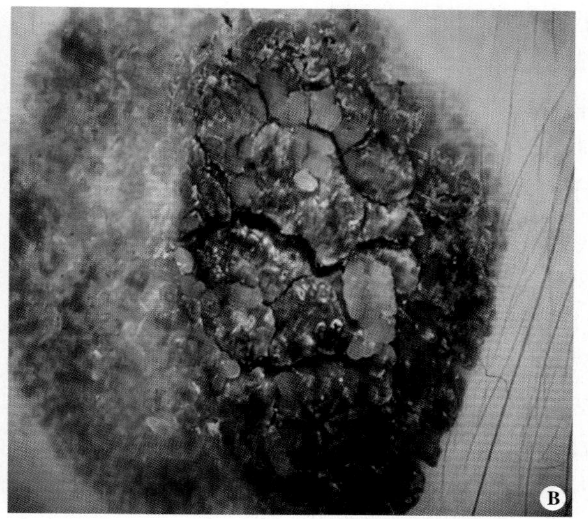

图2-7-23　脂溢性角化病

A. 脂溢性角化病皮损；B. 脂溢性角化病（皮肤镜）

本病为良性肿物，无症状的脂溢性角化病一般不需要治疗。可根据美容需要、患者意愿或皮损出现的症状（如疼痛、瘙痒等）选择治疗方法，行病理活检看是否发生恶变。

针对脂溢性角化病，损害局限在表皮，有不同的治疗方法可供选择，如采用化学物质如液氮冷冻、苯酚、二氯乙酸、三氯乙酸等治疗，物理疗法如电干燥疗法、刮除术、CO_2脉冲激光、脉冲染料激光、铒激光、光动力疗法等。对于皮损较大且疣状凸起显著或疑有恶变者应给予手术切除并做相应美容修复，标本应进行病理学检查。

当不需要病理活检时，冷冻疗法为临床实践中较常应用的治疗方法，但它的并发症包括色素沉着、瘢痕形成等。

局部外用药物对微小损害和预防治疗脂溢性角化病也有所帮助，如氟尿嘧啶软膏等，但氟尿嘧啶软膏可使局部暂时留有色素沉着。

（二）汗管瘤

汗管瘤（syringoma）又称汗管囊瘤，是表皮内小汗腺导管局限性增生形成的良性腺瘤。汗管瘤多见于女性，皮损常在妊娠期、月经前期或使用雌激素时增大，考虑其发病与内分泌有关。部分患者有家族史，唐氏（Down）综合征群高发。本病好发于下眼睑及颊部，也可发生于颈侧、躯干、上肢、外生殖器等处（图2-7-24）。临床分型：①眼睑型汗管瘤，此型最常见，多发生于妇女，青春期或其后出现，对称分布于上、下眼睑；②发疹型汗管瘤，此型成批发疹，多位于胸部与上臂屈侧，多见于男性青少年；③局限型汗管瘤，此型为位于外阴或其他部位的局限性皮损。本病进程缓慢，很少自行消退，通常无自觉症状。

如汗管瘤诊断明确，一般不需要治疗。但因好发于眼眶周围，大多数患者因美容需求选择治疗。然而，汗管瘤细胞索位于真皮层，有时无法完全去除皮损，因此易复发。

汗管瘤治疗方法有手术切除术、电灼术、电干燥疗法和刮除术、CO_2脉冲激光治疗、铒激光、冷冻疗法或使用三氯乙酸治疗等。

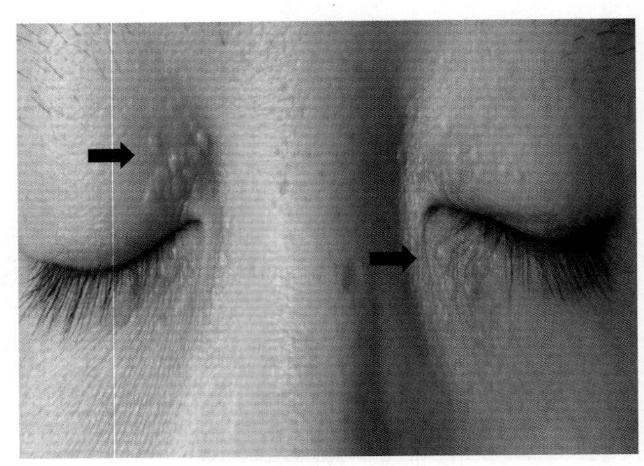

图2-7-24　汗管瘤

（三）皮脂腺痣

皮脂腺痣（sebaceous nevus）是以皮脂腺增生为特征的、由多种皮肤成分如表皮、毛囊、汗腺、真皮结缔组织等组成的器官样痣，是毛囊皮脂腺单位的畸形，可分为三期。

第一期：儿童期，表现为淡黄色、表面较为光滑、无毛发生长、轻度隆起的斑块（图2-7-25）。

第二期：青春期，皮损呈黄色或黄褐色，蜡样光泽，表面呈颗粒状至疣状、高低不平的斑块（图2-7-25）。

第三期：为质地坚实的肿瘤样增生，可继发乳头状汗管囊腺瘤、透明细胞汗管瘤、皮脂腺上皮瘤、外毛根鞘瘤、基底细胞癌。

由于皮损在出生时或出生后不久出现，呈局限性扁平隆起，可在青春期增大，在青春期后发生恶变，故应在青春期之前切除，防止恶变。可用外科切除术、刮除术、电灼术、激光治疗等。手术时应切除全层皮肤组织，对较大皮损可使用组织膨胀器或行头皮移植术。

（四）日光性角化病

日光性角化病（actinic keratosis，AK）又称光化性角化病（solar keratosis）、老年性角化病（senile keratosis），是一种上皮性癌前期损害，与紫外线照射（日晒）有关。紫外线导致肿瘤抑癌基因*p53*突变。持续大量的紫外线照射引起的细胞损伤导致光化性损伤的皮肤修复失代偿，具有向鳞状细胞癌发展的趋势。皮损多发者最终发展为鳞状细胞癌的风险升高。

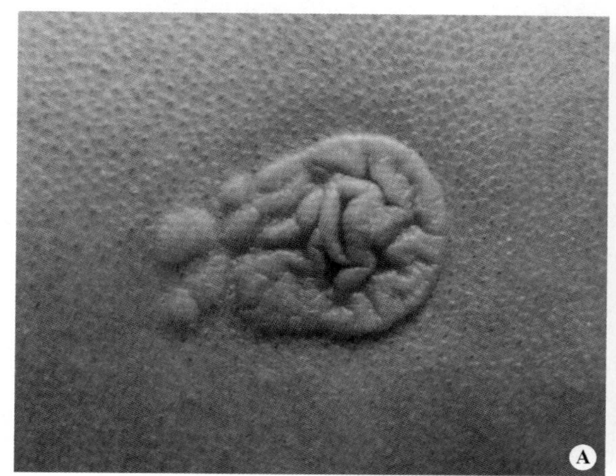
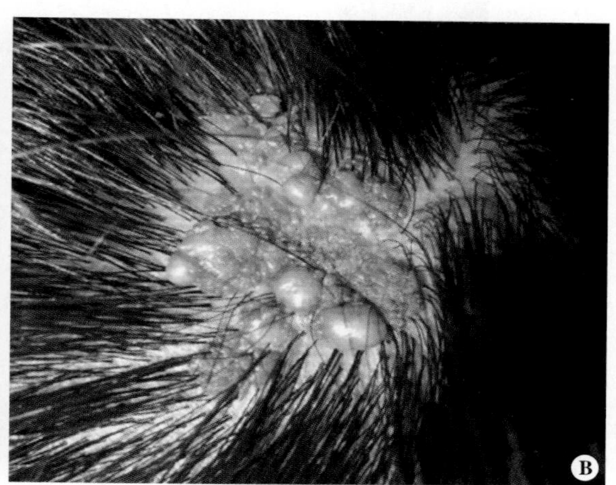

图2-7-25 皮脂腺痣

A. 皮脂腺痣（儿童期）；B. 皮脂腺痣（青春期）

本病好发于中年以后人群。皮损随年龄增长而增多，男性多见。易发生于曝光部位，如面部、手背、下唇（光化性唇炎即下唇日光性角化病）。白色人种或浅肤色人群更易发生，可单发或多发。皮损为边界不清的肤色至淡红褐色或淡黄色斑片、丘疹，上覆有不易剥离的黏着性鳞屑，大小为针头至数厘米不等。由于免疫反应作用，本病约25%可自行消退，12%～13%可发展为侵袭性鳞状细胞癌。

日光性角化病可分为肥厚型（包括皮角）、萎缩型、色素沉着型、鲍恩病样型和扁平苔藓样型。本病需与盘状红斑狼疮、脂溢性角化病、播散性表浅性光化性汗管角化症相鉴别。研究表明，约10%的日光性角化病可发展成鳞状细胞癌。日光性角化病的皮肤镜表现有“草莓样”外观、鳞屑样外观、靶样外观（黄白色毛囊角栓、毛囊周围白晕、外围波纹状或螺旋状、扭曲状血管）及“玫瑰花瓣”征等（图2-7-26）。

日光性角化病是最常见的皮肤癌前病变，因此应密切随访，择期选择治疗方案。其治疗方法分为药物治疗与物理治疗两大类。具体治疗措施如下。

1. 患者教育、避免日光暴晒 远离强电离辐射、热辐射、紫外线辐射，光化学疗法、砷剂治疗对本病的防治及病情进展有重要意义。儿童期减少日光暴露可明显降低日后色素痣、日光性角化病和鳞状细胞癌的发生率。

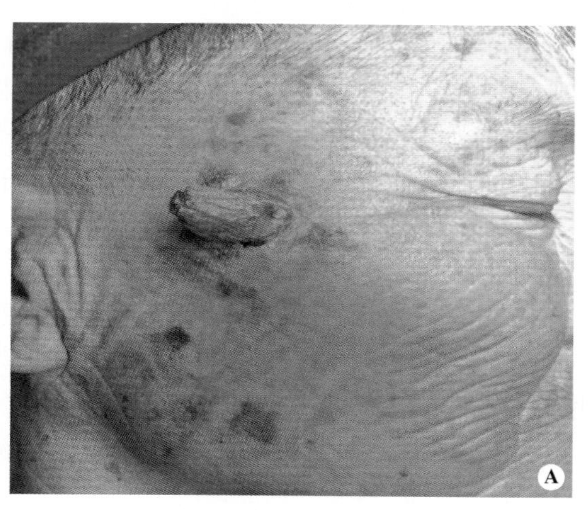

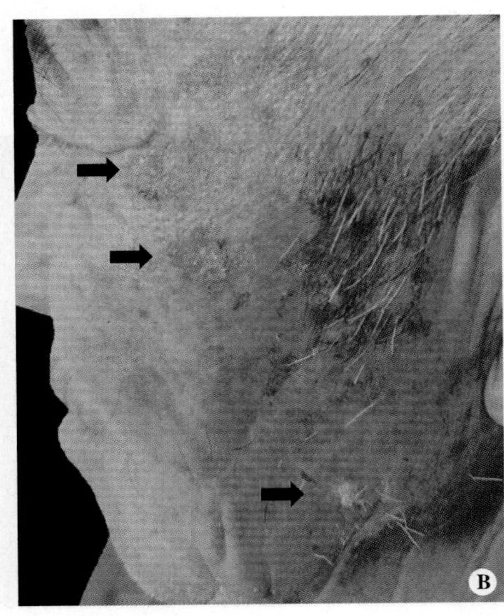
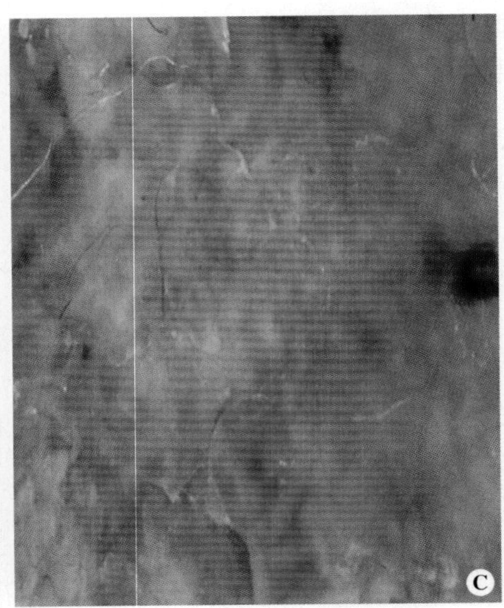

图2-7-26　日光性角化病

A. 肥厚型日光性角化病（皮角）；B. 日光性角化病；C. 日光性角化病（皮肤镜）

2. 物理化学治疗　对于局部孤立损害可进行液氮冷冻、激光治疗、皮肤磨削术，也可联合应用。可外用氟尿嘧啶软膏、咪喹莫特软膏，也可应用化学剥脱/激光消融术。重复冷冻3次及以上非常有效，且瘢痕形成可能性小。面部皮损通常在1～2周内愈合，而上、下肢皮损的愈合需要4周。

3. 光动力疗法　皮损处用20%氨基酮戊酸（aminolevulinic acid，ALA）溶液湿敷，之后用红光（波长为520～740nm）照射，称为光动力疗法（photodynamic therapy，PDT）。ALA-PDT治疗日光性角化病治愈率可达70%～100%，其对头面部皮损疗效好于其他部位，且具有良好的美容效果，可用于多个皮损、手术有限的特殊部位及手术未达到良好根治效果的皮损，没有明显的不良反应。

4. 外科手术　对大的损害或已有癌变者应进行手术切除，切除应彻底，并行病理学检查。对面部皮损及有美容需要者可选择Mohs显微描记手术法。

本病属癌前期皮肤病，应密切随访观察，并对患者进行健康教育。无恶变者预后良好。

五、性质不明皮肤增生性肿物处置原则

临床上，我们会碰到很多皮肤增生性肿物。患者常因为美容因素、感觉因素（疼、痒等）、担心癌变等因素前来就诊，临床医生需要尽快给出初步拟诊，进而采取相应的处理措施。

严格意义来说，在没有经过病理学检查等“金标准”的证实之前，所有的“皮肤肿物”都属于性质不明的，通过病理得出明确诊断后，再进行处理才是最规范的方式，但从时效性、经济性、必要性及患者的接受度来说，碰到肿物均进行切除病理学检查在临床中很难实施。

实际工作中，经验丰富的医生在“肉眼”观察下，常可以得出明确或正确归类的诊断，采取适宜的诊疗手段，当然，在无法即刻判断时，也需要进行皮肤影像、皮肤病理、微生物培养等检查才能得出正确的诊断。那么，皮肤美容主诊医师在接触到性质不明的皮肤增生性肿物时，需要特别关注哪些内容？应该采取什么样的处置原则？

皮肤增生性肿物的诊断需要根据病史、皮损特点、实验室检查等综合分析判断，正确的判断来源于耐心询问和仔细的体格检查。

（一）病史

（1）增生性肿物初发时的特点；

（2）增生性肿物初发的部位；

（3）增生性肿物的存在时间和生长速度；

（4）增生性肿物生长过程中形态变化情况；

（5）是否伴有其他全身和局部症状；

（6）询问病因及激发加重因素；

（7）治疗过程，有无用药、激光或手术治疗。

（二）体格检查

1. 增生性肿物的性质　大小、形状、皮温、厚度、颜色、硬度，边缘、基底、边界是否清晰，表面光滑还是毛糙，是否有角化，是否伴有溃疡，是否有内容物，肿物是否有浸润性、与周围是否粘连，是否有顶小底大的"冰山"状特点，周围是否有卫星灶等。

2. 增生性肿物的数目　单发还是多发。

3. 增生性肿物的分布部位　位于躯体的哪个或哪些部位，全身泛发还是单侧分布，是否对称分布，沿神经分布、沿血管分布还是沿皮区分布。

4. 排列特点　散在或是融合，排列的形态是线状、带状、环状还是不规则状。

5. 周围淋巴结情况　是否有淋巴结肿大、破溃等情况。

（三）实验室检查

1. 皮肤病理学检查　对增生性肿物的诊断、分类、治疗、预后判断均有重要作用。对于单个增生性皮损如大小合适可全切后进行病理学检查；对于特别大的皮损可以选择损害最深的部位进行取材，必要时可多点取材；对于多个增生性肿物选择进行性的、充分发育的、具有代表性的典型皮损进行病理学检查。

2. 微生物的培养　对增生性肿物表面分泌物的细菌、真菌或其他微生物进行培养。

3. Wood灯检查　某些恶性肿瘤，如鳞状细胞癌在Wood灯下呈鲜红色荧光，基底细胞癌不发生荧光。

4. 反射式共聚焦显微镜检查　反射式共聚焦显微镜可以呈现出实时、动态、高分辨率的图像，应用激光点光源发射器将红外光引导到皮肤组织中，利用皮肤内各种细胞、组织折射率的变化，形成不同折射率的黑白图像，可以为临床医生的准确诊断、治疗及预后判断提供有力帮助。

5. 皮肤镜检查　皮肤镜通过使用发光二极管照亮皮肤，能无创性实时观察皮肤表面以下至真皮浅层的细微结构和色素，呈现出肉眼不可见的结构和形态特征图像，实现在体、实时、无创、精准地辅助皮肤病的诊断。

6. 放射影像学　可准确测量增生性肿物的厚度、肿瘤范围、浸润程度、感染程度和血管的情况，以及周围淋巴结的情况。

在接诊性质不明的皮肤增生性肿物时，我们需要从以上方面详细地询问病史，认真进行体格检查，必要时进行相关的实验室检查，并按照相应的诊疗路径进行诊疗程序。

对于不明性质的皮肤增生性肿物，我们需要大致判断其是感染性、炎症细胞浸润性还是肿瘤性质的肿物（表2-7-2）。

表2-7-2　良恶性增生性肿物鉴别

项目	良性肿瘤	恶性肿瘤
生长速度	缓慢	迅速
生长方式	膨胀性，边界清楚	侵袭性，边界不清
包膜	完整	无或不完整
表面	光滑	破溃，溃疡，污秽
转移	无	有
复发	无	有
病程	长	较短
预后	良好	不佳
病理	细胞分化好，无分裂象	细胞分化差，异常核分裂象

六、皮肤恶性肿瘤的处置与美容兼顾原则

皮肤恶性肿瘤是指发生于皮肤层次或累及皮肤附属器的恶性疾病，近年来，皮肤恶性肿瘤的发病率不断上升，在人类恶性肿瘤中所占比例不断升高，对人类健康造成了很大威胁。基底细胞癌（basal cell carcinoma，BCC）、鳞状细胞癌（squamous cell carcinoma，SCC）、恶性黑素瘤（malignant melanoma，MM）是最常见的皮肤恶性肿瘤。从发病情况来看，BCC和SCC更常见，几乎占所有皮肤肿瘤的95%，好发于头面部，被称为非黑素瘤皮肤癌（non-melanoma skin cancer，NMSC）。MM易早期转移导致不良结局，BCC、SCC、乳房外佩吉特病（extramammary Paget disease，EMPD）和皮肤附属肿瘤在发病过程中则较少转移；然而，这些肿瘤一旦转移通常导致不良后果，甚至危及患者的生命安全。外科手术去除是皮肤恶性肿瘤处置中的主要方法，但是局部治疗的彻底性和患者局部外观的完整性、美观度常

不可兼得；随着外科手术技术水平的提高和Mohs显微描记手术的广泛应用，以及其他有效治疗的选择性增多，结合肿瘤学诊疗理念的不断深入，对不同情况肿瘤进行综合择优处置，在保证肿瘤彻底安全去除的前提下，兼顾美容，以及对局部外科手术后的组织缺损进行修复的美容外科治疗，成为皮肤外科领域重要的发展方向。皮肤恶性肿瘤的处置方法如下所述。

（一）手术治疗

1. 扩大切除术　皮肤肿瘤最主要的治疗方式是外科手术切除，对于皮肤良性肿瘤，多数通过边缘切除手术就可以确保临床疗效，还可以通过磨削、CO_2激光、冷冻等治疗方式来达到治疗目的；对于皮肤恶性肿瘤，通过外科手术获得阴性的外科边界仍然是最主要的治疗手段。扩大切除术（wild local excision，WLE）旨在将肿瘤连同周围一定范围的正常组织一并切除来达到扩大切除的外科边界，即显微镜下无肿瘤残留（R0切除），有助于降低复发率，提高局部控制率，其优点在于操作方便、入门基础低；缺点是局部创伤大，要是病变在头面部及会阴等部位，不仅增加直接修复难度，还可能影响到患者的美观和功能等。手术扩大切除，依据皮肤恶性肿瘤的不同病理类型、局部浸润状况及肿瘤的危险程度（低危组还是高危组），设计不同的扩大范围进行WLE。临床上较多遇到的皮肤恶性肿瘤的外科切除方法，如对于直径＜20mm的低危型BCC，标准切除后推荐扩大4mm的外科切缘，文献报道的5年治愈率＞95%；对于直径≤2cm的原发性低危型皮肤鳞状细胞癌（cutaneous squamous cell carcinoma，cSCC）扩大4mm切除，直径＞2cm者扩大6mm切除，95%的病例可达肿瘤组织学清除；对于原发性高危型以上cSCC，随风险因素增多和皮损直径增大，其安全切缘应逐渐扩大，对直径＜1cm的皮损至少扩大4mm切除，对直径为1～1.9cm者至少扩大6mm切除，对直径≥2cm者至少扩大9mm切除，若术后切缘阳性，在患者能够耐受的情况下，应再次进行标准切除加术后切缘评估。尽早行WLE仍是治疗恶性黑素瘤的最佳方法，中国临床肿瘤学会2021年黑素瘤诊疗指南推荐WLE的安全切缘是根据病理报告中的肿瘤浸润深度（Breslow厚度）来决定的。①病灶厚度≤1mm时，安全切缘为1cm；②厚度在1～2mm时，安全切缘为1～2cm；③厚度在＞2mm时，安全切缘为2cm。

隆突性皮肤纤维肉瘤（dermatofibrosarcoma protuberans，DFSP）呈浸润生长，可累及脂肪、筋膜及肌肉，甚至可达骨膜、神经及血管；此外，肿瘤组织含较多透明质酸，有助于肿瘤细胞迁移，进而形成难以清除的“微浸润”现象，美国国家综合癌症网络（national comprehensive cancer network，NCCN）指南建议WLE扩大切除范围至少需2～4cm、深度需达深筋膜层，特殊部位，如边界清晰、覆盖筋膜的肌肉或颅骨周围，建议扩大切除至少2cm。因此WLE通常会造成相对较大的软组织缺损，受解剖部位及美观程度限制较多，临床多应用于四肢、躯干及体积较大的病变，术后需要对软组织缺损进行修复重建来达到一期闭合切口，以利于术后及早进行术后的抗肿瘤综合治疗，而对组织缺损较大无法直接缝合的病例选择适宜的缺损修复方式，或选择其他手术治疗方法的处理，在肿瘤清除干净的前提下尽可能减小缺损面积，以达到修复缺损的基本目标，进而期待局部功能重建，或结合其他治疗方法，来弥补切缘不足可能所造成的高复发率，也可结合其他方法来达到术前缩小肿瘤面积，再行手术切除，以追求兼顾美容和最大限度保留局部功能的治疗目标。

2. Mohs显微描记手术（Mohs micrographic surgery） 是由美国Wisconsin大学的Frederic Mohs博士于1930年描述的一种技术。Mohs显微描记手术（以下简称Mohs手术）的目的是去除所有的肿瘤，同时尽可能保留正常组织以达到治疗皮肤肿瘤和兼顾局部美容的目的。这一技术越来越多地被我国皮肤外科医生用于治疗BCC、SCC等皮肤恶性肿瘤，来降低皮肤恶性肿瘤外科手术切除的局部复发率。Mohs手术的基本原理是，切下的肿瘤标本大体是一个半球形，由于组织具有弹性，在制作冰冻切片过程中下压肿瘤标本的侧壁，使其与底面处于同一个平面，此时横切该平面就可以检测到全部的侧壁和底面。病变组织的切缘100%经过显微镜下组织病理学检查，如果发现某个标记的切缘还有肿瘤细胞，在该标记切缘对应的位置再一次行扩大切除，将切下的组织重复以上步骤，直到所有切缘没有肿瘤细胞为止。该手术可以在手术切除后即可进行全方切缘病理学检查，确认是否有残留肿瘤细胞，然后再定向切除，既保证将肿物全部切净，又可以最大限度地减少正常组织损伤。相对于传统手术，Mohs手术留下的切口更小，皮肤恶性肿瘤治愈率更高，同时也更利于组织修复和达到美容效果及最大限度保留功能。

Mohs手术可以最大限度保存正常组织，满足功能和美观需求。国外一项随机对照试验比较了标准手术切除与Mohs手术治疗面部BCC的效果，短期随访发现，Mohs手术复发率较低。长期随访发现，标准手术切除5和10年的复发率分别为4%和12%，而该比例在Mohs手术组中分别为2.5%和4.4%，Mohs手术是风险较高、体积较大BCC的首选治疗方法，因为它可以极大地降低术后复发率，同时还可以最大限度地保留正常皮肤组织，有利于组织修复及兼顾美容和局部功能。Mohs手术也是局灶性高危型、极高危型及特殊功能部位cSCC的首选手术方式，通过术中冰冻切片检查所有手术切缘情况，以最大限度保存正常组织，满足功能和美观需求。与标准手术切除加术后切缘评估相比，Mohs手术中可对切缘进行充分检查，虽然耗时，但其治愈率更高，复发率和转移率更低。国内一项研究发现Mohs手术治疗皮肤恶性肿瘤的疗效高于传统手术方法，且并发症发生率较低。Mohs手术适用于高风险区域、边缘阳性或不规则的肿瘤边缘的皮损、躯干和四肢部直径超过2cm的皮损、术后或放射治疗后复发的患者、免疫抑制的肿瘤患者，是兼顾美容和治疗的最佳选择。Mohs手术需要对多个切缘实施多次水平切片病理、多次补充局部麻醉药物来延长麻醉时长，可能会增加患者的焦虑感和恐惧感，也可能导致部分患者选择全身麻醉方式，从而增加手术风险及治疗费用，对手术场地和手术医生要求严格，且Mohs手术要求皮肤外科医生既要掌握皮肤成形美容技术，也要精通皮肤病理，这对于培养一个优秀的皮肤外科医生具有促进作用。

Mohs手术目前已被国际公认为治疗NMSC的标准方法，适用于头颈颌面部等美容部位皮肤恶性肿瘤的治疗，在头颈颌面部皮肤恶性肿瘤中的应用优势如下。

（1）Mohs手术能够确保肿瘤切除的彻底性与完整性，大大降低术后复发率，术中行冰冻切片组织病理学检查，能够准确发现肿瘤全部切缘的各个层面是否有肿瘤组织残留，保证了肿瘤切除的彻底性。

（2）Mohs手术能最大限度保留肿瘤周围正常组织、术后并发症发生率低，加之联合皮瓣修复，获得的美观效果更好；传统的手术需要将肿瘤组织可见切缘以外3～10mm范围内正常组织切除，伤及范围过大，修复起来有一定难度，同时也会影响局部美观及可能对局部功能也有一定影响；Mohs手术的起始切缘，将可见肿瘤边缘以外1～3mm范围内正常组织切除，切除范围小，这可能减少了术后缺损组织的修复难度，进而术后短期并发症发生率降低，手术实施的安全性提高，同时也兼顾了局部美容。

3. 慢Mohs显微描记手术（slow Mohs micrographic surgery，sMMS） 即将传统冰冻切片替换为石蜡切片HE染色的方法，是经典Mohs手术的一种改良。sMMS使组织学读片更准确、更有效地应用于皮肤恶性肿瘤的彻底清除。具体是首先按标准手术切除或按Mohs显微描记手术完整切除肿瘤组织，手术伤口延迟缝合，将切除组织分成若干等分并做好标记，送石蜡包埋切片，进行常规组织病理切片评估切缘状况，如发现某处标记的切缘仍有残余肿瘤组织，则继续扩大切除加切缘评估，直到确保肿瘤组织完全切净，之后再处理修复切口。该方法的优势是不需要冰冻切片的专业设备及人员，与Mohs显微描记手术不同，sMMS的病理切片通常由专业病理医生阅读，采用福尔马林固定组织的优点是病理切片质量好，诊断准确度也提高了，但是组织病理学结果会延迟数小时至数天不等，这种延迟可能会造成伤口肉芽组织形成，延迟创面缺损愈合，使手术切口延迟闭合，但对于皮肤恶性肿瘤及没有条件做Mohs显微描记手术的医院，能彻底切净皮肤恶性肿瘤，降低局部复发率是非常重要的，同时并不影响美容效果，且它不需太多技术人员及设备要求，在大部分地区可以实现。因此，某些情况下sMMS可作为Mohs显微描记手术的替代，而且在治疗恶性黑素瘤（MM）、乳房外湿疹样癌（EMPD）、隆突性皮纤维肉瘤（DFSP）等皮肤恶性肿瘤方面，sMMS可能优于常规的Mohs显微描记手术。

4. 术前手术边界的评估 不论是传统手术扩大切除，还是Mohs显微描记手术及慢Mohs显微描记手术，都涉及手术切除的边界，事先评估手术的边界，有助于降低传统手术扩大切除的复发率，也有助于提高Mohs显微描记手术的效率，减少冰冻次数，也有助于提高慢Mohs显微描记手术的效率，减少常规病理学检查次数，同时有助于手术后的手术修复和美容兼顾。手术边界分为手术切缘和手术深部的边界，常用的手术边界确认方法如下。

（1）皮肤镜（dermatoscopy）：是近年来发展并用于皮肤疾病诊断的新型无创性辅助诊断工具，已逐渐成为皮肤科医生的临床常规诊断工具，相当于皮肤科医生的“听诊器”。皮肤镜可以对皮肤不同深度的组织结构进行二维表面投影，从而能观察到表皮下各种亚微观结构，可以在很大程度上弥补肉眼观察的局限性，当前皮肤镜在皮肤肿瘤性疾病诊治中的应用价值，如提高诊断敏感性和准确性、鉴别良恶性肿瘤、确定肿瘤边界及手术切缘等日益受到重视，我国在这方面的研究也不断增多，也制订了一些相关的专家共识，如《中国基底细胞癌皮肤镜特征专家共识（2019）》《鳞状细胞肿瘤皮肤镜特征专家共识（2017）》等。皮肤镜可辅助精确手术切缘，联合手术的Mohs显微描记技术可以显著降低恶性皮肤肿瘤术后复发率、提高Mohs显微描记手术的效率。Mohs显微描记手术中，皮肤镜检查对于减少其最终冰冻切片数量和缺损是有用的，特别是对于BCC患者。因此在临床工作中皮肤镜有助于确定BCC、SCC等皮肤肿瘤边缘，辅助精确手术切缘（图2-7-27）。

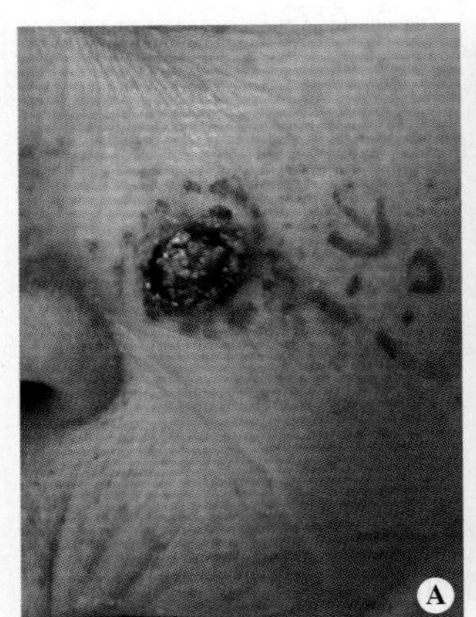

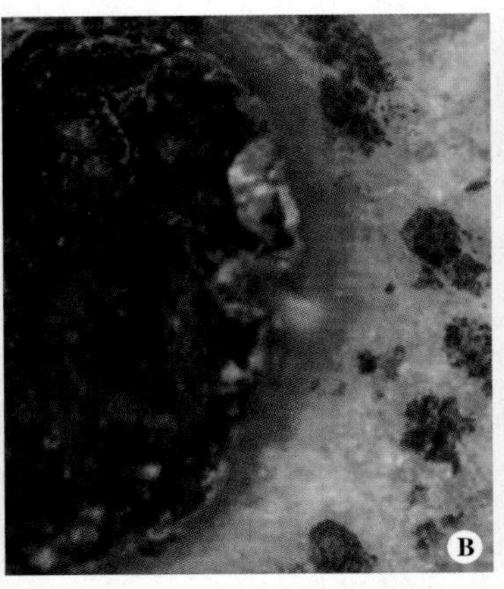

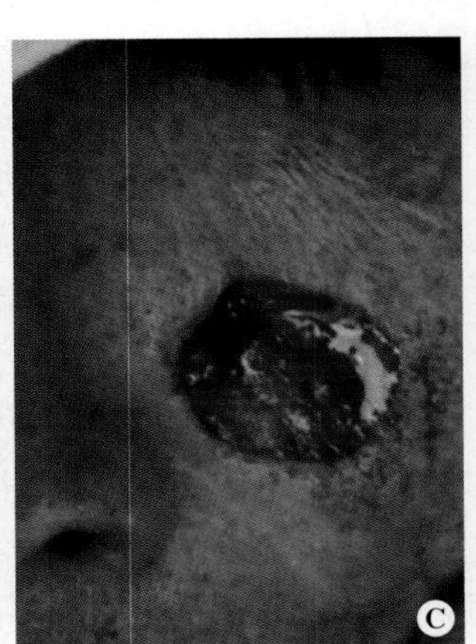

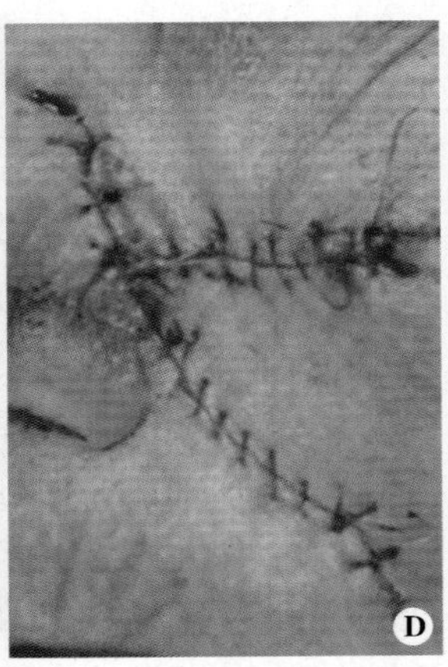

图2-7-27 皮肤镜在基底细胞癌中的应用示例

A. 术前在皮肤镜下标记出肿瘤切缘；B. 术前在皮肤镜下标记肿瘤范围；C. 标记外2mm切缘行Mohs显微描记手术，一个手术周期完成清除肿瘤；D. 术后修复

（2）荧光检测：光动力荧光诊断（fluorescence diagnosis，FD）是一种将光敏剂，如氨基酮戊酸（aminolevulinic acid，ALA）或氨基乙酰丙酸甲酯（methyl aminolevulinate，MAL），局部应用于病灶，肿瘤组织能选择性地吸收光敏剂并富集在其中，而正常组织对光敏剂吸收较少，故在一定时间内，肿瘤组织中光敏剂的浓度高于周围正常组织，然后用Wood灯照射的技术，在肿瘤组织中可见一定波长的特征性的红色荧光，其强度明显高于自体荧光，从而更容易区分正常组织与肿瘤组织。该技术被广泛应用于鲍恩病（Bowen disease）、SCC、BCC和EMPD，可以通过红色荧光范围大致判断出肿瘤的边界。该检查方式操作简单，但局部光敏剂在观察前需要一定“停留时间”（在MAL为3小时，在ALA为6小时），通常需要术前一天评估确认荧光范围；该方式评估中有假阳性的报道，因为原卟啉Ⅸ在瘢痕组织、炎症组织和日光性角化病中也有积累；因此，有时需要结合多点组织活检，来提高肿瘤切缘准确率，排除假阳性和假阴性的发生，研究报道荧光检测结合多点活检可提高EMPD的Mohs显微描记效率（图2-7-28）。

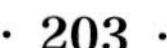

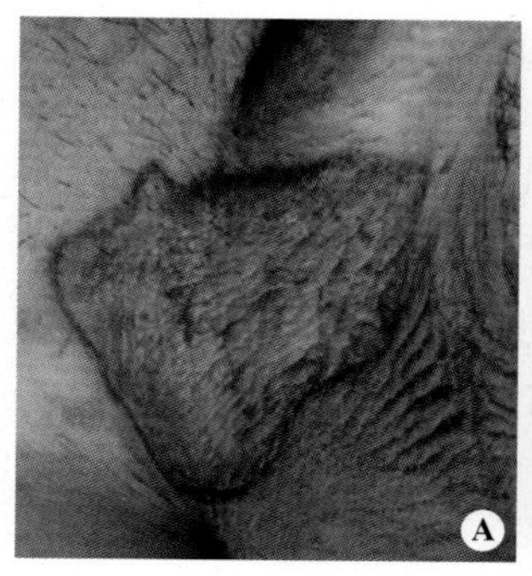

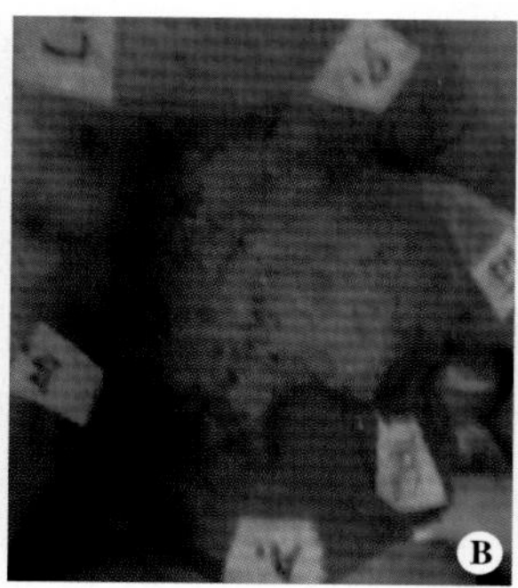

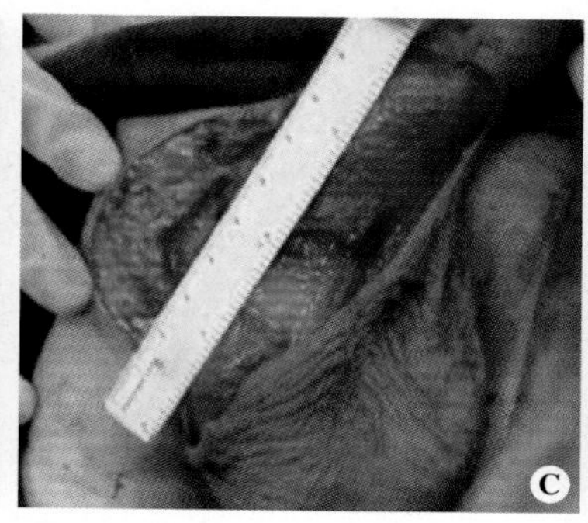

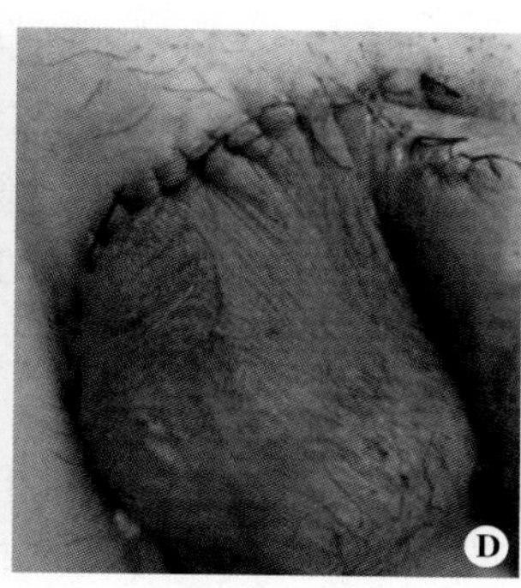

图2-7-28　荧光检测在EMPD中的应用示例

A. EMPD术前；B. 术前在敷20%氨基酮戊酸后4小时，在暗室环境下用Wood灯照射，可以看到肿瘤区域显示出红色荧光，并标记，按肿瘤大小在红色区域外不同方向、红色区域外6mm取6～8个皮肤活检确定肿瘤边界，如结果是阳性，再扩大6mm，直到结果是阴性，最后标记出手术切缘；C. 按阴性标记线切除肿瘤，然后对边界再行Mohs显微描记手术，一个手术周期完成清除肿瘤；D. 术后修复

（3）高频超声（high frequency ultrasound，HFUS）：因无创性、操作简便、立等可取、能够同时对患者的皮肤和病变部位进行立体观察等优点，在对皮肤肿瘤进行初步诊断、术前评估、预后与治疗效果评估等方面，均获得了较为理想的效果。目前，皮肤恶性肿瘤的治疗主要依赖外科手术，应用HFUS能对肿瘤的位置、内部回声、浸润程度、血供等进行观察，同时还能够对肿瘤的大小和边界进行立体探查，可为外科手术提供重要的术前参考资料。HFUS可以从形态、边界、与周围组织的关系及肿瘤内部状况、血流情况等维度对皮肤恶性肿瘤进行评估，有助于临床诊断与治疗。虽然HFUS可以实时采集图像，但对延伸到真皮网状层的更深的病灶可能很难与周围低回声的浅表真皮区分开，周围的炎症过程可能会降低边缘的清晰度，导致高估肿瘤的大小和深度，HFUS探头在某些特殊位置（如眼睛内眦或鼻孔边缘）不方便进行操作。

（4）光学相干层析成像（optical coherence tomography，OCT）：基本原理是不同组织细胞微结构产生不同的背向散射光，通过数据处理增加对比度，获得不同组织结构，该技术能够提供皮肤＞1mm深的微结构，如表皮真皮连接、汗管等，横向分辨率＜7.5μm，目前主要用于诊断和监测NMSC，并已经建立了BCC的OCT诊断标准，部分文献报道，OCT对于BCC诊断的特异度为75%，敏感度为96%。此外，动态OCT能够监测浅表和真皮深层的血管，可用于区分皮肤肿瘤和炎症性皮肤病，或比较痣与MM中脉管系统的差异，可能有助于MM的早期诊断。该技术也存在一些缺点：分辨率有限，无法观察细胞结构；为获得垂直和正面视图的组合等更重要的信息，需要在6mm×6mm区域中进行多达120次的扫描；相比于皮肤镜，OCT对其他皮肤肿瘤的诊断标准还不够完善，在肿瘤边界确定方面的研究更少，需要进一步探索。OCT的图像采集时间相对较短（1分钟或更短），可以看到较深的肿瘤，然而OCT对细胞结构分辨能力较差，对图像的解读分析容易产生主观性判断。

（5）多点活检取材：围绕肿瘤边缘进行活检，标出肿瘤边界活检阴性图；可适用于范围较大、可能存在卫星灶的皮肤恶性肿瘤，如EMPD，或不能接受Mohs显微描记手术的患者，以及无法开展Mohs显微描记手术的医疗机构，有助于在术前确定肿瘤边界的大致范围。一项纳入17例EMPD患者共107个活检方向的日本研究表明，有8例患者的术后切缘可以观察到Paget细胞，但只有1名患者出现肿瘤复发（随访期为10～75个月），复发率为5.9%，认为定位活检在复发率方面与Mohs显微描记手术等效，虽然它是常规方法，但它是治疗EMPD的有用方法。多点活检取材操作简单易行，用于术前确定皮肤肿瘤的范围，可以提高Mohs显微描记手术的效率，但有创，有一定盲目性，常可以结合荧光定位的方法，提高多点活检效率（图2-7-28）。

（6）CT和磁共振：是肿瘤影像学检查中非常有用的工具，临床工作中，除发现肿瘤外，还可显示出肿瘤的大小和所处位置及与邻近器官的关系，为手术设计提供参考。某些皮肤肿瘤，如侵袭性BCC、侵袭性SCC、MM、皮肤软组织肉瘤等，常需要借助这些影像学检查方法确认其层次和范围，从而指导手术切除。

（二）局部外用药治疗

目前常用的局部外用药为咪喹莫特和氟尿嘧啶，由于其使用方便，相对外科治疗更安全、副作用小、美容效果好，对部分恶性皮肤肿瘤有效，欧美等专家共识推荐其用于治疗浅表型BCC、鲍恩病、日光性角化病、浅表型SCC、浅表的EMPD等，缺点是可能有局部刺激、疼痛及局部糜烂溃破等，局部复发率比外科手术高，不愿做手术和（或）美容要求高的患者可以使用。

咪喹莫特是一种Toll样受体7（Toll-like receptor 7，TLR7）激动剂，通过刺激细胞因子，如IFN-α和TNF-α，增强固有免疫和适应性免疫，增加$CD4^+$T细胞和$CD8^+$T细胞的数量，增强抗肿瘤免疫能力，促使肿瘤细胞死亡和破坏，产生抗肿瘤作用。氟尿嘧啶是一种干扰DNA和RNA合成的化疗药物。外用咪喹莫特在BCC治疗中应用较多，美国FDA已批准外用咪喹莫特乳膏治疗浅表型BCC；痣样基底细胞癌综合征和着色性干皮病患者的BCC外用咪喹莫特乳膏也可获益。我国《皮肤基底细胞癌诊疗专家共识（2021）》推荐对于低危型BCC、不适合或不愿做手术的患者或位于面部非高危区的病灶，可选局部外用药（咪喹莫特或氟尿嘧啶）作为二线治疗，其可以保留更多健康的组织来满足患者的美容需求。咪喹莫特的标准方案是每晚1次，每周使用5天，连用6周或直到出现红斑、痂皮等目标反应；也可选用5%氟尿嘧啶乳膏或溶液，每天2次，持续4～6周，治疗效果劣于咪喹莫特。关于局部外用药治疗其他皮肤恶性肿瘤，如SCC、EMPD、恶性雀斑样痣等，主要是以小样本的病例报道、病例系列、队列研究为主，缺乏大样本随机对照研究明确疗效。我国《皮肤鳞状细胞癌诊疗专家共识（2021）》推荐对于原位cSCC可以考虑将局部外用药治疗作为二线治疗，对侵袭性cSCC应谨慎使用，咪喹莫特外用治疗原位cSCC清除率为70%～100%，复发率较低。外用咪喹莫特治疗非侵袭性EMPD，54%患者可达到完全缓解。也有报道使用氟尿嘧啶作为手术的辅助方法，用于清除不能切除的手术残余病变。Sooyie等研究发现单用咪喹莫特治疗EMPD 3年内复发率达66.3%，应谨慎使用。局部咪喹莫特外用可能可作为SCC术后降低复发风险的措施，应避免二次手术。外用时应注意皮肤的炎症反应（红斑、瘙痒）和疼痛等不良反应。

（三）光动力疗法

光动力疗法（photodynamic therapy，PDT）在非黑素性皮肤肿瘤的治疗中显示出良好的前景，也是皮肤恶性肿瘤一个重要的治疗选择。PDT的优点在于损伤小、可重复治疗、美容效果好，缺点是治疗过程有疼痛不适、需要多次治疗、复发率可能高于手术治疗，仅适合于部分皮肤恶性肿瘤及作为其他治疗的辅助治疗。我国《氨基酮戊酸光动力疗法皮肤科临床应用指南（2021版）》推荐其应用于部分BCC、SCC、鲍恩病及日光性角化病。欧洲皮肤病学专家关于光动力治疗共识，也认为局部PDT是一种被广泛认可的用于日光性角化病、鲍恩病（原位SCC），浅表和某些小的结节型BCC的治疗手段。使用标准治疗方案时的复发率通常与现有外科手术等疗法相当，尽管不如结节型BCC的手术治疗。PDT既可用于病灶治疗，也可用于预防，并有可能延缓/减轻新病灶的发展。

传统的PDT通常在外用光敏剂后封闭3小时再使用红光照射治疗；PDT是一种耐受性良好的疗法，尽管常规治疗方案带来的不适可能需要采取减轻疼痛的措施，要是能达到无疼痛或最小疼痛，可能更受患者喜欢。PDT治疗皮肤肿瘤的原理主要是通过刺激肿瘤靶细胞产生活性氧（reactive oxygen specie，ROS）来破坏和直接杀伤靶细胞，以及激活靶细胞的抗肿瘤免疫应答来诱导细胞凋亡；PDT治疗后血管闭塞导致的肿瘤细胞缺氧，也参与了肿瘤病灶的清除。局部PDT治疗皮肤肿瘤的不足之处主要包括局部应用的光敏剂穿透肿瘤组织能力有限或光敏剂的局部生物利用度不足，从而降低了细胞的药物摄取；如果在进行PDT治疗之前通过手术去除可见的肿瘤组织，同时又保留足够多的正常组织，再使用PDT，能够使PDT更好地穿透较深部位来治疗残留的皮肤肿瘤。所以目前手术治疗联合局部PDT已成为NMSC的较有前景的治疗方法，不仅可以降低肿瘤复发率，同时也可最大限度地保留正常组织，从而兼顾患者美容需要。

对于日光性角化病，一次或两次ALA-PDT治疗后12周，病灶清除率为90%，完全清除率为78%，疗效优于MAL-PDT治疗。对于鲍恩病，ALA-PDT和MAL-PDT显示出良好的病灶清除率，与其他治疗方法相比，对于愈合良好部位（good healing sites）的小病变、多发性病变及面部、手指、甲床和阴茎病变处的鲍恩病，PDT被认为是一个不错的选择。在一项患者报告的结果研究中，ALA-PDT对鲍恩病的治疗满意度很高，90%的受访者表示治疗效果非常好，尽管有21%的患者描述了烧灼感。对于SCC，大家担心，不仅SCC对PDT反应不充分，而且肿瘤在组织学上可能变得更具侵袭性和对PDT的抵抗性。一项研究观察到，相关的基因组失衡，如细胞周期蛋白D1（Cyclin D1，*CCND1*）、表皮生长因子受体（epidermal growth factor receptor，*EGFR*），尤其是丝裂原活化蛋白激酶激酶激酶1（mitogen-activated protein kinase kinase kinase 1，*MAP3K1*）基因，似乎参与了SCC对PDT的治疗抵抗和发展。鉴于cSCC的转移潜能和疗效降低，不建议将PDT用于治疗侵袭性SCC；临床上，也时常遇见皮损较大的cSCC，手术完全切除肿瘤会导致创面较大，影响术后创面愈合及皮肤美观，以及如果患者年龄较大，要是手术创面大，手术风险也会增加，所以，也可考虑早期行简单的刮除等手术去除肿瘤病灶，然后结合PDT缩小肿瘤边界，最后行根治性手术切除残余瘤体。对于需要最大程度保留组织、以减少对面部容貌的影响的患者来说，联合治疗也是较好的选择，如唇部SCC，在手术切除病变组织后可能导致唇部畸形与功能障碍，手术切除浅表肿瘤后应用ALA-PDT清除残余肿瘤能有效治疗肿瘤并减少复发，且能一定程度保留唇部美容特征。

BCC好发于颜面曝光部位，由于其低度恶性、极少转移的特点，患者在治愈疾病的同时，对美容要求也高，同时也希望对眼耳鼻唇的外形和功能尽可能保留，对此，ALA-PDT治疗可能是一个不错的选择，对于低风险、浅表型BCC和小的结节型厚度低于2mm的BCC是一个不错的选择，对于年龄大、有手术禁忌证的患者也可以推荐；对于小的和大的浅表型BCC也是不错的选择。ALA-PDT治疗颞部浅表型BCC，经过4次PDT后，肿瘤清除干净，愈合后不留瘢痕，达到完美的美容效果（图2-7-29）。对于一些侵袭型高风险地方、色素型和硬斑病样BCC及微小结节型BCC不建议单独使用ALA-PDT，有时为了降低复发率及获得较好的美容效果，也可考虑将ALA-PDT与手术结合起来一起使用，如有限手术切除联合术中及术后的ALA-PDT治疗眼周BCC是一种相对微创的方法，并且PDT能够引起肿瘤细胞坏死而抑制BCC的生长。

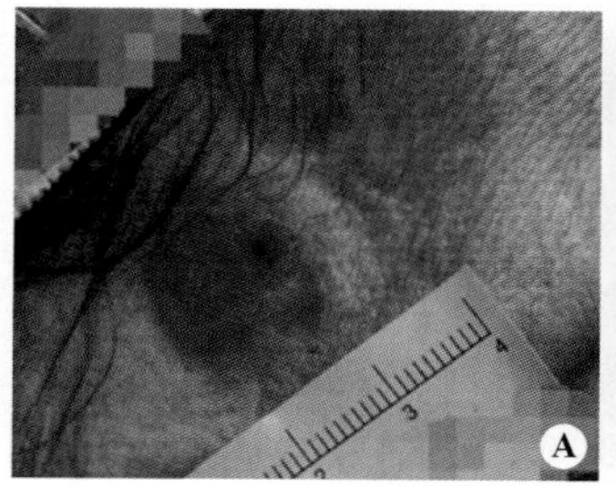
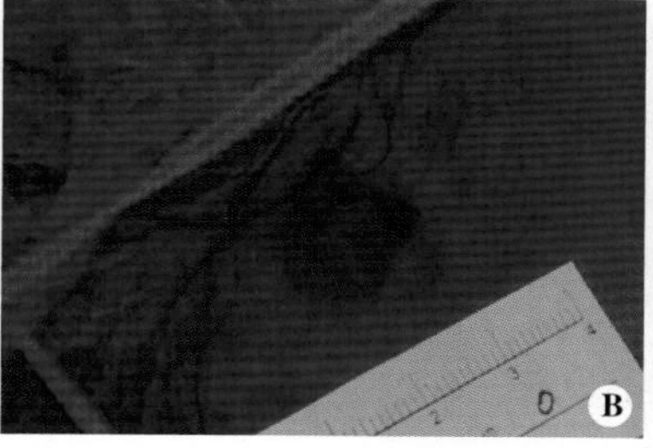
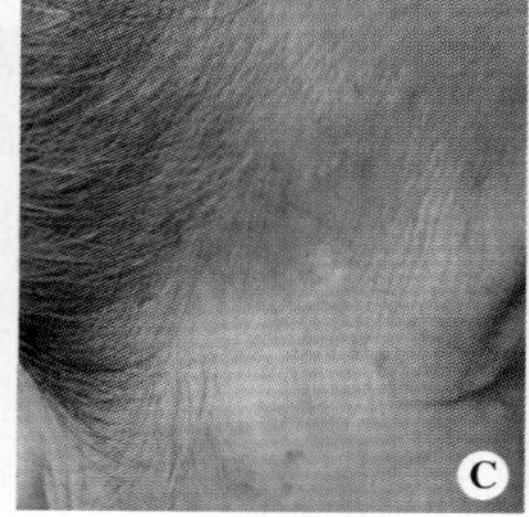
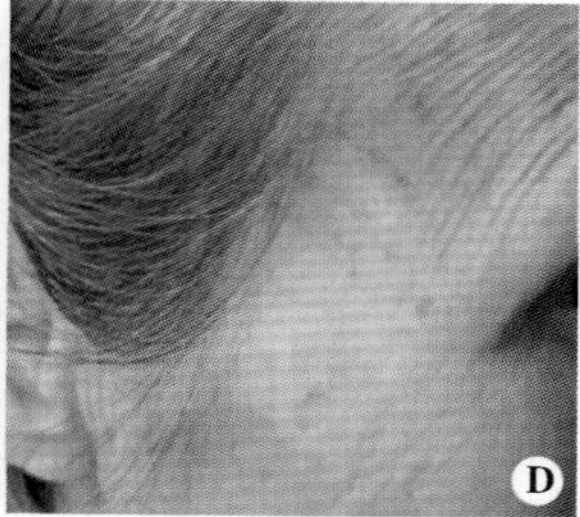

图2-7-29　氨基酮戊酸光动力疗法治疗颞部浅表型基底细胞癌

A. 右侧颞部浅表型BCC；B. 20%氨基酮戊酸外敷3～4小时后显示红光，再用波长为635nm的光动力治疗仪照射，能量密度为80～120J/cm^2，两周重复治疗1次，共4次；C. 疗程照射结束后3个月复查；D. 疗程结束后1年复查

EMPD通常好发于会阴部，由于诊断延误等原因，诊断时皮损面积大，单独使用手术治疗，不仅创伤大，而且修复难度大，对患者的外观及功能可能也有影响。因此，ALA-PDT的治疗可能是手术等其他治疗方法的有益补充。文献综述报道，纳入177名患者，共211处病变，总体完全缓解率为59.7%；病灶大小影响5-ALA-PDT效果；联合手术、咪喹莫特或激光磨削等其他治疗方法可提高PDT的疗效。

对于病灶比较表浅的EMPD，PDT也可作为二线治疗方法，PDT仅适用于非浸润性EMPD的治疗。有研究表明ALA-PDT联合手术磨削治疗cSCC后其肿瘤免疫组化结果p53的表达高于单纯PDT治疗，联合治疗可显著提高治疗有效率，降低疾病复发率，且安全可靠。好发于颜面部曝光部位BCC的治疗有着较高的美容需求，因其具有低度恶性、极少转移的特点，手术联合PDT治疗是较有前景的选择。例如眼周BCC，如采用手术切除治疗较难达到良好的美容效果，有限手术切除联合术中及术后的ALA-PDT治疗对眼周BCC是一种相对微创的方法，并且PDT能够引起肿瘤细胞坏死而抑制BCC的生长。

总之，PDT具有维持组织完整性和降低复发率的独特能力，单独或联合手术等治疗NMSC，可有效降低肿瘤复发率、减小创面，能更好地满足部分患者的美容需求，对于多发性、巨大性难治性肿瘤也是较好的选择。

（四）放射治疗

放射治疗在癌症治疗方面有着悠久的历史，是治疗皮肤癌的有效替代或补充方法。放射治疗可用于早期和晚期皮肤癌的治疗，包括BCC、SCC、EMPD及MM等。对于原发性浅表肿瘤，常用的放射治疗方法包括放射性核素治疗、近距离电子放射治疗、X射线治疗和电子束治疗。放射治疗主要应用范围：有神经周围浸润或骨转移；手术可能会导致功能丧失或存在毁容风险部位，如眼睑、鼻梁等处的较大皮损；存在手术禁忌证；淋巴结清扫不完全或手术切缘阳性，且不能耐受手术者；晚期或多发转移患者的姑息治疗；出于美观或其他考虑拒绝手术等情况及手术后具有高复发风险的皮肤癌，如侵袭性BCC和SCC等。放射治疗的禁忌证为易感皮肤癌的遗传病，如痣样基底细胞癌综合征、利-弗劳梅尼（Li-Fraumeni）综合征（*TP53*基因致病性突变所致的遗传性肿瘤综合征），相对禁忌证为结缔组织相关疾病，如红斑狼疮、硬皮病等。放射治疗可导致色素沉着或减退、慢性溃疡及NMSC发生率增加等不良事件；放射治疗后继发皮肤肿瘤风险较高，对年轻患者要谨慎应用，通常用于年龄在60岁以上的患者。对于不宜或不愿手术的阴囊佩吉特病患者，放射治疗是一种较好的治疗方法，也用于控制淋巴结转移；国外文献综述报道，67例EMPD的患者接受放射治疗，完全缓解率达到97%，可见，放射治疗是EMPD非手术治疗较好的方法之一。

美国NCCN的SCC和BCC指南列出了4个用于早期肿瘤（直径＜2cm）治疗的分级方案：DT-64GY/32次/6周、DT55GY/20次/4周、DT50GY/15次/3周、DT35GY/5次/5天，采用分次方法对靶皮损保持较高的治疗剂量，同时降低副作用。由于DFSP呈“蟹足样”生长及“微浸润”现象，切缘阴性并无法保证肿瘤100%切除，对于肿瘤体积较大或无法直接切除的病变，可给予术后和（或）术前放射治疗。

放射治疗在最初应用于皮肤癌的治疗时，在局部控制率和美容效果方面是不如手术的，随着靶向和剂量选择方法的改进，放射治疗有了更好的美容效果。根据一项比较手术和放射治疗的美容和癌症控制结果的荟萃分析显示，接受近距离放射治疗和Mohs显微描记手术治疗的患者术后美容满意度优于传统切除和远距离放射治疗。因此对于肿瘤体积较大无法直接切除的病变部位可给予术前放射治疗，待肿瘤体积缩小后再行手术治疗，或术后病理提示切缘阳性、紧邻肿瘤边界及解剖部位受限者，当其存在肿瘤体积大、复发、手术切除范围大时均可给予术后放射治疗，以避免再次手术并造成正常组织丢失过多，提高病变清除率及美容效果。

（五）激光、冷冻和刮除治疗

激光、冷冻和刮除治疗，这些方法具有操作简单、方便快捷、安全性好、费用低等优点，已经被广泛应用于皮肤病的治疗中，包括某些皮肤肿瘤，如AK、浅表型BCC、小结节型BCC、鲍恩病、浅表的或小的EMPD等。一些研究发现，激光治疗小的浅表型BCC效果确切，但尚无随机对照试验证明该方法的有效性。

近年皮肤恶性肿瘤药物治疗发展迅速，由于本书内容以美容治疗为主导，故而省略。

（编者：万苗坚，姜　彬，张　良，杨镓宁，陈晓栋，汤　炀；审校：谢　恒）

参考文献

陈晓栋，顾黎雄，吴晓琰，等，2011. 瘢痕旁和瘢痕下扩张器埋植治疗17例胸部瘢痕疙瘩. 中华皮肤科杂志，44（2）：99-102.

陈晓栋，顾黎雄，赵洪瑜，等，2006. 手术切除、糖皮质激素注射联合术后放疗治疗瘢痕疙瘩的疗效观察. 中华皮肤科杂志，39（1）：52-53.

大塚藤男，2011. 皮肤科学. 9版. 日本：金芳堂.

郭涛，张秀君，石晶，等，2021. 乳房外Paget病治疗进展. 中国麻风皮肤病杂志，37（2）：121-124.

何黎，刘伟，2008. 皮肤美容学. 北京：人民卫生出版社.

雷颖，李石峰，喻亿玲，等，2016. 不同超脉冲二氧化碳点阵激光模式联合治疗面颈部增生性瘢痕的临床效果. 中华烧伤杂志，32（8）：474-478.

李静，吴晓琰，陈晓栋，2017. 糖皮质激素联合A型肉毒素皮损内注射治疗瘢痕疙瘩临床疗效观察. 临床皮肤科杂志，46（9）：629-632.

李媛媛，池丽俏，2020. 手术切除治疗皮肤恶性肿瘤的效果与复发率分析. 中国肿瘤临床与康复，27（5）：575-578.

刘爱英，訾绍霞，靳汪洋，2016. A型肉毒毒素在几种皮肤病的应用进展. 国际皮肤性病学杂志，42（3）：184-187.

马杰，张晓燕，吕永婧，等，2015. 三维皮肤CT在非典型皮肤病诊断中的临床应用. 中国皮肤性病学杂志，29（9）：913-916.

吴晓琰，范红梅，陈晓栋，等，2015. 无针注射器瘢痕疙瘩内注射糖皮质激素的疗效研究. 中华皮肤科杂志，48（9）：606-610.

吴志华，2016. 皮肤科治疗学. 3版. 北京：科学出版社.

杨蓉雅，戴耕武，潘宁，2015. 皮肤外科学. 2版. 北京：科学出版社.

杨少蝶，叶庭路，马刚，2016. 点阵激光在瘢痕防治中的应用进展. 国际皮肤性病学杂志，42（1）：40-42.

张建中，高兴华，2015. 皮肤性病学. 北京：人民卫生出版社.

张学军，郑捷，2019. 皮肤性病学. 9版. 北京：人民卫生出版社.

赵辩，2010. 中国临床皮肤性病学. 南京：江苏科学技术出版社.

赵辩，徐文严，毕志刚，等，2010. 中国临床皮肤病学. 南京：江苏科学技术出版社.

赵洪瑜，陈晓栋，仇晓军，等，2006. 45例瘢痕疙瘩三联疗法的疗效分析. 江苏医药，32（7）：686.

中国抗癌协会皮肤肿瘤专业委员会，2020. 皮肤恶性肿瘤组织缺损修复重建策略专家共识（2020）. 中国肿瘤外科杂志，12（2）：93-99.

中国临床肿瘤学会（CSCO）黑色素瘤专家委员会，2021. CSCO黑色素瘤诊疗指南解读-前哨淋巴结活检的意义、操作及治疗专家共识. 临床肿瘤学杂志，26（9）：827-837.

中华医学会皮肤性病学分会皮肤肿瘤研究中心，中国医师协会皮肤科医师分会皮肤肿瘤学组，2021. 皮肤基底细胞癌诊疗专家共识（2021）. 中华皮肤科杂志，54（9）：757-764.

中华医学会皮肤性病学分会皮肤肿瘤研究中心，中国医师协会皮肤科医师分会皮肤肿瘤学组，2021. 皮肤鳞状细胞癌诊疗专家共识（2021）. 中华皮肤科杂志，54（8）：653-664.

Soyer PH，Argenziano G，Hofmann-Wellenhof R，et al，2012. 皮肤镜临床应用. 2版. 李航，门月华，李薇薇，译. 北京：人民军医出版社.

Ahmed A，Chen XD，2021. Treatment of keloid by implantation of tissue expander beneath the keloid tissue. Mymensingh Med J，30（3）：816-825.

Bath-Hextall F，Ozolins M，Armstrong SJJ，et al，2014. Surgery versus Imiquimod for Nodular Superficial basal cell carcinoma（SINS）study group. Surgical excision versus imiquimod 5% cream for nodular and superficial basal cell carcinoma（SINS）：A multicentre，non-inferiority，randomised controlled trial. Lancet Oncol，15（1）：96-105.

Bittner GC，Cerci FB，Kubo EM，et al，2021. Mohs micrographic surgery：A review of indications，technique，outcomes，and considerations. An Bras Dermatol，96（3）：263-277.

Bu W，Wang Y，Chen X，et al，2017. Novel strategy in giant cutaneous squamous cell carcinoma treatment：The case experience with a combination of photodynamic therapy and surgery. Photodiagnosis Photodyn Ther，19：116-118.

Chen ELA，Srivastava D，Nijhawan RI，2018. Mohs micrographic surgery：Development，technique，and applications in cutaneous malignancies. Semin Plast Surg，32（2）：60-68.

Cheraghi N，Cognetta A，Goldberg D，2017. Radiation therapy in dermatology：Non-melanoma skin cancer. J Drugs Dermatol，6（5）：464-469.

Choi S，Oh Y，Roh MR，et al，2021. Initial topical monotherapy may increase the risk of recurrence in patients with extramammary Paget's disease. J Dermatol，48（5）：585-591.

Chun EY，Lee JB，Lee KH，2004. Focal trichloroacetic acid peel method for benign pigmented lesions in dark-skinned patients. Dermatol Surg，30（4 Pt 1）：512-516.

Collier NJ，Haylett AK，Wong TH，et al，2018. Conventional and combination topical photodynamic therapy for basal cell carcinoma：Systematic review and meta-analysis. Br J Dermatol，179（6）：1277-1296.

Del Rosso JQ，2017. A closer look at seborrheic keratoses：Patient perspectives，clinical relevance，medical necessity，and implications for management. J Clin Aesthet Dermatol，

10 (3) : 16-25.

Dirschka T, Radny P, Dominicus R, et al, 2012. Photodynamic therapy with BF-200 ALA for the treatment of actinic keratoses: Results of a multicentre, randomized, observer-blind phase Ⅲ study in comparison with registered methyl-5-aminolaevulinate cream and placebo. Br J Dermatol, 166 (1) : 137-146.

Eisen DB, Asgari MM, Bennett DD, et al, 2021. Guidelines of care for the management of actinic keratosis. J Am Acad Dermatol, 85 (4) : e209-e233.

Elder DE, 2010. Dysplastic naev: An update. Histopathology, 56 (1) : 112-120.

Fehres CM, Bruijns SC, van Beelen AJ, et al, 2014. Topical rather than intradermal application of the TLR7 ligand imiquimod leads to human dermal dendritic cell maturation and CD8+ T-cell cross-priming. Eur J Immunol, 44 (8) : 2415-2424.

Gilaberte Y, Milla L, Salazar N, et al, 2014. Cellular intrinsic factors involved in the resistance of squamous cell carcinoma to photodynamic therapy. J Invest Dermatol, 134 (9) : 2428-2437.

Gold MH, McGuire M, Mustoe TA, et al, 2014. Updated international clinical recommendations on scar management: Part 2-algorithms for scar prevention and treatment. Dermatol Surg, 40 (8) : 825-831.

Hon HH, Chandra SR, 2020. Rhomboid flap. Atlas Oral Maxillofac Surg Clin North Am, 28 (1) : 17-22.

Jackson JM, Alexis A, Berman B, et al, 2015. Current understanding of seborrheic keratosis: Prevalence, etiology, clinical presentation, diagnosis, and management. J Drugs Dermatol, 14 (10) : 1119-1125.

Kang WH, Kim NS, Kim YB, et al, 1998. A new treatment for syringoma. Combination of carbon dioxide laser and trichloroacetic acid. Dermatol Surg, 24 (12) : 1370-1374.

Lee CT, Lehrer EJ, Aphale A, et al, 2019. Surgical excision, Mohs micrographic surgery, external-beam radiotherapy, or brachytherapy for indolent skin cancer: An international meta-analysis of 58 studies with 21, 000 patients. Cancer, 125 (20) : 3582-3594.

Lee KS, Kim JO, Kim NG, et al, 2017. A comparison of the local flap and skin graft by location of face in reconstruction after resection of facial skin cancer. Arch Craniofac Surg, 18 (4) : 255-260.

Li X, Tan L, Kou H, et al, 2019. Ocular preservation through limited tumor excision combined with ALA-PDT in patients with periocular basal cell carcinoma. Photodiagnosis Photodyn Ther, 27: 291-294.

Marcasciano M, Tarallo M, Maruccia M, et al, 2017. Surgical treatment with locoregional flap for the nose. Biomed Res Int, 2017: 9750135.

Molina GE, Khalifian S, Mull JL, et al, 2019. Topical combination of fluorouracil and calcipotriene as a palliative therapy for refractory extramammary Paget disease. JAMA Dermatol, 155 (5) : 599-603.

Morton CA, Szeimies RM, Basset-Seguin N, et al, 2019. European dermatology forum guidelines on topical photodynamic therapy 2019 part 1: Treatment delivery and established indications - actinic keratoses, Bowen's disease and basal cell carcinomas. J Eur Acad Dermatol Venereol, 33 (12) : 2225-2238.

Morton CA, Szeimies RM, Sidoroff A, et al, 2013. European guidelines for topical photodynamic therapy part 1: Treatment delivery and current indications - actinic keratoses, Bowen's disease, basal cell carcinoma. J Eur Acad Dermatol Venereol, 27 (5) : 536-544.

Mosterd K, Krekels GA, Nieman FH, et al, 2008. Surgical excision versus Mohs' micrographic surgery for primary and recurrent basal-cell carcinoma of the face: A prospective randomized controlled trial with 5-years' follow-up. Lancet Oncol, 9 (12) : 1149-1156.

Navarrete-Dechent C, Bajaj S, Marchetti MA, et al, 2016. Association of shiny white blotches and strands with nonpigmented basal cell carcinoma: Evaluation of an additional dermoscopic diagnostic criterion. JAMA Dermatol, 152 (5) : 546-552.

Panagiotopoulos A, Chasapi V, Nikolaou V, et al, 2009. Assessment of cryotherapy for the treatment of verrucous epidermal naevi. Acta Derm Venereol, 89 (3) : 292-294.

Park HJ, Lee DY, Lee JH, et al, 2007. The treatment of syringomas by CO_2 laser using a multiple-drilling method. Dermatol Surg, 33 (3) : 310-313.

Peng J, Feng W, Luo X, et al, 2017. A clinical trial using attrition combined with 5-aminolevulinic acids based photodynamic therapy in treating squamous cell carcinoma. Med Sci Monit, 23: 1347-1354.

Pentangelo G, Nisticò SP, Provenzano E, et al, 2021. Topical 5% imiquimod sequential to surgery for HPV-related squamous cell carcinoma of the lip. Medicina (Kaunas), 57 (6) : 563.

Rao JK, Shende KS, 2016. Overview of local flaps of the face for reconstruction of cutaneous malignancies: Single institutional experience of seventy cases. J Cutan Aesthet Surg, 9 (4) : 220-225.

Reserva J, Champlain A, Soon SL, et al, 2017. Chemical peels: Indications and special considerations for the male patient. Dermatol Surg, 43 (Suppl 2) : S163~S173.

Robinson AV, Keeble C, Lo MCI, et al, 2020. The neutrophil-lymphocyte ratio and locoregional melanoma: a multicentre cohort study. Cancer Immunol Immunother, 69(4): 559-568.

Rutkowski P, Van Glabbeke M, Rankin CJ, et al, 2010. Imatinib mesylate in advanced dermatofibrosarcoma protuberans: Pooled analysis of two phase Ⅱ clinical trials. J Clin Oncol, 28(10): 1772-1779.

Saiag P, Grob JJ, Lebbe C, et al, 2015. Diagnosis and treatment of dermatofibrosarcoma protuberans. European consensus-based interdisciplinary guideline. Eur J Cancer, 51(17): 2604-2608.

Schmults CD, Blitzblau R, Aasi SZ, et al, 2021. NCCN Guidelines® Insights: Squamous Cell Skin Cancer, Version 1. 2022. J Natl Compr Canc Netw, 19(12): 1382-1394.

Seo J, Oh Y, Kim SK, et al, 2021. Slow Mohs micrographic surgery for acral melanoma treatment in Korean patients. Dermatol Surg, 47(2): e42-e46.

Shim PJ, Zeitouni NC, 2020. Photodynamic therapy for extramammary Paget's disease: A systematic review of the literature. Photodiagnosis Photodyn Ther, 31: 101911.

Snast I, Sharon E, Kaftory R, et al, 2020. Nonsurgical treatments for extramammary Paget disease: A systematic review and meta-analysis. Dermatology, 236(6): 493-499.

Tanese K, 2019. Diagnosis and management of basalcell carcinoma. Curr Treat Options Oncol, 20(2): 13.

Tanese K, Nakamura Y, Hirai I, et al, 2019. Updates on the systemic treatment of advanced non-melanoma skin cancer. Front Med, 6: 160.

Tolkachjov SN, Hocker TL, Camilleri MJ, et al, 2015. Mohs micrographic surgery in the treatment of trichilemmal carcinoma: the Mayo Clinic experience. J Am Acad Dermatol, 72(1): 195-196.

Tschetter AJ, Campoli MR, Zitelli JA, et al, 2020. Long-term clinical outcomes of patients with invasive cutaneous squamous cell carcinoma treated with Mohs micro-graphic surgery: A 5-year, multicenter, prospective cohort studyl. J Am Acad Dermatol, 82(1): 139-148.

Van Loo E, Mosterd K, Krekels GA, et al, 2014. Surgical excision versus Mohs micrographic surgery for basal cell carcinoma of the face: A andomized clinical trial with 10 year follow-up. Eur J Cancer, 50(17): 3011-3020.

Vinycomb TI, Sahhar LJ, 2014. Comparison of local anesthetics for digital nerve blocks: a systematic review. J Hand Surg Am, 39(4): 744-751.

Wan M, Ma H, Zhao Y, et al, 2018. Clinical benefits of preoperative conventional fluorescence diagnosis in surgical treatment of extramammary Paget disease. Dermatol Surg, 44(3): 375-382.

Wang P, Yang W, Shen S, et al, 2019. Differential diagnosis and precision therapy of two typical malignant cutaneous tumors leveraging their tumor microenvironment: A photomedicine strategy. ACS Nano, 13(10): 11168-11180.

Whiteman DC, Pavan WJ, Bastian BC, 2011. The melanomas: A synthesis of andomized ical, clinical, histopathological, genetic, and biological aspects, supporting distinct subtypes, causal pathways, and cells of origin. Pigment Cell Melanoma Res, 24(5): 879-897.

Yan J, Wang P, Li L, et al, 2020. Surgery sequential with 5-aminolevulinic acid photodynamic therapy for lip squamous cell carcinoma: Two cases reports. Photodiagnosis Photodyn Ther, 32: 102043.

Yu N, Luo X, Wei T, et al, 2022. Dermabrasion combined with photodynamic therapy: A new option for the treatment of non-melanoma skin cancer. Lasers Med Sci, 37(2): 1255-1263.

第三章　皮肤美容技术

皮肤美容技术是皮肤美容科学重要的一部分。随着科技发展和时代进步，越来越多的新理念、新技术被运用于医疗美容领域，皮肤美容技术也取得了长足发展和阶段性突破。皮肤美容领域与技术发展的同时，对皮肤美容科主诊医师的临床诊疗操作及医疗器械应用规范化提出了更高的要求，皮肤美容技术理论基础的系统性学习和各类技术的规范化操作尚待提升。本章从各类皮肤美容技术的发展简史及原理、最新技术进展、常用设备和材料、如何正确选择患者、治疗影响因素及参数选择、不良反应处理等多方面对激光技术、射频技术、化学剥脱术、美容文饰、填充剂及肉毒毒素注射、美塑疗法等皮肤美容技术的基础及临床应用进行了详细阐述。本章作者均具有丰富的皮肤美容技术临床实践经验，不仅系统地阐明了理论性内容，更将自己的临床经验以临床应用案例的形式呈现给读者，能够让读者在实际学习过程中，既有理论基础的支撑，又有实际操作的参照。本章内容贴近临床，适合入门者学习，也适合希望进一步提高治疗水平的医生阅读。

第一节　激光及光疗美容技术

19世纪80年代以来，随着选择性光热作用原理的提出及多种激光和强脉冲光等治疗手段的诞生，凭借传统手术无法比拟的优越性，激光及光疗美容技术在美容皮肤中应用越来越多。近年来，激光及光疗美容技术飞速发展，一些新型激光设备如皮秒激光等的投入应用，更为激光及光疗美容开辟了越来越广阔的领域，激光及光疗美容技术无疑在皮肤美容方面有着得天独厚的优势。本节内容由中国医学科学院皮肤病医院顾恒主任医生、林彤主任医生牵头组织国内知名专家进行编写，就激光与光疗技术的发展简史、基本原理、光与皮肤组织的生物学效应等基础知识，以及各类型激光、强脉冲光、光动力、光调作用的治疗原理、设备介绍、适应证与禁忌证、治疗原则、不良反应及处理等临床应用知识进行了阐述，并配以临床应用案例，将专家的经验展示给读者。

一、基本原理

（一）激光与光的基本知识

1. 激光技术发展简史　激光即受激发辐射放大的光。1916年，著名物理学家爱因斯坦首次提出“受激辐射”的概念，从而奠定了激光的理论基础，以后又在实验上得到了验证。1960年，第一台真正的激光器终于问世，这是一台红宝石激光器，完成这一创举的是美国的Maiman。此后激光事业进入了一个快速发展的阶段，各种激光器如雨后春笋般不断涌现。激光以其独特的性质，在军事、科研、医学领域得到了广泛的应用，其在医学上的应用使许多临床问题得到了很好的解决，并由此促成了一个新的医学分支的诞生——激光医学。

2. 激光产生的基本原理　光作为电磁辐射（electromagnetic radiation，ER）频谱的一部分，其范围从无线电波到伽马射线。波粒二象性是所有光的共性。激光作为光家族的一员，与所有光一样具有波粒二象性。一方面，激光由无数光子组成，具有光的粒子性，光子是以光速移动的量子，光子的数量决定了光的亮度，每个光子中包含的能量决定了光的颜色；另一方面，激光本身也是一种电磁波，具有振幅（光的亮度）、波长（光的颜色）和振动的角度（偏振）。

除此之外，激光作为一种放大的受激辐射，又具有特殊的性质。在自然状态下，大部分原子或其他粒子都处于最低的能量状态（即能级），这种状态称为基态。处于高能级的原子或粒子的状态称为激发态，它们是不稳定的，常会向低能级跃迁，同时以光子的形式将能量释放出来，这一过程称为自发辐射，与外界作用无关。自然光与普通光源都属于自发辐射，此时大量原子或粒子从不同能级跃迁，彼此之间毫无关系，发射出的光子频率、方向、偏振状态、相位各不相同，所以自然光和普通光源的波长都是连续的，属于非相干光。与普通光源不同，激光的发生属于受激辐射，即在外来辐射的感应下，某些特殊的物质中粒子大部分处于较高能级，并发生相同的能级间跃迁，由此产生连锁反应，发射出大量频率、方向、偏振状态、相位都一致的光子，这种光就是激光，属于相干光。

3. 激光器的构成 事实上，激光的产生机制是相当复杂的，在此仅做简单介绍。一般而言，激光的产生需要3个条件。

（1）工作物质：在热平衡状态下，一般介质中的原子等粒子都满足玻尔兹曼分布，即低能级的粒子数密度大于高能级的。要产生激光，必须首先改变粒子的分布，使高能级的粒子数密度大于低能级，这种分布状态就是“粒子数反转”。只有在特殊的介质中才能实现粒子数反转，目前在自然界中只找到了数百种这样的介质。只有这些特殊的介质才能充当激光的工作物质，又称激活介质，它们是激光产生的必要条件。此外，处于激发态的粒子还必须有足够长的寿命。在激光的工作物质中，某一激发态粒子的平均寿命特别长，可以达1×10^{-3}秒甚至更长，称为“亚稳态”。只有在亚稳态下才能实现粒子数反转，从而为激光的产生提供必要条件。

（2）激励源：在工作物质中，要实现粒子数反转，还必须从外界获取能量，将处于低能级的粒子激发到高能级上，这一过程称为“泵浦”或“抽运”。能提供能量从而起到这一作用的物质就是激励源。激励源发射的谱线应尽可能与工作物质最强的吸收谱线相匹配，这样才能实现能量的最大转化。常用的激励模式一般包括激光激励、气体放电激励、电激励等。电能、光能、化学能、核能都可以充当激励的能量。

（3）谐振腔：工作物质外加激励源实现粒子数反转后，还需要在特定装置中以特定方向受激辐射不断放大加强，达到很好的方向性和单色性，这个装置就是谐振腔。最简单的谐振腔由两块平面反射镜组成，其中一块为全反射镜，另一块为部分反射镜，它们互相平行，并且与工作物质的轴线严格垂直。此外，谐振腔还可由平面镜与凹面镜或由两块凹面镜组成。这种结构使只有与工作物质轴线完全一致的光才能得到放大，并由半反射镜透过，而遇到全反射镜的光子则被全部反射进入谐振腔继续振荡，并再次得到放大。由此可见，光学谐振腔的作用在于为激光器的振荡提供必要的正反馈，导致光放大，同时限制激光的频率和方向，保证激光的单色性和方向性。光子在谐振腔内振荡时也会有一定的损耗，腔内损耗常用品质因素Q值表示，其数值越大，表示损耗越小。

综上所述，工作物质、激励源、谐振腔是激光器中最基本且最重要的构成条件（图3-1-1）。工作物质在激励源的作用下发生粒子数反转分布，通过谐振腔内的振荡和放大，产生正反馈式的连锁反应，从而发射出频率、方向、偏振状态、相位一致的光，这就是激光。

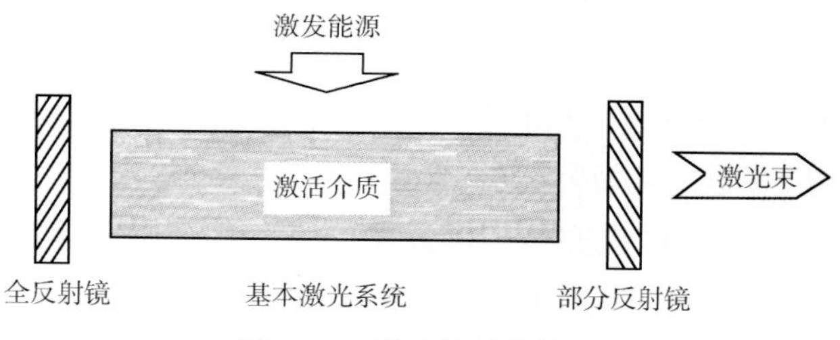

图3-1-1 激光器基本构成

在临床上，要得到理想的治疗效果，还必须将激光的能量准确地传递到病灶，这就需要借助导光系统，其优劣直接影响治疗效果。目前常用的导光系统主要有两种：导光关节臂和导光纤维。医疗应用对导光系统的要求是很高的，一个好的导光系统要符合标准：保持激光的原有特性、输出稳定、损耗低、操作方便灵活、牢固耐用。

4. 激光的特性　作为受激辐射而产生的光，激光具有许多自然光无法比拟的特性，使其在科研、医疗、信息、军事等各个领域都有着广泛的应用。概括起来，激光的特性主要有以下4点。

（1）单色性：激光是受激辐射的产物，光子的跃迁常发生在固定的两个能级之间，其波长范围非常窄，因而具有非常好的单色性，即色度很纯。

（2）相干性：激光是一种相干光，具有极强的空间相干性及时间相干性。空间相干性是指从激光光源不同空间位点发出的光位相差不变，方向与波长也一致。时间相干性是指从激光光源同一空间位点不同时间发射出的光也有固定的位相差。与激光相对应，强脉冲光与半导体发光二极管（light emmiting diode，LED）发射的光则属于非相干光。

（3）能量高度集中：在谐振腔的选择作用下，激光光束的发散角很小，光束能量高度集中，因而其方向性极强、激光光源表面亮度很高、被照面上光强度很大。据研究，太阳的发光亮度约为2×10^3W/cm^2·Sr，而某些激光的亮度可高达1×10^4～1×10^{17}W/cm^2·Sr，远高于太阳的亮度。质量最好的激光光截面的光强分布符合高斯函数。

（4）平行性：激光光束在传播过程中很少发生弥散，即使在传播很长距离后光束仍保持平行而不发生弥散。

（二）激光与皮肤组织的相互作用

激光与皮肤组织相互作用，可以产生一系列生物学效应，从而发挥其治疗作用，这是一个比较复杂的生物学过程，与激光的波长、能量及皮肤组织本身的特性都有密切关系。

1. 人体皮肤组织的光学特性　皮肤是人体最大的器官，覆盖了整个体表。皮肤由表皮、真皮和皮下组织组成，此外还包括血管、神经、淋巴管和皮肤附属器。激光照射到皮肤组织，不可避免地与后者相互作用。当激光照射到皮肤组织的时候，一部分被组织吸收，一部分被反射或散射，一部分被进一步透射。

（1）吸收：激光照射到皮肤组织，大部分光被组织吸收。吸收是指激光的能量进入皮肤组织，并转化为其他形式的能量，如热能、化学能等。根据Grothus-Draper定律，只有当激光被吸收时，才能对组织产生生物学效应。激光主要是被皮肤中的色素基团（简称色基，chromophore）吸收，它们是一些生物分子或组织成分，能吸收一定波长的光。色基大多为生物体内自然存在的色素，皮肤中最主要的色基是成熟黑素、血红蛋白和水，每种色基都有自身特定的光吸收曲线。吸收过程除了与色基有关外，还受到波长和皮肤组织结构均匀性的影响。研究表明，对多数激光而言，波长300～1000nm进入皮肤的激光约99%被皮肤组织的外3.6mm吸收；在近紫外光、可见光、近红外光这一波段范围内，肤色越深，吸收越多，而在300nm以下及950～2200nm波长范围内，不同肤色的皮肤组织对激光的吸收无显著性差异。

激光的穿透深度是指激光的有效能量在皮肤组织中所能到达的深度，穿透深度实际上与激光的吸收密切相关，皮肤浅层吸收越多，激光穿透深度就越浅，反之则越深。激光的穿透深度与波长有关，在300～1000nm范围内，波长越长，穿透越深；波长小于300nm时，由于存在组织中蛋白质、黑素、尿酸及DNA对激光的强吸收，故穿透浅；波长大于1300nm时，由于存在组织中水对光的强吸收，故穿透也较表浅。

（2）反射：激光照射到皮肤表面时，一部分被皮肤反射，这部分光不进入皮肤，因而也不会产生生物学效应。测定人体皮肤对某种激光的反射，可以大致确定进入皮肤组织的量。研究表明，皮肤对激光的反射量与波长有关，在400～700nm的可见光范围内，波长越长，反射越多。

（3）散射：是指激光进入皮肤组织后，由于皮肤结构的不均匀性，导致光的方向发生改变。生物组织对光的散射行为很重要，因为它决定了组织中光强的体积分布，这是光与组织相互作用的主要步骤。光子的散射只伴随着传播方向的变化，而没有能量的损失。光的散射可以发生在各个方向，前向散射在生物组织中占主导地位。

（4）透射：是指激光透过皮肤组织而进入另一种媒介，这部分光也不对皮肤组织产生生物学效应。

2. 激光对皮肤组织的生物学效应　激光进入皮肤后，为皮肤中的色基所吸收，并与皮肤组织相互作用，可产生一系列复杂的生物学效应，主要有以下5个方面。

（1）热效应：是指激光被吸收后转化为热能，使皮肤组织温度升高，这是激光对皮肤最重要的生物学效应，很多激光都是通过热效应来达到临床疗效的。

1）热产生的方式：激光光能转化为热能，主要是通过碰撞生热和吸收生热这两种方式来实现的。前者是指光子被吸收后激活了生物分子，被激活的生物分子与周围其他分子不断碰撞并使其获得振动能和转动能；后者是指偶极分子（主要是水分子）吸收了红外光光子后，光能直接转化为该分子的振动能和转动能。这两种方式均可导致皮肤组织温度升高，热效应产生。

2）热弥散：热效应产生的同时，热弥散即已开始。通过热弥散，热能向周围组织扩散，导致热效应范围进一步扩大。传导是热弥散的一种主要方式。目前常用热弛豫时间来表示热弥散的速度。热弛豫时间（thermal relaxation time，TRT）是指温度下降50%所需的时间，一般而言，色基体积或血管直径越大，热弛豫时间越长。

3）热效应对皮肤组织的影响：激光的热效应既包括激光对作用靶的直接热效应，也包括热能由作用靶向周围组织扩散所产生的继发热效应。激光产生的热能向周围传播符合公式：$T=S^2/D$（T为热传导时间，S为热传导距离，D为组织的热扩散率）。一般而言，激光的热效应与组织达到的温度和照射时间均有密切联系。组织在数毫秒内温度骤升200～1000℃，或在45～50℃的温度下持续1分钟左右，均可引起蛋白质破坏、组织受损。

如前所述，皮肤组织受到热效应的损伤与温度高低有关。当皮肤温度达到43～44℃时，皮肤就会出现潮红；到达45℃时皮肤开始有痛觉；到达47～48℃时皮肤就可能出现水疱；45～50℃的范围称为热疗域，可导致组织中分子键的破坏及膜的改变、酶活性降低；然而，这个温度范围内的影响是可逆的；温度到达55～60℃时，皮肤出现凝固性坏死；在60℃左右的温度下，蛋白质和胶原蛋白会发生变性，导致组织凝固，并可能使细胞坏死。在更高的温度下，随着细胞膜渗透性的增加，化学浓度的平衡被破坏；温度到达100℃时，组织中的水分达到沸点而发生汽化，汽化有时被称为热机械过程，因为在汽化阶段，组织的温度不会改变并形成气泡，这些气泡的传播伴随着它们体积的改变导致组织碎片热分解。当所有的水分子都被蒸发殆尽，组织中的碳原子就会被释放出来，相邻的组织就会变黑，皮肤也会冒烟，这个阶段称为碳化；温度到达300～400℃以上时，皮肤组织会发生碳化，进而燃烧、汽化。

以CO_2激光为例，其所照射的皮肤组织可迅速达到极高温度，发生坏死与汽化，所以该激光可用于皮肤损害的烧灼和汽化。

4）热化作用：激光能量被吸收后转化为热能，后者被皮肤组织吸收而产生一系列化学反应或加速某些化学反应，这就是热化作用。热化作用是低功率激光的一种作用方式，常不直接导致皮肤组织的破坏。与光化作用不同，热化作用依赖温度的升高，而且不产生自由基。

（2）光机械作用：主要是指激光的一次光压与二次光压。光照射在物体表面时，光子与之碰撞所产生的辐射压力称为光压，又称一次光压。一般光产生的一次光压非常微小，以至可忽略不计。但对超强功率密度和能量密度的激光而言，其一次光压是相当可观的，如功率为1W的氩激光聚焦于0.5mm半径的微粒时，辐射压力即可达到1×10^{-15}N。当高能量密度的激光束照射于皮肤表面后，迅速产生大量热能，温度骤然升高，导致组织液由液相向气相转变、组织热膨胀等一系列物理变化，产生高达数十乃至数百个标准大气压的冲击波，这种作用称为二次光压。上述冲击波在组织中以超音速传播，产生气蚀（cavitation）现象，导致组织的破坏。研究表明，二次光压所产生的破坏力是相当大的。这一作用机制在调Q激光、皮秒激光治疗色素增多性皮肤病的过程中表现得尤为突出。成熟黑素小体吸收光能后，发生急剧热膨胀而“爆炸”，由此产生巨大的冲击波，进而破坏黑素小体所在的黑素细胞。据研究，能量密度为1J/cm^2、脉宽为5×10^{-9}秒的调Q激光产生的冲击波压强可高达6.9×10^7Pa，因而调Q激光、皮秒激光对黑素及所在黑素细胞的破坏主要依靠光机械作用。与调Q激光（ns）相比，皮秒激光的脉宽（ps）更短，峰值功率更高，因而其光机械作用更强。

（3）光化学效应：是指组织吸收了激光能量后，产生一系列的化学反应及改变。光化学效应包括直接光化学效应与间接光化学效应两种。

1）直接光化学效应：这一过程不依赖光敏剂。生物大分子吸收激光能量后被激活，化学结构发生改变，或与其他分子发生化学反应。此时，能量被暂时储存起来用于光合作用，或被转化为自由能，用于光异构作用、光分解作用、光聚合作用等，从而影响细胞的代谢。

2）间接光化学效应：这一过程依赖光敏剂的参与，故又称敏化的光化学效应。光敏剂进入组织后，显著增强了组织对光的敏感性，随后在光的照射下产生一系列化学反应。光动力疗法（PDT）是间接光化学效应的典型代表，常用的光敏剂包括5-氨基酮戊酸及血卟啉衍生物（如血甲啉醚）等。光敏剂进入组织后，在一定波长激光的照射下，可产生大量单线态氧等自由基，通过自由基反应，引起生物膜的脂质过氧化、生物大分子交联等一系列改变，从而破坏靶细胞；此外光动力疗法还可通过凋亡途径达到靶细胞破坏的目的。

（4）电磁场效应：一般而言，激光产生的电磁场强度达到1×10^6～1×10^9V/cm^{2}时，才可出现电磁场效应。很多经过聚焦的激光都能达到或超过这一强度，从而产生强电磁场，并通过一系列效应引起组织的损伤。

1）激励、振动：在原子、分子等粒子的直接作用下，产生激励与振动，可导致细胞的损伤。

2）谐波：波长更短，组织内正负电荷在电磁场作用下，可使生物偶极发生2～3次谐波，导致蛋白质与核酸等的变性。

3）自由基：电磁场可产生自由基，其性质非常活跃，可引起生物膜的脂质过氧化、生物大分子交联等一系列改变，从而损伤细胞。

4）双光子、多光子吸收：两个或多个单光子参与同一个光吸收过程，称为双光子或多光子吸收，可产生光化学效应及自由基反应，导致组织细胞的损伤。

5）布里渊散射：强电磁场可在皮肤组织的水分中发生布里渊散射，其脉冲频率可达到兆赫级，因而可引起细胞的损伤甚至破裂。

（5）光生物刺激作用（photobiostimulation）：激光的热效应、光机械作用等是建立在较高功率密度（power density，是指激光照射靶区单位面积上的功率，常用W/cm^{2}来表示）基础上的。光生物刺激作用则较多见于低功率激光照射。根据生物场理论，机体本身就是一个巨大的生物等离子体。在病理状态下生物等离子体的内平衡遭到破坏。低功率激光的照射会引起共振、量子迁移等，恢复生物等离子体的稳定，进而恢复机体正常的结构与功能。此外，还有研究表明，低功率激光照射对机体免疫具有双相调节作用，并可抗氧化，促进新陈代谢，促进细胞活力和碱性磷酸酶的活性，增强上皮形成和胶原纤维合成。

光生物调节作用，简称光调作用，能改善干细胞增殖、细胞迁移，增强分化，进而提高组织的愈合率，但这种作用对目标组织的有效性取决于所使用的参数，如波长、能量密度（fluence，又称剂量，是指激光单位照射面积上的能量，常用“J/cm^2”来表示）、光脉冲结构和激光应用的持续时间。一种理论指出光调作用是通过与靶细胞发生光化学反应，刺激靶色基中的电子从高能轨道移动到最终电子受体，同时产生质子梯度，增加糖酵解和ATP的产生；此外，离子通道的光吸收导致Ca^{2+}释放并导致转录因子和基因表达的激活。光子辐射直接或间接靶向DNA和基因组库，低激光辐射诱导产生的自由基（ROS）在低水平下可以充当各种信号通路的二级信使，并调节受氧化还原反应影响且参与增殖和分化的蛋白质。所有的这些活动都会促进细胞分化、增殖和迁移等，促进组织的修复。例如，红光范围内的激光照射会增加细胞质膜的活性，细胞色素C氧化酶是吸收红光的主要色基，激光被细胞色素C氧化酶和其他生色基吸收，可以提高线粒体活性，导致ATP的产生增加。

3. 选择性光热作用理论　选择性光热作用（selective photothermolysis）理论是在1984年由Parrish与Anderson提出的。这一理论的提出具有划时代的意义，是激光发展史上的一个重要里程碑。短脉冲激光及强脉冲光（IPL）发挥作用都建立在选择性光热作用理论的基础上。随着选择性光热作用理论的提出，短脉冲激光在皮肤科得到了广泛应用，在色素增多性皮肤病、血管增生性皮肤病、多毛、浅表肿瘤、年轻化等方面都取得了突破，为广大患者带来了福音。正是这些激光的应用，使很多皮肤病的无创伤治疗得以实现，这无疑是皮肤科治疗史上的一大革命性突破。

选择性光热作用的主要内容：当入射激光的

波长与靶色基自身固有的吸收峰匹配，且照射时间短于靶色基的热弛豫时间时，即可选择性地破坏靶色基，而不损伤周围正常组织或仅造成轻度破坏，从而达到无创伤治疗的效果。

选择性光热作用包括以下3个要素。

（1）合适的波长：每一种色基均有自身特有的吸收曲线（图3-1-2），如氧合血红蛋白有418nm、542nm与577nm 3个吸收峰。一个理想的激光波长要符合：①与靶色基的吸收峰尽可能匹配；②来自其他色基的竞争性吸收尽可能要少；③有足够的穿透深度。例如，用于治疗色素增多性皮肤病的调Q红宝石激光（波长694nm）就比较好地符合了这三点。在这一波长下来自血红蛋白的竞争性吸收就很少，而该波长既能较好地为成熟黑素吸收，又有一定的穿透深度。

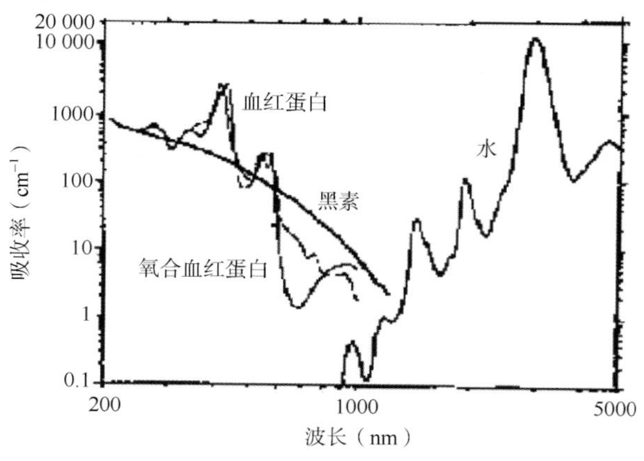

图3-1-2 黑素、氧合血红蛋白、血红蛋白及水的吸收曲线

（2）合适的脉宽：短脉冲激光能量释放的持续时间是通过脉宽（pulse width）即脉冲持续时间（pulse duration）反映出来的，一般用ms、ns或ps来表示。根据选择性光热作用原理，脉宽应短于靶色基的热弛豫时间，这就使激光产生的热能主要局限于靶色基，而很少弥散到周围正常组织，造成损伤。

（3）足够的能量：这是短脉冲激光治疗的必要条件。调Q技术使短脉冲激光得以在极短的时间内释放出高能量，功率可高达1×10^{9}～1×10^{12}W，足以摧毁黑素。如前所述，短脉冲激光对靶色基的破坏主要是通过激光的热效应与光机械作用来实现的。

4. 局灶性光热作用理论（fractional photothermolysis） 局灶性光热作用是点阵激光的理论基石，即如果精准控制激光损伤的范围，使之足够小，且周围有足够正常组织，即可达到无痕愈合的治疗目的。根据这一理论，利用一些特殊的技术手段（扫描手具或透镜等），使激光发射出很多直径细小且一致的光束，作用于皮肤后产生很多大小一致、排列均匀的三维柱状热损伤带，称为微热损伤区（microscopic thermal zone，MTZ）。MTZ的直径一般在400μm以内（也有的达到1.2mm）。MTZ的直径取决于激光聚焦的距离，即每个点阵光束聚焦的距离。穿透深度取决于激光的波长、每个点阵光束（光点）的能量，对于同一种激光而言，一般每个点阵光束的能量越高，穿透越深。点阵激光光束排列而成的图形称为光斑，扫描模式产生的光斑大小和形状根据治疗要求是可调的。在点阵激光作用的区域内，仅有MTZ是热损伤区域，而其周围的皮肤组织则保持完好，在创伤修复的过程中充当活性细胞的储库，迅速迁移至MTZ完成表皮再生的过程。MTZ在整个光斑中所占比例一般不超过40%，这就保证表皮再生在24～48小时内即可完成。与经典的激光全层磨削相比，点阵激光损伤范围大为减小、创面愈合更快、副作用显著减轻。

（编者：卢 忠，杨千里；审校：林 彤，顾 恒）

二、激光美容技术及应用

（一）以血红蛋白为靶色基的激光

1. 激光治疗血管性皮肤病的机制 传统的理念认为皮肤血管具有调节体温、为皮肤提供营养和供氧及快速排出代谢废物的功能，最近几年有证据表明皮肤血管和淋巴管在皮肤肿瘤的发生发展、皮肤炎症的介导和维持，以及在组织修复和毛囊生长等生理过程中都发挥着重要的作用。血管性皮肤病主要是指血管增生所致的皮肤疾病，主要包括血管瘤（hemangioma）和血管畸形（vascular malformations）两大类皮损，是来源于血管的肿瘤或畸形。近年来，国内外一致通过将是否存在血管内皮细胞增殖来界定血管瘤和血管畸形，临床最常见的血管瘤-婴幼儿血管瘤属于真性血管瘤的范畴，而鲜红斑痣属血管畸形的范畴，病理表现为真皮中下部毛细血管和毛细血管后静脉畸形。血管畸形传统的治疗包括冷冻、手术切除、植皮、放射治疗等，这些治疗均存在较多的并发症，目前激光已经成为血管畸形的首选治疗方式。业界对婴幼儿血管瘤的治疗一直存在争议，多数可以在数年内逐渐缓解乃至消退，以往认为对于部分发展不明显的婴幼儿血管瘤不必急于治疗，但事实上随着时代的发展，人们对美容的重视程度提高，很多患者或家属已经无法接受缓慢消退或消退后多数患者残留的组织改变，因而早期的干预逐渐兴起，特别是近年来由于普萘洛尔的临床应用，对婴幼儿血管瘤的早期干预越来越多地被接受，但相对于患儿每天两次口服药物，一个月一次的激光治疗更容易被患儿家属接受，因而激光在血管瘤治疗中也有很高的地位。

1960年第一台激光设备面世，很快激光就被应用于皮肤科疾病的治疗，早期的激光多为连续或准连续激光，治疗缺乏选择性，激光能量弥散至周围正常组织，在治疗靶组织的同时不可避免地对周围正常组织造成损伤导致瘢痕产生，如20世纪70年代氩离子激光治疗血管疾病，由于其脉宽长达1.5秒，在治疗血管皮损的同时造成皮损区域大面积瘢痕形成。1983年，Rox Anderson等提出选择性光热作用理论，力求在治疗靶组织的同时对周围组织的损伤最小化。选择性光热作用理论的提出为激光治疗带来了革命性的变化，特别是对血管性皮肤病的治疗，脉冲染料激光是基于选择性光热作用理论研制的第一台脉冲激光设备，一直到现在还是鲜红斑痣治疗的金标准。实现选择性光热作用的基本要素：①根据要破坏的靶组织选择合适的激光波长，该波长的光要尽可能被靶组织吸收；②激光的脉宽要小于靶组织的热弛豫时间，确保靶组织吸收的热能来不及弥散至周围正常组织；③足够高的能量能把靶组织破坏。

对血管增生性皮肤病而言，激光治疗的靶色基是血液中红细胞的血红蛋白，特别是氧合血红蛋白，氧合血红蛋白吸收特定波长的激光能量转化为热，红细胞凝固形成血栓，造成弥漫性血管栓塞，同时，对血管内皮细胞造成一定程度的破坏，从而达到治疗血管性皮肤病的目的（图3-1-3）。

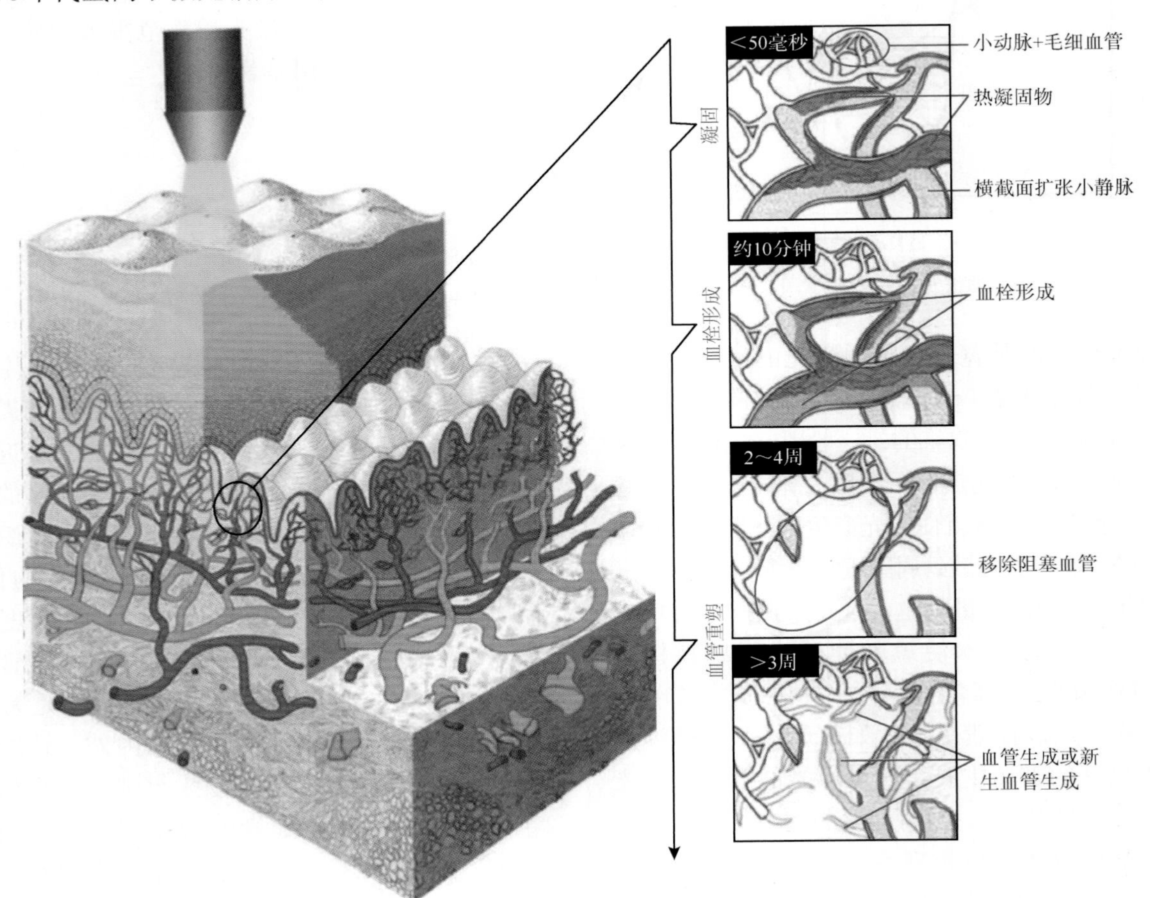

图3-1-3 鲜红斑痣脉冲染料激光治疗模式图，显示脉冲染料激光治疗后毛细血管及毛细血管后静脉吸收热量凝固、血栓形成、血管重塑的过程

氧合血红蛋白和去氧血红蛋白的吸收不一致，这对于静脉血管治疗的波长选择很重要。含氧血红蛋白吸收激光的能量转换为高铁血红蛋白，高铁血红蛋白可以强吸收1064nm激光的能量，因而市场上有（585+1064）nm的长脉宽双波长激光用来治疗血管性皮损。

但实际上血管治疗的靶色基和靶目标并不完全一致，靶色基是血红蛋白，靶目标是毛细血管。因而临床实际操作过程中，可以考虑适当增加脉宽，使热弥散至血管内皮细胞，这个脉宽即为热损伤时间（thermal damage time，TDT）。热损伤时间通常比热弛豫时间略长一些，也正是基于此拓展的选择性光热作用理论，血管和毛囊相关皮肤病治疗的激光波长范围比较广泛，临床上可以针对不同情况进行调整。

以鲜红斑痣（nevus flammeus）为例，鲜红斑痣又称葡萄酒色斑（port wine stain，PWS），是最常见的血管畸形，其主要病理改变为毛细血管及毛细血管后静脉的畸形，其扩张的血管直径为20～300μm，累及真皮乳头层和网状层上部。根据皮肤组织氧合血红蛋白的吸收曲线，418nm、532nm、577nm等波长均为氧合血红蛋白的吸收峰值，理论上均可应用于鲜红斑痣的治疗，但在300～1000nm波长范围内，黑素的吸收随波长增加而减少，418nm波长被黑素强吸收，影响激光的穿透，因而该波长并不应用于鲜红斑痣的治疗；同样的，532nm波长也被黑素和氧合血红蛋白吸收，虽然近年在Ⅰ～Ⅱ型皮肤有治疗鲜红斑痣成功的报道，但对深色皮肤类型患者由于其表皮黑素竞争性吸收增加，其疗效和安全性如何，尚待进一步研究。

2. 治疗血管性皮肤病常用的光电设备

（1）脉冲染料激光（PDL）：在脉冲染料激光面世之前，铜蒸汽激光及氩离子激光器都曾被应用于鲜红斑痣的治疗，由于都是连续或准连续激光，在破坏血管的同时不可避免地对周围正常皮肤组织造成不可逆损伤。1983年，Rox Anderson和John Parrish教授提出选择性光热作用理论后，脉冲染料激光PDL是基于这个理论面世的第一台真正意义上的脉冲激光器，1986年FDA批准其上市，应用于鲜红斑痣的激光治疗；当时的设备波长是585nm，脉宽0.45ms，5mm光斑，能量密度最高为7J/cm^2，对于部分血管增生性皮肤病有效，但由于脉宽太短，疗效受限，为了更好地满足临床需求，20～150μm直径血管的理想脉宽建议为1～10ms，这比初始PDL系统的0.45ms脉宽要长得多。事实上，PDL脉宽从0.45ms增加到1.5ms、3ms和10ms，确实提高了疗效。随着激光技术的不断进步，脉宽逐渐由0.45ms不可调变为0.45～40ms可调，甚至由单一脉冲进步为8个子脉冲。光斑也不断增大，染料的寿命也在延长。激光治疗血管性疾病模式图见图3-1-4。

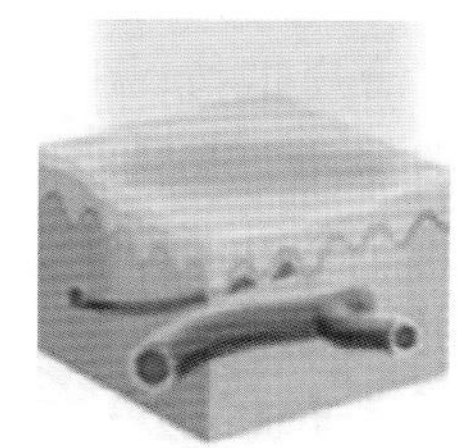
微血管内的血红蛋白吸收光的能量

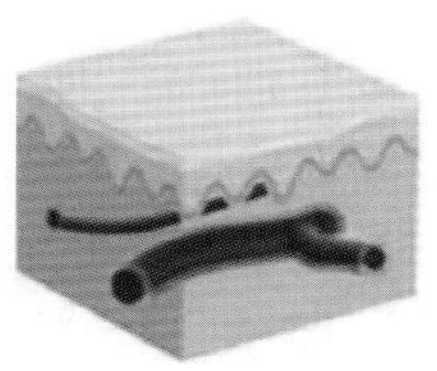
光凝血

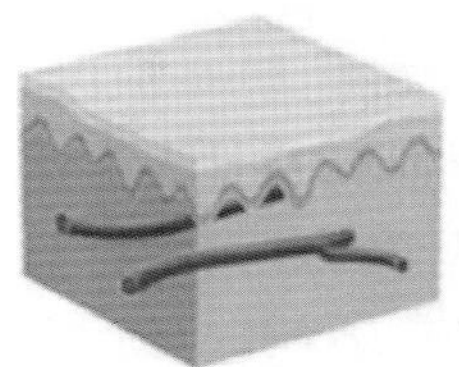
微血管被堵塞

图3-1-4 激光治疗血管性疾病模式图

目前PDL的常用波长为595nm，前期有学者研究证实了595nm PDL的疗效和安全性优于585nm。对于PDL治疗，一定要注意表皮温度的控制，由于激光在穿透表皮时先被表皮基底层的黑素吸收部分能量才能穿透到真皮被血管内的氧合血红蛋白吸收，表皮温度不可避免地上升，如不能很好地控制表皮温度，极易造成表皮水疱乃至瘢痕形成。经典的Vbeam、Vbeam perfecta系列产品都是采用了动态冷却装置（dynamic cooling device，DCD）来对表皮进行精准的温度控制，在治疗真皮血管的同时，保证了表皮温度不上升，避免了水疱乃至糜烂的出现，显著降低了瘢痕的出现。

PDL的临床适应证：

1）血管性病变：鲜红斑痣、血管瘤、毛细血管扩张、蜘蛛痣、玫瑰痤疮、静脉湖等。

2）皮肤年轻化及其他：除皱嫩肤、痤疮、早期瘢痕、术后瘀斑、疣、银屑病等。

3）浅表色素病变：雀斑、咖啡斑、老年斑、皮肤异色症等。

（2）长脉宽1064nm Nd：YAG激光：与595nm激光比较，1064nm激光穿透深度更深，因而长脉宽1064nm Nd：YAG激光对于深部血管性疾病的治疗效果更佳。特别是带有动态冷却装置的长脉宽1064nm Nd：YAG激光，其安全性较其他冷却方式更高。

对于多数血管性病变，1064nm Nd：YAG激光尚未显示出比595nm脉冲染料激光更好的疗效，反而因为其穿透深度较深，容易形成瘢痕或色素脱失等副作用。但对于鲜红斑痣的增生性皮损，1064nm Nd：YAG激光疗效优于595nm的PDL，是增生性皮损首选的治疗手段之一。

（3）强脉冲光：400～1200nm波段的强脉冲光也覆盖了氧合血红蛋白的吸收峰值，因而强脉冲光对血管性疾病也有一定的作用，对于浅表的毛细血管扩张和鲜红斑痣有效。近年来，随着技术的进步，针对血管治疗的窄谱精准光（500～600nm）在临床治疗过程中显示出比传统强脉冲光更好的疗效。

（4）其他波长的长脉宽激光：长脉宽755nm翠绿宝石激光及800/810nm半导体激光主要应用于脱毛的治疗，由于其穿透深度比PDL深，对于鲜红斑痣也有一定的补充作用。

3. 鲜红斑痣的激光治疗

（1）鲜红斑痣是一种以真皮上、中部毛细血管扩张为特征的良性先天性皮肤浅层毛细血管畸形，在组织学上，鲜红斑痣已经被证实是毛细血管后小静脉的扩张，这些扩张的小静脉直径为10～150μm，鲜红斑痣主要累及真皮浅中层300～600μm深度范围。新生儿鲜红斑痣发病率可达0.3%～0.5%，据报道美国有150万鲜红斑痣患者，全球患者数量超过3000万。其皮损多在出生时或出生后不久即出现，随年龄增长而扩大，颜色也逐渐加深，患者多无自觉症状。鲜红斑痣常见于枕部、颈部、前额、鼻梁、面部及肢体一侧，发生在面部一侧，可累及黏膜，以三叉神经分布区为最常见，有时，鲜红斑痣可能是一些综合征的皮肤表现。尽管鲜红斑痣开始时是斑片，但Geronemus等调查了超过400例鲜红斑痣患者，50岁时，65%的患者会出现肥厚型皮损或结节，而皮损出现肥厚的平均年龄为37岁。伴随着结节和肥厚型皮损的出现，受伤后自发出血的危险性显著增加。除了皮损本身的损容性问题外，不断进展的皮损可能引起功能性危害，如长在眼周、口周或鼻周等部位的皮损。越来越严重的毁容趋势及带给患者和家人的严重心理压力使鲜红斑痣的治疗越来越受到医疗重视。

鲜红斑痣传统的治疗方法包括冷冻、外科手术切除、植皮、磨削、同位素治疗、铜蒸气激光等，疗效差且易产生瘢痕。1983年，Rox Anderson和Parrish提出选择性光热作用理论为鲜红斑痣的治疗带来了革命性的变化。基于选择性光热作用理论，各种新型激光器开始应用于鲜红斑痣的治疗。PDL是目前治疗鲜红斑痣的金标准，PDL发射出的黄光（585～595nm）被血管中的氧合血红蛋白吸收，血红蛋白变性坏死，进而产热，形成血栓，热损失累及血管内皮及血管壁，从而破坏血管，达到治疗血管性疾病的目的，然而，PDL的疗效可能随着种族、皮损面积、扩张血管的管径、血管位置的深度等因素影响而变化，绝大多数患者多次治疗后有效，皮损颜色明显变淡。

PDL治疗鲜红斑痣的疗效及影响因素：从20世纪80年代末开始，PDL应用于血管性疾病的治疗，由于设备不断改进，其疗效也在不断提高，90年代的时候研究者认为只有20%鲜红斑痣能够被治愈，20%有治疗抵抗，60%有不同程度的改善；近年的报道显示，40%的鲜红斑痣可以通过PDL治愈。当然，有很多因素会影响疗效，特别是患者接受治疗时的年龄，一般认为年龄越小，效果越好，有临床研究表明，小于1岁开始接受治疗的患儿可达到平均63%的病变清除率，而1～6岁开始治疗的患儿治疗相同次数后病变平均清除率为48%。Chapas治疗了49名小于6月龄的婴儿，病变平均清除率可高达88.6%。另外，以上研究都发现早期治疗不会增加产生副作用的风险。因而主张早期（出生后数周内）采用PDL治疗鲜红斑痣。

激光治疗的影响因素：①年龄，对于脉管畸形，一般认为治疗年龄越小，效果越好，这是因为越小年龄的婴幼儿的皮肤色素含量、胶原蛋白含量和血管扩张程度都比年龄较大的婴幼儿低或轻，从而增加激光的疗效而不会增加副作用；对于血管瘤早期进行激光干预，可在血管瘤增殖之前控制皮损。②皮损部位，不同部位脉管畸形疗效差别很大，眶周/太阳穴、面颊侧面、颈部、下颌部的清除率高于面中部的皮损，颧骨和面颊部皮损疗效最差，最近有研究显示PDL治疗的鲜红斑痣患者侧面部和面中部皮损清除率分别为34.01%和8.68%，组织学显示侧面部血管主要位于真皮乳头层，而面中部血管位于真皮和皮下组织内，可能是面中部治疗抵抗的原因。③血管的直径及深度、皮损面积，直径越粗的血管、越深的血管处病变治疗难度越大；结节性皮损相对于红斑治疗难度更大；面颊部皮损效果差也是因该部位皮损厚度的影响；面积越大治疗难度越大，排除年龄因素，经过5次PDL治疗后，面积小于20cm^{2}的皮损疗效明显高于面积大于40cm^{2}的皮损。④治疗次数，一般治疗次数越多效果相对越好，但频繁的多次治疗容易刺激胶原重组影响激光穿透进而使得疗效不佳，值得注意。⑤血管再通和再灌注，由于治疗参数选择不当，不能有效地抑制血管再通和再灌注。

激光治疗的不良反应：①治疗时疼痛，一般可辅助局部麻醉等方法减轻疼痛；②治疗后局部皮肤紫癜反应、水肿，约1周内消退；③色素沉着或色素减退，发生率较低；④水疱乃至瘢痕形成，常与参数选择不当、表皮保护不到位有关，带有动态冷却装置的PDL瘢痕发生率较低，而长脉宽1064nm Nd：YAG激光发生率较高；Chang等利用热红外成像技术，测量了使用PDL治疗的患者皮损处温度（未使用DCD），当能量高于7J/cm^{2}时，表皮温度＞44℃，可造成皮肤灼伤；⑤局部病毒感染。

激光治疗后局部皮损的护理：①激光术后即刻外用激素药膏+冰敷15～20分钟可明显减少红斑、瘢痕、色沉的发生；②紫癜区域局部外涂数天抗生素软膏预防感染；③如局部水肿显著，建议口服激素3天；④出现水疱时按烫伤处理，局部外用烫伤膏、紫草油或湿敷雷夫诺尔；⑤血管性疾病激光治疗后局部外用生长因子尚有争议。

（2）治疗案例展示

案例1：2岁男童，出生即有的面部红斑，于当地医院行同位素治疗数次后遗留浅表瘢痕。皮肤科查体见右侧鼻唇沟、面颊部位红斑，按之褪色；红斑中间可见浅表凹陷性瘢痕。按流程，监护人签署知情同意书后，患儿接受595nm PDL治疗，治疗参数：波长595nm，脉宽1.5ms，能量密度10J/cm^2，DCD 30/20ms。治疗频率为每4周一次。治疗4次后红斑皮损基本痊愈，瘢痕显著改善（图3-1-5）。后续给予点阵CO_2激光继续治疗浅表瘢痕。

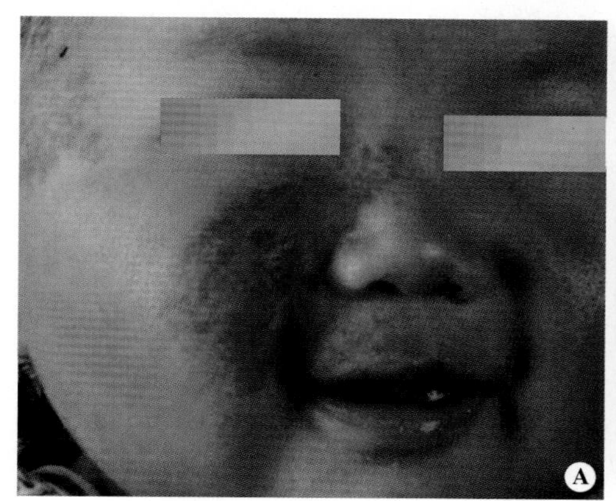

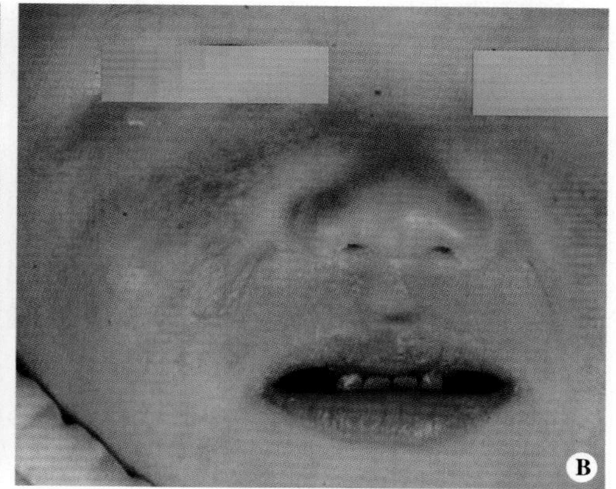

图3-1-5　PDL治疗鲜红斑痣

A. 治疗前；B. 治疗后

案例分析：采用同位素治疗鲜红斑痣或血管瘤，绝大部分患儿会遗留浅表瘢痕，须慎用。十几年前采用同位素治疗血管瘤和鲜红斑痣是很普遍的方法，但随着激光技术的进步，PDL治疗鲜红斑痣和血管瘤几乎没有瘢痕的出现，逐渐被医生和患者认可，特别是近年来医患关系紧张，在治疗红斑皮损的同时也要尽可能地防止出现瘢痕等副作用，避免或减少不必要的医疗纠纷。鲜红斑痣早期使用PDL治疗是最佳选择，新生儿时期鲜红斑痣的治疗疗效更好，副作用更少，其原因：

①新生儿皮肤色素含量低，色素竞争性吸收少，血管相对吸收更佳；②血管扩张的程度随着年龄增长会越来越重，治疗难度也逐渐升高；③新生儿皮肤胶原蛋白厚度薄，对光的反射和折射少，也是疗效更好的一个因素。PDL本身也对浅表瘢痕有治疗效果。

案例2：成年女性面颊部鲜红斑痣，经过激光治疗后皮损基本痊愈（图3-1-6）。

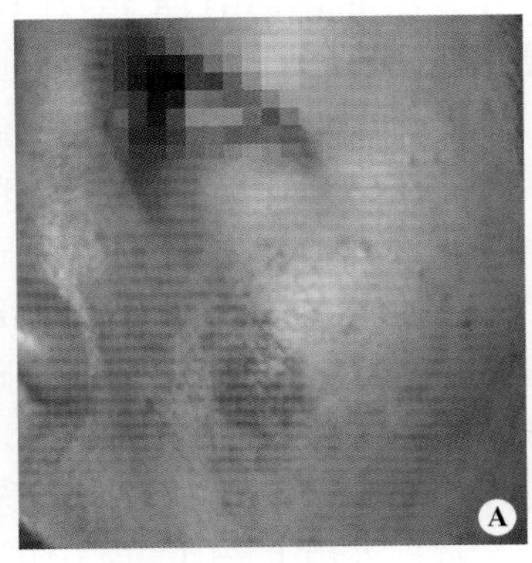
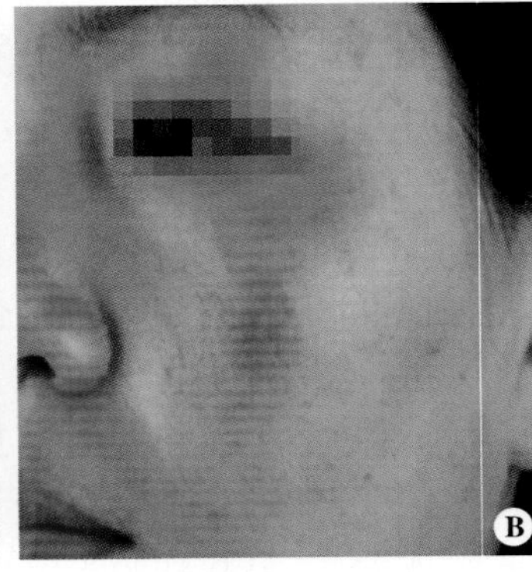
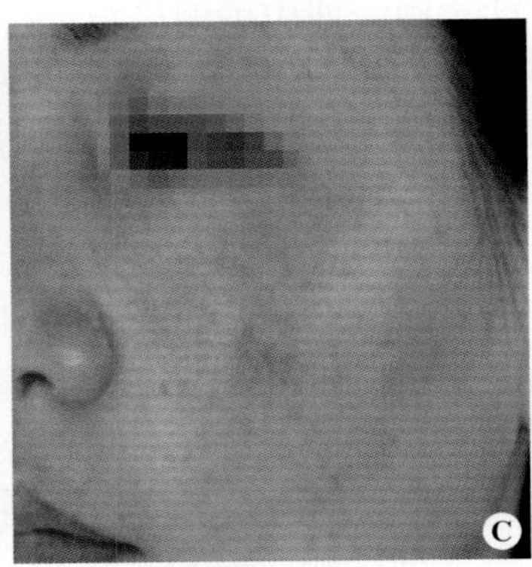

图3-1-6　PDL治疗鲜红斑痣

A. 治疗前；B. 治疗两次后（参数：波长7mm，脉宽3ms，能量密度11J/cm^2）；C. 治疗3次后

案例分析：该部位鲜红斑痣皮损通常比较顽固，多数皮损很难清除，在婴幼儿早期进行PDL干预疗效更佳。PDL经典参数：波长595nm，脉宽1.5ms或3ms，能量密度10～12J/cm^2；治疗频率一般为3～4周一次。

案例3：成年人躯干部大面积鲜红斑痣，PDL治疗效果佳，但会出现斑驳状改变，需要多次治疗后逐渐改善（图3-1-7）。

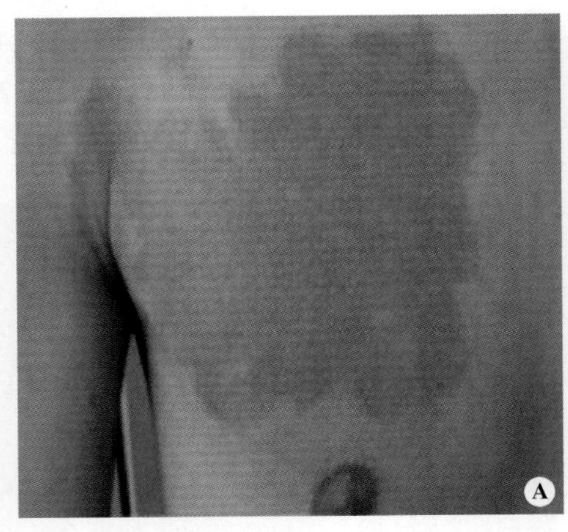
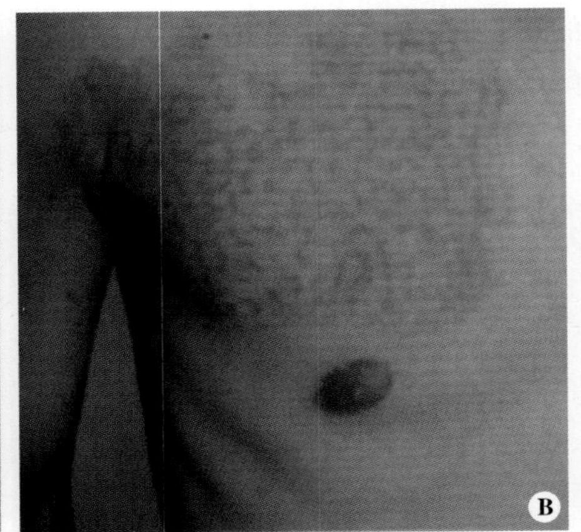

图3-1-7　PDL治疗鲜红斑痣

A. 治疗前；B. 治疗后

案例分析：成人躯干部大面积鲜红斑痣，PDL治疗由于圆形光斑不可避免地造成局部斑驳状改变，多次治疗后能逐渐改善。

案例4：成年人结节性鲜红斑痣皮损，30年前接受过同位素治疗，未能治愈且遗留瘢痕，最近10年皮损逐渐增厚。PDL联合点阵CO_2激光治疗，基本痊愈（图3-1-8）。

案例分析：年幼时接受同位素治疗无效且遗留凹凸不平瘢痕；40岁以后红斑逐渐增生，出现斑块；采用PDL联合点阵CO_2激光治疗有效，联合CO_2激光的原因：①点阵激光本身的热效应也能封闭部分血管组织；②点阵激光刺激胶原重组，改善浅表瘢痕；③点阵激光也能预防PDL治疗不当所致的瘢痕；④治疗顺序为PDL治疗后即刻即可进行点阵CO_2激光治疗，其参数设置以尽可能增加作用深度为原则。

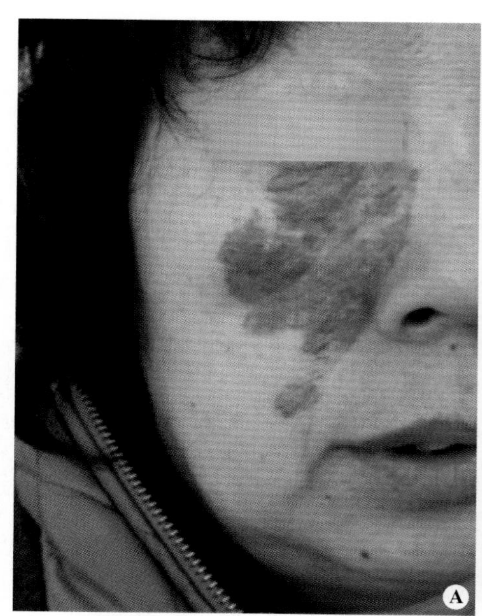

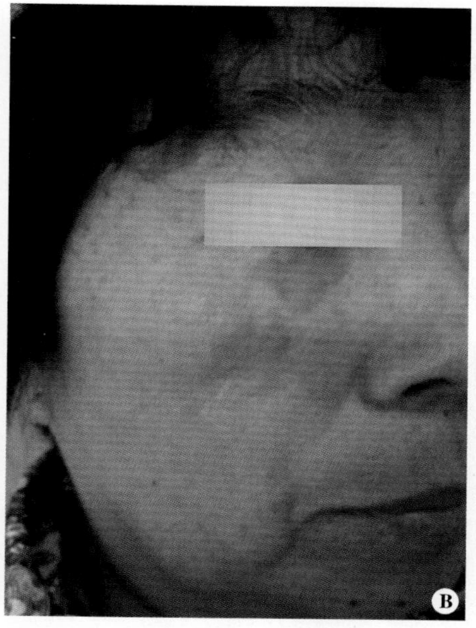

图3-1-8　PDL联合点阵CO_2激光治疗结节性鲜红斑痣

A. 治疗前；B. 治疗5次后（治疗参数：波长595nm，光斑7mm，脉宽3ms，能量密度10～11J/cm^2，DCD 30/20ms；点阵CO_2激光，功率25W，脉宽2～3ms，点间距1.3～1.5mm，光斑20mm×20mm）

4. 婴幼儿血管瘤的激光治疗

（1）皮肤血管瘤是一组伴发血管内皮细胞增生的真性肿瘤，与不伴发血管内皮细胞增生的血管畸形相区分。皮肤血管瘤中又有婴幼儿血管瘤、先天性血管瘤、丛状血管瘤、化脓性肉芽肿等多个分类，其中婴幼儿血管瘤最常见。婴幼儿血管瘤的发病机制尚不清楚，血管瘤内皮细胞的起源可能是胎盘母细胞或内皮祖细胞，内源因素如影响血管生成的因素及外源因素如组织缺氧均可诱发。婴幼儿血管瘤具有特征的生长方式，一般在1～3周时开始增殖，出生后5.5～7.5周发展最快，适宜干预时间为出生后4周，80%在出生后3～6个月后逐渐停止发展。节段性及深部血管瘤可以生长至出生后9个月或12个月，极少可至24个月。在经历相对稳定期后进入自发消退期。大部分消退期开始于出生后6～12个月。大约90%的患儿在4岁时瘤体消退完成。在未治疗的患儿中，69%有残留皮损如毛细血管扩张、皮肤松弛、萎缩、纤维脂肪变等，在浅表结节型中达74%。既往传统观点认为婴幼儿血管瘤除出现严重并发症者需要治疗外，其余可不治疗，但从美容及对患儿心理影响的角度来看"等待观察"的治疗方案应改变。

根据《2015欧洲专家组建议：婴幼儿血管瘤治疗》，口服普萘洛尔为婴幼儿血管瘤的一线治疗方法，虽安全性高，但仍存在心动过缓、血压下降、房室传导阻滞、血糖下降等风险，需要严密监测，且长期口服药物对患儿监护人来说依从性较差。局部治疗中皮损内注射糖皮质激素、博来霉素、普萘洛尔及外用强效糖皮质激素、咪喹莫特均不推荐。外用β受体阻滞药有一定疗效，但起效太慢，且存在全身吸收的风险。既往使用冷冻治疗，但可出现瘢痕、色素减退。手术适用于切除影响美观的较大的消退后残留。强脉冲光仅适用于遗留的毛细血管扩张。

PDL和长脉宽Nd：YAG激光在血管瘤治疗中的地位逐渐升高，每个月1次治疗较之每天2次口服普萘洛尔，患儿监护人的心理依从性显著提高。国外学者认为波长595nm PDL和长脉宽1064nm Nd：YAG激光可作为浅表性血管瘤的一线治疗方法。波长595nm PDL由于较高的吸收峰值常用来治疗血管性疾病，但其穿透深度较浅，最大穿透深度为0.75～1mm，对1～1.3mm的浅表性皮损有效。长脉宽1064nm Nd：YAG激光虽然处于血红蛋白较小的吸收峰值处，但由于其波长较长，穿透较深，可穿透4～6mm，故比PDL更适用于皮损厚的浅表型血管瘤。

激光治疗血管瘤的并发症及处理：①色素沉着或色素减退，一般能自行消退。②水疱，一般与能量过大有关，建议从较低的能量密度开始，逐渐梯度增加能量密度。出现水疱后及时护理，外用烫伤膏、紫草油等。③浅表瘢痕形成，一般和水疱处理不当有关，浅表瘢痕可以联合点阵激光治疗。④治疗后仍旧有脂肪软组织填充，这是由于治疗时已经是隆起性的皮损，这些皮损中除了血管成分已经有脂肪软组织填充，激光治疗所有的血管性病变后可以联合点阵激光治疗，也可以尝试硬化剂治疗。

（2）治疗案例展示

案例1：6个月儿童足部血管瘤皮损。患儿出生2周内出现，逐渐增多，患儿家长拒绝口服普萘洛尔，接受PDL治疗，治疗3次后皮损基本痊愈（图3-1-9）。局部麻醉后患儿虽仍有哭闹，但每次治疗1～2分钟，患儿家属接受度较高。

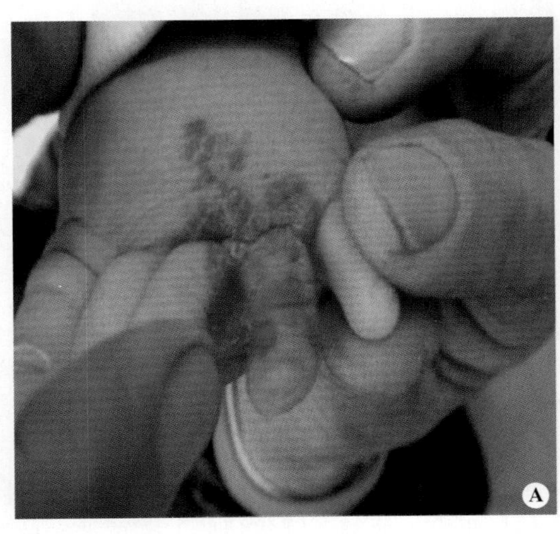

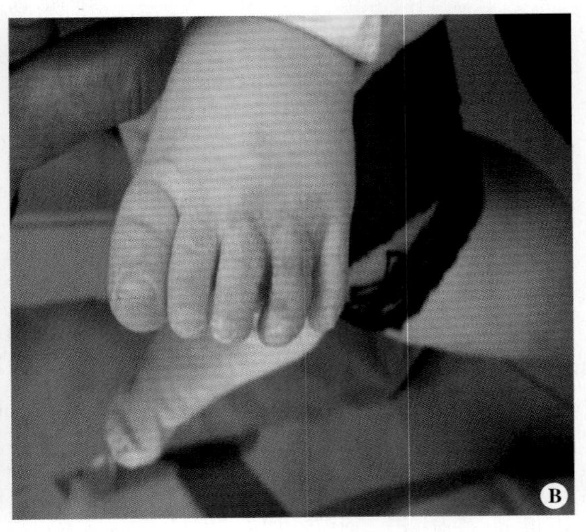

图3-1-9　PDL治疗血管瘤

A. 治疗前；B. 治疗后（治疗参数：波长595nm，脉宽3ms，光斑7mm，能量密度10～11J/cm^2，DCD 30/20ms，治疗频率为每4周1次）

案例2：4个月患儿，手部血管瘤，出生1周内出现，逐渐增多，患儿家长拒绝普萘洛尔口服，接受PDL治疗，治疗4次后基本痊愈未复发（图3-1-10）。

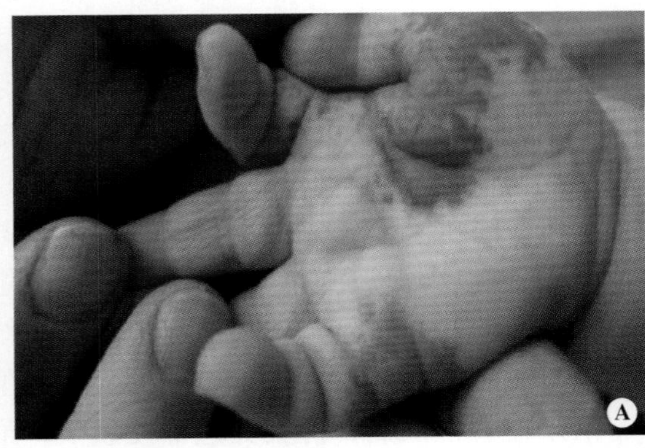

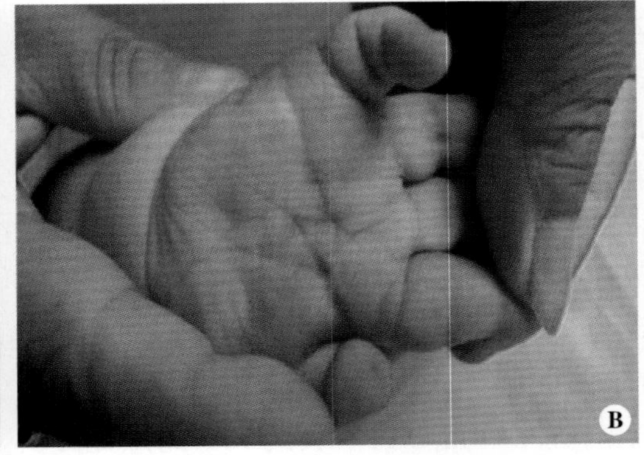

图3-1-10　PDL治疗血管瘤

A. 治疗前；B. 治疗后；（治疗参数：波长595nm，脉宽3ms，光斑7mm，能量密度10～11J/cm^2，DCD 30/20ms，治疗频率为每4周1次）

案例3：患儿3个月，上肢血管瘤，出生即有，逐渐扩大增生，患儿家长拒绝口服普萘洛尔，接受PDL治疗，每月1次，治疗5次后基本痊愈（图3-1-11）。

案例4：患儿7个月，躯干部位血管瘤，出生即有，逐渐增厚，曾口服一段时间普萘洛尔，效果欠佳，家长要求激光治疗，考虑到皮损为隆起性皮损，使用长脉宽1064nm Nd：YAG激光治疗，每月1次，治疗4次后皮损基本痊愈（图3-1-12）。

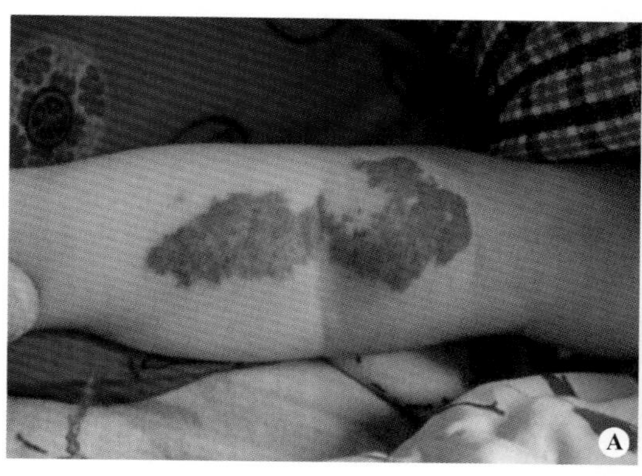

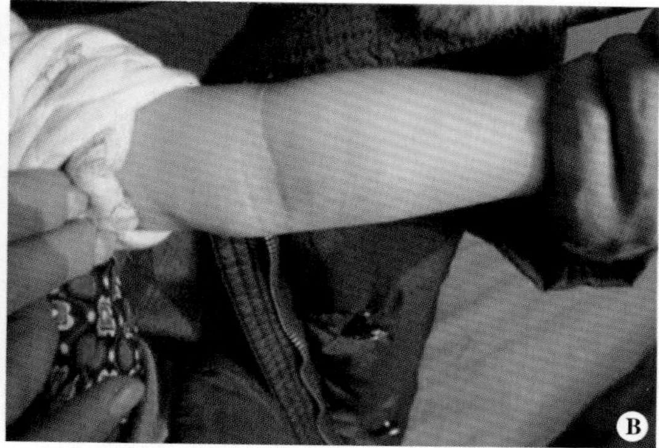

图 3-1-11　PDL治疗血管瘤

A. 治疗前；B. 治疗后（治疗参数：波长595nm，脉宽3ms，光斑7mm，能量密度10～11J/cm^2，DCD 30/20ms，治疗频率为每4周一次）

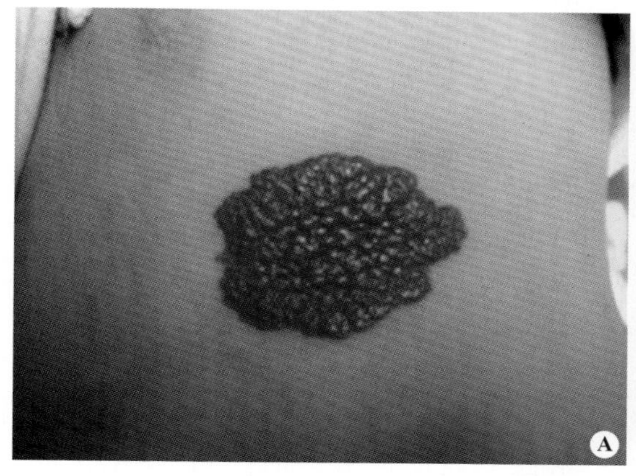

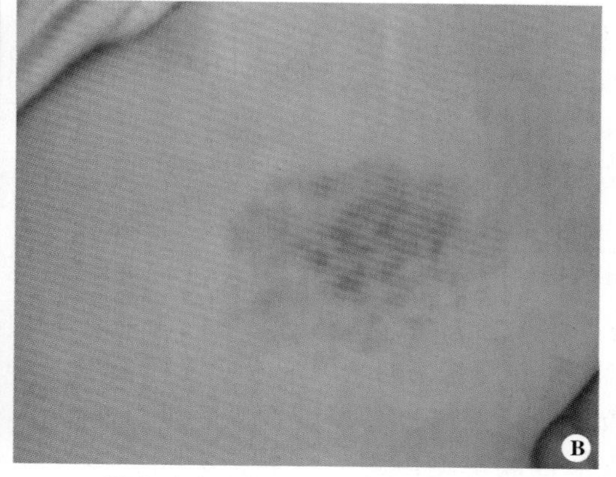

图 3-1-12　长脉宽1064nm Nd：YAG激光治疗血管瘤

A. 治疗前；B. 血管瘤治疗后[治疗参数：长脉宽1064nm Nd：YAG（GentleYAG），脉宽30～40ms，光斑3mm，能量密度160～240J/cm^2，根据临床反应出现轻度紫癜反应调整剂量]

案例5：患儿6个月，出生即有的下肢血管瘤，逐渐增厚，患儿曾口服普萘洛尔，疗效欠佳，患儿家长接受激光治疗。考虑到皮损厚度，选用脉宽1064nm Nd：YAG激光治疗，每月1次，5次后皮损痊愈，浅表瘢痕形成（图3-1-13）。增生程度越重，治疗后痕迹越明显，因而建议血管瘤早期干预。浅表瘢痕或软组织填充造成的痕迹可以进行点阵CO_2激光治疗。

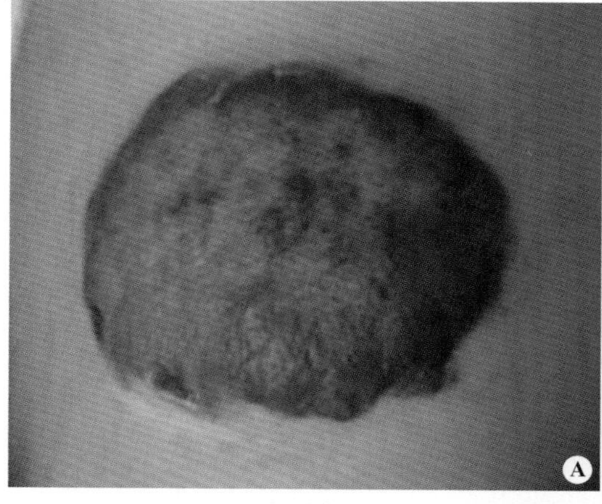

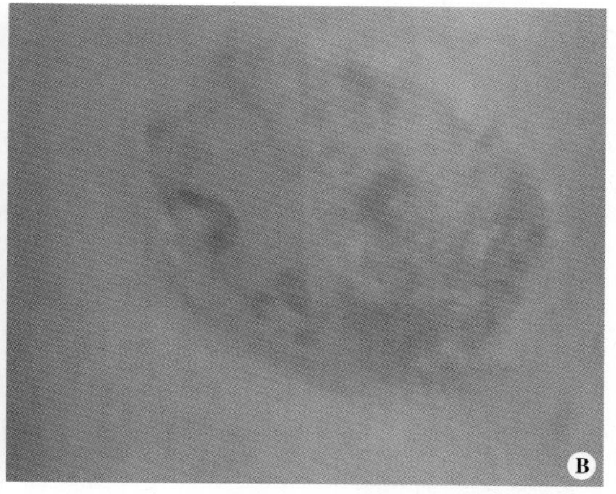

图 3-1-13　长脉宽1064nm Nd：YAG激光治疗血管瘤

A. 治疗前；B. 治疗后[治疗参数：长脉宽1064nm Nd：YAG（GentleYAG），脉宽30～40ms，光斑3mm，DCD 30/20ms，能量密度160～240J/cm^2，根据临床反应出现轻度紫癜反应，调整剂量]

（编者：刘华绪；审校：林　彤，顾　恒）

（二）以黑素为靶色基的激光

1. 相关美容技术概要 Q开关激光是指通过Q开关技术，使激光器产生具有极短脉宽、高峰值功率的激光，脉宽在纳秒（10^{-9}秒）级内，功率在兆瓦级别。Q开关激光主要用于治疗真、表皮色素增加性疾病。根据选择性光热作用理论，各种Q开关激光所在波长主要作用是被皮肤中的黑素吸收，进而破坏黑素小体，由于这类激光的脉宽短于黑素的热弛豫时间，因此对周围组织的损伤较小。

皮秒激光，顾名思义是脉宽为皮秒的激光，1皮秒=10^{-3}纳秒=10^{-12}秒。皮秒激光器通过激发、释放皮秒级激光脉冲，基于选择性光热作用，针对皮肤中色素颗粒进行选择性破坏。尽管纳秒激光和皮秒激光的脉冲持续时间均比黑素小体（0.25～1.00μs）和黑素细胞（100μs）的热弛豫时间短，但与传统Q开关激光相比，皮秒激光脉宽更短，对皮肤热损伤更小，术后恢复更快，对文身和真皮色素增加性皮肤病如太田痣等疗效更佳。

2. 仪器分类及特点 黑素在皮肤中分布的深度及患者的皮肤类型决定了激光种类的选择。波长越长，穿透越深，因此波长500～1100nm是色素增加性皮肤病较为理想的治疗窗，该光谱的激光可穿透至足够深度，并且不被如血红蛋白等其他色基过多吸收，因此针对色素增加性皮肤病的激光设备波长都在该光谱范围内。

常用的Q开关激光器有Q开关倍频Nd：YAG激光（532nm）、Q开关红宝石激光（694nm）、Q开关翠绿宝石激光（755nm）和Q开关Nd：YAG激光（1064nm）。

常用的皮秒激光器有翠绿宝石皮秒激光器和Nd：YAG皮秒激光器。翠绿宝石皮秒激光波长为755nm，脉宽为500～900皮秒。Nd：YAG皮秒激光波长为倍频532nm和1064nm，脉宽为240～750皮秒。

3. 治疗选择

（1）文身：也称刺青，是将有色颜料植入皮肤组织而形成的皮肤颜色改变。主要有红色、绿色或黑色文身等。一般根据颜色互补原理选择激光波长，如红色文身选用532nm激光，绿色文身选用694nm、755nm激光，黑色文身选用694nm、755nm、1064nm激光。

（2）真、表皮色素增加性皮肤病：为便于激光治疗，尽管不够严格，一般将色素增加性皮肤病根据色素分布深度进行分类，该分类决定了激光的选择。

1）表皮色素增加性皮肤病：雀斑、咖啡斑、日光性黑子、雀斑样痣等。治疗可选用532nm、694nm、755nm等激光。治疗浅表性色素增加性皮损，激光发射后可观察到皮损轻微变白，即霜白反应。如果出现显著变白，则需降低能量密度。如果出现淡粉色或没有颜色变化，则需增加能量密度。同一区域应避免重复治疗。

2）真、表皮色素增加性皮肤病：黄褐斑、色素性毛表皮痣等。治疗可选用532nm、694nm、755nm、1064nm等激光。治疗黄褐斑或炎症后色素沉着时，终点反应为轻微红斑。

3）真皮色素增加性皮肤病：太田痣、颧部青褐色斑痣、伊藤痣等。治疗可选用694nm、755nm、1064nm等激光。治疗真皮色素增加性皮损或文身，755nm激光治疗后会出现霜白反应和轻微渗血，而1064nm激光治疗后会出现紫癜和（或）轻微渗血，较少出现霜白反应。如果渗血明显，则需降低能量密度。

治疗案例展示（图3-1-14，图3-1-15）：

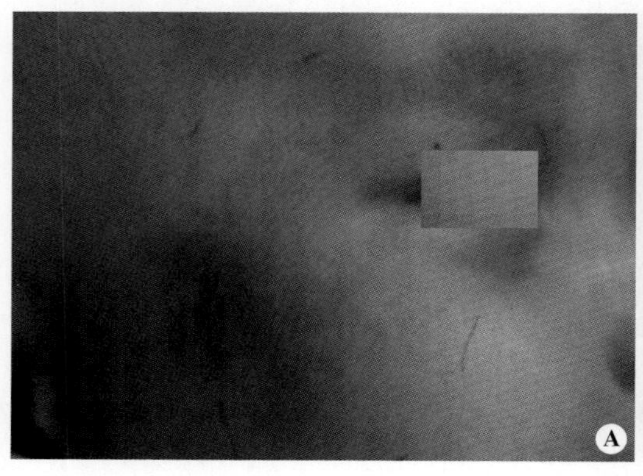

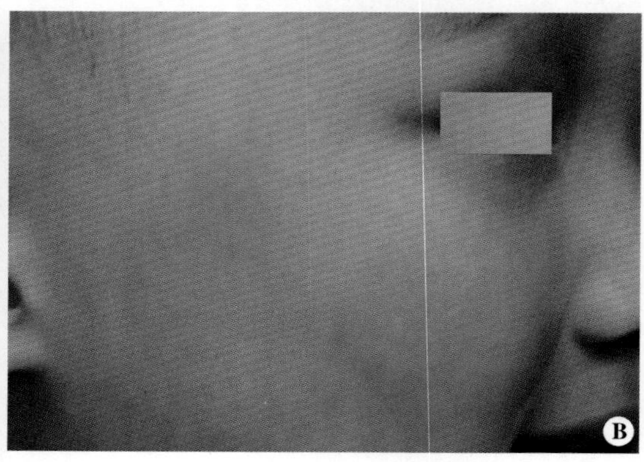

图3-1-14 皮秒翠绿宝石激光治疗太田痣

A. 治疗前；B. 治疗1次后

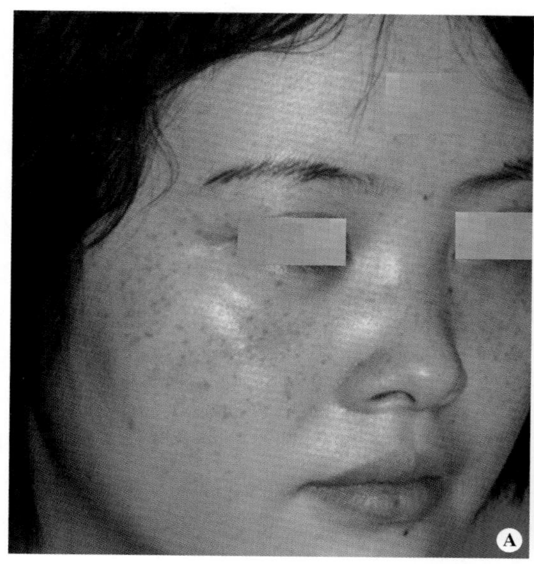

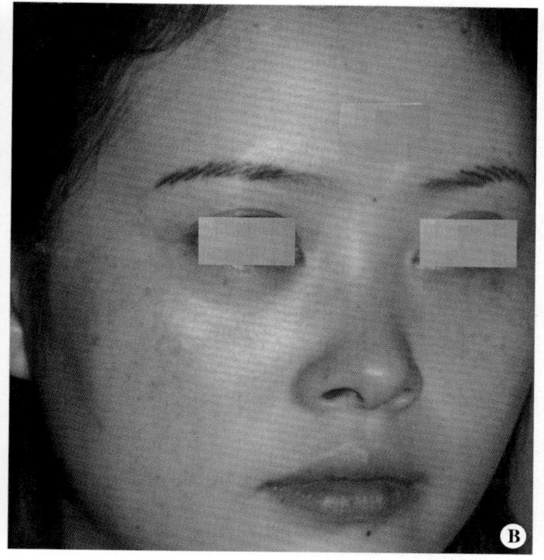

图3-1-15　Q开关Nd：YAG激光治疗雀斑

A. 治疗前；B. 治疗1次后

（编者：葛一平；审校：林　彤，顾　恒）

（三）以组织内水为靶色基的激光

1. 美容技术概要　以组织内水为靶色基的激光包括剥脱性激光（如CO_2激光、Er：YAG激光）和非剥脱红外激光（如1320nm Nd：YAG激光、1450nm半导体激光及1540nm Er：glass激光）等。

（1）剥脱性激光治疗原理：波长为10 600nm的CO_2激光和2940nm的Er：YAG激光都属于红外波谱部分的激光，其靶色基为水，均能被水良好地吸收。在皮肤组织中，水的含量占80%，当达到皮表重建所需的阈能量时，激光能将水瞬间加热至100℃，从而导致组织汽化，从而去除表皮和部分真皮乳头层，实现去除良性增生性皮损的目的。1968年，CO_2激光皮表重建首次应用于光线性唇炎的治疗。

水对Er：YAG激光的吸收能力约是对CO_2激光的15倍，高吸收率使得激光的光学穿透深度（optical penetration depth，OPD）降低，因此CO_2激光的穿透深度比Er：YAG激光深。Er：YAG激光能更有效地汽化组织，残余凝固组织少。此类激光可用于激光皮表重建。

（2）非剥脱性激光治疗原理：靶色基为水的非剥脱性激光通常包括1320nm Nd：YAG、1450nm半导体激光、1540nmEr：glass激光。这三种激光均能被水吸收，其中1320nm激光被水吸收得最少，故其光学穿透深度最大，有效治疗深度可达400μm。当皮肤组织中的水吸收激光的能量后可产生热量，皮肤表皮温度可达45～48℃，此时表皮通常不会发生损伤，而真皮温度可达70℃左右，使真皮胶原受损、收缩，刺激机体炎症反应及激活成纤维细胞，分泌细胞因子，刺激胶原再生和重塑。

2. 各仪器分类及特点

（1）剥脱性激光

1）CO_2激光：于1964年问世，波长为10 600nm，该波长属于电磁波谱的远红外区，靶目标为水，主要被组织中的水吸收。由于CO_2激光是不可见光，所以常使用633nm的氦氖激光或红色半导体激光作为瞄准光。由于细胞内水对10 600nm波长的光吸收值最大，细胞内水吸收CO_2激光后加热并汽化，从而引起组织破坏，因此CO_2激光在组织中的穿透深度取决于该组织中水的含量。CO_2激光的组织剥脱深度约为20μm，根据水的气化潜热和单位组织吸收的能量，要实现CO_2激光的选择性光热作用，其产生组织剥脱效应所需的最小能量密度为5J/cm^2，且脉宽不能超过800μs，低于该能量密度时组织会被凝固而非汽化。CO_2激光剥脱20μm的组织，热损害范围可达到剥脱范围的3～4倍。

CO_2激光器根据工作方式可分为连续式和脉冲式。最初，CO_2激光为连续式激光，即释放连续性光波，其热效应可有效烧灼、切割、汽化组织；CO_2激光具有止血功能，可以即时凝固和封闭直径＜0.5mm的小动脉和小静脉，减少创面出血，并可以作用于神经末梢，封闭小淋巴管，减少术后水肿、疼痛的发生，缩短创面愈合时间。用于剥脱组织时，由于连续式激光光束持续作用于同处组织，激光作用区域的热损伤通常较难控制或预料，较易形成瘢痕。此后，脉冲CO_2激光的出现解决了这一问题。短脉宽的CO_2激光能选择性地控制组织汽化和热损伤。相较于连续式CO_2激光达300～1000μm的热损伤区，短脉宽的脉冲CO_2激光的热损伤范围为60～100μm，可实现对组织的精准剥脱。CO_2激光治疗区周围的皮肤组织难以避免会被损伤，这种现象由热扩散造成。热扩散是指在汽化区域外热损伤的扩散，是激光导致的皮肤炎症和皮肤组织修复反应的重要过程。

CO_2激光在问世后被广泛应用于临床，如外科切除、破坏表皮恶性肿瘤、表皮激光重建和各种表真皮组织的切除。

CO_2激光磨削术最主要的适应证是光老化和瘢痕。在点阵激光出现以前，CO_2激光磨削术是治疗光老化和瘢痕最常用的方法。尤其在浅肤色人种，多采用CO_2激光磨削术治疗静态皱纹，改善皮肤光老化，紧致皮肤。皱纹可分为静态纹和动态纹。静态纹通常由过度日晒引起，最常出现于眶周和口周等部位，静态纹出现以后一般难以消退。静态纹对激光皮表重建的治疗反应较好，此类皱纹多表现为细小的皱纹。Goldman等使用CO_2激光分别治疗了73例受试者的口周皱纹和38例受试者的眶周皱纹，使用3mm光斑、每脉冲能量为450mJ，功率2～5W，每次治疗扫描两遍，结果发现所有受试者的皱纹均得到显著改善，表层皱纹的光老化表现被去除，光老化或皱纹严重程度越重，改善程度越高。治疗相关的副作用包括一过性红斑和炎症后色素沉着过度。

但对于深肤色人群，CO_2激光磨削术可能造成显著的炎症后色素沉着，因此在国内临床上较少应用。对于萎缩性瘢痕和增生性瘢痕，CO_2激光磨削术具有很好的疗效。CO_2激光磨削术的优点在于创面出血少，视野清晰、干净，能很好地控制治疗深度，缩短愈合时间，减少瘢痕形成的风险。

2）Er：YAG激光：是含有铒钇铝石榴石晶体的激光系统，由闪光灯泵浦，波长为2940nm。水对Er：YAG激光的吸收性约是CO_2激光的15倍，而光学穿透深度明显小于CO_2激光，仅为1μm，因此Er：YAG激光具有更准确和更表浅的剥脱汽化皮肤的功能，治疗时具有特征性的爆裂音，是由于Er：YAG激光作用于皮肤组织时产生爆炸性的组织汽化。Er：YAG激光作用于皮肤组织时，能量几乎全部被水吸收，能更有效地汽化组织，在皮肤组织中的穿透性差，对周围组织的热损伤小，残余凝固组织少，可使组织较快愈合，术后出现红斑的概率减小。与CO_2激光相比，Er：YAG激光恢复时间短，仅需3～5天。同时，由于Er：YAG激光对周围组织的热损伤较小，其治疗时皮肤组织不会发生收缩反应。Er：YAG激光由于缺乏对组织的凝固作用，可导致浅表真皮血管破裂出血，止血效果较差。

传统Er：YAG激光存在作用浅表、对组织的凝结作用弱、无组织收缩、易出血等缺点。为改善其缺点，长脉宽Er：YAG激光应运而生，其脉宽从350微秒增加至10ms。

Er：YAG激光最大的优点在于引起并发症的概率相对低。治疗过程中的疼痛较轻微，治疗后渗出较少，较少结痂，红斑的发生率相对低。在激光皮表重塑方面，与CO_2激光相比，Er：YAG激光改善光老化和真皮胶原重塑的能力稍弱，但其术后炎症后色素沉着过度发生率更低。因此，Er：YAG激光相对而言更适合用于深肤色人群的激光皮表重塑，为达到与CO_2激光相似的治疗效果，需要更多的治疗次数。

（2）非剥脱红外激光

1）1320nm Nd：YAG激光：是应用于非剥脱嫩肤的首个商业化设备。1320nm Nd：YAG激光的靶色基为水，但相对于其他中红外激光而言，其对水的吸收较少，因此其能在皮肤中达到较深的穿透深度。Kelly等最早使用32J/cm^2、5mm光斑的1320nm Nd：YAG激光治疗35名受试者的眶周皱纹，每两周治疗1次，共治疗3次，结果显示在末次治疗后12周，受试者接受治疗部位在组织学及形态学上均产生明显改变，表明了其有效性。但部分受试者在治疗部位出现水疱及瘢痕，可能与1320nm Nd：YAG激光治疗时表皮温度过高相关。当表皮温度超过50℃时可能引起水疱，可通过采用动态冷却装置和温度传感器来控制皮肤即时温度，使皮肤温度控制在42～47℃最佳。Mnaker等采用改进后1320nm Nd：YAG激光结合接触式冷却装置对10名受试者的眼周和耳周皱纹进行治疗，采用28～40J/cm^2、5mm光斑，治疗后24周进行评价。结果显示，4名受试者治疗后12周眶周皱纹改善，5例受试者治疗后4周、3例受试者治疗后12周皮肤胶原蛋白含量显著增多。Zheng等使用1320nm激光照射人真皮成纤维细胞，发现1320nm激光可提高成纤维细胞的活力，刺激成纤维细胞增殖，诱导成纤维细胞分泌碱性成纤维细胞生长因子，并可能通过深入真皮层并对血管产生作用，增加碱性成纤维细胞生长因子和转化生长因子β1的表达，增加成纤维细胞的活力和胶原合成。

2）1450nm半导体激光：1450nm为中红外半导体激光，其靶色基为水，其穿透皮肤的深度约为500μm，相比较短波长的激光更易被真皮内水分吸收。该激光系统带有动态冷却系统，能量密度为8～24J/cm^2，光斑直径为4～6mm，每一个激光脉冲包括3个子脉冲，每个子脉冲间隔均有动态冷却剂冷却表皮。Goldberg首次证明了1450nm半导体激光可应用于非剥脱嫩肤。其纳入20名受试者，皮肤类型为Fitzpatrick Ⅰ～Ⅳ型，年龄为42～70岁，皱纹为Ⅰ～Ⅱ级。Goldberg等研究了激光结合动力制冷装置及单独使用动力制冷装置分别治疗皱纹的疗效与安全性，受试者一侧半脸接受激光及冷却治疗，另一侧半脸仅接受冷却治疗，共治疗2～4次，6个月后评估发现，其中13人面部激光及冷却治疗侧皱纹明显改善，而对照侧则无明显改善，皮肤组织学检查发现所有受试者均有真皮胶原增生。

Kopera 等纳入9名皮肤类型为Fitzpatrick Ⅱ～Ⅳ、分级为Ⅰ～Ⅱ级的眶周皱纹受试者，使用1450nm半导体激光治疗其眶周皱纹，每3周治疗一次，共治疗3次，治疗能量为14～18J/cm^2，光斑直径4mm。末次治疗后4周对皱纹程度进行评价。结果显示，9名受试者自我评价皱纹得到中度改善，25名皮肤科医生中则有2名认为皱纹得到显著改善。

3）1540nn Er：glass激光：1540nm激光的靶色基主要是水，黑素对其吸收很少，因此比较适合应用于深肤色的患者。该波长的激光穿透深度为0.4～2.0mm。为便于治疗时控制表皮温度，1540nm Er：glass激光使用内部设有纯化四氟乙烯循环的蓝宝石接触冷却装置，实时温度传感器设置在手柄上。Mordon使用1540nm Er：glass激光结合接触冷却装置在雄性无毛大鼠皮肤上进行照射并进行组织活检，发现其热损伤仅作用于真皮，表皮得到了有效保护，3天后的组织活检发现成纤维细胞增多。Ross等首次将1540nm Er：glass激光结合接触制冷装置应用于临床，能量为400～1200mJ/cm^2，光斑直径5mm。研究发现，治疗后虽然皮肤皱纹改变轻微，但皮肤组织活检中真皮胶原纤维有变性改变。治疗后2个月，真皮在400～700μm深度处有明显的胶原生成，成纤维细胞数量显著增加，激光治疗的副作用，如红斑、疼痛和真皮损伤的深度随能量增加而增加。

3. 治疗过程　根据患者的诊断结果、皮肤类型选择适当的治疗参数。治疗开始前患者与操作者均应做好眼部防护，可使用湿润的纱布或眼罩保护受试者的眼睛，操作者应佩戴相应波长的防护眼镜，以避免激光对眼部的损伤。治疗开始时进行光斑测试，观察测试区皮肤的即刻反应，随时与患者沟通，了解其主观感受，并及时调整参数设置。

（1）CO_2激光表皮重建：对轻度皮肤光老化和轻度瘢痕，通常使用CO_2激光扫描皮肤1遍，以此减少对皮肤组织的损伤。第1遍通常去除表皮，治疗深度位于表皮或真皮乳头层。激光扫描后残留干燥的组织碎片，可使用生理盐水棉签或纱布擦去。

对于中度以上的皮肤光老化和痤疮瘢痕，通常需要激光扫描1遍以上。首先用手具扫描1遍，使用生理盐水棉签或纱布去除干燥的碎屑后，暴露出其下真皮组织。再用同样的激光参数治疗第2遍，此时通常能够见到明显的真皮组织收缩。也可保守地选择局部较重的皮损进行再次激光治疗，即全面部治疗1遍后，擦去表皮干燥的碎屑，然后仅在需要的治疗部位治疗第2遍。若病变较重，必要时可行第3遍治疗。术后通常有6～12周红斑期，部分患者出现色素沉着。

（2）Er：YAG激光表皮重建：对于仅有轻微光老化表现、尚无明显的皮肤皱纹的患者，可使用轻度表皮重建治疗。扫描重叠0～10%，扫描1～2遍，能量密度为5～8J/cm^2。

对于具有中等程度皱纹、皮肤轻度松弛的光老化患者，可使用中度表皮重建治疗。先使用3mm光斑的手具针对皱纹边缘进行汽化，能量为

5～8J/cm²；之后使用能量密度5～15J/cm²扫描2～3遍，扫描重叠10%～30%。激光治疗两次后可清除表皮，治疗深度达真皮乳头层上部。

对于较深的皮肤皱纹可使用深度表皮重建。使用3mm光斑、能量密度5～15J/cm²，针对皱纹边缘进行汽化。之后再使用5～15J/cm²的Er：YAG激光，光斑重叠10%～30%，治疗所有的皮损3次。

（3）良性表皮增生物治疗：将光束对准皮损进行逐层汽化，汽化至皮损基底部直至露出正常组织。使用CO_2激光治疗时，每汽化一层需使用生理盐水棉签擦除碳化组织，使用Er：YAG激光治疗时则无须擦除，治疗疣体时需注意汽化范围应扩至皮损外1～5mm。

（4）注意事项：①治疗时操作者及患者需佩戴护目镜保护眼睛；②使用CO_2激光治疗时，每汽化一层组织需使用生理盐水棉签擦除碳化组织，若擦拭碳化组织后创面残余水分，可使用干燥的棉签或纱布擦净水分，以避免残余水分吸收激光能量，影响激光作用于皮肤组织；③行激光皮表重建时，应仔细观察激光对组织的作用，激光作用后可立即见到组织收缩或组织变成黄棕色。若使用生理盐水擦拭后黄棕色反应仍存在，可能表明组织坏死；④在治疗过程中，剥脱性激光剥脱组织时可产生烟雾，存在引起呼吸道刺激和感染的风险，故治疗过程中需配合使用排烟装置；⑤对于有瘢痕疙瘩病史的患者需谨慎。颈部、躯干和四肢部病变接受治疗后形成瘢痕的风险较大。

（5）终点反应

1）行激光皮表重建，当出现如下表现则为该处的治疗终点。①皮肤皱纹或瘢痕临床上消失；②组织变黄或变棕色表明有组织热损伤；③看不见进一步的皮肤收紧时。

2）良性表皮增生物治疗时以去除增生组织并露出正常组织为治疗终点。

4. 治疗后护理

（1）剥脱性激光：行剥脱性激光治疗后，局部外用适量抗生素软膏，每天多次，创面一般保持暴露，对于较大较深的创面可在外用抗生素后使用清洁纱布覆盖，若愈合过程中出现结痂，则应使痂皮自然脱落。对于有单纯疱疹病毒感染病史的患者，可予以预防性抗病毒治疗；若创面较大较深，可视情况在必要时选择适当的抗生素口服以预防感染。

激光皮表重建后，可以发生水肿、渗液和结痂。手术中若患者出现显著水肿，早期可适当使用小剂量糖皮质激素（如泼尼松20mg，每天1次）2～3天。术后2～5天水肿可迅速消除。

术后3～5天，外用敷料保持创面湿性愈合环境，促进皮肤上皮形成。此后，创面愈合期将持续7～10天，创面渗出逐渐减少，水肿消退，新生上皮逐渐形成，此时仍需保持创面湿润。

深肤色人群术后较易发生色素沉着，患者术后应注意避光、防晒。治疗后至少在两周内要求避免直接的日晒，减少色素沉着的发生。治疗后至少1周内治疗区避免清洗，不可使用消毒剂，1周内不搓揉治疗部位皮肤。如有结痂，应待其自然脱落。术后3～4周，若创面无明显炎症反应，可外用防晒剂；若出现色素沉着，可外用氢琨、维A酸、维生素C等药物以加速淡化色素沉着。

（2）非剥脱性激光：治疗后2周至1个月内要求避免直接的日晒，减少色素沉着的发生，可外涂防晒霜，建议SPF≥30，PA（+++）；治疗后可以适当清洗皮肤，但12小时内不宜使用热水，1周内不能搓揉治疗部位皮肤，如有结痂，应待其自然脱落，以免形成新的色素异常或瘢痕。

治疗案例展示（图3-1-16，图3-1-17）：

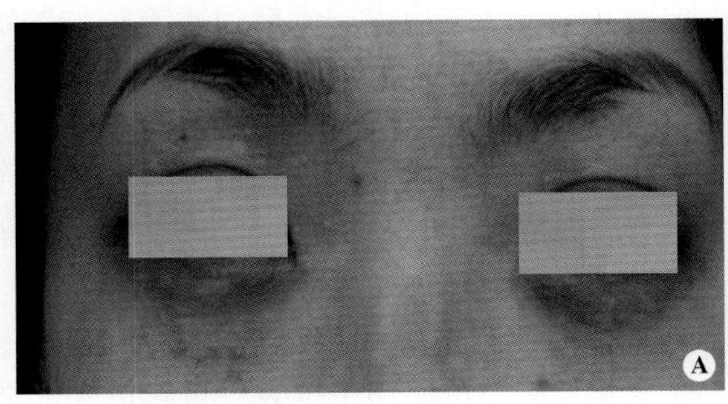

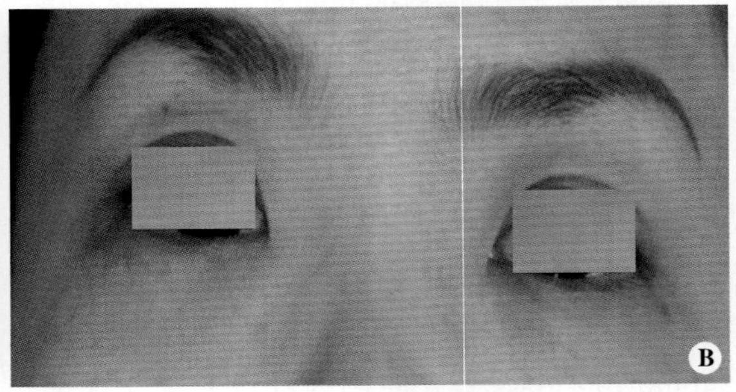

图3-1-16　Er：YAG激光治疗汗管瘤

A. 治疗前；B. 治疗1次后

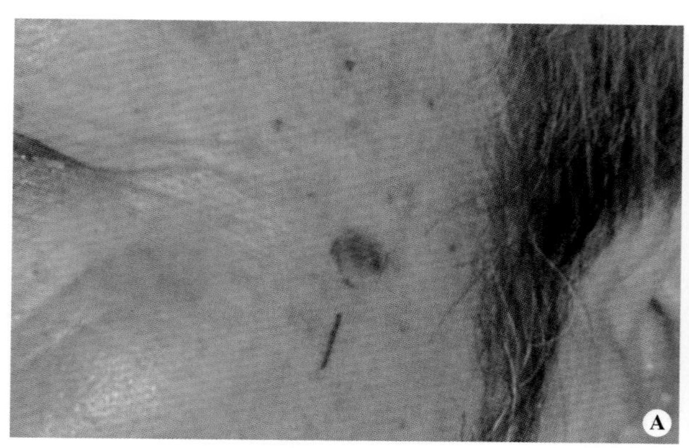
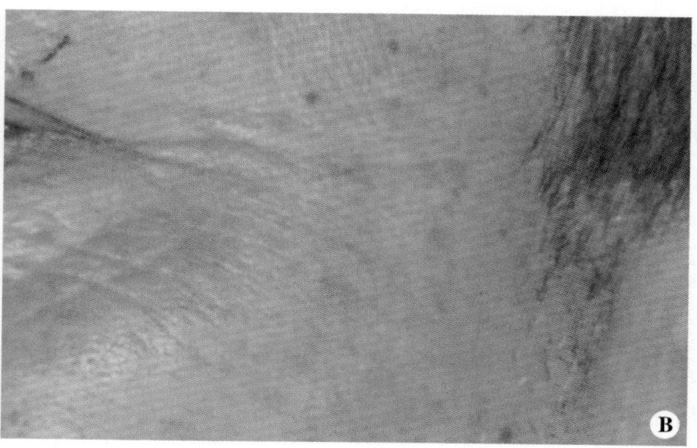

图3-1-17　CO_2激光治疗脂溢性角化

A. 治疗前；B. 治疗1次后

（四）点阵激光

1. 点阵激光原理　点阵激光（fractional laser）是利用特殊的技术手段使激光光束被分割成很多直径细小的光束，这些光束作用于皮肤后产生多个大小一致、排列均匀的柱状热损伤带，称为微热损伤区（microscopic thermal zone，MTZ）。MTZ的直径、穿透深度取决于激光聚焦的距离、激光波长、每个点阵光束的能量。在激光种类相同的情况下，每个点阵光束的能量越高，产生的MTZ直径越大，穿透越深。在光斑照射的区域内，MTZ周围的组织保存完好，这些保存的组织在未来损伤修复的过程中可以迅速迁移至MTZ，完成表皮再生的过程。与经典的激光皮肤全层磨削相比，点阵激光损伤范围显著减小，创面愈合更快，副作用减轻，并使得对深肤色人群进行全面部治疗成为可能。

点阵激光波长范围涵盖较广，大部分点阵激光都以水为靶目标，因此可被皮肤中各种含水较多的组织结构（角质形成细胞、胶原纤维、血管等）所吸收，导致热损伤，形成柱状的微小表皮热变性坏死的改变（microscopic epidermal necrotic debris，MEND）。这种MEND可伴或不伴表皮剥脱，而对真皮的刺激更强烈，启动复杂的热损伤与损伤后修复过程，多种细胞因子均参与其中，最终促使真皮胶原重塑，产生新生胶原，从而达到减轻皱纹、改善瘢痕、皮肤年轻化的目的。不同激光波长对水的吸收性与作用效果密切相关（图3-1-18）。其中，由于表皮层富含水分，水对激光波长吸收越弱，该波长范围内激光对皮肤穿透深度越强，引起的热效应却越弱，如1320～1440nm的中红外线激光，能量大部分集中在真皮层，引起真皮出现热变性区域，但对表皮损伤较轻。反之亦然，水对波长2940nm的铒激光吸收非常好，因此能量大部分集中在表皮层，可使表皮剥脱。

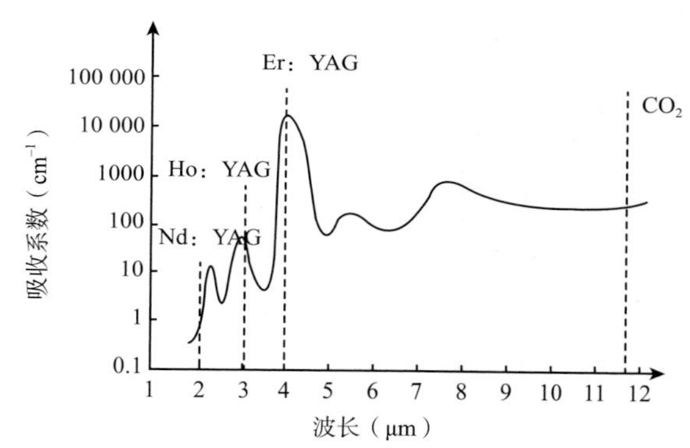

图3-1-18　水的吸收光谱

除了以水为靶色基的点阵激光外，近年来也出现了一系列新的以黑素、血红蛋白等发色基团为靶目标的点阵激光，如点阵红宝石激光、皮秒翠绿宝石点阵激光、皮秒掺钕钇铝石榴石（Nd：YAG）点阵激光等。

2. 点阵激光分类　根据激光对皮肤组织产生的热损伤程度，点阵激光分为非剥脱性点阵激光（non-ablative fractional laser，NAFL）和剥脱性点阵激光（ablative fractional laser，AFL）。如果激光仅引起柱状的热变性区，而没有引起表皮剥脱，则称为非剥脱性点阵激光；如果激光所穿透的皮肤组织均被汽化剥脱，所产生的MTZ是真正的柱状孔道，则称为剥脱性点阵激光。这两类点阵激光的临床适应证大致相同，但疗效和不良反应则不同。

非剥脱性点阵激光主要包括Er: glass激光（波长1550nm）、掺钕钇铝石榴石激光（波长1440nm、1320nm）、Nd: YAG激光（波长1064nm）、红宝石激光（波长694nm）、铥纤维激光（波长1927nm）、皮秒翠绿宝石点阵激光、皮秒掺钕钇铝石榴石（Nd: YAG）点阵激光等。2004年最早用于临床的点阵激光Fraxel即波长1550nm的非剥脱性激光。这类激光产生的MTZ为柱状热变性区，角质层基本保留，真皮胶原纤维被柱状加热变性，但无缺失，未形成真正的孔道，未明显破坏皮肤屏障的完整性，术后仅有持续3～4天的红斑、水肿及轻微结痂。因此治疗作用相对较弱，副作用相对轻微，组织修复时间短。

剥脱性点阵激光主要包括铒激光（Er: YAG，波长2940nm）、钇钪镓石榴石激光（YSGG，波长2790nm）和CO_2激光（波长10600nm）。剥脱型点阵激光所产生的MTZ是组织被汽化后产生的柱状孔道，由于皮肤组织中的水对2940nm和2790nm这两个波长吸收更强，导致以上两种点阵激光在皮肤浅层即被大量吸收，因此穿透较浅；水对CO_2点阵激光的波长的吸收远小于前面两者，因此其能量被表层皮肤吸收少，穿透更深。在剥脱性点阵激光所产生的孔道周围，是一层热凝固带，这个区域组织发生变性、均质化，在热凝固带的外侧，是组织被加热区。通常CO_2点阵激光的热凝固带最宽，热效应最强。剥脱性点阵激光与非剥脱性点阵激光相比，组织损伤重，热效应更强，因此疗效更好，创面修复时间更长，副作用更大，但即便如此，剥脱性点阵激光与传统的剥脱性激光相比，在皮表重建手术中仍然恢复更快，损伤更小，可安全地用于亚洲人群，在临床广泛使用。

3. 点阵激光适应证与禁忌证

（1）适应证：瘢痕、皮肤老化、色素增加性皮肤病等。

（2）禁忌证：活动性感染（如疱疹病毒感染）；1个月内有日光过度暴晒史；白癜风、银屑病等皮肤疾病进展期；皮肤敏感；治疗区有可疑皮肤恶性肿瘤；出凝血功能严重异常者；妊娠期及哺乳期妇女等。

对于治疗前服用维A酸类药物者是否纳入禁忌，目前学界存在争议。在一项随机对照临床试验中，研究者将口服异维A酸[0.5mg/（kg・d）]治疗的寻常痤疮患者随机分为接受激光治疗组（n=55）和使用CO_2点阵激光治疗组（n=25），结果显示两组间在瘢痕形成及其他不良反应方面没有明显差异。另一项研究，对35例患者给予口服1个月低剂量异维A酸（10mg/d）后接受非剥脱性点阵激光（1550nm）治疗，而对照组18例患者仅口服异维A酸，而不予以激光治疗，结果显示两组均没有引起痤疮瘢痕进一步恶化，或产生新的增生性瘢痕/瘢痕疙瘩。美国皮肤外科学会指南工作组于2017年发表《关于使用异维A酸期间及停药后进行激光、皮肤磨削、化学剥脱、能量设备和皮肤外科手术的共识建议》认为没有足够证据证明目前正在口服或既往6个月内口服过异维A酸的患者需要推迟使用剥脱性及非剥脱性点阵激光的治疗。但目前研究大部分针对为低剂量异维A酸，治疗部位也局限于面部，仍缺乏口服大剂量异维A酸或其他维A酸类药物，治疗部分为非面部的研究证据，并且对于亚洲人群的研究证据也较缺乏。点阵激光的热损伤与激光波长、能量、点阵密度等参数也息息相关，因此对于口服维A酸类药物患者的治疗，医生应该持慎重态度，与患者可以对已知风险进行循证讨论。

4. 点阵激光的不良反应与术后护理 点阵激光常见的不良反应包括皮肤潮红、延迟性红斑、色素沉着等。剥脱性点阵激光不良反应症状及持续时间较非剥脱性更为显著。激光能量越高，密度越大，引起的热损伤则越强，而不良反应越显著。

治疗后1周内：皮肤可表现为潮红、红斑、水肿、结痂等反应。其中，剥脱性点阵激光可出现轻度渗液、渗血。因此建议剥脱性点阵激光治疗后7天内不要清洗，可外用抗生素软膏预防感染。通常这些治疗反应会逐渐消退。

治疗1～2周后，此时皮肤基本脱痂，新生皮肤可能伴一定程度的皮肤潮红，此时可以正常生活。为预防色素沉着产生，要注意防晒，建议使用SPF≥30、PA+++以上的防晒霜，同时戴遮阳帽。

治疗后1个月：此时皮肤潮红反应基本结束，但是有可能发生色素沉着、皮肤敏感性增高等，尤其见于剥脱性点阵激光治疗后。护理以防晒、保湿为主，尤其要重视皮肤屏障功能的修复，可以长期使用温和的保湿类护肤品及防晒霜。

5. 临床应用

（1）瘢痕

1）凹陷性瘢痕：可由寻常痤疮、水痘等皮肤病或外伤、手术引起，点阵激光是临床治疗凹陷性瘢痕最常用的方法之一，相比于剥脱性激光皮表重建，其损伤范围小、创面愈合快、不良反应少。治疗能量及密度需根据瘢痕类型、所在部位进行个体化实施，一般采用较高脉冲能量时，需减少治疗密度。剥脱性点阵激光比非剥脱性点阵激光可引起更强的胶原重塑，疗程更短，剥脱性点阵激光每次治疗间隔2～3个月，非剥脱性点阵激光每次治疗间隔1～2个月，直至达到治疗目的或不再改善。对深肤色患者治疗时，需采用保守能量和密度。

A. 非剥脱性点阵激光：多项临床试验报道了非剥脱性点阵激光治疗凹陷性瘢痕的有效性和安全性。一项非剥脱性点阵激光治疗凹陷性痤疮瘢痕的随机自身对照研究，该研究比较了如下两种情况：治疗组使用1540nm的Er：glass点阵激光治疗一侧面部，每4周治疗一次，共治疗3次；对照组治疗另一侧面部，不进行任何治疗。结果显示，在治疗侧面部，痤疮瘢痕严重程度评分较对照侧有明显减少，该结果有统计学意义。在该研究纳入的10例患者中，5例报道治疗后痤疮瘢痕的外观出现了中度或显著改善，3例报道轻微改善，2例报道治疗后没有改善。此后更多的临床研究均证实了非剥脱性点阵激光治疗痤疮瘢痕等凹陷性瘢痕虽然不如剥脱性激光，但安全有效。一般需进行6～8次治疗，以出现红斑作为终点反应。

B. 剥脱性点阵激光：凹陷性瘢痕是剥脱性点阵激光的重要适应证之一，目前研究多集中在痤疮瘢痕等的治疗。剥脱性点阵激光可使组织即刻汽化，并刺激汽化区周围的真皮受热后胶原再生并重新排列，引起瘢痕重塑。《点阵激光临床应用专家共识》综合多项研究报道，总结CO_2点阵激光治疗痤疮瘢痕，经过3次以上治疗后，超过50%的患者均可得到至少50%的改善，且激光术后相当长一段时间内痤疮瘢痕进行性改善。冰锥样瘢痕疗效相对较差，较高能量常疗效更佳。铒点阵激光对水的吸收率远比CO_2点阵激光高，是CO_2点阵激光的10～20倍，引起的剥脱更精准，周围组织热损伤较小，恢复时间短。但铒点阵激光穿透性不如CO_2点阵激光强，对真皮层胶原刺激作用较弱，因此更适合于浅表瘢痕的治疗。CO_2点阵激光穿透深度深，可有效刺激真皮胶原纤维新生及重塑，治疗效果优于铒点阵激光，疗效随治疗次数增加而提高，但持久性红斑、色素沉着等较常见不良反应发生率也较铒点阵激光高，且持续时间较久。目前一致认为剥脱性点阵激光治疗创伤较剥脱性激光皮表重建小，风险相对较低。

2）增生性瘢痕/瘢痕疙瘩

A. 非剥脱性点阵激光：可用于治疗增生性瘢痕，可与剥脱性点阵激光交替进行或同时治疗。目前非剥脱性点阵激光治疗增生性瘢痕的循证证据仍不足，非剥脱性点阵激光引起的热效应较轻，学界对其疗效尚有争议。近年来，有研究证实皮秒掺钕钇铝石榴石（Nd：YAG）点阵激光靶目标可为血红蛋白，可引起真皮血管及周围形成空泡，从而减少真皮血管，并造成真皮胶原重塑，有望成为增生性瘢痕的有效治疗方式之一。

B. 剥脱性点阵激光：近年来，剥脱性点阵激光越来越多地被用于增生性瘢痕/瘢痕疙瘩的治疗。有研究证实，在正常皮肤上，当MTZ直径小于500μm时，不会延迟上皮化完成，可刺激热损伤区域通过再生的方式完成愈合，因此可避免热损伤再次引起瘢痕。剥脱型点阵激光通过使部分瘢痕剥脱汽化来减少瘢痕组织容积，热凝固、热刺激诱导瘢痕重塑，可松解粘连，改善瘢痕的弹性、平整度和色差。CO_2点阵激光和铒点阵激光均能改善增生性瘢痕，且CO_2点阵激光疗效更佳。剥脱性点阵激光也可以治疗瘢痕疙瘩，推荐使用低密度、高能量治疗，以降低新生瘢痕疙瘩的风险。对于增生性瘢痕/瘢痕疙瘩，需要通过多次治疗才能达到理想的治疗效果，治疗参数、治疗次数个体化差异比较大，一般激光治疗深度可与瘢痕疙瘩的深度成正比；治疗能量提高则应同时减少点阵密度；多数需要4～6次治疗甚至更多，每次间隔2～3个月。建议对于严重瘢痕疙瘩采用联合治疗手段，如点阵激光联合局部应用糖皮质激素、染料激光、浅层X线放射治疗、手术切除等，以增加疗效，降低复发率。目前学界建议早期手术、创伤（1个月内）可使用剥脱性点阵激光进行干预，能有效预防瘢痕加重。

（2）皮肤老化：主要表现为皱纹、色素异常、毛孔粗大、毛细血管扩张等。大量研究证实，非剥脱性点阵激光治疗皮肤老化安全有效。研究表明，非剥脱性点阵激光治疗可改善轻到中度皱纹、眼睑皮肤松弛等，对粗大的皱纹则效果不明显。近年来，有研究证实皮秒翠绿宝石点阵激光、皮秒掺钕钇铝石榴石（Nd：YAG）点阵激光可改善皮肤老化。

剥脱性点阵激光也可有效改善皮肤老化，特别是皮肤松弛。长期随访证实，剥脱性点阵激光治疗后的疗效能维持至术后5年以上。与瘢痕治疗相似，剥脱性点阵激光对胶原刺激较非剥脱性点阵激光强，但不良反应发生更多，持续时间更长。

（3）色素增加性皮肤病：很多研究报道，应用点阵激光治疗色素增加性皮肤病，包括黄褐斑、咖啡牛奶斑、色素性毛表皮痣等。大部分研究采用的是非剥脱性点阵激光，主要有调Q Nd：YAG点阵激光、红宝石点阵激光、1550nm点阵激光、1565nm点阵激光、皮秒翠绿宝石点阵激光、皮秒Nd：YAG点阵激光等。

其中研究最多的是黄褐斑，点阵激光治疗黄褐斑的有效性和安全性尚存在争议。有研究报道，使用1550nm点阵激光、皮秒Nd：YAG点阵激光等非剥脱性点阵激光治疗黄褐斑，较空白对照组有明显疗效，或疗效与氢醌治疗对照组无明显统计学差异。近期也有研究报道，非剥脱性点阵激光对黄褐斑改善程度与防晒霜组并无显著性差异，长期随访后也均观察到黄褐斑复发。《中国黄褐斑诊疗专家共识》认为稳定期黄褐斑可在系统及外用药物治疗基础上，联合激光治疗，且不推荐激光治疗作为临床长期维持手段，参数设定要求强度温和，起始能量不宜过高，治疗间隔不宜过短，一般治疗间隔3～4周，需要4～6次以上治疗。

对于其他色素增加性皮肤病，如咖啡牛奶斑、色素性毛表皮痣等，尽管有研究报道点阵激光治疗安全有效，但缺乏高等级证据的临床研究提供证据支持。目前对于此类疾病，可尝试使用剥脱性或非剥脱性点阵激光作为改善手段之一，疗效及复发情况尚不确定。

（4）其他适应证

1）白癜风：剥脱性点阵激光可应用于稳定期白癜风的治疗，可以单独应用，也可以联合窄波紫外线及外用药物，如糖皮质激素乳膏，疗效均优于使用上述单一疗法。

2）炎症后色素减退：有研究对局部注射糖皮质激素导致皮肤色素减退患者的皮损进行非剥脱性点阵激光治疗，治疗4次后，患者色素减退皮损明显缩小，皮损处色素增加。其治疗机制仍需进一步探索研究。

3）脱发：有研究证实非剥脱性点阵激光（1550nm）治疗雄激素性脱发，可显著提高毛发密度。一般治疗间隔为2周左右，需4～6次治疗，能量可较其他治疗部位高一些，以中等程度红斑为终点反应。

4）点阵激光经皮给药：由于剥脱性点阵激光产生表皮层部分剥脱，形成直达真皮层的孔道，因此采用点阵激光照射皮肤后即刻外用药物，可增强局部药物的吸收。药物渗透效率与点阵激光的密度和药物的相对分子量有关。一般认为，点阵激光的密度越大，药物经皮渗透率越大，但若密度过大，则经皮渗透率反而可能下降。研究表明，因为剥脱性点阵激光后24小时内会出现新生上皮，所以一般在治疗后即刻给药。目前剥脱性点阵激光经皮给药较多用于光动力治疗，在治疗前对皮损用剥脱性点阵激光预处理可增加外用光敏剂在皮损中的积聚，从而提高治疗效果。此外，剥脱性点阵激光可经皮联合外用糖皮质激素治疗皮肤淀粉样变、神经性皮炎等顽固性皮肤病；经皮联合局部外用噻吗洛尔治疗深部血管瘤；经皮联合外用氟尿嘧啶治疗原位鳞状细胞癌和基底细胞癌。

治疗案例展示（图3-1-19，图3-1-20）：

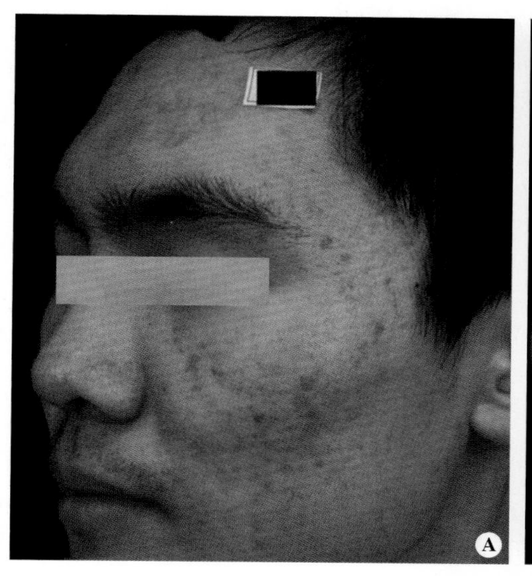
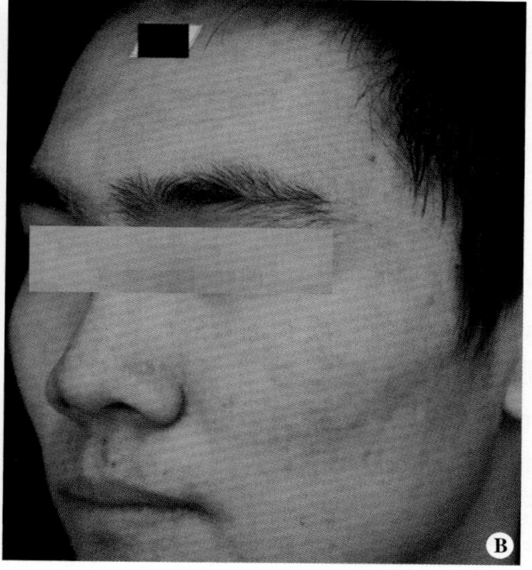

图3-1-19　CO_2点阵激光治疗痤疮瘢痕

A. 治疗前；B. 治疗3次后

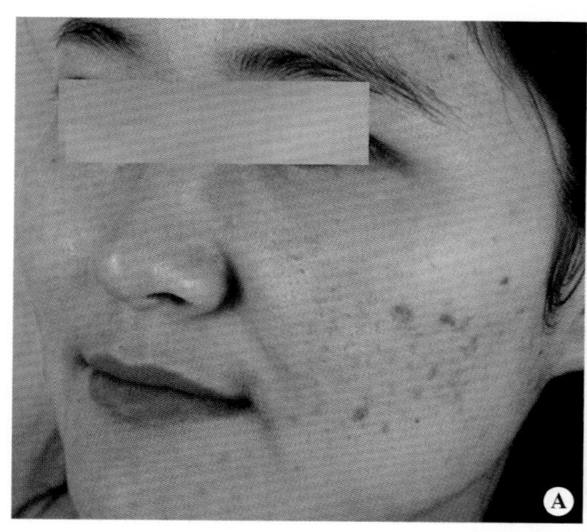
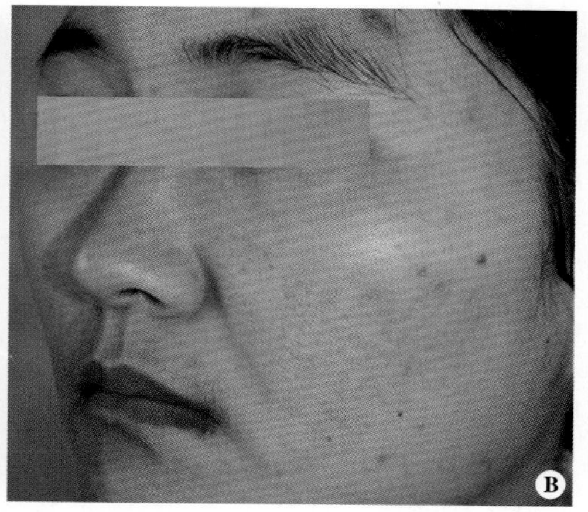

图3-1-20　CO_2点阵激光治疗痤疮瘢痕

A. 治疗前；B. 治疗3次后

（编者：杨　寅；审校：林　彤，顾　恒）

（五）脱毛激光

1. 概要　随着生活水平的提高，去除多余毛发已成为常见的美容需求之一。激光脱毛也日益成为一项重要的无创美容治疗项目。随着脱毛技术与设备的不断研发，市面上出现了大量基于光能量的医疗级脱毛设备及家用级脱毛设备，前者包括长脉宽红宝石（694nm）激光、翠绿宝石激光（755nm）、半导体激光（800/810nm）、Nd：YAG激光（1064nm）及强脉冲光（400～1200nm）等。出于安全性和实用性考虑，家用级脱毛设备目前仅有半导体激光和强脉冲光。

激光脱毛的原理遵循扩展选择性光热作用理论，区别于上文提及的选择性光热作用，此时激光作用的靶目标是毛囊和毛干中的黑素颗粒。但更重要的是，使用较长脉宽作用于毛囊及毛干产生的热量可传导到毛球和毛囊峡部末端立毛肌附着处的隆突区。隆突区分布着不含黑素颗粒的毛囊干细胞，后者与毛球部位的毛母质细胞在毛发的再生中起到重要作用。当毛囊干细胞被破坏后，可以实现长期脱毛的效果。经过激光脱毛治疗后，可以获得持久性毛发减少。在激光脱毛的过程中，表皮中的黑素和真皮血管内的血红蛋白可竞争性吸收激光，进而成为影响脱毛效果及产生不良反应的重要因素，故进行激光脱毛时的冷却至关重要。不同设备采用的冷却方式不同，常用的方法包括风冷、接触式冷却及动态冷喷式冷却等。强脉冲光脱毛的机制与激光类似，也是通过对毛囊和毛干中的黑素加热，热量传导并破坏毛囊干细胞达到脱毛的临床效果，不同的是使用的光源是非相干性的强脉冲光。可用于多毛症、多囊卵巢综合征、藏毛窦、化脓性汗腺炎、头部穿掘性毛囊周围炎、小棘状毛壅病、须部假性毛囊炎等。

2. 常用设备

（1）长脉宽红宝石激光：波长为694nm，脉宽通常为2～3ms，是最早用于选择性破坏毛囊的脱毛激光。该波长可被黑素高度吸收，因此对于深色毛发且肤色较浅的患者（Fitzpatrick Ⅰ～Ⅲ型）疗效显著。由于穿透深度有限，因此长脉宽红宝石激光对较深毛囊的破坏作用相对较弱，且对于深肤色或近期有日光暴晒的患者治疗后的不良反应较多，易出现表皮损伤，目前在国内临床应用较少。

（2）长脉宽翠绿宝石激光：波长为755nm，穿透较694nm更深，脉宽通常为0.1～300ms。由于黑素在该波长有中等度吸收，以往更多用于浅肤色患者（Fitzpatrick Ⅰ～Ⅲ型）。近年来随着该激光在亚洲人群中的广泛应用，研究发现其对于深肤色人种（Fitzpatrick Ⅲ～Ⅳ型）也有较好的疗效和安全性。

（3）半导体激光：波长多为800nm或810nm，脉宽通常为5～400ms，是目前临床使用最为广泛的脱毛激光。黑素在该波长具有与755nm激光类似的中等吸收系数，其在皮肤组织的穿透深度大于694nm和755nm激光。这类设备可安全地用于Fitzpatrick Ⅰ～Ⅴ型患者，并取得较好疗效。目前有两种主流的半导体脱毛激光设备：一种是单遍数治疗的高能量半导体激光，功率可达1600W以上。传统的这类设备治疗常伴有明显的疼痛感，但新近技术进步，如负压治疗手具的引入已经显著减轻了疼痛。另一种则是多遍数治疗的低能量半导体激光，功率通常只有数百瓦。此类设备治疗时疼痛感较低，但通常需要反复进行多遍数治疗，因此耗时较长。

（4）长脉宽Nd：YAG激光：波长为1064nm，脉宽通常为0.1～300ms。此类设备在所有脱毛激光中穿透最深，且被表皮黑素的吸收少，故常被用于深肤色患者（Fitzpatrick Ⅳ～Ⅵ型）的脱毛治疗。由于黑素对其较低的吸收系数，长脉宽Nd：YAG激光脱毛的效果较其他激光弱，尤其是对较细的毛发。与此同时，由于黑素吸收较少，该设备治疗时更易于产生皮肤热损伤而造成不良反应，因此在亚洲人群的脱毛治疗中应用受限。

（5）强脉冲光：波长为600～1200nm，用于脱毛通常使用较长的波段，如640nm滤波片等。脱毛治疗的疗效整体不如激光，可作为不能耐受激光治疗患者的替代疗法。

（6）光电联合设备：包括强脉冲光联合射频和半导体激光联合射频等。强脉冲光或半导体激光与射频联合可以加强真皮组织的热效应，但并没有增加靶组织特异性，临床上并不常用。

治疗案例展示（图3-1-21，图3-1-22）：

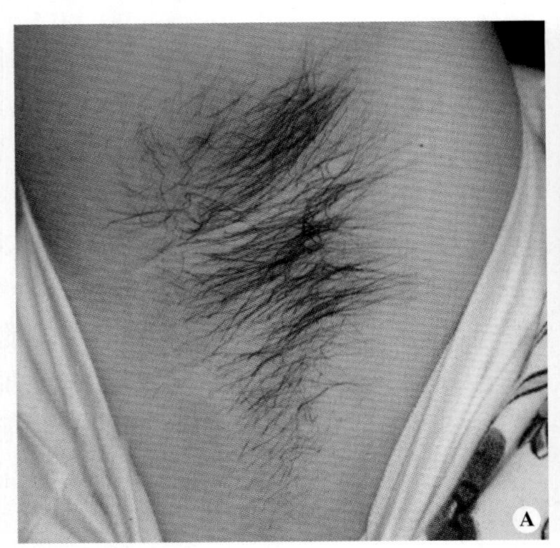

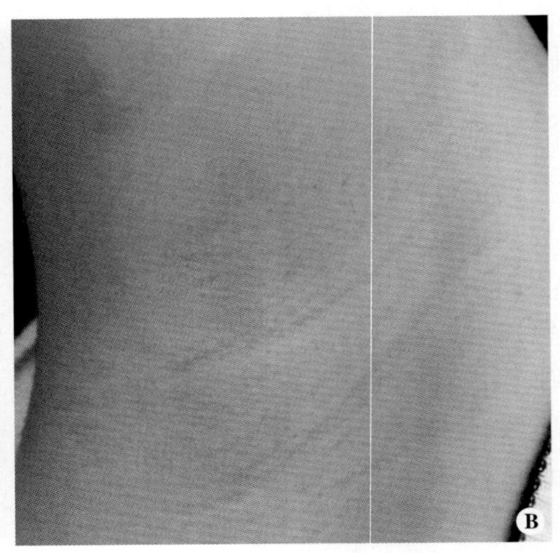

图3-1-21 半导体激光脱毛

A. 治疗前；B. 治疗后

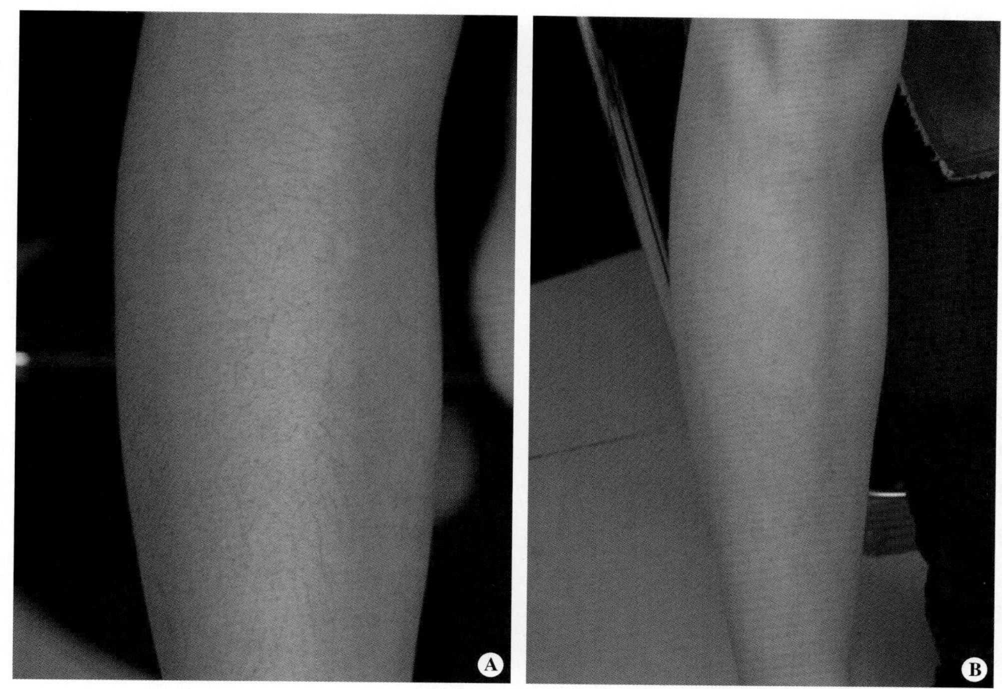

图3-1-22 半导体激光脱毛

A. 治疗前；B. 治疗后

（六）准分子激光与准分子光

1. 相关美容技术概要

（1）概述：紫外线光疗是白癜风、银屑病等免疫炎症性皮肤病的一线疗法之一，其种类多样，包括UVA、UVA1、UVA2、宽谱UVB、窄谱UVB、308nm准分子光和准分子激光等。308nm准分子激光（308nm XeCl excimer laser）和准分子光（XeCl excimer light）因其疗效及治疗精准较好，近年来在临床上应用日益广泛。308nm准分子激光及准分子光均属于中波紫外线UVB，接近窄谱UVB（311～312nm），但能量较窄谱UVB增强了5～10倍。308nm光束穿透部位较浅表，局限在表皮和真皮浅层，因此主要影响表皮细胞及真皮乳头层的成纤维细胞。准分子激光和准分子光设备的光斑较传统光疗设备小，因此可以实现对皮损较精准的治疗。使用光纤传导的308nm准分子激光可有效治疗传统光疗设备较难处理的皮损，如皱褶和外阴部位等。

（2）工作原理：308nm准分子光源于高频电场作用下的氯原子（Cl）接受了一个来自氙原子（Xe）的电子形成不稳定的“激发二聚体”（准分子态），后者解离后产生，是一种308nm波长的单色、非相干光。308nm准分子激光产生的机制类似，激光器中包含氯气和氙气的混合物，形成不稳定的“激发二聚体”，后者解离产生波长为308nm的单色、相干的脉冲激光。由于XeCl二聚体由惰性气体氙（最外层有8个电子）和卤素氯（最外层有7个电子）组成，在电流激活时以结合状态存在，而发出脉冲式激光。

（3）作用机制：UVB有诱导细胞凋亡的作用，使其成为炎症性皮肤病的理想选择。免疫学上重要的靶色基，如细胞核DNA，可以吸收UVB辐射，导致DNA断裂，从而导致T细胞增殖减少。此外，UVB辐射可上调抑癌基因*p53*的表达，进一步导致细胞周期阻滞和细胞凋亡。在使用准分子光或准分子激光治疗银屑病皮损时，在组织学层面角质形成细胞增殖减少，伴有*p53*的下游调控作用和原癌基因*Bcl-2*表达的减少。不仅如此，准分子激光治疗后白癜风皮损的组织学和超微结构显示黑素细胞数量增加和体积增大。与窄谱UVB（NB-UVB）相比，准分子激光诱导T细胞凋亡的速率更高，这可能与NB-UVB是多色光，并且具有较长的脉宽，而准分子激光是单色且脉宽为纳秒级有关。此外，银屑病治疗学研究也发现，准分子激光具有免疫调节的作用。

2. 仪器分类及特点

（1）308nm准分子激光：激光通过光纤传输，脉宽为10～30ns；功率密度≥150mW/cm^2；能量密度多级可调，一般为50～4500mJ/cm^2；光斑范围为4～18.9cm^2。

（2）308nm准分子光：光直接通过灯管释放；功率密度一般低于准分子激光，约为50mW/cm^2；能量密度多级可调，一般为50～4500mJ/cm^2；光斑最大可达25.6cm^2。

3. 适应证与禁忌证

（1）适应证

1）银屑病：308nm准分子激光最早被应用于银屑病的治疗。Bonis对10例银屑病患者进行了临床试验，每例患者有1个斑块接受治疗，每周治疗3次。结果显示，病变消退平均需要9个疗程，平均累积剂量为4.45J/cm^2。与窄谱UVB相比，308nm准分子激光的UVB累积剂量更低，病变显著好转所需的疗程更少（大约9次治疗，NB-UVB则平均需20次）。因为UVB累积剂量更低，有学者认为其致癌风险更低。10例患者中的8例在两年后仍有疗效，配合他克莫司软膏的治疗效果更佳。近年更多、更大样本量的研究也验证了308nm准分子激光在银屑病治疗中的有效性。

308nm准分子激光为光斑输出，仅能作用于皮损部位，因而治疗更具有专一性，适合皮损面积＜10%体表面积的局限性斑块状银屑病。对其他治疗方法不适合的皱褶部位，如腋窝、乳房下、腹股沟、会阴部等，也可考虑用此法治疗。治疗前测定最小红斑量（MED），起始剂量一般为3MED，踝部等区域为2MED，厚斑块区域为4MED，每周治疗1～2次。若原剂量无明显反应，则递增1MED，直至出现反应；如出现红斑反应，原剂量维持治疗；如出现水疱，则递减1MED，水疱部位暂停1次治疗；皮损变薄或出现色素沉着，开始减量，每次递减1MED。根据临床反应调整剂量。

2）白癜风：根据《白癜风诊疗共识（2021版）》，308nm准分子光、308nm准分子激光可作为进展期白癜风治疗的一线选择，每周治疗2～3次，根据不同部位选取不同的初始治疗剂量，或在治疗前测定MED，起始剂量为70%MED。下一次照射剂量视前次照射后出现红斑反应情况而定：若未出现红斑，或红斑持续时间＜24小时，治疗剂量提高10%～20%，直至单次照射剂量达到3.0J/cm^2（Ⅲ型、Ⅳ型皮肤）。如果红斑持续超过72小时或出现水疱，治疗时间应推后至症状消失，下次治疗剂量降低20%～50%。如果红斑持续24～72小时，应维持原剂量继续治疗。

恢复色素最快的治疗方法是每周接受3次治疗。Fitzpatrick Ⅲ型及以上的皮肤类型通常对治疗反应更好。部分肤色较深（Fitzpatrick Ⅳ型皮肤）的患者仅经4次治疗就出现反应。

其他因素也会影响准分子激光和准分子光对白癜风的疗效。面部、颈部和腋窝皮损对治疗的反应较好，而手部、足部和关节上的白斑疗效较差。此外，色素沉着越多，色素维持的时间相对越长。

其他色素减退性皮肤病：对于308nm准分子激光，有研究证明其可成功用于治疗无色素痣、特发性点状色素减退、白色糠疹和炎症后色素减退等。

3）斑秃：Gundogan等最早发现了308nm准分子激光对斑秃的疗效，两例患者分别在12个和11个疗程后出现了毛发再生。随后的多项研究也证实了准分子激光和准分子光治疗斑秃的有效性，但其对普秃、全秃无效。

4）特应性皮炎：Baltas等报道15例特应性皮炎患者采用准分子激光治疗，每周两次，共4周。接受准分子激光治疗的患者红斑、炎症浸润、苔藓样变和抓痕明显减少。局部湿疹严重程度指数从基线平均值8.5下降至治疗后的平均值3.75。生活质量指数也明显改善。有研究报道，准分子激光对10例患者的治疗效果优于0.05%丙酸氯倍他索软膏。参与者皮肤的一半接受准分子激光治疗，另一半局部使用氯倍他索软膏治疗。总体而言，准分子激光治疗的部分结节、抓痕、红斑、瘙痒和硬化改善更明显。组织学结果显示，准分子激光治疗的皮损区表皮厚度、角化不全均减少，而氯倍他索治疗的皮损区未见此反应。准分子激光治疗的复发率也较低。随着近些年准分子激光器的普及和成本下降，其在特异性皮炎治疗中的地位有望进一步提升。

5）环状肉芽肿：Bronfenbrener等报道，1名顽固性环状肉芽肿的女性患者，病程持续超过40

年，在准分子激光治疗15个疗程后得到了完全缓解。

6）皮肤T淋巴细胞瘤：Passeron等用准分子激光治疗5例皮肤T细胞淋巴瘤患者，每周治疗两次。4例患者病情完全缓解，其余患者的改善率均大于90%，治疗11～21个疗程，累积剂量为2.4～16.1J/cm^2。多项研究报道已经证实了其在皮肤T细胞淋巴瘤中的作用。

7）其他：结节性痒疹、扁平苔藓、局限性硬皮病、淋巴增生性疾病、朗格汉斯细胞组织细胞增生症、生殖器硬化性苔藓等。

（2）禁忌证：合并癫痫、红斑狼疮等疾病的患者，光敏性疾病患者，光敏性、光毒性药物（如喹诺酮、四环素、比菲尼酮等）使用者，皮肤恶性肿瘤患者，以及不能理解和配合治疗者。

治疗案例展示（图3-1-23，图3-1-24）：

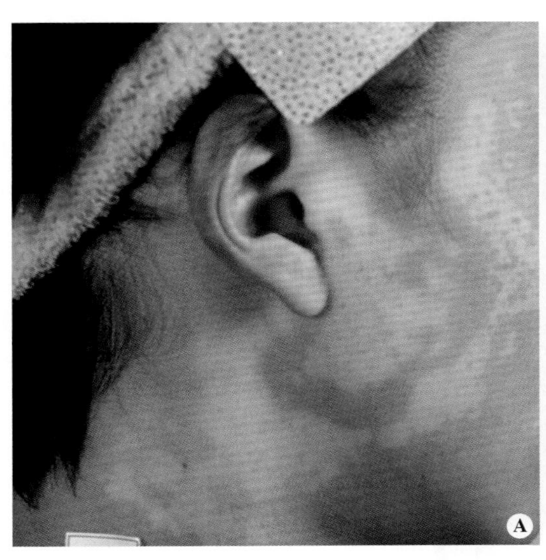
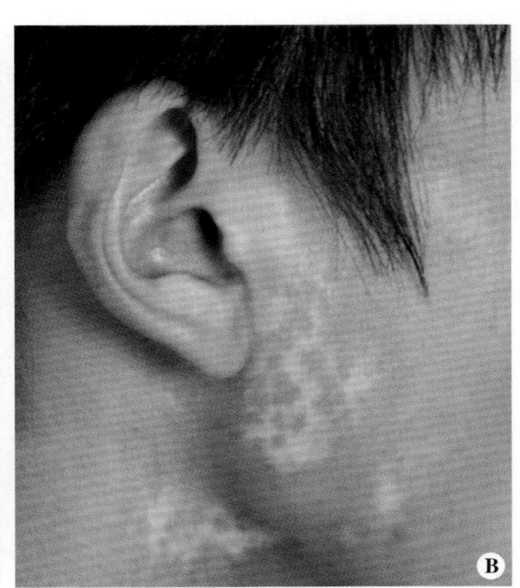

图3-1-23　308nm准分子激光治疗白癜风

A. 治疗前；B. 治疗后

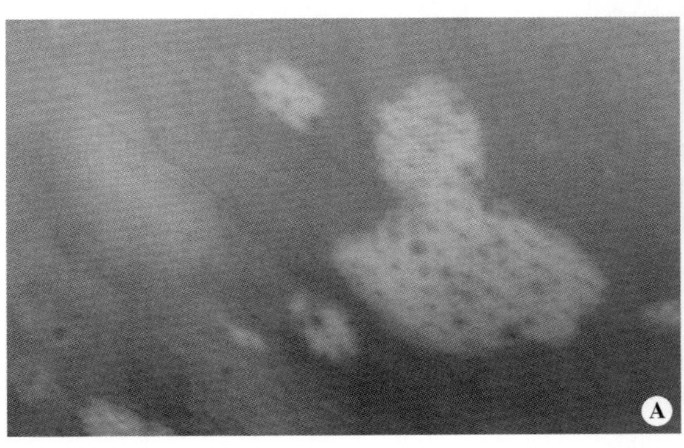
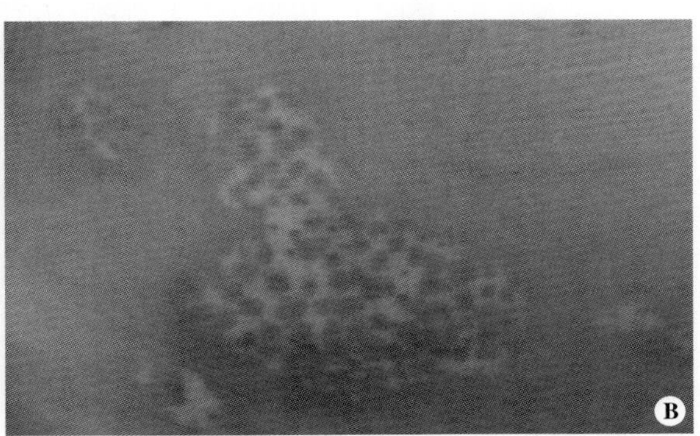

图3-1-24　308nm准分子激光治疗白癜风

A. 治疗前；B. 治疗后

（编者：葛一平；审校：林　彤，顾　恒）

三、强脉冲光技术及应用

（一）强脉冲光的基本概念与治疗原理

1. 强脉冲光的基本概念　滤过性非相干性强脉冲光（intense pulsed noncoherent light，IPL）即我们日常临床上应用的强脉冲光，它是一种宽光谱的滤过性光段，涵盖波长420～1200nm的高强度脉冲光，具有多色性、非相干性和非平行性。强脉冲光最早被用于血管性疾病治疗领域。1976年，Muhalbauer等首次描述了宽谱红外光对鲜红斑痣和毛细血管瘤的热凝固效应，随后的70～80年代有部分采用强光治疗血管畸形及文身的报道。有研究将强脉冲光与脉冲染料激光进行了血管性疾病治疗疗效的对比，发现两者对鲜红斑痣的治疗均具有明确疗效。在部分两者治疗方式的对比研究中显示，IPL可有效治疗对脉冲染料激光治疗无反应的病例；15例脉冲染料激光治疗无效的患者中，有7例出现反应，其中6例改善度明显；同时在临床应用中，强脉冲光被发现对于光老化相关疾病、浅表色素性疾病等都存在明显的改善作用。1995～2000年，美国Patrick Bitter博士持续进行IPL的临床研究，并于2000年在*Dermatologic Surgery*上发表论文"Noninvasive Rejuvenation of Photodamaged Skin Using Serial，Full-Face Intense Pulsed Light Treatments"，该文章首次系统、完整地阐述了IPL和光子嫩肤技术（photo rejuvenation）体系理论，成为强脉冲光在皮肤科临床应用的圭臬。

2. 强脉冲光的治疗原理　强脉冲光虽然不具备激光的高能量、单色性等特性，但其治疗仍需要遵循选择性光热作用原理，即利用不同的波长针对不同的靶组织发挥相应的生物学效应。但其宽光谱的特性，决定其光热选择的能力不如激光精准，而这种非精准的光热选择，由于具有更轻的术后反应和更短的修复时间，恰恰赋予了强脉冲光更宽广的适应证。实际临床应用中，强脉冲光的治疗原理比较多元化。各种关于强脉冲光的治疗及原理的相关研究提示，除了光热选择原理之外，强脉冲光的作用原理还涵盖非选择光热作用、光免疫作用、光调作用、光化学作用及光基因修复作用等多种治疗原理。强脉冲光的疗效，取决于波长、脉宽、冷却程度、延迟时间及光输出模式的不同；医生在应用强脉冲光时，针对治疗目的将不同的波长（图3-1-25）、脉宽与延迟时间等多参数匹配，决定患者的最终疗效。

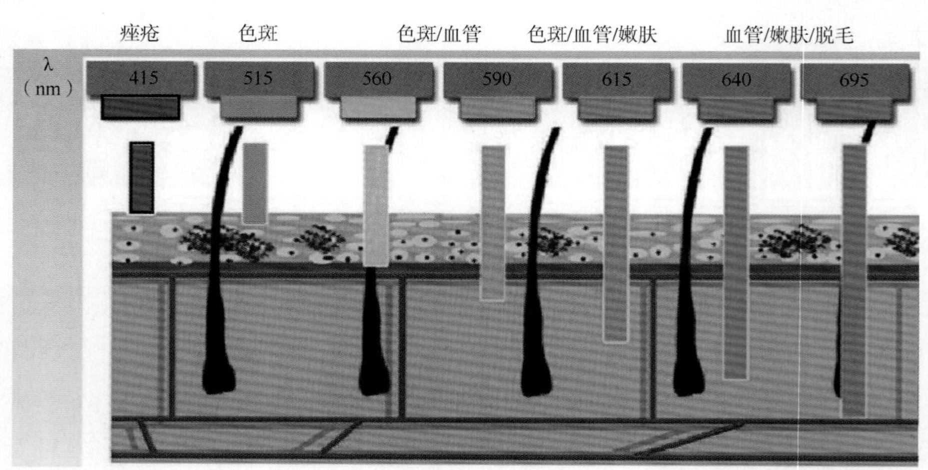

图3-1-25　强脉冲光不同波长的靶基选择、穿透深度和适应证

（1）针对色素性疾病的治疗原理：强脉冲光针对单纯浅表色素性疾病，如雀斑、较浅的脂溢性角化病，主要是依靠光热选择原理，选择色素选择性强的波长515～1200nm、560～1200nm的玻片来治疗较浅的局限色斑。点状黑褐色色斑吸收光能后产生局部微小剥脱，结痂而脱落，达到治疗目的，要求色斑与周围肤色差距较大，以达到宽光谱可将其"选择"性治疗。强脉冲光在黄褐斑的治疗中，更多的是依靠非选择光热作用、光调作用等，通过宽谱光对血管的封闭作用、对真皮胶原的诱导再生作用、对黑素细胞功能的光调作用等综合性地改变皮肤的整体状态，从而增加皮肤色素代谢能力而达到淡化色斑的作用。错误地单纯依赖光热选择原理来治疗黄褐斑，而导致局部出现术后结痂反应，即使暂时改善色斑，但是会出现明显的复发，甚至加重。

（2）针对血管性疾病的治疗原理：血管性疾病一般包括三种类型，即炎症引起的血管扩张，表现为固定性淡红斑，隐约可见的血丝；反复炎症或先天因素引起的毛细血管扩张，表现为固定性红斑，伴有或不伴有明显可见的血丝；先天局部血管发育异常，表现为明显可见的血管，或红-紫红色的斑片。强脉冲光对这3种类型的血管性疾病均有一定的治疗效果。针对明显的血管扩张或血管畸形，主要是采用选择性光热原理，对局部血管进行有效封闭，主要的作用靶基为血管内的血红蛋白，在其吸收热量后弥散到血管内皮细胞，引起血管内皮细胞的凋亡，从而减少血管的数量；针对仅存在血管扩张的临床表现，可以利用光免疫作用，非选择光热作用，以及光对热敏通道的影响等促进血管周围炎症因子的代谢，从而恢复血管正常的生理状态，减轻皮肤红斑。

（3）针对炎症性疾病的治疗原理：痤疮作为毛囊皮脂腺炎症性疾病，采用强脉冲光治疗能抑制皮脂腺功能，促进炎症因子消散；有文献报道，通过数次治疗，强脉冲光降低了炎症细胞浸润的密度和皮脂腺的表面积，尤其是在炎症性更强的痤疮变体中，同时降低了卡迪夫痤疮严重指数或其他临床评分，这种强大抗炎作用的分子机制可能是一种新的抗肿瘤坏死因子-α作用。强脉冲光在痤疮治疗中也通过痤疮丙酸杆菌产生的粪卟啉（吸收峰：400nm、510nm、542nm、578nm、630nm、665nm）的能量吸收及细菌活性氧的产生来介导；临床上常采用420nm激活痤疮丙酸杆菌产生的内源性卟啉（主要为原卟啉Ⅲ），与三态氧结合形成不稳定的单态氧，从而损伤细胞膜，最终导致痤疮杆菌死亡。对于面部其他炎症性状态，如血管性黄褐斑、玫瑰痤疮等，强脉冲光也可能通过光热作用改善局部毛细血管扩张，从而达到促进炎症改善，减轻色斑的作用。

（4）针对毛发性疾病的治疗原理：强脉冲光脱毛主要是基于光热选择性原理，以毛囊细胞为靶点吸收热量后弥散到周围的毛囊细胞，引起毛囊细胞的损伤，从而达到影响毛发再生的作用。强脉冲光虽然选择性和单脉冲能量不如激光，但其采用多脉冲方式释放能量可使靶组织持续升温，而表皮充分散热，也能达到很好的脱毛效果。IPL技术的脱毛益处在深色毛发和浅色皮肤的个体中最为显著，这是一种常见的白种人表型和东亚的主要表型。

（5）针对其他疾病的相关治疗原理研究：研究证明强脉冲光体外显著抑制了红色毛癣菌的生长和致病性，这一作用通过调节细胞内NO的水平来完成；IPL治疗通过抑制UVB诱导的促炎细胞因子表达来减少过度的皮肤免疫反应，可防止过度色素沉着。IPL治疗可能是通过减弱炎性细胞因子和黑素基因的过度表达，减少细胞内氧化应激，保持皮肤抗氧化酶活性，对皮肤细胞中的UVB损伤发挥保护作用，间接预防紫外线诱导的皮肤老化和皮肤肿瘤发生。

（二）强脉冲光的常见仪器及其特点

1994年首台商用IPL——PhotoDerm（Lumenis Ltd.，Yorkneam，Israel）出现；作为医疗设备，1995年PhotoDerm获得美国FDA批准。随后数十年内，各种强光系统纷纷出现。初代单脉冲强光技术，以单一脉冲及尖峰能量为特点，难以避免周围皮肤组织的竞争性吸收，副作用多，风险大；2000年左右，开始出现独立脉冲可调技术，此技术将原有的单一脉冲分为2～3个子脉冲，可在一定范围内（数毫秒到数十毫秒）调节脉宽，使周围组织有足够的延迟时间来散热；2003年，开始出现optimal pulsed technology，又称为优化脉冲技术，它能消除能量尖峰，采用城垛样方波输出模式来保持能量的均匀性，进一步扩大了强脉冲光的适应证，增加了其安全性。随着近十年来强脉冲光技术的发展，市面上出现了各种不同模式的强脉冲光仪器，主要表现在波长窄谱化、脉宽延展化、设置精细化、光电联合化等。波长的部分截取技术，以AOPT（advanced optimal pulsed technology）为代表，采用特殊的镀膜工艺截取部分波长的光，获得530～650nm和900～1200nm及400～600nm和800～1200nm两张复合段波，分别针对难治性血管性疾病和炎性痤疮治疗。通过对无效波长的截取，获得较常规强脉冲光更好的疗效和更强的安全性。脉宽的延展也向较短脉宽和较长脉宽发展，从单脉冲5ms到持续500ms的脉冲串技术都有其应用优势；除了主要的核心参数（波长与脉宽），也出现15mm×45mm的大光斑以增加强脉冲光的热弥散深度，以及多种形状小直径的适配器来进行特殊部位的精细化治疗；同时市场上也出现将强脉冲光与射频联合的仪器：点阵模式发射的强脉冲光、滑动模式发射的强脉冲光，其临床应用价值有待进一步观察。

强脉冲光一般由电源、控制系统、治疗手具（玻片）和冷却系统构成；电源能量稳定决定仪器能量峰值及光能输出稳定性，这也需要相对精密的控制系统共同完成。波长的选择，一般分为玻片更换式和手具（内置玻片）更换式；玻片的镀膜工艺决定光谱截取的纯度，避免过多的混杂光段导致治疗过程中不可预期的副作用；对于脉冲数、脉冲宽度、脉冲发射模式，各种仪器具有其不同的配置特点，各有其优劣势。以下我们主要介绍4种具有代表性的强脉冲光仪器。

1. M22 是经典的强脉冲光设备的迭代产品。该产品制造公司还制造了世界上首台强脉冲光PhotoDerm，其光源被首次称为非相干性强脉冲光，采用单脉冲技术，以光热选择效应为作用原理，由于该设备单脉冲技术存在能量尖峰，与现在的平顶光斑有较大区别，副作用发生率较高。1997年，Vasculight问世，该设备将原有的单光脉冲分为3个子光脉冲，并且辅助冷却，在保持对靶组织实现迅速升温的同时，给正常表皮组织温度足够的冷却，同时子光脉冲间的脉冲间隔时间也给予组织一定的散热时间，临床上主要用于血管等病变的治疗。这是一个全新的尝试，也是对光热选择性效应原理在临床应用方面的进一步延展，对于强脉冲光系统，子脉冲的设定成为追求临床安全和有效的标配。2000年出现的Quantum设备采用了独立脉冲可调技术，能对3个子脉冲的强度进行独立调制。尽管当时还没有做到3个子脉冲能量输出完全相等，但已显著改善了医生治疗灵活度和操作空间，同时，Quantum设备保留了对激光系统的搭载和升级。随着理论完善和设备进步，光子时代正式开启，光子嫩肤的概念在全球广泛传播，并进入到国内。2003年，Lumenis One问世，该产品正式拥有了OPT（optimized pulse technology），通常翻译为“优化脉冲技术”，是独立脉冲可调技术的改进和升级，OPT真正做到了3个光子脉冲能量的输出完全相等，也就是今天临床上常见的M22的初代设备机型。OPT的产生，成为强脉冲光有效治疗的真正基石，做到了安全性——消除了光脉冲起始部分能量尖峰；有效性——消除了脉冲末端的能量衰减，提高了临床疗效；可控性——3个子脉冲均一的“方形波”分布，每个子脉冲保持一致性，从而从器械层面保证光波可重复性、可控性更强，这3个维度在器械上极大地提升，让强脉冲光的治疗更为安全和普适。

2011年，M22问世，该设备更新了控制系统、冷却系统、手具治疗头等多个重要部件；在波段切换方面，M22采用了可拔插滤波片的方式，改变了以往更换治疗头的烦琐过程，为临床一次治疗使用多波长多模式治疗提供了方便。M22可拔插滤波片主要有6个可选波515～1200nm/560～1200nm/590～1200nm/615～1200nm/640～1200nm/695～1200nm，涵盖了从色斑治疗到脱毛治疗等多个常见强脉冲光临床适应证的所需模式。在冷却设置方面，采用手具治疗头蓝宝石接触性冷却，可自由开关，调节档位，稳定治疗头温度保持在4℃。其主治疗头尺寸为15mm×35mm，能量设置为11～35J/cm^2。脉宽为4～20ms，脉冲延迟150ms，可分为1～5个脉冲输出，单脉冲及脉冲延迟独立可调。这种多样灵活的参数设置体系，为其临床应用的多样化提供了器械基础。

2019年，M22更新了AOPT（advanced optimal pulsed technology），该技术是OPT在控制性、可调性、精准性上的进一步延伸。以往的OPT，能独立调整每个子脉冲的脉宽和脉冲延迟，而在AOPT中，最终实现了每个子脉冲的脉冲能量密度的独立可调，医生能对每个子脉冲实施完全地调整，进一步加强了强脉冲光的操控性和把握度；不同医生能调节出多种适合自身习惯、患者需要的参数组合，拓展和丰富了治疗方案。同时，搭载AOPT的M22拥有超膜双波截取技术，新增了两个滤波片，其波段选择较为特殊，其中针对痤疮开发的滤波片保留400～600nm和800～1200nm波段，剔除600～800nm波段；而针对血管性疾病开发的滤波片保留530～650nm和900～1200nm波段，剔除650～900nm波段。即在400～1200nm的整个强脉冲光波段中，删除中间某个波段，希望达到减少多余热效应，加强有效波段光作用的效果，并用来有针对性地治疗痤疮或血管问题。有临床应用研究显示，400～600nm和800～1200nm波段滤波片治疗炎性痤疮4周后即能看到超过一半的患者病变有50%以上的改变。这一改动也符合目前强脉冲光技术从宽光谱到可选择性窄光谱的动态，也进一步开发了M22的治疗功能。

2. BBL（broad band light） 该强脉冲光独创地采用了连续子脉冲串技术来实现对靶组织的针

对和治疗。以往的OPT，采用将整个光脉冲拆分成2～3个子脉冲，并对各子脉冲进行调整，以短脉宽、大能量来实现对靶组织的加热和破坏。Patrick Bitter博士联合斯坦福大学皮肤研究小组，采用BBL设备，进行了强脉冲光对光老化人群基因表达影响的深入研究，并将其初步结果发表在*JID*上，为强脉冲光的基础研究做出了重大贡献。

在器械设置上，BBL具有与M22完全不一样的设计理念。在波长选择上，BBL也采用了可拔插滤波片的方式，共6个可选波段，420～1200nm/515～1200nm/560～1200nm/590～1200nm/640～1200nm/695～1200nm。其中420nm属于蓝光波段，以痤疮丙酸杆菌的卟啉为主，主要针对炎性痤疮的治疗，适应证较一般的强脉冲光更为广阔。其治疗手具配置目前光斑面积最大的强光治疗头15mm×45mm，较大的光斑在一定范围内增加治疗热能的弥散深度和广度，配合其超长的脉宽设置5～500ms，以持续加热的方式，实现更好的嫩肤效应；同时，也配有3种类型磁性光斑适配器，其中方形为15mm×15mm，圆形为直径7、9mm，可自由选择光斑大小和形状，保障了细小部位的精细治疗，但在使用配置器时由于治疗面积变小需要注意相应地提高治疗能量。

在设备器件和临床细节方面，BBL内置多组电容，减少了电容充电等待时间，保证了能量的稳定输出，配合超大光斑手具，极大地加快了治疗速度，同时也让其长脉宽放电成为可能；其手具内部采用双灯双泵，也使其能量更加充沛且更加稳定，手具使用寿命相对更长。

BBL强脉冲光采用子脉冲串技术，将整个光脉冲拆分成最多10个子脉冲，增加了治疗安全性，同时也保证了治疗阈值以上的总能量输出，尽管其子脉冲脉宽、能量皆为机器内置值，不能人为调整，但临床应用时并未影响其治疗效果，且提高了临床实际操作的方便性。由于其脉冲叠加释放，利用光热累积效应发挥生物学作用，使其起效的能量较低，一般7～8J/cm^2（能量范围为2～35J/cm^2）即可作为常规治疗能量，与当时同代M22相比，患者在治疗感受上有明显不同，BBL的治疗过程相对更加舒适和为人接受。

BBL同样采用手具接触性冷却，且冷却从0～30℃并精确至逐度可调。以满足治疗血管性疾病、色素性疾病及其他各种临床治疗中不同的需求。总体说来，BBL在脉冲能量范围、脉宽能量范围、光斑大小及脉冲发射模式上都具有其特色，使其在适应证上具有更多的选择，也从器械上保证了治疗的舒适性。

3. 辉煌360/DPL光子　是2005年后生产的一款以窄波长、窄脉宽为特点的强脉冲光仪器。其波长截取技术为增强荧光晶体技术（advanced fluorescene technology，AFT），即采用特殊的AFT晶体片，将低生物效能的波长进行光谱转换，将波长集中在570～950nm，同时也采用多脉冲发射模式，脉冲数在7～15个。它的脉宽调节模式采用档位设置型，分为10ms、12ms、15ms3个档位可调，而非常规的1ms间距的ms级别调节模式，操作更方便，但也需要医生适应其脉宽限制带来的适应证选择的偏移和术后反应的差异。它与前两个经典器械不同，采用强脉冲光手具更换来进行波长的选择，这在临床操作上多有不便。2012年，辉煌360强脉冲光进一步被改进为窄谱的强脉冲光设备DPL（delicate pulsed light），通常翻译为精准光，将光谱波长缩短到100nm内，选取500～600nm/550～650nm波长针对黑素和血管的吸收峰值进行靶组织选择。DPL的出现，进一步推动了强脉冲光设备的窄谱化研发趋势。DPL由于波长选择性增强，在同样的脉宽和能量下，其去除表皮色斑和较粗血管的能力更为明确，有研究将其与脉冲染料激光的效应对比，发现DPL诱导持续血管关闭的能量较脉冲染料激光低，但两种设备诱导的方式不同。该设备采用手具接触式冷却，且档位可调（分别是0、25%、50%、75%、100%），可以适应治疗中对于不同适应证的冷却需要。基于该仪器脉宽及冷却调节的档位设置的限制，在治疗操作时可调控的范围较小。

4. NordlysTM星耀Ⅶ光子平台　于2015年上市并在2019年底进入中国市场。作为强脉冲光与激光治疗平台，Nordlys^{TM}星耀光子平台Ⅶ包含了强脉冲光、长脉宽Nd：YAG 1064激光、非剥脱性点阵激光3个模块，意图全面解决皮肤常见问题。该仪器也属于相对窄光谱的强脉冲光治疗设备，其常见的治疗波段为530～750nm、555～950nm、600～950nm、645～950nm，其中530～750nm波长主要针对色斑性疾病治疗，555～950nm波长主要针对血管性疾病治疗，600/645～950nm波长主要用于脱毛治疗，当然这些波长也都可以用于嫩肤或综合性皮肤年轻化治疗。与其他的窄谱强脉冲光不同，Nordlys™星耀Ⅶ光子平台在进行光段滤过时，采用其专利SWT双滤过光谱技术（selective wavelength technology），在选择光谱上，不仅采用常规的选择性滤光片滤过获得目的波长的光谱，同时在手具中设置过滤性水槽，对已经获得选择性波长再次增加选择性水滤过，进一步对激发光谱中的水吸收波段进行再次选择性吸收。SWT双滤过光谱技术极大地减少了皮肤中水吸收光能，产生热量导致不必要的热效应损伤，将能量更为精准地集中在浅层色素与血管问题治疗靶基上。这使Nordlys™星耀Ⅶ光子平台采用较低能量进行有效治疗成为可能，而因为其起效能量较低，其治疗手具取消了常规接触式制冷措施，在治疗时无须被动地贴皮冷却。这一仪器在治疗血管性疾病时，有效地避免了接触式冷却对血管的影响，使血管在治疗时不会因为受冷收缩而影响其对有效治疗光段的吸收，从而提高了治疗血管性疾病的效率。但由于该设备没有接触性冷却起到表皮保护作用，在治疗表皮色素性疾病中，操作者必须充分认识其色斑的即刻反应与其他强脉冲光的不同，从而避免过度治疗，导致部分患者黄褐斑或敏感状态激惹发生的可能性。同时由于本设备表面冷却的缺失，在同等能量下，患者的痛感较强，因此在治疗参数设置上建议以低能量多次的治疗模式为主来减轻痛感。

在脉冲调控技术上，Nordlys™星耀Ⅶ光子平台采用脉冲数、能量、脉宽、脉冲延迟4个参数均可自主调控的设置方案。其子脉冲数可设置1～4个，但单个子脉冲无法独立调节；治疗能量范围为4～24J/cm²，脉宽2.5～55ms可调，而脉冲延迟在专家模式下可从1.5ms调至99.5ms。其中子脉冲技术使得能量分次发射，实现充分的能量蓄积；充分的脉冲延迟可调给表皮足够冷却时间。其大多数手具光斑大小为10mm×48mm，无其他适配装置。

强光设备在器械上各有不同，器械的质量精度在使用过程中对其临床效应存在一定的影响。2007年一项关于18个来自不同制造商的强脉冲仪器检测结果的研究发现，65.5%的检测治疗手具与所显示的治疗波长相差20nm以上，其中紫外线波段的过度漏出被认为会增加临床治疗风险的发生。因此，作为操作医生，除了需要了解仪器设备参数的基本设置规律，也需要求厂家对仪器设备进行定期校正，这对保证临床治疗的疗效及安全性有积极意义。

（三）强脉冲光适应证与禁忌证

随着临床研究和应用的深入，适合IPL治疗的皮肤疾病范围一直在持续扩大。根据循证医学建议，基于可用于指导医生进行IPL治疗皮肤病的最高级别证据，发现黄褐斑、寻常痤疮和毛细血管扩张存在1级证据；雀斑病、酒渣鼻、毛细血管畸形、光化性角化病和皮脂腺增生存在2级证据；Civatte皮肤异色症、静脉畸形、婴儿血管瘤、肥厚性瘢痕和瘢痕疙瘩、浅表基底细胞癌和鲍温病存在3级或更低级证据。采用IPL治疗其他皮肤病也取得了令人满意的结果：葡萄酒色斑、黑变病、贝克痣、播散性汗孔角化病，以及脂溢性角化病等也已用IPL相当成功地得到治疗。根据相关文献报道，我们将强脉冲光可能的主要适应证做了以下归类。强脉冲光由于其可选择宽光谱性能，在皮肤病治疗中的应用还可以进一步探索。

1. 强脉冲光的主要适应证

（1）血管性疾病：炎性红斑、毛细血管扩张、鲜红斑痣、血管瘤、血管角皮瘤等；血管性疾病始终是强脉冲光治疗的首选适应证，运用得当的情况下，与PDL的治疗疗效相当（图3-1-26）。

（2）色素性疾病：雀斑、光老化斑、黄褐斑、肤色不均等；强脉冲光在雀斑、光老化斑的治疗中，对于浅色斑的治疗效应不如Q开关激光，因此在选择患者时，偏向选择肤色较浅而色斑较深的患者，能提高疗效；但对于部分较深肤色患者，由于其不能接受Q开关激光治疗后暂时色素减退的光斑痕迹也可以选择强脉冲光治疗，以求达到最大美观化；对黄褐斑的治疗，强脉冲光主要是依靠低能量光调作用调整皮肤整体炎症状态（图3-1-27），对于血管性早期黄褐斑起效快，但也存在过度治疗后激惹的可能，需要谨慎操作。

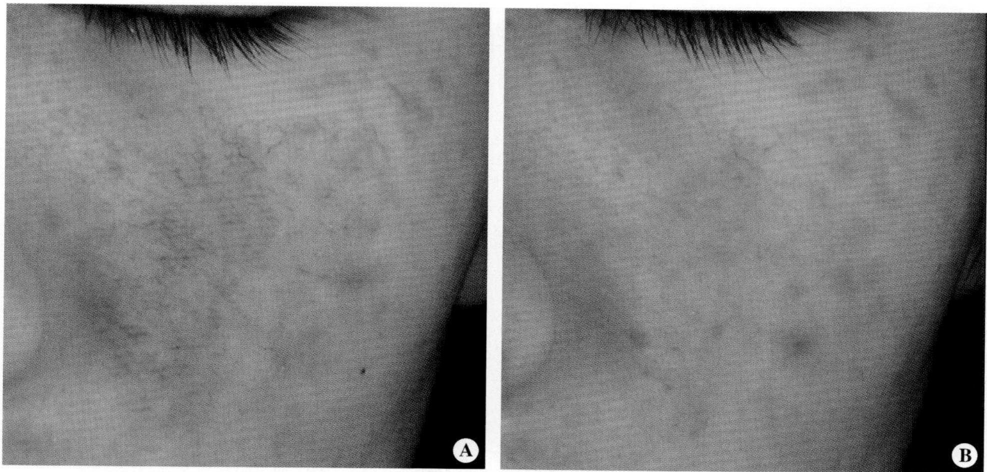

图3-1-26　强脉冲光治疗脉冲染料激光治疗抵抗性鲜红斑痣（VISIA极化模式图）（由中国医学科学院整形外科医院张晓峰供图）

A. 治疗前；B. 治疗后

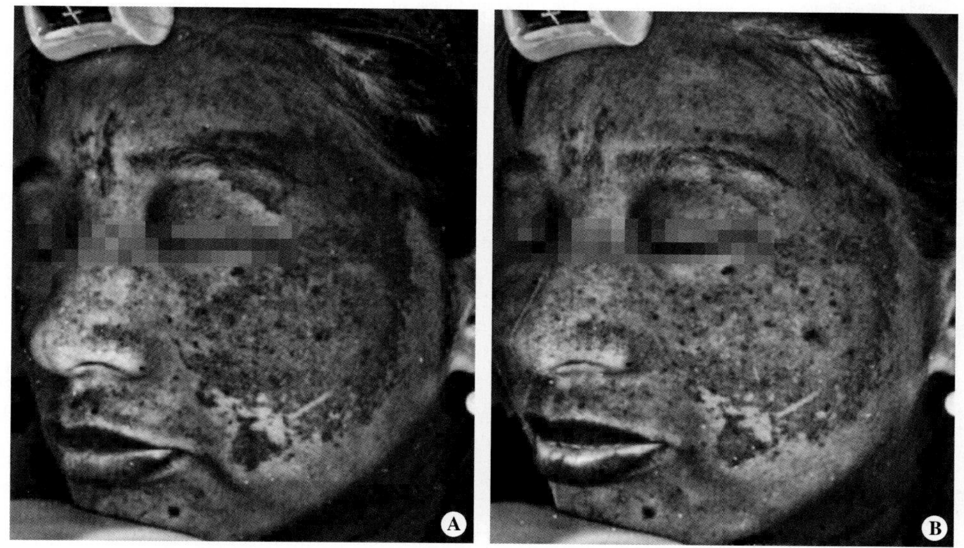

图3-1-27　强脉冲光治疗黄褐斑（VISIA紫外线色斑图）（由中国医学科学院整形外科医院张晓峰供图）

A. 治疗前；B. 治疗后

（3）面部年轻化治疗：毛孔粗大、皮肤细纹等（图3-1-28）；在亚洲人群的研究中，发现3次IPL治疗后62.1%的患者皱纹和肤质得到改善。84.6%的患者色素沉着改善，81.25%的患者毛细血管扩张减少。病理学检查显示治疗后1型和3型胶原蛋白含量均增加，但弹性蛋白含量降低；然而，弹性蛋白纤维排列得更整齐。在透射电镜研究中，成纤维细胞活性增加，成纤维细胞更活跃，基质内整齐排列的胶原纤维更多。

（4）炎症性疾病：痤疮、玫瑰痤疮等；关于强脉冲光治疗痤疮的研究，主要集中在炎性痤疮和痤疮后炎性红斑，在白种人群与亚洲人群中都有大量相关临床报道，但缺乏高等级研究。对于玫瑰痤疮后期固定性红斑，强脉冲光治疗效果较好，但对于敏感的患者存在发生激惹的可能，要注意适应证的选择和治疗时机的把握。

（5）毛发相关疾病：多毛症。

（6）其他：各种炎症相关色素性疾病，如黑变病、色素性扁平苔藓；毛囊红斑性疾病；早期的瘢痕修复；浅表肿瘤；真菌性皮肤病等。

2. 强脉冲光的主要禁忌证　强脉冲光治疗安全性较高，但存在以下情况需要注意是否暂缓治疗。

（1）治疗区存在恶性肿瘤或癌前期病变。

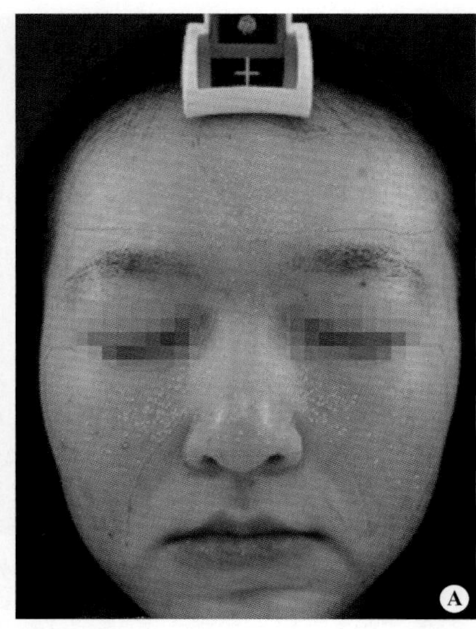

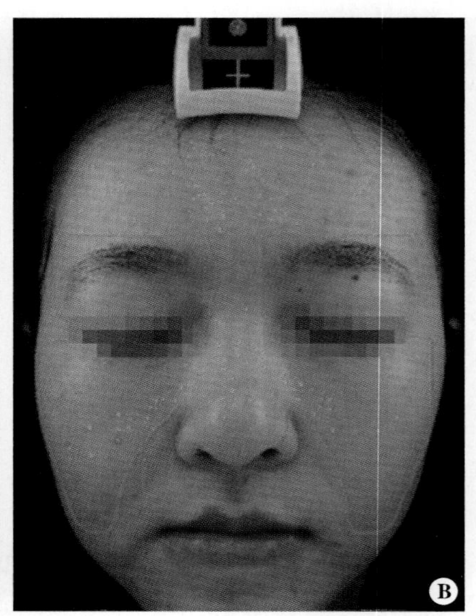

图3-1-28 强脉冲光治疗纹理/毛孔（VISIA纹理/毛孔评估图）（由中国医学科学院整形外科医院张晓峰供图）
A. 治疗前；B. 治疗后

（2）治疗区存在开放性伤口或活动性感染。

（3）患有心理、精神疾病或不能配合治疗者。

（4）妊娠期或正处于哺乳期的患者。

（5）对治疗存在不切实际的期待。

（6）治疗1周前后存在暴晒可能。

（7）口服光敏性药物：如维A酸、多西环素等患者。

（8）存在明确光敏反应的患者。

（9）存在可疑光敏相关疾病，如红斑狼疮等。

（10）眼部干燥或光敏感，或眼部角膜术后。

存在以上情况，需要慎重考虑强脉冲光治疗的必要性和相关风险；原则上，没有关于强脉冲光直接导致或加重以上情况的高等级文献证据，但在治疗中应合理选择个体化能量参数。关于强脉冲光与肿瘤的相关研究也未发现其促进皮肤肿瘤恶化的相关报道。甚至部分报道认为强脉冲光可以作为光动力疗法的光源来治疗非黑素肿瘤。

（编者：简 丹；审校：林 彤，顾 恒）

四、光动力技术及应用

（一）光动力技术概要

光动力疗法（PDT）是一种药物与器械联合治疗的方法，可用于治疗包括肿瘤性及非肿瘤性的多种皮肤疾病。古人即有将不同植物与阳光结合治疗皮肤病的经验。1900年Raab首先报道光对活体组织的化学增敏作用，他发现亚甲蓝、伊红、四环素等致敏剂在与光结合时具有细胞毒性。1904年，赫尔曼·冯·塔皮纳（Hermann von Tappeiner）创造了“光动力作用”（photodynamic action）一词来描述光敏作用后的氧依赖反应——在没有氧的情况下，仅凭染料和光并不能导致细胞死亡。他还报道外用伊红与可见光联合治疗皮肤肿瘤、扁平湿疣及寻常狼疮。1990年Kennedy首次将氨基酮戊酸光动力疗法（ALA-PDT）用于治疗光化性角化病（AK）和基底细胞癌（BCC）。2000年美国FDA批准ALA-PDT用于治疗AK，随后欧洲批准将其用于治疗鲍温病、浅表型和结节型BCC等。2007年国家食品药品监督管理总局（CFDA）正式批准ALA-PDT用于治疗尖锐湿疣。目前，PDT已被广泛应用于治疗皮肤科、肿瘤科、泌尿外科及妇科疾病，单用PDT或联合PDT与其他治疗方式在多种疾病治疗中都取得了良好的疗效。

1. 原理 PDT的三大作用因素：光敏剂、光和氧。局部或系统应用后，光敏剂在靶细胞中大量聚集。光敏剂分子吸收适当波长的光，启动活化过程，产生氧自由基（ROS），尤其是单线态氧自由基。ROS影响包括DNA和蛋白质在内的所有胞内成分，从而选择性导致靶细胞坏死或凋亡。细胞死亡的不同类型取决于光敏剂在细胞内的位置：线粒体损伤导致细胞凋亡，细胞膜破坏导致细胞坏死，而溶酶体或内质网损伤可引起自噬。

光动力反应主要涉及Ⅰ型和Ⅱ型机制，这两种机制第一阶段反应相似，在特定波长的光照射下，进入细胞内的光敏剂吸收光子，从单线态基本能态S0转变为激发单线态S1。部分能量以荧光量子的形式辐射，剩余的能量使光敏剂分子变为激发三线态T1。从T1状态衰变回基态的过程中，光敏剂分子与氧分子（O_2）发生碰撞传递能量，进而产生反应（图3-1-29）。

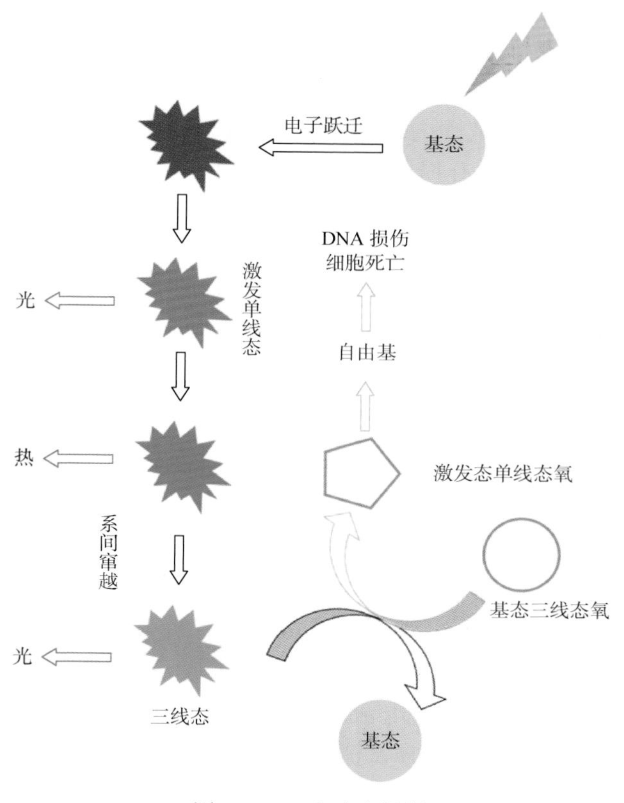

图3-1-29　光动力机制

（1）Ⅰ型机制：T1状态的光敏剂与癌组织（底物）相互作用，通过转移氢原子或电子，形成自由基。电子与氧相互作用形成超氧阴离子自由基（$\cdot O_2^-$），进一步生成ROS。启动氧化应激级联反应，破坏增生活跃的细胞。

（2）Ⅱ型机制：光敏剂跃迁到激发态辐射的能量不能直接破坏细胞结构，而是直接转移到处于基本能态的氧，生成具有极强氧化性能的单态氧。Ⅱ型机制被认为是影响PDT效率的最重要的因素，但这一过程受氧浓度、组织介电常数、pH及光敏剂结构影响。当氧耗尽时，Ⅰ型机制就开始占主导。

2. 光敏剂　是指能够吸收特定波长的光并触发光化学或光物理反应的物质。理想的光敏剂应包括以下特性：化学纯度高；室温下稳定性强；仅在特定波长的光作用下发挥光敏效应；光化学反应性高：对光的最大吸收波长为600～800nm；波长在800nm以上的光无法提供足够的能量刺激处于单线态的氧，产生其他活性氧。对光的吸收波长最小值为400～600nm，预防日光造成的过度感光；吸收谱带不应与体内其他物质如褪黑素、血红蛋白或氧合血红蛋白等内源性光敏剂的吸收谱带重叠；黑暗环境下细胞毒性最小；易溶于人体组织；靶向性强，光敏剂应该从靶组织区域缓慢移除，至少停留数小时，但要迅速从健康组织中清除，从而最大限度地减少光毒性副作用；便宜，易于合成及应用。

（1）第一代光敏剂：20世纪70年代，Thomas等首次将光敏剂用于商业规模的治疗。他们在测试一种血卟啉衍生物（hemoporphyrin derivative，HpD）时发现与血卟啉（Hp）相比，HpD对肿瘤组织的选择性更好，对皮肤的光敏电位更低。随后，从HpD分离的卟啉二聚体和低聚物的混合物以商品名“Photofrin”进行出售。

尽管一代光敏剂被广泛应用于PDT，但其化学纯度低、组织渗透性差、半衰期长等特性促使人们开始研发第二代光敏剂。

（2）第二代光敏剂：对第二代光敏剂的研究始于20世纪80年代。在提出的数百种具有潜在光敏特性的物质中只有少数能用于临床试验，官方批准用于临床抗癌治疗的光敏剂更是少之又少。第二代光敏剂组包括血卟啉衍生物和合成光敏剂，如氨基酮戊酸（aminolevulinic acid，ALA）、苯并卟啉衍生物、特沙芬、硫嘌呤衍生物、氯及细菌氯类似物和酞菁。其中原卟啉Ⅸ（photosensitizer protoporphyrin Ⅸ，PpⅨ）的前体——ALA目前仍为临床常用的光敏剂。

第二代光敏剂具有化学纯度高、单线态氧生成率高、对癌组织选择性强、清除速度快的特点。它们的最大吸收波长为650～800nm，因而能更好地穿透深层组织。但第二代光敏剂的主要缺点是水溶性差，限制其经静脉用药。

（3）第三代光敏剂：对第三代光敏剂的研发致力于合成对肿瘤组织亲和力更高、对周围组织损害更少的物质。此外，第三代光敏剂应用了新的药物传递系统，有效提高了选择性与生物利用度。

1）将第二代光敏剂与靶受体分子结合。

2）由于增殖的肿瘤细胞需要更多胆固醇来合成细胞壁，故将光敏剂与低密度脂蛋白结合。

3）将光敏剂与针对肿瘤细胞特异性抗原的单克隆抗体结合。

4）使用肿瘤表面标志物，如生长因子受体、转铁蛋白受体或激素（如胰岛素）。

（4）常用光敏剂

1）ALA：是一种天然的亲水性小分子化合物，也是卟啉-血红素途径合成的第一个化合物。其本身不具有光敏性，当给予大量外源性ALA后，肿瘤细胞或增殖旺盛的细胞优先选择性吸收ALA，并可内源性转化为光敏性物质PpⅨ。血红素合成途径是由ALA合成酶控制的，但外源性ALA绕过了这个限速酶，并超过了细胞将PpⅨ转化为血红素的能力。PpⅨ在靶组织中蓄积，被特定波长的光激活，吸收光能转化给周边氧分子，生成单态氧、氧自由基等活性氧物质，破坏靶细胞。

2）海姆泊芬（hemoporfin/hematoporphyrin monomethyl ether，HMME）：是一种卟啉衍生物，具有光活性高、光动力效率强、毒性低、清除率快等特点。静脉给药后，海姆泊芬立即在血液循环中形成一个浓度高峰，主要被血管内皮细胞吸收，角质层细胞对其吸收较少，从而在血管内皮细胞与角质层细胞之间形成明显的浓度差。特定波长的光通过角质层并被血管内皮细胞选择性吸收，在血管内产生主要的光动力反应及光毒性物质，最终选择性损伤毛细血管网。

（二）光动力仪器及特点

根据光敏剂对相应波长的敏感性，可选择适当的光动力仪器。根据光源种类可将光动力仪器分为LED光源、灯光源、激光器等类型。

1. LED光源动力仪 以固体半导体芯片为发光材料。LED光源动力仪没有谐振腔，光是自发发射的，因此其输出的光是非相干的。LED光的治疗效果与强度、剂量、波长、治疗模式及持续时间等参数相关。临床上最佳的治疗强度是50～100mW/cm^2。使用较多的有红光（630～700nm）、蓝光（400～470nm）、黄光（约540nm）、近红外光（700～1200nm）。

优点：①体积小，安全性高，价格低；②高效、简洁、可用于内镜；③光电转换效率高。缺点：①具有热效应，能量低；②光谱宽度较宽、光束发散。

2. 灯光源动力仪 包括荧光灯、白炽灯、金属卤化物灯、氙弧灯和钠弧灯在内的人工光源可以作为PDT的治疗光源。治疗时光源可与光导纤维等通过耦合传输，并将光聚焦到的治疗部位，但耦合可以致使光能量损耗很多，因此以灯光作为光源的光动力更适合治疗浅表肿瘤。由于灯光的光谱较宽（300～1200nm），使用时需使用物理方法进行光学过滤去除其他光波，如联合窄谱滤光片、长通滤光片、短通滤光片。窄谱滤光片可选择10nm范围内的辐照波长，长通滤光片有助于滤过对皮肤有损害的紫外线辐射，而短通滤光片通常可滤过有热效应的红外线，避免导致治疗区域过热或损伤光学元件。

优点：①波段较宽，总输出功率较大；②设计简单，成本低。缺点：①耦合损耗能量；②需经过光学过滤；③照射能量相对降低。

3. 激光器动力仪 激光具有波长范围窄、频率单一、相干性好、能量集中、功率高等特点，因此被广泛应用于临床PDT。

激光器的主要部件是增益介质、谐振腔和泵浦源。增益介质可以是固体（如玻璃、晶体等）、气体（如原子、离子）或液体（有机染料）。最简单的谐振腔由一对相对的镜子构成。激光器工作时，泵浦源通过电流或不同波长的光传递能量，从而激发增益介质。激发后的增益介质在弛豫时自发地发出荧光。在正常条件下，自发荧光既不相干也不准直。然而，在激光器的谐振腔中，发射的荧光通过腔镜反射，多次穿过增益介质，在每次通过时产生光子的受激发射，进而产生相干性较好的激光。目前，有许多类型的激光器已用于PDT。

（1）染料激光器：使用有机染料分子（如罗丹明或基顿红）作为激光介质，其发射光谱范围为600～650nm。此类激光器能量来源为泵浦激光器，通常为氩、Nd-YAG、铜蒸气或磷酸钛钾。由于这些泵浦激光器需要高压电源、大电流和水冷，染料激光器的便携性通常较差。

（2）二极管激光器：是一种半导体器件，通过电子-空穴复合产生光，输出波长为415～690nm。

PDT大多数使用高功率二极管激光器，可提供高达1W/cm^{2}的辐照强度。与染料激光器相比，二极管激光器更轻、更紧凑、更便携、更稳定、成本更低。由于半导体激光器的波长是固定的，每一种光敏剂都需要一个单独的激光装置，以一个独特的波长进行吸收。

4. 强脉冲光 是20世纪90年代初发展起来的一种光源，可以发射光谱范围为500～1200nm的非相干光。它以黑素、血管结构和胶原蛋白等多种发色团为靶点，可改善皮肤光老化。强脉冲光用于PDT的原理是光敏剂PpⅨ在505nm、540nm、580nm、630nm处有吸收峰，通过使用不同的截止滤光片，可以改变强脉冲光的波长，使其适应PpⅨ的吸收光谱。与传统光源相比，强脉冲光的主要优点是暴露时间短、效率高、患者承受的痛苦小。

（三）光动力技术禁忌证与适应证

1. ALA-PDT

（1）禁忌证：对于ALA-PDT，临床应用前应仔细询问病史，禁用情况有对红光等激发光源过敏，卟啉症患者或已知对卟啉过敏，已知对局部用ALA乳膏、凝胶或溶液中任何一种成分过敏。以下情况慎用：正在服用光敏性药物、患有光敏性疾病、妊娠期和哺乳期妇女。

（2）适应证

1）尖锐湿疣：ALA-PDT治疗尖锐湿疣不仅可以治疗大面积疣体，还可清除亚临床病灶和人乳头瘤病毒（human papilloma virus，HPV）潜伏感染细胞，治愈率高、复发率低，而且创伤小，治疗后无瘢痕形成。Ying等对20项随机对照试验共1903例尖锐湿疣患者（ALA-PDT治疗，n=1106；非ALA-PDT治疗，n=797）进行荟萃分析，在固定效应模型中，ALA-PDT治疗组在治疗后12周内（与非ALA-PDT治疗组相比，RR为0.28，95% CI为0.22～0.35）和治疗后24周（与无ALA-PDT相比，RR为0.24，95% CI为0.17～0.34）明显降低了复发率。

2）皮肤肿瘤：ALA-PDT对于AK治愈率高、复发率低，而且美容效果好，是AK首选的治疗方法之一，尤其适用于头面部、多发、大面积AK治疗。ALA-PDT也可作为浅表型BCC及侵袭深度＜2mm的结节型BCC的临床治疗方法，与手术疗法效果相当，并且美容效果更佳。Cosgarea等招募共72例BCC患者，32例（48个病灶）接受ALA-PDT治疗，40例（46个病灶）接受手术切除治疗，两组间完全愈合率无显著性差异；平均随访时间为25个月，ALA-PDT治疗组复发率为4.16%，手术治疗组为4.34%（P = 0.64）；在12个月时，采用ALA-PDT治疗的皮损100%有良好的美容效果，而采用手术治疗的则为88.86%（P = 0.01）。虽然SCC首选手术治疗，但对于由AK或光线性唇炎进展而来的、早期微灶浸润型、发病部位特殊、多发、传统治疗困难的高分化SCC，以及SCC切除后的巩固治疗也可以考虑ALA-PDT，治疗后应严格密切随访。

3）中重度和重度痤疮：ALA-PDT治疗中重度和重度痤疮疗效确切，疗程短，无耐药性产生，可重复治疗，尤其适用于不能耐受或不愿接受系统应用抗生素和维A酸类药物的患者，或其他治疗方法效果不佳的患者。在46例中度炎症性面部痤疮患者的随机对照研究中，23例接受间隔2周的2次PDT治疗（ALA 20%，敷药时间为1.5小时，37J/cm^{2}红光照射），对照组23例接受多西环素100mg/d口服联合0.1%阿达帕林凝胶外用治疗。6周时，PDT组的非炎症病灶计数（P = 0.013）和总病灶（P = 0.038）的中位百分比下降显著高于对照组，即ALA-PDT作为一种中度严重炎症性痤疮的替代治疗方案，比多西环素和阿达帕林凝胶联合治疗在减少非炎性和6周总皮损方面具有更高的有效性。

4）光老化：由皮肤经长期紫外线照射导致，主要表现为面部皮肤粗糙、松弛、皱纹、色素沉着或毛细血管扩张等。王秀丽教授团队观察了14名光老化皮肤的成年人，使用ALA-PDT或红光照射前臂外侧，治疗后两组光老化病灶外观均改善，角质层水合增加，经皮水分丢失下降，且ALA-PDT组的上述变化比红光组更明显。ALA-PDT可增强真皮成纤维细胞活性，促进胶原新生，改善毛细血管扩张，减少色素沉着，具有嫩肤作用，可用于治疗皮肤光老化。但是对于合并黄褐斑的患者治疗时需避开黄褐斑皮损部位。

5）其他非适应证临床应用：除上述疾病外，ALA-PDT对于鲍恩样丘疹病、寻常疣、扁平疣、跖疣、角化棘皮瘤、玫瑰痤疮、头部脓肿性穿掘性毛囊周围炎、化脓性汗腺炎、增殖性红斑、乳房佩吉特病、乳房外佩吉特病、皮脂溢出、扁平苔藓、硬化性苔藓、结节性硬化、疣状表皮痣、部分细菌或真菌感染性皮肤病等也有一定疗效，建议在传统治疗方法疗效不佳或实施困难的情况下尝试采用PDT治疗。

2. 海姆泊芬光动力疗法（HMME-PDT）

（1）禁忌证：已知患有皮肤光过敏、卟啉症等疾病的患者，对卟啉类及结构类似的药物过敏或对注射用HMME中任何成分过敏的患者；妊娠期、哺乳期女性患者。慎用于过敏体质者、患有过敏性疾病者、癫痫及精神病患者、器质性心脏病患者、瘢痕体质者、凝血功能异常者、中重度肝功能损害或胆道阻塞患者。

（2）适应证：鲜红斑痣，Li-Qiang G等对82例鲜红斑痣患儿进行HMME-PDT治疗，静脉注射HMME 5mg/kg，照射532nm LED绿光，照射功率密度为80～85mW/cm^2，每个光斑照射20～25分钟。2次治疗后，82例患者中治愈24例（29.27%），疗效良好34例（41.46%），缓解16例（19.51%），无效8例（9.76%）。Dan-Chen L等对62名鲜红斑痣患者进行HMME-PDT治疗，静脉注射HMME 5mg/kg，10分钟后将患者病灶区经532nm LED绿光照射，照射功率密度为80～100mW/cm^2。经两次治疗，62例患者中治愈11例（17.74%），疗效良好17例（27.42%），缓解20例（32.26%），无效14例（22.58%），所有患者2年内均无复发。据相关文献报道，接受HMME-PDT治疗的患者，会出现不同程度疼痛、烧灼感、肿胀、水疱、结痂等不良反应，一般20天内均可恢复。HMME-PDT治疗鲜红斑痣疗效较好，且安全性较好，目前已在临床广泛使用。

治疗案例展示（图3-1-30～图3-1-32）：

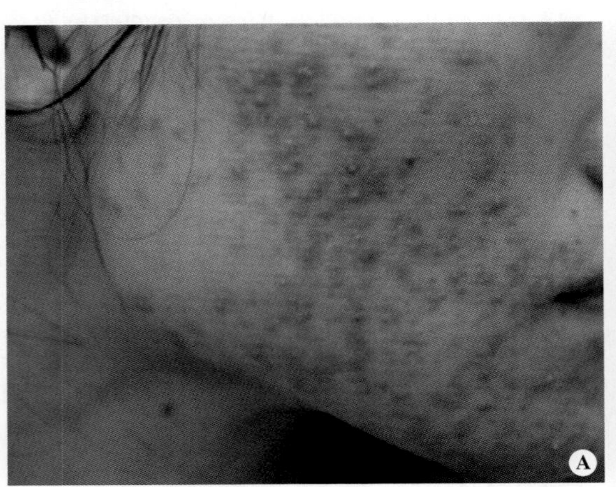

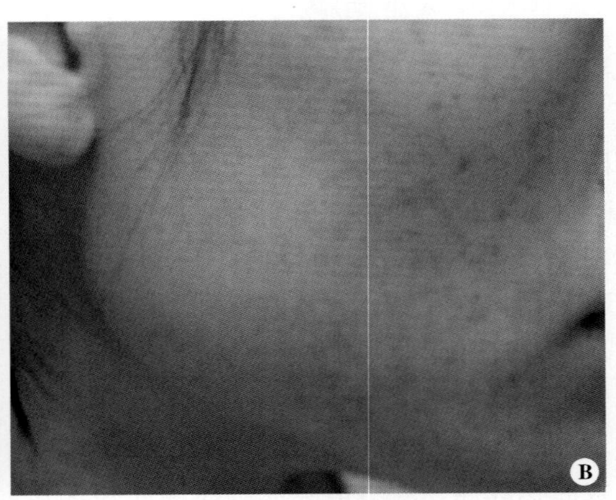

图3-1-30　ALA-PDT治疗痤疮

A. 治疗前；B. 治疗后（治疗参数：5%ALA，敷药1.5小时，LED光源635nm，60mW/cm^2，照光时间为20分钟）

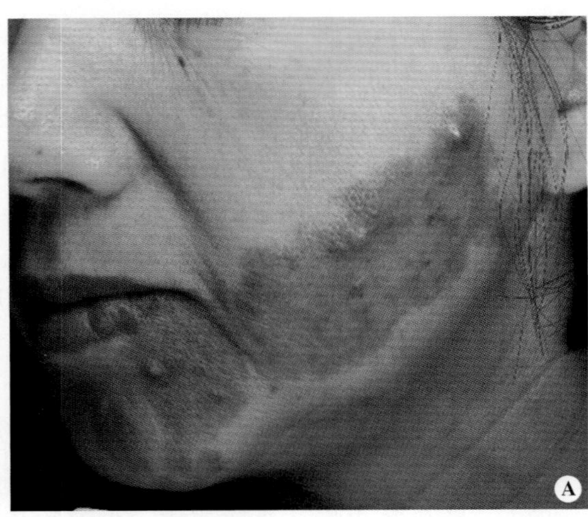

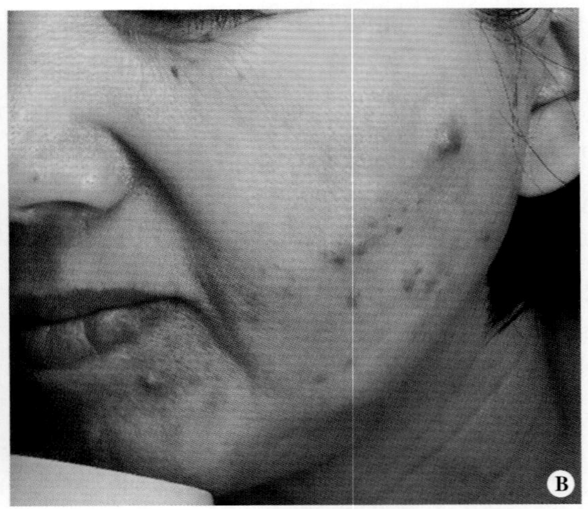

图3-1-31　HMME-PDT治疗鲜红斑痣

A. 治疗前；B. 治疗后（治疗参数：海姆泊芬5mg/kg，LED光源532nm，90～100mW/cm^2，照光时间为20分钟）

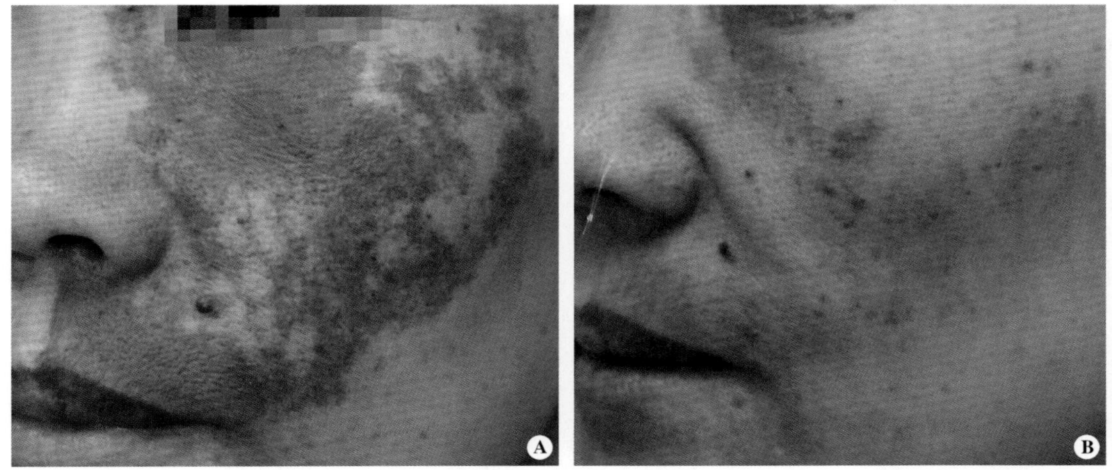

图3-1-32 HMME-PDT治疗鲜红斑痣

A. 治疗前；B. 治疗后（治疗参数：海姆泊芬5mg/kg，LED光源532nm，90～100mW/cm²，照光时间为20分钟）

（编者：闫 言；审校：林 彤，顾 恒）

五、光调作用及应用

（一）光调作用

1. 光调作用

（1）概念：光调作用是光生物调节作用的简称，指利用激光、发光二极管或其他光源等低强度光，通过非光热作用来调节细胞的活性。照射功率为10^{-2}～$1W/cm^2$或10^{-2}～$10^2J/cm^2$，波长为300～10 600nm的光称为低强度光，使用这种低能量、窄谱、有特定脉冲方式和脉宽的光进行治疗，既能达到良好的治疗效果，又不损伤表皮。

（2）作用原理：光调作用是发生在线粒体水平上能量开关机制的活化，吸收的能量可以活化细胞功能，促进细胞增殖和迁移，调控细胞因子和炎症介质水平。其主要过程是由光源发射的光子刺激线粒体细胞器，调节线粒体基因活性从而进一步上调线粒体电子传递通路并调节相关线粒体DNA基因。这一过程与植物光合作用在叶绿体上发生的电子传递类似。线粒体吸收光能量的色基是由原卟啉Ⅸ合成的细胞色素分子，主要是线粒体膜上的细胞色素C氧化酶。CO和NO可以取代氧与细胞色素C氧化酶结合，进而阻碍细胞呼吸，当细胞呼吸被阻断时，会产生自由基或活性氧形式的化学信号，过量时会导致细胞凋亡。光调作用会促进NO从细胞色素C氧化酶中解离，使得氧再次与其结合并增强呼吸链活性、增强酶活性、影响电子传递并促进线粒体呼吸，线粒体膜的“天线”分子在吸收光后发生构形变化，腺苷二磷酸转变为ATP，这一过程为细胞非有丝分裂过程提供更多的能量。另外，光调作用通过对活性氧物质（如单态氧物质）的调节，可以进一步改变细胞的氧化还原状态，诱导细胞内多种信号传导途径的激活，改变与细胞增殖、存活、组织修复和再生相关的转录因子水平。

此外，光调作用在改变细胞膜的通透性，为线粒体提供能量的同时，还存在另外一种受体样的作用机制。光调作用调节细胞的基因活性，使基因表达活性上调或下调，也使细胞的信号途径活化或减弱，如刺激成纤维细胞合成更多的胶原蛋白和弹性蛋白。Weiss等使用不同的LED光源，证实某些特殊的频率、脉宽可引起成纤维细胞中Ⅰ型胶原蛋白的表达上调，成纤维细胞中胶原蛋白的上调与临床上治疗部位活检标本真皮中胶原蛋白增加是一致的。无论是在培养的成纤维细胞模型还是在临床模型中，胶原蛋白的合成都伴有基质金属蛋白酶（MMP）的减少或下调，其中MMP-1下调最显著。MMP-1是导致皮肤光老化的重要酶之一，降低该酶的活性和水平可有效延缓皮肤光老化。

光调作用的主要靶目标是细胞，包括成纤维细胞、白细胞、巨噬细胞、肥大细胞和角质形成细胞等，还可增加局部血液循环。光调作用产生的生物学活性因光源照射参数的不同而存在差异。最佳LED参数，包括波长、能量密度、功率密度、照射时间、连续/脉冲模式、治疗频率、治疗间隔时间和累计治疗次数等。波长决定了光源穿透深度，一般而言，波长越长，光源穿透皮肤的深度越深（图3-1-33）。能量密度一定时，功率密度和照射时间即使不同，对促进伤口愈合的作用仍一致。但是，若功率密度低于治疗靶目标的生理阈值，再延长治疗时间也不能产生光刺激效应。

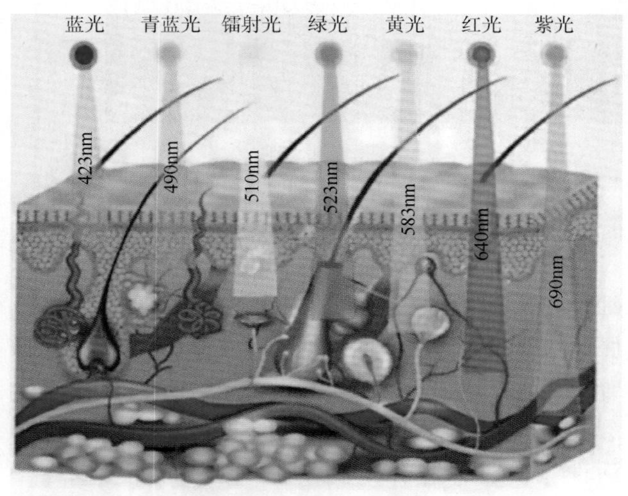

图3-1-33 光调作用

2. LED光源 临床上常用的是LED（发光二极管）光源，LED光源激活了特定细胞水平或亚细胞水平某种信号的受体，通过受体样的机制调控基因活性的表达，使基因的活性及细胞旁路信号系统的表达上调或下调来完成其生物学作用。不同波长的LED光源引起视网膜的光感颜色不同，其中红光、蓝光、黄光最为常用，具体波长名称见表3-1-1。

表3-1-1 相关光谱、波长及其穿透能力

名称	波长（nm）	对皮肤的穿透
红光	630～750	红光至绿光可穿透真皮达浅筋膜层，大部分在真皮被吸收
橙光	600～630	
黄光	560～600	
绿光	530～560	
蓝光	400～530	蓝光至紫光可穿透到真皮毛细血管，大多被表皮角质形成细胞吸收
青光	450～490	
紫光	400～450	

（1）红光：是指波长在630～750nm的可见光，波长超过750nm者称为红外光。相比其他可见光，红光对人体组织的穿透性最强，兼有光化学作用和热作用。红光照射可以使线粒体内过氧化氢酶活性增加，提高细胞的新陈代谢，使得ATP分解、蛋白质合成及糖原含量增加，从而促进细胞合成。红光与人体线粒体吸收谱可以产生共振，通过线粒体上的细胞色素C氧化酶被吸收。细胞色素C氧化酶内有两个血红蛋白亚基的亚铁原卟啉结构，可以有效地吸收红光，因此，可以产生高效的光化学生物反应。有研究表明，红光照射皮肤后干扰皮下组织细胞线粒体内呼吸链，可促使钙离子和ATP增加，增强细胞活力，刺激成纤维细胞增殖迁移，进而促进Ⅰ型胶原蛋白产生、提高细胞内MMP-9和TGF-β1的水平，同时降低MMP-1水平。

热效应方面，红光可干扰痛阈；在免疫方面，红光可抑制如IL-1β、IL-6和前列腺素E2等炎性因子的产生，增强白细胞吞噬能力，具有抗炎镇痛的作用。因此，红光照射可用于带状疱疹皮损的治疗，照射后可明显减轻其临床症状，包括促进局部水疱的吸收及缓解带状疱疹相关的神经痛。除此之外，红光也被广泛地应用于烧伤、皮肤溃疡、痤疮、脂溢性皮炎、湿疹等的治疗。临床上红光照射治疗有效、安全，不良反应少见，目前已经广泛应用于临床。

（2）蓝光：波长为400～530nm，皮肤渗透性较差，具有广谱抗菌作用，因此临床上多使用蓝光治疗痤疮。蓝光治疗痤疮的机制一方面是利用了蓝光的抗菌作用，杀灭痤疮丙酸杆菌从而达到治疗痤疮的目的，然而其抗菌原理至今尚未明确，较为公认的假说是蓝光激发内源性胞内卟啉产生有细胞毒性的单态氧，从而引起抗菌作用；另一方面蓝光可以改变细胞膜的通透性，使细胞的pH改变，从而对痤疮丙酸杆菌的增殖产生抑制作用。临床上利用蓝光治疗痤疮通常会联合红光一起使用，这样可以有效抗炎，同时降低痤疮瘢痕的发生，加快其恢复。此外，Mamalis等利用一定剂量的415nm发光二极管蓝光照射人成纤维细胞，发现被30J/cm^2、45J/cm^2、80J/cm^{2}剂量的蓝光照射后的人成纤维细胞的增殖分化和迁移速度被显著抑制，同时发现照射后的人成纤维细胞中的活性氧含量上升，导致其胶原纤维的合成下降，从而达到抗皮肤纤维化的效果。

（3）黄光：波长为570～590nm，持续照射黄光可以改变细胞线粒体膜结构，促进腺苷二磷酸向ATP转换，从而增厚重组的真皮结构，减少细胞黑素形成，抑制黑素沉积。此外黄光照射可刺激淋巴和神经系统的代谢，提高肌肉和皮肤的免疫力，产生抗炎作用。Lan等应用紫外线A照射人成纤维细胞的体外模型，在黄光照射后分别对成纤维细胞活性、MMP-1、过氧化物酶增殖活化受体共激活因子等进行测定，结果表明，黄光照射可促进成纤维细胞产生过氧化物酶增殖活化受体共激活因子，其可上调具有抗氧化作用的过氧化氢酶，进而抑制由于紫外线照射而产生的MMP-1，达到保护皮肤的作用。Kim等利用人成纤维细胞和无毛小鼠分别构建了体内和体外595nm的照光模型，发现在经过黄光照射之后，其细胞内的前Ⅰ型胶原蛋白产生增多，皮肤组织中的MMP下降，且该变化可以持续21天。由此推测，低剂量黄光照射在医疗美容方面有潜在的治疗作用。临床上，黄光照射还能缓解患者的红斑鳞屑、减少皮肤油脂分泌等症状，因此，黄光也可应用于面部脂溢性皮炎的治疗。

3. 光调作用的临床应用

（1）光调作用在炎症中的应用：炎症反应由多种炎症细胞（如中性粒细胞、淋巴细胞、单核巨噬细胞）和血管细胞（如内皮细胞、平滑肌细胞）共同参与，是机体对炎症因子引起的损伤所产生的以防御反应为主的基本病理过程。近年来一系列研究表明，560～660nm波长LED光源通过抑制前列腺素E2的合成生起到抗炎作用。因此，光调作用在脂溢性皮炎、激素依赖性皮炎、湿疹、痤疮等炎症性皮肤病的治疗中具有良好疗效，目前，LED光源已经被广泛应用于痤疮的治疗。

痤疮是一种多因素的疾病，好发于青春期。其发病主要与性激素水平、皮脂腺大量分泌、痤疮丙酸杆菌增殖、毛囊皮脂腺导管的角化异常及炎症等因素相关。痤疮主要有粉刺、丘疹、脓疱、囊肿结节等四种类型。在痤疮治疗中，传统的单纯药物治疗起效较慢、疗程长、存在一定的药物不良反应。很久以前人们就发现日晒有助于70%痤疮患者减轻症状，这可能与阳光对皮脂腺的生物抑制作用有关。临床上常用红蓝光联合照射治疗轻中度痤疮。痤疮丙酸杆菌会合成并储存内源性卟啉，主要成分是粪卟啉Ⅲ和原卟啉Ⅸ，其吸收峰与蓝光波长相匹配。因此一旦上述卟啉暴露于可见光（特别是蓝光），即会受到光激发，形成反应性自由基和单线态氧，进而导致痤疮丙酸杆菌的膜损伤，诱导细菌死亡；另外，红光有抗炎抗菌作用，治疗轻、中度痤疮有效，不良反应少，红光会影响皮脂腺的皮脂分泌并改变角质形成细胞的行为，同时通过调节巨噬细胞和其他细胞的细胞因子，达到抗炎和促进修复的作用，对改善痤疮早期症状、减轻痤疮瘢痕形成具有较好的效果。对于较深在的痤疮皮损，常使用红光联合ALA来治疗（另见光动力疗法）。一方面因为在皮肤表面，光的散射率较高，蓝光仅能作用于表皮，红光的治疗深度可达1～3mm；另一方面由于蓝光的皮肤渗透性较差，痤疮丙酸杆菌的内生卟啉含量相对较少，因此采用由外源投药，如ALA形成感光元件。ALA本身没有光敏性，但它可参与血色素合成途径而生成原卟啉Ⅸ（PpⅨ）。在正常皮肤中，皮脂腺对5-ALA的摄取率最高。激活由ALA介导产生的PpⅨ，可以可逆性地破坏皮脂腺从而改变痤疮丙酸杆菌的生存环境达到抑菌、杀菌的目的。另外，ALA脂化物被证明比ALA水溶剂有更好的脂溶性，能更好地渗透到毛囊皮脂腺单元。

此外，光调作用还可以减轻剥脱性或非剥脱性激光术后常出现的红斑反应。研究发现，非热作用的LED与非剥脱性激光联合治疗光老化，不仅能产生协同作用，还可以通过LED抗炎作用，减轻激光术后出现的红斑反应程度，缩短红斑持续时间。联合IPL治疗能促进IPL术后红斑消退的同时，还能减轻术后不适感。

（2）光调作用在光老化中的应用：皮肤老化分内源性老化和外源性老化，在内源性老化中基因的表达起着决定性作用，而引起外源性老化最主要的因素是紫外线损伤，因此外源性因素引起的皮肤老化也称光老化。光老化的主要作用机制是紫外线通过改变组织细胞的信号传导通路及造成线粒体DNA的“共同缺失”来发挥作用，在面部等曝光部位，紫外线造成的光老化表现为细小或粗大的皱纹、色素沉着或色素减退性斑点、肤色暗沉、皮肤松弛等，通常是由于胶原蛋白合成减少，伴随MMP表达升高，尤其是MMP-1和MMP-2的表达升高，会加速真皮胶原蛋白的裂解。剥脱性激光治疗对于光老化可取得非常好的治疗效果，但是副作用较大，原有的表皮脱落并由新生的表皮所取代，常需要较长的误工时间。非剥脱性治疗包括激光及强脉冲光等其他光源，虽然副作用小、疗效较好，原有的表皮不受破坏，但患者主观感觉差，而且价格不菲，与非剥脱性激光及强脉冲光相比，LED是非热能、非剥脱性光源，目前已被证明可以通过增加胶原蛋白合成和减少MMP产生来改善皮肤皱纹和皮肤松弛。皮肤老化治疗所用的光源波长范围在630～850nm，以630～660nm为主，光源剂量因所照射部位不同而有所不同，脉冲和连续光模式均有应用。

光调作用可以调节皮肤胶原蛋白代谢、改善皮肤弹性。已有研究证实培养的成纤维细胞在590nm的LED黄光照射下，其ATP产量迅速增加，在体内光调作用下产生明显增多的ATP，能使皮肤成纤维细胞的代谢活性被启动激活。在一项临床试验中，13例光老化患者接受635nm和830nm LED联合治疗共9次，能量分别为126J/cm^{2}和66J/cm^2。治疗后12周，观察眶周和鼻唇处的皮肤，结果显示，临床上91%的患者肤质改善，82%的患者治疗区域皮肤更加光滑。另一项随机双盲安慰剂对照临床研究中，皮肤老化患者左半侧面部不照光，右半侧面部为治疗组，分别接受633nm或830nm LED治疗，或633nm联合830nm LED治疗，治疗周期为每周2次，共4周，结果显示，治疗组患者的皱纹显著减少，皮肤弹性增加，其中633nm联合830nm LED治疗组临床疗效最明显。组织学上，治疗组的胶原蛋白和弹性纤维明显增多，组织金属蛋白酶抑制剂（TIMP）1和（TIMP）2增加。Barolet等研究发现，LED光调作用可以调节皮肤胶原蛋白代谢，细胞实验结果显示，Ⅰ型前胶原蛋白合成增加，MMP-1表达减少，同时应用660nm LED照射皮肤老化或光老化患者病变，临床上大于90%的患者皱纹深度和皮肤粗糙得以改善。Weiss等先后使用590nm LED治疗90例患者，4周内给予8次治疗，结果有65%的患者获得总体改善，包括面部肤质、细皱纹、红斑、色素问题等。

此外，LED对激光或IPL的治疗有一定的协同作用。经过LED治疗的患者，术后红斑及其他副作用明显减少而且恢复较快。

（3）光调作用在创伤愈合中的应用：伤口愈合过程可以分成三期：炎症期、增生期和塑形期，每个时期都有多种细胞及其细胞因子和细胞外基质的相互作用。①炎症期，血小板、中性粒细胞、巨噬细胞和淋巴细胞移行至伤口处；②增生期，成纤维细胞和巨噬细胞增加；③塑形期，胶原蛋白沉积，细胞外基质得到恢复。由于LED光源具有细胞特异性，特别是对肥大细胞、巨噬细胞、内皮细胞、成纤维细胞等可以通过无创的、非热效应方式提高细胞的功能，同时，LED光源还可以促进局部的血液循环和淋巴循环，为局部组织进行良性的新陈代谢创造了条件。因此，光调作用可以通过促进细胞增殖和胶原蛋白产生，增加局部的血液循环来加快伤口的愈合。

光调作用可以在正常皮肤中增加皮肤归巢T细胞的数量。皮肤归巢T细胞在机体的免疫防御系统中起着重要作用。它们在细菌或过敏原通过表皮进入真皮后从淋巴结中移行到局部皮肤，在机体的创伤愈合中起着积极的作用。Takezaki等使用LED红光照射6位志愿者的下肢外侧皮肤，一周一次，连续照射8周。辐射度：105mW/cm^2，每次15分钟，能量密度为95J/cm^2。8次治疗后取皮肤活检进行定性及定量PCR。结果显示，Th1和Th2的数量都有所增加，后者增多得更加明显。

光调作用对于深达真皮或皮下组织的缺损如皮肤溃疡也有较好的疗效。红光照射人体后，可以产生光化学作用，促进细胞活性和表皮生长因子（epidermal growth factor，EGF）的分泌，促进细胞增殖，提高创面内巨噬细胞的吞噬功能和机体免疫力。因此，红光治疗不仅可以缩短创面愈合时间，还可以减轻愈合过程中的疼痛，联合皮肤科常用的治疗溃疡药物，可以激活创面的免疫能力，促进活性细胞的聚集，增强抑菌消炎的作用，从而更有效地加速创面的修复，减轻感染，促进皮肤溃疡的愈合。

（4）光调作用在脱发中的应用：光调作用可能通过改善局部组织微循环和减轻炎症反应来促进毛发生长和提高毛发抗拉强度。临床上多采用红光或低强度激光联合其他方式进行治疗，联合治疗有促进毛发生长的作用，缩短疗程，显效及治愈率高于单独治疗。匈牙利医生应用694nm低强度红宝石激光，在研究激光与肿瘤关系的试验中，意外发现低强度激光照射可以促进小鼠剃毛照射区域毛发的生长。一项临床试验中，对28例男性和7例女性雄激素性脱发患者进行为期6个月的低强度激光照射，结果显示，男性和女性患者毛发数量和抗拉强度均提高，其中男性顶部区域效果最显著。此外，在630nm红光照射治疗斑秃的疗效观察中发现，红光能通过刺激视觉感受器眼睛，兴奋大脑皮质，使人精神振奋，起到辅助治疗作用。

（5）光调作用在抑制黑素生成中的应用：许多皮肤病消退后或某些治疗术后会出现炎症后色素沉着，尤其在深肤色的亚洲人中更常见。近年来LED的光调作用在治疗色素沉着疾病方面作用越来越被大家重视，使用的主要光源有585nm的黄光及660nm的红光，剂量在20J/cm^{2}左右，以连续光照为主。黑素生成是通过酪氨酸的一系列化学反应实现的，其中酪氨酸酶和酪氨酸酶相关蛋白-1是所涉及的关键酶，已有研究表明660nm波长的LED光源可以抑制黑素细胞刺激激素诱导的酪氨酸酶活性，预防炎症后色素沉着，受试者接受日光模拟器照射前，分别予以660nm波长LED照射1周或30天，30天后观察结果发现，LED照射1周的治疗组与无LED照射对照组相比，UV照射后产生的炎症后色素沉着显著减轻。585nm波长的LED光源照射可以降低酪氨酸酶活性和黑素合成期间酪氨酸酶、酪氨酸酶相关蛋白-1等关键酶，表明LED光源对人体黑素细胞的黑素生成具有抑制作用。

（6）其他应用：光调作用在瘢痕、带状疱疹、尖锐湿疣、天疱疮、烧烫伤预后等疾病中也可以有效缩短疾病病程，较好地收敛和干燥创面，可加快疱疹结痂、脱痂，促进细胞的合成和伤口及溃疡面的愈合，能有效缓解疼痛，减轻患者痛苦，是有效的辅助治疗方式。

4. 治疗参数的选择　光调作用产生的生物学效应会因光源照射参数不同而有所不同，主要照射参数包括波长、能量密度、功率密度、照射时间、连续/脉冲模式、治疗间隔时间和累计治疗次数等。照射模式可分为脉冲光和连续光两种，有研究表明脉冲模式比连续模式更能刺激胶原蛋白的产生，但目前脉冲模式是否优于连续模式尚存在争议。光的波长决定了穿透的深度，可见光对于组织的穿透深度约为1cm，可达真皮及皮下组织，其中红光的穿透深度最深，随着波长变短，穿透能力逐渐减弱。对于红光或近红外光而言，3～5J/cm^{2}的能量密度对细胞有益，大剂量如50～100J/cm^{2}将产生生物抑制，对于功率密度（能量密度/照射时间）而言，则存在明显的阈值，当光源辐照度低于靶目标的生理阈值时，延长治疗时间也不能产生光刺激效应。以红蓝光照射为例，具体治疗方案见表3-1-2。

表3-1-2　红蓝光照射治疗方案

	红光	蓝光
治疗能量	5级，约50J/cm^2	3级，约30J/cm^2
照射距离	15～20cm	15～20cm
治疗时间	10～20分钟	10～20分钟
治疗疗程	单纯红光照射建议每天1～2次，5～7天一个疗程	红蓝光联合治疗建议每周两次（两次间隔时间≥48小时），4周一个疗程。前两周采用蓝光治疗，后两周采用红光治疗

5. 治疗前准备

（1）治疗前与患者进行充分沟通，嘱患者不要自行调控设备参数及照射部位。

（2）清洁并充分显露照射部位，不要被内衣或头发遮挡。腋窝或上臂内侧有皮疹时应举手抱头于枕后，不应双手自然下垂。

（3）面部没有皮疹时，应用深色毛巾或衣物遮盖起来，避免面部照黑，还应闭起双眼或佩戴护目镜，避免损伤眼睛。

治疗案例展示（图3-1-34，图3-1-35）：

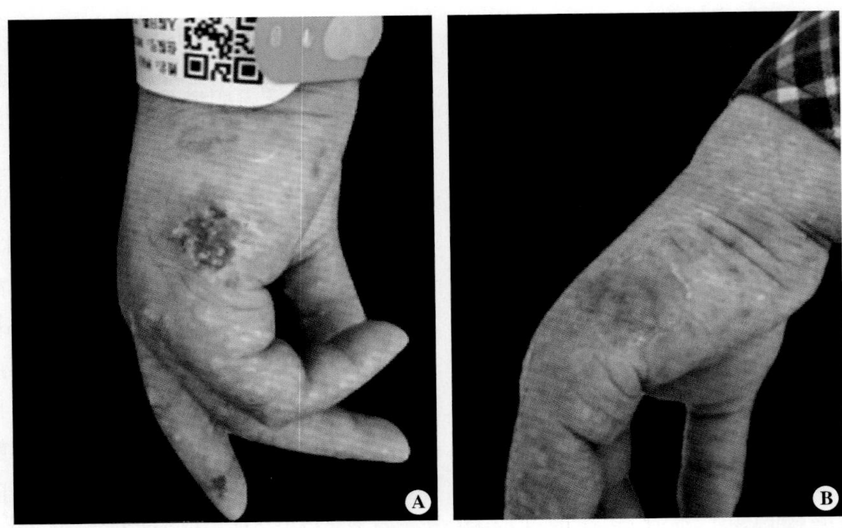

图3-1-34　光动力疗法治疗鲍温病

A. 治疗前；B. 治疗后（治疗参数：功率90～100mW/cm²，照光时间为20分钟）

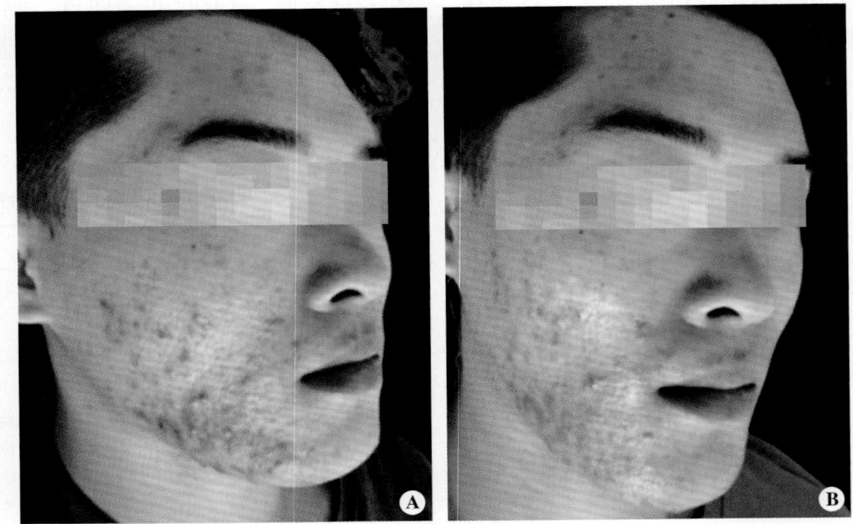

图3-1-35　红、蓝光联合针清治疗痤疮

A. 治疗前；B. 治疗后（治疗参数：能量5级，50J/cm²，照光时间为20分钟）

（编者：栗玉珍；审校：林　彤，顾　恒）

参考文献

戴惟，李福生，韩秋漪，等，2019. 可见光LED的皮肤光疗应用综述. 光源与照明，(1)：9-14.

丁帆，陈斌，金铁，等，2021. 海姆泊芬光动力治疗鲜红斑痣的临床观察. 临床皮肤科杂志，50(4)：196-201.

侯陈宁，孙建钢，白晓云，等，2013. 红光治疗皮肤病的临床应用. 医学研究与教育，30(6)：97-102.

金双，黄丹，吴敏智，等，2021. 皮肤科光动力疗法的疼痛管理. 中国麻风皮肤病杂志，37(10)：679-683.

李勤，余文林，苑凯华，2011. 激光美容外科治疗学. 北京：人民军医出版社.

刘根林，桂春，赵建林，2013. 皮肤病光动力治疗仪的合理选择. 医疗卫生装备，34(1)：95-96，115.

刘华振，吕开阳，2021. 点阵激光治疗瘢痕的机制研究进展. 中华烧伤杂志，37(4)：386 -390.

卢忠，2008. 皮肤激光医学与美容. 上海：复旦大学出版社.

卢忠，乐百爽，2018. 点阵激光临床应用专家共识. 实用皮肤病学杂志，11(6)：321-324.

任捷，项蕾红，2013. 光调作用在皮肤美容中的应用. 国际皮肤性病学杂志，39(1)：42-45.

王侠生，廖康煌，2005. 杨国亮皮肤病学. 上海：上海科学技术文献出版社.

王延婷，李承新，王艳春，等，2010. 光调作用应用于皮肤科的现状，第七届中国医师协会美容与整形医师大会论文集，725-728.

魏霜，李玉军，张凤民，2019. LED 红光在临床疾病中的研究及应用. 激光生物学报，28(5)：405-409.

夏伟康，金竹，周昌林，等，2021. 光敏剂在光动力治疗中的应用研究进展. 武汉工程大学学报，43(2)：131-138.

宣桂鑫，2000. 物理学与高新技术. 上海：上海科技教育出版社.

赵子君，张国龙，王秀丽，2019. 低强度光在皮肤病治疗中的研究进展. 国际皮肤性病学杂志，43(5)：273-276.

郑家伟，2012. 婴幼儿血管瘤“等待观察”的治疗策略应予改变. 中国口腔颌面外科杂志，10(2)：163-164.

中国中西医结合学会皮肤性病专业委员会色素病学组，中华医学会皮肤性病学分会白癜风研究中心，中国医师协会皮肤科医师分会色素病工作组，2021. 中国黄褐斑诊疗专家共识（2021版）. 中华皮肤科杂志，54(2)：110-115.

中华医学会皮肤性病学分会光动力治疗研究中心，中国康复医学会皮肤病康复专业委员会，中国医学装备协会皮肤病与皮肤美容分会光医学治疗装备学组，2021. 氨基酮戊酸光动力疗法皮肤科临床应用指南（2021版）. 中华皮肤科杂志，54(1)：1-9.

中华医学会皮肤性病学分会银屑病专业委员会，2019. 中国银屑病诊疗指南（2018简版）. 中华皮肤科杂志，52(4)：223-230.

中华医学会整形外科分会血管瘤和脉管畸形学组，2019. 血管瘤和脉管畸形的诊断及治疗指南（2019版）. 组织工程与重建外科杂志，15(5)：277-317.

周朝晖，唐剑辉，杨天赤，等，2016. 氨甲环酸联合黄光、胶原贴治疗黄褐斑48例临床观察. 中国皮肤性病学杂志，(1)：105-107.

周展超，2008. 皮肤激光与光子：进展与现状. 实用皮肤病学杂志. 1(2)：67-70.

周展超，2009. 皮肤美容激光与光子治疗. 北京：人民卫生出版社.

周展超，吴余乐，2000. 皮肤美容激光. 南京：东南大学出版社.

朱菁，2003. 激光医学. 上海：上海科学技术出版社.

Alhowaish A，Dietrich N，Onder M，et al，2013. Effectiveness of the 308-nm excimer laser in the treatment of vitiligo：A review. Laser Med Sci，28：1035-1041.

Alster TS，Lupton JR，2001. Erbium：YAG cutaneous laser resurfacing. Dermatol Clin，19(3)：453-466.

Altshuler GB，Anderson RR，Manstein D，et al，2010. Extended theory of selective photothermolysis. Lasers Surg Med，29(5)：416-432.

Anderson RR，Parrish JA，1983. Selective photothermolysis：precise microsurgery by selective absorption of pulsed radiation. Science，220(4596)：524-527.

Ansari MA，Erfanzadeh M，Mohajerani E，2013. Mechanisms of laser-tissue interaction：Ⅱ tissue thermal properties. J Lasers Med Sci，4(3)：99-106.

Asawanonda P，Anderson RR，Chang Y，et al，2000. 308-nm excimer laser for the treatment of psoriasis：a dose-response study. Arch Dermatol，136(5)：619-624.

Ash C，Town G，Whittall R，et al，2017. Lasers and intense pulsed light(IPL) association with cancerous lesions. Lasers Med Sci，32(8)：1927-1933.

Avci P，Gupta A，Sadasivam M，et al，2013. Low-level laser(light) therapy (LLLT) in skin：stimulating，healing，restoring. Semin Cutan Med Surg，32(1)：41-52.

Babilas P，Schreml S，Szeimies RM，et al，2010. Intense pulsed light(IPL)：a review. Lasers Surg Med，42(2)：93-104.

Badawi A，2012. Role of lasers in facial rejuvenation. G Ital Dermatol Venereol，147(3)：285-293.

Bagherani N，2016. Efficacy of blue light in treatment of acne. Dermatol Ther，29(3)：210.

Bailin PL，Ratz JL，Wheeland RG，1990. Laser therapy of the skin. A review of principles and applications. Otolaryngol Clin North Am，23(1)：123-164.

Baltás E，Nagy P，Bonis B，et al，2001. Repigmentation of localized vitiligo with the xenon chloride laser. Br J Dermatol，144(6)：1266-1267.

Barakat MT，Moftah NH，El Khayyat MA，et al，2017. Significant reduction of inflammation and sebaceous glands size in acne vulgaris lesions after intense pulsed light treatment. Dermatol Ther，30(1)：e12418.

Bashkatov AA，Genina EA，Kochubey VI，et al，2005. Optical properties of human skin，subcutaneous and mucous tissues in the wavelength range from 400 to 2000 nm. J Phys D Appl Phys，38(15)：2543-2555.

Bauland CG，Lüning TH，Smit JM，et al，2011. Untreated hemangiomas：growth p attern and residual lesions. Plast Reconstr Surg，127(4)：1643-1648.

Beggs S，Short J，Rengifo-Pardo M，et al，2015. Applications of the excimer laser. Dermatol Surg，41(11)，1201-1211.

Bernstein EF，Schomacker KT，Shang X，et al，2021. The first commercial 730 nm picosecond-domain laser is safe and effective for treating multicolor tattoos. Lasers Surg Med，53(1)：89-94.

Bitter PH，2000. Noninvasive rejuvenation of photodamaged skin using serial，full-face intense pulsed light treatments. Dermatol Surg，26(9)：835-843.

Bjerring P，Christiansen K，Troilius A，2003. Intense pulsed light source for the treatment of dye laser resistant port-wine stains. J Cosmet Laser Ther，5(1)：7-13.

Brancaleon L，Moseley H，2022. Laser and non-laser light sources for photodynamic therapy. Lasers Med Sci，17(3)：173-186.

Bronfenbrener R, Ragi J, Milgraum S, 2012. Granuloma annulare treated with excimer laser. J Clin Aesthet Dermatol, 5(11): 43-45.

Chan HH, Kono T, 2003. Nevus of Ota: clinical aspects and management. Skinmed, 2(2): 89-96.

Chang CJ, Yu DY, Chang SY, et al, 2015. Real-time photothermal imaging and response in pulsed dye laser treatment for port wine stain patients. Biomed J, 38(4): 342-349.

Chang LC, Haggstrom AN, Drolet BA, et al, 2008. Hemangioma Investigator Group. Growth characteristics of infantile hemangiomas: implications for management. Pediatrics, 122(2): 360-367.

Chapas AM, Eickhorst K, Geronemus RG, 2007. Efficacy of early treatment of facial port wine stains in newborns: A review of 49 cases. Lasers Surg Med, 39(7): 563-568.

Chapas AM, Geronemus RG, 2009. Physiologic changes in vascular birthmarks during early infancy: mechanisms and clinical implications. J Am Acad Dermatol, 61(6): 1081-1082.

Chen JK, Ghasri P, Aguilar G, et al, 2012. An overview of clinical and experimental treatment modalities for port wine stains. J Am Acad Dermatol, 67(2): 289-304.

Claudia Dompe, 2020. Photobiomodulation-underlying mechanism and clinical applications. J Clin Med, 9(6): 1724.

Cordoro KM, Frieden IJ, 2010. Pulsed dye laser for port wine stains. J Am Acad Dermatol, 62(6): 1065-1066.

Cosgarea R, Susan M, Crisan M, et al, 2013. Photodynamic therapy using topical 5-aminolaevulinic acid vs. surgery for basal cell carcinoma. J Eur Acad Dermatol Venereol, 27(8): 980-984.

Couto RA, Maclellan RA, Zurakowski D, et al, 2012. Infantile hemangioma: clinical assessment of the involuting phase and implications for management. Plast Reconstr Surg, 130(3): 619-624.

David LM, Lask GP, Glassberg E, et al, 1989. Laser abrasion for cosmetic and medical treatment of facial actinic damage. Cutis, 43(6): 583-587.

Desai S, Mahmoud BH, Bhatia AC, et al, 2010. Paradoxical hypertrichosis after laser therapy: a review. Dermatol Surg, 36(3): 291-298.

Dierickx CC, Khatri KA, Tannous ZS, et al, 2008. Micro-fractional ablative skin resurfacing with two novel erbium laser systems. Lasers Surg Med, 40(2): 113-123.

Dijkema SJ, van der Lei B, 2005. Long-term results of upper lips treated for rhytides with carbon dioxide laser. Plast Reconstr Surg, 115(6): 1731-1735.

Douglas RS, Donsoff I, Cook T, et al, 2004. Collagen fillers in facial aesthetic surgery. Facial Plast Surg, 20(2): 117-123.

El-Domyati M, El-Ammawi TS, Medhat W, et al, 2011. Effects of the Nd: YAG 1320-nm laser on skin rejuvenation: clinical and histological correlations. J Cosmet Laser Ther, 13(3): 98-106.

Fairhurst MV, Roenigk RK, Brodland DG, 1992. Carbon dioxide laser surgery for skin disease. Mayo Clin Proc, 67(1): 49-58.

Fitzpatrick RE, Goldman MP, Satur NM, et al, 1996. Pulsed carbon dioxide laser resurfacing of photo-aged facial skin. Arch Dermatol, 132(4): 395-402.

Gan SD, Graber EM, 2013. Laser hair removal: a review. Dermatol Surg, 39(6): 823-838.

Gao L, Qian L, Wang L, et al, 2018. Topical halometasone reduces acute adverse effects induced by pulsed dye laser for treatment of port wine stain birthmarks. J Lasers Med Sci, 9(1): 19-22.

Geronemus RG, Ashinoff R, 1991. The medical necessity of evaluation and treatment of port-wine stains. J Dermatol Surg Oncol, 17(1): 76-79.

Goldberg DJ, Rogachefsky AS, Silapunt S, 2002. Non-ablative laser treatment of facial rhytides: a comparison of 1450-nm diode laser treatment with dynamic cooling as opposed to treatment with dynamic cooling alone. Lasers Surg Med, 30(2): 79-81.

Green HA, Domankevitz Y, Nishioka NS, 1990. Pulsed carbon dioxide laser ablation of burned skin: in vitro and in vivo analysis. Lasers Surg Med, 10(5): 476-484.

Grimes, Pearl E, 1995. Melasma: etiologic and therapeutic considerations. Arch Dermatol, 131(12): 1453-1457.

Hartmann F, Lockmann A, Grönemeyer LL, et al, 2017. Nd: YAG and pulsed dye laser therapy in infantile haemangiomas: a retrospective analysis of 271 treated haemangiomas in 149 children. J Eur Acad Dermatol Venereol, 31(8): 1372-1379.

Hoeger PH, Harper JI, Baselga E, et al, 2015. Treatment of infantile haemangiomas: recommendations of a European expert group. Eur J Pediatr, 174(7): 855-865.

Hölzle E, 1992. Pigmented lesions as a sign of photodamage. Br J Dermatol, 127(Suppl 41): 48-50.

Hoon Chung, 2012. The nuts and bolts of low-level laser (light) therapy. Ann Biomed Eng, 40(2): 516-533.

HuangH, Huang M, Lv W, et al, 2019. Inhibition of trichophyton rubrum by 420-nm intense pulsed light: in vitro activity and the role of nitric oxide in fungal death. Front Pharmacol, 10: 1143.

JA Carruth, 1984. Argon laser in the treatment of port wine stains. J R Soc Med, 77(9): 722-724.

Ji J, Zhang LL, Ding HL, et al, 2014. Comparison of 5-aminolevulinic acid photodynamic therapy and red light for treatment of photoaging. Photodiagnosis Photodyn Ther, 11(2): 118-121.

Kamat BR, Carney JM, Arndt KA, et al, 1986. Cutaneous tissue repair following CO_2 laser irradiation. J Invest Dermatol, 87(2): 268-271.

Kaufman BP, Aman T, Alexis AF, 2018. Postinflammatory hyperpigmentation: epidemiology, clinical presentation, pathogenesis and treatment. Am J Clin Dermatol, 19(4): 489-503.

Kaune KM, Lauerer P, Kietz S, et al, 2014. Combination therapy of infantile hemangiomas with pulsed dye laser and Nd: YAG laser is effective and safe. J Dtsch Dermatol Ges, 12(6): 473-478.

Kelly KM, Nelson JS, Lask GP, et al, 1999. Cryogen spray cooling in combination with nonablative laser treatment of facial rhytides. Arch Dermatol, 135(6): 691-694.

Kemeny L, Bonis B, Dobozy A, et al, 2001. 308-nm excimer laser therapy for psoriasis. Arch Dermatol, 137(1): 95-96.

Kennedy JC, Pottier RH, Pross DC, 1990. Photodynamic therapy with endogenous protoporphyrin Ⅸ: basic principles and present clinical experience. J Photochem Photobiol B, 6(1-2): 143-148.

Kim J, Lee J, Choi H, 2021. Intense pulsed light attenuates uv-induced hyperimmune response and pigmentation in human skin cells. Int J Mol Sci, 22(6): 3173.

Kim MM, Darafsheh A, 2020. Light Sources and Dosimetry Techniques for Photodynamic Therapy. Photochem Photobiol, 96(2): 280-294.

Kim SK, You HR, Kim SH, et al, 2016. Skin photorejuvenation effects of light. emitting diodes(LEDs): a comparative study of yellow and red LEDs in vitro and in vivo. Clin Exp Dermatol, 41(7): 798-805.

Knight JM, 2019. Combined 400-600nm and 800-1200nm intense pulsed phototherapy of facial acne vulgaris. J Drugs Dermatol, 18(11): 1116-1122.

Kono T, Frederick Groff W, Chan HH, et al, 2009. Long-pulsed neodymium: yttrium-aluminum-garnet laser treatment for hypertrophic port-wine stains on the lips. J Cosmet Laser Ther, 11(1): 11-13.

Kono T, Sakurai H, Takeuchi M, et al, 2007. Treatment of resistant port-wine stains with a variable-pulse pulsed dye laser. Dermatol Surg, 33(8): 951-956.

Kopera D, Smolle J, Kaddu S, et al, 2004. Nonablative laser treatment of wrinkles: meeting the objective? Assessment by 25 dermatologists. Br J Dermatol, 150(5): 936-939.

Kwiatkowski S, Knap B, Przystupski D, et al, 2018. Photodynamic therapy mechanisms, photosensitizers and combinations. Biomed Pharmacother, 106: 1098-1107.

Lan CC, Ho PY, Wu CS, et al, 2015. LED 590 nm photomodulation reduces UVA induced metalloproteinase expression via upregulation of antioxidant enzyme catalase. J Dermatol Sci, 78(2): 125-132.

Laubach H, Chan HH, Rius F, et al, 2007. Effects of skin temperature on lesion size in fractional photothermolysis. Lasers Surg Med, 39(1): 14-18.

Laubach HJ, Tannous Z, Anderson RR, et al, 2006. Skin responses to fractional photothermolysis. Lasers Surg Med, 38(2): 142-149.

Laube S, Taibjee S, Lanigan SW, 2003. Treatment of resistant port wine stains with the V Beam pulsed dye laser. Lasers Surg Med, 33(5): 282-287.

Léauté-Labrèze C, Harper JI, Hoeger PH, 2017. Infantile haemangioma. Lancet, 390(10089): 85-94.

Li D, Lin SB, Cheng B, 2018. Complications and posttreatment care following invasive laser skin resurfacing: A review. J Cosmet Laser Ther, 20(3): 168-178.

Li DC, Nong X, Hu ZY, et al, 2020. Efficacy and related factors analysis in HMME-PDT in the treatment of port wine stains. Photodiagnosis Photodyn Ther, 29: 101649.

Li G, Lin T, Wu Q, et al, 2010. Clinical analysis of port wine stains treated by intense pulsed light. J Cosmet Laser Ther, 12(1): 2-6.

Lipp MB, Angra K, Wu DC, 2021. Safety and efficacy of a novel 730nm picosecond titanium sapphire laser for the treatment of benign pigmented lesions. Lasers Surg Med, 53(4): 429-434.

Li-Qiang G, Hua W, Si-Li N, et al, 2018. A clinical study of HMME-PDT therapy in Chinese pediatric patients with port-wine stain. Photodiagnosis Photodyn Ther, 23: 102-105.

Loh TY, Wu DC, 2021. Novel application of the 730 and 785nm picosecond titanium sapphire lasers for the treatment of nevus of ota. Lasers Surg Med, 53(9): 1141-1145.

Madu PN, Syder N, Elbuluk N, 2020. Postinflammatory hypopigmentation: a comprehensive review of treatments. J Dermatolog Treat, 33(2): 704-708.

Mamalis A, Garcha M, Jagdeo J, 2015. Light emitting diode-generated blue light modulates fibrosis characteristics: fibroblast proliteration, mlgratlon speed and reactive oxygen species generation. Lasers Surg Med, 47(2): 210-215.

Mandt N, Troilius A, Drosner M, 2005. Epilation today: physiology of the hair follicle and clinical photo-epilation. J Investig Dermatol Symp Proc, 10(3): 271-274.

Manstein D, Herron GS, Sink RK, et al, 2004. Fractional photothermolysis: a new concept for cutaneous remodeling using microscopic patterns of thermal injury. Lasers Surg Med, 34(5): 426-438.

Masson-Meyers DS, Bumah VV, Enwemeka CS, 2016. Blue light does not impair wound healing in vitro. J Photochem Photobiol B, 160: 53-60.

Mathew ML, Karthik R, Mallikarjun M, et al, 2018. Intense Pulsed Light Therapy for Acne-induced Post-inflammatory Erythema. Indian Dermatol Online J, 9(3): 159-164.

Menaker GM, Wrone DA, Williams RM, et al, 1999. Treatment of facial rhytids with a nonablative laser: a clinical and histologic study. Dermatol Surg, 25(6): 440-444.

Mordon S, Capon A, Creusy C, et al, 2000. In vivo experimental evaluation of skin remodeling by using an Er: Glass laser with contact cooling. Lasers Surg Med, 27(1):1-9.

Morton CA, Szeimies RM, Basset-Seguin N, et al, 2019. European dermatology forum guidelines on topical photodynamic therapy 2019 part 1: treatment delivery and established indications - actinic keratoses, Bowen' s disease and basal cell carcinomas. J Eur Acad Dermatol Venereol, 33: 2225-2238.

Moy WJ, Yakel JD, Osorio OC, et al, 2015. Targeted narrowband intense pulsed light on cutaneous vasculature. Lasers Surg Med, 47(8): 651-657.

Muhlbauer W, Nath G, Kreitmair A, 1976. Treatment of capillary hemangiomas and nevi flammei with light. Langenbecks Arch Chir, 1976: 91-94.

Newman JB, Lord JL, Ash K, et al, 2000. Variable pulse erbium: YAG laser skin resurfacing of perioral rhytides and side-by-side comparison with carbon dioxide laser. Lasers Surg Med, 26(2): 208-214.

Nicklas C, Rubio R, Cárdenas C, et al, 2019. Comparison of efficacy of aminolaevulinic acid photodynamic therapy vs. adapalene gel plus oral doxycycline for treatment of moderate acne vulgaris-A simple, blind, randomized, and controlled trial. Photodermatol Photoimmunol Photomed, 35(1): 3-10.

Paithankar DY, Clifford JM, Saleh BA, et al, 2003. Subsurface skin renewal by treatment with a 1450nm laser in combination with dynamic cooling. J Biomed Opt, 8(3): 545-551.

Passeron T, Zakaria W, Ostovari N, et al, 2004. Efficacy of the 308-nm excimer laser in the treatment of mycosis fungoides. Arch Dermatol, 140(10): 1291-1293.

Patriota RC, Rodrigues CJ, Cuce LC. 2011. Intense pulsed light in photoaging: a clinical, histopathological and immunohistochemical evaluation. An Bras Dermatol, 86(6): 1129-1133.

Peris K, Fargnoli MC, Garbe C, et al, 2019. Diagnosis and treatment of basal cell carcinoma: European consensus-based interdisciplinary guidelines. Eur J Cancer, 118: 10-34.

Piccolo D, Di Marcantonio D, Crisman G, et al, 2014. Uncon-ventional use of intense pulsed light. Biomed Res Int. 618206.

Piccolo D, Kostaki D, 2018. Photodynamic therapy activated by intense pulsed light in the treatment of nonmelanoma skin cancer. Biomedicines, 6(1): 18.

Polla LL, Tan OT, Garden JM, et al, 1987. Tunable pulsed dye laser for the treatment of benign cutaneous vascular ectasia. Dermatologica, 174(1): 11-17.

Posten W, Wrone DA, Dover JS, 2005. Low-level laser therapy for wound healing: mechanism and efficacy. Dermatol Surg, 31(3): 334-340.

Pu Y, Chen W, Yu Z, 2012. Research progress of Hemoporfin-part one: preclinical study. Photodiagnosis Photodyn Ther, 9(2): 180-185.

Rawlings AV, 2006. Ethnic skin types: are there differences in skin structure and function? Int J Cosmet Sci, 28(2): 79-93.

Reddy KK, Brauer JA, Idriss MH, et al, 2013. Treatment of port-wine stains with a short pulse width 532nm Nd: YAG laser. J Drugs Dermatol, 12(1): 66-71.

Riley PA, 1997. Melanin. Int J Biochem Cell Biol, 29(11): 1235-1239.

Rolet D, Roberge CJ, Auger FA, et al, 2009. Regulation of skin collagen metabolism in vitro using a pulsed 660 nm LED light source: clinical correlation with a single-blinded study. J Invest Derulat, 129(12): 2751-2759.

Rolle A, Pereszlenyi A, 2005. Laser resection of lung metastasis. Multimed Man Cardiothorac Surg, 2005(628): mmcts. 2004. 000570.

Sabeti S, Ball KL, Burkhart C, et al, 2021. Consensus statement for the management and treatment of port-wine birthmarks in sturge-weber syndrome. JAMA Dermatol, 157(1): 98-104.

Serranp G, Gabriel C, Cuadra J, et al, 1989. Riehl' s melanosis: pigmented contact dermatitis caused by fragrances. J Am Acad Dermatol, 21(5 Pt 2): 1057-1060.

Shah KN, 2010. The diagnostic and clinical significance of café-au-lait macules. Pediatr Clin North Am, 57(5): 1131-1153.

Shah S, Alster TS, 2010. Laser treatment of dark skin: an updated review. Am J Clin Dermatol, 11(6): 389-397.

Shen JJ, Jemec GB, Arendrup MC, et al, 2020. Photodynamic therapy treatment of superficial fungal infections: A systematic review. Photodiagnosis Photodyn Ther, 31: 101774.

Shi W, Wang J, Lin Y, et al, 2014. Treatment of port wine stains with pulsed dye laser: a retrospective study of 848 cases in Shandong Province, People' s Republic of China. Drug Des Devel Ther, 12(8): 2531-2518.

Sorbellini E, Rucco M, Rinaldi F, 2018. Photodynamic and photobiological effects of light-emitting diode (LED) therapy in dermatological disease: an update. Lasers Med Sci, 33(7): 1431-1439.

Spring LK, Krakowski AC, Alam M, et al, 2017. Isotretinoin and timing of procedural interventions: a systematic review with consensus recommendations. JAMA Dermatol, 153(8): 802-809.

Tadokoro R, Shikaya Y, Takahashi Y, 2019. Wide coverage of the body surface by melanocyte-mediated skin pigmentation. Dev Biol, 449(2): 83-89.

Tadokoro R, Takahashi Y, 2017. Intercellular transfer of organelles during body pigmentation. Curr Opin Genet Dev, 45: 132-138.

Tanghetti EA, 2016. The histology of skin treated with a picosecond alexandrite laser and a fractional lens array. Lasers Surg Med, 48(7): 646-652.

Tanghetti Md E, Jennings JA, 2018. Comparative study with a 755 nm picosecond Alexandrite laser with a diffractive lens array and a 532 nm/1064 nm Nd: YAG with a holographic optic. Lasers Surg Med, 50(1): 37-44.

Taylor M, Porter R, Gonzalez M. Intense pulsed light may improve inflammatory acne through TNF-α down-regulation. J Cosmet Laser Ther, 16(2): 96-103.

Taylor SC, 2002. Skin of color: biology, structure, function, and implications for dermatologic disease. J Am Acad Dermatol, 46: S41-S62.

Tierney EP, Hanke CW, 2010. Treatment of CO_2 laser induced hypopigmentation with ablative fractionated laser resurfacing: case report and review of the literature. J Drugs Dermatol, 9(11): 1420-1426.

Tierney EP, Hanke CW, 2011. Alexandrite laser for the treatment of port wine stains refractory to pulsed dye laser. Dermatol Surg, 37(9): 1268-1278.

Tollefson MM, Frieden IJ, 2012. Early growth of infantile hemangiomas: what parents' photographs tell us. Pediatrics, 130(2): e314-e320.

Town G, Ash C, Eadie E, et al, 2007. Measuring key parameters of intense pulsed light(IPL)devices. J Cosmet Laser Ther, 9(3): 148-160.

vander Horst CM, Koster PH, de Borgie CA, et al, 1998. Effect of the timing of treatment of port-wine stains with the flash-lamp-pumped pulsed-dye laser. N Engl J Med, 338(15): 1028-1033.

Waldman A, Bolotin D, Arndt KA, et al, 2017. ASDS guidelines task force: consensus recommendations regarding the safety of lasers, dermabrasion, chemical peels, energy devices, and skin surgery during and after isotretinoin use. Dermatol Surg, 43(10): 1249-1262.

Wang J, Geronemus R, 2022. Treatment update of port-wine stain. J Drugs Dermatol, 21(6): 681-682.

Wang T, Chen D, Yang J, et al, 2018. Safety and efficacy of dual-wavelength laser(1064 + 595 nm)for treatment of non-treated port-wine stains. J Eur Acad Dermatol Venereol, 32(2): 260-264.

Wat H, Wu DC, Rao J, et al, 2014. Application of intense pulsed light in the treatment of dermatologic disease: a systematic review. Dermatol Surg, 40(4): 359-377.

Wehner M, Betz P, Aden M, 2019. Influence of laser wavelength and beam profile on the coagulation depth in a soft tissue phantom model. Lasers Med Sci, 34(2): 335-341.

Weiss RA, Mcdaniel DH, Geronemus RG, et al, 2005. Clinical trial of a novel non-thermal LED array for reversal of photoaging: clinical, histologic, and surface profilometric results. Lasers Surg Med, 36(2): 85-91.

Welch AJ, Jorge H, Cheong WF, 1989. Laser physics and laser-tissue interaction. Tex Heart Inst J, 16(3): 141-149.

Wu X, Hammer JA, 2014. Melanosome transfer: it is best to give and receive. Curr Opin Cell Biol, 29: 1-7.

Yang CC, Chai CY, 1995. Animal study of skin resurfacing using the ultrapulse carbon dioxide laser. Ann Plast Surg, 35(2): 154-158.

Yeh YT, Peng JH, Peng P, 2020. Histology of ex vivo skin after treatment with fractionated picosecond Nd: YAG laser in high and low-energy settings. J Cosmet Laser Ther, 22(1): 43-47.

Ying Z, Li X, Dang H, 2013. 5-aminolevulinic acid-based photodynamic therapy for the treatment of condylomata acuminata in Chinese patients: a meta-analysis. Photodermatol Photoimmunol Photomed, 29(3): 149-159.

Yu W, Ma G, Qiu Y et al, 2016. Why do port-wine stains (PWS)on the lateral face respond better to pulsed dye laser (PDL)than those located on the central face? J Am Acad Dermatol, 74(3): 527-535.

Yu W, Zhu J, Gu Y, et al, 2019. Port-wine stains on the neck respond better to a pulsed dye laser than lesions on the face: An intrapatient comparison study with histopathology. J Am Acad Dermatol, 80(3): 779-781.

Zhenxiao Z, Aie X, Yuzhi J, et al, 2011. Exploring the role of a nonablative laser(1320 nm cooltouch laser)in skin photorejuvenation. Skin Res Technol, 17(4): 505-509.

Zubair R, Lyons AB, Vellaichamy G, et al, 2019. What's new in pigmentary disorders. Dermatol Clin, 37(2): 175-181.

第二节 射频及超声美容技术

一、射频美容技术及应用

(一)射频的定义

射频(radiofrequency, RF)由大约1MHz的

高频电流组成，是介于调幅、调频无线电波之间的高频交流变化电磁波，其能量以电或磁的形式（波）在空间存在并传播。其频率范围很广，可以在数百千赫兹（kilohertz，kHz）到数百MHz的范围内。研究显示，人体对非辐射源处射频能量的吸收频率以80～100MHz最好。射频的辐射及所伴随的现象可以通过能量（energy）、辐射（radiation）和场（filed）来表示。电磁辐射是以电和磁的形式（波）在空间进行传播的。电磁场是指在一个特定的区域中电磁能量存在的方式，可以理解为电和（或）磁场在这个特定区域中的强度。通常用每平方米的瓦特数（W/m^2）来表达和测量电场的大小，而用每平方米的安培数（A/m^2）来表达和测量磁场的大小。另外一个用来表达射频场大小的单位是功率密度（power density）。

（二）射频的工作机制

人体组织中的电磁场耦合产生热量，射频加热效果取决于设备的工作频率。射频通过电流中电子（离子）的运动（电流）引起组织加热，故能在一定的组织深度中实现容积性加热。射频没有选择性，即无论皮肤类型，高频电流把组织作为一个整体加热。即使有反射或散射也没有能量损失。治疗对于深肤色人群是安全的，对于透明靶色基是有效的，能量扩散仅取决于组织电导率。射频加热含有水的生物组织有两种机制：①1～3MHz的低频射频，主要作用机制是交变电磁场中带电离子流位移撞击皮肤水分子，使皮肤水分子振动产生热量；②在10MHz及以上的频率下，水分子的旋转开始变得比较明显，20～40MHz高频射频可以使电磁场中的水分子产生高速旋转，产生比离子流更多的热量，从而导致生物组织的温度升高。

射频加热的深度取决于治疗头的几何形状及冷却持续时间。射频在组织中的穿透深度因治疗头点击的表面积不同而不同。治疗头电极的表面积越大，则穿透的深度越深。产生的热量大小取决于每一脉冲治疗组织的阻抗及选择的治疗方式。皮肤表面保护的组织深度由冷却时间和强度控制。因此，组织中产生热量的程度和深度可以通过改变治疗头电极的大小、几何形状、发射的能量（与组织的抗阻直接有关）及冷却参数来决定。

射频能量穿透组织或当能量穿透组织时，能量的衰减将取决于电流的流畅性、电极的配置（单极、双极或多极）、治疗区域的解剖位置及组织的导电特性。射频能量的产生遵循Ohm’s定律：

$$能量（J）=I^2Zt$$

其中，I：电流（安培）；Z：阻抗（欧姆）；t：时间（秒）

由此可见，射频穿透深度取决于电极的工作频率、几何形状和配置、输入功率及治疗时间和模式（固定模式，即使用带有电极的面板覆盖治疗区域；运动模式，即将电极在皮肤上移动）。

正如在离子电流加热中发生的那样，能量在单极射频中的穿透深度也随着频率的增加而降低。因此，通过不同频率的操作，可以将大部分能量集中到特定的皮肤层。例如，在40MHz高频下工作，主要作用是收紧皮肤，因为能量主要集中在真皮区域，而如27MHz较低的频率会将能量集中在皮肤更深的层次中，这对于塑形和脂肪可起到破坏作用。

需要注意的是，治疗的效果（皮肤紧致、胶原蛋白重塑和脂肪减少）不仅与温度有关，而且与温度的持续时间或射频脉冲持续时间有关。暴露在70～90℃的温度下数毫秒将会导致组织凝固，而应用较低的温度（如42℃）数十分钟也会对敏感细胞造成不可逆转的损害。例如，脂肪细胞对温度的变化特别敏感。通过使用正确的电极几何形状，低输入功率（为了不使皮肤表面过热）和长的施用时间（数分钟），可以在身体塑形过程中引起脂肪细胞的凋亡。

（三）射频的生物学作用

射频对于组织的生物学作用常常也是热作用。热作用的程度取决于以下因素：辐射的频率、大小、形态和照射部位的方位（位置）、辐射时间、周围的环境状态、热消散是否有效等。受到功率密度达到或超过1～10mW/cm^2RF作用时，组织的温度便会明显升高（但不一定会受到损伤）。

1. 对胶原纤维的影响 射频能量到达皮肤会发生双重作用。首先是热刺激导致胶原收缩，这是由于部分胶原分子间的连接键受到射频的作用发生断裂松开，同时蛋白质的三级结构开始解旋，但是这些改变并不是完全彻底的，当部分化学键仍保留时，胶原分子就会出现收缩。其次，热损伤会引起胶原纤维变性，启动机体的创伤愈合机制，在修复这些变性的胶原过程中，将产生大量新生胶原，导致真皮重建和增厚（图3-2-1）。

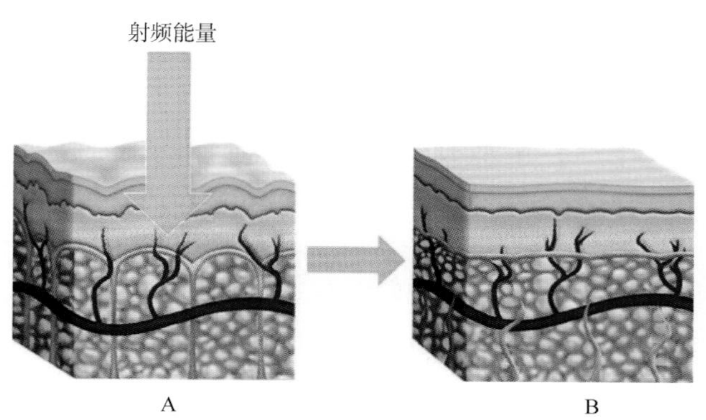

图3-2-1　射频治疗后皮肤真皮组织中胶原的变化

A. 治疗前；B. 治疗后

2. 对脂肪细胞的影响　射频的热作用可以增强局部脂肪组织中血液循环和淋巴系统的引流。脂肪组织对血流非常敏感，射频加热产生的充血可以增加局部的血流，从而增加脂肪分解，释放出游离脂肪酸。一般射频治疗后大约两周，脂肪细胞中细胞膜会出现局部分层现象，然后细胞膜撕裂，出现穿孔，这种现象称为焦亡（pyroptosis）。细胞膜上的穿孔大到足以让脂滴通过，细胞中的三酰甘油释放出来，在脂肪酶的作用下，裂解成游离脂肪酸和甘油，最后经肝脏代谢，排出体外。脂肪细胞膜的这种不可逆性的穿孔，会导致明显的脂肪组织体积和脂肪细胞数量的减少。

（四）射频的分类及典型设备应用简述

1. 单极射频

（1）有回路单极射频（monopolar RF）：其生物工作原理在于以治疗区域接触皮肤的有源电极，与较远处一个接触面积大的接地电极作为回流电极传递电流。当有源电极上产生高密度射频电流时，电流穿透组织向大的回流电极方向发散（图3-2-2）。因此，其在有源电极附近产生热量，并且它不依赖于回流电极的大小、形状或位置。射频电流从电极上迅速发散，从而降低加热效果。在与电极尺寸相等的距离内，加热就变得不那么重要。单极射频加热区大约为电极大小的一半。因此，通过控制射频功率和电极的几何形状和尺寸，可以控制穿透深度和对组织的影响。单极系统在外科中用于手术中血管的切割和凝固，在皮肤美容治疗中有皮肤收紧和胶原蛋白重塑的作用。

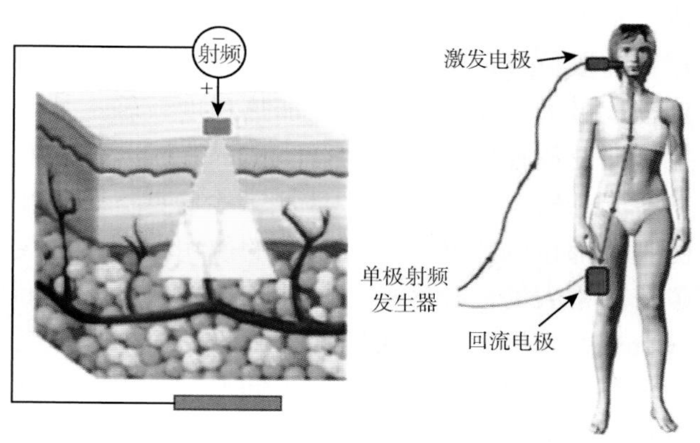

图3-2-2　有回路单极射频工作原理图

代表性仪器为Thermage®（Solta Medical，Pleasanton，CA，USA），频率为6.78MHz。体内研究表明，它可在皮肤3～6ms的可控深度处产生65～75℃的治疗区，对真皮进行容积加热，这种柱状分布的加热模式可以产生双重作用，开始的作用是改变胶原。当能量破坏分子中的氢键时，能改变胶原分子中的三螺旋结构，从而导致胶原快速收缩，而在非剥脱性激光治疗中没有报道这种快速收缩作用。收缩的胶原刺激机体启动创伤后再修复机制，随后的数月中（2～6个月）或者更长时间内，可以观察到真皮乳头层有纤维组织形成及胶原的合成增多。在使用该设备治疗4个月后组织标本中可以观察到，表皮和真皮乳头层增厚，并且有皮脂腺的收缩。

（2）无回路单极射频（unipolar RF）：没有接地电极，这种射频装置使用单个电极，在某种程度上，作为皮肤中电磁能量耦合的天线。代表性设备是Alma Accent Pro深蓝热塑射频治疗仪，频率为40.68MHz，采用专利PMT波相匹配技术，具有作用深度精确、无需回流电极等显著优势，可以在皮下特定深度产生射频场，使皮肤和皮下组织中的水分子高速旋转震动，从而使组织快速加热。它的高频振荡形态是一种被称为弧形（radiative）的特殊方式（图3-2-3）。其完全不同于其他的射频治疗仪利用组织电阻产生热的方式。

其理论为，将人体组织整体视为阻抗（Ω），通过与其具有一致阻抗的振荡器发出高频波，该高频波通过具有考虑到其振幅相位长度的治疗头由其前端以电波的形式放出，作用于皮下水分子，使得水分子高速旋转摩擦产生热能，对组织进行加热。其焦点即相位一致的部位被设计在稍离开治疗头前段位置的真皮、皮下，所以这一深度的加热程度最大，而皮肤表面的加热程度较轻。其他代表性设备有Vanquish®（BTL Industries，波士顿，马萨诸塞州，美国），主要用于减少腹部、背部和侧腹等部位的脂肪，通过独特的使用，可以一次覆盖非常大的治疗区域。同类产品还有truSculpt®（Cutera，布里斯班，加利福尼亚州，美国），这是另一种单极射频系统，具有不同尺寸的手具，具有很大的灵活性，可针对难以触及的大面积和小面积治疗区域。

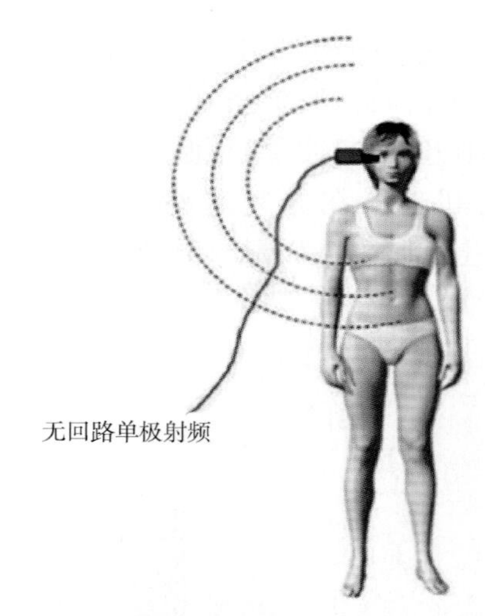

图3-2-3　无回路单极射频工作原理图

（3）双聚能单极射频（D-focused unipolar RF）：代表性设备是Alma的热拉提。它采用液相压缩技术，保证内部调制频率为40.68MHz不变的前提下，通过提高外部调制频率，压缩射频正弦波波形，并通过波相匹配技术，调整正弦波传播方向，使射频波振荡中心热作用更集中，能量更聚焦，可使靶组织温度达到55～65℃。同时采用高频射频移相器，通过射频波的相位调整，雷达式定位导航，精准控制相位移动在不同层次，可以使射频能量直接作用在所需要治疗的皮肤层（图3-2-4）。目前可以调节的作用深度分别是1.5mm、2.5mm、3.5mm、4.5mm，解决了传统射频穿透深度不可控的问题。

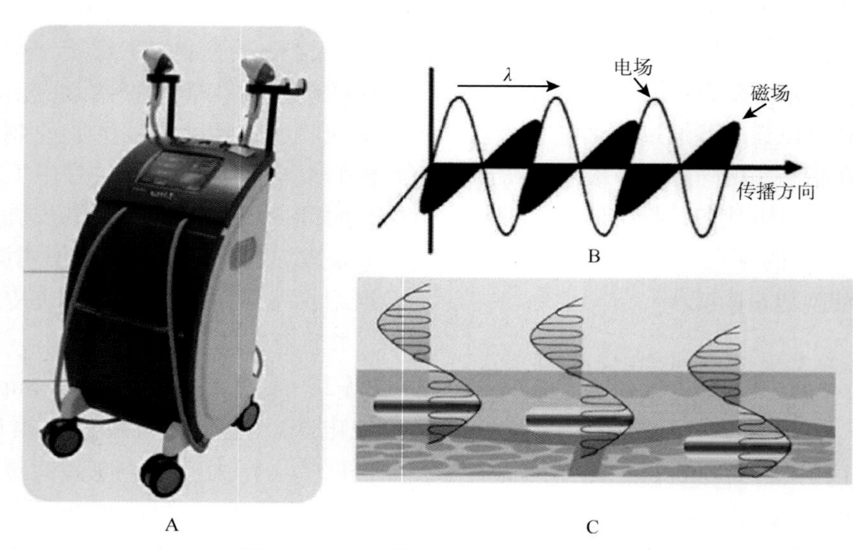

图3-2-4　双聚能单极射频的工作原理

A. 代表性设备——Alma热拉提；B. 射频波形；C. 射频波的相位移动

2. 双极射频（bipolar RF）　由两个对称的正负电极组成，它们紧密靠在一起并与治疗区相接触。射频电流在电极之间流动，不会像单极射频那样扩散到身体其他部分。射频穿透深度大约是两个电极之间距离的一半，故穿透深度较浅。两个电极之间的距离很小，在附近产生相等的热效应，并且射频电流的发散减小（图3-2-5）。因此，大部分的热量集中在电极附近，可以更好地控制被治疗区域的大小。热穿透深度是电极尺寸和电极间距的函数。穿透深度也可以通过改变系统的工作频率来控制，临床上可以通过改变在限制范围内的不同电极间距来改变穿透深度。这样，频率越高加热效果越浅。另外，通过施加负压（以真空的形式）使电极之间的皮肤发生折叠可以增大组织的受热体积。该技术已用于塑形和减脂，如Viora的Reaction™和VelaShape™。由于电极之间非常接近，减少了能量损失，也降低了治疗区域的能量密度，从而减少了电极下方皮肤过热和灼伤的风险，因此治疗的耐受性更好，造成的痛苦也更小。

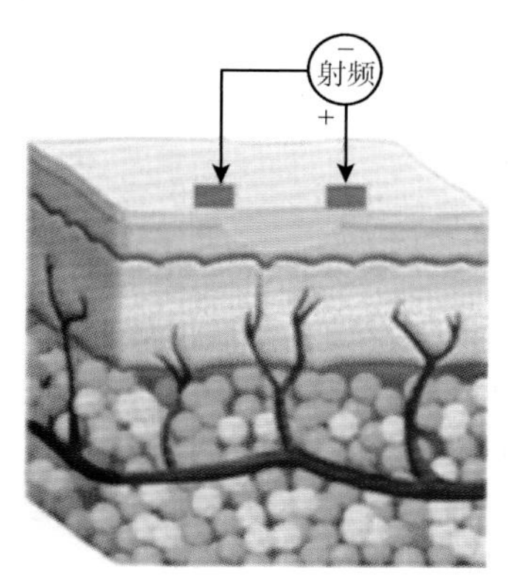

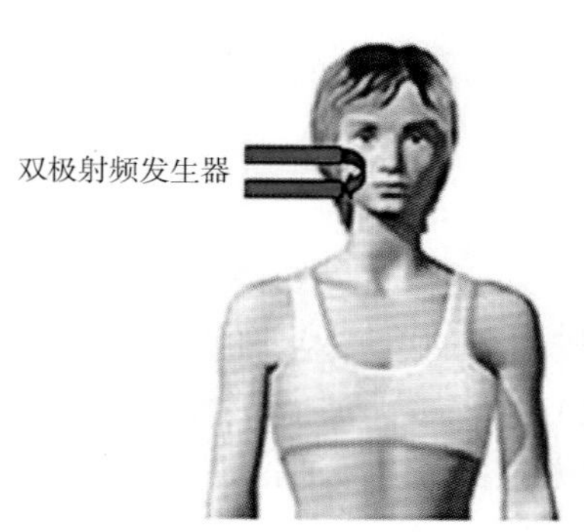

图3-2-5　双极射频的工作原理

3. 多极射频（multipolar RF）　由3个或3个以上电极构成，所有电极交替互换正负电荷，在任意两个电极间形成电流回路，多条电流回路使治疗能量聚集，故使用相对低的功率就能获得足够的能量，从而迅速提高治疗区域皮肤组织温度。其本质是双极射频几何结构上的组合。在这种情况下，一系列双极电极被用于圆形或线性结构。射频电流在电极之间流动，在更大的组织体积和不同的穿透深度上产生更均匀的加热效果。由于同时使用更多电极，也能很快达到所需的治疗终点温度（图3-2-6）。此外，行多级射频治疗时患者不需要佩戴电极板或电极垫片，多个电极正负极交替互换，不仅增加了治疗头的作用面积，还能使皮肤组织加热更为均匀，可以有效节省治疗时间，增强治疗安全性及舒适度。

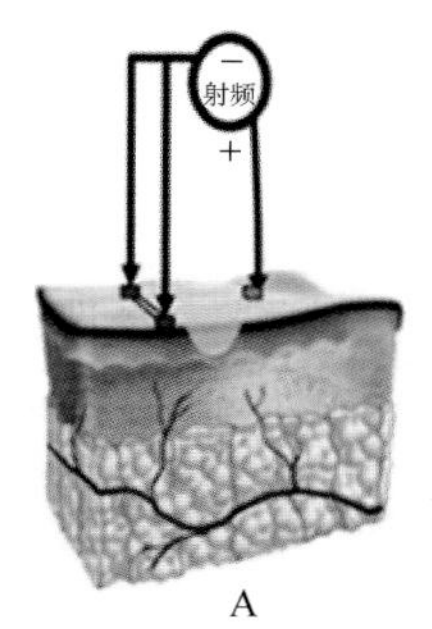

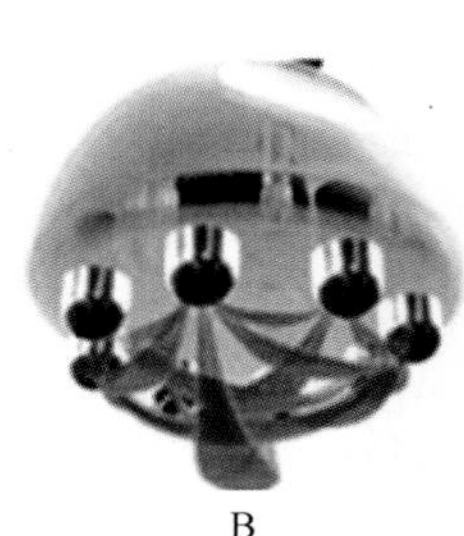

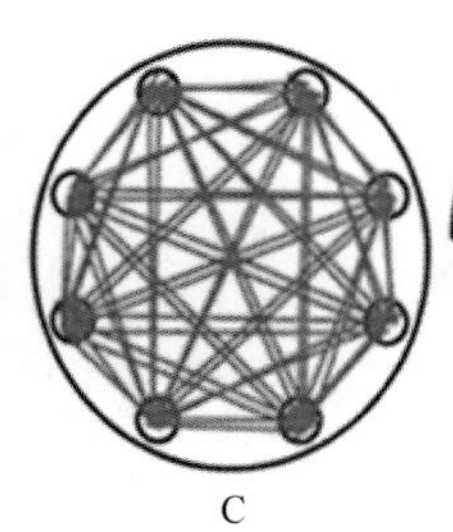

图3-2-6　多极射频的工作原理

A. 基本模式图；B～D. 显示不同穿透深度下电极之间的射频电流

4. 点阵射频（fractional RF）　是在点阵激光的概念和成功应用的基础上发展起来的。它通过阵列式排布双极射频电极产生电流，点阵模式加热局部真皮层，形成微小的热损伤带，大小为100～400μm，具有表皮损伤小、创面愈合快的优势（图3-2-7）。点阵激光的热效应限于剥脱区域（剥脱治疗）或热凝固柱（非剥脱治疗）的周边，而点阵射频则不同，它的能量作用于整个真皮，为点阵方式的容积性加热，因而射频治疗可以产生更有效的皮肤紧致效果。根据作用机制，点阵射频分为非侵入性点阵射频及侵入性点阵射频（即微针点阵射频）。

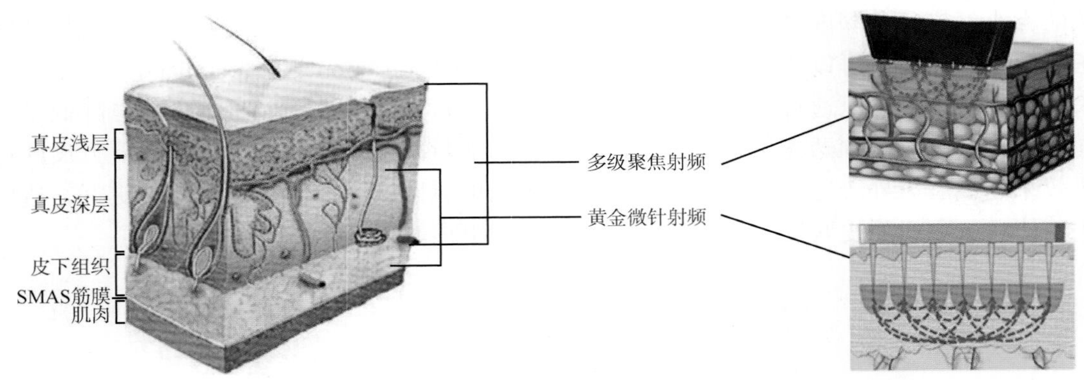

图3-2-7 点阵射频的工作模式图

（1）非侵入性点阵射频：通过矩阵式排列的正/负电极直接接触皮肤发射能量，电极接触部位的表皮形成微剥脱，真皮可见不连续加热区域（图3-2-8），单个加热区域由浅至深是剥脱—凝固—坏死及亚坏死组织的连续变化，形成上窄下宽的水滴形，能量越高剥脱比例越大，反之则凝固坏死和亚坏死的比例越大。行非侵入性电极治疗时需保持治疗区域皮肤干燥，因潮湿的皮肤阻抗极低，能量发射时可以在正负电极之间的皮肤表面直接形成回路，对表皮造成损伤。

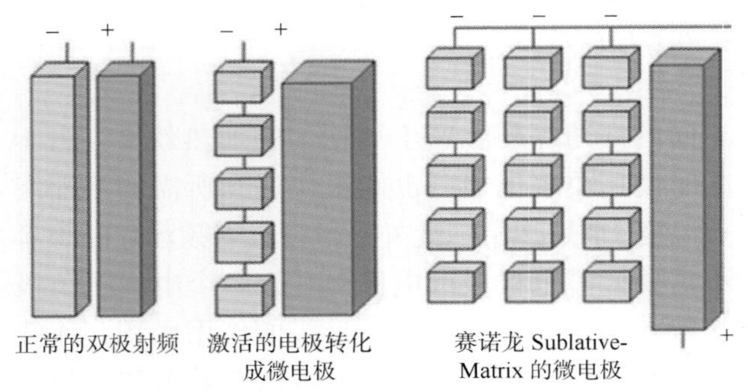

图3-2-8 点阵射频的工作原理

Syneron Candela根据点阵双极射频开发出了“Sublative RF”，已用于Matrix RF和eMatrix设备。该设备是将热能传递到皮肤的真皮层，同时使表皮损伤最小化。通过控制射频电流能量和输送脉冲，可以减少对表皮的损伤并促进更深的真皮重塑（图3-2-9）。由于对表皮的影响很小，恢复时间较短，所以也降低了感染和色素变化的发生风险。

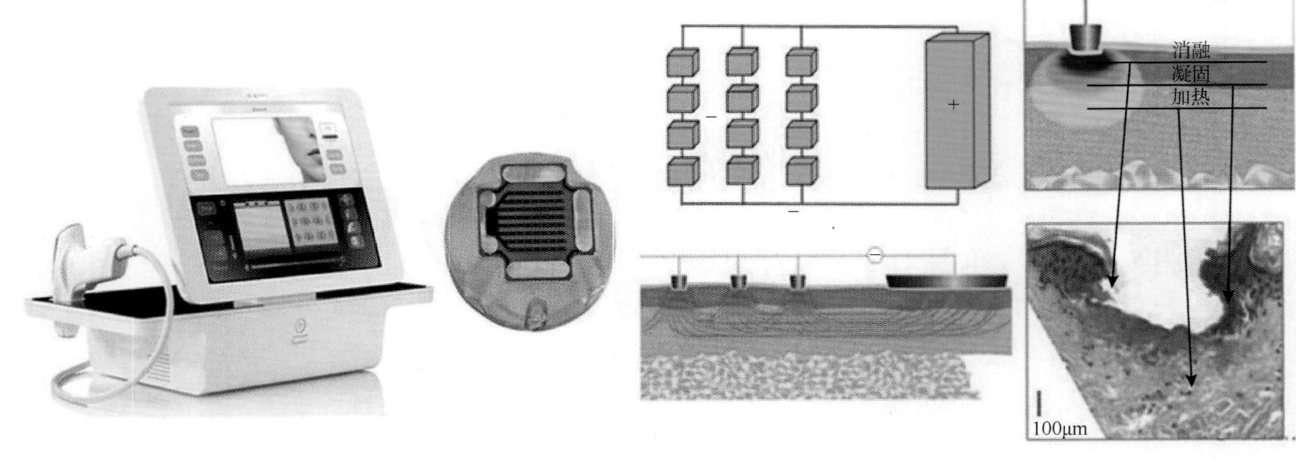

图3-2-9 赛诺龙的eMatrix™

eMatrix™及其Sublative™治疗头、工作模式及对组织的作用

（2）侵入性点阵射频：又称微针点阵射频，利用点阵式分布的绝缘或非绝缘微针将射频能量直接传递至靶组织，由于能量直接作用于深层真皮，对表皮没有影响（图3-2-10）。与作用表浅的点阵设备相比，微针可以在深层真皮中产生更高的温度，从而具有更强的胶原收缩作用，能够改

善深层皱纹和促进皮肤紧致。通过调节针的长短来控制射频能量穿透深度，其作用仅限于电极之间的皮肤，故其副作用较小，恢复时间较短。侵入性点阵射频在临床治疗时兼具有射频加热和微针机械损伤的双重作用。

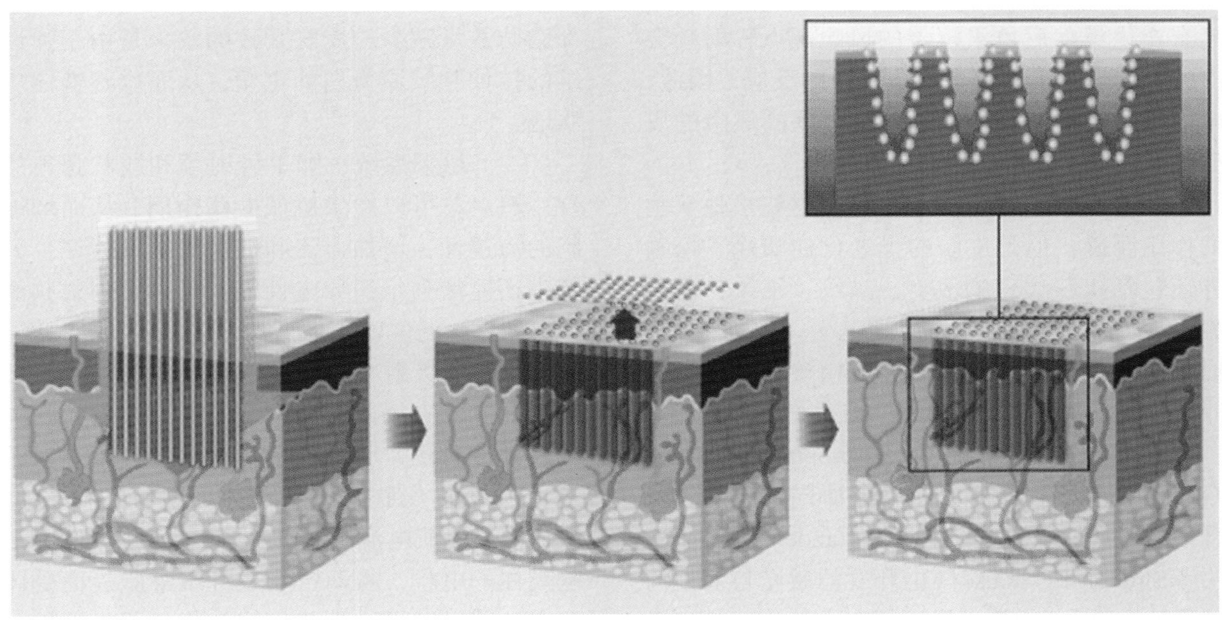

图3-2-10　射频微针的工作模式

这类射频微针分为两类：一类是绝缘射频微针，它通过表皮刺入至真皮乳头层，针尖发射射频，由于针体绝缘，故热效应可以有效集中于真皮层，主要围绕在针尖周围；另一类是半绝缘射频微针，它刺入真皮后的针体能发射射频能量，尽管它产生的热损伤区域较大，但是它主要利用表皮和真皮之间阻抗的差异，使射频电流更容易通过真皮，故对表皮的损伤依然很小；与绝缘微针相比，它的热作用范围更广，故对真皮能产生更强的胶原收缩作用，对改善深层皱纹和促进皮肤紧致都有很好的作用。绝缘微针射频仪的代表是路创立的Lutronic Infini和半岛医疗的黄金微针射频；半绝缘微针的代表是以色列的3DEEP相控射频微针系统（图3-2-11），它采用相控技术，使射频电流在微针和微针之间形成回路，这样就显著地拓宽了微针加热产生的热损伤区域。

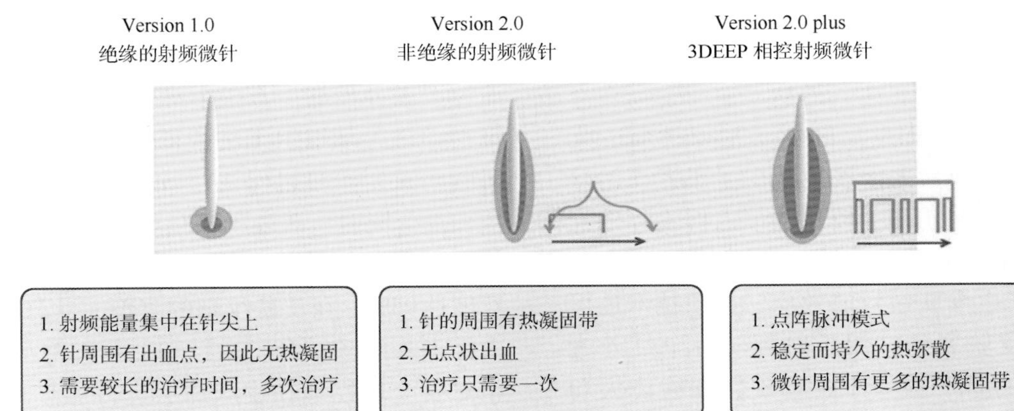

图3-2-11　不同类型射频微针作用模式对比图

通常，射频能量大小、作用的时间和微针的深度均可以调节，微针的深度和射频作用的时间主要影响射频所导致的热损伤组织学改变，而能量大小可能与真皮热损伤的密度有关。由于点阵射频是非靶色基依赖，其对所有皮肤类型治疗都是安全的。然而，应该注意的是，尽管射频与皮肤的相互作用不依赖于黑素或任何其他靶色基的存在，但对于较深肤色的皮肤类型和晒黑的皮肤仍然有产生炎症后色素沉着的风险。点阵射频会在皮肤中加热并引起伤口愈合过程的反应，因此，临床应用时仍然需要谨慎地对待这些高风险的皮肤类型。

5. 混合系统 射频技术在解决皮肤松弛下垂中的作用明确，但是皮肤的光老化症状除了松垂之外还包括皮肤纹理的改变、皱纹、细纹、色素增生及毛细血管扩张等。为此诞生了混合系统，即射频与其他光、电、能量装置相整合，包括强脉冲光、真空系统、脉冲磁场、红外线、超声等。

（1）光电协同系统（electro-optical synergy，ELŌS）：是基于射频和光学设备协同效应的一种混合系统，是由以色列Syneron Candela强脉冲光发明者Shimon Eckhouse博士开发的激光与射频的协同系统。ELŌS™技术采用带有冷却尖端的双极射频，同时具有激光或IPL脉冲。光学部分包含400nm以上可见光到近红外光范围的波段光（通常有400～980nm、580～980nm、680～980nm）或单波长激光。根据选择性光热作用原理，光加热靶色基，对周围组织无损伤。冷却的尖端保护皮肤表层的同时将射频能量作用到更深的皮肤层。由于射频具有较好的导电性，射频能量将集中在受加热的组织中，引起靶色基受热，从而产生预期的治疗效果。这种协同效应不仅可以应用在脱毛治疗中，还可以用在色素和血管病变的治疗、皮肤年轻化和紧致（700～2000nm的红外光和双极射频）中。

ELŌS™的主要优点是降低了治疗所需的光学功能密度，从而最大限度地减少了患者在治疗期间的不适感，并提高了较深肤色人群治疗的安全性。由于射频作用，在治疗色素性皮肤病期间可能也会产生皮肤紧致的效应。这项技术还可用于减脂和皮肤紧致。双极射频与一个红外光源（700～2000nm）或一个带有旋转圆柱体大功率LED（870nm）相协同，能够产生按摩、引流和吸力。圆柱体是射频电极。通过真空吸引引起皮肤褶皱，增加射频和光的穿透性。在不断的按摩过程中增加深层组织的温度（高达43℃），这可加速脂肪细胞的代谢，从而减小了脂肪的体积，导致身体治疗部位周径减少。暴露时间过长会产生更高的温度（45℃），有可能导致脂肪细胞的凋亡（脂肪细胞对热比皮肤细胞更敏感），因此导致局部脂肪数量减少。皮肤紧致的效果是由于弹性纤维的拉伸和胶原蛋白的重塑，从而改善整体皮肤质地。

（2）超频系统：即单极射频和线状超声的联合。超声波可以产生机械振荡作用，从而增加细胞的渗透性，增加血流和促进组织的代谢，另外超声还能增强组织导电性能，可以协同射频能量穿透到更深的位置。

（3）多级射频和脉冲磁场的联合系统：多级射频和脉冲磁场的联合系统是在发射射频的同时释放脉冲磁场，脉冲磁场自身并不产生热量，而是通过置于皮肤上方的线圈，诱导磁场穿过皮肤，形成负荷电流（涡流），改变真皮细胞膜上带电受体的电位，从而影响成纤维细胞表面受体的分布；同时可促进血管生成和生长因子释放，与多级射频可以起到更好的协同作用，增加胶原蛋白的形成。代表性的设备是Venus Legacy®（Venus Concept，加拿大安大略省多伦多市）

（五）射频的临床应用

1. 皮肤美容领域

（1）紧肤除皱：目前认为单极射频是非侵入方式治疗皮肤松弛的金标准。它穿透深、穿透力强，治疗后1～10个月随访显示80%的患者皮肤松弛有改善，55%的患者有皮肤纹理的改善，效果维持持久。患者均未出现瘢痕、疼痛或脂肪萎缩等严重并发症。双极射频有效穿透深度低于单极射频，深部组织无法获得足够的能量，需要短时间内重复治疗以保证疗效。点阵射频在皮肤深层加热的同时，对表皮存在点状剥脱效应。Dayan等在对247例下颌和颈部皮肤松弛患者的治疗中满意度达93%，在皮肤纹理的改善上具有明显效果。微针点阵射频结合了微针和射频的治疗模式，能相对安全可控地在皮肤深层进行加热。Matteo等观察了33例下面部和颈部轻度皮肤松弛患者，治疗后6个月发现患者的颈颏角与颌下角分别降低了28.58°和16.68°，射频在对下面部和颈部皮肤松弛治疗和紧肤提升中存在优势。

治疗案例展示（图3-2-12，图3-2-13）：

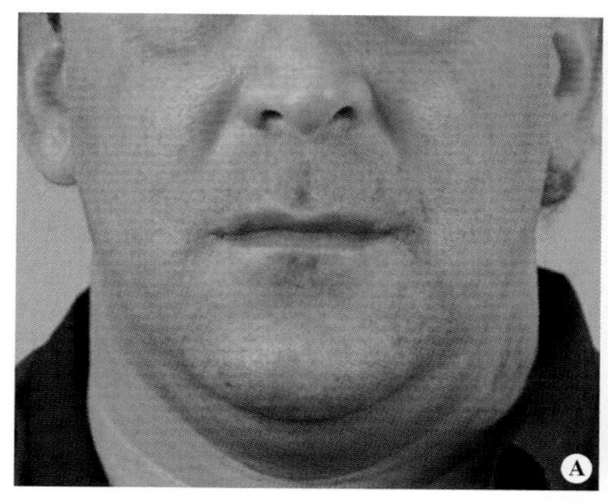
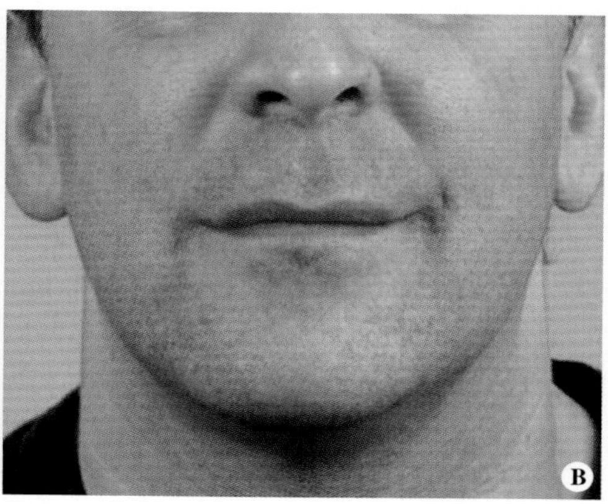

图3-2-12　热玛吉改善颈部松弛

A. 治疗前；B. 治疗后9个月

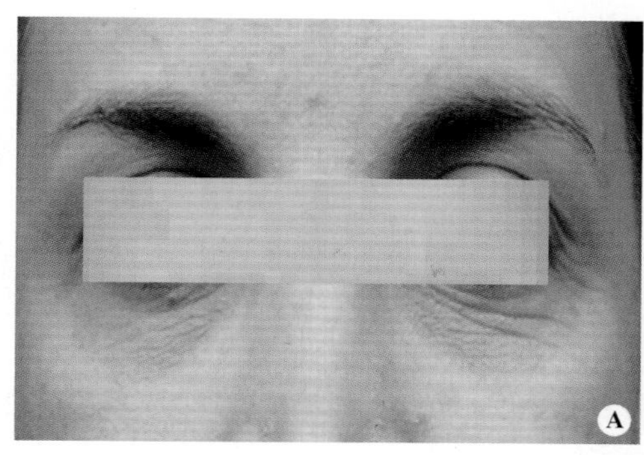
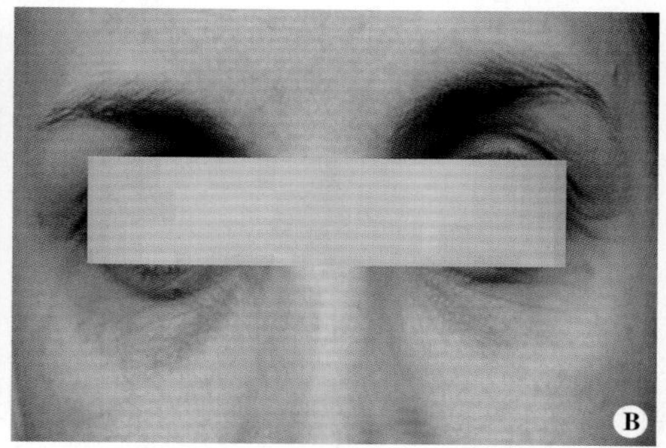

图3-2-13　3DEEP相控射频改善眼周老化

A. 治疗前；B. 5次治疗后

（2）射频溶脂：射频对脂肪细胞和脂肪代谢存在明确的影响。射频技术利用交流电在脂肪细胞中产生离子流和局部热量，可在一定程度上改善脂肪和脂肪团的外观。单极容积式射频仪可进行更广泛、更深层的加热，被推荐用于脂肪和脂肪团的治疗。Kennedy等回顾了31个临床研究，有2937例患者接受了射频及其他多种技术减少皮下脂肪或身体轮廓的治疗，大多数患者都获得了满意的疗效，其中对射频治疗的满意率为71%和97%。射频溶脂技术与其他的溶脂技术相比，疗效相当，但是在治疗的周期、能量、治疗方式上仍缺乏相应的共识性研究。

治疗案例展示（图3-2-14）：

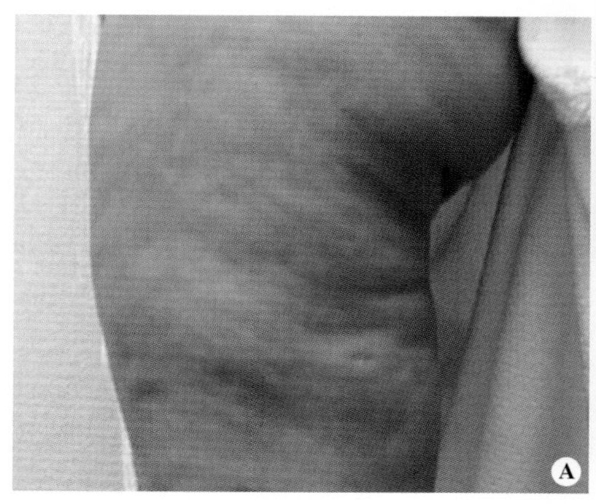
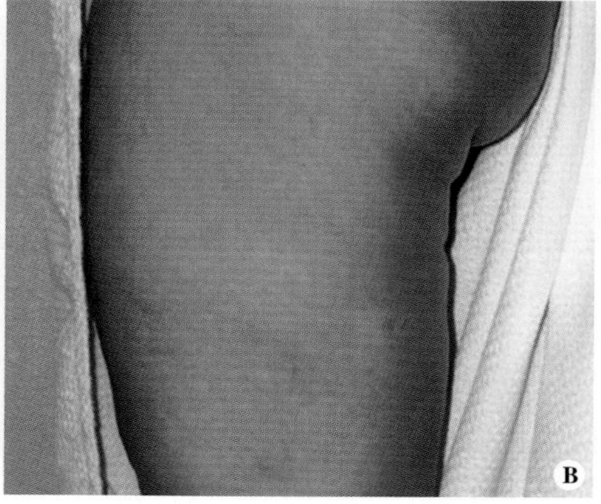

图3-2-14　热拉提改善下肢脂肪堆积

A. 治疗前；B. 第3次治疗后3个月

2. 皮肤治疗领域

（1）瘢痕：尽管激光是瘢痕治疗的一线选择，但是由于射频的独特优势，使其在瘢痕治疗上占有重要地位。射频的靶基是极性水分子和带电粒子，不依赖皮肤靶色基，就可以实现体积性或点阵模式加热，通过电热作用刺激、损伤、破坏瘢痕组织，启动机体创伤后的自我修复机制，促进真皮胶原纤维、弹性纤维的增生及重排，从而修复瘢痕。其中，微等离子体射频利用单极射频发射能量将惰性气体（如氮气、氩气等）激发为等离子状态，后者具有高温和高能量的性质，当其接触皮肤后，能量迅速传递给治疗区域的皮肤组织，在皮肤表面形成微剥脱，同时热量传导至真皮层，通过表皮剥脱重建和真皮加热重塑，获得瘢痕的弹性、平整度和色差等的改善。另外，点阵射频、射频微针等也可以用于瘢痕治疗。近来，低温等离子体（non-therma Plasma，NTP）也被尝试用于瘢痕的治疗。在动物实验中，NTP被发现可促进伤口愈合，可能通过抑制TGF-β1/Smad2/Smad3信号通路并调节α-SMA和Ⅰ型胶原的水平发挥其降低瘢痕形成的作用。对于瘢痕疙瘩，NTP还可以下调EGFR和STAT3的表达，抑制成纤维细胞的迁移。

治疗案例展示（图3-2-15，图3-2-16）：

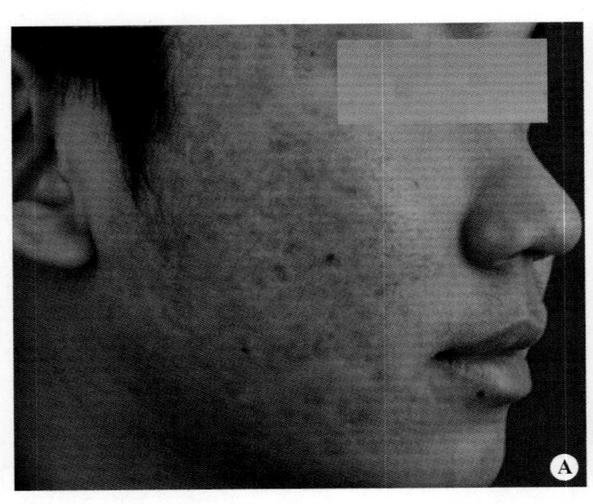
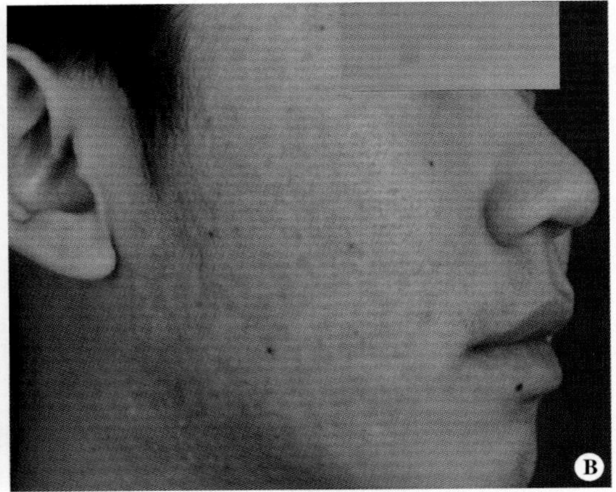

图3-2-15　3DEEP相控微针射频治疗痤疮瘢痕效果图

A. 治疗前；B. 第3次治疗后3个月

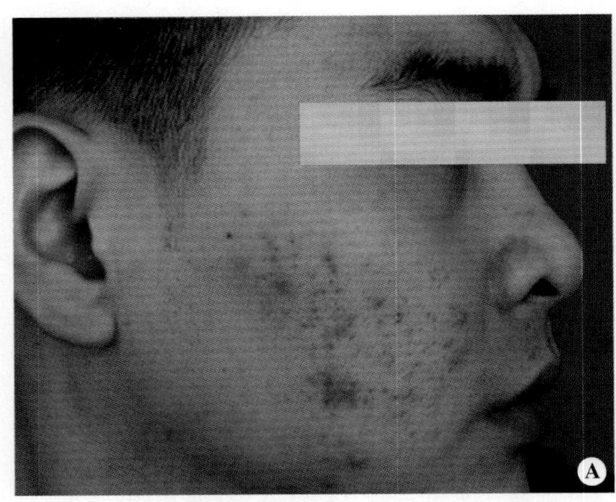
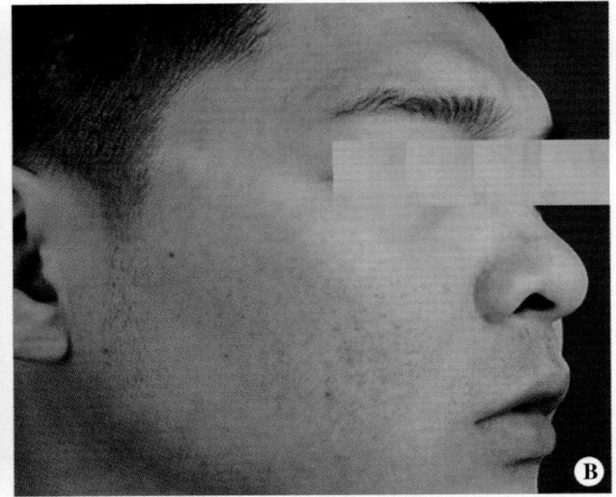

图3-2-16　等离子体治疗痤疮瘢痕效果图

A. 治疗前；B. 第3次治疗后3个月

（2）黄褐斑：射频治疗黄褐斑的具体机制不清，推测可能是由于射频能量可以穿透真表皮基膜带，作用于真皮层，故能促使基膜带及真皮胶原和弹性纤维新生，同时射频的热刺激可能加快了老化的不健康的黑素细胞代谢和分解，所以临床上可用单极射频、点阵射频、微针射频来治疗黄褐斑。前者配合1%曲酸导入可以有效治疗黄褐斑。点阵射频和微针射频一般采用低密度的剥脱和深穿透能量的方式。另外，微针射频联合低剂量的调Q Nd：YAG激光治疗也是安全有效的。但是目前临床并未常规使用射频设备来治疗黄褐斑。

（3）皮肤敏感：利用射频治疗皮肤敏感的主要机制可能是，首先射频电流作用于皮肤，通过电离渗透作用使皮肤表面水分子电解为离子状态，迅速通过细胞间离子通道至基底层，补充水分；其次，射频技术产生的能量可刺激角质形成细胞功能的恢复、重建皮肤砖墙结构。上述作用可修复受损的皮肤屏障，提高皮肤对外界刺激的耐受性。目前多应用高频低能量多极射频进行治疗，一般每周治疗一次，需6～10次治疗。

（4）炎症性皮肤病：射频治疗炎症性皮肤病的主要机制：①射频微针可对痤疮脓肿部位和周围皮脂腺进行选择性破坏；②射频产生的热刺激可使局部的血液循环改善，提高皮肤组织的新陈代谢；③热刺激后还可减轻痤疮的炎症反应，激活自身的抗炎作用。由于其他炎症性皮肤病也常伴有皮脂腺异常、免疫功能紊乱等因素，射频技术同样可改善除痤疮外的其他炎症性皮肤病，但对于其有效性及安全性还需进一步的研究。

3. 黏膜治疗　目前临床上主要使用单极射频和双极射频来治疗阴道黏膜疾病。其主要适用于阴道松弛干涩、萎缩性阴道炎、轻度尿失禁、外阴硬化苔藓、外阴松弛变形与色素沉着、与阴道环境相关的性功能障碍、轻中度压力性尿失禁。治疗时不同仪器参数设置不同，以个人能耐受为准。一般每个疗程3～5次，治疗间隔为2～4周，可以维持6～12个月。每次治疗后，患者能够立即恢复所有正常活动，包括性生活。

（六）射频和其他医学美容治疗的联合应用

将射频治疗与其他医学美容治疗进行联合应用，应重点关注不良反应是否存在叠加、彼此间是否存在冲突等问题。因此，联合治疗应安排好合理的顺序和间隔时间。

1. 与光电设备联合应用　总的原则是，优先安排无创性治疗，在短暂而且合理的间隔时间之后，再进行有创性治疗。当无创性射频与有创性激光设备联合或有创性射频与无创性激光设备联合治疗时，建议先进行无创性治疗，间隔两周之后再进行有创性治疗。

如果将无创性射频与其他无创性激光设备进行联合应用，则没有明确先后顺序。在确保无明显不良反应叠加的情况下，可以在同一天内先后完成治疗，两次治疗之间间隔数分钟至数小时不等，具体根据治疗后的反应决定。

如果将有创性射频与其他有创性激光设备进行联合应用，一般根据治疗需求安排先后顺序，不同治疗之间间隔1～3个月。如果均为刺激胶原增生类的有创治疗，间隔时间应延长至3个月以上。

2. 与微整形技术的联合应用　微整形治疗常需使用到A型肉毒毒素、透明质酸、可吸收线材、纳米脂肪或脂肪胶等制剂或材料，与射频联合治疗时需要考虑不同治疗间的先后顺序。尽管目前研究已证实，射频治疗不会影响A型肉毒毒素的弥散，但是如果选择射频治疗与肉毒毒素注射在同一天同一部位进行时，应优先完成射频治疗，间隔数分钟至数小时，待皮肤组织冷却后，再根据患者的需求和耐受情况，进行肉毒毒素注射；如果先注射了肉毒毒素，则建议间隔两周后再进行同部位的射频治疗。射频治疗后当天即可以进行透明质酸的注射；对于已完成透明质酸注射的患者，需要根据透明质酸分子量和交联程度不同而区别对待，大致2周至3个月以后再进行射频治疗。射频治疗后当天待皮温恢复正常即可进行埋蛋白线治疗；如果已经进行了埋蛋白线治疗，一般需要间隔3个月以上再进行射频治疗。对脂肪填充而言，可以先进行射频治疗再进行脂肪填充，如已脂肪填充推荐3～6个月后进行射频治疗。

3. 与手术的联合应用　将射频治疗与手术进行联合应用时，一般先进行有创的手术治疗。术后应给予手术治疗充分的恢复时间，一般需要等待1～2个月，待手术创伤愈合以后再进行射频治疗。

4. 与微针联合治疗　根据患者不同情况，如需与射频（除微针点阵射频外）联合治疗，可采取先进行滚轮微针治疗，而后两周进行射频治疗，也可先进行无创射频治疗，无创射频治疗后当天待皮肤温度恢复正常即刻进行滚轮微针治疗。

5. 与聚焦超声联合治疗　聚焦超声在临床上可用于面部紧致提升，也可用于减脂塑形，它可通过在皮下组织中形成高能聚焦，产生热凝固点，达到面部紧致提升作用，与射频联合治疗，可有减脂并增加紧致提升的协同效果，根据患者个体情况，可进行不同顺序方案选择，如先行射频治疗，待皮肤温度降至正常即可再同一天进行聚焦超声治疗；若先进行聚焦超声治疗，建议至少间隔两周后再进行射频治疗。但考虑到避免热凝固区堆积，热效应过高而易引发不良反应的可能，两者间隔一定时间的治疗要比无间断序贯治疗更安全。

在减脂塑形方面，高能聚焦超声主要包括聚焦非热能型超声和聚焦热能型超声。当与射频联合治疗时，可先用射频治疗所需部位15～20分钟增加局部血液循环，这可能会增强聚焦超声的机械效应，而后再进行聚焦超声治疗破坏脂肪细胞；若先进行聚焦超声治疗，建议可在1周后进行射频治疗加速脂肪代谢并收紧皮肤。

（七）临床应用

1. 患者选择 射频治疗对患者一般没有太大的年龄限制，主要是依据临床病症来选择治疗设备。通常，对有年轻化治疗需求的患者，一般选择年龄为30～70岁，皮肤厚度中等、轻至中度下颌部和颈部松弛的患者。所有皮肤类型均能有效治疗。对于患有严重光老化或更严重的皮肤凹陷者，用射频治疗也能改善，但是改善的程度可能会有限。当进行溶脂治疗时，患者具有中低体重指数和显著的皮肤松弛是适合进行射频溶脂治疗的两个最佳特征。

2. 治疗策略 治疗的目的取决于患者的需求。当进行年轻化治疗时，医生必须首先分析患者的面部三维结构，具有代表性的部位包括前额、眉部、下颊部、颌部及下颏部，评价哪个将是紧肤治疗最有效的部位。进行面部三维结构分析以后，即可以制订治疗计划并开始治疗。在进行紧肤治疗时，通过调节能量密度，改变面部各部位的治疗次数，医生可以优先治疗某些部位，减少面部突出（如下颌）以改善整个面部的形状和外观。

治疗效果的主要决定因素包括光老化的程度和患者（求美者）年龄、治疗的能量密度、治疗的次数。研究数据显示，患者年龄越小（60～65岁以下），轻至中等度的皮肤松弛，获得的治疗效果越好。中等度能量（患者感觉舒适）、多次（3～5次）的治疗也会有明显的改善。

治疗前需要与患者进行充分的沟通。拟进行治疗的患者必须身体健康、未安装心脏起搏器。另外，孕妇不宜治疗，有严重精神疾病的也不宜治疗。治疗前需要跟患者进行沟通，包括以下3点。

（1）你对疼痛的耐受能力如何？ 治疗过程中，热感的检测对决定治疗量很重要，对于疼痛阈值低的患者和未给予麻醉剂者，均不能达到合适的治疗量，因此治疗后可能不会取得最大的疗效。

（2）你期望达到什么样的效果？对患者希望面部或身体其他部位的提升（改善）的治疗效果在治疗前应仔细地进行评价和咨询。虽然多数患者的治疗效果是很明显的，但并不是每一例患者都是这样的，对治疗效果期望过高者，甚至有不切实际期望的患者，可能会感到失望。这在治疗开始前，都应跟患者进行讨论。

（3）你平时是否有防晒的习惯？ 尽管射频治疗没有靶色基选择性，但是仍然需要重视术后的防晒，尤其是点阵射频治疗术后，如果防晒措施不到位，仍然有可能会出现色素沉着，特别是对一些深肤色或是有色素沉着体质的患者。

3. 治疗流程及注意事项 治疗前应彻底卸妆，清洁皮肤后进行拍照，一般至少需要拍摄正面、左侧面、右侧面三张照片。一般而言，治疗时面部需要涂一层厚的麻醉软膏，然后用塑料薄膜封包，40～60分钟后，擦去所有的麻醉药膏，对治疗部位消毒后进行治疗（图3-2-17）。

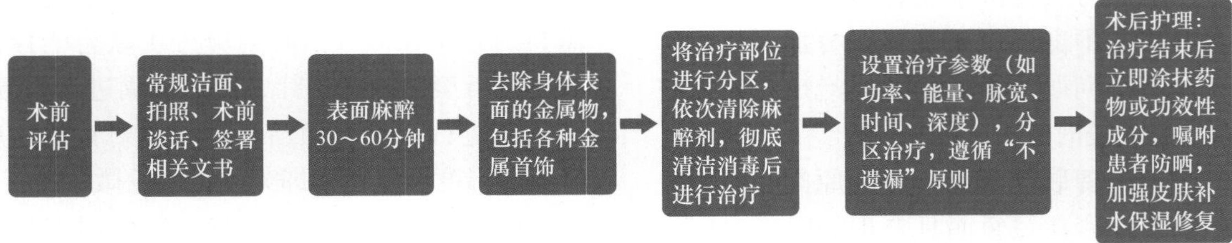

图3-2-17 射频治疗的流程图

在行年轻化治疗时，一般分为上面部和下面部两个美容单位来进行。行上面部治疗时，重点部位是眶周区域。眶周的皮肤状态要想改善，治疗应覆盖前额、颞部和鱼尾纹部位。需要注意的是，治疗颞上方时（额肌侧面）要降低治疗量，这很重要，因为在皮肤薄弱的部位较高能量可能会增加不良反应的发生（皮下组织凹陷或表面灼伤）。治疗范围扩展至眶周侧面可以明显收紧眶周皮肤以减少皱纹，并能使组织收紧，这些作用能影响到邻近的部位。进行嫩肤治疗时，皮肤感觉温度逐渐增强，在结束时热度会达到一种针刺样的感觉。不同的患者对感觉的耐受程度不一样，因此妨碍了高能量的使用。颞部以上部位的感觉会更敏感一些，因为这一部位缺乏额肌，这也是治疗该部位需要降低能量的原因之一。所有治疗部位的能量应该根据患者的感觉来调整。

对于下面部治疗目前推荐将整个颊部、颌部和颈部作为一个美容单位来进行治疗，从颧骨凸出部位和眶周部开始，向内延伸至鼻唇沟，向外延伸至耳前，向下至下颌骨部位，颌部、颈上方的1/3部位，以及颏部也包括在内。行上唇部治疗时应当非常小心，要使用非常低的能量。行下面部尤其是下颌部治疗时用另外一只手拉紧治疗区皮肤。在治疗下颌部和颈部的皮肤时，轻轻地将皮肤从骨突部位推开，以避开敏感部位再治疗也是很重要的。

治疗不同部位时，观察阻抗计数也是很重要的。阻抗小于100Ω的任何部位都不能再次接受治疗，因为在这种情况下，发生皮肤过度加热和水疱形成的风险性增加。

（八）射频治疗的不良反应及临床注意事项

总体而言，射频治疗相对于其他能量美容技术更为安全，不良反应较少。其不良反应多数是暂时的、一过性的。严重不良反应常与治疗参数设置过高、使用了伪劣的设备和（或）治疗头等有关。疼痛是最常见的不良反应，但是疼痛在一定程度内与疗效成正比，调整治疗等级或停止治疗后即可缓解。一过性红斑，大部分24小时内消退。水肿，治疗后即刻即可出现，一般1～3天可自行消退。二级烧伤，治疗后可观察到持续性红斑，形状大小与治疗头接触区域近似，之后出现清晰的结痂或小水疱，初始治疗后6天或7天消退。一过性皮肤凹陷，罕见，皮肤较薄区域更容易出现，是由于治疗能量过高，脉冲重复叠加，深层组织过度加热导致脂肪萎缩和纤维间隔的过度收缩，一般1～3个月可自行恢复。脂肪坏死和脂肪萎缩非常罕见，可能是局部过度操作而产生的脂肪液化变性。一过性色素沉着，偶见于点阵射频、等离子体射频等，与操作能量、密度有关。少见有皮下结节、血肿，一般由治疗过程中能量密度设置过大、未及时增加适当的冷凝胶等引起。少见有治疗区域皮肤麻木，一般沿着神经分布，可自行消退，无须特殊处理。偶见瘢痕形成，多因治疗头接触不完全引起，也可由水疱发生后处理不当导致。不太常见的不良反应有面部压痛、暂时性感觉障碍、皮下结节形成和脂肪萎缩。

医用射频属于医学治疗范畴，需要有正规资质的医生进行操作，治疗前应去除患者身体所佩戴的金属饰物。治疗过程中不建议使用镇静药，局部麻醉药或麻醉性镇痛药，这些药物会影响热感觉反馈，增加不良事件的风险。进行治疗操作时治疗头应与皮肤贴合紧密，部分技术需要使用规范网格纸，避免脉冲叠加。适当的低能量、多次覆盖可以达到很好的效果，同时避免超高能量带来不良反应的风险。在皮下组织较薄部位（颧骨、下颌、颞部、前额）进行治疗需降低能量。近年来的治疗方案已发展出一种新的模式，即采用较低能量、重复多遍治疗及基于患者热感觉反馈的治疗终点，可消除或减轻那些难以接受的不良反应，并显著改善治疗相关的疼痛，使得大多数治疗可在非麻醉状态下实施。

（编者：尹　锐；审校：林　彤，顾　恒）

二、超声美容技术及应用

声音是一种人们非常熟悉的客观现象，从物理学的观点来分析，声音源于振动频率20～20kHz、能引起人类听觉的机械振动-声振动（sonic vibration），声振动在介质中的传播过程称为声波（sound wave），是以纵波方式在介质中传播的机械振动。

频率低于20Hz或高于20kHz的机械波，一般不能引起人类听觉器官的感觉，但它们的物理特性与声波没有本质的区别，因此也属于声波范畴。频率低于20Hz的声波称为次声波（infrasonic wave）。它的振动频率很低，波长很长，因而其在传播过程中衰减很小，绕射能力极强，可谓无孔不入。频率高于20kHz的声波称为超声波（ultrasonic wave），它在医学上有着广泛的应用，如用于疾病检测、诊断及治疗等。频率更高（>10GHz）的声波称为特超声波。

1917年法国人成功应用超声脉冲回波法来探测水下障碍物及潜水艇，从而为声呐技术奠定了基础。20世纪20～30年代，超声波被逐渐应用于工业的无损探测，40年代末人们才将超声波技术用于医学诊断，提出了A型超声波诊断方法，60年代中超声波诊断技术有了长足的进展，研制成功B型超声波实时成像系统，80年代超声波成像技术的发展特点是与电子计算机技术紧密结合，同时聚焦超声开始应用于肿瘤治疗。2010年专家利用大焦域聚焦超声技术与可控电源技术，设计并研发出第一台大焦域聚焦超声。2021年，半岛医疗成功实现了聚焦超声在皮肤组织的应用，获得了中国国家药品监督管理局批准。

（一）超声产生的原理

目前能采用许多方法来产生超声波，与生物医学相关的超声诊断或治疗技术大多采用声电换能器实现超声波的发射与接收。声电换能器按工作原理分为两大类，即电场式和电磁式。电场式声电换能器利用电场所产生的各种应力效应来实现声电能量的相互转换，其内部储能元件是电容，分为压电式、电致伸缩式、电容式。电磁式声电换能器借助磁场的力场效应来实现声电能量的互相转换，内部储能元件是电感，可细分为电动式、电磁式、磁致伸缩式。在生物医学工程中，使用最多的是压电式超声换能器，其超声产生机制是压电效应。

1. 压电效应　物理学上把由内部原子、离子、分子等在空间有规则按周期性重复排列组成，并具有空间点阵结构的多面体形态的固体称为晶体。具有完整空间点阵结构的固体称为单晶体，由许多小单晶体组成的无序凝聚体则称为多晶体。当沿某些天然晶体或压电陶瓷材料的一定方向上，在其外部施加应力（压力或拉力）使之发生形变时，则在物体的两个受力界面上，引起内部介质正负电荷中心相对位移，产生符号相反的束缚电荷，其电荷密度与所施外力成比例。这种由于机械力的作用而激起电介质晶体表面电荷的效应，称为正向压电效应。相反，如果在压电晶体或压电陶瓷表面沿着能够产生正向压电效应的电轴方向施加电压，由于电场作用也会引起电介质内部正负电荷中心产生位移（受电场力作用而分离），并由这一极化位移导致物体的几何形变（产生伸缩应力），这种由电场力作用而激起电介质几何形变的压电效应称为逆向压电效应（图3-2-18）。

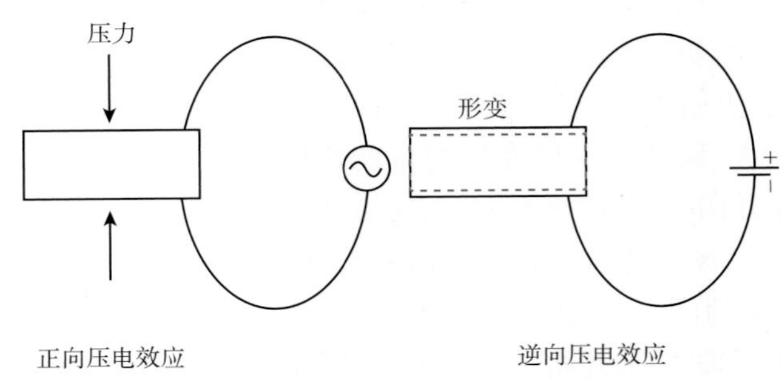

图3-2-18　压电效应示意图

2. 压电材料　应用于压电式传感器中的压电材料主要有两种：一种是压电晶体，如石英等；另一种是压电陶瓷，如钛酸钡、锆钛酸铅等。压电材料在物理上都是弹性体，在其不同方向上所表现的压电效应、强弱和性质不同，有的方向甚至没有压电效应，这种特性是由压电材料内部结构的各向异性决定的。

（1）压电晶体：超声换能器应用的天然压电晶体有石英、电石等，人工制造的压电晶体，如硫酸锂、铌酸锂等，都具有同样的压电特性。石英是六面棱形的天然晶体，属三角晶系，在它的不同轴上有不同的物理特性。切割好的石英晶片具有一定的固有振动频率，或称本征频率，简称固有频率。石英晶片的固有频率与其厚度有关，晶片越薄，固有频率越高。石英晶体的优点是性能特别稳定，但其加工精度要求很高，并且需使用数千伏以上的高频电压来激励以产生声波，使之制作成本与使用成本也很高，而其机电耦合系数（灵敏度）却较低，作为超声换能器的工作效率难以提高。故目前医用超声探头已很少使用石英晶体作为压电材料。

（2）压电陶瓷：在超声诊断仪器中，超声换能器所用的压电体几乎都是压电陶瓷材料。压电陶瓷中应用最多的是人工制成的压电多晶体材料。压电陶瓷由许多取向不同的单个小晶粒组成，每个晶粒由晶格组成。在正常状态下，每个晶粒内的原子都是有规则地排列，但晶格方向各自不同，因而从整体上看仍是混乱无规则的多晶体结构。一般来说，多晶体内离子位移会引起自发极化。通常人工烧结出来的压电陶瓷材料未极化前是多畴的，其内部电畴排列方向紊乱，取向任意，电极性相互抵消，无压电性能，材料内不出现宏观电极化。在生产压电陶瓷过程中，要用比陶瓷材料的矫顽电场强的直流电场（如2～4kV/mm）进行一定时间（如大于30分钟）的极化处理，使内部电畴转向，由多畴晶体变成单畴晶体，使原来紊乱取向的自发区域沿外电场方向择优取向，促使自发极化转为定向排列。

3. 压电方程　压电材料具有力学、电学和压电的性质，这些性质决定了材料将电能和声能互换的能力。压电体参数是反映压电材料性能的标志。它除了具有一般力学和电学性质外，还具有压电特有的性质。反映压电体特性的参数较多，一般可分为力学参数（弹性系数、机械品质因数）、电学参数（介电常数、电学品质因数）、压电参数（压电系数、机电耦合系数）和其他参数（频率常数、居里点、时间稳定性、温度稳定性）四大类。

压电材料既是弹性体，又是介电体，两者分别具有力学量和电学量。当力学量与电学量相互作用时产生压电量。在弹性方面，根据胡克定律：应力（T）与应变（S）成正比，$T \propto S$，而其比值$T/S=C$称为弹性模量。在介电性方面，根据电介质理论：电场强度（E）与电位移矢量（D）成正比，$E \propto D$，而其比值$D/E=\varepsilon$称为介电常数（也称电容率）。

压电过程实质上是弹性和电性之间的相互作用，从而产生正向和逆向压电效应。压电体的力学量（应力T或应变S）和压电体的电学量（E或D）之间存在着一定的比例关系。对正向压电效应而言，$D=dT$，而对逆向压电效应而言，有$S=dE$。式中的比例系数d称为压电系数。

（1）压电系数：压电体把机械能转变为电能，或把电能转变为机械能的转换系数称压电系数。它是压电材料所特有的一组重要参数，反映了压电体中力学（弹性）量与电学（介电性）量之间的耦合关系。由于压电体的力学量和电学量有应力T、应变S、电场强度E和电位移矢量D四种变量存在，所以从不同角度出发，这些参量之间的耦合关系有4种形式。另外，从压电体是把电能转变为机械能（即发射超声波），还是把机械能转变为电能（即接收超声波）的实际应用出发可将压电系数分为发射系数和接收系数两类。

（2）介电常数（ε）：压电体在应力T不变时，单位电场强度E所引起电位移矢量D的变化，它反映了材料的介电性能。

（3）频率常数（N）：定义为压电体谐振频率（f）与沿振动模式方向的几何尺寸（L，如厚度、长度、直径等）的乘积。由频率常数的计算公式可见，压电体沿振动模式方向的几何尺寸越大，则其谐振频率越低；反之，几何尺寸越小，则谐振频率越高。若沿振动模式方向的几何尺寸为压电体晶片的厚度，则晶片越薄，谐振频率越高。但极薄的高频晶片力学性能差、脆性大、加工难度高、损耗也大，故高频晶片的制造成本很高。

（4）品质因数（Q）：分为机械品质因数（QM）和电气品质因数（QE）。机械品质因数定义为压电体在谐振时，其储存的机械能量与在一个周期内损耗的机械能量之比，它反映了压电体做机械振动时为克服内摩擦而消耗的机械能量大小。当QM较大时，其克服内摩擦而消耗的机械能较少，能量衰减较慢，通频带较窄。

当压电体做电气振动时，压电体将等效于一个电容（C）与损耗电阻（R）的串联或并联回路。这时，储存在介质电容中的电能与电阻所损耗的电能之比，称为压电体的电气品质因数（QE）。

（5）机电耦合系数（k）：压电体放出机械能与存储的电能之比称为机电耦合系数。它表示压电体中机械能和电能相互转化的程度，是综合反映压电材料性能的重要参数。

（6）居里点：当压电材料升至某一温度时，晶片内部的分子运动加剧，刚好使其内部偶极子重新杂乱排列，以至失去压电性能，这个临界温度称为居里点。居里点低的材料，易受温度影响，性能不稳定。因为，温度尚未达到居里点时，材料内部分子的排列就已经有了变化，使其压电性能降低，所以超声波探头不宜进行高温消毒。

4. 超声换能器　种类较多，按临床诊断部位分类，有颅脑用换能器、眼科用换能器、心脏用换能器、腹部用换能器等；按临床应用方式分类，可分为体外用换能器、腔内用换能器、穿刺活检用换能器等；还可以按压电材料分类，有压电单晶换能器、压电多晶（陶瓷）换能器和压电高分子薄膜换能器等。根据换能器结构的基本共性而言，可将换能器大致分为单元换能器、多元换能器和聚焦型换能器三种类型。其中单元换能器是各种类型超声换能器的结构基础。

与激光、微波等能量源技术相比，聚焦超声的重要优势在于超声波可以定点地聚焦在一处，从而使靶组织处形成高能量区。采用聚焦型换能器可在一定范围内使声束汇聚收敛，因而能量集中，从而增加了声束的穿透能力和回波强度，改善了超声传输效率等（图3-2-19）。

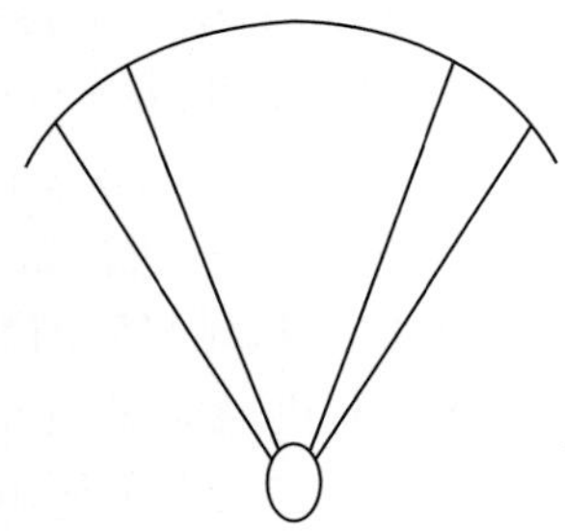

图3-2-19　超声换能器模式图

（二）超声在生物组织中的特性

超声换能器所产生的超声波作用于弹性媒质会在其周围形成超声辐射场。该辐射声场的波动能量（声压或声强）具有一定的空间分布状态。其主要特点表现在指向性和近场与远场特性。

1. 指向性　根据惠更斯原理（图3-2-20），对一个声源来说，可将其辐射面上每一个点看成是一个子波声源；单个点声源（子波）可视为半径为r（尺寸极小）的振源，其声场是无指向性的球面波。若声源由若干点声源组成，则因各子波叠加结果形成有指向性的声场。

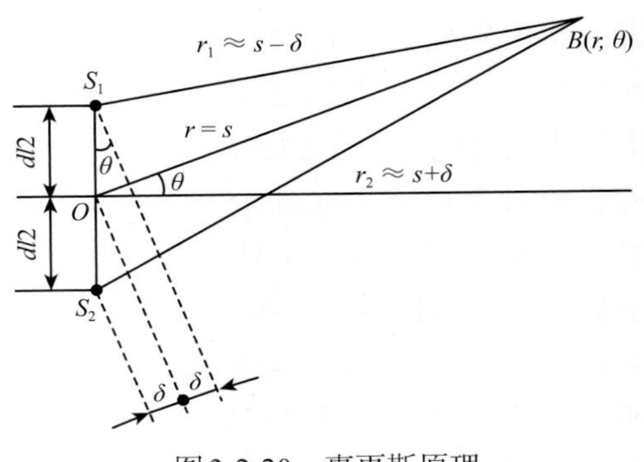

图3-2-20　惠更斯原理

2. 近场与远场特性　从物理性质上讲，近场是指声源在自由场（可忽略边界影响的无限大均匀各向同性媒质中的声场）辐射时靠近声源的声场，其瞬时声压和质点振动速度相位不同；远场则指自由场辐射时远离声源的声场，其瞬时声压和质点振动速度相位相同。

近场区会出现声波相互干涉和衍射现象，其结果是沿传播方向各点的声场能量值（声压或声强）会时而出现极大、时而出现极小，同时在垂直于传播方向上也可能出现声能的强弱变化。

一个等效圆形振子（半径为r）声源的近场衍射特性。从图3-2-21可以看出，振动从声源表面传播到近场空间后，由于波动干涉和衍射的结果，沿辐射轴向各点的声场周期性地出现极大值与极小值。同时按平行表面法线方向（垂直于轴向）声压也相应出现周期性强弱变化。还可以看出，当离声源距离增加时，声压的不均匀性逐渐减弱，直至均匀分布。此时声压和质点振动速度同相位，即为进入远场区。对于等效圆形振子声源，其远场区的声场呈一立体圆锥体。进入远场区后，声束开始扩散，声压随距离增大而单调衰减，近似于球面波扩散。

3. 超声在组织的传播　超声波在生物组织内传播与在通常的媒质中传播一样，会发生声波的反射、折射、衍射、散射、吸收和衰减等现象。由于生物媒质对超声波的影响，形成了其传播特性。

声速是描述超声波在生物组织内传播特性的基本物理量。声速在决定声阻抗及回波测距精度方面是一个重要因素。由于人体组织结构复杂，超声波在其中的传播速度通常又由直接测量来确

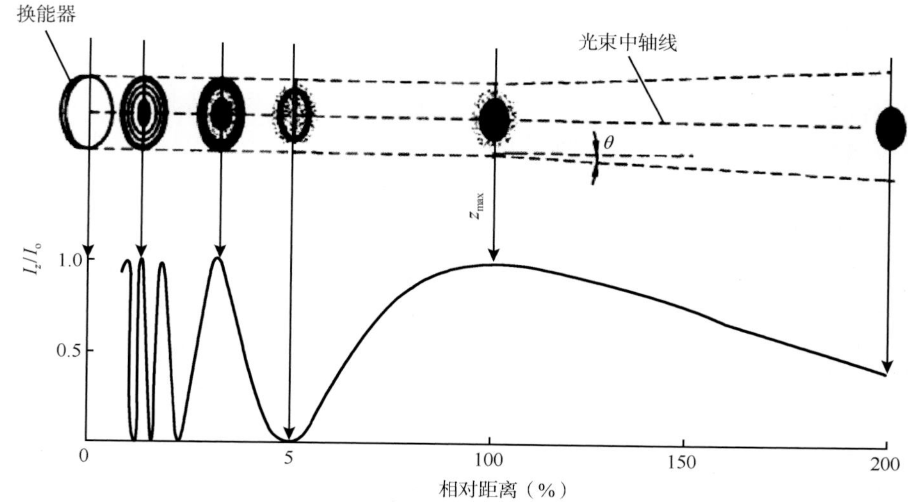

图3-2-21　超声换能器的近场与远场特性

定。超声波在大多数软组织中传播速度相差不大，平均声速为1540m/s，而在骨骼中的传播速度则比在软组织中快3倍。

超声波在人体组织内的传播随组织媒质特性不同而变化。如果是均质组织，超声波将沿其原传播方向前进；如果在非均质组织内传播，或从一种组织媒质进入另一种组织媒质中，则由于组织声阻抗改变，在声学界面上将有一部分超声波能量产生反射，而另一部分通过界面后的超声波能量会产生透射或折射。其中，若是垂直入射或声阻抗差较小，则主要产生透射或折射，尤其在声阻抗差很小时，组织间边缘部分反射十分微弱。

总之，超声波在人体组织内传播很复杂，只要存在阻抗差，就会产生反射与透射。此外，当被探测的组织细微结构与入射波长相差不大时，则会发生衍射现象。当结构大小远小于波长时，则引起散射。

4. 超声在组织的衰减　声波在弹性媒质中传播时，由于某些原因，其能量随距离的增加而逐渐减小。不同的波形、频率在不同媒质中有不同的衰减规律。超声波在媒质中衰减的原因很复杂，大致可归纳为以下两类：其一为超声波束的扩散和散射；其二是媒质的黏滞性、导热性、弛豫性引起对超声的吸收。在第一类衰减中，声束本身扩散、反射及散射等过程使声能减弱，但声能总量未减少，仅转移到其他方向；对第二类衰减来说，则是由于媒质的吸收使声能转化为其他能量形式（如热能）。

（1）扩散衰减：超声波在理想媒质中传播时，声能的衰减仅来自于波束的扩散，其结果将是声场面积增大，单位面积的声能减少，即声能逐渐衰减在扩大的声场面积上。

（2）散射衰减：这是由声波散射引起的衰减。散射使沿原方向前进的波强度减弱，此为衰减原因之一。

（3）吸收衰减：超声波在均匀媒质中传播时，由于振动引起媒质的弹性摩擦而吸收部分超声能量。经典力学认为，吸收主要由流体媒质的黏滞性、导热性及弹性滞后引起。媒质的黏滞性（内摩擦）阻碍质点振动，使部分声能转化为热能，并向空间辐射。当高频超声波在媒质中传播时，其质点被迅速压缩和伸张。媒质被压缩时变热、伸张时变冷，在此热交换过程中将消耗超声波能。

（4）弛豫吸收：经典吸收理论对大多数液体并不能给出正确的吸收值。当超声频率很高时，超声波在媒质中引起周期性稀疏和压缩，影响媒质内部分子运动（分子碰撞、分子平动、转动和振动自由度间能量转换）状态过程的进行。媒质内部状态转换需消耗能量，形成弛豫吸收，实际上声能并未转换到外部，而是“储存”在媒质内部，并且“储存”不能瞬间完成，需要一个弛豫过程，即媒质质点的振动在时间上要滞后或迟缓一定时间，称为弛豫时间。

超声波在人体组织内的衰减是个很复杂的物理过程。超声波在人体组织内传播时，其强度将随传播距离的增加而逐渐衰减，其衰减原因主要是生物组织的吸收和散射。实验表明，在频率为1～15MHz时，超声波被人体软组织吸收的衰减系数几乎与超声频率成正比。超声波在生物组织中几乎有80%被胶原蛋白物质吸收。水的吸收系数很小，故超声波可在水中传播很远。骨质吸收系数最大，空气中超声波的衰减也很厉害。

人体软组织对超声波的吸收不仅与媒质的物理性质有关，还与其生理状态有关。由临床经验可知，正常组织与病变组织对超声波的吸收不同。一般来说，癌变组织对超声的吸收量最大，炎症组织的吸收次之，正常组织的吸收量最小。在超声医学工程上常用半值层来说明生物组织对超声波的吸收多少。超声波传播过程中，声波强度衰减一半时的距离（或组织厚度）被称为该组织或器官的半值层。一般来说，超声波的频率越高，被生物组织吸收越厉害。

5. 超声生物效应　超声波在媒质中传播时，不可避免地要与传声媒质发生相互作用。超声波的反射、折射、衍射、散射、吸收和衰减等现象均为传播媒质对超声波的影响。同样，超声波也会对传播媒质起作用而产生如机械效应、热效应、空化效应及对生物组织特有的一系列效应。

（1）机械效应：超声波能量作用于媒质会引起媒质质点的高频振动，产生由其振动位移、速度、加速度、声压、声强等变化所引起的各种效应。例如，极高的声压能破坏媒质的力学结构。超声的这一机械效应可被用来对物质做凝聚、击碎、研磨、切割、钻孔、搅拌、焊接等机械加工。

（2）热效应：超声波能量在媒质中被吸收时，由于黏滞性而引起媒质分子的内摩擦产生大量的热，并使媒质的温度升高。超声波频率越高，吸收效应越显著，热效应越强。

（3）空化效应：当超声波作用于液体时，声振动所激发的疏密波将使液体内部的压力发生变化。液体内部将时而受到压缩（正压），时而受到拉伸（负压），随着超声波能量的增大，当液体内部承受不住过大的伸缩力时，液体分子可能会发生断裂，形成接近真空的空穴。当该空穴再次受到压缩（空穴闭合）时，液体内部将产生强烈的高压脉冲（冲击波），并伴随产生局部高温、高压，甚至电离效应。这种由于超声波能量在液体媒质中迅速产生空穴并很快塌陷，使空穴周围媒质分子剧烈摩擦以至电离的过程称为空化效应。利用空化效应可以对液体进行清洗、雾化、乳化、氧化、催化、聚合等加工。

（4）触变效应：超声波的作用还会引起生物组织结合状态的改变，如引起黏滞性降低，造成血浆变稀、血细胞沉淀等，这种效应称为触变效应。在声强较低时，触变效应可能是可逆的，即在停止声照射后，组织的黏滞性、结合状态可以恢复。然而，当声强过高时，将会造成组织的不可逆变化。

（5）生物效应：高能量的超声波作用于生物组织会产生上述机械效应、热效应、空化效应等，从而导致生物组织特性发生变化，此即所谓超声波的生物效应。

6. 皮肤聚焦超声治疗技术引起皮肤提升的机制　皮肤聚焦超声治疗系统在2009年底获得美国FDA批准，可用于全面面部治疗后的非侵入性眉毛提升；2012年末，FDA表明皮肤聚焦超声治疗系统能安全有效地提升松弛的颏下和颈部皮肤组织。经皮肤聚焦超声治疗系统治疗后立即出现的最初提升来自于精确、明确的病变内的热诱导胶原凝固、变性和收缩，这些损伤的产生导致炎症性伤口的愈合反应，刺激长期组织重塑，从而导致进一步的提升和收紧。以Ultherapy治疗系统为例解释皮肤聚焦超声治疗系统的作用机制。

（1）第一阶段：胶原蛋白变性。Ultherapy治疗系统将超声波聚焦到真皮和皮下组织中精确、清晰的区域，从而产生不同的热凝固点（hot freezing point，TCP）。

超声波会在靶组织内的分子中引起振动，由此产生的分子摩擦会产生热量，这种由超声波产生的热量在TCP处的温度为60～70℃。皮肤真皮和真皮下层（包括浅表肌肉腱膜系统）的胶原蛋白在这些温度下变性。研究表明，胶原纤维在一段时间内加热到特定温度时，胶原结构分子内的氢键被破坏，胶原蛋白会收缩。已知交联的胶原纤维束在58℃的阈值温度下开始断裂，在65℃时发生变性的主要转变。这一现象解释了接受超声波治疗后，胶原蛋白收缩导致立即观察到的组织初始提升。此外，其他研究表明，胶原原纤维在约57℃时收缩明显，在60℃时胶原原纤维进一步断裂和更完全变性。胶原蛋白变性导致的组织收缩率在65℃时为11%，在80℃时最大为59%，这些现象通常在加热后不到2分钟内发生。在超声波治疗期间达到这些阈值温度对于优化胶原变性的效果非常重要，最终导致胶原合成。如上所述，胶原纤维的这种初始收缩导致了超声治疗后观察到的初始提升。还应该指出的是患者和临床医生在超声波治疗后观察到的即时美容改善可归因于轻度水肿。水肿或组织中液体积聚引起的肿胀是身体对急性“损伤”的反应，即皮肤中TCP的产生，这种轻微的肿胀可以暂时“丰满”皮肤，产生可能的美感效果，尽管是短暂的。

（2）新胶原生成和胶原重塑（重组）：TCP被身体视为“损伤”，从而启动伤口愈合反应，这种反应涉及组织修复和新胶原的合成，新胶原经过组织和交联，具有更多的黏弹性，能更好地抵抗机械应力。随着时间的推移，这会导致组织提升和收紧。有三个与提升阶段相关的重叠阶段。

1）炎症：在这一阶段，巨噬细胞在分解和吞噬“受损”组织及释放细胞因子（信号分子）吸引成纤维细胞（一种合成胶原的细胞）方面发挥着重要作用。在此阶段释放的其他因素也有助于变性胶原的分解和新胶原的合成。一项将组织加热至胶原变性温度（60～70℃）的研究表明，从第2天开始，在治疗后的10周内，“损伤”部位出现显著的炎症反应。巨噬细胞浸润到“损伤”部位对炎症反应至关重要，TCP之间的健康干预组织在这一过程中起着重要作用。热诱导皮肤损伤的程度是伤口愈合反应的一个限制因素，坏死区域的愈合效率不如TCP，TCP周围有促进炎性细胞浸润和有效愈合的组织岛。当暴露于某些分子，如热休克蛋白（heat shock protein，HSP）时，巨噬细胞被激活，并通过刺激细胞（如促进TCP修复和重塑的成纤维细胞）的增殖来影响伤口愈合。

2）增殖：该阶段可与炎症重叠，通常以成纤维细胞合成新胶原（主要为Ⅲ型）和其他对重建胶原基质重要的介质为特征，如弹性蛋白、纤维连接蛋白、糖胺聚糖和蛋白酶。对人类皮肤进行热处理的研究表明，到第28天，局部损伤区内可见成纤维细胞，表明活跃的真皮重塑已经开始。弹性蛋白含量的显著增加也很明显。Suh等对接受Ultherapy治疗的面部皮肤进行了组织学分析，并指出网状真皮中胶原蛋白的平均面积分数比基线显著升高23.7%，总体真皮厚度更大。此外，与治疗前采集的样本相比，上下网状真皮的弹性纤维在外观上更平行、更直。

3）成熟与重塑：这一阶段通常从第3周开始，可以持续长达1年。这一阶段主要是Ⅲ型胶原被Ⅰ型胶原取代的时期，Ⅰ型胶原与自身和其他蛋白质形成紧密的交叉连接。研究表明，在热损伤的伤口愈合反应中，Ⅰ型胶原的生成增加。研究发现，即使在热处理12个月后，皮肤活检中的胶原蛋白产量仍旧较前会增加。胶原蛋白重塑过程是通过超声波疗法收紧和提升面部皮肤的关键步骤。研究清楚地表明，变性组织中有一个新胶原生长区（新胶原生成），与真皮重塑区和旧胶原区一致。重塑过程，在胶原伴侣HSP47的驱动下，在治疗后第10周，新的胶原完全替换热损伤区。一般来说，这一阶段的持续时间取决于患者年龄和皮肤组织种族差异等因素。总体来说，患者年龄增长可能与愈合延迟、阶段延长和无法达到相同的愈合水平有关。高龄也可能与修复后“伤口”的抗拉强度降低有关。

皮肤聚焦超声治疗需要精确且持续地将组织加热至60～70℃，引起一定深度胶原蛋白收缩和变性，最初的治疗后提升是由于TCP内胶原的收缩和变性。提升的第二阶段发生在身体的伤口愈合反应修复由热引起的“损伤”，并在一段时间内构建具有增强黏弹性（新胶原生成）的新胶原。

7. 超声在医美的应用　皮肤衰老是由遗传因素决定并由多种环境因素影响的自然过程，自然的皮肤老化同步出现了组织上和功能上的减退和变化。临床上主要表现为皮肤粗糙、干燥、脱屑增多，敏感性和脆性增加，皮肤松弛、弹性降低，皱纹增多。超声影像作为一种无创的诊断手段在临床应用非常广泛，超声作为治疗方法起步较晚，但也有数十年的历史。2004年，美国FDA批准了MRI引导下高强度聚焦超声（high intensity focused ultrasound，HIFU）治疗子宫肌瘤。2007年，White等首次报道了HIFU或微聚焦超声（microfocused ultrasound，MFU）在皮肤科的美学应用。他们评估了HIFU对非固定人体尸体标本的影响。在对浅表肌肉腱膜系统（superficial musculeo-aponeurotic system，SMAS）进行可视化后，他们使用该设备的超声成像组件对SMAS进行定位，通过改变功率和曝光时间（0.5～8.0J）的组合，在多个面部区域双侧提供202条曝光线。然后，切除组织，用硝基蓝氯化四氮唑活性染色法进行大体和组织学检查，以确定热损伤的迹象。他们表明，超声可以无创地靶向和选择性地在SMAS层中产生位置、大小和几何形状可重复的热损伤区（thermal injury zone，TIZ）。因此，他们得出结论，HIFU可能通过诱导面部萎缩和组织紧致，从而对美容面部年轻化产生影响。

美国FDA于2009年批准了HIFU治疗（Ulthera；Merz设备创新中心，亚利桑那州梅萨）用于提眉，2012年批准用于颈部皮肤提拉、紧致颏下的松弛，2014年批准用于肩部年轻化。2021年，我国半岛医疗公司的聚焦超声系统成为国内唯一获得国家药品监督管理局（NMPA）批准的聚焦超声设备。

目前，HIFU被广泛用于皮肤再生和紧致。近期有学者使用Medline、Web of Science和Scopus数据库系统搜索2017年12月之前发表的同行评议文章进行荟萃分析。对检索到的研究进行筛选，并纳入临床试验或随访研究，评估HIFU对面颈部区域年轻化治疗的影响。对每项研究的偏倚风险进行评估并报告。在文献中报道较多的安全性和有效性变量也被纳入荟萃分析。共有17项研究涉及477名参与者。荟萃分析显示中度改善分别为2.74分（95% CI 2.06～3.43分）和2.68分（95% CI 1.92～3.45分），满分为5分，分别为客观改进分数和主观满意分数。Likert评分0～10分，平均疼痛评分为4.2分（95% CI 4.27～5.19分）。水肿和红斑表现出相当大的异质性，纳入研究中未报告色素沉着过度。纳入的研究使用了多个不同的结果变量，在不同的时间点有不同的得分。大多数研究没有报道长期随访。HIFU是一种短期安全的治疗方法，对面部和颈部的年轻化有中等效果。

Baumann等比较了HIFU治疗的双焦点深度与单焦点深度的疗效。他们得出结论，与单焦点深度治疗相比，在某些受试者中应用双焦点深度的MFU治疗可以提供更好的美学效果。

Jung等比较了两种HIFU设备（Ulthera和Ultra Skin）用于面部皮肤紧致的有效性和安全性，这两种装置在临床医生的定量评估中具有相似的效果，但在患者满意度和疼痛程度方面存在一些差异。所有纳入的研究都显示了一定程度的改善和患者满意度。不同能量、焦点深度和治疗平面的比较显示，能量越高、治疗平面越多、焦点深度越大，治疗效果越好。

（编者：刘华绪；审校：林　彤，顾　恒）

参考文献

程含晶，王宇燕，张菊芳，2020. 射频溶脂联合线性提拉术治疗不同程度面部皮肤松弛的效果观察. 现代实用医学，32（9）：1098-1100.

亢寒梅，高琳，王莉，等，2018. 多极射频结合强力磁脉冲技术针对面部年轻化的疗效观察及安全评估. 中国美容医学，27（11）：36-39.

刘永生，肖嵘，2019. 现代激光美容. 北京：人民卫生出版社.

卢婉娇，王鲁梅，李俊杰，等，2018. 舒敏之星射频联合羟氯喹治疗面部敏感皮肤的疗效观察. 山西医科大学学报，49（4）：410-412.

卢忠，2008. 皮肤激光医学与美容. 上海：复旦大学出版社.

孙雯佳，吴家强，项蕾红，2016. 点阵射频在皮肤美容领域的应用. 中华皮肤科杂志，49（10）：751-754.

王棽，米晶，董继英，2016. 聚焦射频技术在面部年轻化中的应用. 组织工程与重建外科杂志，12（3）：183-185.

杨蓉娅，2020. 皮肤美容激光与光治疗. 4版. 北京：北京大学医学出版社.

杨蓉娅，尹锐，2021. 医用射频皮肤美容与治疗专家共识. 实用皮肤科杂志，14（4）：193-197.

赵涛，郭伟楠，陈慧，等，2019. 射频溶脂联合线性提拉术治疗237例面部年轻化的效果观察. 中华医学美学美容杂志，25（3）：190-193.

Abraham MT，Mashkevich G，2007. Monopolar radiofrequency skin tightening. Facial Plast Surg Clin North Am，15（2）：169-177.

Agren MS，Taplin CJ，Woessner JF，et al，1992. Collagenase in wound healing：effect of wound age and type. J Invest Dermatol，99（6）：709-714.

Alster RS，Lupton JR，2007. Nonablative cutaneous remodeling using radiofrequency devices. Clin Dermatol，25（5）：487-491.

Alster TS，Tanzi E，2004. Improvement of neck and cheek laxity with a nonablative radiofrequency device：a lifting experience. Dermatol Surg，30（4 Pt 1）：503-507；discussion 507.

Bozec L，Odlyha M，2011. Thermal denaturation studies of collagen by microthermal analysis and atomic force microscopy. Biophys J，101（1）：228-236.

Chang SL，Huang YL，Lee MC，et al，2014. Combination therapy of focused ultrasound and radio-frequency for noninvasive body contouring in Asians with MRI photographic documentation. Lasers Med Sci，29（1）：165-172.

Chapas A，Biesman BS，Henry Hin Lee Chan，et al，2020. Consensus Recommendations for 4th Generation Non-Microneedling Monopolar Radiofrequency for Skin Tightening：A Delphi Consensus Pane. J Drugs Dermatol，19（1）：20-26.

Christiansen DL，Huang EK，Silver FH，2000. Assembly of type I collagen：fusion of fifibril subunits and the inflfluence of fifibril diameter on mechanical properties. Matrix Biol，19（5）：409-420.

Clementoni MT，Munavalli GS，2016. Fractional high intensity focused radiofrequency in the treatment of mild to Moderate laxity of the lower face and neck：A pilot study. Lasers Surg Med，48（5）：461-470.

Dai R，Xie H，Hua W，et al，2017. The efficacy and safety of the fractional radiofrequency technique for the treatment of atrophic acne scar in Asians：A meta-analysis. J Cosmet Laser Ther，19（6）：337-344.

Dayan E，Chia C，Burns AJ，et al，2019. Adjustable Depth Fractional Radiofrequency Combined with Bipolar Radiofrequency：A Minimally Invasive Combination Treatment for Skin Laxity. Aesthetic surgery J，39（Suppl-3）：S112-S119.

Dierickx CC，2006. The role of deep heating for noninvasive skin rejuvenation. Lasers Surg Med，38（9）：799-807.

Edwards AF，Massaki ABMN，Fabi S，et al，2013. Clinical efficacy and safety evaluation of a monopolar radio frequency device with a new vibration handpiece for the treatment of facial skin laxity：A 10-month experience with 64 patients. Dermatol Surg，39（1pt1）：104-110.

Ekelem C，Thomas L，Van Hal M，et al，2019. Radio frequency therapy and noncosmetic cutaneous conditions. Dermatol Surg，45（7）：908-930.

Elsaie ML，2009. Cutaneous remodeling and photorejuvenation using radiofrequency devices. Indian J Dermatol，54（3）：201-205.

Fisher GH，Jacobson LG，Bernstein LJ，et al，2005. Nonablative radiofrequency treatment of facial laxity. Dermatol Surg，31（9 pt 2）：1237-1241.

Fitzpatrick R，Geronemus R，Goldberg D，et al，2003. Multicenter study of noninvasive radio frequency for periorbital tissue tightening. Lasers Surg Med，33（4）：232-342.

Giklich RE，White WM，Slayton MH，et al，2007. Clinical pilot study of intense ultrasound therapy to deep dermal facial skin and subcutaneous tissues. Arch Facial Plast Surg，9（2）：88-95.

Hantash BM，Bedi VP，Kapadia B，et al，2007. In vivo histological evaluation of a novel ablative fractional resurfacing device. Lasers Surg Med，39（2）：96-107.

Hantash BM，Ubeid AA，Chang H，et al，2009. Bipolar fractional radiofrequency treatment induces neoelastogenesis and neocollagenesis. Lasers Surg Med，41（1）：1-9.

Hoss E，Kollipara R，Fabi S. 2019. Noninvasive vaginal rejuvenation：radiofrequency devices. Skinmed，17（6）：396-398

Hsu SH，Chung HJ，Weiss RA，2019. Histologic effects of fractional laser and radiofrequency devices on hyaluronic acid filler. Dermatol Surg，45（4）：552-556.

Jiang M，Yan F，Avram M，et al，2017. A prospective study of the safety and efficacy of a combined bipolar radiofrequency，intense pulsed light，and infrared diode laser treatment for global facial photoaging. Lasers Med Sci，32（5）：1051-1061.

Kang SU，Kim YS，Kim YE，et al，2017. Opposite effects of non-thermal plasma on cell migration and collagen production in keloid and normal fibroblasts. PLoS One，12（11）：e0187978.

Karcher C，Sadick N，2016. Vaginal rejuvenation using energy-based devices. Int J Womens Dermatol，2（3）：85-88.

Kennedy J，Verne S，Griffith R，et al，2015. Non-invasive subcutaneous fat reduction：a review. J Eur Acad Dermatol Venereol，29（9）：1679-1688.

Kilmer S，Semchyshyn N，Shah G，et al，2007. A pilot study on the use of a plasma skin regeneration device（Portrait PSR3）in full facial rejuvenation procedures. Lasers Med Sci，22（2）：101-109.

Kim M，Kim SM，Kwon S，et al，2019. Senescent fibroblasts in melasma pathophysiology. Exp Dermatol，28（6）：719-722.

Kwon HH，Choi SC，Jung JY，et al，2019. Combined treatment of melasma involving low-fluence Q-switched Nd：YAG laser and fractional microneedling radiofrequency. J Dermatolog Treat，30（4）：352-356.

Kwon SH，Na JI，Choi JY，et al，2019. Melasma：Updates and Perspectives. Exp Dermatol，28（6）：463 -707.

Kwon TR，Choi EJ，Oh CT，et al，2017. Targeting of sebaceous glands to treat acne by micro-insulated needles with radio frequency in a rabbit ear model. Lasers Surg Med，49（4）：395-401.

Lan T，Tang L，Xia A，et al，2021. Comparison of fractional micro-plasma radiofrequency and fractional microneedle radiofrequency for the treatment of atrophic acne scars：A pilot randomized split-face Clinical study in China. Lasers Surg Med Sep，53（7）：906-913.

Lan T，Xiao Y，Tang L，et al，2018. Treatment of atrophic

acne scarring with fractional micro-plasma radio-frequency in Chinese patients：A prospective study. Lasers Surg Med，50（8）：844-850.

Laubach HJ，Makin IR，Barthe PG，et al，2008. Intense focused ultrasound：evaluation of a new treatment modality for precise microcoagulation within the skin. Dermatologic Surgery，34（5）：727-734.

Lin SJ，Hsiao CY，Sun Y，et al，2005. Monitoring the thermally induced structural transitions of collagen by use of second-harmonic generation microscopy. Opt Lett，30（6）：622-624.

Lolis MS，Goldberg DJ，2012. Radiofrequency in cosmetic dermatology：a review. Dermatol Surg，38（11）：1765-1776.

Mazzoni D，Lin MJ，Dubin DP，et al，2019. Review of non-invasive body contouring devices for fat reduction，skin tightening and muscle definition. Australas J Dermatol，60（4）：278-283.

Meshkinpour A，Ghasri P，Pope K，et al，2005. Treatment of hypertrophic scars and keloids with a radiofrequency device：a study of collagen effects. Lasers Surg Med，37（5）：343-349.

Mosser DM，Edwards JP，2008. Exploring the full spectrum of macrophage activation. Nat Rev Immunol，8（12）：958-969.

Paasch U，Bodendorf MO，Grunewald S，et al，2009. Skin rejuvenation by radiofrequency therapy：methods，effects and risk. J Dtsch Dermatol Ges，7（3）：196-203.

Rappolee DA，Mark D，Banda MJ，et al，1988. Wound macrophages express TGF-alpha and other growth factors in vivo：analysis by mRNA phenotyping. Science，241（4866）：708-712.

Sadick N，Rothaus KO，2016. Aesthetic applications of radiofrequency devices. Clin Plast Surg，43（3）：557-565.

Seago M，Shumaker PR，Spring LK，et al，2020. Laser treatment of traumatic scars and contractures：2020 international consensus recommendations. Lasers Surg Med，52（2）：96-116.

Sofen B，Prado G，Emer J，2016. Melasma and post inflammatory hyperpigmentation：management update and expert opinion. Skin Therapy Lett，21（1）：1-7.

Suh DH，Shin MK，Lee SJ，et al，2011. Intense focused ultrasound tightening in asian skin：clinical and pathologic results. Dermatol Surg，37（11）：1595-1602.

Sukal SA，Geronemus RG，2008. Thermage：the nonablative radiofrequency for rejuvenation. Clin Dermatol，26（6）：602-607.

Taub AF，2019. The treatment of acne scars，a 30-year journey. Am J Clin Dermatol，20（5）：683-690.

Wang S，Mi J，Li Q，et al，2017. Fractional microplasma radiofrequency technology for non-hypertrophic post-burn scars in Asians：A prospective study of 95 patients. Lasers Surg Med，49（6）：563-569.

Wang XF，Fang QQ，Jia B，et al，2020. Potential effect of non-thermal plasma for the inhibition of scar formation：a preliminary report. Sci Rep，10（1）：1064.

White WM，Makin IR，Barthe PG，et al，2007. Selective creation of thermal injury zones in the superficial musculoaponeurotic system using intense ultrasound therapy：a new target for noninvasive facial rejuvenation. Arch Facial Plast Surg，9（1）：22-29.

White WM，Makin IR，Slayton MH，et al，2008. Selective transcutaneous delivery of energy to porcine soft tissues using Intense Ultrasound（IUS）. Lasers Surg Med，40（2）：67-75.

Widgerow AD，Kilmer SL，Garruto JA，et al，2019. Non-surgical fat reduction and topical modulation of adipose tissue physiology. J Drugs Dermatol，18（4）：375-380.

Zelickson BD，Kist D，Bernstein E，et al，2004. Histological and ultrastructural evaluation of the effects of a radiofrequency-based nonablative dermal remodeling device：a pilot study. Arch Dermatol，140（2）：204-209.

Zheng Z，Goo B，Kim DY，et al，2014. Histometric analysis of skin-radiofrequency interaction using a fractionated microneedle delivery system. Dermatol Surg，40（2）：134-141.

第三节 化学剥脱术

一、化学剥脱术概述

（一）定义及特点

化学剥脱术（chemical peeling）又称化学换肤术（chemexfoliation），是将一种或多种具有腐蚀性的化学制剂作用于皮肤表面，引起可控性剥脱，让相应层次组织重新修复，从而去除某些浅表色素性或增生性病变，并利用其新生组织细腻光滑的特点，达到局部美容的效果。

化学剥脱术的实质是选择性损伤与重建。化学剥脱由浅入深可通过破坏角质层细胞间的相互连接，去除多余的角质物，促进表皮细胞更替和真皮胶原再生；浅层剥脱虽然只破坏了表皮细胞，但是通过表皮细胞分泌的各种细胞因子，也可以在一定程度上使真皮层的结构发生变化，如浅剥脱中常用乙醇酸，它不但可以渗透到真皮，直接加速成纤维细胞合成胶原，还可以通过刺激角质形成细胞释放细胞因子来调节基质的降解和胶原生成（图3-3-1）。

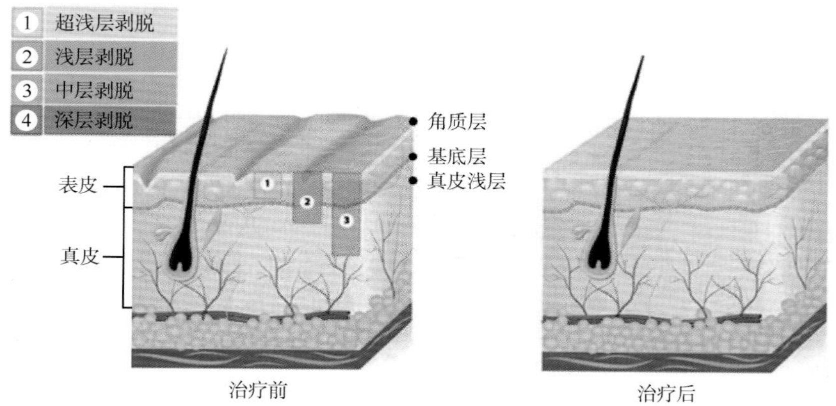

图3-3-1　化学剥脱术治疗原理

目前，化学剥脱术已成为一种快速、安全、有效的临床治疗手段，在皮肤科及美容相关科室得到了广泛应用，主要用于痤疮、黄褐斑、皮肤光老化、角化性疾病、炎症后色素沉着、痤疮瘢痕等治疗。

（二）化学剥脱术的发展史

考古证实，早在古文明时代就已经有关于化学剥脱术的记载。当时的化学剥脱剂取自天然物质，人们使用各种各样的酸、酸奶、葡萄汁和柠檬提取物等进行化学剥脱，发现酸牛奶洗脸可改善皮肤，其有效成分即是乳酸。我国古时也有用水果、植物敷面嫩肤的传统，以今天的理论解释就是利用果酸的功效。

现代医学对化学剥脱术的应用起于19世纪后期。欧洲的皮肤科医生先后将苯酚、巴豆油、水杨酸、间苯二酚（雷锁辛）及三氯醋酸等用于治疗雀斑、黄褐斑和色素沉着等。19世纪40年代开始，苯酚等化学剥脱剂开始被用于治疗痤疮瘢痕。此后，Jessner溶液、Baker-Gordon溶液、α-羟基酸等被研发出来并沿用至今。20世纪早期开始出现现在使用的酸性或碱性化学剥脱剂和皮肤磨削术，很长一段时间内所使用的配方只有少部分专家知道，且主要用于增生性皮肤病变。20世纪60年代科学家开始使用苯酚和三氯醋酸（trichloroacetic acid，TCA）进行化学剥脱的治疗。1972年美国医生Baker和Gordon向一些整形医生提出了苯酚对于光老化和其他常见皮肤的治疗作用。从那时起整形医生和皮肤科医生逐渐开始研究新的化学物质和技术，从而使用化学剥脱来治疗各种皮肤问题。经过一个多世纪的发展，化学剥脱术的概念和技术已逐渐成熟和完善。

（三）常用化学剥脱剂的分类

化学剥脱术依据其穿透程度、对皮肤损伤程度及炎症程度分为浅层、中层及深层剥脱。

常用的化学剥脱剂包括α-羟酸（又称α-羟基酸）、β-羟酸（β-羟基酸）及复合酸。

1. 浅层化学剥脱剂　主要作用于表皮层，其中又可分为超浅层剥脱和浅层剥脱，剥脱深度为0.06mm，可剥脱颗粒层至真皮乳头浅层。由于对真皮的作用很小甚至没有，因此浅层剥脱剂主要适应证包括痤疮、黄褐斑及轻度的皮肤光老化等，对源于真皮层的皮肤纹理改变等皮肤光老化改善欠佳。目前常用的浅层化学剥脱剂主要包括果酸（α-羟基酸，alpha hydroxyacid，AHA）、β-羟酸（beta hydroxyacid，BHA）、多聚羟酸（poly hydroxy acid，PHA）、维A酸、低于35%的三氯醋酸、间苯二酚、Jessner溶液（水杨酸、乳酸混合液）、干冰等，目前临床工作中应用比较多的是果酸和水杨酸。

（1）果酸：是从水果、酸乳酪中提取得到的一系列α-羟基酸，由于主要来源于水果（表3-3-1），故又称为“果酸”，1974年由美国著名的Eugene

J. VanScott医生及华裔的余瑞锦博士（Dr. Ruey J. Yu）首次从水果中发现并应用。果酸在自然界中广泛存在于水果、甘蔗、酸乳酪中，如苹果酸（来自苹果）、酒石酸（来自葡萄）、柠檬酸（来自柠檬和柑橘）、杏仁酸（来自苦杏仁）、乙醇酸（来自甘蔗）和乳酸（来自发酵水果），是目前应用最多的剥脱剂。

表3-3-1 常用果酸的化学结构、酸度及主要来源

名称	分子式	酸度系数（pKa）	主要来源
乳酸	$C_3H_6O_3$	3.86	发酵水果
柠檬酸	$C_6H_8O_7$	3.13	柑橘类水果
杏仁酸	$C_8H_8O_3$	3.41	苦杏仁
乙醇酸	$C_2H_4O_3$	3.83	甘蔗
酒石酸	$C_4H_6O_6$	3.22	发酵葡萄
苹果酸	$C_4H_6O_5$	3.40	苹果

注：pKa 酸度系数，在化学及生物化学中，是指一个特定的平衡常数，代表一种酸离解氢离子的能力，本组酸度系数为25℃时。

α-羟酸在羧酸的α碳位上共价链接一个羟基，其相对分子量小，水溶性和渗透性强，具有保湿和抗角化作用。其相对分子量从小到大依次为乙醇酸、乳酸、苹果酸、酒石酸、柠檬酸（枸橼酸）。其中相对分子量最小的乙醇酸（glycolic acid，GA，又称甘醇酸）皮肤渗透性最强，更适合做化学剥脱的制剂，是目前广泛应用的化学剥脱剂。一般常说的果酸即指乙醇酸，其作为化学剥脱剂对皮肤损伤小，又具有改善肤色和嫩肤的作用。

1）乙醇酸：常用浓度为20%～70%，需多次治疗，治疗间隔为2～4周，后续治疗浓度及作用时间可根据前次治疗后皮肤的反应（如瘙痒、红斑反应、刺痛、结痂、脱屑等）程度来选择。其剥脱深度与溶液浓度（表3-3-2）、使用量及作用时间密切相关。浓度越高，作用越深，从而造成由角质层至真皮乳头层的剥脱，对表皮及真皮发挥作用。同一浓度的果酸，停留时间越长，透皮吸收作用越强，总体来说，果酸的剥脱层次相对较浅，临床应用较安全。因此，临床操作中可根据治疗目的选择不同的浓度及作用时间。

表3-3-2 果酸浓度与皮肤剥脱深度

浓度（%）	剥脱分级	组织学创伤深度
20～35	极浅层剥脱	角质层
35～50	浅层剥脱	颗粒层至基底层
50～70	中度剥脱	真皮乳头层

2）丙酮酸（pyruvic acid）：也是一种果酸，区别于果酸的是羧基被羰基取代，同时具有酸和酮的特性。Griffin等认为60%丙酮酸乙醇溶液是一种很好的化学剥脱剂，认为5ml丙酮酸溶液加上8滴乳化剂（如月桂醇聚乙烯醚）及1滴巴豆油可以作为刺激表皮松解的制剂。丙酮酸浓度为40%～60%时在无氧状态下可转化成乳酸。

（2）多聚羟酸：又称“二代果酸”，在α位上也有一个羟基，在结构上类似于果酸，常用的有葡萄糖酸内脂和乳糖酸。分子上更多的羟基使多聚羟酸在保湿性方面更优于传统的果酸。葡萄糖酸内脂在内脂结构形式时，酸性集团被“屏蔽”起来，只有进入皮肤后环形结构被打开，形成葡萄糖酸时才暴露出该分子的果酸形式。与传统果酸相比刺激性较小，因此含有多聚羟酸的护肤品不但可以帮助维持乙醇酸化学剥脱的效果，同时由于其保湿效果好，能帮助恢复皮肤屏障功能，可以显著降低乙醇酸不良反应的发生概率。此外，多聚羟酸不会增加皮肤对日晒的敏感性，同时许多多聚羟酸都是抗氧化剂，因此多聚羟酸换肤更适用于敏感皮肤人群。

（3）β-羟酸：其羟基位于羧酸的β位，可以从柳树皮、冬青叶中提取，可称为水杨酸、柳酸或杨桃酸，具有温和的镇痛、抗菌、溶解角质的作用。它具有亲脂性的特点，故而容易作用于毛囊皮脂腺，在治疗痤疮、黑头及炎症性酒渣鼻方面有独特的优势。此外，与果酸相比，β-羟酸更稳定、刺激性更小、炎症反应更轻。因此，也被用于黄褐斑和炎症后色素沉着的治疗。

水杨酸作为一种应用比较早的化学剥脱剂，最早由德国的一位皮肤科医生Unna开始使用。目前临床工作中水杨酸的常用浓度为10%～30%。当其使用浓度为3%～5%时，有促进角质层分离的作用，并可以帮助提高其他剥脱剂的穿透力，从最外侧向下逐层去除角质层。浓度小于2%的水杨酸可作为非处方药物成分治疗痤疮，还可被加入洗发水中用于去除银屑病患者头皮脱落的头屑。

（4）辛酰水杨酸（lipohydroxy acid）：是水杨酸的脂溶性代谢物，溶解角质的能力强于水杨酸，常用浓度为5%～10%，同样具有抗菌、抗炎、溶解角质的作用。

（5）Jessner溶液及改进配方：Jessner溶液是一种含有多种角质剥脱成分的复合溶液，具有较强的角质松解活性，可以使角质层中的角质细胞失去黏附力，进而引起表皮上层细胞间及细胞内发生水肿。Jessner溶液作为常用的浅层剥脱剂，主要用于治疗炎性及粉刺性痤疮或角化过度性皮肤病，同时也可用作三氯醋酸化学剥脱前的预处理。其配方为间苯二酚14g、水杨酸14g、乳酸（85%）14g，用乙醇（95%）配制到100ml。

Jessner溶液必须保存在深色瓶中避免光氧化，且酚类化合物（间苯二酚）对于深色皮肤Ⅴ型和Ⅵ型会造成色素减退，改进后的配方为乳酸17%、水杨酸17%、柠檬酸8%，用乙醇配制到100ml。

（6）雷锁辛（resorcinol）：即间苯二酚，具有松解角质和杀菌的作用，10%～50%的雷锁辛可用于治疗痤疮、痤疮瘢痕、化脓性汗腺炎和黄褐斑等。

（7）Unna糊：主要成分为间苯二酚。最早Unna糊使用间苯二酚浓度为10%、20%或30%，后来间苯二酚使用浓度被提高。配方为间苯二酚40g、氧化锌10g、西沙白土20g、安息香豚脂28g。

2. 中层化学剥脱剂　主要作用于表皮和真皮乳头层，剥脱深度为0.45mm，甚至可剥脱至真皮网状层上部。单次治疗后早期病理表现除表皮坏死外，还存在真皮乳头的水肿、真皮浅层胶原均质化及以淋巴细胞为主的少量浸润。单次治疗后约3个月，胶原生成增多并形成带状粗纤维。临床表现为皮肤质地、纹理的改善。适应证包括光老化、光线性角化病、轻度痤疮后瘢痕等。

三氯醋酸可使表皮蛋白沉降而产生“白霜”，反应迅速，无须中和，可单独或联合其他化学剥脱剂使用。高浓度（＞50%）、中浓度（35%～50%）和低浓度（10%～35%）有不同程度的结霜反应。其中10%～20%的三氯醋酸作为浅层剥脱剂，35%三氯醋酸常作为中层化学剥脱剂，可用于治疗痤疮瘢痕、水痘瘢痕及睑黄瘤等。浓度超过40%的三氯醋酸虽然能够改善细微皱纹、治疗光化性病变及皮肤癌前病变，但由于其产生瘢痕及色素改变的风险很高，目前已较少使用。

果酸与Jessner溶液（间苯二酚、水杨酸、乳酸和乙醇的混合溶液）的混合液、果酸与低浓度（35%以下）的三氯醋酸的混合液，还有中浓度（35%～50%）的三氯醋酸及88%的苯酚等都是常用的中层剥脱剂。目前建议使用复合剥脱剂，即把两种以上的浅层剥脱剂混合使用，这样既能达到较深的治疗作用，又可以最大限度地避免并发症的发生。

3. 深层化学剥脱剂　作用于表皮和真皮中层，剥脱深度约为0.6mm，剥脱深度甚至延伸至真皮网状层中部，常选用含苯酚制剂、Baker-Gordon溶液或50%～60%的三氯醋酸溶液。对于黄种人来说，尽量避免实施深层剥脱。

（1）苯酚（phenol）：又称石炭酸或羟基苯，是一种芳香烃，来源于煤焦油，常用浓度为88%，具有腐蚀皮肤的作用。皮肤使用酚剂药物后，角质层立即发生分离和凝固，表皮和真皮乳头层发生不同程度的坏死，基膜含色素细胞减少，真皮的上中层胶原纤维发生重新排列，弹性纤维和胶原纤维均再生。它又是角质凝固剂，能使皮肤表面蛋白质沉淀，因此可防止脱皮溶液扩散进入皮肤深层，这一点对于化学剥脱是非常重要的。

当酚剂的浓度为50%时，其活性明显改变，以致变成角质层分离剂，裂解弹性蛋白层，可发挥溶解角质的作用，并可渗透入真皮，进一步造成更大的破坏，增加系统性吸收的风险，产生的破坏性较大，容易造成皮肤深层破坏而出现化学剥脱后并发症和副作用。因此选用88%以上浓度的酚才能使皮肤表面的角质蛋白凝固，起到有效的腐蚀及剥脱作用，同时由于皮肤表面蛋白质快速且不可逆的变性，可阻止酚向皮肤深层的进一步渗透。因苯酚有诱发心律失常等并发症的危险，因此进行换肤时要进行心电监测及建立静脉输液通道。

（2）Baker-Gordon溶液：配方含有88%苯酚（3ml）、巴豆油（3滴）、六氯酚液体肥皂（8滴）和蒸馏水（2ml）。巴豆油是从灌木巴豆籽压榨出来的，巴豆油中所含有的巴豆树脂系巴豆醇、甲酸及巴豆油酸结合而成的脂。巴豆油中有酸性的甘油酯和巴豆毒素，有很强的植物毒性。浓巴豆油滴在人体皮肤上时可引起皮肤脓疱疹和损伤。因此，巴豆油是一种皮肤表皮细胞的剥脱剂，可以增加酚剂的渗透和吸收，促进皮肤炎症发展。六氯酚液体肥皂作为乳化剂，可增加表面张力，阻碍酚渗透，平衡苯酚和巴豆油的刺激性和浸渍效果。

（3）其他配方：由不同浓度的苯酚、巴豆油、蒸馏水、六氯酚、橄榄油和甘油组成，如Litton、Brown和Venner-Kellson溶液。

（四）化学剥脱术的作用机制

1. 对表皮的作用　化学剥脱术改变表皮细胞更新时间或速率。由于表皮的更新建立在角质细胞脱落速率和角质层生成的基础上，Scholz等采用丹磺酰氯荧光标记法来评估外涂AHA后皮肤细胞更新的速度，发现使用后的表皮更新速度较对照组增快34%，且表皮更新速率随AHA浓度的增加而增加。该结果表明化学剥脱术可加快皮肤新陈代谢的速度；通过改善过度堆积的角质细胞，改变皮肤的透亮度，减少色素颗粒。AHA还具有抗氧化作用，可以促进氧化性色素颗粒还原为颜色较浅的色素颗粒，同时下调黑素细胞的酪氨酸酶活性和黑素含量，并通过剥脱作用加速表皮更替和使黑素颗粒脱落，从而淡化色斑、提亮肤色。

果酸能与皮肤角质层以离子键结合，通过活化类固醇硫酸酯酶和丝氨酸蛋白酶降解桥粒，造成角质形成细胞间桥粒瞬间剥脱，破坏角质层细胞之间的连接，帮助去除多余的角质层，加快角质层细胞脱落，减少角质堆积，使角质层排列更致密整齐，因此可松解堆积在皮脂腺开口处的角质形成细胞，改善毛囊上皮角化异常，使皮脂腺分泌物排泄通畅，同时清除堆积在皮脂腺开口处的死亡细胞，疏通皮脂腺的排泄，从而避免毛囊口被皮脂堵塞，使其导管口角化趋于正常，抑制粉刺形成；同时，还可激活角质形成细胞新陈代谢，更新或重建表皮，并促进黑素颗粒的排出，减轻色素沉着。

2. 对真皮的作用　化学剥脱术通过启动皮肤损伤修复的重建功能，激活真皮内成纤维细胞的合成和分泌功能，使胶原蛋白、黏多糖合成增多，弹性纤维重新排列，真皮内乳头数量增加，使皮肤厚度增加，并变得紧实有弹性，从而达到除皱及减少皱纹产生的作用。Ditre等对平均接受6个月AHA治疗的光老化患者进行检测，发现其皮肤厚度平均增加25%，其中真皮乳头层厚度增加明显，弹性纤维比治疗前延长、增粗及稠密，胶原纤维的数量和致密度也明显增加。研究结果表明，化学剥脱术可刺激内聚葡萄糖胺与其他细胞间基质的合成，在皮肤内形成稳定的毛细血管网，增加黏多糖和透明质酸含量，提高皮肤的保水能力，提高水饱和度，保持皮肤柔润，富有弹性；释放出更多的透明质酸，使角质形成细胞和真皮含水量增加，具有较好的柔软性。

皮肤是一个整体，不同的细胞之间通过细胞因子相互作用，因此，即使浅层化学剥脱术只作用于表皮层细胞，也可以在一定程度上使表皮和真皮乳头层的皮肤结构发生变化。例如，AHA不但可以加速角质层细胞的新陈代谢，还能通过刺激角质形成细胞释放IL-1α等细胞因子，参与真皮基质的降解和胶原生成，同时还可以渗透到真皮，直接加速成纤维细胞合成胶原。

羟基吸水能力较强，同时在渗入真皮后能促进天然保湿因子的生存，故而能够保湿；渗入真皮的果酸还能促进胶原蛋白合成，起到嫩肤作用。果酸可启动损伤重建机制，激活真皮成纤维细胞合成和分泌功能，使胶原纤维、弹性纤维致密度增高，皮肤更加紧实，富有弹性，还可激发内聚葡萄糖胺与其他细胞间基质的合成，促进真皮释放出更多的透明质酸，增强皮肤的保水能力，使皮肤柔润，所以很多护肤品中都含有低浓度的果酸。超过20%的AHA可用于化学剥脱，低浓度的AHA能降低角质层细胞之间的连接，高浓度（≥50%）的AHA能促进表皮松解。

二、化学剥脱术的适应证及禁忌证

（一）适应证

1. 痤疮　化学剥脱术适用于轻、中度痤疮（图3-3-2）的辅助治疗，可改善痤疮后的色素沉着。

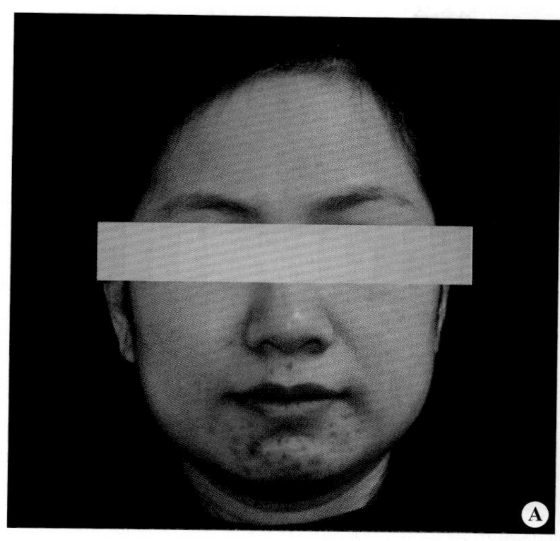
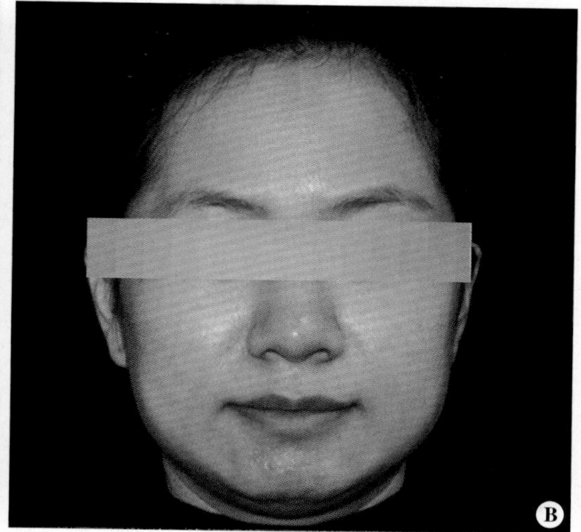

图3-3-2　水杨酸治疗口周痤疮效果对比图

A. 治疗前；B. 水杨酸1次治疗后4周；浓度及时间为30%、10分钟

2. 玫瑰痤疮

3. 色素性皮肤病　如黄褐斑（图3-3-3）、炎症后色素沉着（图3-3-4）、文身、雀斑样痣、色素痣等。

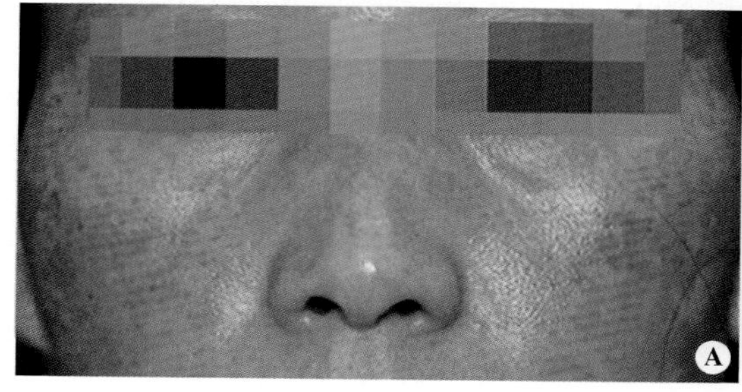
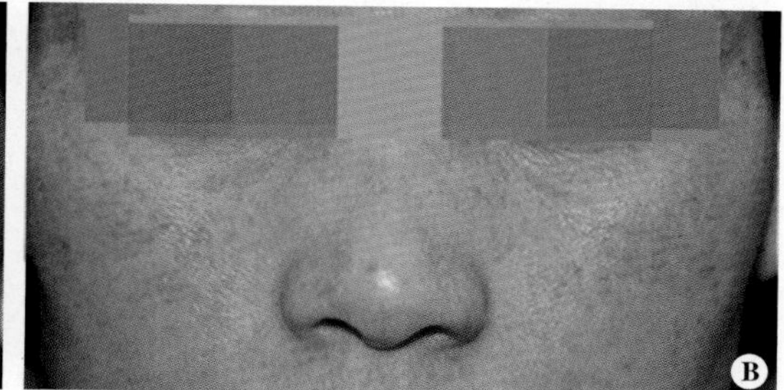

图3-3-3　乙醇酸治疗黄褐斑效果对比图

A. 治疗前；B. 乙醇酸4次治疗后；浓度及时间依次为20%，4分钟；20%，7分钟；35%，5分钟；35%，7分钟；间隔3周

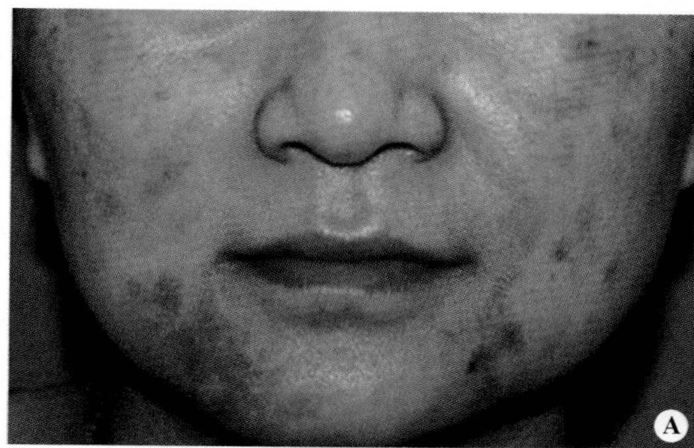
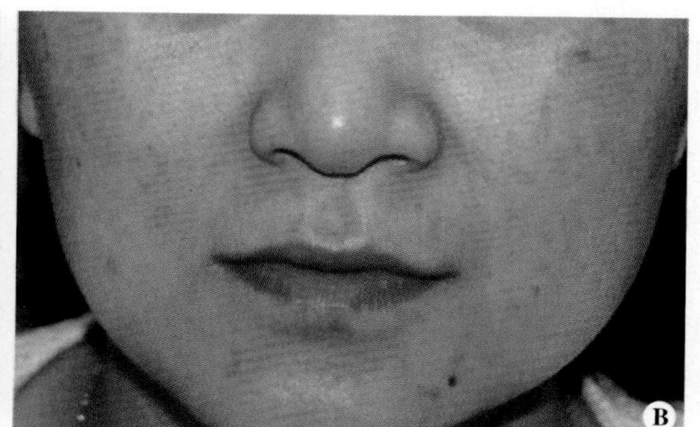

图3-3-4　乙醇酸治疗炎症后色素沉着效果对比图

A. 治疗前；B. 乙醇酸3次治疗后；浓度及时间依次为20%，5分钟；35%，5分钟；35%，7分钟；间隔2周

4. 瘢痕　轻度萎缩性或增生性痤疮瘢痕。

5. 光老化　毛孔粗大、细纹、光线性角化病、日光性弹性纤维变性等。

6. 光电治疗前的预处理

7. 其他　毛周角化病（图3-3-5）、鱼鳞病、皮肤淀粉样变病（图3-3-6）、皮肤干燥症、脂溢性角化病、疣、粟丘疹、皮脂腺增生、睑黄瘤等。有时也可采用硝酸银等化学剥脱剂涂抹于过度增生的肉芽组织、小的皮肤肿瘤及溃疡的表面，以达到清除病变、清洁伤口、促进愈合的作用。

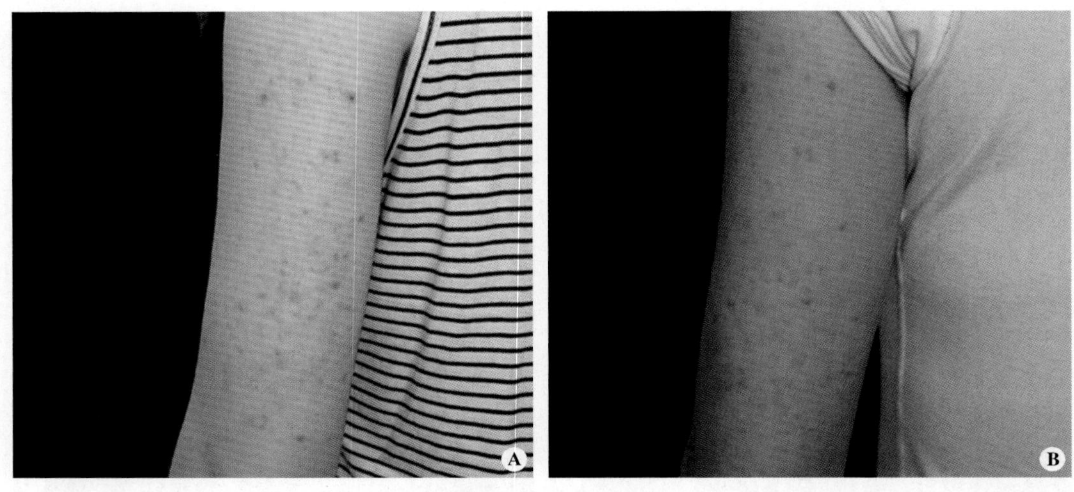

图3-3-5 乙醇酸治疗毛周角化病效果对比图

A. 治疗前；B. 乙醇酸1次治疗后；浓度及时间：35%，8分钟

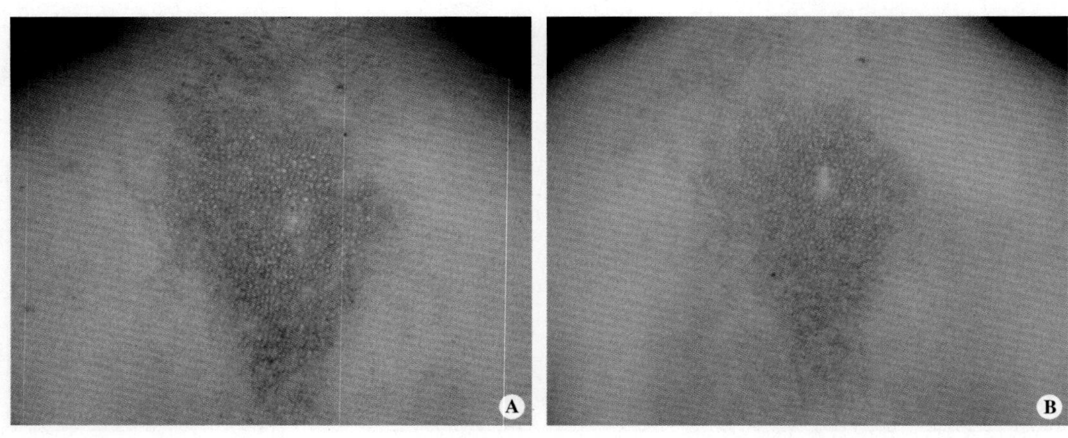

图3-3-6 乙醇酸治疗皮肤淀粉样变病效果对比图

A. 治疗前；B. 乙醇酸3次治疗后；浓度及时间依次为35%，5分钟；35%，8分钟；50%，7分钟；间隔2周

此外，应根据病变情况选择不同作用深度的化学剥脱剂，如浅层剥脱剂适用于治疗浅表的角化性疾病、轻度的表皮色素异常、黑头粉刺和极细小的皱纹；中层剥脱剂适用于治疗光线性角化病、色素异常症和细小的皱纹；深层剥脱剂适用于治疗继发于慢性光损伤的各种损害、浅表的具有恶变倾向的角化病、光线性着色斑病和深的皱纹。

（二）绝对禁忌证

（1）患者本身存在不切实际的预期。

（2）一般状况差，精神病患者或情绪不稳定者，或免疫缺陷性疾病患者，接受放射治疗的患者。

（3）妊娠期和哺乳期（乙醇酸为B级，相对安全；水杨酸为C级，不推荐使用）。

（4）对所有化学剥脱制剂或其成分过敏者。

（5）有瘢痕疙瘩病史。

（6）皮肤敏感状态，治疗部位有接触性皮炎、湿疹等过敏性皮肤病或活动性单纯疱疹、脓疱疮等感染性皮肤病及未愈合的创面。

（7）术后不能严格防晒者。

（三）相对禁忌证

（1）近2～6个月内有施术部位的手术，如睑成形术、去皱术、吸脂术等。

（2）近3个月内接受过激光、冷冻及其他形式（各种类型）的皮肤磨削术者。

（3）6个月内有口服雌激素、孕激素及维A酸类药物者应在专业医生指导下慎重治疗。

（4）吸烟者或Fitzpatrick皮肤分型中Ⅳ～Ⅵ型

皮肤不适于中、深层剥脱，有内科疾病者不宜做较大面积的深层剥脱，应在专业医生指导下慎重治疗。

（编者：宋　璞，高　妮，高美艳；
审校：王　炫，颜韵灵，刘振锋）

三、化学剥脱术的操作流程及临床应用

（一）化学剥脱术的操作流程

1. 术前准备

（1）术前与患者沟通：治疗前的评估和患者教育对于剥脱治疗的成功与否很重要。需要详细地向患者介绍化学剥脱术的相关信息，如治疗时间、疗程、术后可能出现的风险、术后反应、可能的疗效，并对术后注意事项进行详细的解释及指导。有研究表明，很多患者对剥脱治疗结果不满意，主要是因为术前对治疗结果抱有不切实际的期待。因此，首先要充分了解患者的需求和预期，确保患者的需求和预期与化学剥脱术的适应证、治疗过程与预期疗效相符，并就合理的治疗方案达成一致意见；其次要详细回顾患者的既往史、过敏史、医疗美容治疗史，口服外用药物史及护肤品使用情况，排除禁忌证。就患者的皮肤类型（Fitzpatrick分型）、皮肤耐受性、色素沉着发生率等方面进行评估；尤其需要注意对患者皮肤敏感状态进行评估。完成口头沟通后，需要针对医患沟通的内容、术后可能的并发症和风险及术前拍照授权等事宜签署知情同意书。

（2）患者术前准备：在治疗前两周让患者试用果酸或水杨酸类的护肤品，可以帮助发现一部分对于果酸或水杨酸过敏的人群，避免过敏反应，同时可以让患者更好地适应、耐受化学剥脱术，尤其是对玫瑰痤疮的患者。治疗当天完全卸妆后，拍摄患者治疗前照片。如果治疗区为面部，应在适宜的光线下拍摄患者治疗前面部正位、左右45°和90°的侧位照片。

（3）术前物料准备

1）果酸剥脱术术前准备物料：洁面乳（或丙酮）、凡士林/红霉素眼膏、保湿霜、果酸溶液、面部清洁液、果酸中和液、计时器、化妆棉（或纱布垫）、冷喷机（或其他冷敷方式）、手术帽或毛巾、刷子、手套。目前市场上应用较多的是乙醇酸，浓度分别为20%、35%、50%、70%；芯丝翠®乙醇酸：浓度分别为20%、35%、50%、70%；芯丝翠®苦杏仁酸、芯丝翠®柠檬酸30%。

2）水杨酸剥脱术术前物料准备：洁面乳（或丙酮）、凡士林/红霉素眼膏、保湿霜、水杨酸剥脱剂、滴管、蒸馏水（或乙醇溶液）、计时器、化妆棉（或纱布垫）、冷喷机（或其他冷敷方式）、手术帽或毛巾、刷子、手套，目前市场上应用比较多的水杨酸，浓度为30%。

2. 化学剥脱术操作流程　由于果酸剥脱术与水杨酸剥脱术操作过程基本类似，其中术前清洁、保护创面和皮肤薄嫩部位、术后护理及注意事项基本相同，两者不同之处在于操作者的操作过程，接下来将阐述两者的具体流程。

（1）果酸剥脱术操作流程

1）清洁：术前应使用卸妆产品或洁面乳对治疗区进行卸妆和清洁，清洁时要温和，忌用磨砂膏等去角质产品。清洁后选择性使用含乙醇、丙酮或其他功效较强的清洁剂进行二次清洁，可促进化学剥脱剂的渗透深度和均匀度。

2）保护：如果存在皮肤破溃区，如痤疮破溃处的皮肤及修眉、剃须后区域，应涂抹凡士林/红霉素眼膏覆盖，避免化学剥脱剂对创面的刺激；在口角、鼻唇沟、内外眦等皮肤皱褶区域，涂抹凡士林/红霉素眼膏覆盖，避免化学剥脱剂聚集而治疗过度；使用湿棉垫覆盖眼眶部保护眼周薄嫩区域（图3-3-7）。

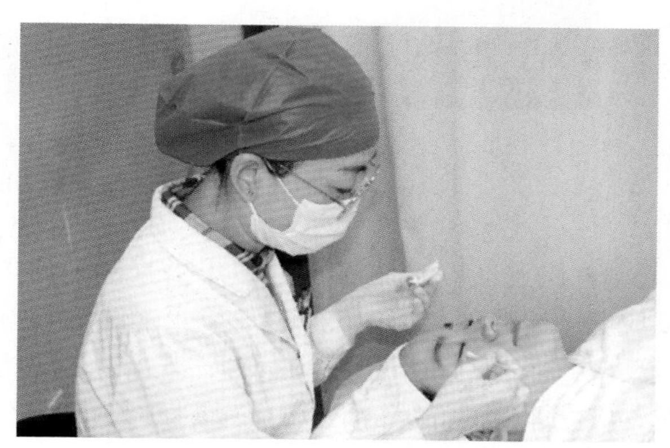

图3-3-7　使用红霉素眼膏对创面及皮肤薄嫩处进行覆盖、保护

3）选择果酸

a. 选择果酸浓度：使用果酸治疗应从低浓度开始，待皮肤耐受后，逐次增加浓度。例如，乙醇酸常用的浓度有20%、35%、50%、70%。果酸pH不同，皮肤的治疗反应也不同。pH低于3.5的果酸，如乙醇酸原液，一般针对面部病变选择的起始浓度为20%，针对躯干部病变选择的起始浓度为35%，酸液停留时间为3～5分钟，后续治疗浓度及作用时间可根据前次治疗后皮肤的反应（如瘙痒、红斑反应、刺痛、结痂、脱屑等）程度来选择，延长酸液在皮肤上停留的时间或提高酸液的浓度。例如，首次治疗以20%为起始浓度，再次治疗继续使用首次治疗浓度，直到皮肤能够安全耐受该浓度达5～7分钟，皮肤较厚部位能耐受或皮损坚实处治疗时间可酌情延长至10分钟，继续治疗可考虑选择高浓度的乙醇酸，或根据患者上次治疗后反应，复诊时依次增加乙醇酸浓度，即第1次为20%，第2次为35%，第3次为50%，第4次为70%。使用50%以下浓度的酸液，治疗间隔一般为2～4周；使用50%及以上浓度的酸液，治疗间隔一般为4周，通常5次为一个疗程。治疗间隔3个月以上者，需从最低浓度（20%）重新治疗。治疗躯体部位及角化性皮肤疾病（如毛周角化病等）时，初始可给予50%的浓度，且停留时间可达30分钟，同时应密切观察皮肤反应。对于pH高于3.5以上的果酸，起始可以从35%浓度直接进行治疗，皮肤停留时间可以为10～30分钟，以皮肤反应及患者耐受程度为中和标准，治疗间隔一般为2周，通常4～6次为一个疗程，治疗效果主要取决于果酸作用时间，且通常无严重皮肤不良反应。

b. 选择果酸用量：全面部单次使用量为0.8～1.2ml；其他部位根据面积选择剥脱剂的用量。

4）涂刷酸液：用专用刷蘸取酸液，同时开启计时器，一般先刷“T”区，后刷面颊，在30～60秒内于治疗部位由内向外、均匀、轻柔、快速地涂抹酸液。一般涂刷一遍即可，对于重点治疗区可以适当重复。忌局部酸液聚集滴落，避免过量酸液溢流至眼内、颈部、耳内；操作过程中注意与患者沟通，询问患者的感受，并细心观察治疗部位皮肤的反应，根据患者感受和皮肤反应判断酸液的停留时间，并随时准备终止。涂刷时应注意，酸液浓度越高，停留时间越长，化学剥脱的作用越强，疗效越显著，但出现不良反应的风险也相应增加（图3-3-8）。

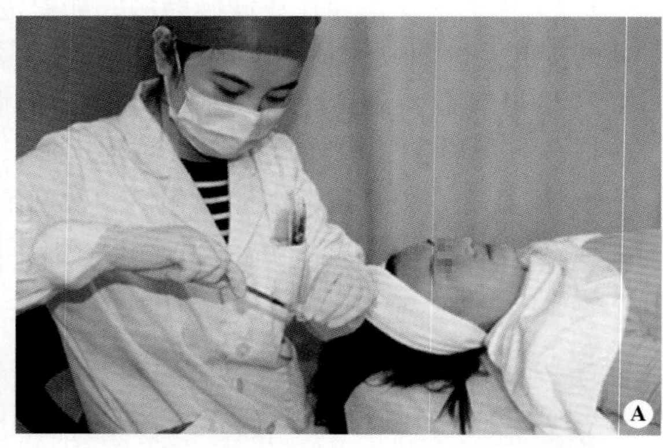

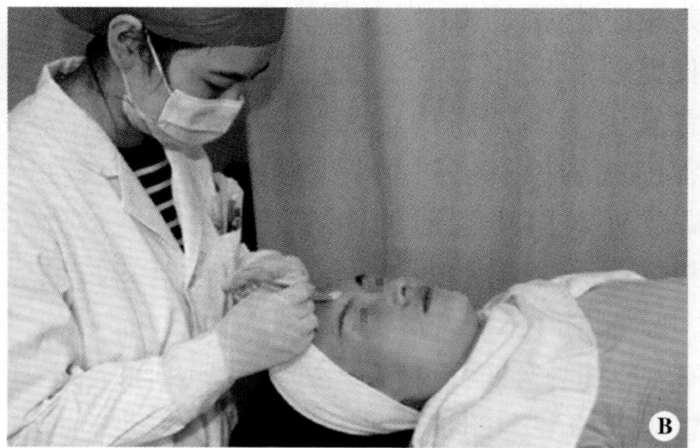

图3-3-8 果酸剥脱术操作流程

A. 抽取合适剂量的酸液；B. 使用专用刷涂刷酸液，按照先“T”区，后面颊的顺序

5）终点反应：pH高于3.5以上的果酸的终点反应：①治疗部位出现轻微红斑；②若未出现红斑反应，一般治疗不超过30分钟；若出现上述情况，应立即喷洒舒缓精华液（中和液）终止治疗。果酸pH低于3.5时的终点反应有以下情况：①理想的终点反应，治疗部位皮肤出现轻度红斑、轻微刺痛感或散在白霜现象；②过度的治疗反应，患者疼痛感强烈，超过6级，或出现水疱、皮肤大片发白等现象；③若未出现前面两种情况，果酸停留时间一般不超过5分钟。若出现上述情况时，应立即喷洒碱性中和液（如10%碳酸氢钠）终止治疗（图3-3-9）。

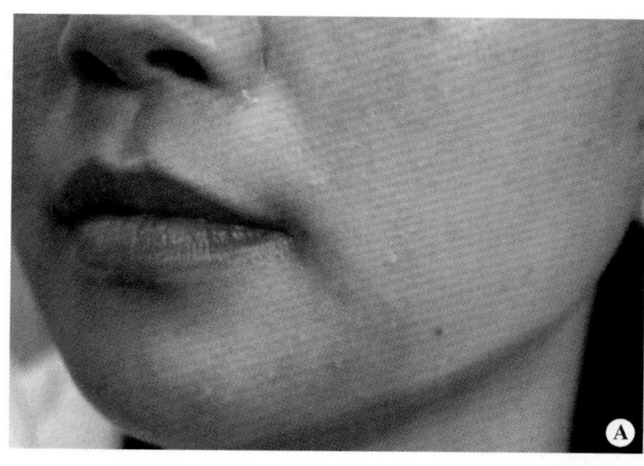

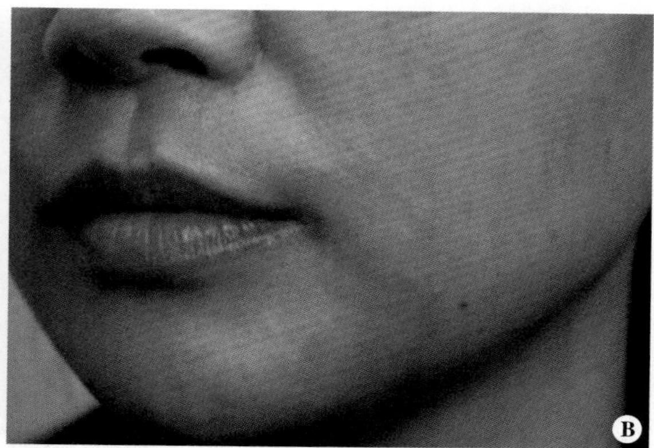

图3-3-9　终点反应及冰敷后表现

A. 皮肤潮红、白霜、表皮松解；B. 冰敷30分钟后，局部恢复可，仍留有少量轻微白霜

6）中和过程：喷洒中和液时应用棉片保护患者双眼。一手持中和液的喷雾瓶，快速准确地喷洒治疗区域皮肤，另一手同时用棉片蘸吸喷洒液进行中和，中和操作过程可反复多次进行，直至喷洒后的皮肤表面不再产生泡沫且皮肤无刺痛感为止。对皮肤敏感的患者，可在中和后用大量清水清洗中和残留液体，以减少对皮肤的进一步刺激（图3-3-10）。

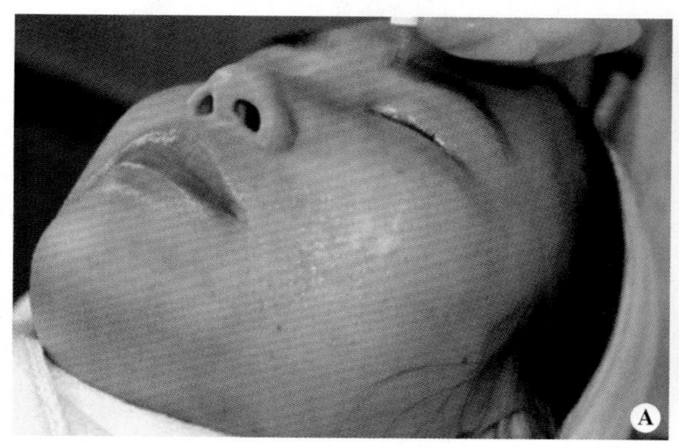

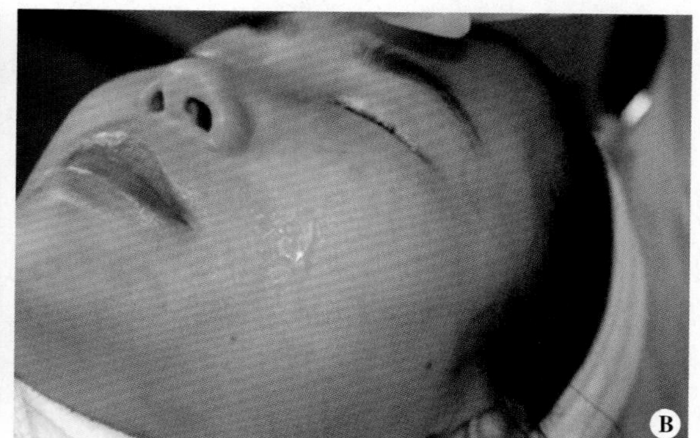

图3-3-10　中和过程

A. 中和时产生泡沫，说明还有酸液；B. 中和时不再有泡沫产生，说明已中和完成，局部没有多余的酸液

7）术后护理：使用保湿修复类面膜/冰盐水纱布对治疗区域皮肤进行冷湿敷（可冷藏后使用）20～30分钟，然后涂抹修复保湿类护肤品和防晒产品；对于痤疮患者，在酸液中和后，根据皮损情况进行针清，再给予冷湿敷或冰敷。如存在深层粉刺，术前一定要告知患者首次、第2次治疗后有可能会出现粉刺增多现象，是由于角质剥脱后深层粉刺暴露，属于正常现象，可继续治疗并配合粉刺挤压，病情会逐渐好转。

8）注意事项：操作者应根据患者的皮肤性质，选择适合的换肤剂，掌握好酸液的种类、浓度、剂量、在皮肤停留时间及治疗间隔等，在整个疗程中根据患者的皮肤反应不断进行调整，以使果酸剥脱术达到最佳疗效。

（2）水杨酸剥脱术操作流程

1）清洁：同前。

2）保护：同前。

3）涂刷化学剥脱剂：在做好充分地皮肤保护之后，将水杨酸剥脱剂均匀地涂刷于治疗区，整个涂抹过程控制在30秒内，之后开始计时，初次酸液停留时间为5～15分钟，之后可根据具体情况逐渐延长酸液停留时间；酸液停留期间使用蒸馏水/乙醇轻轻按摩，以促进水杨酸释放、渗透。该过程中皮肤出现微红、痒、刺痛、灼热等为正常反应，若出现弥漫性潮红、伪霜反应或患者主诉不能耐受的疼痛应立即终止治疗（图3-3-11）。

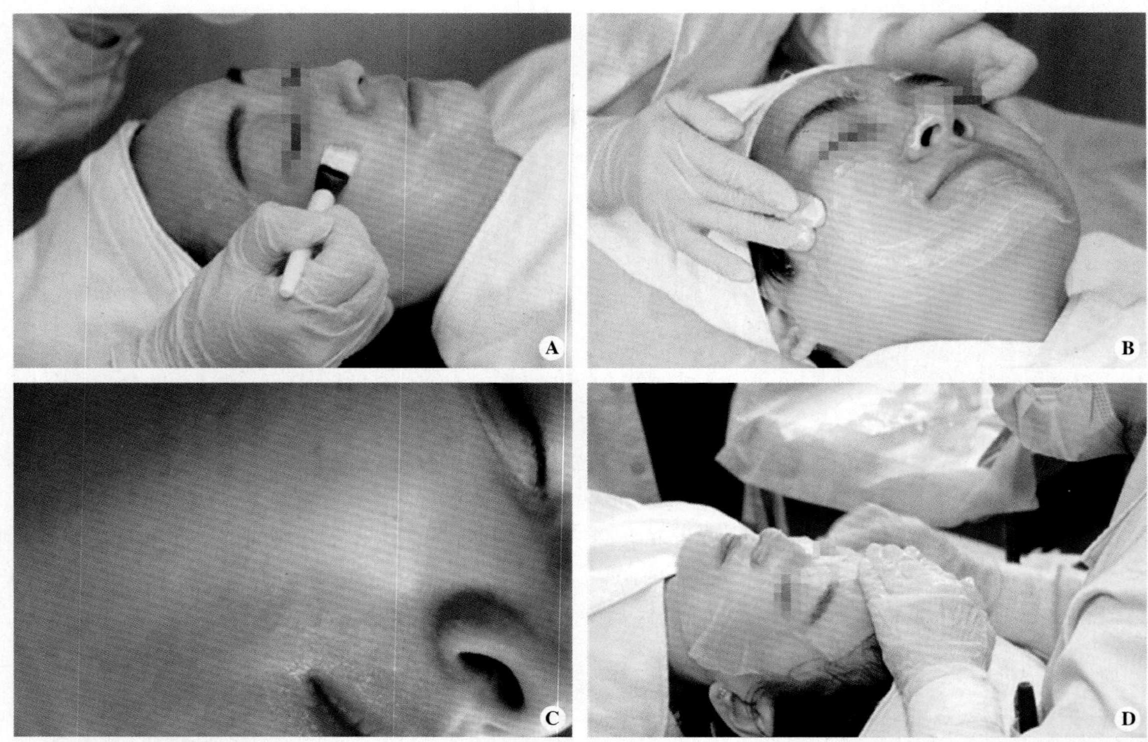

图3-3-11　水杨酸剥脱术操作流程图

A. 涂刷水杨酸；B. 使用蒸馏水轻轻按摩，促进水杨酸释放、渗透；C. 伪霜反应；D. 术后使用医用敷料

4）中和化学剥脱剂：水杨酸与果酸不同，不需要使用中和液进行中和，需要终止治疗时使用化妆棉擦去多余未吸收的水杨酸，再使用流动的清水洗干净即可。

5）术后护理：同前。

（二）患者术后注意事项

（1）行深度化学剥脱时需要使用抗菌剂，使用浅表和中等深度的矿脂类产品保湿即可，术后6周必须注意防晒，以免出现色素沉着。

（2）剥脱结束后，即刻使用保湿面膜和（或）冷喷、冷敷处理20～30分钟，缓解皮肤的刺激不适，并适量涂抹保湿类产品、防晒霜。

（3）术后24小时内，尽量不使用彩妆，术后1～2天内，局部可能出现发红或疼痛，可采用冷敷或冷喷舒缓刺激感。

（4）术后3～7天内，治疗区可能出现脱屑或结痂，应让痂皮自然脱落，切忌强行撕脱，以防出现色素沉着。

（5）术后7天之内，每天进行冷湿敷、外用保湿霜可缓解症状。

（6）术后7天内避免高温环境，如热敷、热喷、泡温泉、蒸桑拿等。

（7）术后避免揉搓皮肤，慎用其他角质剥脱剂，如维A酸类药物、去角质护肤品等。使用温和的洁面产品和保湿剂，可使用含有表皮生长因子的修复类产品。

（8）术后早期建议严格防晒，同时配合帽子、墨镜、口罩等物理遮蔽的方式。

（三）操作者注意事项

操作过程中，患者会感到刺痛、痒感、烧灼等不适，均属于正常现象。术后1～2天，局部有轻度发红、疼痛，3～7天后可能出现结痂或脱屑。浅层剥脱后需要配合使用含有果酸、多聚羟酸的护肤品，可以帮助皮肤恢复，并消除不适。浅层剥脱术需要连续多次进行才能达到明显的改善，根据患者反应调整每次剥脱术的间隔时间，一般是2～4周。

化学剥脱术即刻的终点反应是出现面部均匀的潮红，患者自觉不能耐受的疼痛。化学剥脱术之间的间隔时间为2～4周，后续治疗时根据前一次的治疗反应决定是否提高浓度或延长剥脱时间，应根据患者的耐受情况进行选择及调整；如玫瑰痤疮患者皮肤耐受性较差，间隔时间可以延长3～4周，一般4～6次治疗为一个疗程。在单个疗程结束时评价临床改善的情况，如果没有达到患者预期的治疗效果，可以继续进行治疗，同时可联合其他治疗项目。一般治疗黄褐斑和年轻化治疗需要两个甚至更多疗程。

根据经验，对于浅表和中等程度的化学剥脱，患者并不需要在术前停用治疗相关的口服药物。

（四）影响化学剥脱术疗效的因素

影响化学剥脱术治疗效果的因素较多，主要包括化学剥脱剂的性质、治疗方法、皮肤状态及皮损状况。

1. 化学剥脱剂的性质　与化学剥脱剂的浓度/pH（浓度越高/pH越低，剥脱层次越深，剥脱效果越好，发生不良反应的风险越大）、亲脂性（脂性越高，相同时间内透皮吸收越强）和分子量（分子量越小，经皮渗透越强，单位时间内的作用效果越强）有关。

2. 治疗方法　术前使用温和的洁面产品洁面或使用脱脂剂，可增加化学剥脱剂的渗透深度和均匀度。治疗时，化学剥脱剂在皮肤的停留时间越长，剥脱作用越明显，特别是果酸，在到达一定时间后必须使用碱性溶液中和，作用时间过长可能会引起皮肤灼伤。术后一定要加强保湿，半年内避免强烈日晒。

3. 皮肤状态及皮损状况　皮肤组织的解剖位置、表皮完整性、附属器官密度和皮肤厚度也影响化学剥脱剂的剥脱深度。不同的剥脱剂对组织损伤的程度不同，同一种剥脱剂对不同部位皮肤的剥脱效果也不同，如眼睑、腹股沟等部位皮肤较薄，剥脱作用较强，而掌跖部位角质层较厚，剥脱作用相对较弱。此外，术前要全面评估皮肤屏障的完整性，选择合适的化学剥脱剂，并根据皮肤状况决定剥脱剂的浓度和停留时间。不同肤色皮肤对化学剥脱剂的反应不同，肤色越深越难以观察到皮肤红斑反应的现象。此外，不同的化学剥脱剂对不同的皮损疗效不同，所以需要根据不同的治疗目的选择不同的化学剥脱剂。

（五）皮肤科应用示例

化学剥脱术通过促进表皮更替和真皮重塑，已成为一种快速、安全、有效的治疗手段。

1. 单一酸治疗方案

（1）乙醇酸：常用浓度为20%、35%、50%、70%，对角化过度及色素增加性皮肤病有较好的作用。首次治疗以20%为起始浓度，涂于患者面部或皮损处，避开眼周及口周，停留3～5分钟。四肢、躯干部皮损以20%或35%为起始浓度。当患者出现红斑、白霜或不适时，以碱性中和液（10%碳酸氢钠）中和后冷敷10分钟。再次治疗持续使用首次治疗时浓度，直至皮肤能够安全耐受这一浓度达5～7分钟，对皮肤较厚部位或皮损坚实处可酌情延长至10分钟再考虑选择高浓度的乙醇酸，或根据患者上次治疗后反应，复诊时依次增加乙醇酸浓度，即第1次为20%，第2次为35%，第3次为50%，第4次为70%。50%以下浓度时，治疗间隔一般为2～4周；50%及以上浓度时，治疗间隔一般为4周。4～6次为一个疗程。治疗间隔为3个月以上者，需从20%浓度开始重新治疗。

（2）水杨酸：30%水杨酸可用于浅层剥脱。我国目前使用的是以泊洛沙姆407作为增溶剂的乳剂型水杨酸，即超分子水杨酸。外涂皮肤后的即刻浓度为5%～8%，稀释状态下浓度增至30%。水杨酸具有抑制皮脂分泌及抗炎的作用，安全性高。可用于治疗轻中度寻常痤疮、玫瑰痤疮（丘疹脓疱型）、毛孔粗大等。首次治疗将水杨酸涂抹于面部或皮损处，停留5～30分钟，根据皮肤耐受情况，用清水或乙醇促渗。当患者出现白霜或不能耐受时，用清水洗净后冷敷10～20分钟；再次治疗可适当延长水杨酸在皮肤的停留时间。根据患者皮肤状况和耐受程度，治疗间隔一般为2～4周，3～8次为一个疗程。术后3～7天后每晚外用2%水杨酸10～30分钟，可增加疗效。

（3）复合酸：将不同类型的两种及两种以上单酸组合在一起，不同的单酸作用机制互相弥补，从而增强疗效，减少术后出现瘢痕的风险。目前临床上常用的有Jessner液、20%乙醇酸+10%水杨酸复合酸、SRS（sustained release system）复合酸等。以法国美帕SRS复合酸为例，其应用现代生物科学技术，把5种或5种以上的酸复合在一起。

通过缓释技术，多层、多靶点、缓慢持续释放复合酸，无须中和液中和。

（4）三氯醋酸：使用浓度为10%～100%，常用于浅层和中层剥脱。临床上主要用于治疗痤疮瘢痕（冰锥状）、病毒疣、睑黄疣等。三氯醋酸具有较强的蛋白凝固作用，使用时不需碱性溶液中和。治疗时应蘸取少量溶液，以避免过度反应。

2. 联合其他治疗方案　化学剥脱术可以联合其他治疗方法，根据患者皮损的情况，常用的联合方案包括药物、微针、射频、激光、强脉冲光等，联合治疗可以提高临床疗效和患者满意度。

（1）乙醇酸/水杨酸/复合酸联合抗生素治疗：口服米诺环素/多西环素，50～100mg/d；或外用抗生素如克林霉素磷酸酯凝胶、夫西地酸乳膏等治疗痤疮，每天2次，同时采用乙醇酸/水杨酸/复合酸治疗，治疗方法同痤疮单独刷酸法。需要注意的是，因乙醇酸可能增加皮肤敏感性及对紫外线的吸收，而四环素类药物也具有一定的光敏性，两者联合应用时需做好日光防护。

（2）水杨酸/复合酸联合异维A酸治疗中、重度痤疮：口服异维A酸胶丸10～20mg/d，同时采用水杨酸或复合酸治疗，治疗方法同痤疮单独治疗方法。注意联合应用会加重皮肤干燥，须加强保湿。

（3）乙醇酸/水杨酸/复合酸联合强脉冲光治疗痤疮：在乙醇酸/水杨酸/复合酸治疗间隔两周后联合强脉冲光治疗，或在化学剥脱治疗后冷却皮肤，即刻联合低能量强脉冲光治疗，选择皮肤微潮红反应为治疗能量，5次为一个疗程。

（4）乙醇酸/水杨酸/复合酸联合非剥脱性点阵激光治疗痤疮：乙醇酸/水杨酸/复合酸治疗2周后联合非剥脱性点阵激光治疗，激光治疗后3～4周可再次进行化学剥脱治疗。5次为一个疗程。

（六）术后并发症及预防处理原则

化学剥脱术总体来说是非常安全的，并发症的严重程度相对较轻、发生率低，多数不需要特殊处理便可以自然消退。

相对于浅层剥脱，中层及深层剥脱的并发症发生率较高，更严重。根据其发生的时间，可以分为速发型和迟发型两类。

1. 速发型（发生于剥脱数分钟至数小时内）　如操作部位局部的瘙痒、烧灼、刺激、持续性红斑、水肿等。

2. 迟发型（发生于剥脱后数天至数周）　皮肤屏障的破坏和组织损伤导致感染（细菌性、病毒性、念珠菌为主的真菌感染）；色素异常包括色素沉着和色素脱失；对剥脱剂的不良反应如痤疮样发疹、过敏反应、中毒反应等。

（1）持续性红斑：术中及术后即刻出现的红斑、刺痛、烧灼感等不适属于正常的治疗反应，可自然消退。若红斑持续时间超过3周或伴有水肿、渗出，则可能增加患者出现炎症后色素沉着、色素减退及瘢痕的风险。必要时可以口服小剂量糖皮质激素，配合冷喷、冷敷及应用医学护肤品等对症处理。

（2）瘢痕：化学剥脱剂的浓度过高或停留时间过长、术后强行脱痂、护理不当发生感染等均可导致瘢痕的发生。因此进行化学剥脱术时应谨慎选择化学剥脱剂的浓度，合理控制停留时间。若术后出现结痂或脱屑，应教育患者避免搔抓，待其自然脱落；中层和深层剥脱后在颈、手背、臂和其他皮肤附属器不丰富的部位容易出现肥厚性瘢痕，浅层剥脱产生瘢痕的概率很小。剥脱剂浓度越高，停留时间越长，剥脱深度越深，出现不良反应的概率越大。

（3）色素沉着：出现色素沉着和个人肤质有一定关系，黄种人比较常见，白种人罕见。化学剥脱术后护理不当（尤其是未能按要求防晒）是导致炎症后色素沉着的常见原因。若出现色素沉着可外用氢醌、维A酸等，多数患者3～6个月可恢复。本身在湿疹皮炎、虫咬伤、伤口愈合之后常出现炎症后色素沉着的患者，在行化学剥脱后，也比较容易出现色素沉着，因此对这类患者应慎重进行化学剥脱。如果出现色素沉着，可以外用一些祛斑类护肤品、防晒霜，同时口服或局部导入维生素C，多数患者的色素沉着经过3～6个月可以消退。其他不良反应包括出现多数粟丘疹、持续性红斑、皮肤敏感性增加等。

（4）反应性痤疮、感染：化学剥脱剂能够促进毛囊皮脂腺开口处角栓的溶解及剥脱，使过度堆积的皮脂通过疏通后的导管向外排泄。同时由于化学剥脱剂存在一定的刺激性，可能导致部分痤疮患者的皮肤发生反应性炎症，即在治疗后出现暂时性皮损增多或炎症加重。对于这类出现反应性痤疮的患者应及时给予对症处理，待皮损好转后慎重选择继续治疗的时机。其他可能由细菌、病毒、真菌等微生物引起的感染并不常见。重要的预防措施为注重治疗前清洁创面，同时关注术后频繁随访与早期识别和治疗。若发生细菌、真菌及病毒感染，应及时给予经验性积极抗感染治疗，同时进行清创治疗并行实验室检查以明确病原体，后期选择更敏感药物治疗。需要注意的是葡萄球菌及链球菌的感染可发生于厚涂的封包性软膏下，因此在早期应避免使用此类软膏。

（5）其他：部分患者还可能出现接触性皮炎、粟丘疹、荨麻疹等不良反应，应及时给予对症处理。

上述并发症是可以通过筛选符合适应证的患者、选择合适的剥脱剂和仔细谨慎的剥脱操作和观察来避免和预防的。

在进行化学剥脱术前应对患者进行仔细评估和健康教育。术中应严格按照规程操作，选择合适的化学剥脱剂浓度，密切观察患者的皮肤反应并进行疼痛评分，及时中和或清洗化学剥脱剂。术后应加强护理，注意保湿及防晒。一旦出现上述不良反应，应根据情况及时调整化学剥脱剂浓度及治疗间隔时间，并采取适当的治疗措施。

（编者：宋　璞，高　妮，高美艳；
审校：颜韵灵，刘振锋）

四、化学剥脱术未来发展趋势

（一）化学剥脱剂的发展

第一代果酸中除了常用的乙醇酸，侧链中含有苯基的杏仁酸（具有更强的脂溶性）也逐渐被应用于临床。第二代果酸（α-羟基酸多聚羟酸，polyhydroxy acid，PHA）如葡萄糖酸内酯，比乙醇酸更加温和，并且有抗氧化及更强的保湿效果。第三代果酸（α-羟基酸乳糖酸，bionic acid，BA）具有更好的吸水性和抗氧化作用，对炎症性皮肤具有一定的保护作用。以聚乙二醇为溶剂的水杨酸制剂可以减少乙醇带来的皮肤刺激，并且减少皮肤对水杨酸的系统吸收，进一步提高水杨酸化学剥脱的安全性。复合酸体现了多种较低浓度酸之间的协同作用，如水杨酸联合杏仁酸，杏仁酸可缓慢、均匀地渗透，水杨酸作用迅速并具有抗炎作用，可以减少炎症后色素沉着的发生，故两者联合应用于深肤色痤疮患者可显示出更好的安全性。但其作用强度和安全性与其配方的pH、配方缓冲范围及控缓释技术有关。

（二）化学剥脱术适应证的拓展

除了痤疮、黄褐斑、光老化外，化学剥脱对于炎症性、色素性和角化性疾病也有较好的疗效，如水杨酸化学剥脱被用于治疗红斑及丘疹脓疱型玫瑰痤疮，可以改善炎症性丘疹、脓疱及红斑；化学剥脱术还可用于治疗脂溢性角化病、毛周角化病、日光性角化病等表皮增殖性疾病，以及膨胀纹、黑眼圈、皮肤淀粉样变病、摩擦性皮肤黑变病等。

（三）联合治疗方面的发展

近年来化学剥脱术与多种其他治疗方法联合应用，展现出更好的疗效和非常好的相容性及安全性。化学剥脱术可以联合点阵激光、脉冲染料激光、强脉冲光、射频等光电技术治疗痤疮；联合Q开关1064nm激光、强脉冲光治疗黄褐斑及炎症后色素沉着等色素性疾病。化学剥脱术可与光电治疗交替进行，其间需间隔2～4周。在非剥脱性点阵激光和强脉冲光术前使用化学剥脱术，可使皮肤表面光滑、减少光的散射，提高疗效，但同时也可增加皮肤损伤的发生风险。因此，需根据患者的皮肤类型、耐受程度进行个体化治疗。治疗期间密切监测皮肤反应，术后做好护理。

五、医疗机构基本要求

（一）医疗机构资质要求

（1）化学剥脱术只能在具有医疗资质的医院或诊所进行。

（2）医疗机构相关基本设置：应设置专门的咨询诊室和照相室，同时建立术前谈话制度并签署知情同意书及建立完整的患者治疗档案；应设置专门的治疗室，室内无菌物品必须按无菌消毒要求定期消毒。

（3）物品管理：化学剥脱术中使用的药品应有批准文号，专柜保存，专人管理，在有效期内使用，并做好药品使用登记。

（4）SOP建立：开展化学剥脱术的医疗机构应建立、健全日常规章制度及医疗操作常规。定期进行业务学习、完备考核制度。

（二）专业人员基本要求

1. 资格要求 进行化学剥脱术治疗的医护人员须具有皮肤科执业医师或护士资格，护士需在医师指导下操作。

2. 专业培训 从业人员应经过化学剥脱术专业技能培训，掌握化学剥脱术的适应证、禁忌证，掌握药物的基本知识和作用原理；掌握操作基本过程、相应疗效、可能的不良反应及其基本防治方法。

3. SOP培训 专业人员应遵守医疗机构的规章制度，严格按照医疗操作规范进行操作，并做好患者的术前谈话和术后宣教。

化学剥脱术是皮肤美容科的一种非常重要的治疗手段，对于抗衰老、消除皱纹和治疗一些浅表皮肤病有很好的效果。化学剥脱看似简单，但实则是一个复杂的过程，并且需要一定技巧。操作医生要根据患者的需求制订方案，选择适合的剥脱剂，严格控制作用时间；需根据患者的反应，在整个疗程中不断地做调整。只有医生的经验和患者的配合相结合，才能使化学剥脱术达到最佳效果，使患者真正拥有并维持健康、年轻的皮肤。

（编者：宋 璞，高 妮；审校：颜韵灵，刘振锋）

参考文献

曹雅晶，仲少敏，苑辰，等，2019. 外用水杨酸在玫瑰痤疮治疗中的应用效果研究. 中国美容医学，28（4）：31-35.

陈小玫，李咏，李利，2016. 化学换肤在皮肤科的应用. 皮肤病与性病，38（3）：173-176.

高天文，刘玮，2012. 美容皮肤科学. 北京：人民卫生出版社.

李丽娜，郑颖娜，邓丽娜，等，2018. Q开关1064nm激光联合果酸治疗黄褐斑的临床研究. 中国美容医学，27（3）：63-66.

刘蔚，许贵霞，2019. 果酸换肤术应用进展. 中华医学美学美容杂志，25（1）：78-80.

阙红霞. 2017. 果酸对毛周角化的临床应用. 临床医药文献电子杂志，4（48）：9501-9504.

唐莉，尹锐，罗娜，等，2018. 超分子水杨酸外用治疗轻、中度痤疮疗效观察. 中国美容医学，27（9）：31-33.

王聪敏，王爱华，李海涛，2017. 化学换肤治疗轻中度痤疮的不良反应分析及护理对策. 中国美容整形外科杂志，5（5）：308-310.

魏娇，程培华，蒋增琼，等，2017. 果酸在皮肤美容中的临床应用现状及进展. 中国美容医学，26（9）：125-128.

温旭红，刘官智，李杰，等，2019. 超分子水杨酸联合盐酸米诺环素治疗中重度痤疮疗效观察. 中国美容医学，28（4）：42-44.

夏爱爱，唐莉，翟志芳，等，2015. 果酸联合盐酸米诺环素治疗中重度痤疮的临床疗效观察. 中国美容医学杂志，24（9）：37-40.

严婷婷，黄莉宁，陈勇军，等，2015果酸换肤联合强脉冲光治疗轻中度痤疮的临床观察. 皮肤性病诊疗学杂志，22（2）：112-114.

杨蓉娅，蒋献，2019. 化学剥脱术临床应用专家共识. 实用皮肤病学杂志，12（5）：257-262.

曾世华，袁霞，刘兰，等，2015. 果酸换肤联合克林霉素凝胶治疗轻中度痤疮疗效观察. 重庆医学，44（21）：2977-2979.

赵珏敏，项蕾红，2016. 果酸在皮肤科的应用. 中国麻风皮肤病杂志，32（8）：500-504.

中华医学会皮肤性病学分会皮肤美容学组，2014. 果酸化学剥脱术临床应用专家共识. 中华皮肤科杂志，47（10）：748-749.

中华医学会皮肤性病学分会皮肤美容学组，2014. 果酸化学剥脱术临床应用专家共识. 中华皮肤科杂志，47（10）：748-749.

仲少敏，刘慧贤，孙楠，等，2013. 乙醇酸换肤联合强脉冲光治疗痤疮炎症后色素沉着的疗效及耐受性观察. 临床皮肤科杂志，42（12）：731-734.

Abdel Hay R，Shalaby K，Zaher H，et al，2016. Interventions for acne scars. Cochrane Database Syst Rev，4：CD011946.

Brody HJ，Monheit GD，Resnik SS，et al，2000. A history of chemical peeling. Dermatol Surg，26（5）：405-409.

Bulbul Baskan E，Tilki Günay I，Saricaoglu H，2017. Efficacy of peeling during different periods of the menstrual cycle on acne. J Cosmet Laser Ther，19（6）：373-375.

Chaowattanapanit S，Silpa-Archa N，Kohli I，et al，2017. Postinflammatory hyperpigmentation：a comprehensive overview：treatment options and prevention. J Am Acad Dermatol，77（4）：607-621.

Committee for Guidelines of Care for Chemical Peeling，

2012. Guidelines for chemical peeling in Japan(3rd ed). J Dermatol, 39(4): 321-325.

Dainichi T, Ueda S, Imayama S, et al, 2008. Excellent clinical results with a new preparation for chemical peeling in acne: 30% salicylic acid in polyethylene glycol vehicle. Dermatol Surg, 34(7): 891-899.

de Vries FMC, Meulendijks AM, Driessen RJB, et al, 2018. The efficacy and safety of non-pharmacological therapies for the treatment of acne vulgaris: A systematic review and best-evidence synthesis. J Eur Acad Dermatol Venereol, 32(7): 1195-1203.

Ditre CM, Griffin TD, Murphy GF, et al, 1996. Effects of alpha-hydroxy acids on photoaged skin: a pilot clinical, histologic, and ultrastructural study. J Am Acad Dermatol, 34(2): 187-195.

Garg VK, Sinha S, Sarkar R, 2009. Glycolic acid peels versus salicylicmandelic acid peels in active acne vulgaris and post-acne scarring and hyperpigmentation. Dermatol Surg, 35(1): 59-65.

Green BA, 2013. Cosmeceutical uses and benefits of alpha, poly and bionic hydroxy acids// Cosmeceuticals and Cosmetic Practice. Farris PK, ed. Chichester, West Sussex, UK: Wiley Blackwell.

Grimes PE, 2000. Agents for ethnic skin peeling. Dermatol Ther, 13(2): 159-164.

Hexsel D, Arellano I, Rendon M, 2006. Ethnic considerations in the treatment of Hispanic and Latin-American patients with hyperpigmentation. Br J Dermatol, 156(suppl 1): 7-12.

Lee DB, Suh HS, Choi YS, 2014. A comparative study of low-fluence 1064nm Q-switched Nd: YAG laser with or without chemical peeling using Jessner's solution in melasma patients. J Dermatolog Treat, 25(6): 523-528.

O'Connor AA, Lowe PM, Shumack S, et al, 2018. Chemical peels: a review of current practice. Australas J Dermatol, 59(3): 171-181.

Reserva J, Champlain A, Soon SL, et al, 2017. Chemical peels: indications and special considerations for the male patient. Dermatol Surg, 43(Suppl 2): S163-S173.

Sacchidanand S, Shetty AB, Leelavathy B, 2015. Efficacy of 15% trichloroacetic acid and 50% glycolic acid peel in the treatment of frictional melanosis: a comparative study. J Cutan Aesthet Surg, 8(1): 37-41.

Salam A, Dadzie OE, Galadari H, 2013. Chemical peeling in ethnic skin: an update. Br J Dermatol, 169(suppl 3): 82-90.

Saleh F, Moftah NH, Abdel-Azim E, et al, 2018. Q-switched Nd: YAG laser alone or with modified Jessner chemical peeling for treatment of mixed melasma in dark skin types: a comparative clinical, histopathological, and immunohistochemical study. J Cosmet Dermatol, 17(3): 319-327.

Scholz D, Brooks GJ, Parish DF, et al, 1994. Fruit acid extracts, a fresh approach to skin renewal. Int J Cosmet Sci, 16(6): 265-272.

Tedeschi A, Massimino D, Fabbrocini G, et al, 2016. Chemical Peel // nternational Textbook of Aesthetic Surgery. Nicolò Scuderi, Bryant A. Toth, ed. IHeidelberg Germany: Springer Berlin Heidelberg.

Tosti A, Grimes PE, De Padova MP, 2006. Color Atlas of Chemical Peels. Heidelberg, Germany: Springer Berlin Heidelberg.

Vemula S, Maymone MBC, Secemsky EA, et al, 2018. Assessing the safety of superficial chemical peels in darker skin: a retrospective study. J Am Acad Dermatol, 79(3): 508-513.

Wang L, Zhang N, Li XX, et al, 2019. Biphasic amyloidosis involved in the face: Effective treatment with 30% salicylic acid. Dermatol Ther, 32(1): e12743.

Weissler JM, Carney MJ, Carreras Tartak JA, et al, 2017. The evolution of chemical peeling and modern-day applications. Plast Reconstr Surg, 140(5): 920-929.

第四节 美容文饰

随着文明发展，远古用于伪装求生的文饰逐渐发展为掩饰外表缺陷或展示个性、信仰的现代美容文饰，文饰不仅是个人审美的体现，也是一项有专业技术要求的医疗工作。本节的核心内容包括常见文饰技术及分类、适应证及禁忌证、术后常见并发症及处理等，旨在更好地指导美容从业者了解文饰的发展历史、美容文饰的操作准备及术后常见反应、不良反应及处理等，并就现有的去除文饰的方式及可能呈现的术后反应进行阐述和展示。

本节的学习要点：

（1）美容文饰具有典型的时代烙印，不同的时代风尚会流行不同的文饰技术及审美要求。现代文饰技术主要分为两大类，一类是五官美容文绣，包括眉、眼、唇的文绣，俗称“三文”；另一类是文身。

（2）文身是将特定图案画在人体上，随后用不溶性颜料刺入皮内生成永久性图案，也可因外伤将煤渣、含碳物质等异物飞溅射入皮肤形成外伤性文身。根据其来源不同可分为业余性、专业性、外伤性文身。

（3）美容文饰术后常见并发症包括脱色或晕色、感染、变态反应、眼部损伤及出血、皮下瘀青等，筛选合适的适应证并排除禁忌证患者，术前无菌准备及术中专业操作可避免出现不必要的并发症。

（4）求美者因工作学习需求，可能会需将美容文饰去除，其中调Q激光为常用激光方式，可根据文饰颜色不同，选择不同波长激光，如调Q Nd：YAG激光主要作用于文饰种的蓝、黑素，对绿色文饰效果较差，绿色脉冲染料激光和倍频调Q Nd：YAG激光能去除红色文饰，对橙色、紫色、黄色、褐色文饰的去除也有一定效果。此外，皮秒激光、点阵激光等也可用于文饰的去除，且安全性良好。

（5）激光去除文饰中应注意可能的不良反应，如色素沉着、色素减退、瘢痕、文饰颜色改变等，术者需在治疗前与患者沟通可能出现的状况，术中选择合适的波长及能量，并于术后叮嘱相关注意事项以减少可能的不良反应。

（一）概述

美容文饰是以面部文饰美容为主体，利用特制的专业器具将不同颜色的色料刺入人体皮肤组织，绘制成特定的图案、文字等，使色料暂时或永久地储存于人体皮肤中，从而达到美容或其他目的的一项美容技术。目前应用较多的是文眉、文眼线、文唇、文身等文饰美容技术，这些技术不仅可掩饰外表的缺陷，如眉毛稀疏或形状不对称，也可一定程度上替代化妆，减少化妆时间。此外，文刺不同图案的文身也是满足部分人群个人爱好或展现个性的方式。

文饰技术源于民间，兴起于生活美容，而最后的提高有赖于医学的规范。其本质是一种创伤性美容技术，不仅是人文和审美的一种载体，也是一项技术性很强的医疗工作，它的开展需专门的器械、合格的消毒卫生设备及专业的医疗操作方法与步骤等。《医疗美容服务管理办法》《美容美发业管理暂行办法》等明确规定“生活美容”不可为消费者提供对人体表面有创伤性、侵入性的经营性行为，将文眉等美容文饰技术划归为“医疗美容项目”，将其划为医疗美容范畴，其必须在医疗机构进行。

（二）文饰的历史及发展

文饰最早溯源至远古时期，原始人通过在面部、躯干涂抹色彩或图案在大自然中伪装求得生存；随着文明进程，人类将代表力量的动物形象或信仰的图腾、图案等描绘在身体的各个部位，以期获得精神上的力量和支持；在奴隶社会与封建社会出现的“墨刑”，即在犯人面部刻字以区别罪犯与善民，可能是当权者对罪犯肉体及精神上的刑罚；此外，一些有宗教信仰的教徒会在身体上文一些图案、经文或圣像等，寄托自己对所信仰的主的虔诚。

现代文饰形成于20世纪80年代末90年代初，绣眉渐渐取代了早期的无立体真实感的文眉，无论是色料、器械、操作手法的使用，还是所文眉毛的自然逼真度，绣眉时期都有巨大的改善提升。之后文饰加快了它的发展步伐，不再局限于眉部，而是发展成为以“三文”（文眉、文眼、文唇）为主，结合人体其他局部皮肤美容需求为辅的全方位纹饰艺术。进入21世纪以来，文饰行业发展出了上百个大大小小的品牌，从业人数已经超过百万，文饰再次成为潮流，越来越多年轻人在躯体上文各式各样的图案作为表现自我个性或追求时尚的方式。

（三）常见文饰技术及分类

现代文饰技术主要分为两大类。一类是五官美容文绣，包括眉、眼、唇的文绣，俗称“三文”；另一类是文身。相较文身，眉、眼、唇的美容文饰形式是相对固定的，以美学原则为指导来创作，其色彩、面积、部位等都是相对恒定的，主要目的是弥补不足或修饰和完美容貌美，讲究自然、和谐。

文饰创作所使用的制剂一般为不溶性色素，主要成分是碳素，可能含有铁、铜等元素。其中，文眉液多为深棕色、咖啡色及灰色系列，根据求美者的肤色、五官形态等可能将一种或两种以上颜色调配；文眼线液一般选用黑色系列，多与棕色颜料调配后使用；以红色为表现的文唇液也常采用两种或两种以上颜色调配，包含桃红、橙红、胭脂红等不同红色系色料。文身颜料的选择可能更加多样化，临床中常见多色文身的去色治疗。

1. 文眉术　经历了文眉、绣眉两个时期，在此基础上演变出飘眉、柔眉、雕眉、植眉、雾眉、根状眉、韩式定妆眉等多种文眉术。目前较为流行的文眉术为雾眉、飘眉。

雾眉，又称韩式半永久定妆眉，由文眉演变而来，采用多针在皮肤表面表浅地划过或点刺，眉毛仍呈现实心片状，呈现出浓淡不同的渐变颜色，术后如同使用眉粉化妆一般，效果可维持3～5年（图3-4-1）。

飘眉，是绣眉术的演变与改善，利用软性针片在眉毛上画出毛根状的线条，针与针间隙会扩大，手法类似画眉毛般轻巧，所文刺出的眉毛更为细腻、逼真（图3-4-1）。

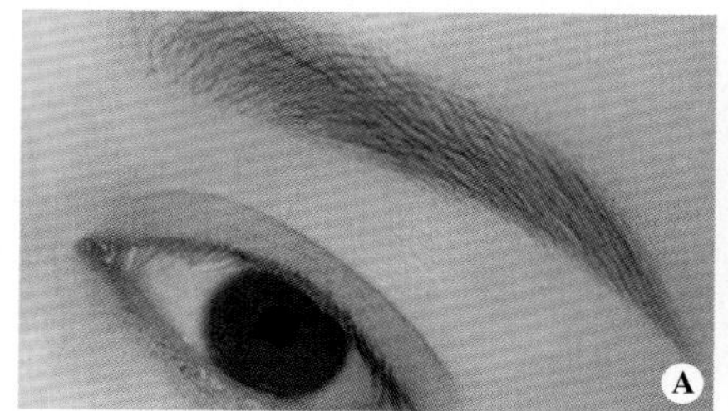
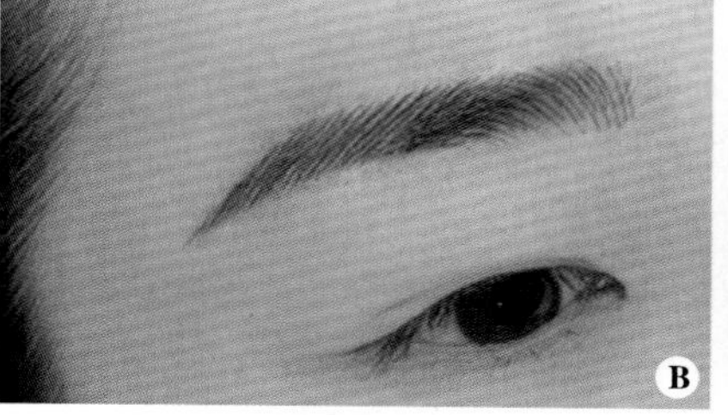
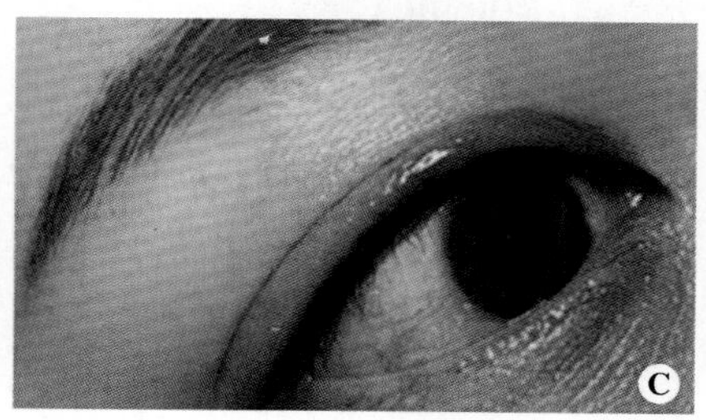

图3-4-1　文眉及文眼线

A. 雾眉；B. 飘眉；C. 文上眼线

2. 文眼线　有扩大眼帘、改变眼线、增加睫毛浓密感等作用，包括文上眼线、文下眼线。

文上眼线多从内眦部向外延伸至外眦部，将上睑睫毛根部往上加宽，使之微微上扬；文下眼线于下睑睫毛根部，由内向外逐渐变宽，因同时文刺上下眼线会稍显刻板，目前多以文上眼线为主（图3-4-1）。

美睫线是沿睫毛根部顺着眼睛弯曲弧度文刺出一条细细的眼线，增加眼睛的黑白对比让睫毛看起来更丰盈；于上眼线中部，瞳孔正上方加粗眼线宽度，有美化放大瞳孔的视觉效果，称为美瞳线。

3. 文唇术　又称漂唇术，采用文刺的方法刺破皮肤，用唇部色料来改变唇的明暗关系，勾画唇线及唇着色，以达到纠正和美化唇部的效果。其分为文唇线术和文全唇术两种。单纯文唇轮廓线的方法称为文唇线术，文出唇周围轮廓线后，又将整个唇部着色的方法称为文全唇术（图3-4-2）。

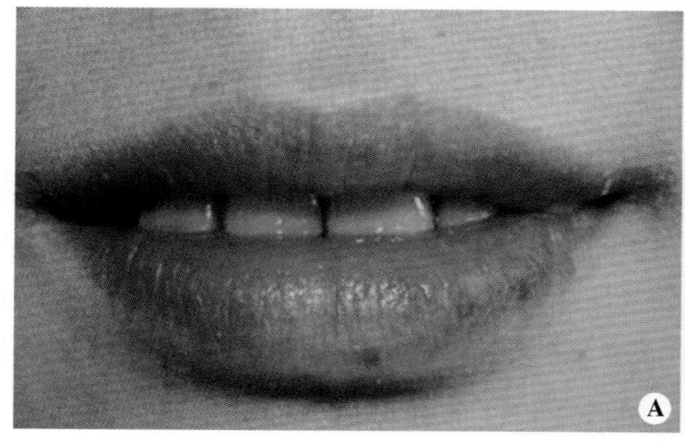
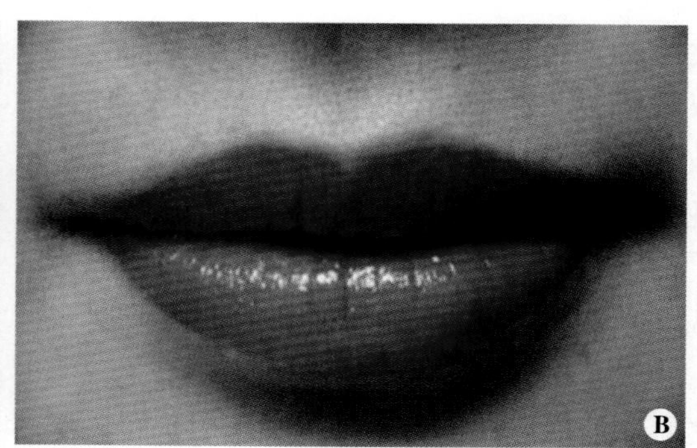

图3-4-2　文唇术

A. 文唇前；B. 文唇后

4. 文身　一般是将各种图案事先画在人体上，然后用一些不溶性颜料刺入皮内，使其成为永久性的图案。此外，还可因外伤将含碳物质、煤渣等异物飞溅射入正常皮肤而引起外伤性文身，可能对个人外貌或肢体功能造成影响。临床上将文身分为专业性、业余性及外伤性文身等类型。

专业性文身是专业人士选取一种或多种彩色染料使用文身器材将其注入深度相同的真皮层，

颜色边界清晰，染色均匀一致，色彩多丰富。其文身所用颜料颗粒一般在理化性质上比业余性文身更稳定（图3-4-3）。

业余性文身多由非专业人士将碳素或墨水注入真皮，注入深度多深浅不一，颜料分布不均匀，边缘不锐利，颜色图案不鲜亮（图3-4-3）。

外伤性文身多由外伤后异物进入破裂的皮肤内所致。异物的种类较多，包括玻璃、金属、泥土或含碳物质，其进入皮肤的深度不一，可表现出自灰青色至黑色不同的色素沉着，部分甚至可能在真皮或皮下组织包裹形成肉芽肿，查体可扪及硬结（图3-4-3）。

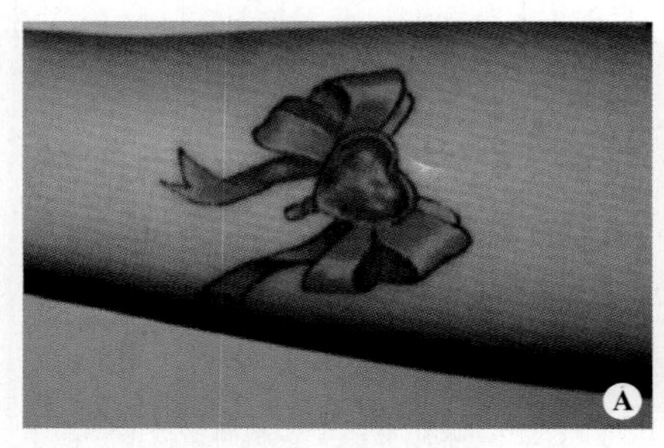
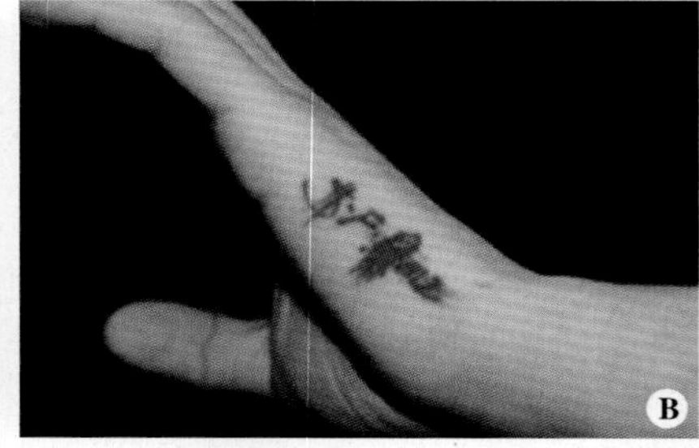
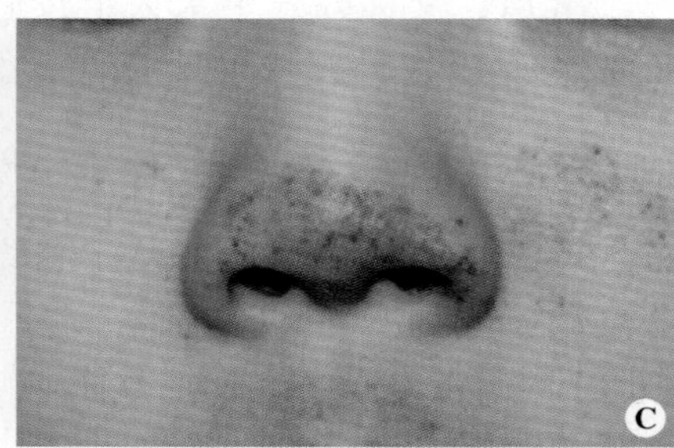

图3-4-3 文身

A. 专业性文身；B. 业余性文身；C. 外伤性文身

（四）适应证与禁忌证

1. 文眉 适应证：①眉毛稀疏、散乱者；②双侧眉形不对称、色淡或残缺不全者；③外伤导致的眉毛缺损或眉中有瘢痕者；④由疾病引起的眉毛变白、眉毛脱落；⑤职业需要或美容爱好者。禁忌证：①眉部皮肤有感染、炎症等皮损；②眉部有新近外伤者；③有传染病、过敏体质、瘢痕体质或其他系统性疾病者（如糖尿病、严重血管病等）；④精神状态异常或期待值过高者；⑤面神经麻痹者。

2. 文眼线 适应证：①先天睫毛稀少、睑缘苍白、双眼无神、眼形不佳者；②因后天疾病或手术导致睫毛脱落、瘢痕等患者。禁忌证：上睑皮肤松弛下垂，眼睑内外翻，眼球外凸，患炎症性眼疾、传染病、过敏体质、瘢痕体质或其他系统性疾病。单眼皮者，可先行重睑术，再行文眼线术。

3. 文唇 适应证：①先天唇形不理想、唇色不佳者；②因外伤、手术遗留唇部瘢痕患者；③欲通过文唇术突出唇部立体感及美感者。禁忌证：①患有唇疾者，如感染性疾病、湿疹等；②患有传染病、过敏体质、瘢痕体质或其他系统性疾病；③精神状态异常或精神病患者。

4. 文身 属于一种艺术行为，适用于想通过文身表现个人信念或信仰、个人魅力、追求时尚或想掩盖身体表面瑕疵的个人。禁忌证：①文身部位有疖、毛囊炎等感染者；②瘢痕体质者；③精神、神经障碍者；④对文身术后效果要求脱离实际或期望过高者；⑤对文身制剂过敏者；⑥受术者有血液病，如血友病、血小板减少症。

（五）治疗前准备

文饰技术从设计到具体操作处处蕴含着操作者包括医学审美、心理素质和艺术功底等的综合能力。因此，在文刺前需要了解受术者的求美动机和心理状态，综合医学美学的基本理论、个体性格、职业及爱好等因素设计出适合于受术者的眉、眼、唇形态，可于术前描绘出术后效果，待求美者满意后再开始操作。

文饰不同于一般的化妆术，一旦实施后长久留存，很难修改和消除。对于期待值过高的求美者是不建议治疗的，易于发生纠纷，在治疗前需与求美者就术后疗效及可能出现的不良反应做良好沟通，签订知情同意书；部分个体可能因一时冲动或个人兴趣爱好实施大面积文身的文刺，而在后续的求学、工作或生活中受到限制，如我国警察、部队院校报考要求中均明令规定有文身者不合格；公务员、医疗、餐饮等行业体系多不能接受工作人员在面部、四肢等暴露部位展现明显文身。而一旦决定去除文身，可能需花费较多的时间和金钱来做相关去除治疗，且在治疗中存在发生瘢痕增生的风险。因此，对于文刺图案在面部及四肢等部位、面积较大的求美者，需提醒其可能面临的相关风险；未成年求美者的文身诉求需获取其监护人的意见并签署知情同意书，以避免纠纷。

（六）治疗过程

1. 准备文饰用品　文饰机、色料、眉笔、削眉刀、一次性针及针帽、一次性针片、无菌纱布、生理盐水、75%乙醇溶液、棉签、无菌手套、保鲜膜等。

2. 文饰设计　根据求美者需求，沟通设计相关眉形、眼线、唇形及相关图案的选择等。其中，眉形、眼线、唇形等的设计可遵循面部基本比例"三庭五眼"，也需考虑求美者的脸型、肤色、眼形、年龄、气质及性格等因素。

3. 术前麻醉　可使用液体麻药、膏体麻药或注射麻醉。因注射麻醉疼痛且易导致局部肿胀变形，一般极少采用。文唇术多选用含肾上腺素的液体麻醉药敷贴唇部，可有效减少操作时唇部出血量。

4. 文刺操作　操作者通过文绣仪器沿着设计好的眉形、唇形及图案将色料刺入皮肤，观察上色情况。上色过程中，需使用无菌纱布蘸取少量生理盐水清洁纹饰区，擦去浮色及渗出液，观察留色情况。术中需严格执行无菌操作。

5. 术后护理　术后观察文饰效果，根据具体情况及时纠正修整，局部外涂抗生素或生长因子药膏，嘱患者正确清洁护理创面。

（七）治疗后护理及注意事项

（1）文刺术后防水3～5天，禁忌洗澡、蒸桑拿、游泳、长时间泡在水里。

（2）术后1小时内，创面组织液渗液较多，使用生理盐水或不含酒精、碘伏的消毒液清洁。

（3）术后给予冷敷以减轻肿胀，若出现瘀青，可于次日热敷，促进肿胀、瘀青消退。

（4）结痂后让其自行脱落，勿提前抠除。

（八）术后常见并发症及处理

1. 脱色或晕色　文刺操作过浅时，色料可能仅刺入表皮，随表皮正常代谢可脱落，颜色变淡，称为脱色；文刺深度不一时，可能导致文饰区不留色或留色不均匀等现象；操作时过深或过频繁，易造成文饰区破损严重，结痂越厚，脱色越严重。

晕色多为操作过深伤及真皮层血管，或操作时针体未垂直于皮面，色料被皮下出血冲淡，或沿斜着的针面扩散至术区以外的皮下，导致原有的眉形、眼线、唇形扩张变形，颜色稀疏。

2. 感染　目前美容文饰行业尚未完全实现完全于医疗机构中施行，由于部分操作者忽视无菌观念，或患者术后护理不当，易出现红肿、化脓等感染情况（图3-4-4），需及时外用抗生素，严重者可能因细菌感染入血造成菌血症或脓毒血症。其中唇部尤易感染疱疹病毒，可口服阿昔洛韦等抗病毒药物。

3. 变态反应　极少数患者可对文刺术中材料过敏产生变态反应，出现局部瘙痒、红肿、水疱、异物肉芽肿等症状（图3-4-4），严重者可出现全身过敏反应。患者可使用硼酸溶液湿敷，外用糖皮质激素软膏、抗生素软膏，全身症状严重者可口服抗组胺药、糖皮质激素。

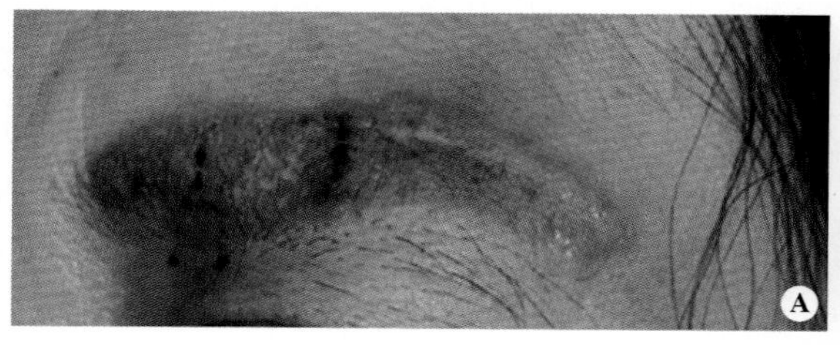

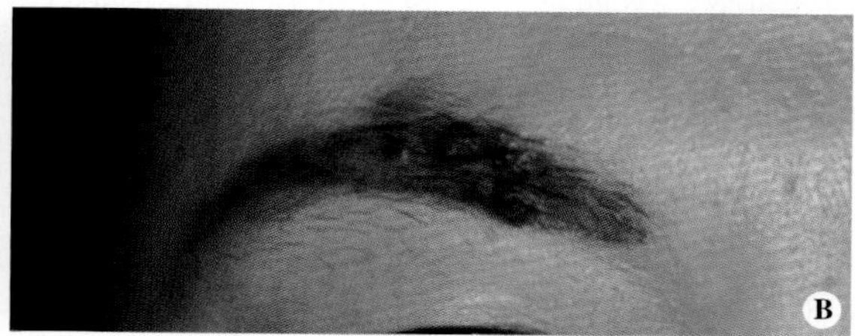

图3-4-4　文眉后不良反应

A. 文眉后感染；B. 异物肉芽肿

4. 眼部损伤　文眉、文眼线操作中因文饰区极靠近眼部，术前及术中可使用眼罩、眼盾等进行眼部保护，以避免不必要或难以逆转的损害，如因麻醉药入眼导致角膜刺激征可使用生理盐水冲洗或滴入玻璃酸钠滴眼液缓解；如因操作失误，飞针划伤眼部，应立即请眼科医师处理。

5. 出血、皮下瘀斑 凝血功能异常患者、经期女性应避免操作，如术中出血较多可予以局部压迫止血，或术前使用少量肾上腺素减少出血；如术后瘀斑明显可于当天冷敷，次日热敷促进瘀肿消散。

（九）文饰的去除方式

目前时有文饰效果僵硬、不自然的案例，如何安全有效将不适宜的文饰去除仍值得研究，一直以来，人们尝试用各种各样的方法去除不适宜文饰。

1. 化学药水褪色法 用化学制剂的剥脱性、腐蚀性来达到褪色的目的。局部消毒皮肤，用文眉机在眉部走空针，然后按使用说明用褪色剂分别涂于眉部。操作者应用消毒棉签蘸褪色剂，防止用量太多造成皮肤的损伤而留下瘢痕。修复文眉术后应防感染，让结痂自然脱落。此法多被美容美发店采用。

2. 液氮冷冻法 用液态氮冷冻的方法使表浅皮肤组织坏死脱落，从而去除文饰组织。

3. 激光灼烧法 用激光灼烧表浅皮肤组织，从而去除色素，如CO_2激光。

4. 走空针法 用文眉机在眉部来回地空文，使表皮损伤结痂，自然脱落，使文眉的颜色变浅。此法见效慢，褪色效果不佳，易造成感染而留下瘢痕，仅对着色较浅者有效。

5. 皮肤磨削法 由机械的方法磨除皮肤的表浅层，达到去除其内色素的目的。

上述方法适用于清除色素位置较浅的文饰，使色素颗粒从皮肤向外排出，同时引起炎症反应，活化巨噬细胞，从而促使其将色素颗粒吞噬而达到治疗目的。但都具有瘢痕形成的高风险，且易伴发皮肤感染、术后疼痛等，此外，术后可能出现色素沉着或脱失，对于较深的色素难以彻底清除。

6. 切除缝合法及切除植皮法 外科切除曾被认为是唯一有效的去除文饰的方法，但是常导致组织变形和瘢痕形成。对于较深的文饰图案，手术切除患处全层皮肤，若皮损面积较小，可直接缝合；若创面难于缝合，则考虑从身体其他部位如大腿等处切除较薄的皮肤进行植皮。无论哪种方式，均有出现瘢痕的风险，且植皮区术后色泽、质地等较差。

7. 激光去除法 在应用激光治疗的早期，人们希望激光器能提供可预测的热诱导组织坏死，同时减少瘢痕的形成。继普通红宝石激光器被用于去除文身后，人们用氩离子激光和CO_2激光去除文饰，两者均为连续激光，可去除色素颗粒，且损伤的表皮可再生，不损伤皮肤附属器。但由于这两种激光无光谱吸收的选择性，非特异性热损伤可累及相邻真皮组织，故同外科切除、磨削等方法一样会形成皮肤瘢痕。20世纪80年代，Anderson和Parrish的选择性光热作用原理彻底改变了文饰尤其文身的治疗。

（十）文饰去除的激光治疗

1. Q开关激光 调Q技术利用选择性光热作用使激光仪在极短的瞬间释放出峰值功率很高的能量，使色素颗粒骤然受热而发生瞬间爆破，治疗中不会损伤周围正常组织，细胞框架可被完整地保留。在其后的炎症反应过程中，部分色素颗粒随表皮移行至体表被清除，大部分色素颗粒碎屑被巨噬细胞吞噬，经淋巴系统转运被代谢排出体外，而被清除了色素颗粒的细胞可在较完整的细胞框架基础上很快得到修复。

Q开关激光在去除色素的同时，也把瘢痕产生的可能性降至最低，是目前治疗不适宜文饰最有效、不良反应最小的方法。调Q红宝石激光（694nm）、翠绿宝石激光（755nm）、Nd：YAG激光（1064nm）、倍频调Q Nd：YAG激光（532nm）等均可被用来去除文饰，但每种激光只能去除某些特定的颜色，因为不同颜料的色素有不同的光波吸收峰，且色素颗粒的化学结构及组成也会影响激光的治疗疗效。其中，调Q翠绿宝石激光可去除蓝色、黑色和绿色文饰，但对各种色素去除的效果不同（图3-4-5）。调Q Nd：YAG激光主要作用于文饰中的蓝、黑素，对绿色文饰效果较差（图3-4-6）。绿色脉冲染料激光和倍频调Q Nd：YAG激光能去除红色文饰，对橙色、紫色、黄色、褐色文饰的去除也有一定效果（图3-4-7）。

因文饰创作中常有不同颜色混合调配，临床中激光去除文饰过程中时有颜色改变的情况。例如，文眉的棕色染料中可能添加红色色料，激光治疗中眉毛颜色可能由棕色变为红色，需根据颜色变化交替使用1064和532nm调Q激光。一般棕黑色色料代谢较快或易于被激光清除，而其中的红色色料在激光清除中可能变为黑色，这可能是因为颜料中包含氧化钛或因Fe_2O_3变为FeO而疗效欠佳，此时可考虑联合点阵激光以提高疗效。

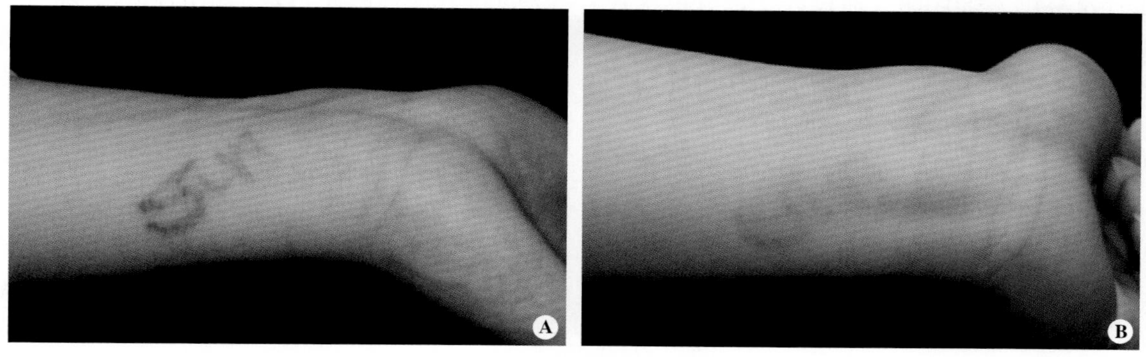

图3-4-5　文身激光去除

A. 治疗前；B. 治疗后；翠绿宝石激光Q755nm：5～6J/cm^2，3mm，2次治疗

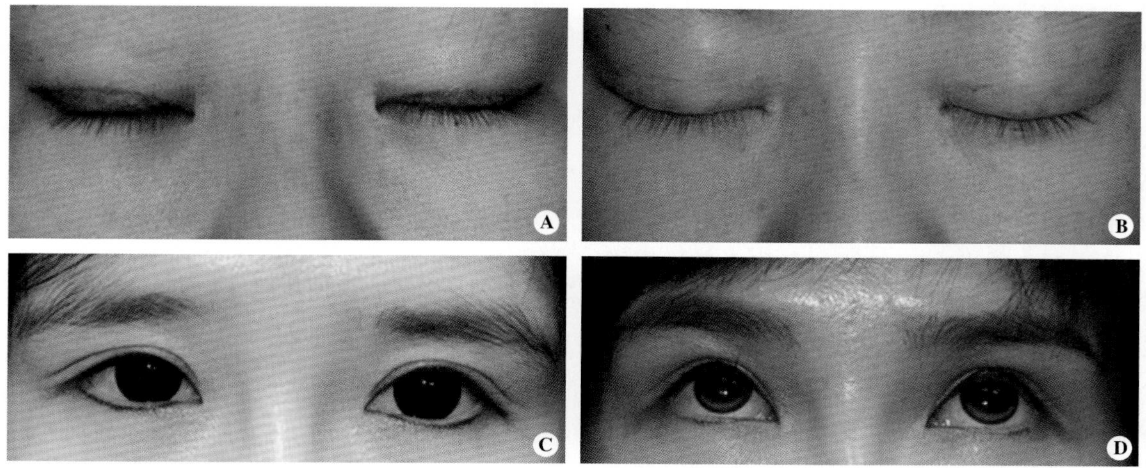

图3-4-6　文眼线激光去除

A. 上眼线治疗前；B. 上眼线治疗后；C. 下眼线治疗前；D. 下眼线治疗后；Qmax 1064nm：上眼线使用3.0～5.0J/cm^2，4mm，4次治疗；下眼线使用2.8～4.5J/cm^2，4mm，2次治疗

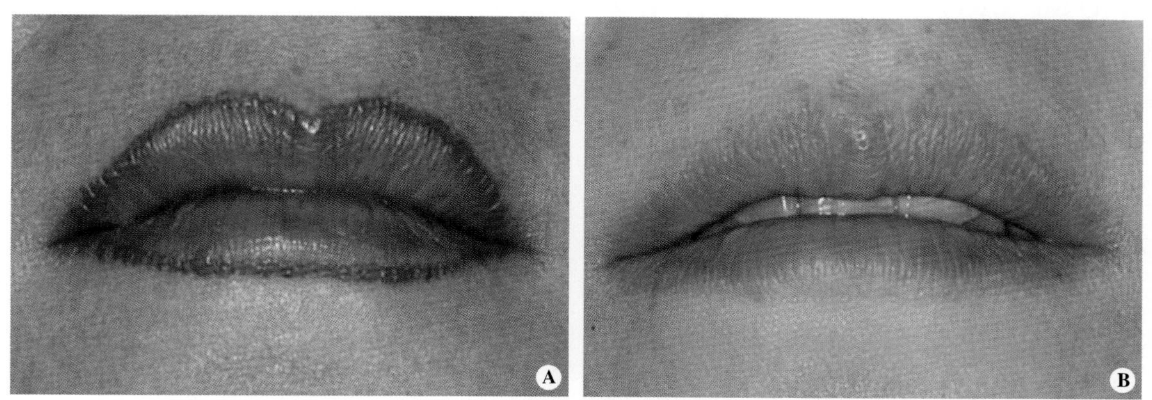

图3-4-7　文唇激光去除

A. 治疗前；B. 治疗后；Qmax 532nm：0.5～1.0J/cm^2，4mm，5次治疗

2. 皮秒激光　具有皮秒级脉宽（以10^{-12}秒）、极高能量等特点。除了经典的选择性光热作用，其主要作用机制为光机械作用。皮秒激光作用于靶基色素颗粒，使其在短时间内上升到很高的温

度，产生强大的“机械波”，从而迅速崩解为更小的颗粒，进而更好地被包裹、吞噬，通过表皮、血管及淋巴系统代谢或通过改变部分色素颗粒的物理性质，使其显色不明显。同时由于其具有更短的脉宽，对靶基周围的组织损伤也降到了最低。

大量研究及临床实践证实，调Q激光可作为文饰治疗的首选方式，其疗效确切，且安全性良好。但对于一些难治性的文身，调Q激光可能不能达到较深位置的色素颗粒，或对某些颜色文身疗效欠佳，且多次反复激光治疗极易出现色素异常及瘢痕形成等不良反应。

相较于调Q激光，皮秒激光在文身的治疗中显示出独特的优势。有学者对比同波长、同光斑大小、同能量密度调Q激光与皮秒激光治疗黑色文身的疗效，发现皮秒激光疗效显著优于调Q激光；对于蓝黑色文身，调Q激光3次治疗后清除率为61%～75%，而皮秒激光在2～4次治疗后色素清除率可超过75%，且治疗安全性良好。对于黄色文身，调Q激光疗效欠佳，多数患者治疗无效，甚至可能加深原有颜色。Alabdulrazzaq等使用532nm皮秒激光治疗6例含黄色文身的多色文身患者，在2～4次治疗后患者文身处的黄色染料得到显著清除。此外，有报道皮秒激光对紫色、红色、蓝色等多色文身治疗均有效。Gurnani等对不同激光治疗文身的安全性及有效性进行了综述分析，发现皮秒激光对蓝色、绿色及黄色文身的疗效优于调Q Nd：YAG激光，但对黑色文身二者安全性和有效性相当。

目前建议在红色、黄色文身治疗中可选用532nm皮秒激光；对于黑色、蓝色、绿色、紫色文身可选择1064nm的皮秒激光，而对于蓝色、绿色文身，不仅1064nm皮秒激光对其治疗有效，755nm的皮秒激光也是不错的选择。随着不同波长（532nm、730nm、755nm、785nm和1064nm）皮秒激光研发出来，皮秒激光在不同颜色文身中的应用可能更为广泛。

3. 点阵激光　Q开关激光联合点阵激光可增加文饰去除的疗效，且降低术后不良反应发生率。有学者探究调Q红宝石激光联合点阵激光治疗在去除文身中的作用，发现调Q红宝石激光无论是联合剥脱性点阵激光还是非剥脱性点阵激光都能提高文身的清除率，减少治疗后水疱的形成，降低治疗后色素减退出现的概率，且安全性良好。其可能的机制在于点阵激光产生的汽化柱能够帮助去除一部分文身色素，同时点阵激光能够启动创伤愈合机制，包括强大的炎症和吞噬阶段，有助于提高调Q激光对文身色素的清除，其所产生的汽化区域减少了细胞间液体的渗出，从而降低了水疱形成的可能性，加速皮肤愈合。

（十一）调Q激光去除文饰的步骤及注意事项

激光去除文饰的效果受多种因素的影响，如文饰的颜色、类型、部位、存在的时间及激光治疗能量等。多种色彩的文饰需多种波长的激光联合治疗，治疗次数可能达到10次以上（图3-4-8）；时间长、陈旧的文饰较易去除，经过多次文刺和染料着色加强的文饰治疗效果较差；此外，相较于业余性文身，专业性文身因含有更多的颜料，颜色更复杂，所需的治疗次数相应更多（图3-4-9～图3-4-11）。因此，治疗前应使患者对治疗效果有

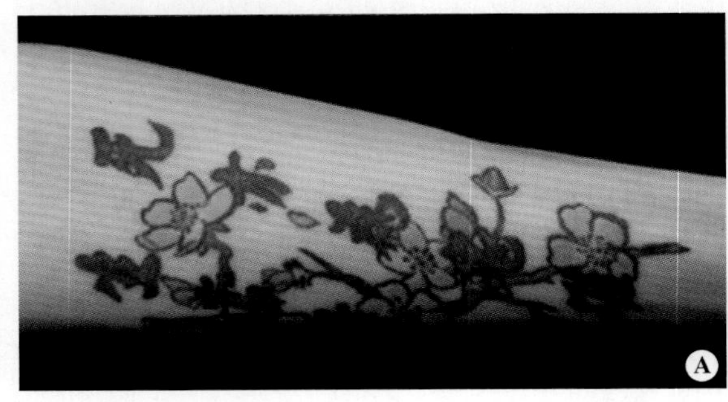

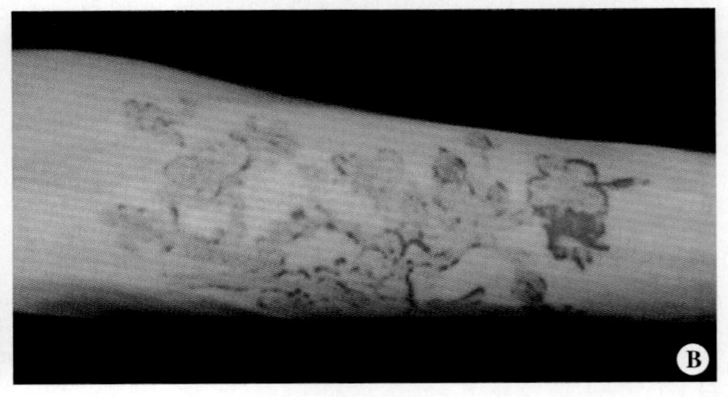

图3-4-8　彩色文身去除

A. 治疗前；B. 7次治疗后；蓝色文身使用Qmax 1064nm：3.0～4.5J/cm^2，4mm；红色文身使用Qmax 532nm：0.6～1.2J/cm^2，4mm；黄色文身使用Qmax 532nm：0.9～1.8J/cm^2，4mm

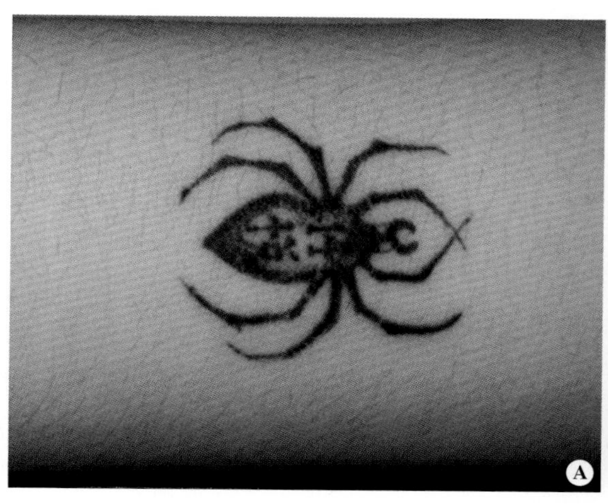
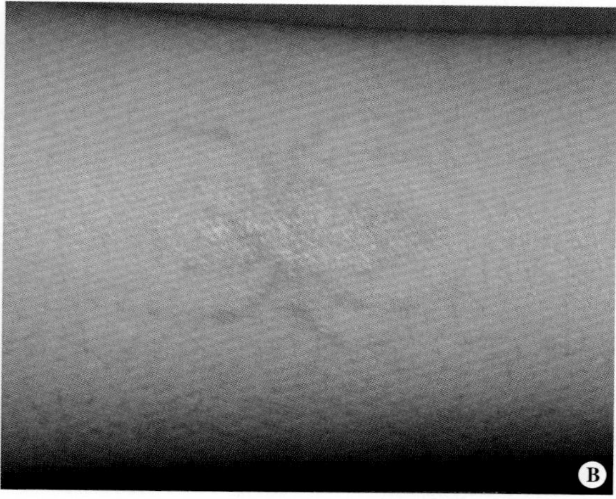

图3-4-9　专业性文身去除

A. 治疗前；B. 6次治疗后；Qmax 1064nm：2.6～4.5J/cm²，4mm，前4次；翠绿宝石激光Q 755nm：5.0～7.0J/cm²，3mm，后2次

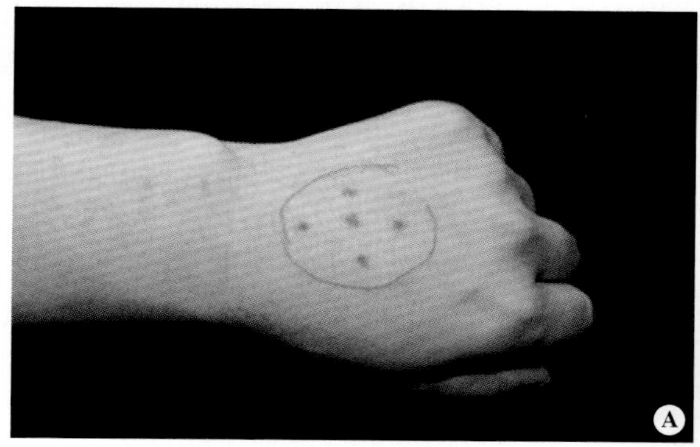
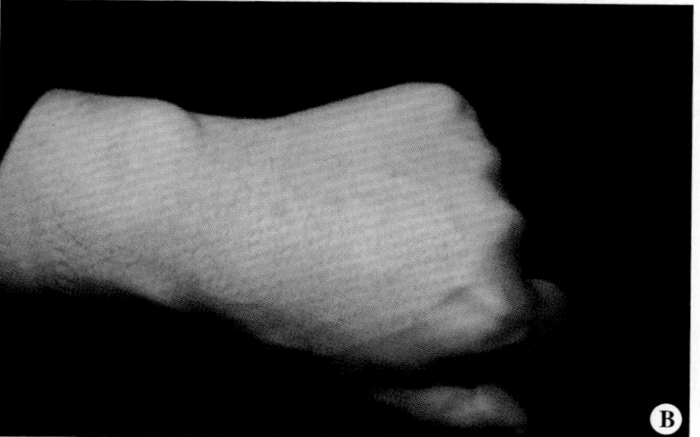

图3-4-10　业余性文身去除

A. 治疗前；B. 4次治疗后；Qmax 1064nm：3.5～4.3J/cm²，4mm，前2次；翠绿宝石激光Q 755nm：5.5～7.0J/cm²，3mm，后2次

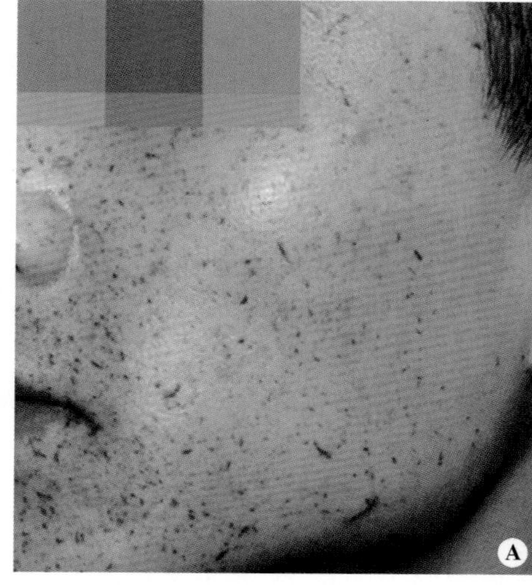
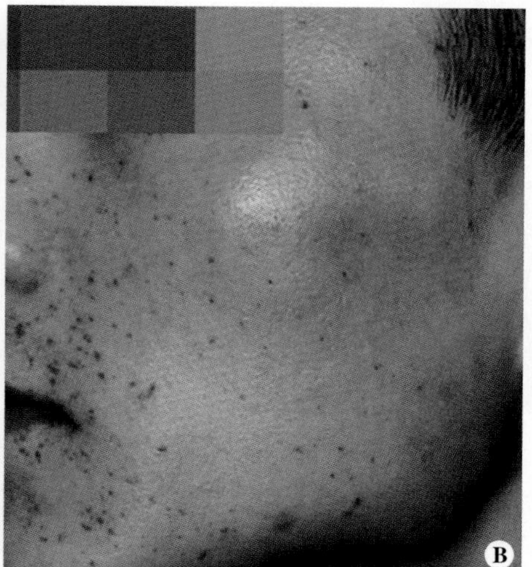

图3-4-11　外伤性文身去除

A. 治疗前，B. 3次治疗后；Qmax 1064nm：3.6J/cm²，4mm，第1次；翠绿宝石激光Q 755nm：5.5J/cm²，3mm，第2次；翠绿宝石调Q激光755nm，6.5J/cm²

较为客观的认识，明白治疗需多次，且治疗次数因文饰类型、颜色、部位等的不同而差别较大，治疗间隔建议为3～6个月，同时文饰的激光治疗也有出现瘢痕的风险，这在治疗前均应清楚告知患者，在与患者沟通达成一致意见后需签订术前同意书，并对文饰部位进行拍照记录。

治疗前外用复方利多卡因乳膏进行表面麻醉以减轻术中疼痛，治疗中激光对眼睛有一定损伤，且治疗中可能出现组织飞溅，因此需注意做好治疗者与患者眼睛防护，治疗者应佩戴防护眼镜、手术帽、口罩等，患者应使用眼保护罩。

治疗过程中，激光手具应垂直于治疗皮区，尽量用低频率进行，防止光斑过多重叠，使治疗区皮损呈灰白色。有时会有针尖状渗血、周围组织轻微水肿；若出现明显的表皮碎片飞溅，皮损明显隆起，应降低能量密度或治疗频率。尽量不进行重叠治疗，防止能量累积。

术后局部冷敷1小时左右，以减少术后水疱的发生。局部外用抗生素软膏预防感染；防水3～5天，在痂皮形成过程中建议患者不要用水洗，保持局部干燥，待痂皮自然脱落，不可强行揭除。痂皮脱落后做好保湿防晒，以减少色素沉着的发生。

（十二）常见并发症及处理

1. 即刻皮肤反应　术后即刻文饰局部变成灰白色，轻微隆起，周围组织水肿，有时可能出现针尖样点状出血、渗血等，一般建议术后即刻局部冰敷30分钟至1小时，周围组织的水肿和红斑在24小时后会消退，点状出血或渗血一般7～10天消退。冰敷不到位时于第2天、第3天有时会有水疱、大疱产生，将疱液吸出后基本7～10天消退。

2. 色素沉着　术后色素沉着的发生与患者的肤色及有无严格防晒密切相关，一般Ⅴ型和Ⅵ型皮肤、长期日晒或未做防晒的患者更易发生。部分患者激光术后也可因炎症反应而产生继发性色素沉着，一般3～9个月后逐渐消退，也可能持续1～2年甚至更长时间。

3. 色素减退　多因含色素的角质形成细胞或表皮黑色细胞受损导致，较多见于Q开关红宝石激光治疗后，也可见于532nm波长的激光及Q开关翠绿宝石激光治疗后，且随着治疗次数和治疗能量的增加，发生概率逐步增高。1064nm波长的激光对表皮黑素的损伤最小，故最少产生色素减退，更适合深肤色患者的治疗。激光治疗后产生的色素减退多是暂时性的，部分患者可能发生色素脱失（图3-4-12）。

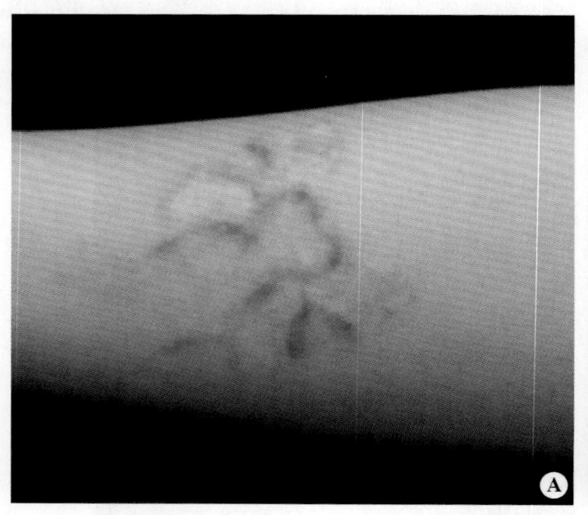

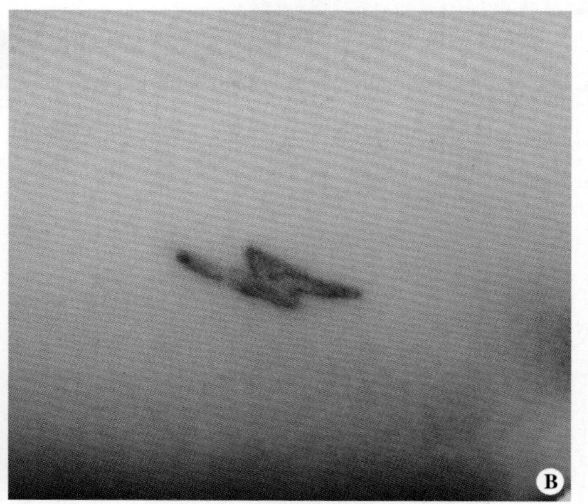

图3-4-12　文身激光治疗后的不良反应

A. 色素减退；B. 增生性瘢痕

4. 瘢痕　从作用机制来讲，Q开关激光治疗本身基本不会造成瘢痕，但在能量过高或创面护理不当如发生感染或提前抠除痂皮时也可出现瘢痕增生（图3-4-12）。

5. 文饰颜色改变　Q开关激光治疗红色、肉色、褐色文饰有时会出现不可恢复的黑色，可能是文饰中的Fe_2O_3变为了FeO。有学者通过光镜观察激光去除文饰后变黑及对Q开关激光不起反应的文饰组织，发现这些文饰中含有氧化钛。基于此，对于大面积文饰去除，建议先试做一小部分，观察是否出现颜色改变，若出现颜色变化，可换用不同波长激光进行治疗。

6. 其他 文献报道激光治疗最为严重的反应是系统性过敏反应，对于在文刺时局部有过敏反应的患者更容易发生。主要表现为荨麻疹或湿疹，严重时可能发生过敏性休克，应积极应用糖皮质激素进行治疗，对于轻症可仅用抗组胺药。

有时文刺染料中含光敏性物质如黄镉或硫化汞等，可能使局部出现红斑、瘙痒，甚至红肿、结节、疣状丘疹或肉芽肿，这些反应局限于红色或黄色文饰部位，可通过严格防晒、局部注射激素消除或在某些情况下进行手术切除。

（编者：高 琳，张 倩，高美艳；
审校：陶旌晶，刘振锋）

参考文献

高天文，2012. 美容皮肤科学. 北京：人民卫生出版社.

何黎，郑志忠，周展超，2018. 实用美容皮肤科学. 北京：人民卫生出版社.

李勤，吴溯帆，2017. 激光整形美容外科学. 杭州：浙江科学技术出版社.

Breuner CC，Levine DA，2017. Adolescent and Young Adult Tattooing，Piercing，and Scarification. Pediatrics，140（4）：e20163494.

Gurnani P，Williams N，ALHetheli G，et al，2020. Comparing the efficacy and safety of laser treatments in tattoo removal：a systematic review. J Am Acad Dermatol，87（1）：103-109.

Hsu VM，Aldahan AS，Mlacker S，et al，2016. The picosecond laser for tattoo removal. Lasers Med Sci，31（8）：1733-1737.

Ibrahimi OA，Syed Z，Sakamoto FH，et al，2011. Treatment of tattoo allergy with ablative fractional resurfacing：a novel paradigm for tattoo removal. J Am Acad Dermatol，64（6）：1111-1114.

Martín JM，Revert A，Monteagudo C，et al，2018. Granulomatous tattoo reactions in permanent make up of the eyebrows. J Cosmet Dermatol，6（4）：229-231.

MoetazEl-Domyati，WaelHosam，GhadaNasif，et al，2019. Tattoo removal by Q-switched Nd：YAG laser：an objective evaluation using histometry. J Cosmet Laser Ther，21（6）：328-331.

Motoki THC，Isoldi FC，Ferreira LM，2020. Pathologic scarring after eyebrow micropigmentation：A case report and systematic review. Adv Skin Wound Care，33（10）：1-4.

Naga LI，Alster TS，2017. Laser Tattoo Removal：An Update. Am J Clin Dermatol，18（1）：59-65.

Radmanesh M，Rafiei Z，2015. Combination of CO_2 and Q-switched Nd：YAG lasers is more effective than Q-switched Nd：YAG laser alone for eyebrow tattoo removal. J Cosmet Laser Ther，17（2）：65-68.

Taylor CR，Gange RW，Dover JS，et al，1990. Treatment of tattoos by Q-switched ruby laser. A dose-response study. Arch Dermatol，126（7）：893-899.

Vanarase M，Gautam RK，Arora P，et al，2017. Comparison of Q-switched Nd：YAG laser alone versus its combination with ultrapulse CO_2 laser for the treatment of black tattoo. J Cosmet Laser Ther，19（5）：259-265.

Zhang M，Gong X，Lin T，et al，2018. A retrospective analysis of the influencing factors and complications of Q-switched lasers in tattoo removal in China. J Cosmet Laser Ther，20（2）：71-76.

第五节 注射与抽吸美容技术

一、面部填充剂注射

（一）概述

皮肤填充剂（dermal filler）是指可用于皮内或皮下注射的某些药物或医用材料，其基本原理是增加皮肤及软组织的容积，填充剂除了本身可以直接增加局部体积之外，还可通过刺激机体产生胶原增生而增加局部的容积。面部软组织填充术是目前治疗面部容量组织缺失、轮廓改变及静态皱纹的主要的微创治疗手段之一，具备容易操作、安全性高、治疗效果显著等特点，近二十年来发展迅速并得到广泛应用。

（二）填充剂的种类

填充剂种类繁杂，分类多样。按材料的来源可分为动物来源、人体组织来源或人工合成，按降解时间可分为永久性或非永久性填充剂，也可分为生物降解和非生物降解填充剂两大类。可降解的填充剂中最被熟知的材料是透明质酸类产品，一般降解时间为1年左右。其他填充剂如左旋聚乳酸、聚己内酯在1～2年被吸收。有些材料需要数年才能降解，可称作“半永久”填充剂，代表材料有羟基磷灰石，其一般降解时间为2～5 年。不可降解填充剂主要有硅胶、聚甲基丙烯酸甲酯、聚丙烯酰胺等。

1. 可降解的填充剂

（1）透明质酸（hyaluronic acid，HA）：是人体中的一种酸性黏多糖，因其可维持皮肤组织的弹性及稳定性被广泛应用于皮肤年轻化治疗，是目前最常用的年轻化注射美容材料。HA填充剂具有多种类型，根据其浓度、粒径、交联密度不同，应用范围不同。HA产品有单相及双相交联之分。单相交联是指整个制剂均交联为凝胶状，而双相交联则是指切割成颗粒状的交联HA悬浮在非交联HA基质中。单相、高内聚性、高修饰度的产品更适合面部组织的提升，双相大颗粒的HA更适合塑形和深层皱纹填充，双相小颗粒的HA更适合中浅层皱纹填充。HA应用范围主要有中、重度皱纹（鼻唇沟、额纹等）填充、面部软组织塑形（鼻部、面中部、下颌、唇部等）及手背软组织填充等，一般降解时间为1年左右。

（2）胶原蛋白：是所有脊椎动物和许多无脊椎动物细胞外基质中的主要结构蛋白，人体结构蛋白的1/3由胶原蛋白组成，目前发现至少有5种不同类型的胶原蛋白，人类皮肤主要由Ⅰ型和Ⅲ型胶原蛋白组成，临床常用胶原蛋白类填充剂可分为动物来源和人体来源。2004年前牛胶原蛋白一直是临床上最常用的皮肤填充剂，被广泛应用于表浅皱纹的填充。2009年9月猪胶原蛋白相关填充材料在中国获批，用于面部真皮组织填充以纠正面部静态性皱纹（如眉间纹、额纹和鱼尾纹等）。

（3）聚己内酯（polycaprolactone，PCL）：由PCL微球和羧甲基纤维素（carboxymethyl cellulose，CMC）组成。其中CMC作为载体在6～8周内逐渐被巨噬细胞吞噬，PCL微球刺激真皮产生新的胶原蛋白，并最终通过酯键完全水解成CO_2和水。PCL类材料根据PCL微球维持的时间分为S、M、L、E共4种型号，维持时间分别为1、2、3和4年，应用范围为额部、鼻唇沟、面中部、鼻部、下颌及手部等。有研究显示，PCL面部填充的持久性可能超过4年且无明显不良反应，相关填充材料2021年8月于我国获批上市。

（4）左旋聚乳酸（poly-L-lactic acid，PLLA）：是来源于α-羟基酸家族中的一种具有良好生物相容性的合成聚合物，因其可刺激成纤维细胞产生新的胶原蛋白从而减少局部皱纹被应用于年轻化治疗。PLLA类注射材料包含PLLA微球和CMC，与其他填充剂的凝胶形式不同，以无菌冻干粉末形式保存于安瓿瓶中，注射前需用无菌注射用水进行复溶，注射后即刻可起到扩容效果，数周或数月后PLLA微粒缓慢降解，并最终代谢为CO_2和水，在这个降解代谢的过程中，会不断刺激胶原新生及肉芽肿反应，最终导致真皮内纤维的增生，从而达到填充的效果。注射层次应为骨膜上，而非真皮组织，以防止注射过浅产生结节，患者通常需多次注射（一般为3～4次，注射间隔为4～6周）以达到最佳效果，术后建议患者采用“5次/天，5分钟/次，共5天”对注射区域进行轻柔按摩。即使PLLA微粒最终可以完全代谢掉，其引起的体积扩张可以持续2年以上。PLLA先后被美国FDA批准用于治疗人免疫缺陷病毒（human immunodeficiency virus，HIV）感染相关的面部脂肪萎缩、鼻唇沟皱纹及其他真皮皱纹，除此之外还可以用于治疗痤疮瘢痕、颈部或躯干部位塑形等，但不可用于口唇、眶周（特别是泪沟）等部位，相关填充材料于2021年4月在我国获批上市。

（5）羟基磷灰石钙（calcium hydroxyapatite，CaHA）：是人体骨组织和牙齿中的一种矿物质成分，CaHA类注射材料包含30%的CaHA微球和70%的水凝胶载体，除具有良好的生物相容性外，还具有注射后短期可手动塑形的优势，其作用机制和其他真皮刺激剂类似。CaHA类注射材料被注射至目标层次后可起到即时填充及刺激成纤维细胞合成胶原的作用，水凝胶载体在3～6个月后逐渐被吸收，而CaHA微球形成支架后，成纤维细胞在支架上产生胶原纤维，从而替代水凝胶，维持效果长达1～2年，CaHA最终降解为钙离子和磷酸盐被人体吸收，一般降解时间为2～5年。2006年美国FDA批准CaHA用于治疗HIV感染相关的面部脂肪萎缩、鼻唇沟皱纹及其他真皮皱纹，但不可用于口唇、眶周/泪沟等部位。CaHA也是美国使用量长期排名第二的填充剂，但在我国仍未批准CaHA产品上市。

（6）自体脂肪（autologous fat，AF）：其富含多向分化潜能的干细胞，具有填充、修复组织、促进再生等作用，因脂肪细胞容易取材、操作简单、无排斥反应等优点逐渐广泛应用于临床，目前正被越来越多地应用。AF颗粒的获取、纯化及注射方法不断改进，使其被用于软组织缺损重建有了较快的发展，包括用于面部年轻化、面部脂肪萎缩、手部美容、下肢脂肪萎缩、臀部美容和乳房重建等。

（7）富血小板血浆（platelet - rich plasma，PRP）：是将全血进行体外离心得到的富含高浓度血小板及多种生长因子（如血管内皮细胞生长因子、成纤维细胞生长因子）的血浆，这些生长因子具有调节细胞增殖和分化、促进血管增生及炎症调节等作用。根据富含白细胞及纤维蛋白的浓度不同，又可将PRP分为4类：纯PRP、含白细胞PRP、纯富血小板纤维蛋白（pure platelet-rich fibrin，P-PRF）、含白细胞的PRP。我们常说的PRP其实指的是液体血小板的悬浮—含白细胞的PRP。目前常联合其他治疗项目一起应用，如联合AF、激光等应用于皮肤年轻化，取得比单一使用更佳的疗效；也可单独使用，用以改善眼周皱纹、凹陷及黑眼圈，增加局部组织弹性等。

2. 非生物降解类

（1）聚甲基丙烯酸甲酯（poly- methyl-methacrylate，PMMA）：是一种永久性不可降解的软组织填充材料，PMMA类注射材料由25%的均质固相PMMA微球和75%的牛胶原液体组成，注射后1～3个月内牛胶原自行降解，PMMA微球注射至真皮层后不被吸收，可持续刺激纤维细胞合成和分泌胶原蛋白。相关材料填充剂于2002年在我国获批上市，适应证为鼻唇沟皱纹或鼻骨段的缺失，因其不可降解性，近年来在国内临床上应用较少。

（2）硅胶：是二甲基聚硅烷的人工聚合物，根据聚合方法不同，可分为固体、液体、凝胶3种形式，是填充剂中最持久和抗原性最小的一种。注射后1个月，硅胶液滴被成纤维细胞和胶原蛋白包裹，并且持续刺激纤维化和新胶原蛋白形成。此外，它具有许多理想填充剂的性质（非挥发性、非致癌性、热化学稳定性、持久性），相对实惠，不需要进行皮肤测试。但由于其易产生不可逆性瘢痕等缺点，在我国尚未获批使用。

（3）聚丙烯酰胺水凝胶（polyacrylamide hydrogel，PAAG）：是聚丙烯酰胺和注射用水按照一定配比形成的胶状聚合物，主要用于面部、乳房组织的填充。因其在临床应用中发生大量并发症，且更深入的研究发现其降解产物具有毒性及致癌性而限制了应用。

（三）填充剂的合理选择

每种填充剂均有各自的特点，同一种产品如HA也因交联程度、内聚性等理化性质的差异导致适宜注射的层次及部位不同。临床中应根据产品特性和治疗部位选择合适的填充材料，如在双相交联的HA类产品中，小颗粒的产品适用于浅层注射，而大颗粒产品更适合于深层注射，以免注射层次过浅而形成硬结。除了交联的差别外，虽然硬度低的产品在面部支撑及抗形变方面不如高硬度产品，但注射后效果更加自然，适用于泪沟、口唇的填充治疗。此外，HA类填充剂作为一种安全有效的产品，可用于口唇部位的注射，而PLLA、CaHA等填充剂注射后容易形成结节，应避免将其用于唇部注射。

（四）填充剂注射的解剖基础

1. 面部皱纹及不规则轮廓的医学名称及定位（图3-5-1）

（1）面部皱纹

1）额纹：又称抬头纹，主要是由抬眉时额肌收缩造成的。眉眼低垂的患者因习惯抬眉更容易出现额纹。

2）眉间纹：又称川字纹，是由皱眉肌、降眉肌、降眉间肌组成的眉间复合体的共同收缩造成的。

3）眼周皱纹：又称鱼尾纹或鸦爪纹，是因为眼轮匝肌长期反复收缩形成的眼周放射性皱纹。

4）鼻唇沟：又称法令纹，是面颊部容积减少、颊部下垂、上唇或口周组织减少等原因导致的从鼻翼旁到口角外侧的凹陷。

5）木偶纹：是从口唇两角下垂向下延伸到下颌的凹陷。随着年龄的增长，骨骼吸收体积减小、脂肪垫下垂、颈阔肌和降口角肌的牵拉导致口角下垂和木偶纹形成。

6）口周皱纹：又称吸烟纹，是由于口轮匝肌长期反复收缩形成的口周放射性皱纹，通常吸烟者严重因此又称吸烟纹。

7）颏唇沟：位于下颏上方的水平皱褶，由于软组织容积丢失和真皮萎缩、下颌骨吸收导致的容积丢失、皮肤弹性降低和高动力性下面部肌肉等衰老过程形成。

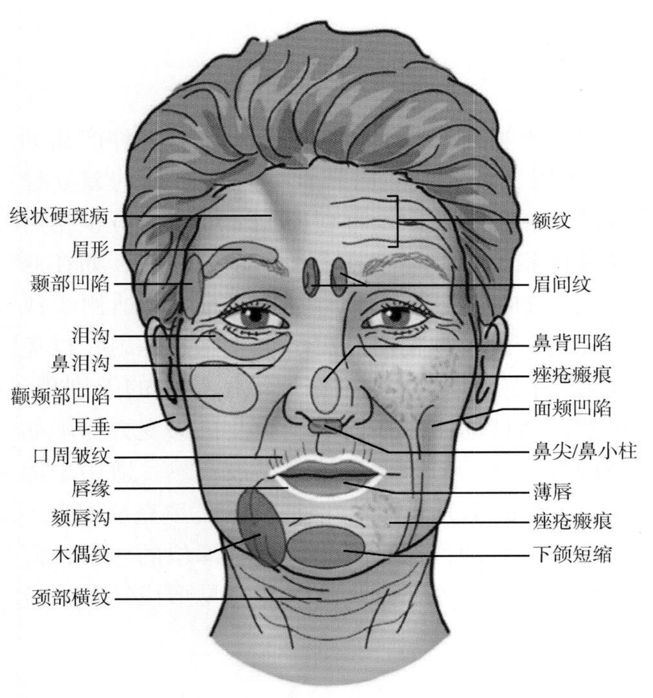

图3-5-1 面部皱纹及不规则轮廓的医学名称及定位

引自：Alam M，Tung R. Injection technique in neurotoxins and fillers：Indications，products，and outcomes. J Am Acad Dermatol，2018，79（3）：423-435.

（2）不规则轮廓

1）泪沟：是一个肌性的薄弱区，上界为眼轮匝肌内侧。当前泪沟多指从内眦斜向延伸到瞳孔中线的眶下内侧凹陷，外侧凹陷多称为睑颊沟。

2）颞部凹陷：位于额部外侧，眼眶外上部。其上界为颞线，后界为上颞线的后下段，前界为颧骨的额突和额骨的颧突，下界为颧弓。颞部凹陷可能是皮下脂肪或深层的脂肪垫过薄，也可能是颞肌先天性发育不良或是颅骨本身的先天性凹陷。

3）颧颊部凹陷：颧颊部又称“苹果肌”，以颧突为中心的丰满的眶颧区。随着年龄的增长，此处逐渐失去饱满感，并出现各种凹陷、沟槽和皱纹。

4）面颊凹陷：颧骨下方容量缺失导致颧骨高耸，影响面部轮廓曲线。

2. 面部血管（图3-5-2） 左侧颈总动脉由主动脉弓处发出，在平甲状软骨处分为颈内动脉和颈外动脉。颈外动脉的主要分支有面动脉、颞浅动脉（顶支、额支、腮腺支）、上颌动脉（眶下动脉、颏动脉）、甲状腺上动脉、舌动脉、枕动脉、耳后动

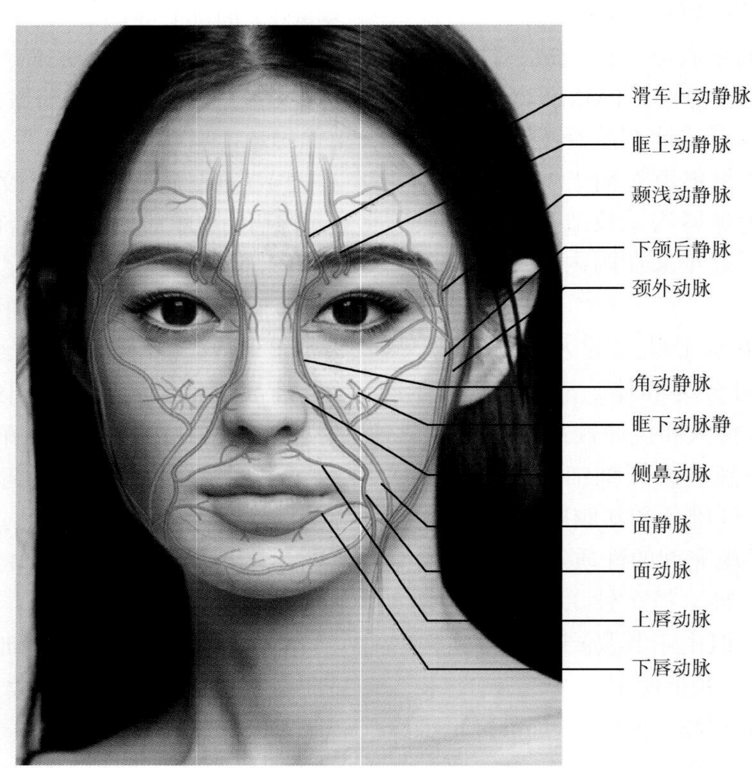

图3-5-2 面部血管解剖

脉，以及咽升动脉。颈内动脉的主要分支有眼动脉（眶上动脉、滑车上动脉）、大脑前动脉、大脑中动脉、脉络丛前动脉和后交通动脉。来自颈内动脉系统的分支眶上动脉、滑车上动脉、鼻背动脉与来自颈外动脉系统的内眦动脉、颞浅动脉互相吻合形成复杂的血管网，是导致严重血管并发症的重要解剖学基础。眼动脉的分支鼻背动脉和内眦动脉相互形成交通支，在注射鼻唇沟或鼻部填充时可能通过交通支反流至眼动脉。颞浅动脉的额支与眶上动脉、滑车上动脉形成交通支，栓子可以通过此途径进入眼动脉系统导致失明，如果注射剂量过多、压力过大，栓子甚至可能通过颞浅动脉反流至颈外动脉，经颈总动脉流入颈内动脉而导致颅内血管栓塞，从而导致偏瘫甚至死亡。无侧支循环而由单一血管供应的部位容易出现皮肤坏死，由于填充材料栓塞血管导致的皮肤坏死发生最多见的部位为眉间，该部位侧支循环少，仅有滑车上动脉的细小分支对该区域进行供血，因此容易因血供障碍而出现皮肤坏死；鼻唇沟是第2个容易出现血管并发症的部位，鼻唇沟由面动脉及其延续的角动脉供应，血供单一且血管走行与注射路径几乎一致，因此容易损伤血管导致血管并发症；鼻尖也是容易出现皮肤坏死的部位，特别是做过鼻翼基底切除及开放性鼻整形手术的患者，由于鼻侧动脉及鼻小柱动脉损伤使鼻部血管供应变得单一，更容易出现皮肤坏死。

3. 面部神经　面部主要由三叉神经和面神经两对神经支配（图3-5-3），三叉神经有3个分支，三支垂直分布，支配面部感觉。第一分支为眼神经，支配面部上1/3的感觉，起始于半月神经节，进入眼眶后，分为泪腺支，支配上睑；鼻睫支，支配眉间和鼻背；额支，支配前额和眼周。额支又分为眶上神经和滑车上神经。滑车上分支位于皱眉肌的位置，眶上支存在于眶上缘中线。第二分支为上颌神经，支配中面部感觉，起源于半月神经节，神经形成若干分支支配颊部、侧面部、下眼睑的皮肤与结膜、鼻侧和鼻前庭、上唇皮肤与黏膜的感觉。第三分支为下颌神经，为混合性神经，分为感觉支与运动支，感觉支分布于下唇、下颌侧面、颊部、下颌骨下部、下齿龈等，运动支支配咀嚼肌。

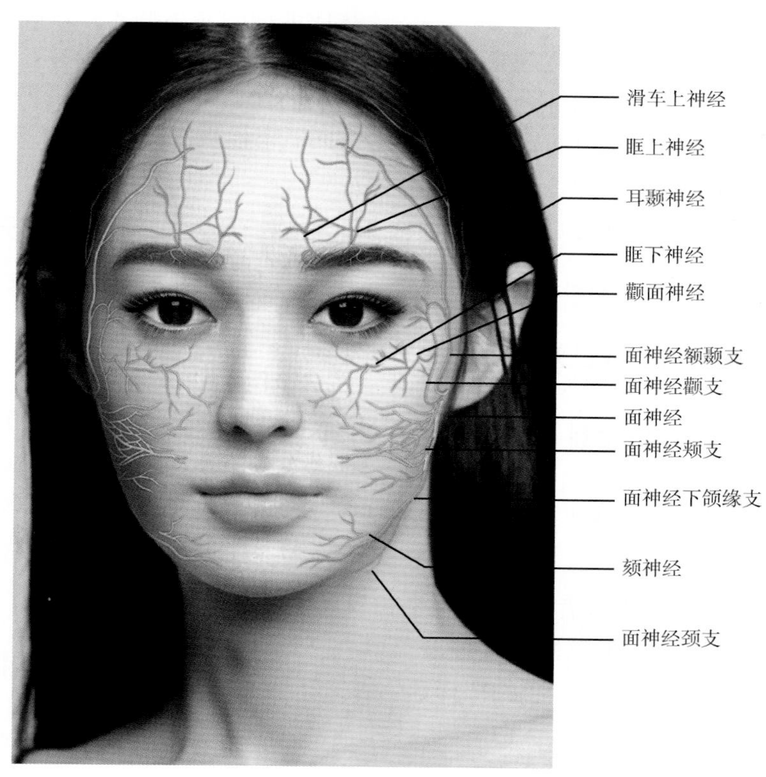

图3-5-3　面部神经解剖

面神经进入腮腺实质，在腺内分支组成腮腺内丛发出分支至腮腺前缘，分布于面部诸表情肌。主干分5支，分别为颞支、颧支、颊支、下颌缘支和颈支，存在一定的解剖变异。颞支支配眼轮匝肌、额肌、皱眉肌；颧支向上走行到眼角内侧支配眼轮匝肌；颊支走行于肌肉中间支配中面部，在颧支和颊支之间有一定的交叉；下颌缘支沿下颌骨走行，穿过下颌骨支配口轮匝肌、降口角肌、颏肌；颈支支配颈阔肌。

（五）填充剂注射的术前评估、术前准备及设计

1. 术前评估 ①明确患者就诊目的及期望效果，根据其意愿进行面部评估，选择合适类型的HA填充剂、填充方法及评估注射剂量；②收集患者完整的病历资料和标准的图像记录，包括心血管疾病如高血压，内分泌疾病如甲状腺功能减退、糖尿病，血液系统疾病等疾病史；食物、药物过敏史；目前正在使用的药物；手术史（填充整形手术史，填充产品及注射部位）；③检查注射部位是否有感染，如处于疱疹活动期应延迟注射，对疱疹病毒易感部位进行注射时，如有疱疹反复发作史者可以进行预防性抗病毒治疗。

2. 医学设计 对全脸部及五官进行观察同时认真听取并尊重求美者的诉求，进而综合评估及设计填充方案。遵循在合理的层次进行合理的立体注射，以最小的量显示最好的效果，以实际注射效果决定注射剂量，并尽量全面考虑，选择更有效的联合治疗。

3. 禁忌证

（1）严重过敏反应病史者，或已知对填充材料或注射制剂中的成分过敏者。

（2）曾植入假体或永久性填充剂或不明填充剂的部位。

（3）对疗效有不切实际的要求者。

（4）瘢痕体质者。

（5）患有活动性自身免疫性疾病者。

（6）注射部位有皮肤病且处于急性期或进展期（如复发性单纯疱疹、暴发性痤疮、急性湿疹、接触性皮炎、急性特应性皮炎、银屑病、白癜风、扁平疣等）。

（7）有癫痫、糖尿病、恶性肿瘤、免疫性缺陷、心脑血管疾病、代谢紊乱或凝血功能异常等严重系统性疾病者。

（8）有严重心理障碍及精神疾病者。

（9）孕妇（尤其禁忌在腹部进行治疗）。

（10）哺乳期建议暂缓注射。

4. 术前准备

（1）拍摄影像资料：完成注射前评估之后，需要通过医学摄影拍摄注射对象在本次注射前的影像。每一例注射对象在注射前及注射后随访时均需要拍照，以留下医学影像学资料，可用于效果的评判、再次注射时的设计、学术交流，也可作为医疗纠纷时的证据等。对于不同意拍照的求美者，一般不予以注射。保留不同角度和距离的效果图。一般保留正位、45°左右侧位、90°左右侧位、仰面正位、俯面正位。如有特殊需要还需保留面部动态的影像学资料。

（2）标记注射范围及进针点：一般采用坐位，在正面柔和的光线照射下，用清晰的线条标记出需要注射的范围和进针点。

（3）知情告知并签署知情同意书：医生和求美者都要充分了解治疗方案和注射产品，初诊时应将皮肤填充剂的有关知识和注意事项告知患者，并仔细询问其疾病史，排除有可能出现过敏反应和其他不适合注射的患者，同时需要注射对象在填充剂知情同意书上签字。透明质酸类填充剂知情同意书模板示例见附。

附 透明质酸类填充剂注射知情同意书

姓名：　　注射部位：　　注射材料：

《医疗美容服务管理办法》规定，执业医师对就医者实施治疗前，必须向就医者本人或其监护人书面告知治疗的相关事项，并取得就医者本人或其监护人的签字同意。现对于皮肤填充剂注射的相关事宜，依法告知如下：

一、有下列情形者不得接受注射

1. 所有整形美容手术的禁忌证，如精神异常、过高期望值、严重身心疾病等。

2. 对注射材料或注射制剂内的某种成分过敏者。

3. 有严重过敏史及多次过敏史的患者。

4. 曾注射不明填充剂且仍然没有吸收或消退的部位。

5. 凝血机制异常，或在2周内接受过抗凝治疗的患者。

6. 注射部位有活动性皮肤病、炎症、感染等。

二、医疗风险

1. 透明质酸类制剂注射后在体内可存留6个月左右，若想保持更长时间的疗效，需再次使用。

2. 注射后局部会有轻度疼痛、发红、硬结、肿胀或轻度瘀斑，但短期内会消失。

3. 少数人注射后可能出现注射物过多或过少、注射物移位等现象，可以处理。

4 .注射后极少出现急慢性过敏反应或肉芽肿，一旦出现需及时药物处理。

5. 有极罕见的血管栓塞可能，可造成组织坏死甚至视力障碍，万一出现须立即处理。

三、可替代的治疗方式

可替代的治疗方式包括射频治疗、聚焦超声治疗、埋线、假体植入、外科整形手术等。

四、注意事项

1. 就医者必须具有完全行为能力，18岁以下者需要有家长陪同。

2. 就医者应严格遵照医嘱（含口头医嘱），若有异常，应及时来院就诊。

3. 就医者如有禁忌证、过敏史、慢性疾病、妊娠期或哺乳期等特殊情况，应在治疗前如实告诉医生；若隐瞒病史，并因此出现不良后果，由就医方负责。

五、院方承诺

1. 院方承诺尊重就医者的隐私权，未经就医者本人或其监护人的同意，不得向第三方泄露就医者的病情及病历资料。

2. 院方承诺不得将就医者的照片用于广告宣传和商业用途。

六、就医者承诺

1. 就医者承诺向院方如实告知个人情况及既往病史。

2. 就医者承诺严格遵守本《知情同意书》中所列的注意事项。

3. 就医者对注射前后的医学摄影表示理解和接受，并且同意院方可以将照片用于学术交流。

就医者声明：

本人已经仔细阅读了《知情同意书》的全部内容，对于其中的禁忌证、医疗风险、可替代的治疗方式、注意事项及医学摄影等各条款已经有了明确的认识，经慎重考虑，同意并决定接受注射。

就医者签名：　　　　医师签名：

日期：　　　　日期：

5. 无菌操作及消毒　注射室常规消毒、保持清洁；患者卸妆、洁面，戴一次性无菌帽进入注射室；患者注射部位及周边皮肤消毒；操作者戴无菌手套及无菌帽子、口罩，操作过程保持无菌。

6. 麻醉　包括局部冷敷、表面麻醉、局部浸润麻醉及神经阻滞。一般使用含1∶100 000肾上腺素的2%利多卡因进行局部浸润麻醉，适合大部分填充治疗部位。疼痛阈值较高，注射范围较局限，特别在选择含利多卡因的填充材料时，可通过表面麻醉或表面冷敷（注射前局部冰敷1～2分钟，目标温度为5℃）达到满意的效果；疼痛阈值较低，对在注射治疗过程中较焦虑的患者，建议选择局部浸润麻醉或神经阻滞。常用的神经阻滞方法包括眶下神经阻滞或颏神经阻滞：眶下神经阻滞可于体表眶下缘垂直正下方1cm，鼻正中线向外3cm处进针至骨膜处注射，支配区域主要分布于中面部，包括下眼睑、面颊、上唇、鼻翼的皮肤；颏神经阻滞在第一臼齿附件触及颏孔后定位注射，支配范围包括下唇、颏部皮肤及口角（图3-5-4）。

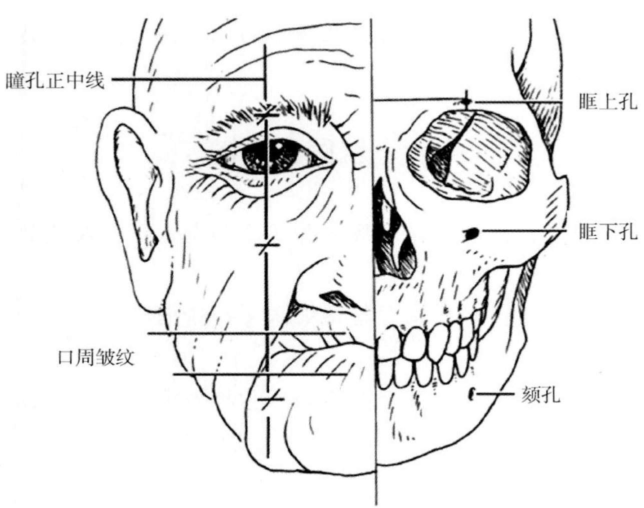

图3-5-4　面部神经阻滞位点示意图

引自：http://pgmedic.blogspot.com/2011/06/facial-nerve-block.html?m=1

（六）填充剂的注射方法及技术

1. 填充剂注射原则及基本注射技术

（1）填充剂注射原则（表3-5-1）

表3-5-1　填充剂注射原则

安全原则	使用经国家食品药品监督管理总局批准认证的填充材料 注重无菌 熟知全脸不同部位的解剖结构及注射危险区域 禁止混合使用不同的填充材料 注射时要均匀、稳定推注填充剂，避免局部快速大量推注填充剂 目前没有证据表明注射前回抽可以保证针头不在血管内，即回抽阴性不能保证注射安全
美学原则	治疗前进行详尽的评估，以充分了解患者的顾虑和偏好 制订合适的治疗方案，明确治疗预期 掌握面部解剖学知识，典型的面部衰老变化和美学规划，以获得艺术、平衡、自然的外观效果 选择合适的填充材料 选择正确的注射方法、注射层次与深度 注射时要均匀、稳定地推注填充剂 治疗部位注入填充剂要融合、均匀 防止过度矫正（不包括自体脂肪与胶原蛋白）

（2）注射基本技术

1）注射器械选择：建议使用填充剂包装内自带的针头。锐针注射的优势在于相对容易注射，能够分多个层次进行注射，尤其可以对皮肤表面进行精细地雕刻，特别有助于细小皱纹的改善。钝针注射的优势主要表现在具有更佳的安全性。注射后局部肿胀的发生率在钝针高于锐针。锐针尖端锋利，注射时损伤小血管的概率更大，因此容易造成瘀青。此外，由于锐针的注射层次更浅，因此更容易出现局部不平整和丁达尔现象。无论用什么类型的针头进行注射都不能避免血管栓塞的发生，必须要详尽了解面部解剖学。

2）注射基本方法：根据治疗区域特点和操作者的偏好，下列注射方法可以单独使用或组合使用（图3-5-5）。

a. 连续线状注射：属注射基础技术，针头以几乎与皮肤平行的小角度进针，随着针头的推进和（或）撤出，连续注射填充剂。多个线条可以放置于同一个治疗区域。优点包括穿刺点少，缺点为相对不精确地放置填充剂。

b. 连续点状注射：在固定的间隔多次插入针头，在皱纹或其他需要治疗的区域上以多点的形式注射小剂量填充剂，通过适当调整间隔，填充体之间几乎是连在一起的，可形成一条连续的线。其优点包括填充剂放置较精准。风险：反复注射需要保证正确的注射深度，有可能无意中注射到皮内平面。

c. 网状交叉注射：由连续线状注射衍生而来。即多次平行分布的连续线状注射，之后于垂直方向重复该操作，也可以将填充剂注射到不同的层次，目的是为了密集而均匀地填满较大的治疗区域。网状交叉注射技术允许注射较多体积的填充剂到较大的治疗区域，同时保持注射区域平滑均匀的轮廓。

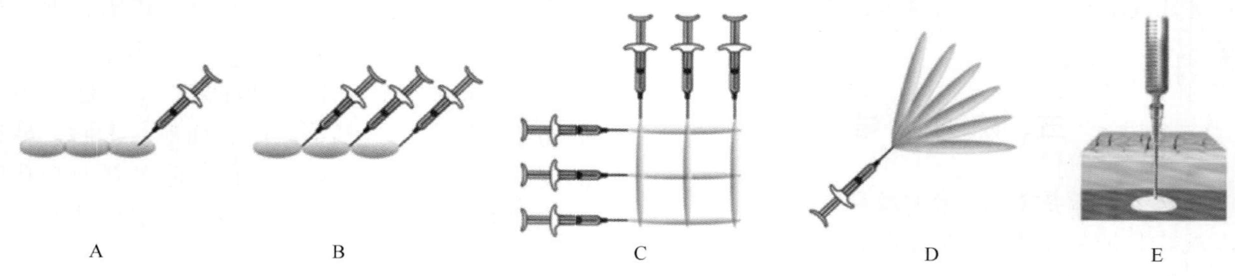

图3-5-5　注射基本方法

A. 连续线状注射；B. 连续点状注射；C. 网状交叉注射；D. 扇形注射；E. 定点注射

d. 扇形注射：从目标区域周围进针，先行连续线状注射，即将拔出皮肤前，变换角度，再次进针向新方向行线状注射，保持只有一个进针点，如此重复最终呈扇面分布。优点是只有一个针口，但可以较大面积地填充。

e. 定点注射：通过一个进针点大量注射填充剂，进针深度比较深，通常是骨膜上，到达固定深度后尽量保持针头在此平面不移动，注射特定剂量的填充剂，该技术可以显著地填满一个特定的区域，或可以通过注射后按摩使填充剂局部扩散到周围局限的区域。

f. 其他注射：如锥形注射、蕨叶形注射均由线状注射衍生而来，以期将填充材料分布在不同的位置及深度，从而达到更好的填充效果。

2. 不同部位的注射方法及注意要点

（1）皱纹填充

1）额纹（图3-5-6）

a. 局部解剖特点：额纹又称抬头纹，是由额肌收缩造成的。额肌主要附着于眉弓处的浅筋膜和皮肤，且没有骨性附着点；额肌向下收缩，可使头皮前移，额肌挤压额部皮肤，前额出现横纹。根据抬眉动作时额纹出现与否，可将额纹分为静态额纹和动态额纹；对于动态额纹通常用神经调节剂治疗，对于静态额纹通常用填充剂治疗，额纹大多数情况下属于动态皱纹。

b. 患者选择：存在静态额纹的患者。

c. 产品选择：常选择低交联度、低浓度、小颗粒的HA。

d. 治疗目标：减轻静态额纹至完全消失。

e. 针头选择：建议采取锐针注射。

f. 注射层次：真皮内或皮下浅层。

g. 注射方法：操作者可使用30～32G针头沿着额纹走向多点微量注射或线性回退注射。

h. 注意事项：前额的主要供应动脉是眶上动脉、滑车上动脉和颞浅动脉。标记出滑车上动脉及眶上动脉的体表定位，避开血管位置，顺着血流方向由下至上填充；滑车上动脉及眶上动脉在眶缘上约2cm处从深部穿出在皮下走行，因此建议在眶缘2cm以内注射在真皮内，眶缘2cm以上注射层次应该在骨膜上；单点注射量控制在0.02ml以下。用手指按压眶内侧以降低血管栓塞致盲的风险。

i. 注射参考剂量：填充中等程度的额纹，需要0.05～0.1ml/cm透明质酸填充剂，一条横贯额部的额纹需总剂量0.5～1ml填充剂。

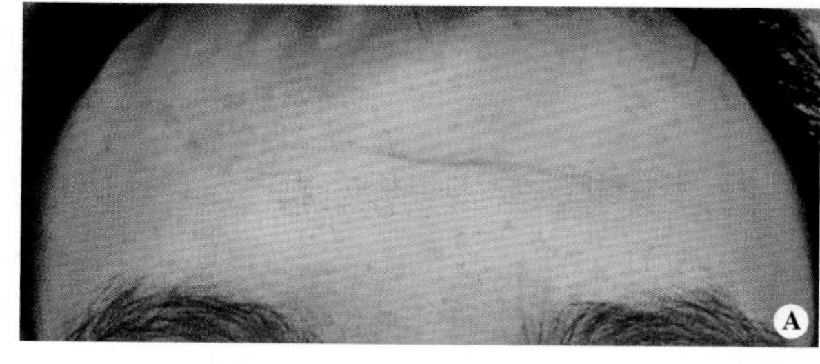

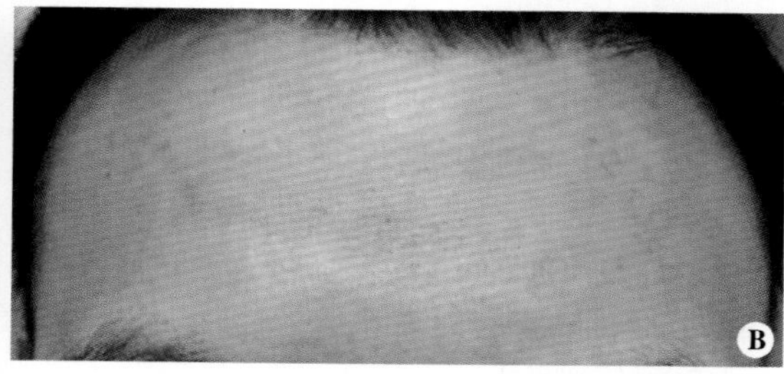

图3-5-6　额纹透明质酸注射前后对比图，锐针注射，真皮内，线性回退注射，共注射1ml

A. 注射前；B. 注射后即刻

2）眉间纹（图3-5-7，图3-5-8）

a. 局部解剖特点：眉间纹由眉间川字纹和鼻背横纹组成；其主要是由眉间复合体即皱眉肌、降眉肌、降眉间肌的共同收缩形成的；其主要功能是下拉和内收眉头。

b. 患者选择：存在较深静态眉间纹的患者。

c. 产品选择：对于动态眉间纹，应首选肉毒毒素注射治疗；静态眉间纹，因组织内的组织量少，需要使用填充剂联合治疗；治疗眉间纹推荐选用低交联度、低浓度、小颗粒的HA。

d. 治疗目标：减轻静态眉间纹。

e. 针头选择：锐针、钝针。

f. 注射层次：以真皮内为主，皮下层少量注射。

g. 注射方法：沿着眉间纹走行方向于真皮内线状注射，对于一些伴有眉间凹陷的患者，可同时予以眉间皮下充填，以丰满眉间。

h. 注意事项：在滑车上动脉及眶上动脉走行区域，需警惕血管栓塞形成的可能，标记滑车上动脉的体表定位，避开血管位置，顺着血流方向由下至上填充；单点注射量控制在0.02ml以下；用手指按压眶内侧以降低血管栓塞致盲的风险。

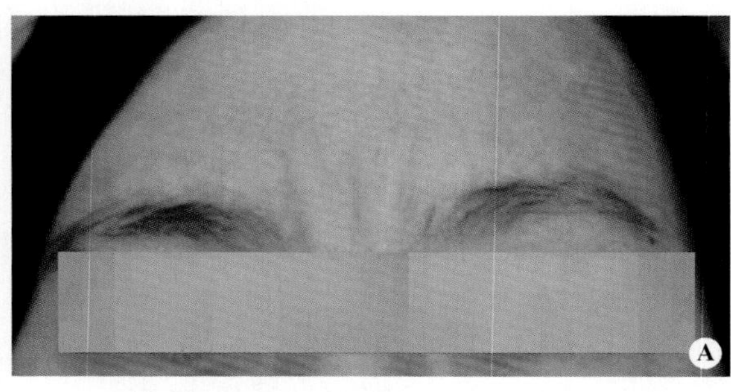
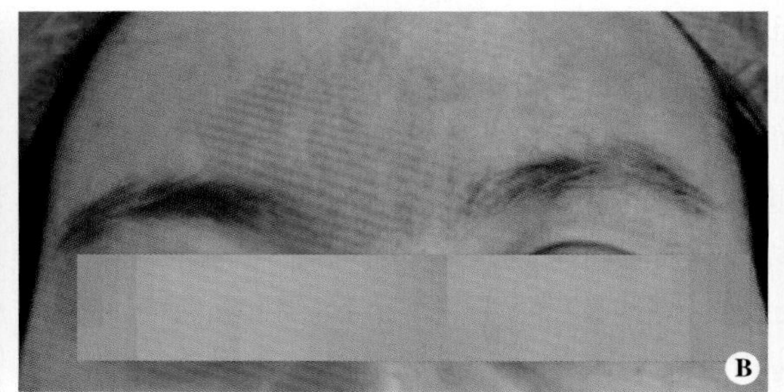

图3-5-7　眉间纹透明质酸注射前后对比图，锐针注射，真皮内，线性注射，共注射1ml

A. 注射前；B. 注射后即刻

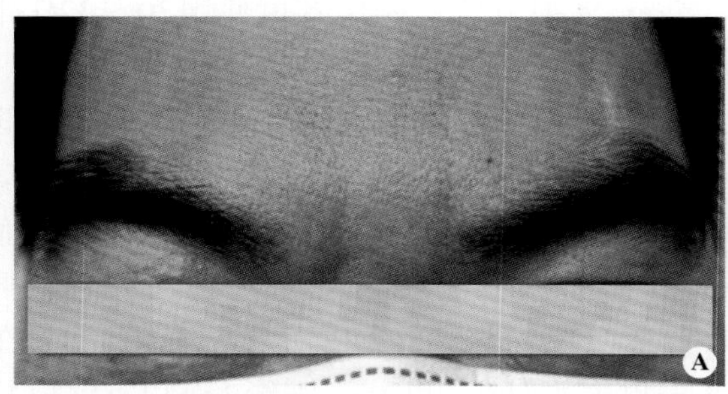
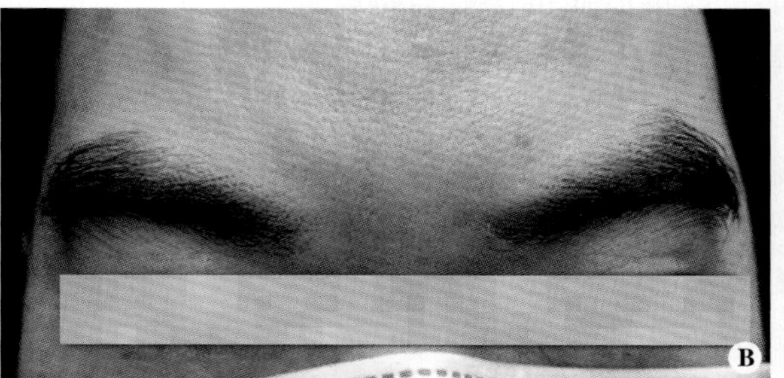

图3-5-8　眉间纹透明质酸注射前后对比图，锐针注射，真皮内为主，少量皮下，线性注射，共注射1ml

A. 注射前；B. 注射后即刻

i. 注射参考剂量：填充眉间纹一般需要透明质酸0.1～ 0.5ml。

3）鱼尾纹

a. 局部解剖特点：是指由眼睛外眦向外侧呈放射状分布的皱纹，因形似鱼尾而得名。鱼尾纹是由外眦部的眼轮匝肌收缩牵拉其表面皮肤而形成的，环形肌肉的收缩产生了和肌肉纤维垂直的放射状皱纹，在有笑容时更加明显。

b. 患者选择：无笑容时仍有较明显静态皱纹的患者。

c. 产品的选择：常选择低交联度、低浓度、小颗粒的HA。

d. 治疗目标：改善鱼尾纹但不要求完全消除。

e. 针头选择：锐针。

f. 注射层次：真皮层。

g. 注射方法：使用锐针从皱纹尾部进针行线状注射，对于较长皱纹可通过多个进针点注射；嘱患者反复做眯眼微笑动作，不足之处，可于真皮浅层少量补充。

h. 注射参考剂量：一般每侧需注射透明质酸0.3～0.5ml。

4）泪沟（图3-5-9、图3-5-10）

a. 局部解剖特点：眶下缘由内眦向外下的浅沟，为鼻区与眶区的分界线，也称眶鼻沟或鼻睑沟。个别年轻人因遗传因素所致，内眦区的眶下皮下组织不足和（或）眶下脂肪团较肥厚向前膨出，泪沟处产生较明显的凹陷和（或）阴影外观。大部分人则是随年龄增大，内眦区的眶下皮下组织逐渐减少，皮肤弹性变差出现阴影和凹陷，同时下睑皮肤与眼轮匝肌松弛，眶下脂肪团向前疝出和颧颊脂肪垫萎缩，加重泪沟形态，使患者表现为更加疲惫苍老的面容。

b. 患者选择：轻中度泪沟，无严重的皮肤松弛、萎缩和较大隆起脂肪垫的患者。

c. 产品的选择：一般选择胶原蛋白、低交联度、低浓度、小颗粒HA（可含皮肤营养剂），中高交联度、高浓度、大颗粒HA用于骨膜上填充；较深的泪沟可选择自体脂肪等填充剂。

d. 治疗目标：泪沟变浅或完全消除。

e. 针头选择：根据注射层次选择锐针或钝针。

f. 注射层次：真皮层或皮下浅层、眶缘骨膜层（锐针）或眼轮匝肌深面（钝针）。

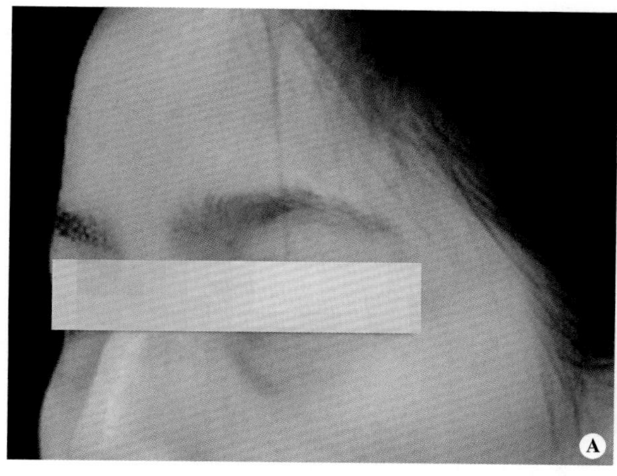
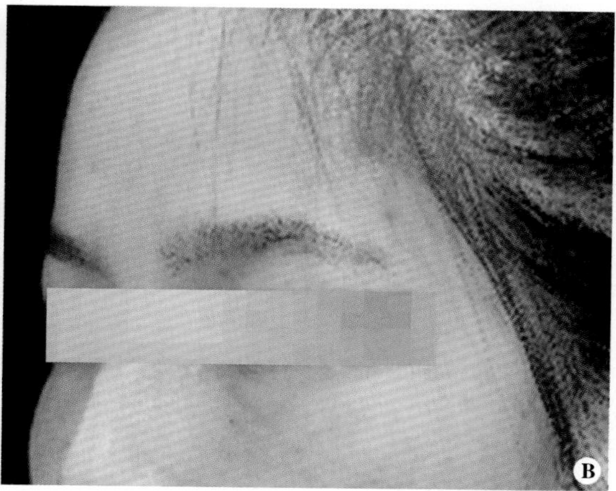

图3-5-9 泪沟透明质酸注射前后对比图，锐针注射，皮下浅层，每侧注射0.2～0.3ml

A. 注射前；B. 注射后即刻

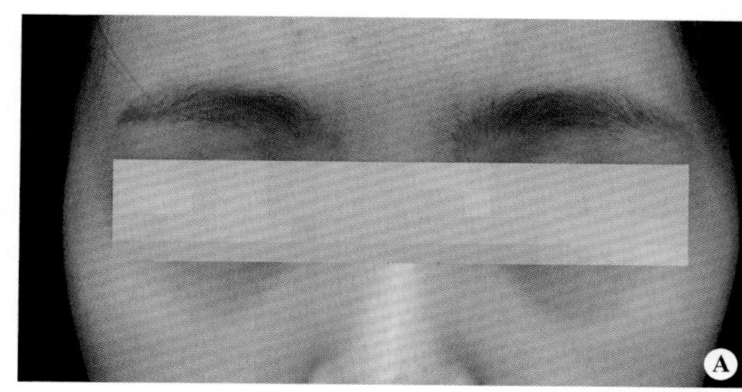
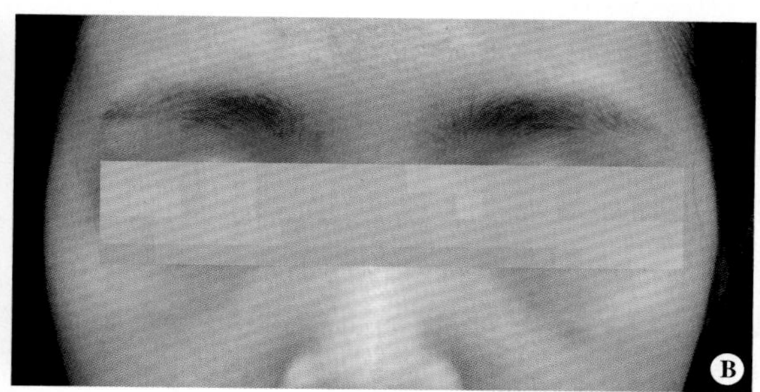

图3-5-10 泪沟透明质酸注射前后对比图，锐针注射，眶缘骨膜层，点状注射，每侧注射0.2～0.3ml

A. 注射前；B. 注射后即刻

g. 注射方法：锐针注射，锐角入针，真皮层或皮下浅层注射或垂直入针抵达眶缘骨膜将填充剂点状注射到眶骨内缘。钝针注射，先锐针穿孔，再使用钝针针头从针孔进入组织内，进入眼轮匝肌深面的疏松组织层，直至内眦泪沟起点；对于泪沟处较深的皮肤皱纹，使用锐针做真皮层或皮下浅层补充注射。

h. 注意事项：眼眶下缘注射需要准确地位于眶下缘，以避免损伤位于泪沟下方的角动脉。用于矫正泪沟的钝针应该轻柔操作，并限制针尖在瞳孔内侧缘垂直线上，避免到达眶下缘的内侧角，以免看起来不自然，并避免损伤内泪点处的角动脉。

i. 注射参考剂量：一般对于中等程度的泪沟，每侧注射0.2～0.3ml。

5）法令纹（图3-5-11）

a. 局部解剖特点：是从鼻翼旁至口角外侧的凹陷，可在笑时出现，面部无表情时消失；软组织容积丢失和真皮萎缩、皮肤弹性降低、颊脂垫下移及面中部高动力性肌肉活动等因素可加重鼻唇沟；常表现为上深下浅、上宽下窄的组织凹陷，部分还伴有皮肤表面的皱纹，可在笑时加重。

b. 患者选择：静态法令纹患者；面部皮肤严重松弛引起的重度法令纹可能需联合手术治疗。

c. 产品选择：对于深部容积丢失的法令纹，可选择大颗粒、高交联度的HA、PLLA、自体脂肪填充等；对于浅表的皱纹可选择较稀薄、柔软的填充剂，如低交联度、低浓度、小颗粒HA。

d. 治疗目标：改善法令纹。

e. 针头选择：锐针、钝针。

f. 注射层次：真皮内、皮下、骨膜上多层次注射。鼻唇沟凹陷注射真皮层、皮下层、骨膜上，皮肤皱纹注射层次则为真皮层。

g. 注射方法：钝针注射，以鼻唇沟下部为进针点，做局部麻醉和锐针穿孔，使用钝针以鼻唇沟尾部为圆心向鼻翼侧做扇形注射。锐针注射，分段分层注射，第1个注射点位于鼻唇沟下部内侧，以30°入针，朝鼻翼进针至真皮深中层，第2

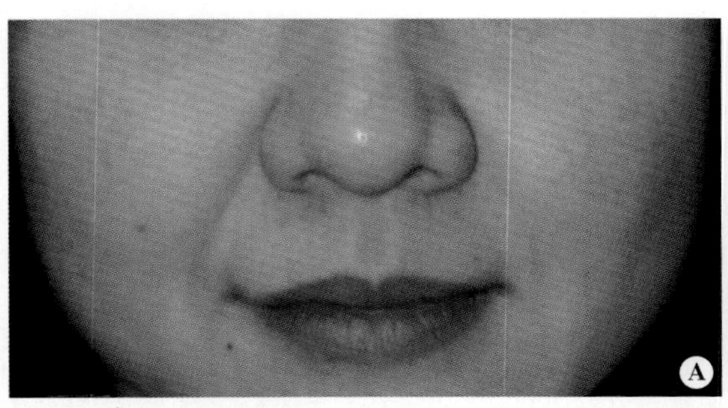
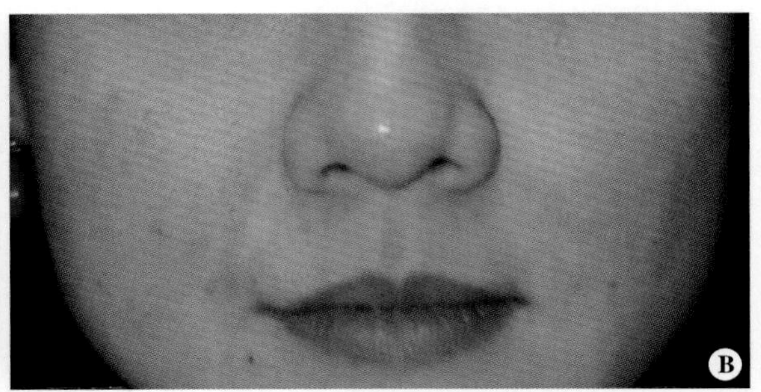

图3-5-11 法令纹透明质酸注射前后对比图，锐针注射，真皮内、皮下多层次注射，分段线性回退或扇形注射，每侧注射1.5ml
A. 注射前；B. 注射后即刻

个注射点位于第1个注射点上方约1cm，以相同注射方法注射，第3个注射点位于第2个注射点上方1cm，行扇形注射。若鼻唇沟的皮肤表面有皱纹，则同时多层次注射。

6）木偶纹（图3-5-12）

a. 局部解剖特点：木偶纹是从口角向下颌延伸的沟纹，在面部参与表现悲伤或不满表情。多种因素参与木偶纹形成：软组织容积丢失；真皮萎缩皮肤弹性下降；下颌骨吸收导致覆盖在上面的脂肪垫下移；高动力性下面部肌肉在皮肤上附着的区域出现线条和褶皱。木偶纹位于两种不同类型皮下组织的交汇处：木偶纹外侧是上颌部脂肪室及下颌部脂肪室；在木偶纹内侧真皮、肌肉和下层软组织之间有多个连接，使得真皮随肌肉在这个高度活动区域内运动；交汇部分的顶部是口角轴，这是所有口周肌肉的交汇处，它与颈阔肌相连，颈阔肌与降口角肌和部分口轮匝肌交叉。随着骨骼体积的减少，颈阔肌和降口角肌提供更大的向下拉力，最终导致口角下垂及木偶纹形成。木偶纹通常伴发口角下垂，因此治疗时也要考虑为口角提供支撑。

b. 患者选择：存在轻度、中度和重度静态木偶纹，皮肤不存在过度松弛和皱褶堆积的患者。

c. 产品选择：一般选择更具支撑效应的填充剂如大颗粒、高交联度、高浓度的HA。

d. 治疗目标：减轻木偶纹，达到完全消除；将下垂的口角恢复至正常水平位置。

e. 针头选择：钝针或锐针。

f. 注射层次：真皮层、皮下浅层。

g. 注射方法：以木偶纹下部作为进针点，使用锐针或钝针（需锐针穿孔）行连续线状注射，边退针边注射，缓慢注射，将大部分填充剂注射到木偶纹上1/3部分，并保证填充剂在木偶纹的内侧；另外一个进针点为口角轴下方，垂直进针，较小剂量缓慢注射于更深的组织中，保证填充剂在木偶纹的内侧，对于局部口角下区域的轻度凹陷，可用扇形注射或交叉注射，少量注射入口角的整个区域，使之变平整。

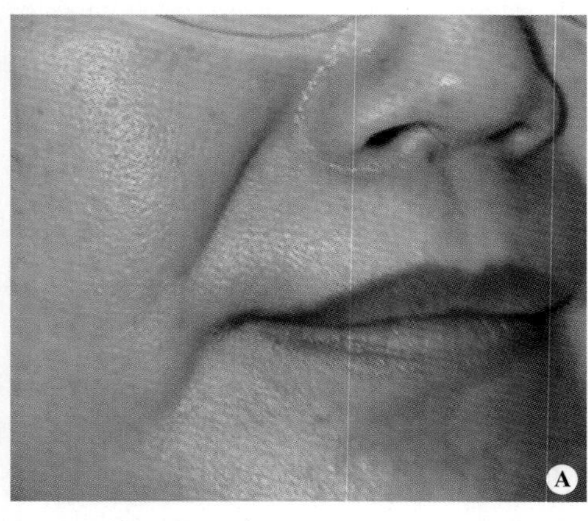
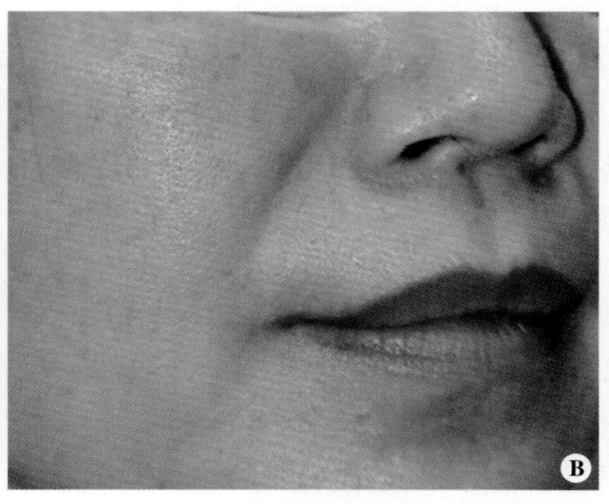

图3-5-12 木偶纹透明质酸注射前后对比图，锐针注射，真皮内，分段线性回退及扇形注射，每侧注射1ml
A. 注射前；B. 注射后即刻

h. 注意事项：避免注射至木偶纹外侧，否则可能加重木偶纹。注意避开下唇动静脉。

i. 注射参考剂量：每侧注射量一般为0.4～1.2ml。

7）口周皱纹

a. 局部解剖特点：口轮匝肌是围绕口周的轮匝肌，肌肉体积较大，收缩力强大，在口唇部起括约作用；长期收缩合并软组织容量的减少可形成口周放射状皱纹，皱纹与环形的口轮匝肌垂直，也称吸烟者纹。口周软组织容积丢失、唇部萎缩、口周肌肉高动力性、下颌骨吸收和牙槽病变导致的容积丢失等因素均可参与口周皱纹的形成。

b. 患者选择：存在静态口周皱纹。

c. 产品选择：对于上唇以上区域，选择更具支撑效应的填充剂，如中、高黏度HA，对于唇红缘，一般选择小颗粒、低交联等较软的充填产品。

d. 治疗目标：保持唇部自然外观并减轻口周皱纹，使唇红缘更有轮廓。

e. 针头选择：钝针或锐针。

f. 注射层次：皮下浅层。

g. 注射方法：以垂直于皱纹的方向进针，行线状注射，缓慢均匀，注射后适度按摩，对于年纪大的、产生较深瘢痕样线性皱纹的患者，也可直接沿皱纹方向行线性注射法或连续穿刺注射进行少量填充。

h. 注意事项：避免过度追求改善浅表的皱纹，过度注射或纠正会使上唇变长变平。注意避开唇周血管，尤其是上唇动脉的分支。

i. 注射参考剂量：口周及唇红缘累计注射量≤1ml。

8）颏唇沟

a. 局部解剖特点：颏唇沟是位于下颏上方的水平皱褶，由于软组织容积丢失和真皮萎缩、下颌骨吸收导致的容积丢失、皮肤弹性降低和高动力性下面部肌肉等衰老过程形成。

b. 患者选择：存在轻度、中度和重度静态颏唇沟。

c. 产品选择：可选择更具支撑效应的填充剂，如高浓度、大颗粒、高交联度的HA。

d. 治疗目标：减轻颏唇沟，或达到完全消除。

e. 针头选择：锐针或钝针。

f. 注射层次：皮下浅层。

g. 注射方法：皮下浅层注射，线状注射，缓慢注射，边退针或进针边注射，注射后按摩，避免过量注射导致不规则外形。

h. 注意事项：避开下唇动脉。

i. 注射参考剂量：一般注射0.2～0.5ml。

（2）轮廓填充

1）颞部（图3-5-13）

a. 局部解剖特点：颞窝是位于颅两侧的凹陷区，颞部凹陷多由颞部的脂肪和颞肌逐渐萎缩导致。

b. 患者选择：颞部凹陷、颧骨相对突出、双侧颞部不对称、额头横向宽度偏窄。

c. 产品选择：严重的颞部凹陷通常首选脂肪填充，轻中度颞部凹陷可使用大颗粒、高交联度、高浓度的HA。

d. 治疗目标：直接填充凹陷，使侧面轮廓更为光亮平滑，与颧弓的过渡更为自然流畅。

e. 针头选择：锐针或钝针。

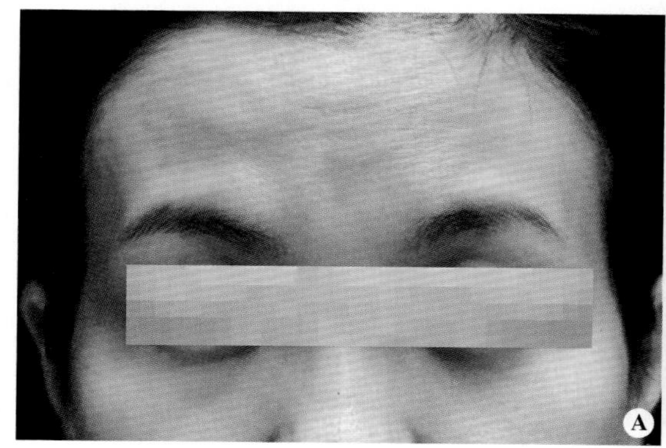

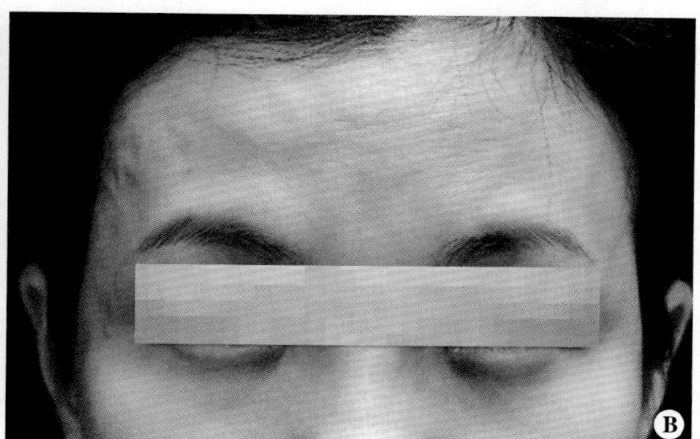

图3-5-13　颞部透明质酸注射前后对比图，锐针注射，骨膜上注射，定点注射，每侧3ml

A. 注射前；B. 注射后即刻

f. 注射层次：皮下脂肪层或颞肌深层。

g. 注射方法：推荐深层注射，进针点为眶外侧缘1cm、颞肌嵴外侧1cm的区域，垂直进针，每次注射前需先回抽，然后缓慢行骨膜上定点注射，同时沿发际线用另一只手的示指在进针点上方施加适度压力，可防止填充剂在头发下扩散。缓慢注射，在整个注射过程中始终保持针头在骨膜上方区域，在注射完成后，对颞区进行温和的手动塑型。

h. 注意事项：通过视诊和触诊，避开位于皮下组织内的颞浅动脉和静脉。注射点尽量选择颞窝靠上的骨膜上位置（眶外侧缘1cm、颞肌嵴外侧1cm的区域）以减少血管内注射的风险。

i. 注射参考剂量：每侧一般注射0.5～1ml；对于较重的颞部凹陷，每侧可能需要注射2～3ml，可分多次填充。

2）颧颊部（图3-5-14，图3-5-15）

a. 局部解剖特点：随着年龄的增长，真皮萎缩、组织容量缺失、脂肪重新分布，上颊区突出的轮廓逐渐变平甚至凹陷；颊前部脂肪堆积和面颊下部与外侧上方脂肪缺失；这些变化引起的颧骨下方凹陷，呈现倒三角形的形状，上方为颧骨突出，内侧为鼻唇沟，外侧为咬肌。脸颊外侧部分的脂肪丧失可能会导致耳前区容量不足。

b. 患者选择：颧部萎缩和颧骨外侧区凹陷，下颌前沟、嘴角纹和鼻唇沟形成，颧部不对称的情况。

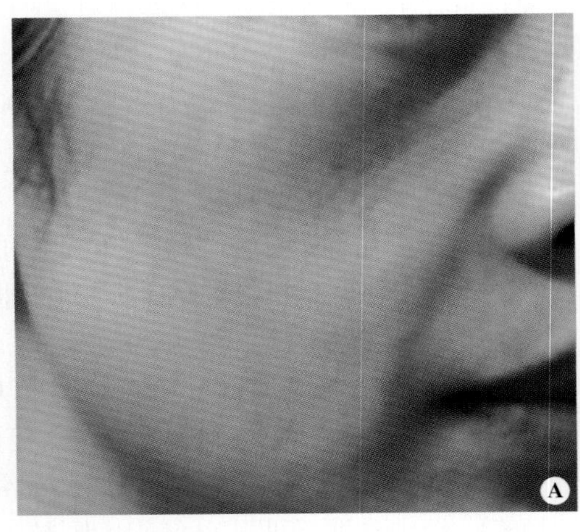

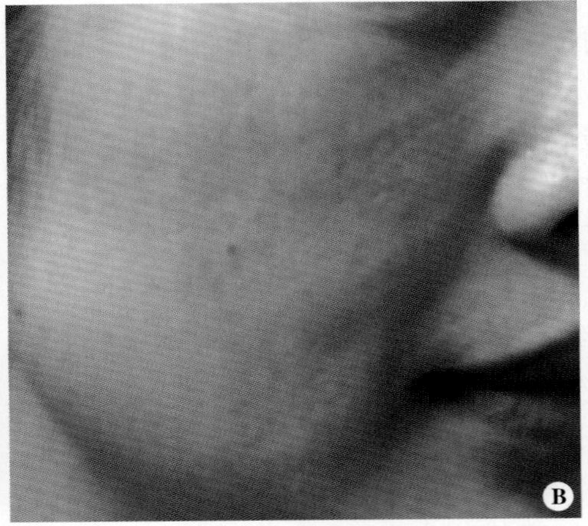

图3-5-14　颧部透明质酸注射前后对比图，钝针注射，眼轮匝肌深面，扇形注射，每侧1.5ml

A. 注射前；B. 注射后即刻

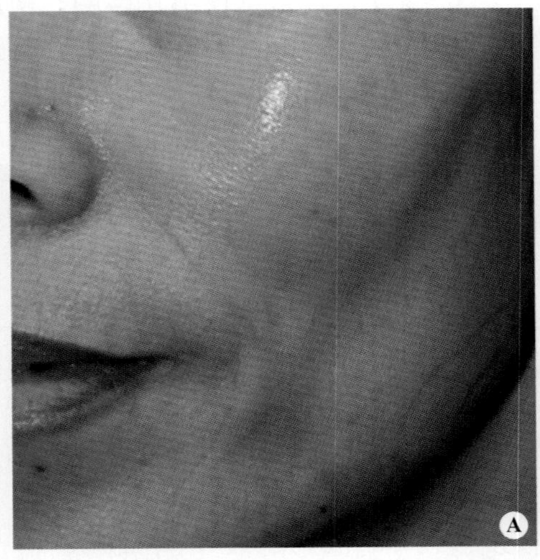

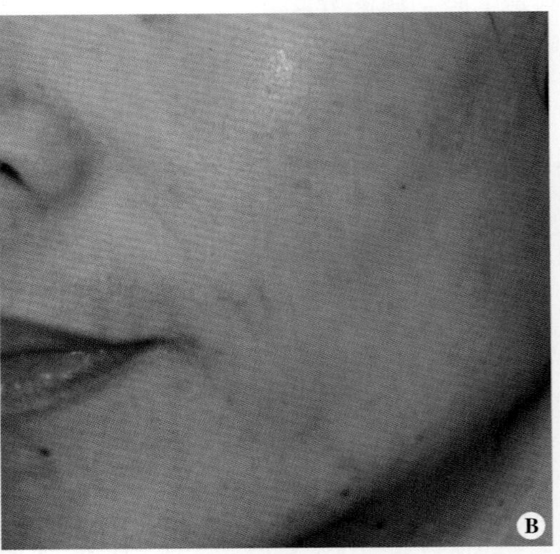

图3-5-15　颊部透明质酸注射前后对比图，钝针结合锐针注射，真皮内、皮下多层次注射，分段线性回退及扇形注射，每侧2ml

A. 注射前；B. 注射后即刻

c. 产品的选择：选择更具支撑性的填充剂产品，如大颗粒、高交联度、高浓度的HA。

d. 治疗目标：增加颧部前突和圆润度。

e. 针头选择：锐针或钝针。

f. 注射层次：丰颧部采用眼轮匝肌深面（钝针）结合深部眶缘骨膜层（锐针）注射。丰颊部以皮下注射（钝针）为主，结合少量真皮层（锐针）注射。

g. 注射方法：①锐针注射，使用30G的空针头或带有麻醉药液的针头，垂直或钝角插入皮肤，抵达眶缘骨膜的注射位置，确认回抽无血，将注射器更换成填充剂注射器，将填充剂点状注射到眶骨内缘。在三角区中部的1～3处进行点状注射，一般每侧注射0.5～1ml，每次更换注射位置时，重复上述步骤。②钝针注射，锐针制孔，钝针插入眼轮匝肌深面的疏松结缔组织层并到达凹陷部位进行注射。

h. 注射参考剂量：中等程度的眶颧区凹陷每侧注射0.5～1ml，中等程度的颊区凹陷每侧注射1～2ml。

3）鼻部（图3-5-16，图3-5-17）

a. 局部解剖特点：鼻的骨性结构包括鼻骨、鼻外侧软骨、大翼软骨、鼻中隔等。外鼻结构包括鼻根、鼻背及鼻尖，两个开口称为鼻孔，两个鼻孔之间以鼻小柱为分隔，鼻孔周围的部分称为鼻翼。鼻根是鼻子的顶部，在鼻骨与额骨连接处形成一个凹形的切迹。自眉内侧经鼻背至鼻尖的双侧反光线称为鼻背美学线，理想的鼻背美学线应起始于眶上缘内侧鼻根经侧鼻软骨延伸至鼻尖点，两线的宽度与人中线宽度及鼻尖点宽度相匹配。鼻尖位于鼻子的下部，由鼻尖小叶、软组织三角、鼻翼小叶、鼻小柱等部分组成。鼻的血液供应来源于面动脉，其重要的分支是鼻外侧动脉和鼻背动脉。鼻背动脉与滑车上动脉吻合，因此进行鼻部注射时需要警惕血管栓塞并发症的发生。

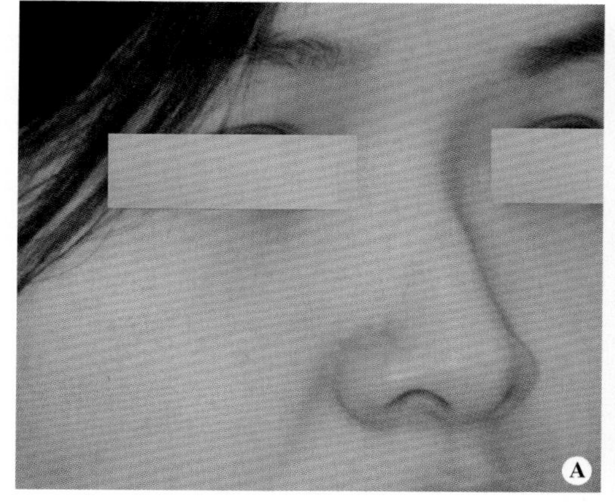

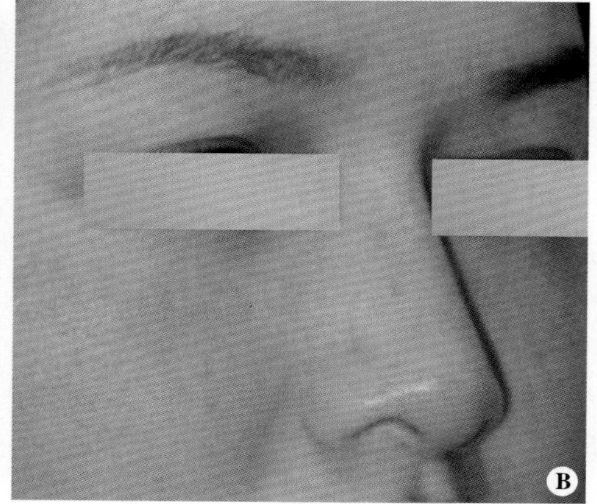

图3-5-16 鼻部透明质酸注射前后对比图，钝针加锐针注射，骨膜层注射，共0.8ml

A. 注射前；B. 注射后即刻

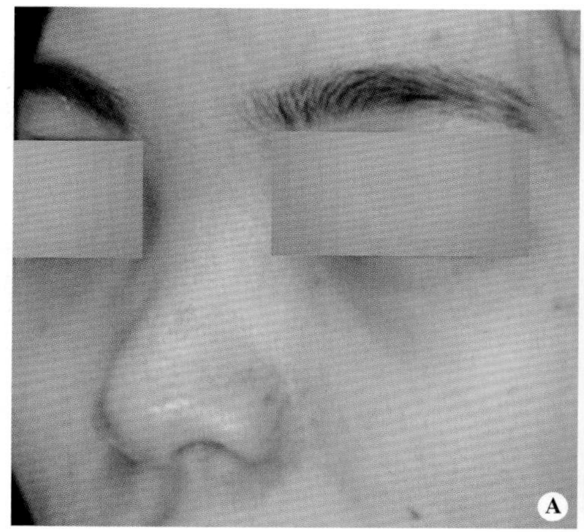

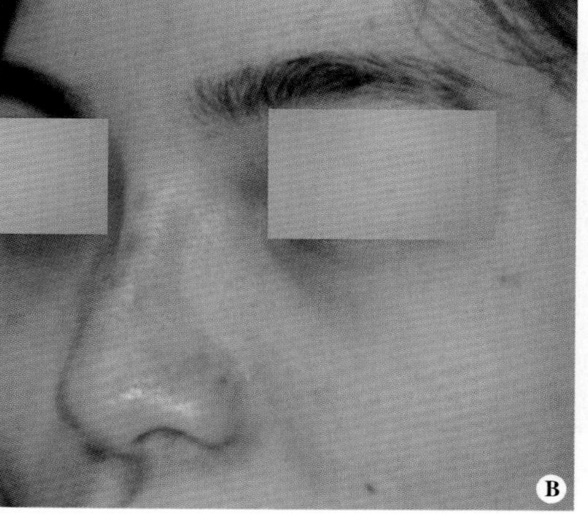

图3-5-17 鼻部透明质酸注射前后对比图，锐针注射，骨膜层多点注射，共1ml

A. 注射前；B. 注射后即刻

b. 患者选择：鼻背低平、鼻根（两眉之间）低平。

c. 产品选择：更具支撑性的填充剂。

d. 治疗目标：改善鼻部外形、轮廓使其饱满。

e. 针头选择：锐针或钝针。

f. 注射方法：①鼻根鼻背进针多点注射法，在鼻中线上，与皮肤呈45°～90°角进针，直达鼻骨膜层或软骨膜层，每点推注0.1～0.2ml。一只手缓慢推注，另一只手进行塑形，单点注射达到效果之后出针，换另一点进针，再次重复上述注射动作；②鼻尖单点进针注射法，先以锐针于鼻尖处开口及麻醉，后钝针进入，沿软骨膜及骨膜层走行至鼻根部顶点，退针时推注，局部可用锐针补充调整。注射时始终维持鼻根中心部的位置，同时捏住鼻背两侧皮肤防止填充剂向侧面扩散。

g. 注射层次：尽量注射在骨膜上。

h. 注射参考剂量：每次注射剂量建议不超过1ml。

4）薄唇（图3-5-18）

a. 局部解剖特点：唇部由鼻中突向前突起而形成、体表解剖学标志包括唇红部、唇珠、唇红缘（唇线）、丘比特弓（唇弓）等；通常，下唇比上唇更加丰满。根据美学标准，从正位看，上唇高度应稍大于下唇高度的一半。唇红缘是角质化的粉红、朱红色唇部表皮和高度角质化的面部皮肤之间的分界。随年龄的增长，上唇容积丢失比下唇更明显，故一些患者可能只需要治疗上唇。鼻子和嘴唇之间的隆起被称为人中，随着年龄的增长常会变平。

b. 患者选择：薄唇患者；嘴唇左右不对称、唇纹较明显或缺乏立体感的患者。丰唇通常需联合治疗唇红缘和唇红。

c. 产品选择：首选HA，可选择中等或低黏度的HA，慎选胶原蛋白等填充材料。

d. 治疗目标：改变或丰盈唇形，矫正唇部组织萎缩与皱纹；保持唇形对称和谐。

e. 针头选择：锐针。

f. 注射层次：黏膜下注射。

g. 注射方法

唇缘：注射前评估对称性，考虑上唇及下唇的合适比例，避开位于唇内黏膜下的唇动脉，将针头置于唇红边缘及口部的外侧缘，从皮肤黏膜连接部分底下进针，缓慢推注，采用线状注射，边进针边注射，避免移位，在丘比特弓（唇弓）注射时尤其要缓慢。注意两侧注射同等剂量的填充剂以保持对称性，避免唇缘过度注射导致上唇过度前突。

唇红：由外到内进行线状注射，以30°角在唇部黏膜进针，退针时稳定、持续地推进，缓慢肌内注射小剂量，注射后可轻柔按摩塑形。

人中：注射时用两个手指捏起一侧的人中嵴，从人中嵴基底部进针，针头沿人中嵴向上走行，注射于皮下浅层，线性注射，边退针边注射，针头斜面向内侧，缓慢注射，避开靠近鼻部的唇动脉分支，保留人中倒“V”字形外观，避免人中嵴过宽，过度纠正有可能导致上唇变长。

h. 注意事项：注意避开唇动静脉。

i. 注射参考剂量：一般注射1～2ml。

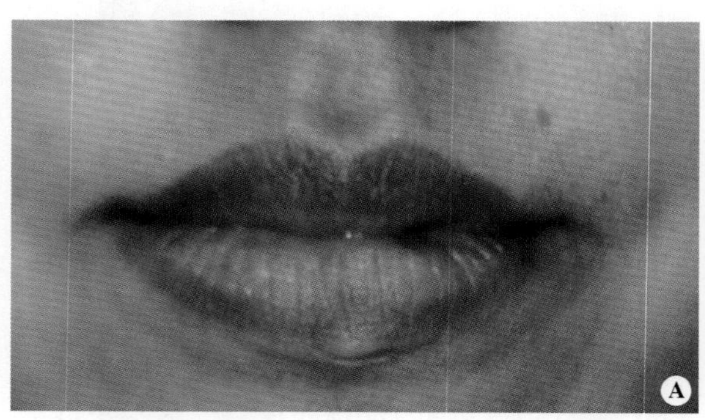

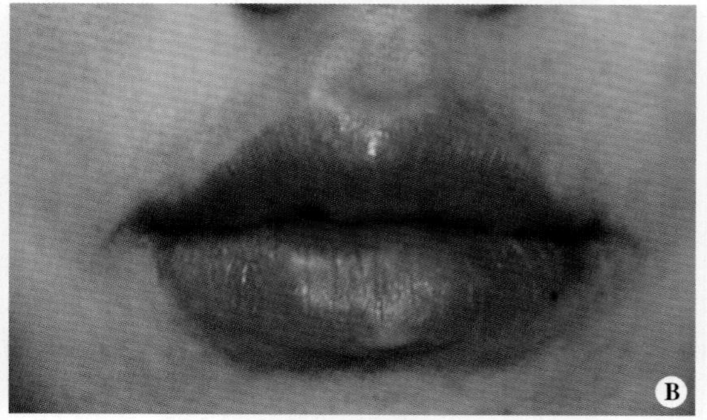

图3-5-18　唇部透明质酸注射前后对比图，锐针，黏膜下线性注射，共0.8ml

A. 注射前；B. 注射后即刻

5）下颌低平（图3-5-19）

a. 局部解剖特点：颏部位于下唇下方下颌骨的前部，是一个三角形的外伸部分，由下颌骨向前方突出而形成；下颌短平或后缩是东方人常见的缺陷。

b. 患者选择：由软组织改变导致下颌短缩或低平的患者，非下颌畸形、重度咬合不正和颅骨畸形等原因导致的轻微或重度下颌短缩。

c. 产品选择：可选择更具支撑效应的填充剂，如大颗粒、高交联、高浓度HA，也可使用自体脂肪填充及PLLA、胶原蛋白等。

d. 治疗目标：增强下颌前突程度并使其圆润。

e. 针头选择：锐针或钝针。

f. 注射层次：以骨膜层为主，可以皮下层少量修饰。

g. 注射方法：以颏部正中注射为主，根据情况补充注射颏部两侧；使用锐针在颏部正中做点状注射，缓慢注射于骨膜上，另外两个注射点在颏部靠上外侧两边，做同样的点状注射，注射后适度按摩。注射前后注意观察对称性，可以结合钝针做皮下退行推注进行局部修饰。

h. 注意事项：行正中注射时应避免颏偏向，注射时捏起颏防止填充剂移位，避免将填充剂注射到靠下的位置，有可能形成“女巫的下巴”外观，注意避开面动静脉。

i. 注射参考剂量：一般注射1～2ml。

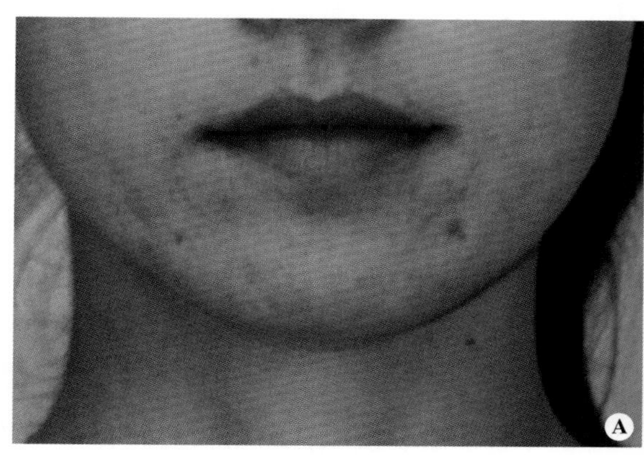

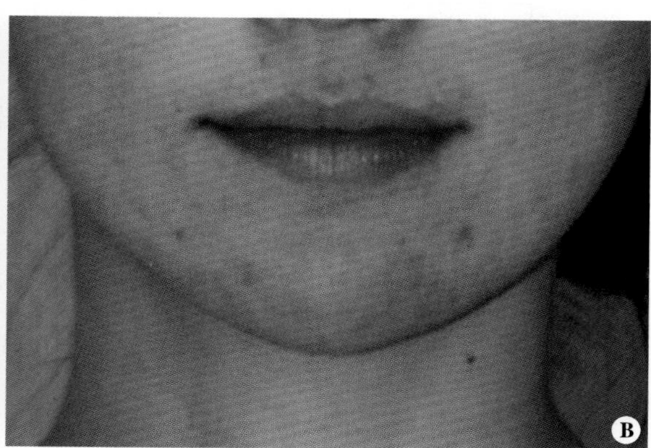

图3-5-19　下颌部透明质酸注射前后对比图，锐针注射，骨膜上点状注射，共2ml

A. 注射前；B. 注射后即刻

（七）术后注意事项及相关并发症的防治

1. 填充剂注射术后一般护理及注意事项

（1）注射后至少观察30分钟，及时、早期发现不良反应。

（2）术后冷敷收缩局部的血液循环，减少痛感、瘀青、水肿。

（3）将填充剂随附着的批号标签粘贴在患者的病历上。

（4）详细记录注射的操作过程，包括注射方法和技术、HA的产品名称和数量，并标注治疗的部位和使用剂量。

（5）告知患者：①4～6小时内避免清洗注射部位，24小时内避免化妆；②避免在注射后24小时内饮酒；③注射部位48小时内避免过热和过冷刺激；④红肿消失前避免日晒和寒冷刺激；⑤避免在注射后一周内进行剧烈运动和热浴；⑥出现可疑不良反应迹象，如出现皮肤苍白、花斑样纹理、疼痛、脓疱或破溃等，应及时就医。

2. 填充剂注射后不良反应的防治措施

（1）疼痛：注射过程中针头带来的不适感，其他还包括局部填充后的神经压迫性疼痛和其他并发症造成的疼痛。注射点针刺痛可通过充分的术前准备，如局部冰敷和表面麻醉药的使用、选择合适大小的针头及适当的注射手法来缓解和避免；局部压迫性疼痛的预防要求操作者具有丰富的解剖学知识，后期可以通过局部注射透明质酸酶来缓解压迫性疼痛；对于其他并发症合并的疼痛主要是消除病因和对症处理。需要注意的是，当发生填充时剧烈疼痛及填充后迟发性疼痛时，应警惕血管不良事件的发生，必要时及时按照血管栓塞的治疗流程进行处理（表3-5-2，图3-5-20）。

表 3-5-2 预防注射填充相关疼痛的注意事项

	注射前	注射中	注射后
患者注意事项	（1）告诉医生疼痛阈值以选择合适的镇痛或麻醉方式 （2）遵从医嘱进行麻醉准备	及时向医生反映过程中的不适，必要时可要求停止操作	（1）术后一般注意事项 （2）当发生疼痛加重、长时间不缓解或伴有其他不良反应时及时就诊
医生注意事项	（1）根据个体情况选择合适的麻醉方式，如冰敷、局部表面麻醉、神经阻滞 （2）选择合适大小的针头，在确保安全注射的前提下尽量选择较细小的针头 （3）选择利多卡因和透明质酸的联合制剂	（1）关注患者的主诉，及时调整注射方式 （2）多点小体积填充，避免过多填充剂造成局部压迫 （3）缓慢注射 （4）警惕剧烈或逐渐加重的疼痛	（1）嘱患者留院观察 30 分钟 （2）对症处理，如冰敷、给予镇痛药及治疗其他并发症，必要时给予局部按摩或注射透明质酸酶 （3）对患者进行随访，警惕迟发性血管不良事件

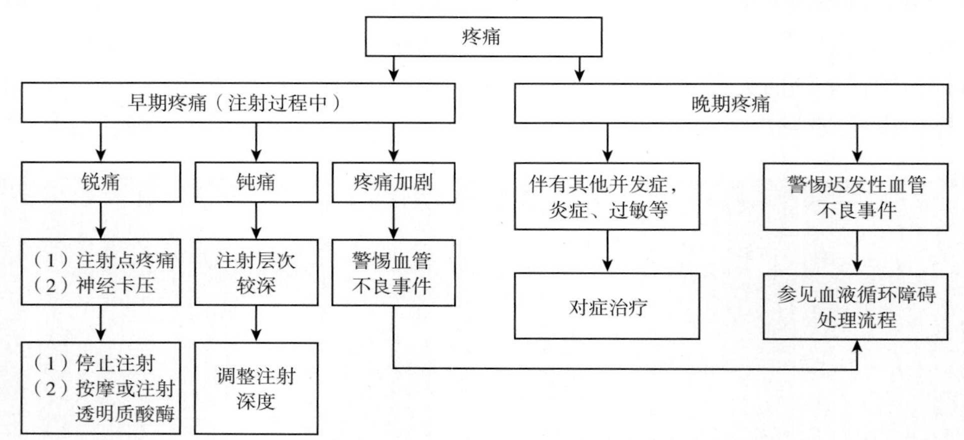

图3-5-20 注射填充疼痛的处理流程图

（2）出血及瘀斑：注射前10～14天应暂停使用免疫调节剂、抗凝血剂和（或）具有抗凝血活性的药品补充剂；当多次进针注射尤其是在扇形和连续穿刺注射时更容易发生瘀伤，故应尽量减少经皮穿刺点的数量，使用细小的锐针，减慢注射速度，避免同一部位重复注射并注意按压止血；对于注射过程中或注射后即刻发生的瘀斑和血肿，应立即给予加压按压，出血较多时在按压的同时冷敷。对大面积瘀斑或血肿，48小时内可以先冷敷，48小时后热敷，同时可配合服用阿司匹林等非甾体抗炎药，也可以使用草木樨流浸液片、血府逐瘀胶囊等活血化瘀中药治疗，外用含有肝素、类肝素或维生素K的乳膏，对于较大或损容性瘀斑，可以用血管激光治疗（表3-5-3）。

表 3-5-3 预防出血及瘀斑的注意事项

	注射前	注射中	注射后
患者注意事项	注射前避免服用抗凝血、抗血小板及活血药物	随时向医生反映过程中的不适	（1）术后一般注意事项 （2）关注皮肤症状变化，及时就医
医生注意事项	（1）询问患者病史及用药史 （2）选择较细小的针头 （3）熟悉重要血管的解剖位置 （4）提前冰敷	（1）减少经皮穿刺点的数量，避免同一部位的反复穿刺 （2）缓慢注射 （3）避免过度填充	（1）注射后立即局部加压按压 （2）配合冷热敷和活血化瘀药物 （3）激光治疗

（3）过敏反应：根据过敏反应发生的时间又可分为早期、中期和晚期超敏反应。早期（速发型）超敏反应常由IgE介导（Ⅰ型超敏反应），虽然HA一直被认为抗原性很低，但有研究显示小分子HA具有较强的促炎性质，且除了HA本身，还可能由交联剂、利多卡因等物质导致过敏反应发生。早期超敏反应可表现为红斑、丘疹、瘙痒、血管性水肿，这些症状通常能在一周内通过

使用抗组胺药或口服糖皮质类固醇消退，但严重者可发生过敏性休克，此时应及时进行抢救。对于有过敏高风险因素和过敏史的患者，可进行HA皮试或斑贴试验。中期和晚期超敏反应与T细胞介导的迟发型超敏反应相关，当过敏症状长期和反复出现时应使用透明质酸酶溶解，必要时还需与生物膜感染相鉴别（表3-5-4，图3-5-21，图3-5-22）。

表3-5-4　预防注射过敏注意事项

	注射前	注射中	注射后
患者注意事项	（1）一般注意事项 （2）向医生主动反映过敏史	随时向医生反映过程中的不适	（1）至少留院观察30分钟 （2）关注皮肤变化，及时就医
医生注意事项	（1）仔细询问患者病史及既往过敏史 （2）必要时进行皮试或斑贴试验 （3）向患者交代可能发生的过敏症状 （4）准备急救包［透明质酸酶、糖皮质激素（口服或病灶内注射）、抗生素、抗病毒药物、局部用硝酸甘油（1%）、抗组胺药、口服阿司匹林（325mg）、温热的敷料、细菌培养试剂盒及应急的联系电话］	（1）关注患者的一般情况及局部皮肤变化 （2）出现严重过敏时及时终止注射并给予相应的治疗措施	（1）对患者进行随访 （2）对出现的过敏症状做出诊断和鉴别并给予合适的治疗

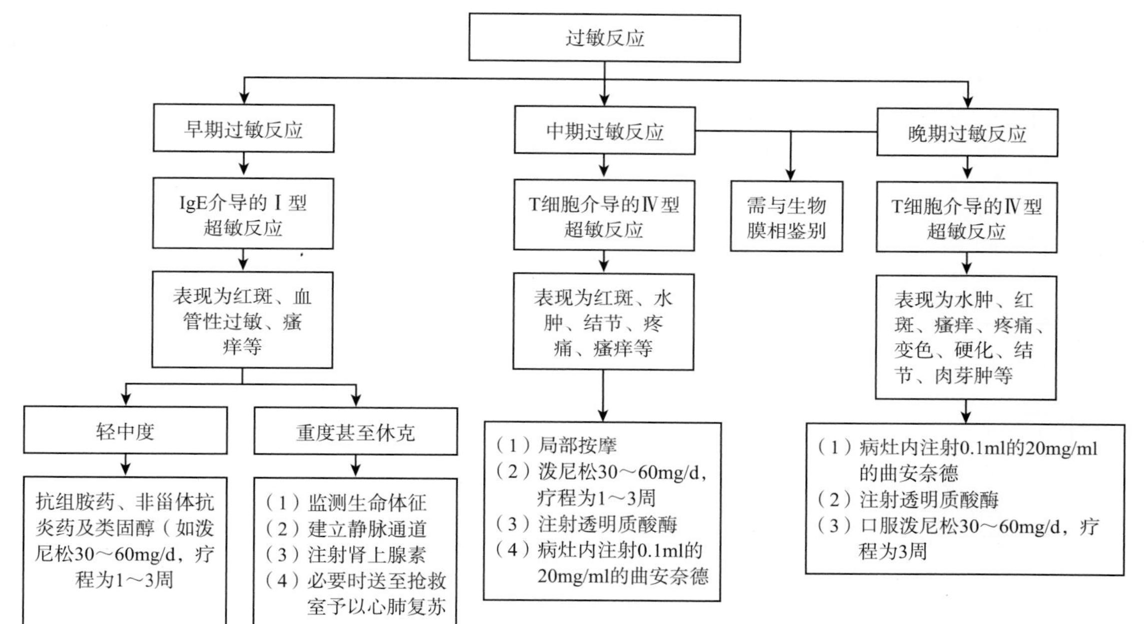

图3-5-21　注射填充过敏反应救治流程图

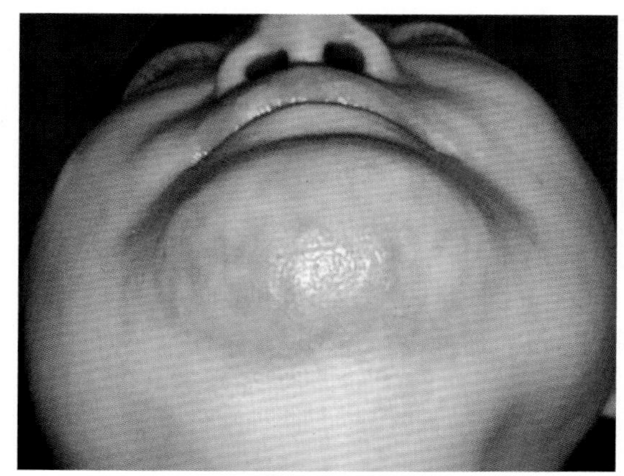

图3-5-22　透明质酸注射后迟发型超敏反应

（4）术后感染：填充注射后的感染按发生时间可分为急性和亚急性/慢性感染，临床表现为局部红、肿、热、痛，皮温升高，甚至伴脓疱、脓肿形成。感染常由违背无菌原则的不规范操作导致，为了降低这种风险，首先应检查患者是否有系统性感染和局部皮肤感染的症状，如有急性呼吸道感染、注射部位的痤疮和毛囊炎等感染迹象应暂缓治疗。注射前用消毒剂对注射部位进行消毒，整个操作过程中要佩戴无菌手套并确保针头在操作过程中没有被污染。感染的病原体可能是细菌、真菌或病毒，其中导致术后早期感染的致病微生物常为金黄色葡萄球菌或化脓性链球菌，但两周以上出现的感染则要警惕非典型感染（如分枝杆菌或大肠杆菌感染）及生物膜的形成，鉴别诊断包括迟发型超敏反应，其可表现为红斑伴瘙痒，但通常无发热等全身表现。轻度感染可给予口服抗生素治疗，严重者则需要给予静脉注射抗生素并住院治疗，病原体检测结果报告前可经验性使用广谱抗生素，后期再根据报告结果及药物敏感试验结果选择敏感抗生素。需要注意的是，相关资料显示抗生素对生物膜细菌的最小抑菌浓度和最小杀菌浓度可能比游离细菌高100～1000倍，这使生物膜的检出和治疗较为困难。为避免感染扩散，应当避免按摩局部皮肤，当发展成严重的感染且未及时治疗时可能会导致败血症，特别是对老年人和患有糖尿病等疾病的人。此外，还有少数疱疹病毒感染和复发的病例报道，大多数面部疱疹发生在口腔周围、鼻黏膜和硬腭黏膜区域，可使用伐昔洛韦等抗病毒药物治疗，对于既往有面部疱疹病毒感染史的患者，在注射前可以使用伐昔洛韦（500mg，每天2次，治疗3～5天；或1g，每天1次，注射前后3天口服）进行预防治疗。部分情况下疱疹病毒感染与血管栓塞后组织坏死症状相似，必要时二者之间需做鉴别（表3-5-5，图3-5-23，图3-5-24）。

表3-5-5　预防术后感染注意事项

	注射前	注射中	注射后
患者注意事项	（1）患者卸妆、洁面，戴一次性无菌帽进入注射室 （2）向医生主动反映过敏史	避免触碰清洁区域和无菌器材	（1）遵照术后一般注意事项 （2）出现皮肤感染症状时及时就医
医生注意事项	（1）仔细询问患者病史 （2）观察治疗区域皮肤状况，若有痤疮、毛囊炎、皮炎等，应进行处理并暂缓治疗 （3）注射室保持清洁消毒 （4）操作者戴无菌手套及无菌帽子、口罩 （5）准备好无菌操作器材 （6）进行皮肤表面消毒	（1）佩戴无菌手套 （2）确保针头在操作过程中没有被污染，如有，应及时更换针头	（1）对患者进行随访 （2）出现皮肤感染症状时及时治疗（参照感染治疗流程图）

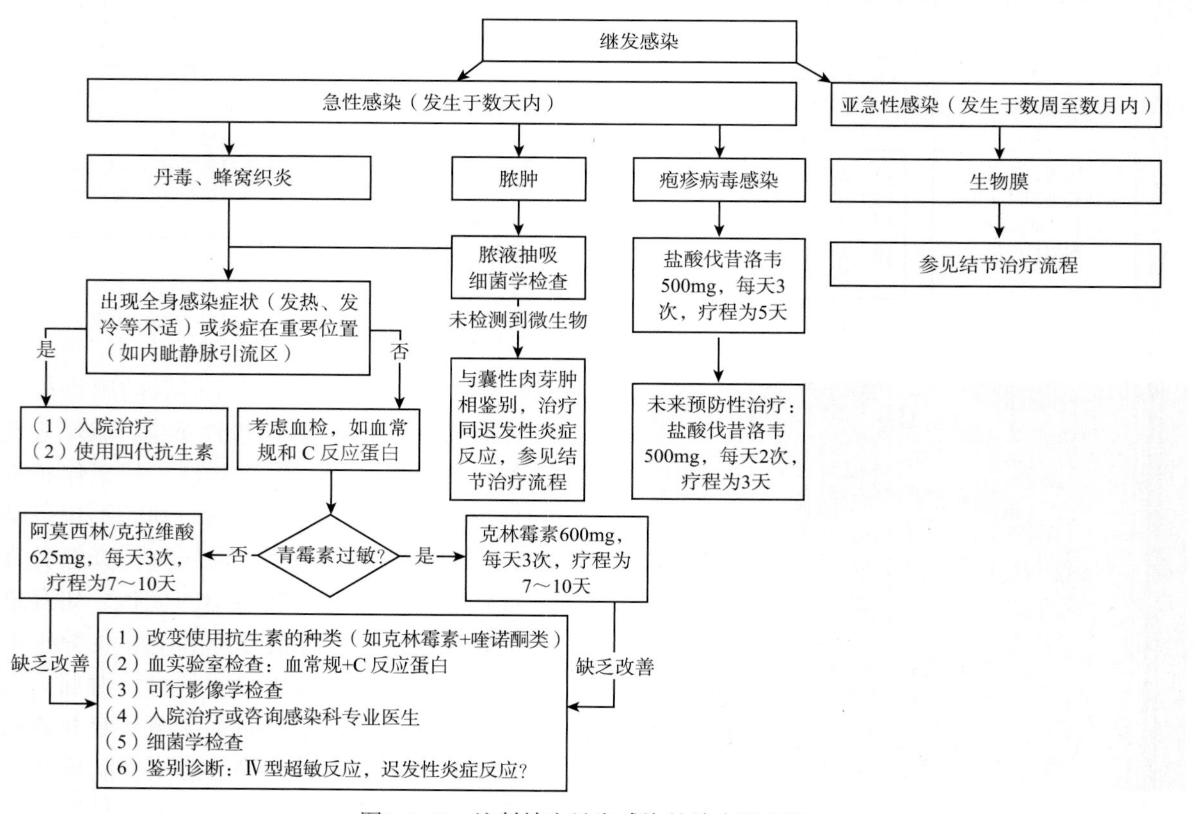

图3-5-23　注射填充继发感染的治疗流程图

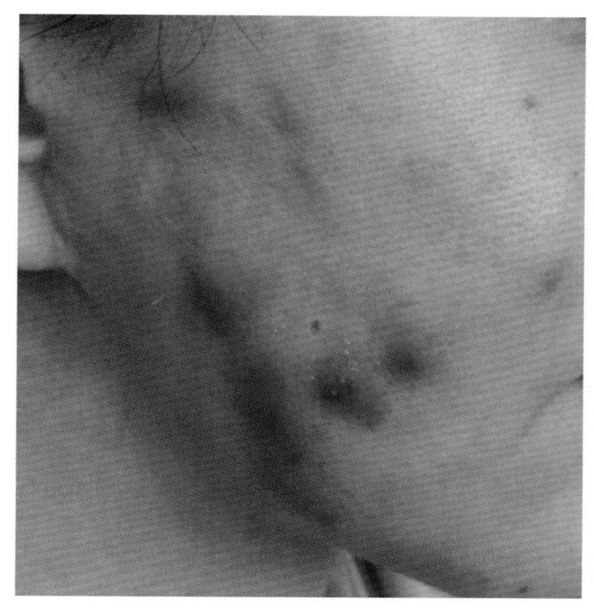

图3-5-24　透明质酸注射后非典型分枝杆菌感染

（5）肉芽肿：常见的HA填充后肉芽肿又可分为非感染性肉芽肿（图3-5-25）和感染性肉芽肿，前者通常是由于身体的免疫系统对难以分解的填充剂产生了免疫反应，后者常与细菌感染尤其是生物膜的形成有关。非感染性肉芽肿可用注射透明质酸酶及系统或局部使用糖皮质类固醇激素治疗和氟尿嘧啶（5-FU）局部注射治疗；后者常用的治疗方式是口服抗生素，尤其是双联或三联抗生素疗法，如广谱抗生素氟喹诺酮类和大环内酯类物，具体治疗包括克拉霉素500mg，每天1次；莫西沙星400mg，每天2次，治疗10天；环丙沙星500～750mg，每天1次，治疗2～4周；米诺环素100mg，每天1次，治疗6个月。其他方法包括口服糖皮质类固醇激素，局部注射透明质酸酶和（或）糖皮质类固醇激素、5-FU等药物。肉芽肿的治疗还可以考虑温热理疗、射频治疗、激光治疗及局部注射PRP等。

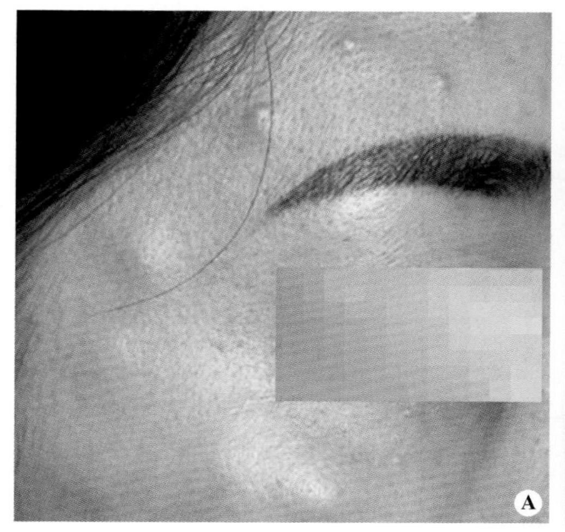

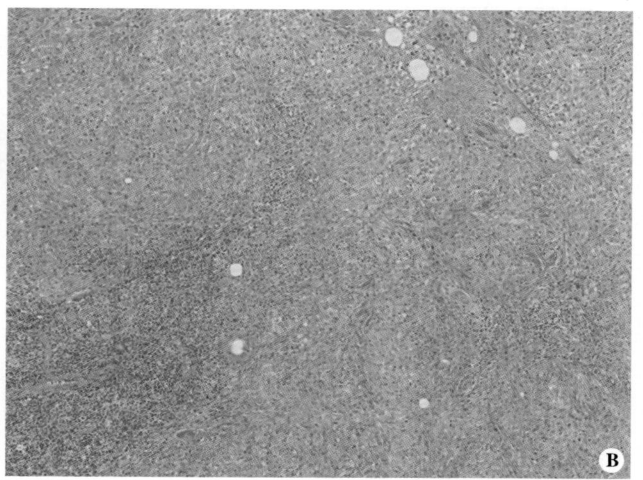

图3-5-25　透明质酸填充后异物肉芽肿

A. 注射后异物肉芽肿；B. 病理符合异物肉芽肿

（6）丁达尔现象：当填充注射过于表浅时，由于HA的折光性导致注射部位泛蓝色称为丁达尔现象。严格遵守推荐注射的皮肤层次，遵守“宁深勿浅、宁少勿多”的原则。透明质酸酶和局部按摩是一线治疗方法，对于没有良好疗效的患者，可以用针头或外科手术刀划破皮肤后挤出不需要的填充剂。

（7）皮下结节：根据发生的机制可分为单纯填充剂堆积、异物反应性结节和感染性结节，前者常由技术不佳导致，如矫形过度和填充剂放置过浅，这种植入性结节在填充后即刻就可产生，其通常在注射区域表现为孤立性结节，不会生长变大且与周围组织分界清晰。异物肉芽肿也是常见的炎性结节，当填充剂不能快速分解去除时，就会引发异物反应吸引并被包绕在较多的单核细胞和巨噬细胞中，通过病理检查可以较好辨别，临床上异物肉芽肿可表现为红色丘疹、结节或斑块（伴或不伴溃疡），培养等病原体检查结果呈阴性。过去，持久性的结节常被认为是对填充剂的过敏反应或异物反应，但现在越来越多的研究证明这些结节与惰性细菌的存在（生物膜）有关。单纯填充剂堆积可以通过按摩重新分配、透明质酸酶降解及开放通道排出的方法治疗。异物反应引起的结节可以通过口服类固醇、局部注射透明质酸酶、糖皮质类固醇激素和（或）5-FU、激光等治疗，生物膜引起的结节主要通过透明质酸酶和抗生素治疗。值得注意的是，新冠疫情时，有疫苗注射后填充部位炎性结节发生的病例报道，但具体的发生机制尚不明确，因此建议在填充剂注射和疫苗接种之间间隔2～4周，对于发生不良反应风险较高的患者，间隔时间需要更长（图3-5-26）。

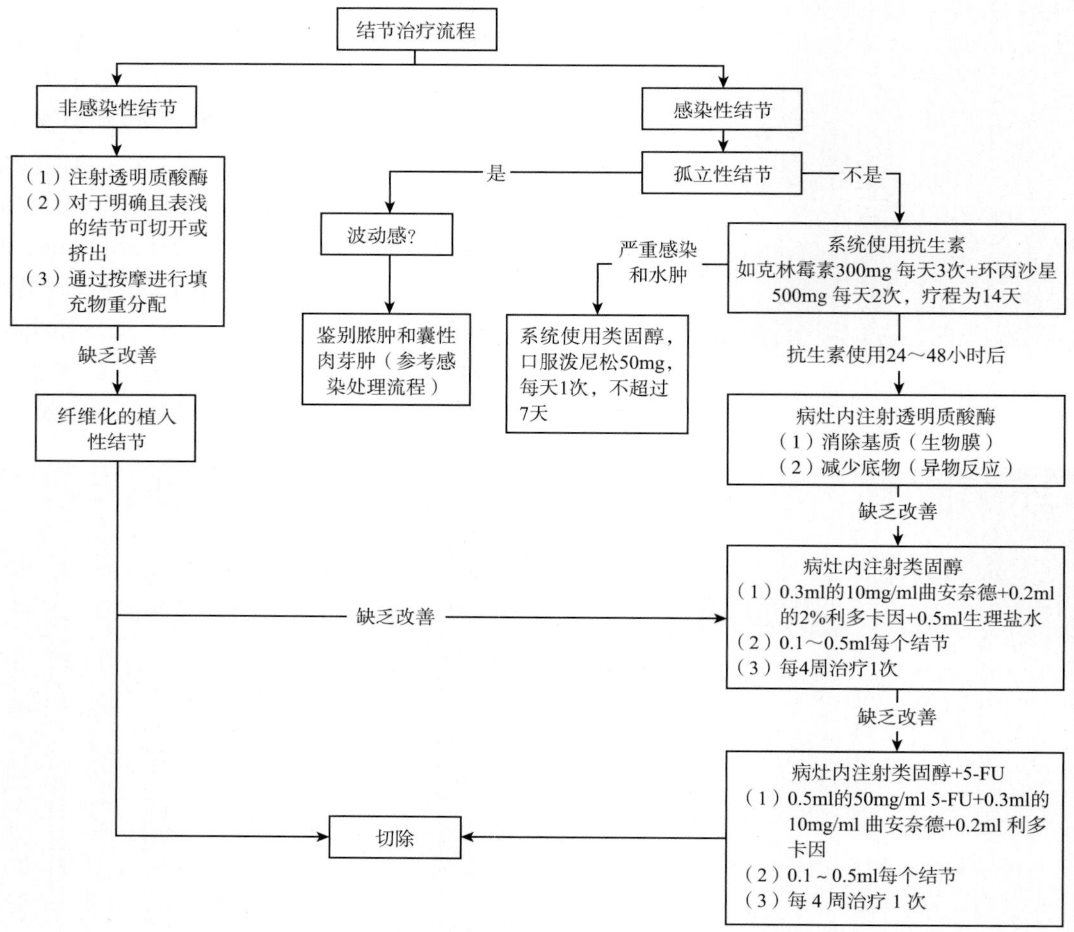

图3-5-26 注射填充后皮下结节的处理流程图

（8）血液循环障碍：主要包括视网膜缺血和皮肤周围组织缺血，致病机制包括直接血管内堵塞和间接血管外压迫。因此，在面部血管不良事件发生的风险区域进行注射时应特别注意填充的深度和剂量，并随时关注患者的反应和临床表现（表3-5-6）。

表3-5-6 填充注射危险区域的风险分级

风险程度	填充注射区域
低	下颌缘、木偶纹、颧骨下、耳前、颊部
中等	唇部、口周、面颊外侧
高	颞部、鼻唇沟、泪沟、眶周、面颊中部
很高	眉间、鼻部、前额

其中最应重视的是填充后视力损害，最容易导致注射后不良反应的注射部位分别是鼻部（41%）、眉间和鼻部（16%）、眉间（12%）、额头（12%），重要血管大部分来源于颈内动脉发出的眼动脉的分支，如滑车上动脉、眶上动脉和鼻背动脉。当填充剂以较大的压力被误注射至相关的分支血管内时，对抗血流阻力的填充剂会逆流至眼动脉，尤其是阻塞眼动脉的重要分支如视网膜中央动脉和睫状后动脉时会发生视力损害，需要注意的是视力损害与填充剂的量无对应关系，即使是较小剂量的填充剂也可导致严重的不可逆的视力损害。

为预防此类不良事件的发生，操作医生应十分熟悉相应的血管解剖和安全填充层次，在注射前应仔细询问患者相应的注射部位是否有填充史、外伤史或手术史，谨防相应血管的位移和解剖学变异，部分专家还建议通过提前注射肾上腺素收缩血管来预防栓塞，并随时准备急救包。在注射过程中使用合适管径的锐针或套管，使用正确的手法缓慢注射并避免填充剂量过多，随时询问患者的主观感受，并关注填充区域的皮肤表现。此外，在高风险区域操作时可借助超声仪器实时引导注射，达到可视化操作，减少血管不良事件的发生。术后的留院观察和随访也十分重要，血管不良事件不一定发生在填充后的短时间内，也可发生迟发性血管不良事件（表3-5-7，图3-5-27，图3-5-28）。

表3-5-7 预防填充后栓塞注意事项

	注射前	注射中	注射后
患者准备	（1）选择正规的机构和有经验的医生 （2）了解填充注射血管不良事件的风险 （3）告知医生特殊疾病史、外伤史及对填充效果的预期	（1）随时向医生反映注射过程中的任何不适 （2）注射过程中保持一致的体位，避免幅度较大的动作变化	（1）一般注意事项 （2）关注注射区域皮肤变化，及时向医生反馈，警惕迟发性的血管栓塞
医生准备	（1）具有丰富的解剖学知识，掌握必要的填充注射方法 （2）充分了解患者的手术外伤史，对填充区域进行视触观察 （3）告知患者治疗风险并签署知情同意书 （4）局部注射肾上腺素或选择肾上腺素预填充透明质酸制剂 （5）准备急救包	（1）选择合适的针头和套管大小（建议至少23G）以降低注射压力及误入血管的风险（使用小管径针头血管损伤风险较低，但增加了注射压力和刺入血管的风险） （2）缓慢注射并用多余的手指压迫可能逆流栓塞的血管位置（如鼻部填充时压住鼻根两侧鼻背动脉的位置；前额下部填充时压住框上切迹滑车上动脉及眶上动脉的位置；鼻唇沟注射时压迫鼻部两侧面动脉的位置） （3）建议进针方向应与重要血管的走行方向平行以降低刺入血管的风险 （4）注意填充注射的层次，建议在危险血管区域进行深部填充，如骨膜上层次（但也要注意部分血管由内向外穿出的位置较深，如滑车上动脉和眶上动脉在眶上缘上方2cm的范围内位置较深，此时深部注射反而增加了注射风险） （5）随时关注患者的主诉和局部皮肤颜色的变化 （6）每次注射前注意回抽（目前存在争议）	（1）嘱患者留院观察至少30分钟 （2）长期随访，及时处理迟发性血管不良事件（参照治疗流程）

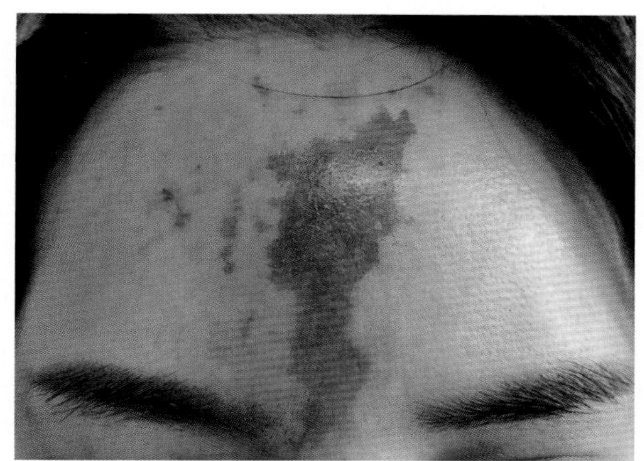

图3-5-27 透明质酸注射后栓塞

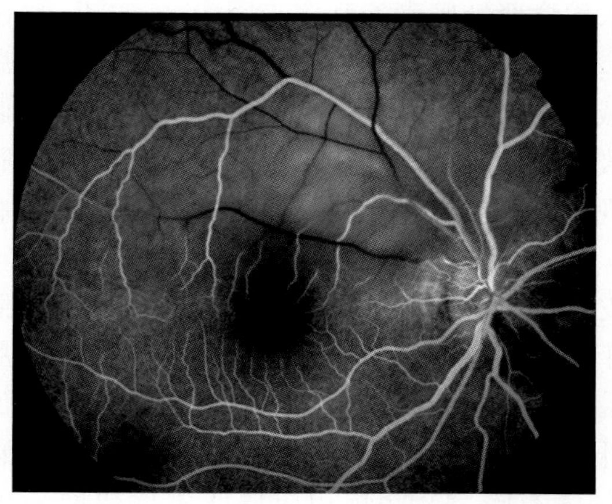

图3-5-28 透明质酸注射后视网膜中央动脉分支栓塞的眼底动脉造影

造影第32.5秒时右眼视网膜上半方动脉才开始部分显影

（编者：李雪莉，杨 莉，吴 琳，陈梦晖，王洁仪，陈 晗，周 骋，曾黛琳，于 波，陈向东；审校：艾 菁，刘振锋）

二、脂肪抽吸术、移植术及自体脂肪充填

（一）概述

1. 脂肪抽吸术　是常见的整形手术之一。近年来，随着对脂肪组织的研究逐渐加深，脂肪抽吸术在技术和安全方面有了极大的进步。最早的吸脂手术可追溯至20世纪70年代，通常采用的方法是锐性刮除皮下脂肪。1920年，意大利外科医生Alessandro Pennisi讨论了脂肪移植。虽然Alessandro Pennisi的专题论著*Trapianti di Tessuto Adiposo a Scopo Chirurgico*中Hollander手术不能称为真正意义上的脂肪移植，但这一手术操作因具有较好的术后美学效果而具有很重要的意义。

Erich Lexer是整形与颌面外科的创始人之一。Erich Lexer于1919年发表关于脂肪移植技术在功能重建和美学领域中的临床应用，并对临床效果和注射过程进行了详尽描述。

20世纪80年代初，来自巴黎的Pierre Fournier和Yves-Gerard Illouz发明了脂肪抽吸术，安全且有效的治疗再次唤起了人们对自体脂肪移植的关注。其中，Fournier使用创伤性较少的注射器进行脂肪抽吸，而Illouz则采用中等程度负压的抽吸泵抽吸脂肪。肿胀麻醉的出现，使脂肪细胞更容易分离和抽出，并提高了手术的安全性。1987年Klein首次采用含肾上腺素的利多卡因稀释液进行肿胀麻醉，使脂肪抽吸术可以在局部麻醉下进行，并能够减少术中出血、减轻术中及术后疼痛感。脂肪抽吸术逐渐被外科医生接受而普遍开展，并随后出现了超声、激光、射频或水动力等辅助吸脂技术。

皮下脂肪解剖结构分为浅深两层，浅层脂肪位于真皮下，为分布于纤维间隔之中排列紧密的小脂肪团；深层脂肪位于浅筋膜下，颗粒较大，纤维间隔排列疏松，呈蜂窝状。不同部位的纤维含量不同，会影响相应皮肤术后的回缩程度，如大腿内侧纤维间隔明显少于背部，术后皮肤回缩程度也较弱。黏着区是重要的体表标志，这些部位的皮下脂肪含量很少，纤维相对致密并黏附于下方深筋膜，主要包括臀部外侧凹陷区、下方臀沟、髂胫束下外侧、大腿中部内侧及大腿远端后侧等，这些区域可作为脂肪移植的供区。

2. 自体脂肪移植术　已成为整形外科手术中修复容量缺失的常用技术，目前已被广泛应用于乳房、臀部填充，改善面部轮廓、放射损伤、瘢痕、先天性畸形，皮肤疾病引起的局部组织凹陷及烧伤等治疗。供区部位一般选择脂肪含量丰富的腹部、臀部及大腿内侧等，目前多数研究表明，不同供区的脂肪在移植后的成活率无明显差异。自体脂肪移植优点在于无免疫原性、手术过程简单、切口小、易操作及相对容易获得，但也存在移植脂肪无法完全成活、脂肪移植时需要稍微过量移植、有时需要多次脂肪移植才能达到满意的效果等问题。因而如何提高移植脂肪的成活率成为脂肪移植术的重点，许多学者对此做了大量研究。

Yoshimura于2015年提出的脂肪存活理论被广泛接受，理论认为移植后的脂肪颗粒有3种结局：①最外层脂肪与周围组织充分接触，周围组织液可提供营养供脂肪组织存活；②中间部分脂肪细胞不能耐受缺血缺氧，但脂肪干细胞（adipose-derived stem cell，ADSC）耐受缺血缺氧能力明显优于脂肪细胞，还可分化为脂肪细胞；③最内层的脂肪细胞和脂肪干细胞均不能耐受缺血和缺氧，出现脂肪液化坏死及部分出现结节硬化。根据这一理论可认为，脂肪的采集及处理方式导致脂肪细胞的机械损伤、脂肪干细胞的含量及受区的状态都可能影响移植脂肪的存活率。

对比不同吸脂针管径、负压大小对细胞活性的影响，发现采用700mmHg以上的负压吸脂会增加10%的细胞破坏。对比注射器和吸脂机负压吸脂，发现两者细胞活性、代谢及成脂能力并无明显差异。Ozsoy等认为采用4mm管径的吸脂针比采用2mm或3mm的吸脂针能够保留更多有活性的细胞。也有研究发现术中采用肿胀麻醉，3mm吸脂针与大管径的吸脂针采集的脂肪细胞活性并无明显差异，且大管径吸脂针容易吸出纤维组织，在脂肪移植时容易堵塞注射针头。

脂肪采集后的处理方式，目前常用方法包括静置、离心、过滤等。有研究发现静置法相对温和，对脂肪细胞结构的破坏最小，但静置过程不能去除抽吸出的混合液中的一些有害成分，如利

多卡因、血细胞、纤维成分等。离心法是一种常用的脂肪纯化方式，离心作用会增加对脂肪细胞的破坏、降低活力，Coleman认为离心技术能够有效去除脂肪移植物中的麻醉液体、细胞碎片、油脂、血液细胞等成分。Butterwick等比较了离心法和静置法手术后患者的临床效果，发现采用离心法患者的术后形态更饱满。目前对于最佳离心转速和离心时间也存在争议，可能与不同研究采用不同的离心设备有关，但普遍认为不超过3000转/分（1200g），3分钟，以免对脂肪细胞造成过度损伤。采用棉纱布过滤处理相比离心、静置等方法，含有更多脂肪基质部分，能够增加脂肪细胞数量和脂肪移植的体积。

脂肪移植物中细胞成分是提高移植成活率的关键。分离的脂肪组织由脂肪细胞和基质血管部分细胞（stromal vascular fraction，SVF）组成，SVF包括ADSC、前脂肪细胞、成纤维细胞、血管内皮细胞和多种免疫细胞。研究认为，SVF和其中的ADSC可提高脂肪移植物的存活率，ADSC能够分泌多种生长因子，具有促进血管生成、免疫调节、减轻炎症反应等功能，有向多种类型的组织分化的能力（如骨、肌肉、软骨、神经、血管等）。这种转变为其他组织的能力使得移植的脂肪在受区局部的微环境下，甚至可以转变并替代受损的或失活的原来的细胞。SVF中的血管内皮细胞也有促进血管生成的作用。近年研究通过物理或化学等方式获取脂肪的血管基质及各类细胞成分，进一步纯化浓缩后与颗粒脂肪混合移植，从而提高脂肪移植术的治疗效果，减少并发症的发生。

实验研究和临床案例显示，植入ADSC可修复颅骨缺损。1例7岁的颅骨缺损女童，将自体ADSC植入用纤维蛋白胶粘合的高分子可吸收薄片和骨碎片间，骨缺损完全修复。在对组织放射性损伤进行治疗时ADSC也可通过一种替代的过程产生疗效。因而，脂肪显然也是一种具有修复能力的器官。当把脂肪移植到其他部位时，这些修复的特性在局部就会表现得更加明显。

传统观点认为，脂肪是一个储能器官。脂肪抽吸可以改善轮廓，脂肪移植可以修复凹陷。随着人们理解的深入，脂肪移植已经从一个修复手段逐渐变成了再生手段，开始应用于创伤、皮肤疾病引起的组织萎缩、瘢痕修复及面部皮肤年轻化等领域。

（二）技术分类及特点

1. 脂肪抽吸术

（1）常规负压脂肪抽吸术（suction-assisted liposuction，SAL）：是最经典的吸脂方法，在进行术区肿胀麻醉后，通过负压抽吸技术，靠吸脂针侧孔的切割作用吸出脂肪颗粒。

（2）水动力脂肪抽吸术（water-assisted liposuction，WAL）：是在传统负压吸脂术的基础上，辅以高压水喷射将脂肪细胞分离并采集的吸脂技术。在抽吸的同时，通过扇形喷射状水流的冲刷作用将脂肪颗粒冲落下来，再通过独立管道吸出体外。WAL操作过程更加温和，对脂肪细胞的破坏较小，能更加有效保护吸出脂肪的活力，提高脂肪移植的存活率。由于WAL能及时回收脂肪及肿胀液，且对组织破坏小、出血少，能够减轻术后水肿，缩短手术时间，减轻术后疼痛、瘀斑，减少麻醉药品的不良反应，并降低淋巴水肿的发生风险。

（3）超声辅助脂肪抽吸术（ultrasound-assisted liposuction，UAL）：是利用超声声波通过振动产生热效应及空泡效应，导致细胞破碎、乳化，释放出细胞内容物，再通过负压将其吸出体外的一种吸脂技术。由于脂肪比肌肉、神经组织更快产生反应，因而UAL具有组织选择性。治疗过程中会产生一定能量，对软组织具有一定的收紧作用，更适合于下颌、颈部等面积小且伴有轻中度皮肤松弛的情况。相比传统负压吸脂，UAL可以减少出血、提高治疗的舒适度。UAL的缺点在于操作时间长，且因治疗过程产生的热效应相对不可控，必须有足够量的肿胀液，防止组织过热引起皮肤坏死等并发症。

（4）激光辅助脂肪抽吸术（laser-assisted liposuction，LAL）：是通过光热作用使脂肪细胞肿胀、破裂，同时凝固周围微小血管，达到减少出血、肿胀的效果。其优点在于切口较小，可小至2mm，激光产生的光热效应及炎症反应可促进胶原纤维重塑、再生，使皮肤及皮下组织收紧，主要适用于面积小或松弛的部位。常用波长为1064nm/1320nm的Nd：YAG激光。波长为1320nm

的Nd：YAG激光对水分有更高的吸收系数，胶原重塑增生和缩紧皮肤的效果更好，缺点是激光的光热作用可能造成皮肤灼伤或效果不明显，要求术者有丰富的操作经验。

（5）射频辅助脂肪抽吸术（radiofrequency-assisted liposuction，RFAL）：通过双极射频的电流导致离子振荡产生热效应液化脂肪，并刺激胶原收缩和合成，收紧皮肤，效果类似于UAL和LAL，相对更加可控，但如果施加过多热量，也会导致皮肤坏死。

（6）动力辅助脂肪抽吸术（power-assisted liposuction，PAL）：是通过电力或压缩空气使机械套管高速反复运动，从而代替术者手臂的运动进行脂肪抽吸。该技术可有效抽出脂肪组织。此外，这种高速往复运动的吸脂套管能够更容易地在纤维含量较多的部位如背部进行抽吸，提高吸脂效率并减轻术后肿胀、淤血。

2. 自体脂肪移植术 脂肪移植可广泛地应用到身体各个部位，临床上以面部、颈部、乳房、手部为主。面部主要包括额部、颞部、眶周、中面部、鼻唇沟、颊部、下颌和颏部等。

面部凹陷会呈现衰老面貌，整个面部区域注射脂肪为面部软组织提供支撑。结构式游离脂肪移植采用完全的自体组织材料，可以产生持久的、丰满的、自然的美学效果。面部凹陷的主要部位包括额部、颞部、眶周、中面部、鼻唇沟、颊部等，对这些部位的凹陷进行注射填充，会使面部轮廓看起来更加均匀（图3-5-29，图3-5-30）。

注射的层次分为深层和浅层，深层选择大颗粒的脂肪，稍多量注射，而浅层一般选择小颗粒脂肪，作为皮下平铺，避免过度注射。浅层的脂肪有营养皮肤的作用，可以使皮肤增厚。此外，脂肪移植对瘢痕也有改善作用（图3-5-31～图3-5-34）。

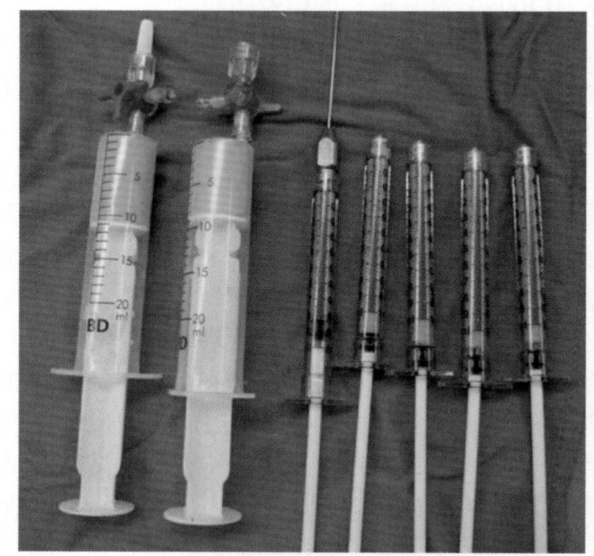

图3-5-29 清洗纯化后脂肪分装到1ml注射器

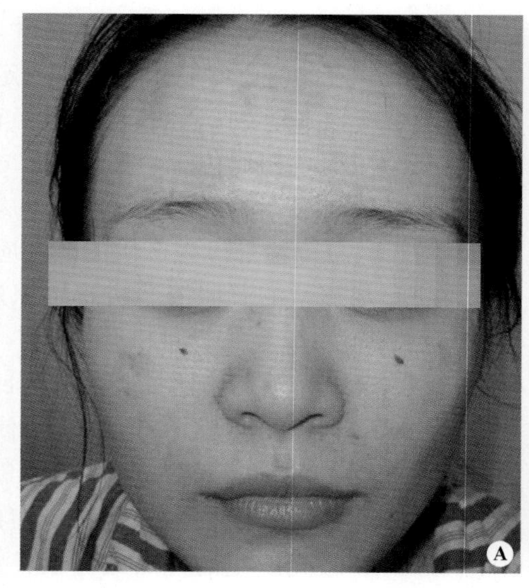

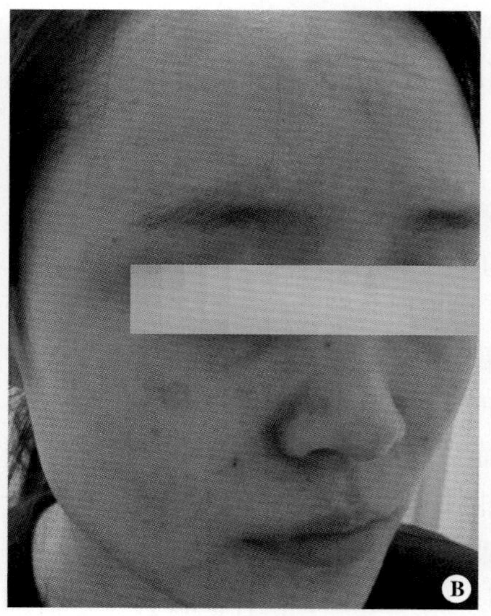

图3-5-30 双侧颞部、泪沟、额部及颧部凹陷脂肪充填术

A. 下颌和瘢痕脂肪填充术前；B. 下颌和瘢痕脂肪填充后

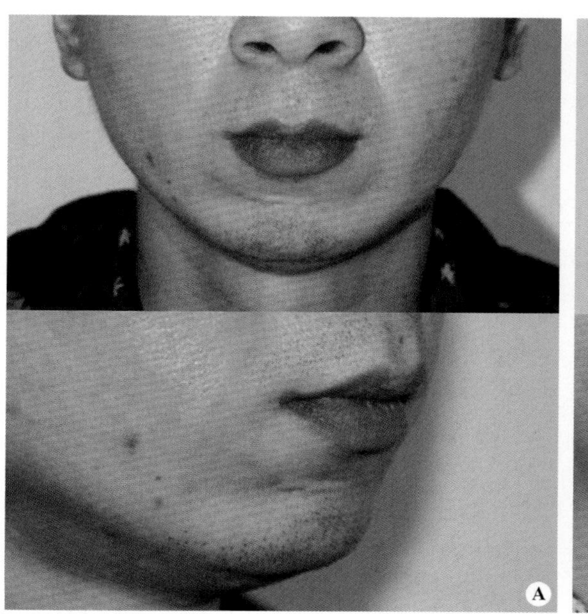

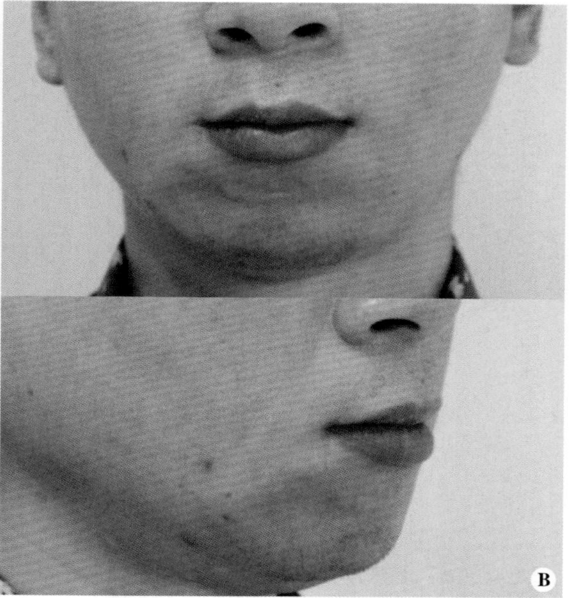

图3-5-31　下颌脂肪填充术前后对比图

A. 下颌脂肪填充术前；B. 下颌脂肪填充后

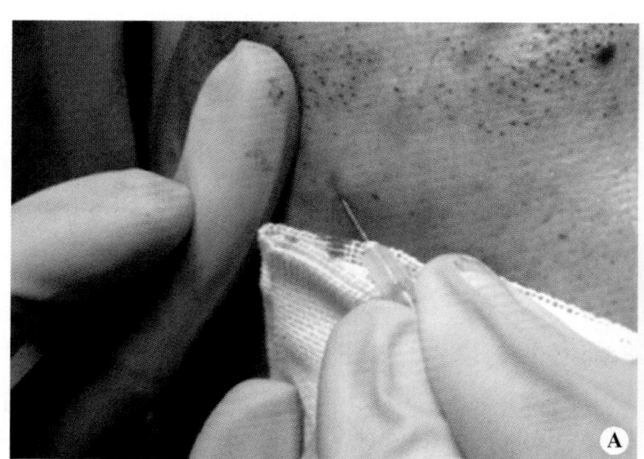

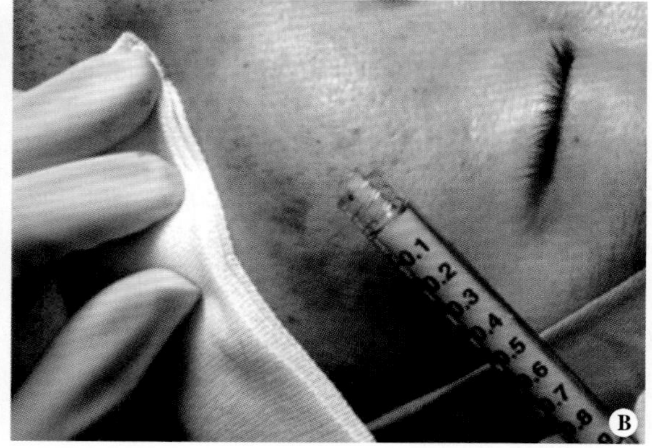

图3-5-32　面部痤疮后凹陷性瘢痕皮下分离后行脂肪注射

A. 皮下分离；B. 脂肪注射

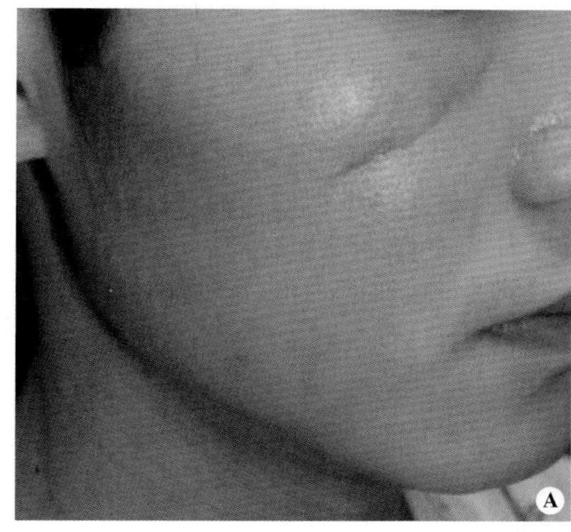

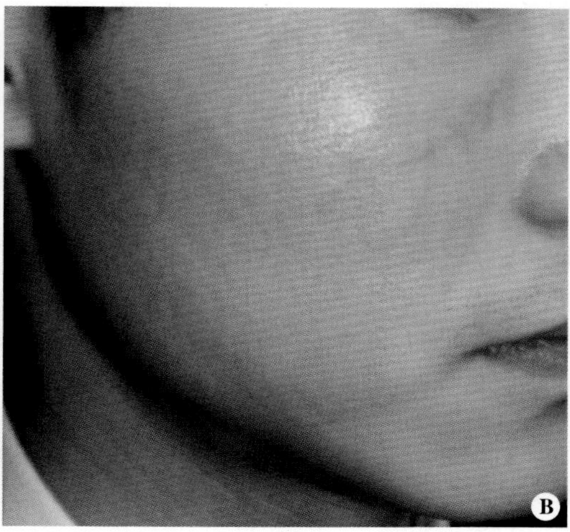

图3-5-33　右侧面颊条状瘢痕皮下分离后行脂肪注射前后对比图

A. 瘢痕脂肪填充术前；B. 瘢痕脂肪填充术后

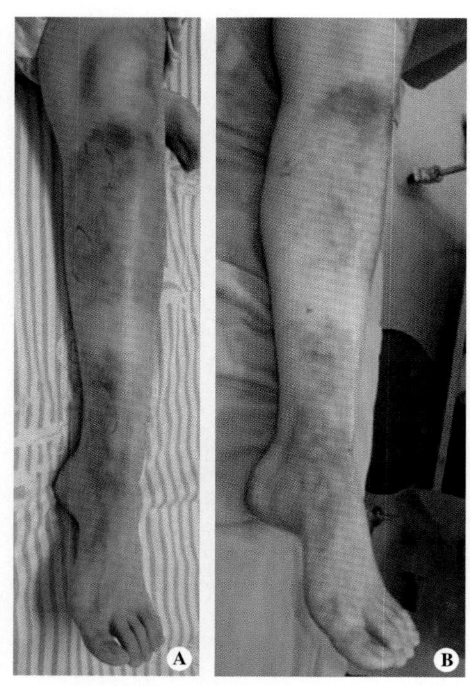

图3-5-34 左下肢胫前及足踝部皮肤萎缩色素沉着皮下脂肪注射前后对比图

A. 皮肤萎缩色素沉着脂肪填充术前；B. 皮肤萎缩色素沉着脂肪填充术后

随着年龄的增长，颈部皮肤质地逐渐变差，皮下组织逐渐流失，导致颈部皮肤出现松弛和颈纹。对颈部进行脂肪填充后，皮下组织容量的增加能促进颈部外观年轻化。填充剂覆盖到颈部软骨表面后，也可以加强颈部外形的改善。填充的主要层次在皮下组织，需要以非常均匀的手法进行操作。

乳房是女性非常重要的器官，乳房松弛下垂、小乳、乳腺癌术后修复都是脂肪移植的适应证。脂肪移植隆乳会获得比较好的弹性，质地柔软。因供体源于自身，安全性高，术后修复效果也比较自然。移植要求注射均匀及多层次注射，不能有非常大的脂肪团块，否则会因为脂肪成活不顺利产生脂肪内部组织坏死的现象。

手部年轻化也可以采用脂肪充填，通过颗粒脂肪多点注射可以使得手背部年轻化而饱满。颗粒脂肪团块柔软均匀，不仅可以支撑上面的皮肤，还可以使皮肤变厚。填充的脂肪组织成活后能够模糊或柔和手背静脉和肌腱的轮廓，也能遮盖手背蓝色静脉和白色肌腱的外观。通过增厚手背部皮肤和皮下组织，手背部可以呈现年轻外观。

（三）适应证与禁忌证

1.脂肪抽吸术

（1）适应证：单纯性肥胖、局部脂肪堆积或需要脂肪填充者。

（2）禁忌证：系统性疾病，如心脏疾病、代谢和凝血障碍，既往有血栓性静脉炎，肝病和脂肪代谢异常，治疗区域有近期手术史，妊娠期和哺乳期，对麻醉药过敏，精神障碍如体相障碍，治疗部位有破溃、感染、红肿等现象，瘢痕体质，患者期望值过高等。

2.自体脂肪移植术

（1）适应证：由感染、外伤或疾病导致的软组织容量缺失而出现凹陷或不对称，面部、乳房、臀部填充整形（包括乳房重建），以及放射损伤、慢性溃疡、凹陷性瘢痕、硬皮病、面部瘢痕及乳房假体包膜挛缩等。

（2）禁忌证：同脂肪抽吸术禁忌证。

（四）治疗前准备

1. 病史采集 询问现病史、既往史（包括用药史、过敏史、糖尿病等慢性病病史）、手术史（包括吸脂手术史和注射手术史）、个人史（烟酒嗜好）等。术前应停用抗凝药物。对于拟采用局部麻醉的患者应关注其是否有长期服用抗抑郁药，多种抗抑郁药可影响利多卡因经肝代谢，增加肝毒性，故应至少停药2周。长期吸烟者应在术前戒烟4周以上，糖尿病患者术前应严格控制血糖稳定，以免影响愈合。

2. 查体 包括各吸脂部位周长的标准测量、皮脂厚度、吸脂及脂肪填充部位是否有瘢痕、感染或其他皮肤病等。对于腹部瘢痕患者应仔细询问是否有腹腔手术史，这类患者腹壁相对薄弱，术中应警惕发生腹壁疝或穿孔的风险。

3. 知情同意 术前应和患者充分沟通，交代手术过程、手术所能达到的效果、术后护理的注意事项及术后可能发生的并发症、处理措施和预后，并签署知情同意书。

4. 术前标记 术前应与患者沟通，详细标记吸脂及脂肪填充的部位、切口位置及术中应避开的区域。

5. 术前拍照 应对患者的吸脂部位和脂肪填

充部位进行多角度标准体位拍照，如正面、侧面、背面及左右斜侧面45°等角度，标记手术部位后再次拍照。

（五）治疗过程

通过注射颗粒脂肪可以获得持久、年轻而饱满的外观，这些颗粒脂肪可以形成一个"结构"，从而获得被注射部位的支撑。被注射区域可能是皮下松弛组织部位，也可以是皱褶部位。传统的观点认为脂肪是一种能量储备组织，可以调节体内能量代谢；它也与内稳态密切相关，承担一些内分泌功能；它还具有绝缘的特性，从而参与体温调节。随着脂肪移植技术不断改进，研究发现脂肪也是一种具有修复能力的器官，为软组织再生修复提供了基础条件。

目前比较流行的脂肪移植技术是结构性脂肪移植，根据Coleman的经验，在脂肪获取和移植过程中，一定要尽可能采用轻柔无创操作，目的是防止伤害到脂肪细胞；结构性脂肪移植必须遵循以下原则：使用钝性抽脂管或针头和低负压注射器获取脂肪。通过低速离心的方式提炼脂肪颗粒以方便去除无活性的成分。将纯化好的脂肪组织根据颗粒大小，有针对性地分开注射到不同的受区组织。

1.脂肪的获取、纯化及转移　脂肪组织中尤其是脂肪细胞部分，包膜较薄，内容物更多，因此更加脆弱，容易在体外受到破坏。在吸脂过程中进行操作，如在使用抽吸管、注脂管和注射器对脂肪进行抽取、转运、移植过程中，既要充分考虑获取的脂肪颗粒便于后期移植，又要有足够大的颗粒来保证脂肪组织架构完整，同时全程要保持低负压，从而提高脂肪细胞存活率。

2. 脂肪移植过程中使用的工具　采用两孔钝头的吸脂管可以提高出脂率，钝孔的开口尽可能接近远端。吸脂管远端开口可以稍大，有助于获取最大的未受损的脂肪组织颗粒。脂肪抽吸管的长度通常是15cm。建议开始的时候可以使用更短的取脂管，保护脂肪在吸脂过程中不受损耗。

吸脂和注射肿胀麻药的切口可以是一个切口。切口长度通常为2～3mm，选择在隐蔽部位。抽脂管连接到10ml或20ml的螺旋注射器上，为了省力，也可以连接到恒定负压的阻复器上，控制负压在2～5ml。在抽吸获取脂肪过程中，注意尽量减少机械创伤带来对脆弱脂肪颗粒的损伤。当抽吸获取脂肪工作完成后，用尼龙线间断缝合切口。

3. 脂肪纯化及转运　由于每个样本包含的脂肪的活性不一样，需要对脂肪进行处理，否则很难精确估计植入脂肪的量。

最简单便捷的方法是离心，离心后脂肪组织会根据密度形成分层。上层密度最小，主要是油；中层主要是脂肪组织；最底层是血水、利多卡因等。推荐的离心速度是3000转/分，离心3分钟。较小的离心力分离效果差，较大的离心力会对组织有损伤，而且较大的离心机在3000转/分的情况下会比常用的小型离心机产生更大的重力，应避免使用较大的离心机。

离心后，倒掉上层的油和下层的水分，保留中层的脂肪组织，然后把纯化的脂肪转移到1ml或2ml螺旋注射器中，使用低压的方式注射到移植区（图3-5-35）。

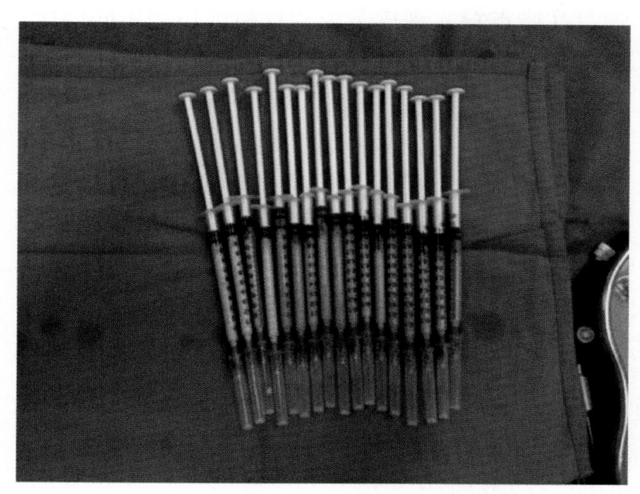

图3-5-35　处理好的脂肪

关于脂肪处理的方法，目前我们临床中使用最多也最有效的方法是结构性脂肪移植，使用钝吸脂针和离心纯化的脂肪进行注射，存活率接近90%。

4. 麻醉选择　可以使用27G针头，用含1∶10万肾上腺素的0.5%利多卡因进行切口的局部麻醉。吸脂部位的切口可以用保护器保护起来。脂肪移植受区部位一般有面颈、身体或手部，也可以做1～2mm的切口用于填充脂肪。对于吸脂区和注脂区，可以使用肿胀液进行弥散性注射，肿胀液的浓度：0.03%～0.06%利多卡因加1∶20万肾上腺素。

5. 注射脂肪 脂肪颗粒经过抽吸、处理、分装，注射时应确保均匀存活、稳定地注射到受区组织。按照脂肪组织移植成活理论，一定要最大限度地提高移植的脂肪与受区组织的接触面积。可以多隧道、小颗粒进行移植，以便脂肪颗粒分散、均匀分布到待移植区域中。脂肪组织和受区接触面积越大，存活率就越高。此外，还要尽量低压缓慢注射，过高的压力会使注射不均匀或误入血管后逆行至二级动脉分支，造成脂肪栓塞重要的终末动脉引起严重并发症形成局部组织坏死。手术过程中还要注意严格的无菌操作，细菌污染会引起局部感染，影响脂肪成活，甚至破坏正常的组织结构。

为了获得均匀多隧道的小颗粒低负压的注射效果，对手术医生的手法操作要求如下。

（1）选择合适的注脂部位，使用钝头注脂针通过注脂点穿入到皮下或待移植区域的不同层次，多隧道、多层次进行注射。穿入时用另外一只手扶稳固定皮肤，在注脂管回撤的同时，轻推1mm注射器活塞，边退边推注。随着脂肪组织均匀有序地留在钝性针管回撤形成的隧道中，可以达到脂肪稳定和均匀分布，避免不平整和组织团块聚集，提高脂肪的成活率。

（2）随着注脂针的回撤，注射到受区的脂肪颗粒被受区塌陷回落的组织包绕成功地整合到自然的组织层次中。在每个注射通道的每个点上注射少量的脂肪是脂肪移植成功的关键。为了更好地均匀注射，在皮下组织菲薄的部位（如眼周、颞部、手部等）注射时，需要更细致的层次和更加精确的操作。通过低压多隧道缓慢注射，将完整的脂肪颗粒均匀地植入到受区，且脂肪颗粒之间被受区组织充分隔开，使移植的游离脂肪与受区有最大面积的接触，可确保游离脂肪组织各个部位都有毛细血管的供应。钝针对受区局部组织结构层次破坏最小，有利于受区提供良好的接收脂肪颗粒的环境。

（3）尖头注脂针在通过组织时会切割组织，对于有粘连的部位的受区可以先用钝针分离后再注射脂肪颗粒。对于一些萎缩性的瘢痕组织也可以使用小针刀局部松解粘连后再使用钝头注脂针进行注射脂肪颗粒。

（4）进行脂肪移植时建议使用非常精准的注射，不能寄希望于注射后使用手指进行压迫使其分布均匀，尤其是对面颈部及手部，组织间隙并非完全疏松，组织之间有较多的纤维连接，压迫并不能使注射物有效地均匀平铺。在面部进行填充后禁止按摩或揉搓。

（六）治疗后护理

脂肪移植后护理的主要目的和任务是减轻肿胀和避免移植脂肪颗粒移位。

对于脂肪供区，经历过注射肿胀液和脂肪抽吸后，局部皮肤松弛，需要加压包扎减轻水肿，压迫时间最好持续至治疗后6周。

对于移植区域的护理，可以使用低敏的肤色胶带进行覆盖，减轻肿胀。由于皮肤会分泌较多油脂，所以粘贴的肤色胶布并不会刺激皮肤。胶带的作用是可以减轻肿胀，也可以避免脂肪向周围疏松间隙移位。尽量1周以内不要碰触移植部位，特别在睡觉的时候，尽量保持移植部位不要受到压迫，以防止缺血坏死或脂肪移位。早期可以使用冷敷，尽量避免注射部位过度低垂，加重肿胀。

对于眶周区的脂肪注射，特别是对下睑区域进行浅层注射时，肿胀时间较长，而且会有皮下的青紫甚至色素沉着，会持续数周至数月。在下睑少量脂肪移植后，有的因为含铁血黄素沉积或其他色素的变化，一些患者的皮肤会有轻微的色素沉着，可能会持续数月。

对于肿胀，可以使用一些活血化瘀的药物帮助消肿。也可以使用红外灯间断照射，改善局部微循环。对于色素沉着，可以外用帮助色素代谢的药物辅助治疗，改善眼周色素沉着。

（七）常见并发症及处理

1. 脂肪抽吸术

（1）局部并发症

1）水肿和瘀斑：吸脂后肿胀或水肿是组织对手术创伤的正常反应，通常在术后持续4～6周，但局部组织肿胀可能需要6周才能消退。在正常情况下，肿胀会在术后2周达到高峰，其后在10～14天的时间内组织质地变硬。随着渗液、脂肪酸和血清被重新吸收，组织恢复其正常的柔顺感。在极少数情况下，伴有疼痛的水肿可能持续超过6周，这种情况可能是由过度的组织创伤引起的，长期水肿还可能导致瘢痕、纤维化和表面不规则增生，导致这种现象的因素包括吸脂部位、患者基因和脂肪组织类型。水肿更容易出现在贫血、血清蛋白降低和肾功能不全的患者。

吸脂后也会出现瘀斑，一般7天达到高峰，并在4周后减轻。过度和严重的瘀斑可能与患者本身（吸烟、药物治疗）或手术相关（抽脂过程中对静脉血管造成的创伤）因素等有关。术后加压包扎可以最大限度地减少水肿并加快其消退。预防措施包括在手术过程中轻柔操作并确保患者术前遵医嘱。

2）血清肿：吸脂部位形成积液，可能是由过度吸脂导致组织损伤渗出而引起的，也可能是由淋巴损伤引起的。术后包扎加压不足也与血清肿的形成有关。血清肿的常见部位是大腿外侧、后侧及下腹部。一般采用抽吸或引流治疗血清肿，可能需要多次治疗，直到液体消退。引流期间可以预防性使用抗生素以避免感染。预防措施主要是加压包扎及充分引流。

3）血肿：虽然肿胀麻醉技术已被证明可以减少术后出血，但在吸脂过程中仍可能会损伤血管引起血肿。吸脂管中存在血液提示临床医生有出现血肿的风险。其他迹象包括切口部位的鲜红色血液和术后直立性低血压。未经治疗的血肿可形成血清肿，然后形成慢性假性囊肿。血肿的治疗方法取决于血肿大小。小的血肿可以自行消退，而中等大小的血肿会发生液化需要抽吸，大血肿则需要在再次抽吸后从吸脂口或插入引流管排出。

4）感染：吸脂术后的感染主要与无菌操作不严格或未经处理的血肿继发感染有关。常见的是浅表感染，通常发生在切口附近，一般由葡萄球菌和链球菌引起。更深层次的感染是由非结核分枝杆菌（如龟分枝杆菌和偶然分枝杆菌）引起的。应及时处理术后感染，防止出现坏死、败血症或中毒性休克综合征等严重表现。感染通常在术后早期（10天～6周）出现，其症状包括局部红斑、肿胀、发热和疼痛。应通过细菌培养确定致病菌。对于切口不愈合、无痛性脓肿、感染迁延不愈或反复及常规抗生素治疗效果不佳者应警惕非结核分枝杆菌感染。非结核分枝杆菌的检测因此需要在无菌条件下抽吸分泌物或外科手术取得皮肤活检标本后，镜检、培养及生化检测或聚合酶链反应（polymerase chain reaction，PCR）检测并选择敏感抗生素治疗，必要时结合手术引流，治疗周期较长，通常超过6个月。预防感染的关键是遵守无菌操作原则，如正确洗手、无菌操作条件和正确的皮肤消毒等，对手术时间比较长的大剂量吸脂，术前可预防性全身使用抗生素。

5）抽吸过度：是由术前检查不充分、患者体位不当及使用较大的吸脂针造成的。由于术后存在脂肪溶解，Illouz建议应该稍微矫正不足而不是过度矫正。如果发生抽吸过度，建议等待6个月以上时间再次进行手术，通过脂肪移植矫正。预防措施包括进行细致的术前评估、患者解剖结构的测量和使用较细的吸脂针等。

6）皮肤不平整：术后皮肤凹陷或表面不规则可能是由吸脂过度或过于浅表、先前存在皮下粘连、皮肤松弛或术后加压不足引起的。皮肤弹性差、已有橘皮组织和瘢痕的患者最有可能出现皮肤不平整。治疗措施包括再次吸脂、填充或切除部分皮肤。

7）双侧不对称：可能是由于脂肪去除量不平衡，也可能术前即有。术前必须使用测量和摄影记录患者原有的不对称。在手术过程中应注意记录脂肪抽吸物的体积，以确保对称。

8）皮肤松弛：吸脂后皮肤收缩不完全会导致明显的皮肤松弛，容易出现这种情况的区域包括腹部、手臂和大腿内侧。皮肤弹性差、筋膜过度松弛和大量脂肪沉积的患者尤其容易出现，因此不鼓励这些患者进行吸脂手术。术后穿压力衣超过12周可能会增强皮肤收缩。腹壁整形术、上臂整形术和大腿整形术等手术可以矫正吸脂后的皮肤松弛。

9）皮肤色素沉着过度和瘢痕：治疗区域的循环受损会导致皮肤色素沉着过度。瘀斑引起的含铁血黄素沉积、术后恢复期间的阳光照射及切口部位上方真皮的过度抽吸或损伤等因素也可能导致这种现象。虽然色素沉着通常会在1年后消退，但也可能会持续存在于大腿等部位，应预先告知患者。避免过度浅表抽吸和阳光照射可以防止色素沉着过度。瘢痕不是脂肪抽吸术的常见并发症，但使用粗的吸脂针、对切口部位的热损伤及反复摩擦会擦伤皮肤，导致瘢痕。色素沉着可以用氢醌外用或激光治疗。肥厚性瘢痕可以通过硅酮外用、激素皮损内注射、压力疗法或切除缝合来治疗。使用细针、小切口和切口保护器可以大大减少瘢痕。

10）皮肤坏死：抽吸层次过浅或破坏皮下血管会导致皮肤坏死。坏死还与吸烟有关，皮肤坏死的治疗需要手术清创、二次伤口闭合修复。高压氧治疗和前列腺素E1可作为辅助治疗以增加血液供应。据报道，早期输送高压氧有助于限制坏死区域。预防措施包括避免浅表抽吸、避免暴力。

11）感觉异常：感觉减退或感觉丧失很少见，几乎都是暂时的，一般在1年内消退。严重或慢性疼痛可能由小神经瘤引起，但更常见的是由底层筋膜或肌肉损伤引起。脂肪抽吸术后出现的慢性疼痛需要神经科医生协同进行评估。局部麻醉剂可暂时缓解疼痛，磁共振成像可以识别有神经损伤或受压的部位，以进行手术干预。

（2）系统并发症

1）脂肪栓塞综合征（fat embolism syndrome，FES）：是脂肪抽吸术严重的并发症之一，是由于抽脂过程中的脂肪栓塞导致患者术后遭受的一系列并发症。与FES相关的估计死亡率为10%～15%。虽然导致这种现象的机制尚未完全被阐明，但目前多数研究认为机械性损伤造成被破坏的脂肪组织进入血液并阻塞脉管系统及生化因素，通过释放血浆中的脂肪毒性中间体是可能的诱发因素。典型症状包括呼吸窘迫、意识障碍、瘀斑等，通常在脂肪抽吸术后24～72小时出现，其他症状体征包括血小板减少、贫血、心动过速、低血钙及发热等。轻者仅表现为轻度呼吸困难，重者表现为急性呼吸窘迫综合征（acute respiratory distress syndrome，ARDS）、昏迷甚至死亡。通气-灌注扫描可辅助诊断。治疗需要维持体液和电解质平衡、给氧及在必要时给予气管插管机械通气，同时应给予大剂量类固醇激素抑制炎症反应。FES的预防措施包括尽量缩短手术时间、使用细针抽吸。

2）深静脉血栓形成（deep vein thrombosis，DVT）：吸脂严重的并发症之一，早期诊断对于预防致命后果至关重要。对于患者术后2周内出现呼吸急促或胸痛等症状需要引起重视。DVT可表现为休息时疼痛或仅在运动时疼痛，其他潜在症状包括阻塞性静脉远端水肿、皮温升高、足部自主背屈时疼痛及小腿触痛。首选影像学检查是静脉多普勒超声检查。风险因素包DVT家族史、持续吸脂超过1小时、肥胖、雌激素治疗或吸脂联合腹壁整形术。低分子肝素抗凝是治疗DVT的主要手段。氧气、镇痛药和通气支持也有助于解决本问题。DVT的预防包括抽脂后及时活动、抬高患肢及避免穿着过紧的衣服等。

3）内脏穿孔：是另一严重并发症，占吸脂相关死亡人数的15%。症状包括术后腹痛或胸痛加重。内脏穿孔的常见部位是下腹部，特别是存在疝气的情况下。术前应详细了解解剖结构和患者的病史，在手术过程中避免腹部或胸壁受伤是预防的关键。

4）体液失衡：采用肿胀麻醉可减少脂肪抽吸术中失血及血容量的降低，而液体快速和大量进入组织会导致循环负荷，甚至肺水肿。增加肺水肿风险的因素包括心脏疾病、肺部感染和胸壁创伤。治疗急性肺水肿需要提供足够的通气支持并缓解液体潴留或失衡。对于大剂量吸脂的患者应控制静脉输液量并分节段进行肿胀麻醉预防肺水肿的发生。

2. 自体脂肪移植术并发症 除脂肪抽吸术的常见并发症外，脂肪移植还可能会出现以下并发症。

（1）脂肪栓塞导致失明、脑卒中或皮肤坏死：2012年，Lazzeri等发表综述，其中报道了32例因注射填充剂导致的失明病例，其中有15例是由注射脂肪引起的，该15例患者均没有恢复视力。文献中还报道了其他数例面部发生血管内注射导致并发症的病例。在鼻背动脉、角动脉或滑车上动脉附近注射脂肪，如不慎刺破血管，注射压力过高可克服动脉压力并导致栓塞，脂肪逆行进入眼动脉和颈内动脉。当注射压力释放时，动脉压力脂肪栓子顺行从眼动脉到其终末视网膜和睫状动脉可导致失明，或由颈内动脉到大脑动脉导致脑卒中。急性疼痛是视网膜动脉栓塞的主要症状，一般发生于术中或术后即刻。脑卒中症状需要数分钟到数小时才能显现出来。早期诊断对于改善患者预后至关重要。术者应熟悉面部血管解剖，提倡采用钝针头和1ml注射器，轻柔操作，小剂量、缓慢、低压注射，最大限度地减少血管内注射的风险。

（2）脂肪坏死、钙化：脂肪移植的缺点之一是脂肪移植的存活量是不可预测的。尽管自体脂肪通常可作为永久性填充物，但研究表明，脂肪存活率的范围为20%～80%。这种不可预测性会导致移植物不对称、轮廓不规则和矫正不足。一些医生会注射更多的脂肪来补偿可能发生的脂肪吸收，也可能导致填充过度。移植的脂肪组织依靠组织液来提供营养，直到新血管形成。在此期间，移植的脂肪处于缺氧环境中，离宿主组织最远的脂肪细胞将死亡，形成脂滴，由瘢痕组织或油脂囊肿取代，因而导致轮廓不规则和不可预测性。部分脂滴及油脂囊肿会诱发局部炎症反应反复发作，形成钙化结节。主要的预防措施：首先脂肪的采集、处理过程应尽量减少脂肪细胞的破坏；其次，注射过程应采用多层次、多隧道、边回抽边注射的方式，以最大限度地增加脂肪细胞与周围组织的接触面积，从而提高其存活率。注射前可在组织内预先形成注射隧道，能降低组织压力和张力并提高脂肪细胞存活率。

（3）乳腺癌复发或致癌风险：隆乳术通常是一种安全的手术，在乳房重建的情况下，与脂肪移植相关的局部肿瘤复发可能是许多人最关心的问题。然而，尽管体外和体内研究表明自体脂肪移植物可能有肿瘤发生的风险，尚未在临床环境中证实这种关联。然而，基础研究的证据通常基于分离的干细胞与癌细胞相互作用的模型，而非真正的脂肪移植过程。目前尚需更准确的脂肪移植物和癌细胞之间相互作用的模型。回顾对照分析未能显示脂肪移植术后乳腺癌复发风险有升高，但脂肪移植术后形成的囊肿或钙化可能会对乳腺癌影像学检查造成干扰，引起误诊。

（编者：张　怡　赵小晖　吴信峰；
审校：艾　菁　刘振锋）

三、肉毒毒素注射

（一）概述

1. 肉毒毒素的应用历史　本书中提到的肉毒毒素指的是肉毒梭菌产生的细胞外毒素，是一种神经毒素。肉毒毒素可以产生神经肌肉麻痹而引起极高死亡率，是目前已知最毒的生物毒素。肉毒毒素的临床作用最早是1897年由Schievo在一次香肠造成的食源性肉毒杆菌中毒中发现的，中毒者出现全身肌肉的麻痹，最终因为呼吸肌麻痹窒息而死。之后Kerner、Ermengem、Leuches、Sommer、Lamanna和Duff、Burgen及Schantz和Scott等诸位杰出的学者在肉毒毒素分离提纯、作用机制、临床应用探索等方面进行了多年开创性的研究工作，将这一单一药品的临床应用推向了前所未有的高度。肉毒毒素目前已经成为涉及眼科、神经科、康复科、外科、整形外科和皮肤科等多学科治疗多种适应证的神奇药物。

肉毒毒素最开始被用于解决以肌肉功能亢进为特点的多种医学问题，1989年在美国获批应用于临床的第一个适应证是眼科的斜视。之后被广泛用于神经科治疗眼睑痉挛、面肌痉挛、颈部肌张力障碍和儿科康复治疗脑瘫痉挛等。后来非运动相关的多种适应证包括多汗症和膀胱功能障碍等也陆续获批。1986年眼科医生Jean Carruthers在治疗眼肌痉挛时意外发现了肉毒毒素的除皱作用，便与其丈夫Alastair Carruthers一起致力于将其用于美容治疗的推广。2002年美国FDA批准BOTOX（保妥适）用于皱眉纹的治疗之后，肉毒毒素的注射美容应用飞速增长，超过了其他所有除皱治疗方法。2018年全球肉毒毒素的年销售额飙升至45亿美元，其中一半都用于美容治疗。中国的肉毒毒素由兰州生物制品研究所于1985年开始研制，美容适应证在2012年获得CFDA批准。肉毒毒素的适应证仍然在不断扩大，已经有包括偏头痛在内的50多种适应证，抗抑郁和抗炎等的全新领域应用也在探索中。

2. 肉毒毒素的作用机制　肉毒梭菌是一种革兰阳性梭状芽孢杆菌，不同菌株产生的肉毒毒素抗原性不同，目前已经发现7种肉毒毒素血清型（A型、B型、C型、D型、E型、F型和G型）。不同血清型肉毒毒素的药理学特性不同，目前只有血清型A型和B型用于临床。A型肉毒毒素是其中毒力最强的，也是医学美容治疗中最常用的肉毒毒素。商品形式的肉毒毒素多数是神经毒素和血凝素或非血凝素蛋白形成的复合体，蛋白质能帮助肉毒毒素维持特定的三维空间结构，对维持其稳定性和生物活性有重要作用。

肉毒毒素的临床作用是通过化学去神经作用介导的，作用的靶点在神经肌肉接头处的突触前膜，能抑制外周神经释放乙酰胆碱至神经肌肉接头，引起肌肉松弛麻痹，从而达到治疗的目的。活性肉毒毒素是双链结构，由一条重链和一条轻链组成，分子量在150kDa左右。重链具有识别神经末梢终端上受体结合并诱导肉毒毒素内化进入突触前膜的能力，轻链则是一种锌肽链内切酶，肉毒毒素通过胞吞作用进入胞质后，由轻链负责切开可溶性N-乙基马来酰亚胺敏感因子附着蛋白受体（soluble N-ethylmaleimide-sensitive factor attachment protein receptor，SNARE）成分，SNARE是一种蛋白复合物，是乙酰胆碱胞吐作用所需的融合蛋白。不同血清型的肉毒毒素切开SNARE蛋白复合物的位点不同，但都可以抑制SNARE蛋白复合物的形成或抑制其功能，使乙酰胆碱无法释放至其肌肉上的受体。肉毒毒素对传入神经、感受神经元和副交感神经元的神经传输也有抑制作用，可以减少P物质的释放，因此对多汗症、偏头疼和雷诺综合征等也有良好的治疗作用。肉毒毒素的抑制作用是可逆性的，治疗后约3个月时，旁路神经末梢开始代偿性生成，最终原来的神经末梢也会恢复，肌肉功能也开始逐渐恢复，临床效果可以持续4～6个月，因此需要多次重复治疗。

（二）常用肉毒毒素种类及特点

目前市面上使用的肉毒毒素通常是由肉毒毒素（botulinum neuro toxin，BNT）、复合蛋白（complexing protein，CP）及赋形剂所组成的复合物。BNT是其主要成分，具有治疗作用。CP主要作用是保护BNT，并非治疗活性所必需的成分，还可能会间接地增加肉毒毒素的抗原性。不同类型的肉毒毒素在靶组织亲和力、抗原性及作用时间等治疗特征上存在显著性差异。迄今为止由我国国家药品监督管理局（NMPA）批准上市的肉毒毒素共有四种，均为A型，分别为保妥适（Botox，Allergan公司，美国）、衡力（中国生物兰州生物制品研究所有限责任公司生产）、吉适（Dysport，Ipsen公司，英国）、乐提葆（Letybo，Hugel公司，韩国）。上述4种A型肉毒毒素产品的具体特性见表3-5-8。

表3-5-8　我国获批上市的四种A型肉毒毒素

商品名（中文）	保妥适	吉适	乐提葆	衡力
商品名（英文）	Botox	Dysport	Letybo/Botulax	CBTX-A
通用名（属名）	Onabotulinum toxin A	Abobotulinum toxin A	Letibotulinum toxin A	Lanbotulinum toxinA
制造商	美国 Allergen（艾尔建）公司	英国 Ipsen（高德美）公司	韩国 Hugel（四环）公司	中国生物兰州生物制品研究所有限责任公司
类型	A 型	A 型	A 型	A 型
复合物分子量（kDa）	900	500 ～ 900	900	N/A
菌株	Hall	Hall	CBFC26	Hall
中国获批时间（用于医疗美容）	2009 年	2020 年	2020 年	2012 年
作用靶点	SNAP-25	SNAP-25	SNAP-25	SNAP-25
赋形剂	人血白蛋白、氯化钠	人血白蛋白、乳糖	人血白蛋白、氯化钠	蔗糖、右旋糖酐、明胶
规格（U/瓶）	50 100	300* 500*（国外）	100	50 100
外观	真空干燥粉末	冻干粉	冻干粉	冻干粉
储存	2 ～ 8℃	2 ～ 8℃	2 ～ 8℃	2 ～ 8℃
稀释后储存	2 ～ 8℃冷藏，4 小时（中国）或 24 小时内（美国）使用	2 ～ 8℃冷藏，24 小时内使用	2 ～ 8℃冷藏，24 小时内使用	2 ～ 8℃冷藏，24 小时内使用
运输	冷链	冷链	冷链	冷链

* 吉适的生物学活性单位为 Speywood Unit（s.U）。

以下4种肉毒毒素我国尚未上市但在国际上也比较常用，其具体特性见表3-5-9。

表3-5-9　我国未上市的国际常用肉毒毒素

商品名	Xeomin	Neuronox	Nabota	Myobloc
通用名	Incobotulinum toxin A	Lanbotulinum toxin A	Prabotulinum toxin A	Rimabotulinum toxin B
制造商	德国 Merz 公司	韩国 Medytox 公司	韩国 Daewoong 公司	美国 WorldMeds 公司
类型	A 型	A 型	A 型	B 型
复合物分子量（kDa）	150（不含复合蛋白）	900	900	700
赋形剂	人血白蛋白、蔗糖	人血白蛋白、氯化钠	人血白蛋白、氯化钠	人血白蛋白、琥珀酸钠、氯化钠
规格（U/ 瓶）	50 100	50 100 150 200	100	2500 5000 10000
外观	冻干粉	冻干粉	冻干粉	液体
储存	室温（20～25℃）	2～8℃	2～8℃	2～8℃
运输	常温	冷链	冷链	冷链

（三）肉毒毒素的配制及稀释

目前我国使用的肉毒素均为干粉型，临床使用之前需要根据不同需求采用不含防腐剂的无菌注射用生理盐水注射液进行稀释配置。目前我国市场上的4种肉毒毒素中保妥适、衡力和乐提葆均为国际单位（U），稀释方法类似，因此以保妥适为例进行说明；吉适的生物学活性单位为Speywood Unit（s.U），单独进行说明。

1. 保妥适配制及稀释方法　在配制及稀释前，应先检查注射用药物是否变色或含有颗粒物。一般使用2.5ml不含防腐剂的无菌注射用生理盐水注射液稀释100U的保妥适，临床可根据不同部位、不同需求和保妥适的不同规格加入相应量的生理盐水进行配置。配置时需遵循无菌操作原则。使用合适大小的注射器吸取生理盐水，将注射器针头穿过胶塞插入瓶中，瓶中的半真空会自动将生理盐水吸入瓶中，如果未能将生理盐水吸入瓶中，则废弃此瓶。缓慢旋转小瓶将保妥适及生理盐水轻柔地混匀。在瓶上标签处做好稀释日期及时间的标记。稀释后的保妥适应存放在2～8℃并要求于24小时内（国内要求4小时内）使用，未使用的部分应按照规定进行灭活。具体稀释方法及稀释后每0.1ml所含保妥适单位数见表3-5-10。

表3-5-10　保妥适（Botox）稀释表

保妥适规格（U）	稀释液*剂量（ml）	U/0.1ml
50	1	5
	2	2.5
	4	1.25
100	1	10
	2	5
	2.5	4
	4	2.5

*不含防腐剂的无菌的注射用生理盐水注射液。

2. 吉适配制及稀释方法　吉适的稀释配制过程大致类似保妥适，其规格为300s.U和500s.U，一般使用1.5ml不含防腐剂的无菌注射用生理盐水注射液稀释300s.U的吉适，临床可根据不同部位、不同需求和吉适的不同规格加入相应量的生理盐水进行配置，具体稀释及稀释后每0.1ml所含吉适单位数见表3-5-11。

表3-5-11　吉适稀释表

吉适规格（s.U）	稀释液*剂量（ml）	稀释后浓度（s.U/0.1ml）
300	0.6	50
	1.5	20
	2.5	12
	3	10
500	1	50
	2	25
	2.5	20

*不含防腐剂的无菌注射用生理盐水注射液。

（四）肉毒毒素注射相关的肌肉解剖学基础

肉毒毒素注射在皮肤美容方面的应用一方面是放松表情肌，减少肌肉对皮肤的牵拉引起的动态纹，另一方面是诱导肌肉产生失用性萎缩，减少肌肉肥大的外观影响。要想将肉毒素精准地注射到肌肉内，需要对肌肉解剖学有清晰的认识。

1. 与皱纹形成相关的表情肌（图3-5-36）

（1）额肌（frontalis）：位于前额皮下，起自帽状腱膜，由两侧向下纵行走向，止于眉毛上方前额的皮肤；其位于皮下组织的深面，眉上方部分位于皱眉肌的浅层。额肌上部收缩可以使发际线前移，下部收缩有提眉的作用。其主要参与额部横纹（即抬头纹）的形成。

（2）皱眉肌（corrugator supercilii）：位于眉毛中间末端、额肌和眼轮匝肌之下，起自额骨近眉弓处，止于眉毛约1/3处皮肤。皱眉肌收缩可以使眉毛向内侧并向下方移动。其主要参与眉间垂直皱纹（即皱眉纹）的形成。

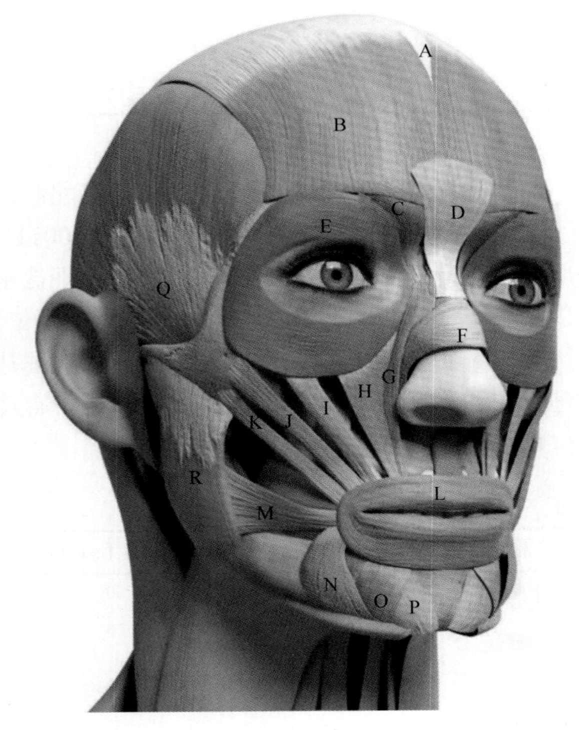

图3-5-36 与皱纹形成相关的表情肌解剖图

A. 帽状腱膜；B. 额肌；C. 皱眉肌；D. 降眉间肌；E. 眼轮匝肌；F. 鼻背肌；G. 提上唇鼻翼肌；H. 提上唇肌；I. 提口角肌；J. 颧小肌；K. 颧大肌；L. 口轮匝肌；M. 笑肌；N. 降口角肌；O. 降下唇肌；P. 颏肌；Q. 颞肌；R. 咬肌

（3）降眉间肌（procerus）：位于额肌内侧部，起自鼻横肌腱膜、鼻骨下部骨膜、鼻软骨外上侧鼻软骨膜，止于眉间鼻根皮肤。降眉间肌收缩可使眉间部皮肤下拉。其主要参与眉间垂直皱纹（即皱眉纹）和鼻根横纹的形成。

（4）降眉肌（depressor supercilii）：毗邻降眉间肌，起点与降眉间肌相同，止于眉间鼻根靠眉头处皮肤（较降眉间肌稍偏外）。降眉肌收缩可以牵引眉头向下。

皱眉肌、降眉肌、降眉间肌构成眉间复合体，是皱眉纹形成的主要肌肉复合体。

（5）眼轮匝肌（orbicularis oculi）：围绕眼眶和睑裂，分三部分：眶部较宽，位于眼眶周围；睑部于上下眼睑皮下；泪囊部细小，附于泪囊后。其眶部起自额骨上颌突、上颌骨额突、内眦肌腱，止于眶骨及眼周皮肤；睑部起自内眦肌腱，止于睑缘。眼轮匝肌眶部功能主要是闭眼、使外侧眉毛向下移动；睑部功能主要是眨眼；泪囊部主要作用是使泪液循环。其主要参与鱼尾纹和眶下纹的形成，且下睑缘部和睑板前部的眼轮匝肌肥厚可形成“卧蚕”。

（6）提上唇鼻翼肌（levator labii superioris alaeque nasi，LLSAN）：是一块较宽薄的肌肉，其内眦头起自上颌骨额突上方，向外下斜行并分为两束。其一束止于下侧鼻软骨和皮肤深层，另一束终止于上唇。提上唇鼻翼肌中间部收缩能使鼻孔扩大，外侧部收缩能使上唇上提和外翻，并导致鼻唇沟顶部上升、加深。提上唇鼻翼肌参与皱鼻纹的形成、露龈笑和导致鼻唇沟上部加深。

（7）鼻肌（musculi compressor naris）：位于鼻部皮下，横部起自鼻切迹外侧的上颌骨，在鼻背与对侧借腱膜相连进入降眉间肌的腱膜中，可以压缩鼻孔压低鼻背。鼻肌翼部也起自上颌骨，止于鼻软骨，主要功能为展开鼻孔。鼻肌参与皱鼻纹的形成。

（8）口轮匝肌（orbicularis oris）：位于口唇内，由围绕口裂数层不同方向的纤维组成，分浅、深、中三层。浅层为口轮匝肌的固有纤维，上束为鼻束，肌纤维主要来源为颧大肌、颧小肌、提上唇肌、提上唇鼻翼肌、鼻横肌；下束为鼻唇束，肌纤维主要来自降下唇肌。中层肌纤维主要来自颧大肌、颧小肌、提上唇肌、提上唇鼻翼肌、提口角肌、降口角肌和降下唇肌。深层肌纤维主要来自颏肌唇部。口轮匝肌主要控制上下唇形态，包括闭唇、噘唇、吹口哨、发爆破音等，与颊肌共同收缩还可以协助完成吸吮吞咽等动作。其主要参与口周放射状皱纹的形成。

（9）降口角肌（depressor anguli oris，DAO）：位于口角下部皮下，起自下颌骨的下1/3，肌纤维斜向上内方逐渐集中，大部分止于口角皮肤，部分在上唇移行于口轮匝肌。降口角肌收缩可以使口角下降。其主要参与木偶纹的形成。

（10）颏肌（mentalis）：位于降下唇肌深面，起自下颌骨前方，止于颏中线处皮肤。颏肌收缩时上提颏部皮肤，使下唇上升、前突。其主要参与下颏纹形成、使下颏出现橘皮样外观。

（11）颈阔肌（platysma）：位于颈部浅筋膜中，起于颈部、肩胛区、胸肌及三角肌的浅筋膜，向上止于下颌骨和口角。颈阔肌收缩可以使颈部皮肤向前隆起，并向外下方牵拉口角。其与面部皮肤下垂、下颌轮廓曲线改变、颌颈角的角度变大及颈部纵行条索有关。

2.因肥大影响美观的肌肉

（1）咬肌（masseter）：位于下颌骨两侧，由两个重叠的肌腹构成。咬肌浅层起自颧骨上颌突、颧弓下缘前3/4处，止于下颌角、下颌骨下颌支下外侧部；深层起自颧弓中间、颧弓下缘后1/4处、颞深筋膜深层，止于下颌骨冠突、下颌骨下颌支上外侧部。咬肌收缩可以上提下颌骨。咬肌肥大主要使下面部宽度增加而形成方形脸。

（2）腓肠肌（gastrocnemius）：位于小腿曲侧皮下，其深面为比目鱼肌。腓肠肌有内侧和外侧两个头，分别起自股骨内、外侧髁，在小腿近中点处移行为肌腱，止于跟骨结节；其与比目鱼肌合称小腿三头肌。小腿三头肌收缩可以使足跖屈，并在站立时固定踝关节。腓肠肌肥大会使小腿上部明显膨隆增粗。

（3）斜方肌（trapezius）：位于项部和背部中线两侧皮下，起于枕外隆凸、上项线、项韧带、第7颈椎及全部胸椎棘突。纤维分上、中、下三部分，分别止于锁骨外侧1/3、肩胛冈和肩峰。斜方肌主要将肩带骨与颅底和椎骨相连，控制肩胛骨运动。斜方肌上部肥大会影响颈肩部轮廓，进而影响美观。

肉毒毒素注射相关肌肉解剖和功能见表3-5-12。

表3-5-12　肉毒毒素注射相关肌肉解剖和功能

肌肉名称	起点	止点	主要影响
额肌	帽状腱膜	眉毛上方前额皮肤	额部横纹
皱眉肌	额骨近眉弓处	约眉毛1/3处皮肤	眉间垂直皱纹
降眉间肌	鼻横肌腱膜、鼻骨下部骨膜、鼻软骨外上侧鼻软骨膜	眉间鼻根皮肤	眉间垂直皱纹和鼻根横纹
降眉肌	鼻横肌腱膜、鼻骨下部骨膜、鼻软骨外上侧鼻软骨	眉间鼻根靠眉头处皮肤	收缩时向下牵拉
眼轮匝肌	眶部：额骨上颌突、上颌骨额突、内眦肌腱 睑部：内眦肌腱	眶部：眶骨及眼周皮 睑部：睑缘	鱼尾纹和眶下纹肥厚可形成“卧蚕”
提上唇鼻翼肌	上颌骨额突上方	分为两束：一束附着于下侧鼻软骨和皮肤深层，另一束终止于上唇	皱鼻纹、露龈笑，鼻唇沟上部加深
鼻肌	横部：鼻切迹外侧上颌骨 翼部：上颌骨	横部：与对侧相连 翼部：鼻软骨	皱鼻纹
口轮匝肌	上颌骨和下颌骨	唇部黏膜干湿边界	口周放射状皱纹
降口角肌	下颌骨的下1/3	口角皮肤	木偶纹
颏肌	下颌骨前方	颏中线处皮肤	下颏纹
颈阔肌	颈部、肩胛区、胸肌及三角肌的浅筋膜	下颌骨和口角	面部皮肤下垂、下颌轮廓曲线改变
咬肌	浅层：颧骨上颌突、颧弓下缘前3/4处 深层：颧弓中间、颧弓下缘后1/4处、颞深筋膜深层	浅层：下颌角、下颌骨下颌支下外侧部 深层：下颌骨冠突、下颌骨下颌支上外侧部	肥大使下面部宽度增加而形成方形
腓肠肌	内侧头：股骨内侧髁 外侧头：股骨外侧髁	跟骨结节	肥大使小腿上部显膨隆增粗

（五）适应证及禁忌证

1. 适应证

（1）美容相关的适应证：肉毒毒素注射除皱，尤其是动态纹如皱眉纹、抬头纹、鱼尾纹、眶下纹、皱鼻纹、口周纹、木偶纹、下颏纹、颈横纹及颈部条索注射。肉毒毒素注射诱导失用性萎缩，使肌肉体积缩小，包括咬肌注射瘦脸、腓肠肌注射瘦腿、斜方肌注射平滑肩部曲线，其他美容方面的适应证还包括改善露龈笑及颈阔肌注射减轻面部皮肤下垂、改善下颌部轮廓。

（2）在皮肤疾病治疗方面的应用：肉毒毒素注射在皮肤疾病治疗方面的应用，常用的如针对汗腺治疗多汗症及腋臭；抑制皮脂腺分泌改善皮肤出油和毛孔粗大；调节血管收缩扩张改善玫瑰痤疮的红斑及潮红；治疗雄激素性脱发；预防手术瘢痕、促进伤口愈合和治疗瘢痕疙瘩等。

（3）其他：其他用途还包括色汗、小汗腺痣、化脓性汗腺炎、鼻红粒病、Frey综合征、汗疱疹、斑秃、头痛脱发症、脱发性毛囊炎、辐射脱发、减轻疼痛和瘙痒、色素沉着、银屑病、顶泌汗腺囊瘤、水源性角化病、毛囊角化病（Darier病）、小汗腺汗囊瘤、大疱性表皮松解症、家族性良性天疱疮（Hailey-Hailey病）、线状IgA皮病、厚甲、骨膜增生性厚皮症等。

2. 禁忌证

肉毒毒素进行美容治疗的禁忌证：①妊娠期或哺乳期妇女；②治疗区域内有感染或炎症（如单纯疱疹、痤疮和丹毒等）；③瘢痕体质，凝血异常（如血小板低下症，正在使用抗凝剂）；④治疗区有活动性皮肤病，如银屑病或湿疹等；⑤已知对肉毒毒素或制剂（包括A型肉毒杆菌素、人血白蛋白、明胶蛋白、乳糖或丁二酸钠）内赋形剂成分过敏；⑥治疗区域已经存在动作无力（如小儿麻痹、特发性面神经麻痹）或治疗区域的肌肉已经无法主动收缩；⑦患有神经肌肉疾病，包括肌萎缩性脊髓侧索硬化、重症肌无力、蓝伯-伊顿肌无力症、肌肉病变等；⑧正在接受会抑制神经肌肉传导或影响毒素效果的药物治疗如使用氨基糖苷类药物、青霉胺、奎宁和钙通道阻滞剂等；⑨严重的系统性疾病患者；⑩精神不稳定或有不现实目标的人；⑪对于靠面部表情谋生的人如演员、歌手等需要有经验的医生谨慎注射。

（六）肉毒毒素治疗前准备工作

术前要对患者进行专科评估包括详细询问病史、用药史、药物过敏史、既往整形手术史、微创注射史等；了解患者职业、有无面部表情特殊要求、对治疗效果的预期、是否可以承受并发症等。需要进行仔细的皮肤科检查，尤其是对注射区域已存在的不对称及皮肤感染或炎症迹象。要求患者在注射前1周停止服用阿司匹林、维生素E、非甾体抗炎药及某些可能影响凝血功能的中药如银杏、人参等。女性应避开月经期注射。

注射前患者要签署知情同意书。对患者进行图像资料采集，拍摄治疗区域肌肉收缩状态和静止状态的照片存档，并在术后2～4周随访时再次拍照对比，评价疗效及不良反应。

注射必须在医疗机构内进行，由有资质的医师操作，操作室应备有抢救药品和急救设备以防出现过敏反应。注射中患者选择合适的体位，使治疗区域充分暴露并尽量使患者感到舒适，一般面部注射可以采用坐位。使用记号笔标定需要治疗部位及注射位点。治疗区域采用75%乙醇溶液或碘伏消毒。术中注意无菌原则。注射后局部如果有点状渗血可使用无菌棉签或无菌纱布轻微按压止血。注射后可局部冰敷减轻疼痛和出血。

（七）肉毒毒素的注射方法及注意事项

1. 面颈部除皱 肉毒毒素可以抑制神经肌肉接头乙酰胆碱的释放，而达到抑制肌肉收缩的目的，面颈部的表情肌多数起自骨面止于皮肤，表情肌收缩会牵拉皮肤产生与肌肉运动方向垂直的皱纹，被称为动态纹。通过注射肉毒毒素可以放松表情肌，从而减轻动态纹，并缓解和抑制静态纹的形成。

肉毒毒素注射后一般3～7天开始起效，但随着其逐渐被蛋白酶降解，以及新的神经肌肉终板结构的形成，会逐渐失效。所以面部除皱的治疗周期一般为4～6个月注射一次。

肉毒毒素注射除皱需要将药物精准地注射到靶肌肉内，所以注射医师需熟知皱纹形成的原理、肌肉的解剖位置，从而选择正确的进针点、注射层次、同时需了解不同药物浓度及容积对于疗效的差异来选择合适的剂量和稀释比例。

下面将分别介绍肉毒毒素在皱眉纹、额纹、鱼尾纹、皱鼻纹、口周皱纹、木偶纹、下颏纹及颈纹当中的应用要点。

（1）皱眉纹：其形成多由眉间复合体的活动而引起，有时额肌及眼轮匝肌也参与皱眉纹的形成。不同肌肉参与导致皱眉纹的形态有所差别。

注射前须嘱患者做皱眉动作，以观察皱纹的形态，从而判断参与的肌肉及力量大小制订注射方案。经典的注射方法是降眉间肌注射1个位点，位置相对表浅。每侧皱眉肌注射1～2个位点，内侧点相对较深，垂直入针在肌肉内注射；外侧位点注射相对较浅，皮下注射即可，斜行45°入针，针尖向外上方向。推荐每个位点注射剂量保妥适为例2～4U，吉适为例10s.U；剂量因肌肉力量不同而需有所差异。注意皱眉肌尤其是外侧点注射位置距眼眶骨性边缘1cm以上。

皱眉纹的注射疗效一般可维持4～6个月，注射后需要调整的情况也很常见，可于注射后2～4周进行补充治疗。

注射时需注意选择精准的剂量、准确的位点进行注射，避免波及周围非目标肌肉，如累及上睑提肌会出现上睑下垂；累及额肌可能会出现单侧或双侧眉型过挑（即吊梢眉）；累及眼外肌（如眼上直肌、眼下直肌、眼内直肌、眼外直肌、眼上斜肌、眼下斜肌等）可能会出现眼球动度异常，累及眼内直肌还会出现复视等问题。须注意双侧剂量的对称性，以免出现双侧皱眉纹控制明显不对称的情况（图3-5-37）。

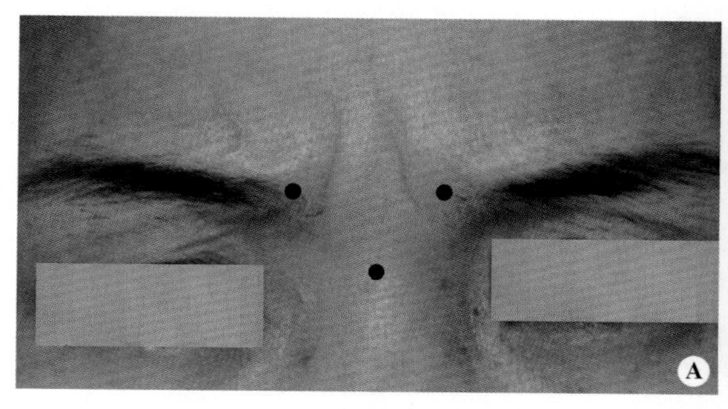

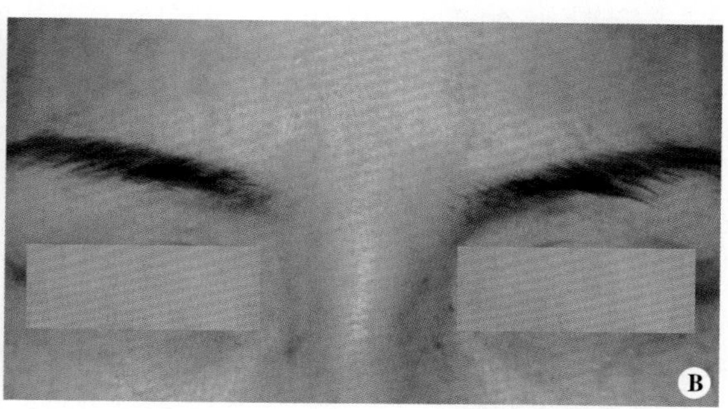

图3-5-37　皱眉纹肉毒毒素注射前后对比图，A型肉毒毒素（保妥适），降眉间肌注射 1 个位点，皱眉肌注射 2 个位点，每点注射3U

A. 注射前；B. 注射后3个月

（2）抬头纹：额肌的收缩及皮肤的衰老共同作用，会使额部出现水平的皱纹。

注射前需观察额纹的数量、形态、深度及肌肉力量的不同设计注射方案。由于额肌下1/3有提眉的作用，注射位点建议距离眉毛2cm以上，可分1～2排，一般一排6～8点，可以根据需要在其上方1～1.5cm再注射1排，注射位点穿插排列。斜行入针，皮下注射。推荐每个位点注射0.5～2U，总剂量为10～20U或25～50s.U，对于肌肉力量强者（如男性）可适当增加剂量。

额肌的注射一般需4～6个月注射一次。

注射前需重点观察眼睑及眉毛的位置，如眉毛过低、上睑下垂或上睑脂肪肥厚，那么注射后出现眼睑沉重及抬眉困难的概率较高。注意注射位点尽量覆盖整个额肌的范围，如果外侧额肌没有被放松会代偿性收缩导致眉尾上扬。术前要仔细观察是否存在两侧眉毛位置不对称的问题；术中两侧剂量和位点分布尽量对称。可于治疗后2～4周进行调整（图3-5-38）。

（3）鱼尾纹：眼部皱纹也就是鱼尾纹多由眼轮匝肌收缩形成。注射前需综合评估鱼尾纹的严重程度、眼周皮肤松弛度及眼袋的情况。在眼轮匝肌距眶缘外侧1cm的区域分3点注射，间隔1cm左右，每点推荐注射2～4U或5～10s.U。

对于伴有眶下细纹的患者，可以采用小剂量肉毒毒素皮内注射，建议联合光电等治疗。注射位点如过于偏向内侧或注射下睑纹时剂量偏多，会引起下睑松弛。须避免肉毒毒素弥散至眼外肌，从而影响眼球运动。如注射位点过于靠近内侧眼睑，弥散到泪囊部，引起对泪腺的控制渐弱，会出现泪溢的情况（图3-5-39）。

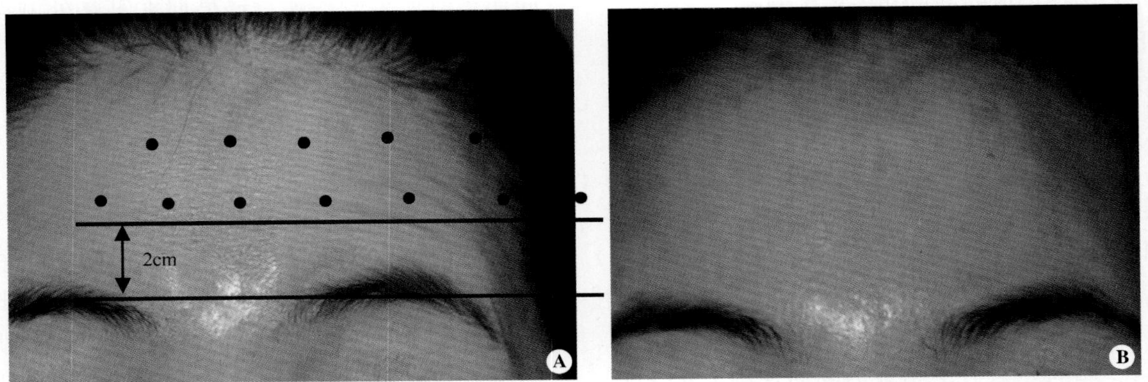

图3-5-38 抬头纹肉毒毒素注射前后对比图，A型肉毒毒素，注射位点距离眉毛2cm以上，分两排注射，每排6～8点，每个位点注射0.5～1U

A. 注射前；B. 注射后1个月

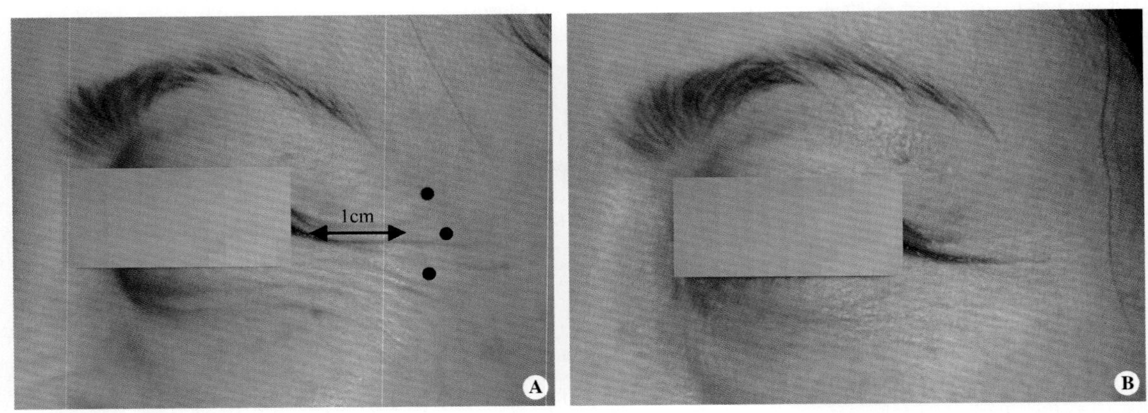

图3-5-39 鱼尾纹肉毒毒素注射前后对比图，A型肉毒毒素，眼轮匝肌外侧3点注射，每点注射2～3U，眼下皱纹于瞳孔中线下及外侧注射2～3点，每点注射0.5U

A. 注射前；B. 注射后1个月

（4）皱鼻纹：在鼻根部及鼻翼外侧对称分布的放射状皱纹即皱鼻纹，有时也被称作“兔纹”或“狼纹”，从解剖学上讲主要是由于鼻肌收缩形成的，注射时在两侧鼻肌处各选一个位点，注射位点尽量靠近中线，避免影响到上唇鼻翼提肌，或提上唇肌而造成上唇唇形不对称或上唇下垂。推荐每点注射2～4U或5～10s.U。建议在治疗皱眉纹或鱼尾纹时同时对皱鼻纹进行评估，如果存在建议同时治疗，避免注射了皱眉肌或眼轮匝肌后鼻肌的代偿性收缩导致皱鼻纹加重（图3-5-40）。

（5）口周皱纹：口周皱纹是指口周与唇线垂直方向出现的放射性皱纹，又称“吸烟者纹”，除了与皮肤衰老、日晒等相关以外，也与口轮匝肌的反复收缩运动密切相关。口轮匝肌的注射位点分布和注射剂量需左右对称，注射位点尽量接近唇红缘，浅层皮下注射即可。注射位点距离口角至少1cm，一般上唇4个点位，下唇2个点位。推荐总剂量为0.8～1.2U或1～3s.U。亚洲人皮肤较厚，相比欧美人不易出现口周皱纹，可适当减少剂量，也可将肉毒毒素稀释后采用多点皮内注射。

需注意避免注射在人中处，以免造成人中嵴平坦。同时要避免注射位点距离口角太近、避免剂量过大，以免引起闭口功能不全、流涎、构音障碍、笑容不对称等情况（图3-5-41）。

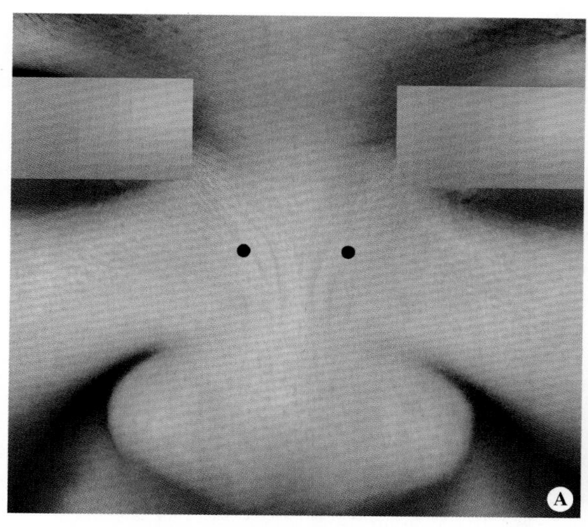
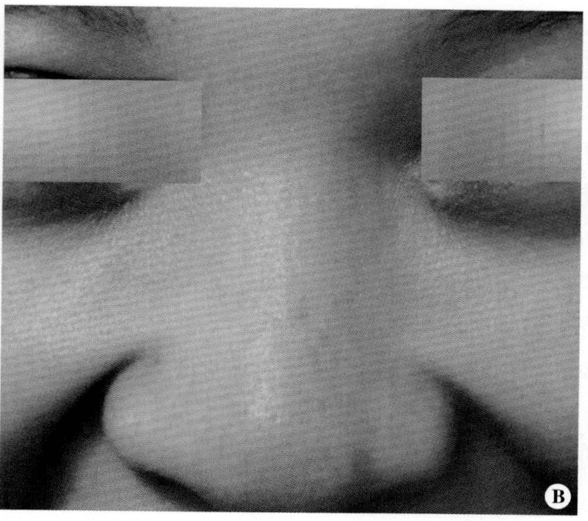

图3-5-40　皱鼻纹肉毒毒素注射前后对比图，A型肉毒毒素，鼻背皱纹隆起最高点2点注射，每点注射2U

A. 注射前；B. 注射后1个月

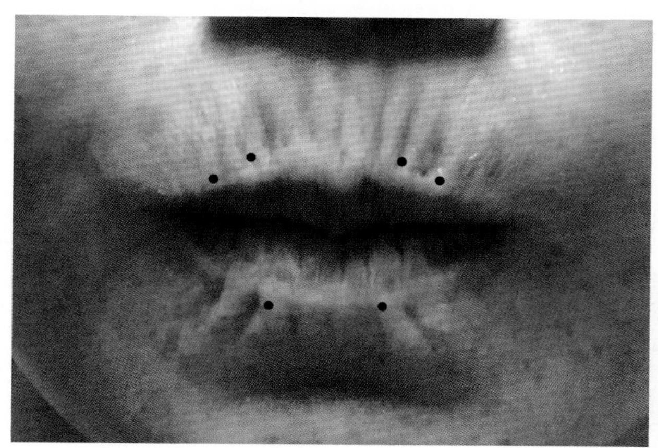

图3-5-41　吸烟纹肉毒素注射示意图

（6）木偶纹：口角下垂的同时由于下面部皮肤和软组织松垂，从而形成类似木偶的自口角向下颌缘延伸的皱折，即木偶纹。口角下垂是由于降口角肌收缩所形成的。可采用肉毒毒素放松降口角肌部分改善木偶纹，但较严重的木偶纹需要联合透明质酸填充剂注射治疗及手术治疗等。

注射时可嘱患者咬紧牙齿发“e”音，观察木偶纹的位置和形态。常规选择鼻唇沟延长线与下颌缘交点上方1cm处，每个位点注射2U或5s.U。

注意注射位点需远离口轮匝肌，否则容易使其受累而引起闭口功能受限、言语不清等问题；注射位点建议尽量靠下靠外侧，避开口角和降下唇肌。

（7）下颏纹：下颏部紧张出现表面凹凸不平，呈现为橘皮样外观，这是颏肌过度紧张所形成的下颏纹。注射时尽量选择下颏部突出处靠下，在中线两侧5mm处各选择一个位点，每个位点注射2～4U或5～10s.U。注射时针须与皮肤垂直，尽可能深层注射。

需注意尽量靠下注射避免影响口轮匝肌，以免引起张闭口功能异常。如剂量过大，也会引起下唇无法紧贴下牙列，而出现流涎。注射位点尽量靠近中线，避开降下唇肌。

（8）颈横纹及颈部索条：随着年龄的增长，下面部和颈部皮肤松弛，使得下颌轮廓模糊、颌颈角的角度变大，有的人还会出现颈部纵行的条索；这些问题与颈阔肌持续收缩向下牵拉下面部皮肤和下拉口角有关。注射肉毒毒素改善下颌轮廓时可沿着下颌缘下方，注射1～3排，每排注射3个位点，每个位点2U或5s.U；对于纵行的颈部条索，最好在动态时标记，每个注射位点间隔2cm，每根条索注射3～4个位点，每个位点注射2U或5s.U。注射层次为皮内或皮下。

注射下颌缘时需注意避免注入降下唇肌、口轮匝肌，以免引起笑容不对称、发音不清等问题。在纵行的颈部条索注射时注意避开靠近中线的位置，避免影响咽部的肌肉和神经，也不可太靠外注射至胸锁乳突肌，否则会引起颈部旋转障碍。

2. 肉毒毒素注射诱导肌肉失用性萎缩

（1）注射瘦脸：一般国人尤其是女性认为美的脸型是椭圆形（鹅蛋脸）或瓜子脸，下面部宽或曲线变方，俗称“国字”脸或“方形”脸，常会影响美观。“方形”脸的成因包括咬肌肥大、局部脂肪堆积、腮腺肥大、骨骼突出或皮肤过度松弛下垂等。注射瘦脸仅适用于咬肌肥大导致的“方形”脸。

咬肌注射范围为耳屏与口角连线下方1cm，下颌缘上方1cm，咬肌前后缘内侧各1cm的区域，每侧注射3～5个位点，注意分布均匀，每侧注射15～40U或40～100s.U。如果是3个位点，第一个位点选择咬肌最厚的部位，其余两点在该点的下方前后区域，形成三角结构，第一点注射剂量为总量的50%，其余两点各25%。注射时选择长度超过8mm的针头，垂直入针，注射在肌肉内，注射上方位点时嘱其紧咬牙关减少弥散，退针时避免注射，注射过于表浅尤其是上方的注射位点容易导致弥散到笑肌等肌肉，导致表情不自然；注射下方两个位点时需要注意肌肉层之间的深层筋膜，要全层注射，可以边退针边注射，分布不均匀会导致局部肌纤维在咀嚼时异常突起，形成“蛙腮”（图3-5-42）。

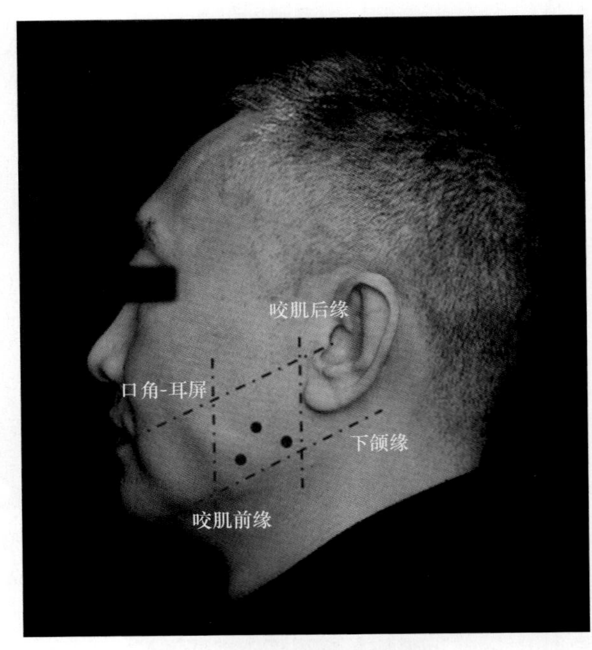

图3-5-42 咬肌肉毒毒素注射位点

咬肌通常在注射肉毒毒素后第2周开始萎缩，1个月左右肌肉功能最弱，之后肌肉功能大约在3个月时开始逐渐恢复，单次注射维持时间为4～6个月，因此每年需要重复治疗2～4次保持效果。咬肌的平均厚度随着治疗次数的增加而缩小，因此注射所需的肉毒毒素剂量也可以随着注射次数的增加而减少，治疗间隔时间延长（图3-5-43）。

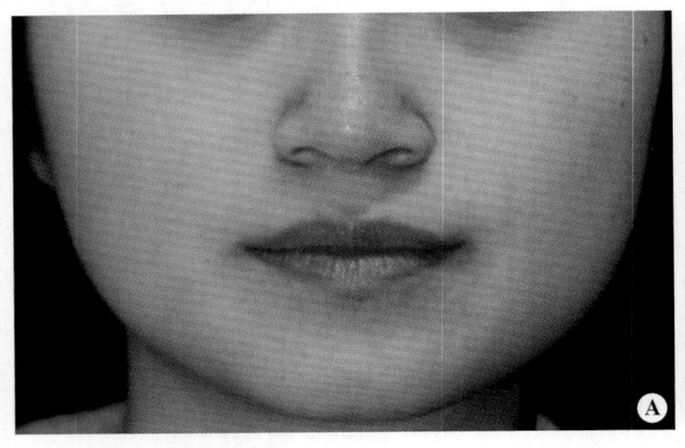

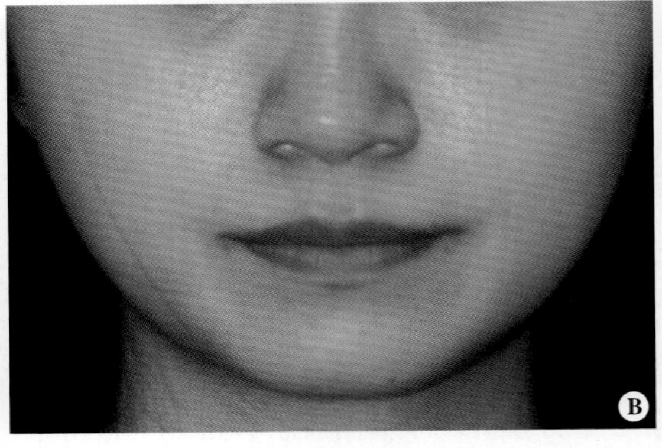

图3-5-43 咬肌肉毒毒素注射前后对比图，A型肉毒毒素，根据咬肌大小每侧3～5个位点，每侧注射15～40U，每4～6个月注射1次，共4次

A. 注射前；B. 肉毒毒素注射4次后

（2）腓肠肌注射瘦腿：亚洲人的腓肠肌相对欧美人要肥大，而且小腿长度短，通过腓肠肌注射可以从视觉上让小腿变细、变修长。肉毒毒素注射瘦小腿仅适合由于肌肉肥大引起小腿变“粗”的人群，对于脂肪堆积导致的小腿粗效果不好。

肉毒毒素注射主要是针对腓肠肌的中部和侧面部分，站立位进行注射前的设计，踮足站立状态可以清晰显示小腿肌肉的突出部，可以将这两部分各分6～10个位点注射，平均每个位点注射8～15U，每侧50～150U或125～300s.U，各位点间隔至少1.5cm，单次注射总量一般不超过300U或800s.U。注射时患者取俯卧位，放松小腿肌肉，按标记的注射位点，注射时选择长度超过25mm的23G针头，垂直进针到达小腿肌腹后肌肉内注射。从注射后1周至1个月开始，腓肠肌体积可出现缩小，2～3个月后，肌力开始恢复，单次注射效果可维持6～8个月（图3-5-44，图3-5-45）。

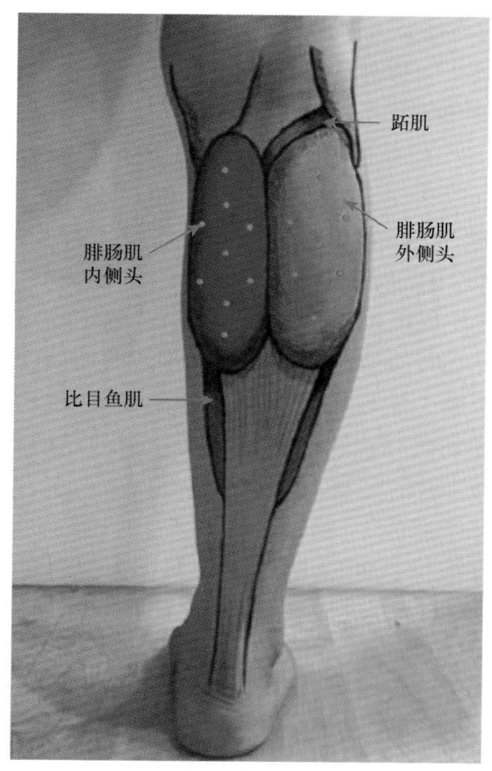

图3-5-44 腓肠肌解剖及注射位点

引自：Cheng J，Chung H J，Friedland M，et al，2020. Botulinum toxin injections for leg contouring in East Asians. Dermatol Surg，46 Suppl 1：S62-S70.

（3）斜方肌注射瘦肩：纤秀平缓肩部可增加女性美感，但颈部斜方肌肥大会让颈肩部的轮廓不清晰，斜方肌痉挛还会导致肩部酸痛，为了让颈部看起来细长、颈肩部轮廓清晰，同时缓解颈部疲劳，可以选择斜方肌注射肉毒毒素。肉毒毒素注射瘦肩仅适用于由斜方肌肥大引起的肩部轮廓不清晰。

瘦肩的注射范围为斜方肌上部，以肩峰与颈椎第7棘突连线为注射范围的下缘，将该连线平均分四等份（图3-5-46），锁骨外侧边缘与斜方肌上边缘的交点为A点，中间两区域b、c区为注射区。注射时患者取坐位，背对操作医生，医生用左手拇指和示指捏起斜方肌，在斜方肌上部最突出的部位b、c区，每侧各分5～7个位点注射，每点间隔1～2cm，平均每个位点注射7～10U，单次总剂量不超过100U或300s.U。注射时垂直入针，肌肉内注射。注射时要避开肺尖，即锁骨内侧段上方2～3cm。注射后可出现短暂肌肉酸胀，3～4天消失，可出现耸肩无力，随时间推移可自行缓解，1个月开始，斜方肌体积减小，单次注射效果可维持4～6个月（图3-5-46）。

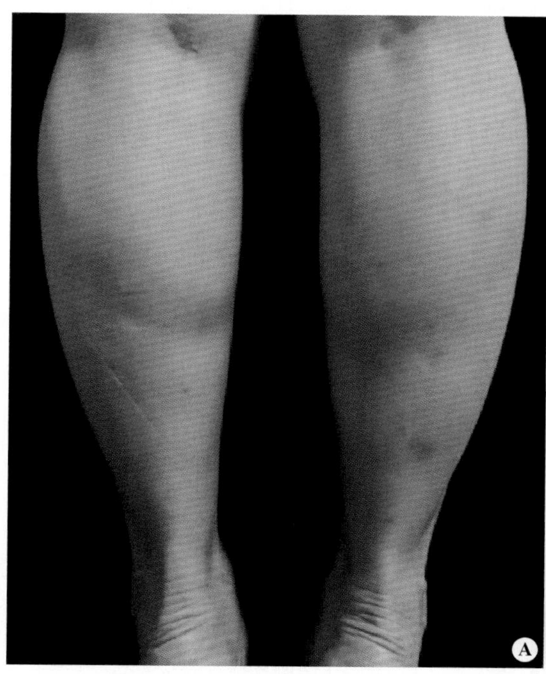

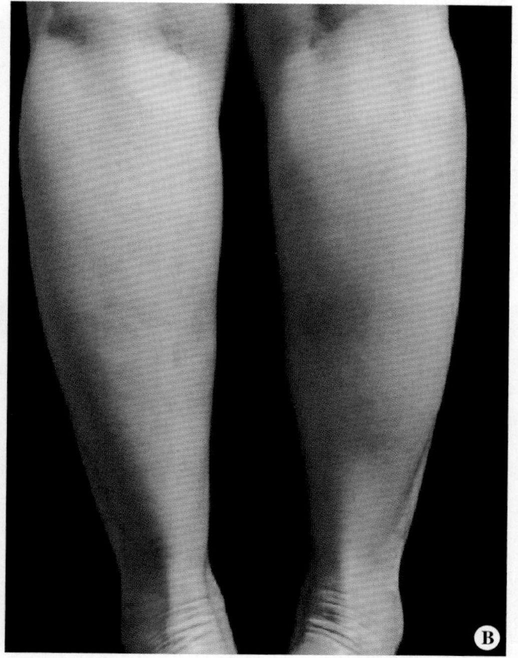

图3-5-45 腓肠肌肉毒毒素注射前后对比图，A型肉毒毒素，腓肠肌内外侧头各分6～10个位点注射，平均每个位点注射8～15U，每4～6个月注射1次，共3次

A. 注射前；B. 注射3次后

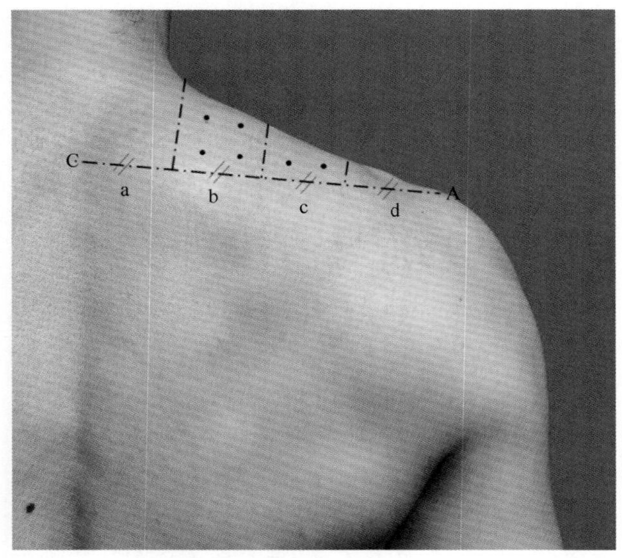

图3-5-46　斜方肌注射区示意图

3. 肉毒毒素注射治疗多汗症　多汗症是指汗液分泌量超过自身体温调节和体内稳态平衡所需产生的过量出汗，当过量出汗引发的不良情绪、生理或社交不适，对患者的生活质量产生负面影响时，就会被诊断为多汗症。多汗症可能源于复杂的自主神经系统功能障碍，导致正常小汗腺的神经源性过度活动，另外，多汗症可能由中枢神经病变导致，因此多汗症被分为原发性或继发性多汗症。大部分多汗症是原发性多汗症，患者有典型的局灶性和双侧分布，影响腋窝、手掌、足底和颅面区域等。继发性多汗症表现为全身和不对称地分布，多由各种基础疾病或药物产生，在诊断原发性多汗症之前，需要排除多汗症的继发性原因。

肉毒毒素可以通过抑制神经递质乙酰胆碱释放，阻断交感神经刺激小汗腺汗液分泌，起到控制多汗的作用。

腋窝区域注射痛感较轻微，麻醉不是必需的，但也可以根据需要采用表面麻醉、冰敷或局部浸润麻醉。掌跖部位痛觉敏锐，注射疼痛显著，可采用神经阻滞麻醉。

在注射前可以采用碘淀粉试验确定治疗区域。将3%～5%的碘溶液涂抹到待处理的区域，让其自然干燥，然后在表面均匀撒上一层淀粉。当汗液接触到碘和淀粉时会变成紫色，可以精确地识别出要注射的区域。

对于腋窝区域，通常每侧10～20个注射位点，每个位点间隔1～2cm，对于A型肉毒毒素，平均剂量为1U/cm^2（每1.5～2cm 3～4U），每侧腋窝可注射60～100U，每次治疗的总用量不超过300U，建议采用皮内注射，单点形成可见的暂时性苍白皮丘即小风团样改变。

治疗手掌和足底多汗比腋窝多汗需要更高剂量的肉毒毒素。常用的每只手剂量为75～100U。每个位点的注射剂量为0.05～0.1ml（1.7～3.3U），均匀分布在5～50个位点，每个位点间隔1～1.5cm，每侧足底需要注射100～200U的肉毒毒素，每个注射位点间隔1～2cm，注射位点为15～50个。手掌和足底不太容易扩散，注射肉毒毒素后大概3天后起效，有效控制多汗时间可达3～9个月不等，随着治疗次数的增多，控制时间会延长，肉毒毒素注射治疗多汗症每年重复2～3次，可达到维持治疗效果的目的（图3-5-47）。

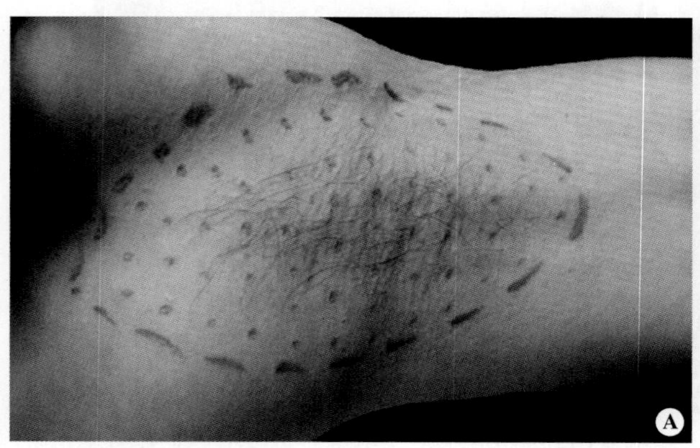

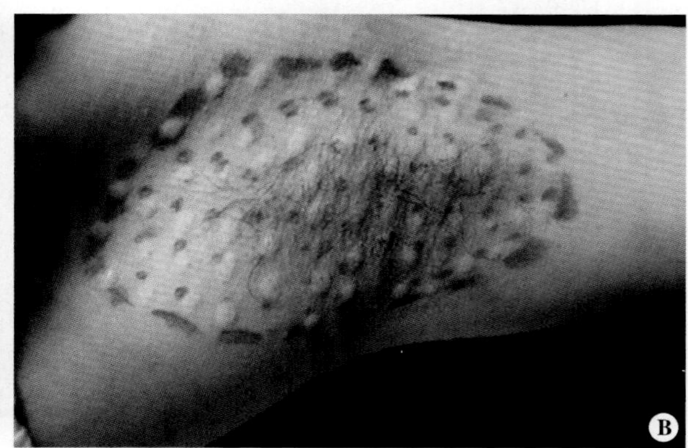

图3-5-47　腋下注射区域

A. 注射前；B. 注射后

4. 肉毒毒素注射后护理及注意事项　肉毒毒素注射后要求患者在诊室休息至少30分钟，确认无过敏等并发症再离开。注射治疗后叮嘱患者在4小时之内不要按摩注射区域，避免药物弥散。注射后1～2天避免剧烈活动、蒸桑拿等过热环境及饮酒、暴晒等。若治疗区域需要激光或强脉冲光治疗建议1～2周后进行。注射后2周内避免使用氨基糖苷、青霉胺、奎宁、氯喹和羟基氯喹、钙通道阻滞剂及抗凝药物（如华法林、阿司匹林等）。

（八）肉毒毒素注射常见不良反应及处理

肉毒毒素用于美容方面的治疗时，一般使用剂量较小，因此出现严重不良反应的概率很小，但由于此类患者的治疗通常是出于求美的目的，即使轻微的不良反应也可能造成患者出现紧张焦虑的情绪，所以，熟知肉毒毒素注射相关的不良反应的发生机制、临床表现及处理措施是十分有必要的。

1. 注射本身相关的不良反应　包括注射部位的红斑、水肿、瘀斑、疼痛等。注射后红斑及水肿的发生概率小且轻微，注射后冰敷，避免蒸桑拿等过热环境、饮酒、剧烈运动、暴晒等导致血管扩张的情况有助于预防其发生。特别是眶周注射时容易出现出血及瘀斑，注射前10天应避免服用影响凝血功能的药物，女性应避免在月经期进行注射，注射时要注意避开血管。注射后压迫及冰敷均可有效减少出血及瘀斑的产生，对于已经产生的瘀斑可使用彩妆遮盖或染料激光治疗。肉毒毒素注射引起的疼痛一般可以耐受，选择30G或更细的针头，注射4～5个点后及时更换针头可避免针头变钝而导致的疼痛，注射时捏起局部的皮肤也可以减轻疼痛，必要时可提前局部外用麻醉药30～60分钟。

2. 过敏反应及中和性抗体的产生　肉毒毒素为蛋白的复合物，具有免疫原性，可能导致过敏反应（图3-5-48），但现有的数据表明由肉毒毒素导致的过敏反应十分罕见，因此临床治疗时无须皮试，但需要在注射后密切观察30分钟。如果患者出现过敏反应，可按药物过敏治疗原则处理，并避免再次注射肉毒毒素。大剂量、频繁地使用肉毒毒素可诱导中和性抗体产生，如果产生的是针对肉毒毒素本身的抗体则会导致疗效降低甚至丧失。研究显示，在美容领域由于使用剂量小，中和性抗体产生的比例非常低，通过注射最低有效剂量并保持最长的适宜注射间隔，可使抗体生成的可能性最小化。

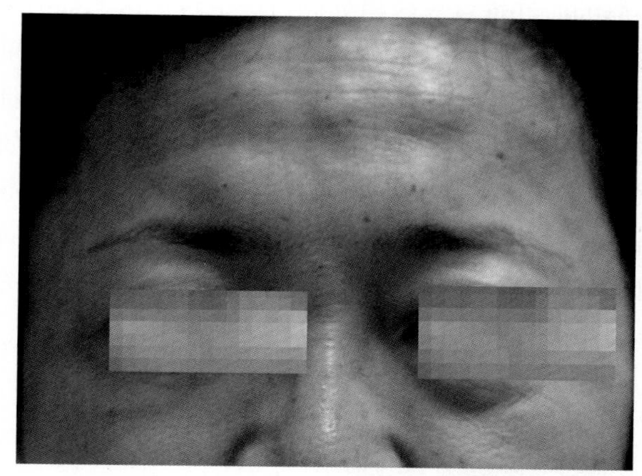

图3-5-48　肉毒毒素注射后过敏反应

3. 肉毒毒素本身引起的不良事件

（1）肉毒毒素弥散到靶肌肉以外的肌肉或腺体产生的影响：如在上面部注射时肉毒毒素弥散到提上睑肌可导致上睑下垂（图3-5-49），对于额肌下1/3的麻痹导致眉下垂；弥散到眶内眼外肌引起复视，影响到眼轮匝肌睑部或泪囊部引起睑外翻、溢泪、干眼等；颧大肌麻痹导致上唇下垂、笑容不对称等；弥散到喉部肌肉或胸锁乳突肌可导致吞咽困难、声音嘶哑和颈屈肌无力。如果出现的是非靶向肌肉麻痹，一般不须处理，在4～6周可以自行恢复。对于上睑下垂严重影响工作生活者，可以使用阿法根（α肾上腺素能受体激动剂）滴眼液，通过刺激muller肌收缩部分改善上睑下垂，一天使用2～3次，直至缓解。注射时选择

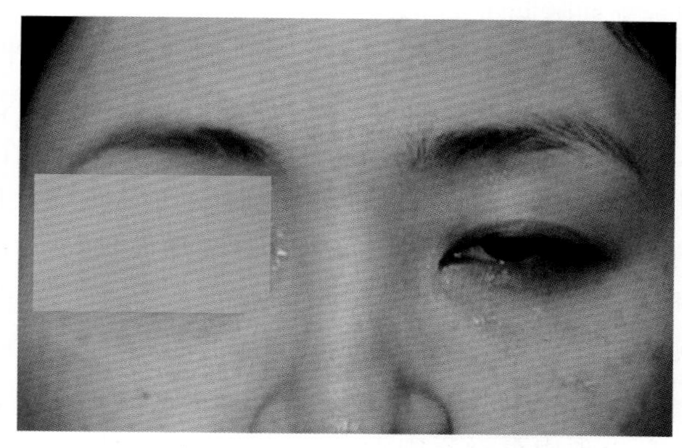

图3-5-49　肉毒毒素注射后上睑下垂

合适的稀释浓度，稀释得越稀越容易弥散，熟悉面部肌肉解剖，做到精准注射，注射后避免按摩、热敷等可减少此类并发症的发生。

（2）由于肉毒毒素注射范围不足引起周边肌肉代偿性收缩：如在额肌注射时，没有注射额肌外侧的肌纤维，导致眉外侧过度上扬（图3-5-50），形成“武士眉”（“Mr. Spock”眉）；注射眼轮匝肌外侧缘治疗鱼尾纹时由于眼轮匝肌下部及鼻肌的代偿性收缩，导致眶下纹、鼻背纹加重等，如果出现可以在相应的位置补充注射一定量的肉毒毒素来改善；在注射前进行全面评估，考虑到面部表情肌之间的拮抗和协同作用，设计多部位的联合治疗可以避免其发生。

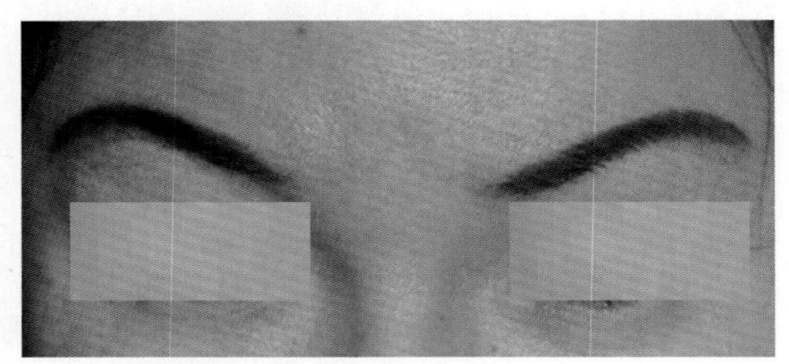

图3-5-50　肉毒毒素注射后眉外侧过度上扬

4.系统不良反应　肉毒毒素注射后的系统性症状包括头痛、发热、全身不适、疲倦、乏力、鼻咽炎、流感样症状等，其他并不确定的系统反应包括失眠、皮肤瘙痒、水肿、胃肠道症状等，其中头痛是最常见的不良反应，其发生可能与骨膜外伤或肌内血肿形成、患者紧张焦虑及暂时性肌肉痉挛相关。上述不良反应常发生在注射后1周以内，持续时间约为1周，由于其发生率低、症状轻，通常可以自行恢复，无须特殊处理。另有研究显示，A型肉毒毒素系统不良反应的发生率随重复注射而降低。

5. 肉毒毒素中毒　肉毒毒素的半数致死量/半数有效量（LD50/ED50）在20以上，以60kg的灵长类动物推算，保妥适的LD50大于3000U，而在美容适应证中肉毒毒素的使用剂量一般在100U以内，所以选择正规的肉毒毒素制剂和推荐的治疗剂量基本不会出现全身中毒的情况。推荐首次最大使用剂量为保妥适≤500U，衡力≤300U。但国内有报道使用不正规的肉毒毒素导致中毒的病例，一旦出现肉毒毒素中毒症状，首先卧床休息，做好营养及呼吸支持，预防呛咳窒息，给予抗肺部感染等对症治疗，尽早使用肉毒毒素抗毒素是治疗关键，持续使用直到症状改善后逐渐减量停药。

（编者：吴　艳，仲少敏，冉梦龙，王向熙，王　瑞，吴韫颖，白倩倩，夏金玉，宫　姝；审校：艾　菁，刘振锋）

四、美塑疗法

（一）概述

美塑疗法于1952年由法国内科医师Michel Pistor首次提出，最初作为一种皮下注射技术用于治疗血管及淋巴管相关疾病，其理念为“very little，not often，but at the right spot”，即“微量，适频，定点”；在其推动下，法国于1964年成立美容美塑疗法学会（French Society of Aesthetic Mesotherapy）；1987年法国国家医学会将美塑疗法批准为一项医学专业治疗技术，至此，美塑疗法正式获得合法身份。“meso”希腊语意为“中间或中层”，在此是指组织胚胎发育来源于中胚层的真皮组织，因此，美塑疗法在国内也被称为“中胚层疗法”，但这个名称一直受到部分皮肤科专家的质疑。本文为了规范和统一，根据国际惯例，选择“Mesotherapy”的音译名“美塑疗法”。

（二）定义及原理

1. 定义　美塑疗法是一种采用注射等微创方式，将活性物质直接注入皮肤靶层次的治疗方法，是一种经皮注射给药技术（定点、定层与定量）。

2. 原理　美塑疗法是一种微创注射治疗方法，旨在通过穿刺皮肤将不同药物、植物提取物、维生素、透明质酸HA和其他生物活性物质或其混合物注射到真皮层和（或）皮下脂肪层中，以调节细胞功能而刺激自我更新，并通过药物化学作用和（或）物理性刺激作用，对机体的血液循环系统、淋巴系统、免疫应答和局部神经末梢产生调节、改善和修复作用，从而调节皮肤及皮下组织的生理活动，甚至治疗病理状态。局部注射活性物质可避免肠肝代谢对活性成分的首过效应，故可以局部使用量非常低（低剂量疗法）而起效。

（三）活性物质的分类及功能

1. HA　主要包括非交联HA、交联HA及不同分子量大小的复配产品。HA是皮肤组织的基本组成成分，具有高水结合能力并可提高真皮层和表皮层的黏弹性，改善与年龄相关的皮肤质地与容量变化。成纤维细胞合成HA，HA同时在角质形成细胞的增殖、迁移和分化中发挥重要作用。注射至真皮中的HA可刺激成纤维细胞合成Ⅰ型胶原蛋白、基质金属蛋白酶-1（MMP-1）和基质金属蛋白酶组织抑制剂-1（tissue inhibitor of metalloproteinases-1，TIMP-1），增加并重建细胞外基质，并通过强大的锁水能力，增加皮肤水合和弹性，改善肤质和肤色，增强皮肤屏障功能。此外，HA被证明参与创伤愈合、调节炎症细胞功能及与细胞外基质的蛋白多糖交互作用并清除自由基。HA在美塑疗法中的潜在不良反应如下。

（1）术中疼痛：术后数小时出现轻度红斑和肿胀，数天内可能出现潜在小丘疹。

（2）瘀点/瘀斑。

（3）注射部位术后色素沉着。

（4）较大分子或交联HA浅表注射可能会导致结节或丁达尔效应。

（5）部分产品注射至血管内可能会引起严重不良反应，故注射前应评估危险区域。

（6）异物肉芽肿。

（7）光电治疗联合HA注射时，应在注射前进行光电治疗或注射2～4周后进行光电治疗。

2. HA复配制剂　该类产品在全球市场的占比越来越大，此类美塑制剂以非交联HA为载体，复配不同的营养物质或功效性成分，如维生素、氨基酸、辅酶、矿物质和抗氧化剂等；通过添加各种营养成分改善微生态环境并调节细胞功能，提高合成细胞外基质的能力，还可通过优化配方体系进一步完善其他功效（抗氧化或抑制络氨酸酶等）。虽然有学者认为单一注射HA的效果可能会更好，且可避免多种成分之间相互反应导致的潜在风险；但美塑疗法多使用非交联HA，不稳定且半衰期短，当与其他活性成分联合使用时，可刺激成纤维细胞自身合成细胞外基质，以维持真皮层足够的容量并修复皮肤结构和功能。

3. 胶原蛋白　在真皮层直接补充胶原蛋白，通过容量补充及促进自身合成的方式改善真皮层细胞外基质结构（组成成分的数/质量）和功能，改善真皮层微环境，调节皮肤细胞（成纤维细胞和角质形成细胞）功能，修复皮肤屏障结构及功能。

4. 生长因子　是一类能通过与细胞特异性受体结合，调节细胞生长与功能的多效应多肽类物质。多种特定浓度的生长因子被激活后，分别与相应靶细胞表面或胞内的特异性受体结合，可精准调节靶细胞的增殖与代谢活动。

5. 富血小板血浆（platelet rich plasma，PRP）　是将自体全血经离心后获得富含高浓度血小板的血浆，其包含多种生长因子，包括血小板源性生长因子（platelet-derived growth factor，PDGF）、转化生长因子-β（TGF-β）及胰岛素样生长因子-1（insulin-like growth factor-1，IGF-1）等。因此，PRP可加速损伤愈合、促进细胞增殖和组织再生修复，其在皮肤美容领域的应用非常广泛，如用于萎缩性瘢痕（痤疮或外伤等所致）、皮肤年轻化、脱发、膨胀纹和私密年轻化等。此外，近年来更多的临床研究证实，PRP联合脂肪移植、光声电技术及除皱整形手术等可显著提高疗效并减少不良反应。

6. 多聚脱氧核苷酸　是腺苷酶A2A受体激动剂，通过促进细胞DNA合成从而促进真皮成纤维细胞的合成与组织再生，同时双向调节相关炎性及抗炎因子，发挥抗炎作用。其次，其促进血管内皮生长因子（VEGF）分泌，促进血管内皮细胞迁移、增殖和血管新生，从而改善局部血供及营养。

7. 肉毒毒素（botulinum toxin，BTX）　是由肉毒杆菌合成的神经外毒素，临床主要通过阻断神经肌肉接头处的信号传导，导致肌肉麻痹来改善面部动态纹，在美塑疗法中，常以小剂量微滴方式注射至皮内或皮下，诱导胶原蛋白的合成、抑制胶原蛋白的降解，提高皮肤弹性和水合作用。BTX可刺激皮肤分泌VEGF，改善皮肤血管系统的慢性炎症状态，降低面部血管反应性，治疗面部反应性红斑。皮内注射BTX可减少油性皮肤患者的皮脂合成与分泌，其机制可能是肉毒毒素对竖毛肌和皮脂腺局部的毒蕈碱受体的功能调节，影响皮脂腺皮脂的合成代谢，皮脂合成的减少会改善原有粗大的毛孔。

8. 鸡尾酒配方　鸡尾酒配方指复配不同活性成分的美塑疗法混合物，通过不同活性成分之间的协同效应获得更好的疗效，调节细胞功能、促进组织再生、提高皮肤弹性和韧性，并改善细纹等。国外成熟产品主要成分包含非交联HA，辅以维生素、氨基酸、矿物盐、辅酶和核酸5类成分。其作用包括改善细胞活性、有效淡化细纹，还可改善肌肤暗沉粗糙及松弛，使皮肤紧致、细滑、富有光泽。

鸡尾酒配方中复配的各种维生素发挥着重要的辅助作用。维生素A调节细胞更新代谢。“维生素B族”是一组维生素，包括硫胺素（维生素B_1）、核黄素（维生素B_2）、泛酸（维生素B_5）、甲钴胺（维生素B_{12}）等；其中，维生素B_5参与蛋白质和肽的乙酰化，促进谷胱甘肽的合成，同时具有抗病毒和抗感染的作用，维生素B_{12}有营养神经的作用。维生素C是公认的抗氧化剂，可抑制酪氨酸酶而调节黑素的生成，也可有效促进胶原蛋白合成。维生素E是一种高效抗氧化剂，并且对光损伤具有保护作用。维生素K_3可通过逆转UVA照射引起的细胞活力下降，抑制光老化细胞中的环氧化酶-2（cyclooxygenase-2，COX-2）和MMP-1的合成，并可以通过自噬激活有效地保护角质形成细胞，达到抗光老化的功效。

（四）常用器械与仪器

1. 注射器　1ml/2ml/5ml医用注射器；针长2mm、4mm、6mm或13mm，30G或更细针头。

2. 美塑枪　自动化的单针电动注射器，给药剂量精准，注射深度均一。

3. 微量电子注射仪（水光枪）　负压多针的电动注射器，可通过参数设定调节每次注射的针刺深度、剂量和速度等；注射均匀、快速、出血少且痛感轻。

（五）适应证

1. 皮肤老化和亚健康状态　皮肤皱纹、松弛、肤色暗沉、毛孔粗大及敏感性皮肤等。

2. 损容性皮肤病　黄褐斑、炎症后色素沉着、寻常痤疮（痤疮后红斑、痤疮后色素沉着）、玫瑰痤疮、激素依赖性皮炎及脱发（雄激素性秃发、斑秃等）等。

3. 脂肪过度堆积　局部脂肪团、下颌脂肪袋等。

（六）禁忌证

（1）已知对所使用的活性物质或麻醉药中任一成分不耐受或过敏者。

（2）注射部位有皮肤病（如复发性单纯疱疹、暴发性痤疮、急性湿疹、接触性皮炎、急性特应性皮炎、银屑病等炎性疾病及白癜风、扁平疣等）并且处于急性期或进展期。

（3）活动性自身免疫性疾病患者。

（4）治疗区存在不明注射物。

（5）有凝血功能障碍及其他血液系统疾病或有癫痫、糖尿病、恶性肿瘤、免疫性缺陷、心脑血管疾病及代谢紊乱等严重系统性疾病者。

（6）正在接受化疗/放疗者。

（7）瘢痕体质或容易出现色素沉着者。

（8）心理障碍及精神疾病的患者。

（9）妊娠期妇女。

（七）治疗前准备

1. 评估与诊断

（1）了解患者治疗目的，采集完整病历资料（重点为现病史、护肤习惯、医美治疗史及既往史）；如为身体塑形的治疗，还需要记录患者身高、体重及体重指数。

（2）细致的专科和系统检查，排除相关禁忌证。

（3）皮肤分析和毛发分析，皮肤分析包括分析肤色、肤质、敏感性及皮脂分泌等；毛发分析包括分析发际线、毛发的粗细疏密及毛囊情况等。

（4）明确诊断，包括主要诊断和次要诊断。

（5）确定治疗方案，告知患者认真阅读治疗知情同意书并签字确认。

（6）通过描述、照片（正面和轮廓、目标区域）和测量（用卷尺、尺子和测量仪或使用特殊的仪器）来记录基线状态，并建立完备的患者病历档案。

2. 准备阶段

（1）治疗环境：安静、光线充足、清洁卫生。

（2）物品：洁面产品、一次性使用医用帽、治疗车、剪刀、放大镜、毛刷、一次性弯盘、2.5ml注射器、纱布、棉签、表面麻醉药、治疗用注射器械或注射仪器、碘伏或类似皮肤消毒用品、0.9%氯化钠溶液、治疗使用的药物、治疗后外敷的医用冷敷贴或功效类似的产品。

（3）物品管理：无菌物品必须存放于无菌区域或无菌容器内，无菌物品和非无菌物品分别放置，非一次性无菌物品一经使用，须再次进行消毒。治疗桌上物品摆放整齐，不应放置其他与操作无关物品。

（4）操作人员按要求着装，佩戴口罩和一次性手套。

（5）操作人员佩戴手套时不可跨越无菌区域或接触非无菌物品，手套或无菌物品疑有污染应及时更换。

（6）一次性物品应专人专用，不可交叉或重复使用。

（八）治疗

（1）清洁治疗部位皮肤：若是面部治疗，需要彻底卸妆，并彻底清洁面部皮肤。

（2）标记皮肤治疗区域：标记时应使用白色标记笔。

（3）消毒，生理盐水清洗消毒剂，操作过程遵循无菌操作原则。

（4）若有需要，可使用表面麻醉剂或进行局部麻醉。

（5）常用治疗仪器及治疗操作

1）注射器常用注射方法

a. 表皮层注射：最浅层的注射方式。通常使用1.5mm长、34G的针头，注射时针尖斜面朝上，对注射器轻微施压，同时轻柔拖拽针头，抖动进行极浅表的网格状注射，注射深度不超过1mm，每条注射线之间间隔约为1cm。这一方式疼痛感轻，几乎不出血。

b. 皮丘样注射：选择4mm长的针，可将药物注射至真皮表皮交界处，斜行15°进针，间隔2～4mm，每点形成一个皮丘样注射区；主要用于肉毒毒素的微量注射或治疗皱纹、脱发。

c. 真皮浅层注射：通常使用4mm长、30～34G针头，30°～60°进针，深度为2～4mm，每点注射量0.01ml，即不会出现小风团。注射时，一边轻柔但持续地给注射器手柄施压推注，一边快速移动手腕，在每个注射点上注射少量（一滴）药物。这种注射方式一般用于较大范围内浅表覆盖注射，但对患者来说不适感可能会稍微强一些。

d. 单点注射：治疗区内间隔1～2cm单点注射，基于治疗层次靶点选择，注射深度一般为1.5～6.0mm；单点注射量为0.02～0.05ml，本方法主要用于溶脂治疗。

e. 浸润注射：注射方式与单点注射一样，但注射量更大（≥0.2ml），创建局部溶液蓄积，间距为5～10mm。

f. 混合注射：同一时段同一区域浅、深注射技术相结合。

2）深度可调的仪器：如美塑枪、微量电子注射仪（水光枪）、无针注射设备等，根据不同的适应证选择并调节注射/导入深度。

3）注射深度推荐：由不同治疗目的及靶组织深度决定，治疗面部年轻化为0.2～0.6mm，治疗橘皮症为1～2mm，局部脂肪移除为6～12mm，治疗时应避免注射至肌肉。

4）已有研究证明局部麻醉剂如利多卡因及其衍生物会抑制脂肪分解，所以溶脂治疗中若使用鸡尾酒配剂应注意其不含局部麻醉药。

（6）常见适应证治疗方案建议

1）面部年轻化：常用活性成分包括非交联HA、PRP、多种维生素、微量元素和矿物质、肽类、多聚核酸及肉毒毒素等。采用注射器、美塑枪或水光枪等单独注射，也可以多种方式进行联合注射，还可联合微针疗法，治疗深度为1～2mm。若搭配肉毒毒素进行治疗，治疗间隔为4～6个月；若搭配其他活性成分，治疗间隔为1～2周，一般不超过1个月，5～10次为一个疗程。

2）脱发：常用药物有非那雄胺和米诺地尔；一般采用注射器或美塑枪点对点注射，深度为1～4mm，注射间隔为1～2cm。治疗间隔为2～4周，治疗次数为平均6～8次，也可连续治疗半年。

3）溶脂：常用活性成分包括磷脂酰胆碱、异丙肾上腺素、氨茶碱、咖啡因、l-肉碱、丁氟甲基及降钙素等。2015年，美国FDA批准首个溶脂产品，商品名Kybella®，含脱氧胆酸钠10mg/ml，用于治疗成年人中度至重度“双下巴”。但在国内尚无批证产品。治疗时，一般采用1ml注射器，配30G、13mm的针头进行点对点注射，对于身体塑形，针距为1.5cm，深度为9～11mm，每点注射0.4～0.5ml；对于面部，针距为1～1.5cm，深度约为6mm，每点注射0.2～0.3ml。治疗间隔为4周，治疗次数为平均3～5次。

4）色素增加性疾病：常用活性成分包括维生素C、谷胱甘肽、硫辛酸、氨甲环酸及维生素B_5等多种维生素。一般采用注射器注射，深度为0.8～1mm，注射间隔为0.2～0.4cm，在色素增加的区域治疗。治疗间隔为1～2周，平均治疗6～8次。

5）颈纹治疗：常用活性成分包括非交联HA或鸡尾酒配方。一般使用30～34G、13mm的针头，以注射HA治疗颈纹为例，注射时，进针角度为与皮肤表面形成10°～15°角，注射层次为真皮深层，根据颈纹的长度和深度，以线性连续穿刺的方式共注入1.0～3.0ml HA。

（7）补充说明：大量临床实践已证明，复配各种活性成分的美塑疗法具有一定的临床效果，但许多美塑制剂的药理学机制尚未被彻底阐明，各类美塑制剂（尤其是各类鸡尾酒配方）在皮肤不同层次的药代动力学研究仍较少，缺乏此类数据支撑而制订治疗的间隔及疗程并不科学严谨。美塑疗法的发展离不开严格的基础实验和临床试验，如果缺乏各种活性成分在皮肤不同层次药效学及药代动力学的具体研究数据，就无法进行系统、严格的临床试验来制订基于循证依据的治疗方案，包括注射成分、剂量、层次、治疗间隔和疗程等。上述问题亟待后续研究逐步完善。

（九）治疗后护理

（1）治疗后即刻进行冷敷保湿修复，必要时可结合光疗促进修复，如红光、蓝光治疗等。

（2）治疗后短期（通常24小时内）禁止常规清洁，如有需要，可使用无菌生理盐水清洁治疗区；停用剥脱或刺激性的功能性护肤品，避免剧烈运动及高温桑拿。

（3）治疗后炎症期控制摄入辛辣刺激类、鱼虾海鲜及牛羊肉等食物，回避烟酒。

（4）治疗后修复期需要做好皮肤补水，严格防晒，可配合使用修复性功效产品，包括医用冷敷贴、医用喷雾剂、防晒剂及功效性护肤品等。

（十）常见不良反应及处理

1. 一过性不良反应 美塑疗法一般都会有可逆的短期术后反应，如轻度疼痛、出血、微小血肿、红斑、水肿、脱屑、划痕和点状结痂等，术后做好保湿修复，常在72小时内自行恢复。

2. 皮肤干燥及敏感 由于注射导致针孔较多，对皮肤屏障造成一过性破坏，短期内应减少清洁次数及强度，避免刺激皮肤；可给予胶原蛋白或透明质酸敷料冷敷及外用保湿剂等措施，必要时采用红光/黄光照射抗炎修复。

3. 局部感染 配药、皮肤消毒、多部位叠加注射等过程未严格执行无菌操作或创伤刺激，可能会引起细菌性毛囊炎、单纯疱疹、传染性软疣、寻常疣、扁平疣、非典型分枝杆菌感染等局部微生物感染。因此，需注意定期消毒治疗间、术前严格消毒治疗区皮肤、加强无菌操作及选择正规合格的药品等。术前对复发型单纯疱疹患者应给予预防性抗病毒治疗，持续3～5天；对于发生细菌感染者可给予系统应用红霉素、米诺环素或青霉素类抗生素，外用莫匹罗星或夫西地酸等局部抗感染治疗，必要时行细菌、真菌培养并按药敏试验结果给药，造成脓肿、深部感染、皮肤坏死的应及时清创引流。

4. 过敏性或刺激性接触性皮炎 消毒剂、表面麻醉剂或注射药品中的成分都可能导致过敏，即刻可以发生局部红斑、丘疹、水疱、渗液、瘙痒及风团等皮肤反应。因此，应详细询问过敏史及药敏史，禁止随意配置、混合药物，尽量减少一次注射的药物种类。发生过敏反应可系统使用抗组胺药、皮质类固醇激素等治疗，对于伴有渗液者给予局部湿敷，皮疹持续存在可外用非激素或激素类药物。

5. 色素沉着 偶见术后局部色素沉着，可能由术后继发感染、皮炎或异物反应等引起；还可能是原有色素性疾病的加重（如黄褐斑）引起，出血过多导致含铁血黄素沉着，也可使肤色加深或色斑加重。可口服维生素C或氨甲环酸及外用氢醌乳膏治疗，严格防晒。必要时经专业评估后联合激光治疗。

6. 异物肉芽肿 虽在美塑疗法中罕见，但仍可见注射后形成丘疹、小结节及较大硬结等异物反应。选药及配药严格掌握适应证，不可随意添加如交联HA、PCL或PLLA等易引起纤维增生的成分，严禁使用来源不清、不合格产品。发生较小的非感染性丘疹、结节可给予系统抗炎及糖皮质激素治疗，较大的非感染性肉芽肿可给予结节内注射类固醇激素治疗。

（十一）治疗案例展示

案例1：使用水光针仪器注射鸡尾酒类美塑制剂（5ml美塑制剂内主要含非交联HA，辅以维生素C、氨甲环酸等成分）治疗面部痤疮。治疗后，面部痤疮明显改善（图3-5-51）。

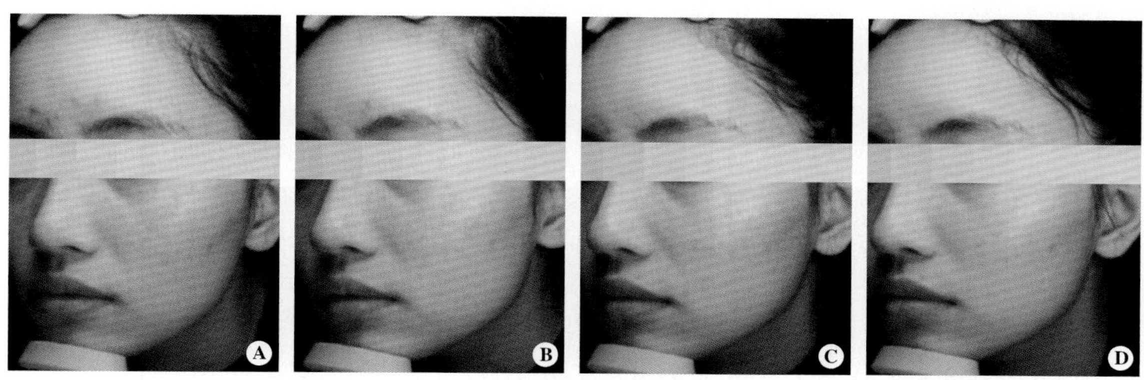

图3-5-51　美塑疗法治疗面部痤疮前后对比图

A. 治疗前；B. 治疗后4周；C. 治疗后6周；D. 治疗后8周

案例2：使用水光针仪器注射鸡尾酒类美塑制剂（5ml美塑制剂内主要含非交联HA，辅以维生素C、氨甲环酸等成分）治疗面部痤疮，治疗后，面部痤疮肉眼可见明显改善，从VISIA红图中可见面部炎症也明显改善（图3-5-52）。

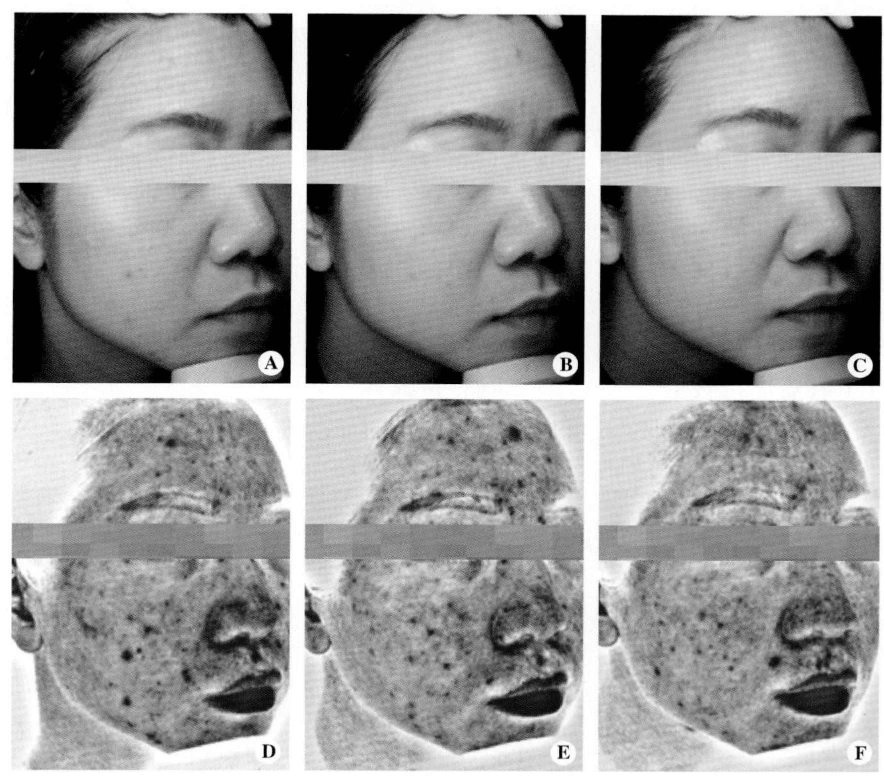

图3-5-52　美塑疗法治疗面部痤疮前后对比图

A、D. 治疗前；B、E. 治疗后2周；C、F. 治疗后4周

案例3：使用水光针注射鸡尾酒物质复配液（2.5ml美塑制剂内主要含非交联HA、多聚脱氧核苷酸等）治疗痤疮后凹陷性瘢痕。治疗后，面部肤色、肤质及炎症均有所改善（图3-5-53）。

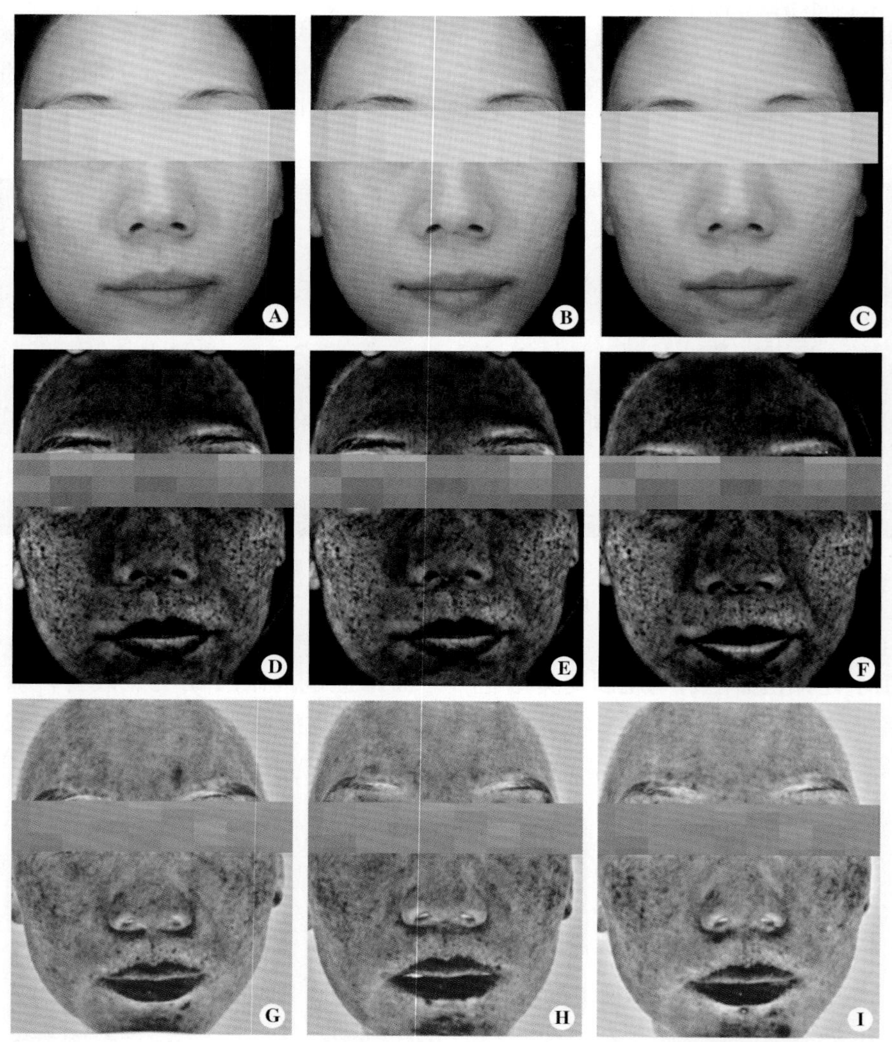

图3-5-53　美塑疗法治疗面部痤疮瘢痕前后对比图

A、D、G. 治疗前；B、E、H. 治疗后2周；C、F、I. 治疗后6周

案例4：使用注射器面部皮丘样注射微交联HA以改善面部老化。治疗后，面部皱纹可见明显改善，肤质明显改善，VISIA红图中可见面部炎症也明显改善（图3-5-54）。

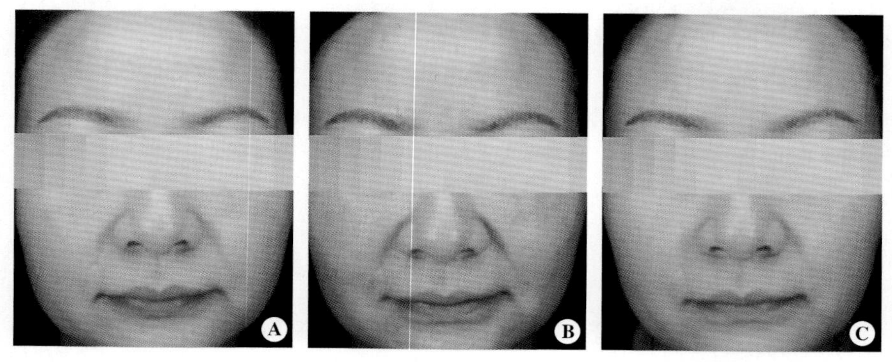

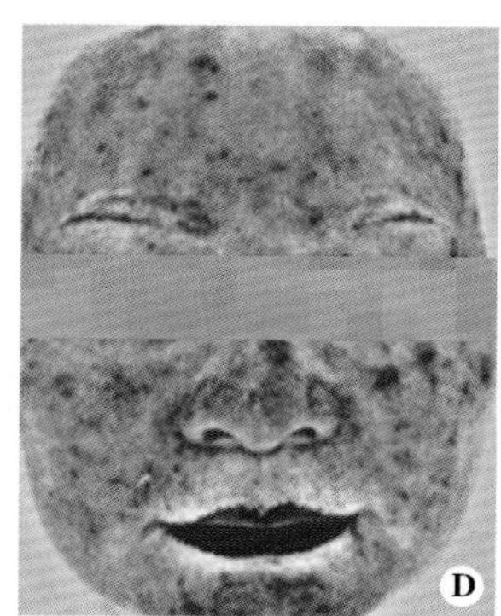
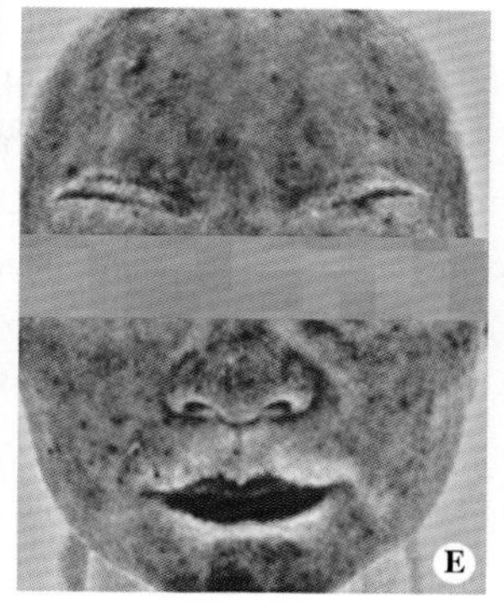
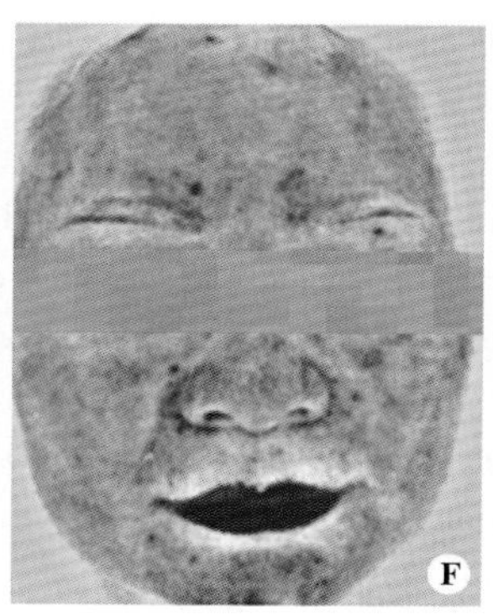

图3-5-54 美塑疗法改善面部老化前后对比图

A、D. 治疗前；B、E. 治疗后即刻；C、F. 治疗后4周

（编者：廖 勇，张泽荣；审校：艾 菁，刘振锋）

参考文献

杨莹莹，吴万福，刘建建，等，2019. 透明质酸软组织填充剂理化性质和体外酶解时间的对比研究. 中国美容整形外科杂志，30（8）：495-499.

于江，朱灿，曹思佳，2013. 微整形注射美容. 北京：人民卫生出版社.

张萍，刘月明，2018. 注射用透明质酸钠在面部轮廓修饰及年轻化中的应用. 中国美容医学，27（8）：65-68.

赵启明，2015. 面部注射填充的血管并发症及处理对策. 中国美容整形外科杂志，26（1）：1-4.

中国医师协会皮肤科分会注射美容专业委员会，2019. 透明质酸面部填充不良反应的预防与治疗专家共识. 临床皮肤科杂志，48（8）：518-521.

中国医师协会皮肤科医师分会注射美容亚专业委员会，2017. 肉毒毒素注射在皮肤美容中应用的专家共识. 中国美容医学杂志，26（8）：3-8.

中国中西医结合学会皮肤性病分会医美微创注射治疗学组，2017. 多汗症及腋臭的肉毒素注射治疗专家共识. 中国中西医结合皮肤性病学杂志，16（1）：90-93.

中华医学会整形外科学分会微创美容学组，中华医学会医学美学与美容学分会微创美容学组，中国医师协会美容与整形医师分会微创抗衰老亚专业委员会，等，2017. 小腿肌肉肥大的肉毒毒素注射共识. 中国美容整形外科杂志，28（7）：6-7.

Carruthers J，Carruthers A，2007. 软组织填充与医学美容：美容皮肤科实用技术. 刘秉慈，译. 北京：人民军医出版社.

Goisisb M. 2016. 注射美容图谱：全面部与全身治疗. 杨荣娅，隋志甫，译. 北京：北京大学医学出版社.

Small R，Hoang D，2014. 真皮充填注射美容实用指南. 郑罡，周成霞，译. 北京：北京大学医学出版社.

Adele S，Beatrice T，Ileana DP，2015. Antiaging，photoprotective，and brightening activity in biorevitalization：a new solution for aging skin. Clin Cosmet Investig Dermatol.

Alam M，Geisler A，Sadhwani D，et al，2015. Effect of needle size on pain perception in patients treated with botulinum toxin type A injections：A randomized clinical trial. JAMA Dermatol，151（11）：1194-1199.

Alam M，Tung R，2018. Injection technique in neurotoxins and fillers：Indications，products，and outcomes. J Am Acad Dermatol，79（3）：423-435.

Alam M，Tung R，2018. Injection technique in neurotoxins and fillers：Planning and basic technique. J Am Acad Dermatol，79（3）：407-419.

Alharbi Z，Oplander C，Almakadi S，et al，2013. Conventional vs. micro-fat harvesting：how fat harvesting technique affects tissue-engineering approaches using adipose tissue-derived stem/stromal cells. J Plast Reconstr Aesthet Surg，66（9）：1271-1278.

Almukhtar RM，Fabi SG，2019. The Masseter Muscle and Its Role in Facial Contouring，Aging，and Quality of Life：A Literature Review. Plast Reconstr Surg，143（1）：39-48.

Arora G，Arora S，Sadoughifar R，et al，2021. Biorevitalization of the skin with skin boosters：Concepts，variables，and limitations. J Cosmet Dermatol，20（8）：2458-2462.

Atiyeh BS，Abou Ghanem O，2021. An Update on Facial Skin Rejuvenation Effectiveness of Mesotherapy EBMV. J Craniofac Surg，32（6）：2168-2171.

Aust M，Pototschnig H，Jamchi S，et al，2018. Platelet-rich Plasma for Skin Rejuvenation and Treatment of Actinic Elastosis in the Lower Eyelid Area. Cureus，10（7）：e2999.

Bae JH，Lee JS，Choi DY，et al，2018. Accessory nerve distribution for aesthetic botulinum toxin injections into the upper trapezius muscle：anatomical study and clinical trial：

Reproducible BoNT injection sites for upper trapezius. Surg Radiol Anat，40（11）：1253-1259.

Barbarino SC，Woodward JA，Levine J，et al，2021. Evaluating an incobotulinumtoxinA and Cohesive Polydensified Matrix（®）hyaluronic acid filler combination to treat moderate-to-severe periorbital and perioral rhytids. J Cosmet Dermatol，20（5）：1459-1466.

Bass LS，2015. Injectable filler techniques for facial rejuvenation，volumization，and augmentation. Facial Plast Surg Clin North Am，23（4）：479-488.

Beckenstein MS，Grotting JC，2000. Ultrasound-assisted lipectomy using the solid probe：a retrospective review of 100 consecutive cases. Plast Reconstr Surg，105（6）：2161-2174.

Beer JI，Sieber DA，Scheuer JF，et al，2016. Three-dimensional facial anatomy：structure and function as it relates to injectable neuromodulators and soft tissue fillers. Plast Reconstr Surg Glob Open，4（12 Suppl Anatomy and Safety in Cosmetic Medicine：Cosmetic Bootcamp）：e1175.

Beleznay，K，Humphrey S，Carruthers JD，et al，2014. Vascular compromise from soft tissue augmentation：experience with 12 cases and recommendations for optimal outcomes. J Clin Aesthet Dermatol，7（9）：37-43.

Bharti J，Sonthalia S，Jakhar D，et al，2018. Mesotherapy with Botulinum toxin for the treatment of refractory vascular and papulopustular rosacea. J Am Acad Dermatol，88（6）：e295-e296.

Bitterman-Deutsch O，Kogan L，Nasser F，2015. Delayed immune mediated adverse effects to hyaluronic Acid fillers：report of five cases and review of the literature. Dermatol Rep，7（1）：5851.

Bolognia JL，Schaffer JV，Cerroni L，2017. Dermatology，4th ed. Elsevier.

Brandi C，Cuomo R，Nisi G，et al，2018. Face Rejuvenation：a new combinated protocol for biorevitalization. Acta Biomed，89（3）：400-405.

Butterwick KJ，2002. Lipoaugmentation for aging hands：a comparison of the longevity and aesthetic results of centrifuged versus noncentrifuged fat. Dermatol Surg，28（11）：987-991.

Camargo CP，Xia J，Costa CS，et al，2021. Botulinum toxin type A for facial wrinkles. Cochrane Database Syst Rev，5（7）：CD011301.

Caruso MK，Roberts AT，Bissoon L，et al，2008. An evaluation of mesotherapy solutions for inducing lipolysis and treating cellulite. J Plast Reconstr Aesthet Surg，61（11）：1321-1324.

Chen S，Long J，2019. Adverse events of botulinum toxin A in facial injection：Mechanism，prevention and treatment. Journal of Central South University. Zhong Nan Da Xue Xue Bao Yi Xue Ban，44（7）：837-844.

Cheng J，Chung HJ，Friedland M，et al，2020. Botulinum toxin injections for leg contouring in East Asians. Dermatol Surg，46 Suppl 1：S62-S70.

Cheng J，Hsu SH，McGee JS，2019. Botulinum toxin injections for masseter reduction in East Asians. Dermatol Surg，45（4）：566-572.

Cheriyan T，Kao HK，Qiao X，et al，2014. Low harvest pressure enhances autologous fat graft viability. Plast Reconstr Surg，133（6）：1365-1368.

Choi SY，Han HS，Yoo KH，et al，2020. Reduced pain with injection of hyaluronic acid with pre-incorporated lidocaine for nasolabial fold correction：A multicenter，double-blind，randomized，active-controlled，split-face designed，clinical study. J Cosmet Dermatol，19（12）：3229-3233.

Ciofu O，Rojo-Molinero E，Macia MD，et al，2017. Antibiotic treatment of biofilm infections. APMIS，125（4）：304-319.

Coleman KR，Carruthers J，2006. Combination therapy with BOTOX and fillers：the new rejuvnation paradigm. Dermatol Ther，19（3）：177-188.

Coleman SR，1995. Long-term survival of fat transplants：controlled demonstrations. Aesthetic Plast Surg，19（5）：421-425.

Coleman SR，1997. Facial recontouring with lipostructure. Clin Plast Surg，24（2）：347-367.

Conde-Green A，de Amorim NF，Pitanguy I，2010. Influence of decantation，washing and centrifugation on adipocyte and mesenchymal stem cell content of aspirated adipose tissue：a comparative study. J Plast Reconstr Aesthet Surg，63（8）：1375-1381.

Cox SE，Adigun CG，2011. Complications of injectable fillers and neurotoxins. Dermatol Ther，24（6）：524-536.

De Fatta RJ，Krishna S，Williams EF，2009. Pulsed-dye laser for treating ecchymoses after facial cosmetic procedures. Arch Facial Plast Surg，11（2）：99-103.

de Maio M，DeBoulle K，Braz A，et al，2017. Facial assessment and injection guide for botulinum toxin and injectable hyaluronic acid fillers：focus on the midface. Plast Reconstr Surg，140（4）：540-550.

de Maio M，Wu WTL，Goodman GJ，et al，2017. Facial assessment and injection guide for botulinum toxin and injectable hyaluronic acid fillers：focus on the lower face. Plast Reconstr Surg，140（3）：393-404.

Dirk Dressler，2020. Therapeutically relevant features of botulinum toxin drugs. Toxicon，175：64-68.

Doi K, Ogata F, Eto H, et al, 2015. Differential contributions of graft-derived and host-derived cells in tissue regeneration/remodeling after fat grafting. Plast Reconstr Surg, 135(6): 1607-1617.

Dressler D, 2020. Therapeutically relevant features of botulinum toxin drugs. Toxicon, 175: 64-68.

Ellis LZ, Cohen JL, High W, 2012. Granulomatous reaction to silicone injection. J Clin Aesthet Dermatol, 5(7): 44-47.

Eqram R, Hitmi KA, Ash M, 2021. Immunogenicity to botulinum toxin type a: a systematic review with meta-analysis across therapeutic indications. Aesthet Surg J, 42(1): 106-120.

Farolch-Prats L, Nome-Chamorro C, 2019. Facial contouring by using dermal fillers and botulinum toxin a: a practical approach. Aesthetic Plast Surg, 43(3): 793-802.

Fisher C, Grahovac TL, Schafer ME, et al, 2013. Comparison of harvest and processing techniques for fat grafting and adipose stem cell isolation. Plast Reconstr Surg, 132(2): 351-361.

Fodor PB, Vogt PA, 1999. Power-assisted lipoplasty (PAL): A clinical pilot study comparing PAL to traditional lipoplasty (TL). Aesthetic Plast Surg, 23(6): 379-385.

Frautschi RS, Hashem AM, Halasa B, et al, 2017. Current evidence for clinical efficacy of platelet rich plasma in aesthetic surgery: A systematic review. Aesthet Surg J, 37(3): 353-362.

Frevert J, Ahn KY, Park MY, et al, 2018. Comparison of botulinum neurotoxin type A formulations in Asia. Clin Cosmet Investig Dermatol, 11: 327-331.

Funt D, Pavicic T, 2015. Dermal fillers in aesthetics: an overview of adverse events and treatment approaches. Plast Surg Nurs, 35(1): 13-32.

Gajjar P, Mehta H, Barvaliya M, et al, 2019. Comparative study between mesotherapy and topical 5% minoxidil by dermoscopic evaluation for androgenic alopecia in male: A randomized controlled trial. Int J Trichology, 11(2): 58-67.

Gart MS, Gutowski KA, 2016. Overview of Botulinum Toxins for Aesthetic Uses. Clin Plast Surg, 43(3): 459-471.

Giordano CN, Matarasso SL, Ozog DM, 2017. Injectable and topical neurotoxins in dermatology: Basic science, anatomy, and therapeutic agents. J Am Acad Dermatol, 76(6): 1013-1024.

Giordano CN, Matarasso SL, Ozog DM, 2017. Injectable and topical neurotoxins in dermatology: Indications, adverse events, and controversies. J Am Acad Dermatol, 76(6): 1027-1042.

Gladstone HB, Cohen JL, 2007. Adverse effects when injecting facial fillers. Semin Cutan Med Surg, 26(1): 34-39.

Goodman GJ, Liew S, Callan P, et al, 2020. Facial aesthetic injections in clinical practice: Pretreatment and posttreatment consensus recommendations to minimise adverse outcomes. Australas J Dermatol, 61(3): 217-225.

Goodman GJ, Magnusson MR, Callan P, et al, 2020. A consensus on minimizing the risk of hyaluronic acid embolic visual loss and suggestions for immediate bedside management. Aesthet Surg J, 40(9): 1009-1021.

Guo J, Nguyen A, Banyard DA, et al, 2016. Stromal vascular fraction: A regenerative reality? Part 2: Mechanisms of regenerative action. J Plast Reconstr Aesthet Surg, 69(2): 180-188.

Hsien-Li Peng P, Peng JH, 2018. Delayed paleness after hyaluronic acid filler injection: A warning sign of vascular compromise. Dermatol Surg, 44(4): 590-592.

Huang W, Foster JA, Rogachefsky AS, 2000. Pharmacology of botulinum toxin. J Am Acad Dermatol, 43(2 Pt 1): 249-259.

Humphrey S, Jacky B, Gallagher CJ, et al, 2017. Preventive, cumulative effects of botulinum toxin type A in facial aesthetics. Dermatol Surg, 43 Suppl 3: 244-251.

Hunter N, Sayed K, Hay RA, et al, 2019. Comparing the efficacy of mesotherapy to topical minoxidil in the treatment of female pattern hair loss using ultrasound biomicroscopy: a randomized controlled trial. Acta Dermatovenerol Croat, 27(1): 1-7.

Illouz YG, 1983. Body contouring by lipolysis: a 5-year experience with over 3000 cases. Plast Reconstr Surg, 72(5): 591-597.

Iorizzo M, De Padova MP, Tosti A, 2008. Biorejuvenation: theory and practice. Clin Dermatol, 26(2): 177-181.

Iraji F, Nasimi M, Asilian A, et al, Efficacy of mesotherapy with tranexamic acid and ascorbic acid with and without glutathione in treatment of melasma: A split face comparative trial. J Cosmet Dermatol, 18(5): 1416-1421.

Jäger C, Brenner C, Habicht J, et al, 2012. Bioactive reagents used in mesotherapy for skin rejuvenation in vivo induce diverse physiological processes in human skin fibroblasts in vitro- a pilot study: Letter to the editor. Exp Dermatol, 21(1): 72-75.

Jung GS, 2019. Temporalis muscle reduction using botulinum toxin type A for a desirable upper face circumference. Facial Plast Surg, 35(5): 559-660.

Kane MA, Monheit G, 2017. The practical use of abobotulinumtoxina in aesthetics. Aesthet Surg J, 37(Suppl-1): 12-19.

Kapoor K, Kapoor P, Heydenrych I, et al, 2020. Vision loss associated with hyaluronic acid fillers: a systematic review of literature. Aesthetic Plast Surg，44（3）：929-944.

Kapoor KM，Bertossi D，Li CQ，et al，2020. A systematic literature review of the middle temporal vein anatomy：'Venous danger zone' in temporal fossa for filler injections. Aesthetic Plast Surg，44（5）：1803-1810.

Karrabi M，Mansournia MA，Sharestanaki E，et al，2021. Clinical evaluation of efficacy and tolerability of cysteamine 5% cream in comparison with tranexamic acid mesotherapy in subjects with melasma：a single-blind，randomized clinical trial study. Arch Dermatol Res，313（7）：539-547.

Kim HJ，Seo KK，Lee HK，et al，2016. Clinical anatomy of the face for filler and botulinum toxin injection. Berlin：Springer.

Kim JS，2019. Changes in dermal thickness in biopsy study of histologic findings after a single injection of polycaprolactone-based filler into the dermis. Aesthet Surg J，39（12）：484-494.

Kim MJ，Kim JH，Cheon HI，et al，2019. Assessment of skin physiology change and safety after intradermal injections with botulinum toxin：a randomized，double-blind，placebo-controlled，split-face pilot study in rosacea patients with facial erythema. Dermatol Surg，45（9）：1155-1162.

Klein AW，2003. Complications，adverse reactions，and insights with the use of botulinum toxin. Dermatol Surg，29（5）：549-556.

Klein JA，1990. The tumescent technique. Anesthesia and modified liposuction technique. Dermatol Clin，8（3）：425-437.

Knoll B，Publishing Q，2012. Illustrated atlas of esthetic mesotherapy. USA：Quintessence Publishing Company.

Kurita M，Matsumoto D，Shigeura T，et al，2008. Influences of centrifugation on cells and tissues in liposuction aspirates：optimized centrifugation for lipotransfer and cell isolation. Plast Reconstr Surg，121（3）：1033-1041.

Langelier N，Beleznay K，Woodward J，2016. Rejuvenation of the upper face and periocular region：combining neuromodulator，facial filler，laser，light，and energy-bassed therapies for optimal results. Dermatol Surg，42（Suppl2）：S77-S82.

Lazzeri D，Agostini T，Figus M，et al，2012. Blindness following cosmetic injections of the face. Plast Reconstr Surg，129（4）：995-1012.

Lee HJ，Choi KS，Won S Y，et al，2015. Topographic relationship between the supratrochlear nerve and corrugator supercilii muscle--can this anatomical knowledge improve the response to botulinum toxin injections in chronic migraine? Toxins（Basel），7（7）：2629-2638.

Lee JH，Lee KY，Kim JY，et al，2017. Toxin injection-site selection for a smooth shoulder line：an anatomical study. Biomed Res Int，2017：3092720.

Lee W，Koh IS，Oh W，et al，2020. Ocular complications of soft tissue filler injections：A review of literature. J Cosmet Dermatol，19（4）：772-781.

Li Y，Liao M，Zhu Y，et al，2021. Hyaluronic acid compound filling plus mesotherapy versus botulinum toxin a for the treatment of horizontal neck lines：a multicenter，randomized，evaluator-blinded，prospective study in Chinese subjects. Aesthet Surg J，42（4）：NP230-NP241.

Lin J，Sclafani AP，2018. Platelet-rich plasma for skin rejuvenation and tissue fill. Facial Plast Surg Clin North Am，26（4）：439-446.

Liu MH，Beynet DP，Gharavi NM，2019. Overview of deep dermal fillers. Facial Plast Surg，35（3）：224-229.

Lorenc ZP，2012. Techniques for the optimization of facial and nonfacial volumization with injectable poly-l-lactic acid. Aesthetic Plast Surg，36（5）：1222-1229.

Lorenc ZP，Bass LM，Fitzgerald R，et al，2018. Physiochemical characteristics of calcium hydroxylapatite（CaHA）. Aesthet Surg J，38（suppl_1）：8-12.

Lupo MP，2006. Hyaluronic acid fillers in facial rejuvenation. Semin Cutan Med Surg，25（3）：122-126.

Man D，Meyer H，2007. Water jet-assisted lipoplasty. Aesthet Surg J，27（3）：342-346.

Martina E，Diotallevi F，Radi G，et al，2021. Therapeutic use of botulinum neurotoxins in dermatology：systematic review. Toxins（Basel），13（2）：120.

Matarasso SL，1998. Complications of botulinum a exotoxin for hyperfunctional lines. Dermatol Surg，24（11）：1249-1254.

Mazzuco R，Hexsel D，2010. Gummy smile and botulinum toxin：a new approach based on the gingival exposure area. J Am Acad Dermatol，63（6）：1042-1151.

McConaghy JR，Fosselman D，2018. Hyperhidrosis：management options. Am Fam Physician，97（11）：729-734.

Mejia NI，Vuong KD，Jankovic J，2005. Long-term botulinum toxin efficacy，safety，and immunogenicity. Mov Disord，20（5）：592-597.

Mikkilineni R，Wipf A，Farah R，et al，2020. New classification schemata of hypersensitivity adverse effects after hyaluronic acid injections：pathophysiology，treatment algorithm，and prevention. Dermatol Surg，46（11）：1404-1409.

Mills DC，Camp S，Mosser S，et al，2013. Malar augmentation with a polymethylmethacrylate-enhanced filler：assessment of a 12-month open-label pilot study. Aesthet Surg J，33（3）：421-430.

Moon HJ，Gao ZW，Hu ZQ，et al，2020. Expert consensus

on hyaluronic acid filler facial injection for chinese patients. Plast Reconstr Surg Glob Open, 8(10): e3219.

Naumann M, Carruthers A, Carruthers J, et al, 2010. Meta-analysis of neutralizing antibody conversion with onabotulinum toxin A(BOTOX®)across multiple indications. Mov Disord, 25(13): 2211-2218.

Naumann M, Jankovic J, 2004. Safety of botulinum toxin type A: a systematic review and meta-analysis. Curr Med Res Opin, 20(7): 981-990.

Nawrocki S, Cha J, 2019. The etiology, diagnosis, and management of hyperhidrosis: A comprehensive review: Etiology and clinical work-up. J Am Acad Dermatol, 81(3): 657-666.

Nawrocki S, Cha J, 2019. The etiology, diagnosis, and management of hyperhidrosis: A comprehensive review: Therapeutic options. J Am Acad Dermatol, 81(3): 669-680.

Nawrocki S, Cha J, 2020. Botulinum toxin: pharmacology and injectable administration for the treatment of primary hyperhidrosis. J Am Acad Dermatol, 82(4): 969-979.

Nisi G, Cuomo R, Brandi C, et al, 2016. Carbon dioxide therapy and hyaluronic acid for cosmetic correction of the nasolabial folds. J Cosmet Dermatol, 15(2): 169-175.

Ozsoy Z, Kul Z, Bilir A, 2006. The role of cannula diameter in improved adipocyte viability: a quantitative analysis. Aesthet Surg J, 26(3): 287-289.

Park G, Choi YC, Bae JH, et al, 2018. Does botulinum toxin injection into masseter muscles affect subcutaneous thickness. Aesthet Surg J, 38(2): 192-198.

Park SH, Kim DW, Lee MA, et al, 2008. Effectiveness of mesotherapy on body contouring. Plast Reconstr Surg, 121(4): 179-185.

Paul M, Mulholland RS, 2009. A new approach for adipose tissue treatment and body contouring using radiofrequency-assisted liposuction. Aesthetic Plast Surg, 33(5): 687-694.

Philipp-Dormston WG, Bergfeld D, Sommer BM, et al, 2017. Consensus statement on prevention and management of adverse effects fol lowing rejuvenation procedures with hyaluronic acid-based fillers. J Eur Acad Dermatol Venereol, 31(7): 1088-1095.

Piyu PN, 2021. Utilities of botulinum toxins in dermatology and cosmetology. Clin Cosmet Investig Dermatol, 14: 1319-1330.

Prado A, Andrades P, Danilla S, et al, 2006. A prospective, randomized, double-blind, controlled clinical trial comparing laser-assisted lipoplasty with suction-assisted lipoplasty. Plast Reconstr Surg, 118(4): 1032-1045.

Pu LL, 2012. Towards more rationalized approach to autologous fat grafting. J Plast Reconstr Aesthet Surg, 65(4): 413-419.

Rice SM, Ferree SD, Mesinkovska NA, et al, 2021. The art of prevention: COVID-19 vaccine preparedness for the dermatologist. Int J Womens Dermatol, 7(2): 209-212.

Robin S, Fanian F, Courderot-Masuyer C, et al, 2021. Efficacy of a biorevitalizing-filler solution on all skin aspects: 10 years approach through in vitro studies and clinical trials. J Cosmet Dermatol Sci Appl, 11(1): 18-37.

Rohrich RJ, Beran SJ, Kenkel JM, et al, 1998. Extending the role of liposuction in body contouring with ultrasound-assisted liposuction. Plast Reconstr Surg, 101(4): 1090-1102, 1117-1119.

Ronan SJ, Eaton L, Lehman A, et al, 2019. Histologic characterization of polymethylmethacrylate dermal filler biostimulatory properties in human skin. Dermatol Surg, 45(12): 1580-1584.

Rose AE, Goldberg DJ, 2013. Safety and effificacy of intradermal injection of botulinum toxin for the treatment of oily skin. Dermatol Surg, 39: 443-448.

Rotunda AM, 2009. Injectable treatments for adipose tissue: Terminology, mechanism, and tissue interaction. Lasers Surg Med, 41(10): 714-720.

Sayed KS, Hegazy R, Gawdat HI, et al, 2021. The efficacy of intradermal injections of botulinum toxin in the management of enlarged facial pores and seborrhea: a split face-controlled study. J Dermatolog Treat, 32(7): 771-777.

Schlessinger J, Gilbert E, Cohen JL, et al, 2017. New uses of abobotulinum toxin a in aesthetics. Aesthet Surg J, 37(Suppl-1): S45-S58.

Sethi N, Singh S, DeBoulle K, et al, 2021. A review of complications due to the use of botulinum toxin a for cosmetic indications. Aesthetic Plast Surg, 45(3): 1210-1220.

Shalmon D, Cohen JL, Landau M, et al, 2020. Management patterns of delayed inflammatory reactions to hyaluronic acid dermal fillers: an online survey in israel. Clin Cosmet Investig Dermatol, 13: 345-349.

Signorini M, Liew S, Sundaram H, et al, 2016. Global aesthetics consensus: avoidance and management of complications from hyaluronic acid fillers-evidence- and opinion-based review and consensus recommendations. Plast Reconstr Surg, 137(6): 961-971.

Silberstein E, Maor E, Sukmanov O, et al, 2018. Effect of botulinum toxin a on muscle healing and its implications in aesthetic and reconstructive surgery. Aesthet Surg J, 38(5): 557-561.

Snozzi P, van Loghem JAJ, 2018. Complication management following rejuvenation procedures with hyaluronic acid fillers-an algorithm-based approach. Plast Reconstr Surg Glob Open，6(12)：e2061.

Stutz J J，Krahl D，2009. Water jet-assisted liposuction for patients with lipoedema：histologic and immunohistologic analysis of the aspirates of 30 lipoedema patients. Aesthetic Plast Surg，33(2)：153-162.

Sundaram H，Huang PH，Hsu NJ，et al，2016. Pan-asian aesthetics toxin consensus group. aesthetic applications of botulinum toxin a in asians：an international，multidisciplinary，pan-asian consensus. Plast Reconstr Surg Glob Open，4(12)：e872.

Sundaram H，Signorini M，Liew S，et al，2016. Global aesthetics consensus group. global aesthetics consensus：botulinum toxin type a-evidence-based review，emerging concepts，and consensus recommendations for aesthetic use，including updates on complications. Plast Reconstr Surg，137(3)：518-529.

Sydney R，2002. Avoidance of arterial occlusion from injection of soft tissue fillers. Aesthetic Surg，22(6)：555-557.

Sykes JM，Cotofana S，Trevidic P，et al，2015. Upper face：clinical anatomy and regional approaches with injectable fillers. Plast Reconstr Surg，136(5 Suppl)：204-218.

Torun Bİ，Kendir S，Filgueira L，et al，2021. Morphological characteristics of the posterior neck muscles and anatomical landmarks for botulinum toxin injections. Surg Radiol Anat，43(8)：1235-1242.

Urdiales-Galvez F，Delgado NE，Figueiredo V，et al，2018. Treatment of soft tissue filler complications：expert consensus recommendations. Aesthetic Plast Surg，42(2)：498-510.

van Loghem J，Sattler S，Casabona G，et al，2021. Consensus on the use of hyaluronic acid fillers from the cohesive polydensified matrix range：best practice in specific facial indications. Clin Cosmet Investig Dermatol，14：1175-1199.

Wetterau M，Szpalski C，Hazen A，et al，2012. Autologous fat grafting and facial reconstruction. J Craniofac Surg，23(1)：315-318.

Wollina U，Goldman A，2021. Paradigm shift in understanding hyaluronic acid filler effects. Hautarzt，72(5)：403-407.

Wollina U，Konrad H，2005. Managing adverse events associated with botulinum toxin type A：a focus on cosmetic procedures. Am J Clin Dermatol，6(3)：141-150.

Zarringam D，Decates T，Slijper HP，et al，2020. Increased usage of botulinum toxin and hyaluronic acid fillers in young adults. J Eur Acad Dermatol Venereol，34(10)：602-604.

Zhang M，Park G，Zhou B，et al，2018. Applications and efficacy of platelet-rich plasma in dermatology：A clinical review. J Cosmet Dermatol，17(5)：660-665.

Zhou RR，Wu HL，Zhang XD，et al，2018. Efficacy and safety of botulinum toxin type a injection in patients with bilateral trapezius hypertrophy. Aesthetic Plast Surg. 42(6)：1664-1671.

Zhou Y，Yu S，Zhao J，et al，2020. Effectiveness and safety of botulinum toxin type a in the treatment of androgenetic alopecia. Biomed Res Int，2020：1501893.

Zouboulis CC，Baron JM，Bohm M，et al，2008. Frontiers in sebaceous gland biology and pathology. Exp Dermatol，17(6)：542-551.

Zuk P A，Zhu M，Mizuno H，et al，2001. Multilineage cells from human adipose tissue：implications for cell-based therapies. Tissue Eng，7(2)：211-212.

第六节　其　　他

一、微针治疗及透皮促渗

（一）概述

微针治疗（microneedle therapy），又称经皮胶原诱导疗法（percutaneous collagen induction therapy），指利用微细针状器械对皮肤软组织实施机械性微损伤刺激激活皮肤冷性愈合修复机制，从而获得治疗或美容效果的医疗技术；可同时配合药液导入增强美容治疗效果。微针治疗始于1995年，美国皮肤科医生Norman Orentreich和David Scott Orentreich首次报道将单针锐针应用于改善皮肤瘢痕和皱纹，并将其命名为“皮下分离术（subcision）”。1997年，Andrea Camirand和Jocelyne Doucet使用无墨水的文身枪治疗瘢痕，发现该技术在皮肤美容方面具有潜在治疗作用，并将其命名为“锐针损伤治疗（needle abrasion）”。2006年，Desmond Fernandes设计出点阵镶嵌于滚轮上的微针模型（即滚轮微针的原型dermaroller），使微针在皮肤表面达到更均匀、面积更大的穿刺；从此，微针治疗在临床中的应用真正开始走向成熟。

按照给药方式的差异，微针类型可分为实心微针、涂层微针、中空微针、溶解型微针、水凝胶微针，医疗美容中常用的微针类型为实心微针或溶解型微针。目前国内商品化应用的主要微针器械包括滚轮微针、印章微针、射频微针、纳米微针和贴片式微针等。微针治疗在皮肤科临床可应用于疾病治疗或皮肤美容，微针治疗具有痛感轻、适用范围广、患者依从性高、疗效确切、恢复快、休工期短等优点，可配合导入药物或联合其他光声电类或微创注射类医疗美容技术，基于患者个体差异和治疗目的设计不同治疗方案，以达到最合适的治疗效果。

（二）治疗原理

目前普遍认为微细针状器械穿刺可在皮肤表皮层至真皮层形成物理性、机械性损伤刺激，同时形成大量可快速自愈的微通道，具体原理：①微损伤可激活皮肤修复重建机制，合成细胞外基质（包括胶原蛋白、弹力蛋白和HA等），重塑皮肤组织结构和功能；②皮肤屏障（尤其是角质层物理性屏障功能）可借助暂时性皮肤微通道开放，从而显著提高药物或功效性产品（尤其是亲水性大分子活性成分）的透皮吸收效率，增强治疗或美容功效。

此外，微针治疗作用机制还包括潜在电位激活机制（主要是金属微针，常用滚轮微针和印章微针的材质）：德国学者Horst Liebl和Luther Kloth在2013年发现，微针治疗作用机制可能涉及跨膜电位机制（trans-epithelial potentials）和皮肤电池理论（skin battery）。金属微针穿刺会造成局部皮肤组织内源电信号暂时性短路，激活细胞膜跨膜钠钾泵，在细胞间隙形成电磁混合场，刺激周围细胞使其处于功能活性状态，提高细胞活性并上调相关基因表达，释放多种生长因子及新生细胞外基质，从而重建皮肤组织结构。

（三）适应证

（1）皮肤老化和亚健康状态：皮肤皱纹、松弛、肤色暗沉、毛孔粗大及敏感性皮肤等。

（2）损容性皮肤病：黄褐斑、炎症后色素沉着、寻常痤疮（痤疮后红斑、痤疮后色素沉着）、玫瑰痤疮、激素依赖性皮炎、脱发（雄激素性秃发、斑秃等）、白癜风、橘皮组织等。

（3）各类原因引起的皮肤萎缩纹（妊娠纹、膨胀纹）、萎缩性或增生性瘢痕（如痤疮后瘢痕、烧伤后瘢痕及术后或外伤后瘢痕等）。

（四）禁忌证

（1）微针器械材料或配合使用产品过敏。

（2）瘢痕疙瘩或瘢痕体质。

（3）治疗区有病毒感染性皮肤病（单纯疱疹、水痘、麻疹、风疹、寻常疣及带状疱疹等）。

（4）治疗区有细菌感染性皮肤病（脓疱疮、毛囊炎、蜂窝织炎及皮肤结核及分枝杆菌感染等）。

（5）治疗区真菌感染性皮肤病（皮肤癣菌病、马拉色菌毛囊炎等）。

（6）治疗区存在活动期或进展期的皮肤病（接触性皮炎、湿疹及特应性皮炎等）或其他具有同形反应的皮肤病（银屑病、扁平苔藓及白癜风活动期等）。

（7）治疗区存在恶性肿瘤或其他不明原因的皮肤肿瘤及不明注射物。

（8）白血病等系统性疾病患者。

（9）凝血功能障碍者或近期有抗凝药服用史的患者。

（10）正在接受化疗/放疗的患者。

（11）精神类疾病患者或对治疗效果期望过高者。

（12）哺乳期或妊娠期。

（五）治疗前准备

1. 评估与诊断

（1）了解患者治疗目的，采集完整病历资料（包括但不限于现病史、护肤习惯、医疗美容治疗史等）。

（2）细致的专科和系统检查，排除相关禁忌证。

（3）皮肤分析：肤色、肤质、敏感性及皮脂分泌分析等。

（4）明确诊断：主要诊断和次要诊断。

（5）确认治疗方案，告知患者认真阅读治疗知情同意书并签字确认。

（6）建立完整病历档案。

2. 准备阶段

（1）治疗环境：安静、光线充足、清洁卫生，治疗室采用紫外线灯照射消毒30分钟。

（2）物品：洁面产品、一次性使用医用帽、治疗车、剪刀、毛刷、一次性弯盘、2.5ml注射器、纱布、棉签、表面麻醉剂、微针器械、碘伏或类似皮肤消毒用品、0.9%氯化钠溶液、配合导入的药物或功效性产品、治疗后外敷的医用冷敷贴或功效类似的产品。

（3）物品管理：无菌物品必须按要求存放于无菌区域或无菌容器内，无菌物品和非无菌物品分别放置，非一次性无菌物品一经使用，须再次进行消毒。滚轮微针或印章微针等微创器械遵循一次性使用原则。治疗桌上物品摆放整齐，不应放置其他与操作无关物品。

（4）操作人员按要求着装，佩戴口罩和一次性手套。

（5）操作人员佩戴手套时不可跨越无菌区域或接触非无菌物品，手套或无菌物品疑有污染应及时更换。

（6）一次性物品应专人专用，不可交叉或重复使用。

（六）滚轮微针治疗操作

1. 彻底清洁皮肤 进行面部治疗时应彻底卸妆并清洁。

2. 标准化拍照

（1）普通相机：标准环境条件下，使用同一照相机、相同参数、同一角度、同一光线条件下分别对患者面部的正面、左右45°侧面、左右90°侧面拍摄5张照片；必要时，取治疗部位局部照片。

（2）皮肤检测仪：分别从左侧位、正视位、右侧位，对皮肤进行红区、紫质、纹理、毛孔及紫外线斑、棕色斑、皱纹等全方位检测评估，检测数据及照片记录存档。

3. 麻醉消毒 患者平卧于治疗床，治疗区行表面麻醉（必要时可进行封包处理），30～40分钟后清除麻醉药膏，消毒，生理盐水清洗皮肤表面消毒剂，操作过程遵循无菌操作原则。

4. 滚轮微针治疗操作

（1）基于适应证的发病机制、皮损分布及治疗目的选择适合针长的滚轮微针。

（2）可提前涂抹导入溶液，手持滚轮微针纵向、横向及斜向呈“米”字形或“十”字形有序、快速、平稳滚动，操作力度均匀，避免过度治疗，可按照面部分区操作推荐的次序进行分区治疗（左侧面颊—右侧面颊—额部—下颌—唇部—鼻部），滚动3～5遍，直至达到治疗终点；可边滚刺边涂抹导入溶液或滚轮治疗后涂抹导入溶液并轻轻按摩至多数吸收，骨性突出处可减轻操作力度或减少滚刺遍数。

（3）操作中可使用生理盐水纱布擦拭渗液或渗血，避免渗出凝固后影响药物或功效成分的透皮吸收。

（4）基于治疗部位及治疗目的选择合理治疗终点及合适针长。常规治疗终点可选择0.5～1.0mm针长，皮肤呈粉红色；提高透皮吸收率终点可选择0.25～0.5mm针长，操作力度适度，治疗后皮肤外观无肉眼可见变化；改善肤质或瘢痕终点可选择1.0～1.5mm针长，皮肤点状渗血或紫癜。

（5）为促进微损伤褪红、修复及愈合，缩短休工期，降低治疗后不良反应发生的概率，应即刻外敷医用冷敷贴30～40分钟，可同时配合给予LED红光照射10～20分钟。

（6）特殊部位治疗注意事项

1）眼周：皮肤较薄，穿刺深度不宜过深，操作力度不宜过重，针长可选择0.25mm，滚刺2～3遍；操作时应尽量将上下眼睑皮肤牵拉至骨面上治疗操作。

2）鼻部：表面结构不平整，滚轮微针操作难度大，针长可选择0.5～1.0mm，呈纵向及横向滚刺；鼻部若有假体存在，须基于局部层次评估，回避该区域或选择使用0.25mm针长轻力度滚刺。

3）口周：皮肤较为敏感，耐受性差，容易出现疼痛，治疗后继发炎症后色素沉着或口周皮炎风险较高，进针深度不宜过深，针长可选择0.5～1.0mm，呈纵向或横向滚刺。

4）额部：皮肤敏感易出现疼痛感，考虑到患者耐受性，进针深度不宜过深，可适当减轻力度或减少滚刺遍数，针长可选择0.5～1.0mm。

5）颈部：推荐常规治疗针长0.5mm，基于皱纹深度可将针长调整为1.0～2.0mm；颈部皮肤过度松弛时，可用拇指和示指展开皮肤，形成平坦、一定张力的治疗操作平面，呈纵向及横向滚刺。

6）头皮：针长可选择0.5～1.0mm，滚轮微针短程纵向滚刺或印章微针操作治疗，避免头发卷入微针器械。

（七）治疗后护理

（1）治疗后短期（一般在24～72小时）暂停常规清洁，如有需要，可使用无菌生理盐水清洁治疗区（具体时间基于治疗终点反应和个体愈合能力差异，由系统培训及具备资格的医生判定）。

（2）治疗后短期暂停使用具有潜在刺激性的、强功能性护肤品，避免剧烈运动及高温桑拿。

（3）治疗后炎症期间控制辛辣刺激、鱼虾海鲜及牛羊肉等食物摄入，回避烟酒。

（4）治疗后修复期做好补水修复工作，严格防晒，可配合使用合规的修复性、功效性产品，包括医用冷敷贴、医用喷雾剂、防晒剂及功效性护肤品等。

（5）按时进行随访及复诊治疗。

微针治疗流程见图3-6-1。

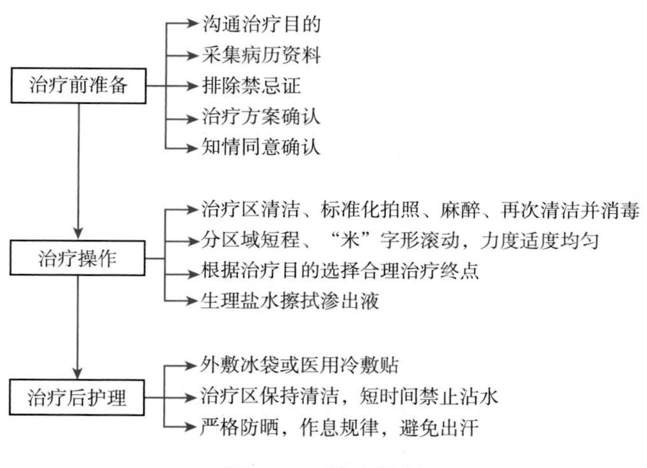

图3-6-1　治疗流程

（八）并发症及处理

1. 红斑和水肿　治疗后常见轻至中度一过性红斑或水肿，其严重程度取决于治疗强度及患者皮肤反应性，3～5天内可自行消退，术后冷湿敷可明显改善红斑和水肿的程度，情况严重时可给予适度冰敷或配合口服抗炎药。

2. 瘀点或瘀斑　一过性瘀点或瘀斑由针刺后红细胞外溢造成，5～7天内可自行消退，治疗后及时进行冷湿敷可减轻治疗后瘀点或瘀斑的严重程度，治疗24小时后，经专业医生评估后可进行热敷促进消退。

3. 过敏反应　由于患者个体差异，可能出现对器械针体材料、麻药或配合使用产品的过敏反应，治疗前应详细询问患者过敏史或提前进行皮肤测试，降低过敏反应发生风险；治疗过程中或治疗后出现过敏反应，应仔细排查病因，对于轻至中度过敏反应可配合局部外用药物和（或）口服药治疗，对于重度过敏反应可短期采用系统性糖皮质激素治疗。

4. 局部病原微生物感染　治疗后感染可能与治疗前消毒不彻底、治疗中/后护理不当及配合使用器械或产品污染等因素有关；严格遵守无菌原则，治疗后创面未愈合前尽量保持局部清洁，早期可配合使用促进创面修复产品；确诊局部感染后以外用药治疗为主，必要时给予系统抗生素治疗。

5. 痤疮样皮损　治疗可能导致原有寻常痤疮皮损加重或复发，需鉴别诊断排除过敏反应或局部感染，按痤疮常规治疗原则处理。

6. 单纯疱疹复发　微创应激反应可导致单纯疱疹复发，建议对近3个月有复发性单纯疱疹病史的患者进行预防性抗病毒治疗，治疗前3天开始给予常规口服抗病毒治疗，直至炎症消退且创面完全愈合后停药。

7. 玫瑰痤疮发作　微针治疗微损伤刺激后可能短期出现原有玫瑰痤疮病情的加重，鉴别诊断后按照玫瑰痤疮常规治疗原则处理。

8. 炎症后色素沉着　治疗后可能出现炎症后色素沉着（常见于Fitzpatrick Ⅲ型以上的患者），一般与治疗前评估及准备不足、治疗过度、治疗后护理不当相关。治疗前应注意防晒，合理把控治疗强度及治疗终点反应，治疗后严格防晒，治疗前后也可配合使用具有抑制酪氨酸酶及抗炎修复作用的功效性产品；遗留炎症后色素沉着，按照相应治疗原则处理。

9. 机械性划痕或瘢痕　操作中由于滚轮器械异常或操作力度不均等可致治疗区皮肤划伤，从而遗留早期损伤导致的机械性划痕，应视严重程度早期采取抗炎促修复治疗，避免遗留瘢痕；遗留车轨状萎缩性或增生性瘢痕，可按照相应常规治疗原则处理。

（九）治疗案例展示

案例1：某31岁女性患者，主诉毛孔粗大，接受单次1.0mm滚轮微针治疗，针数为192，配合应用功效性产品，分别于治疗前、治疗后即刻及治疗后30天进行拍照（第七代VISIA®皮肤分析系统）；以皮肤微红为治疗终点，治疗后即刻外敷医用冷敷贴，皮肤明显褪红，治疗后30天随访，面部皮肤亮度、细腻度、光滑度均有明显提升，毛孔数量及大小均有所改善，其中颊部毛孔改善更为明显（图3-6-2）。

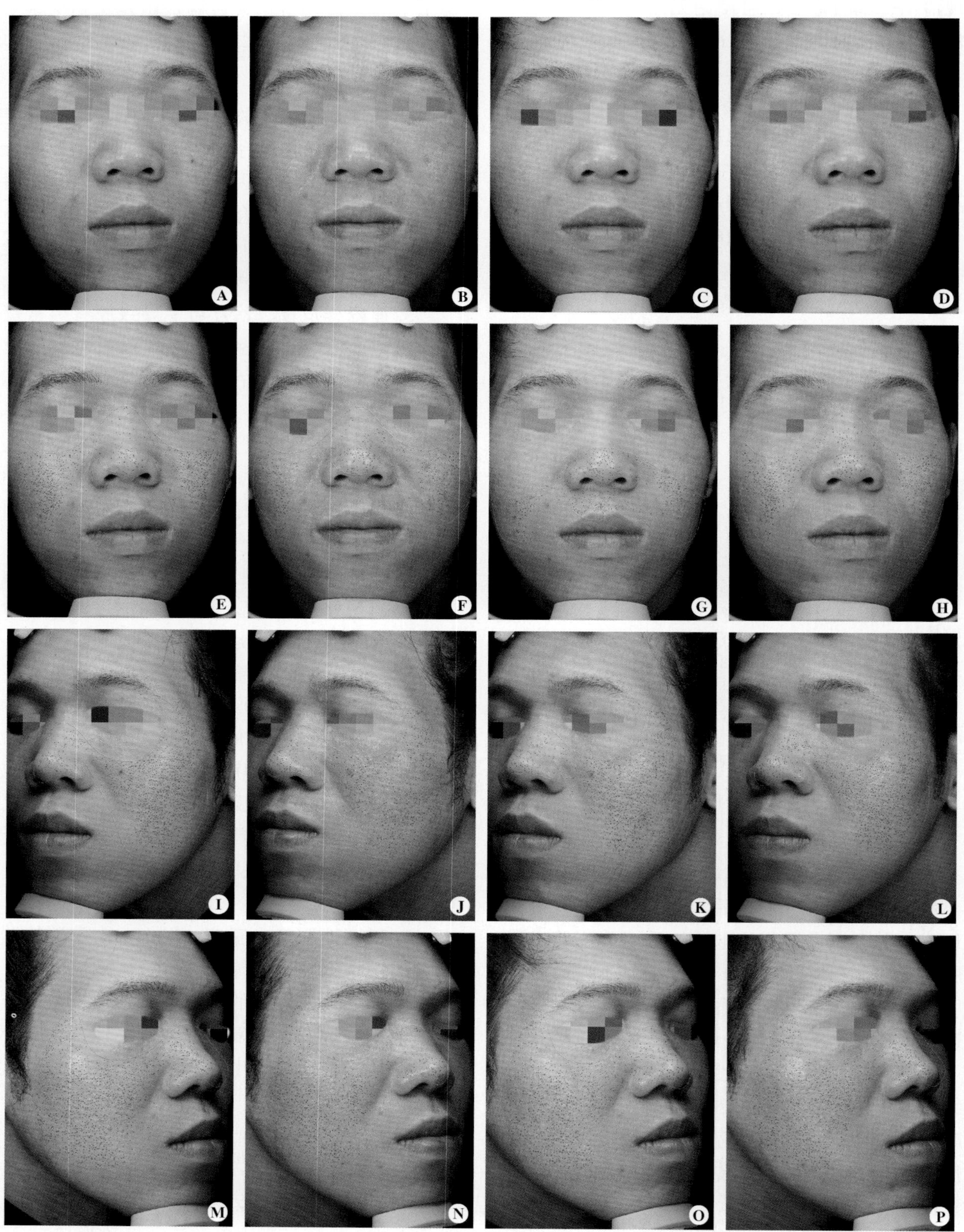

图3-6-2　毛孔粗大患者，滚轮微针治疗效果图

A～D. 正面图；E～H. VISIA毛孔分析图；I～L. 左侧图；M～P. 右侧图

案例2：某24岁痤疮女性患者接受单次1.0mm滚轮微针治疗，针数为192，配合应用功效性产品，分别于治疗前、治疗后即刻及治疗后30天进行拍照（第七代VISIA®皮肤分析系统）；以皮肤微红为治疗终点，治疗后即刻外敷医用冷敷贴，皮肤明显褪红，治疗后30天随访，皮肤局部炎症反应减轻，痤疮皮损数量明显减少，痤疮严重程度明显改善，面部皮肤亮度、细腻度和光滑度均有明显改善（图3-6-3）。

案例3：某28岁色素沉着女性患者接受单次1.0mm滚轮微针治疗，针数为192，配合应用美白功效产品，分别于治疗前、治疗后即刻及治疗后30天进行拍照（第七代VISIA®皮肤分析系统）；以皮肤微红为治疗终点，治疗前面部分布弥散型色素沉着斑点，其中颊部较为明显，治疗后即刻外敷医用冷敷贴，皮肤明显褪红，治疗后30天随访，面部色素沉着斑点得到改善，毛孔缩小、数量减少，皮肤亮度、细腻度均有所提高，但由于治疗次数和治疗强度有限，棕色斑无明显改善，颊部色素沉着改善更为明显（图3-6-4）。

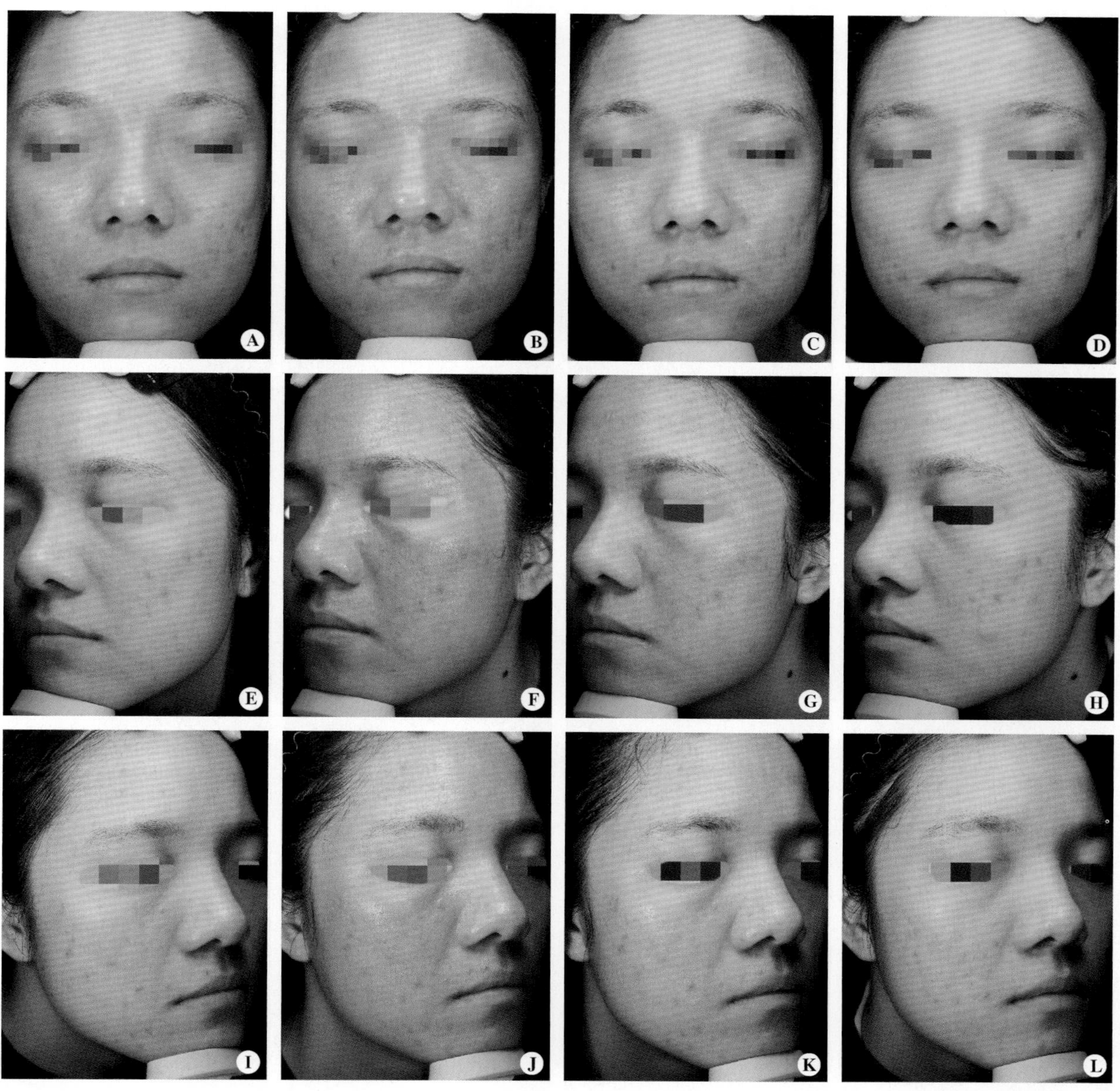

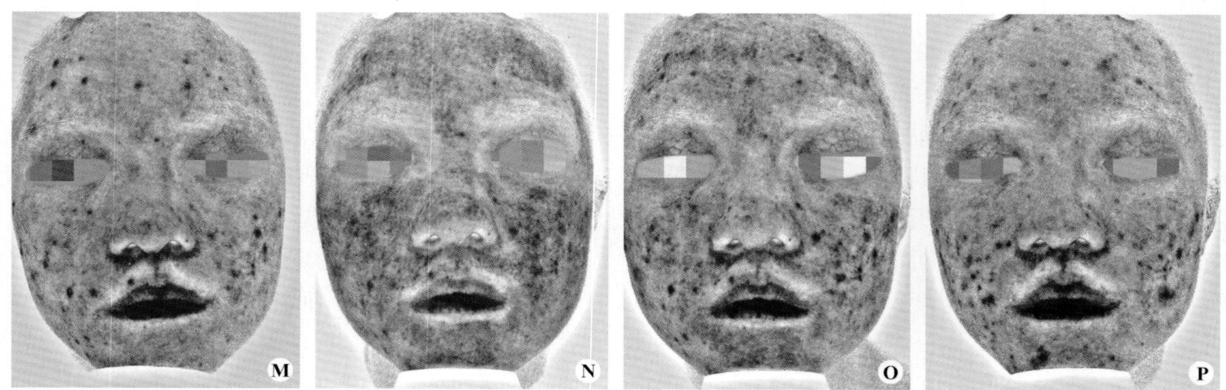

图3-6-3 痤疮滚轮微针治疗效果图

A～D. 正面图；E～H. 左侧图；I～L. 右侧图；M～P. VISIA红色区分析图

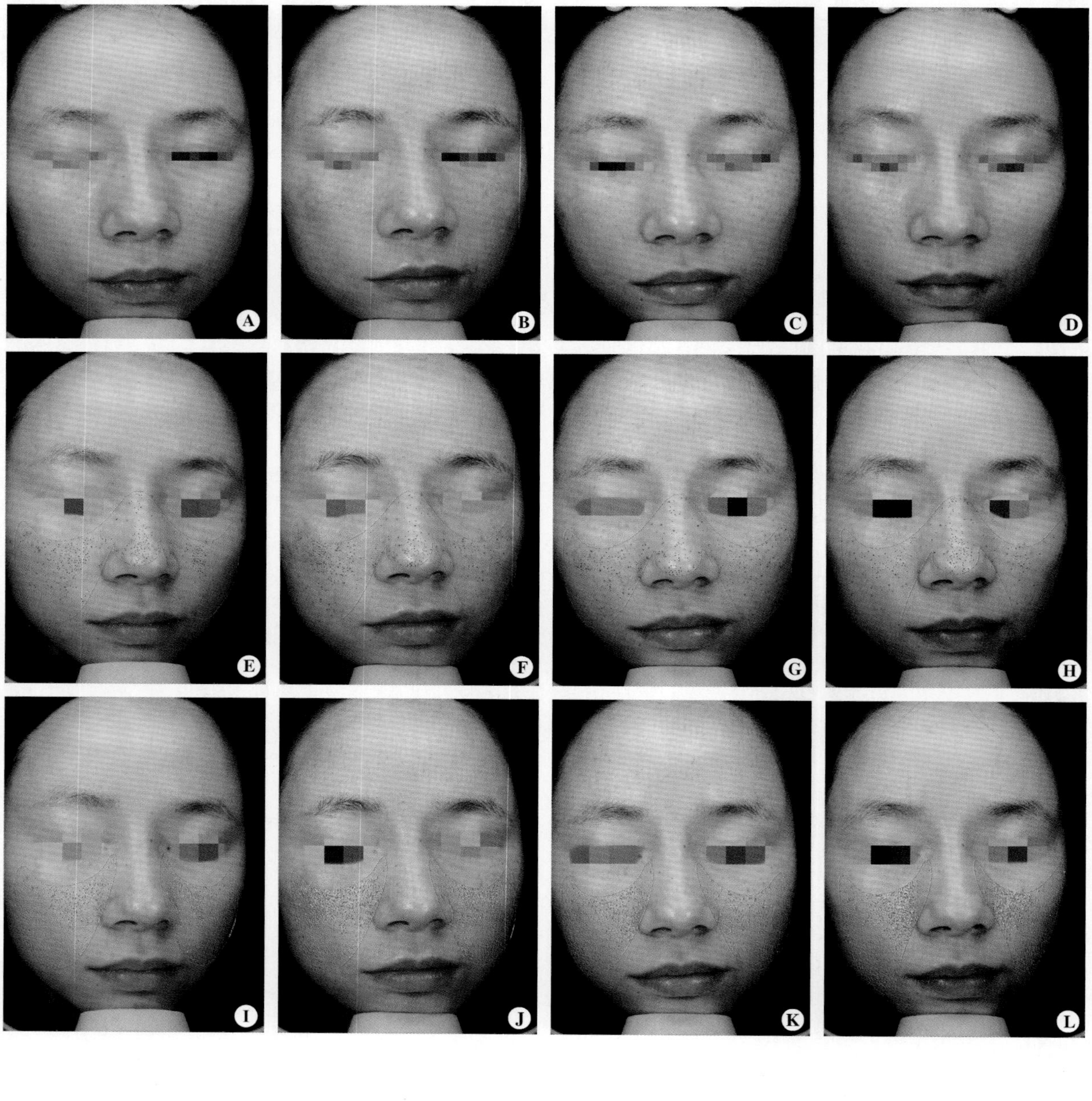

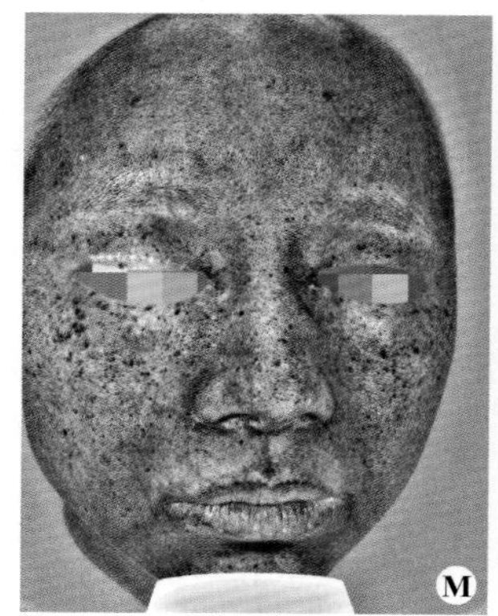
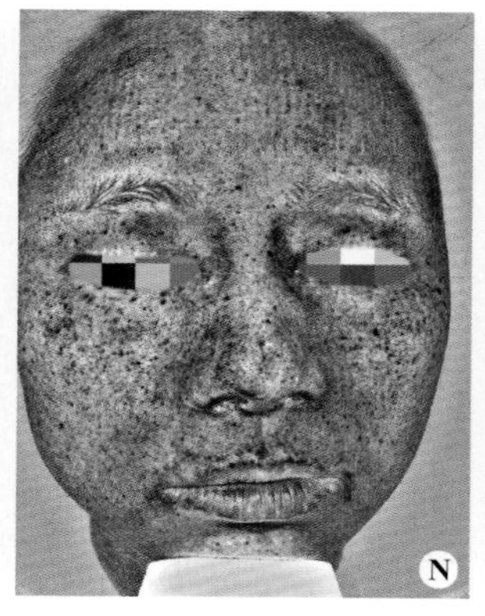
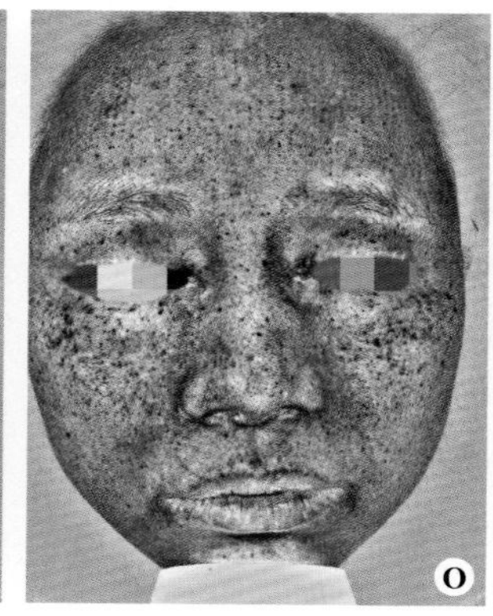
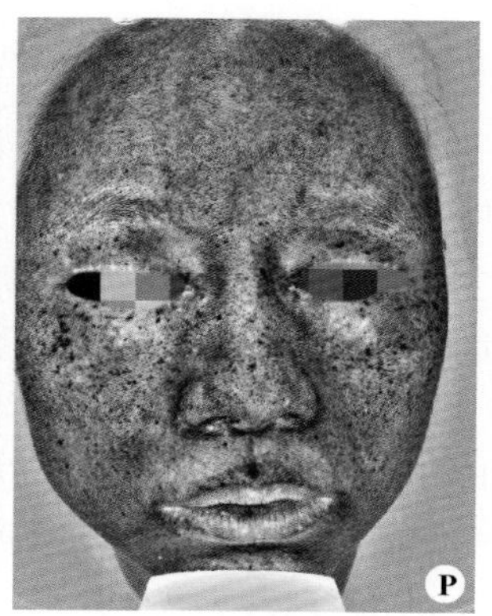

图3-6-4 黄褐斑患者，滚轮微针治疗效果图

A～D. 正面图；E～H. VISIA毛孔分析图；I～L. VISIA纹理分析图；M～P. VISIA棕色斑图

（编者：廖 勇，张泽荣；审校：谢 恒）

二、电 疗

（一）概述

现代电外科术是一组使用高频交流电作用于组织以达到去除浅表、深部组织及切割皮肤的技术。因为活组织是电的不良导体，电能在作用部位受阻并累积，电阻的作用最终转换成热能。电外科设备简单、价格便宜、操作容易、安全性高、适应证比较广泛。在很多没有条件开展手术的地方，电外科可以治疗很多皮肤肿物；在皮肤外科手术过程中，电外科也是不可缺少的重要辅助手段。

（二）分类及特点

近年来，电外科装置变得精益求精，同一种装置可输出多种波形和用途的电流，临床选择合适的输出电流可形成切开、切除、消融或凝固组织的效果。每一种电外科学电流均有独特的电流波形，这些波形可被示波器显像或追踪，这一过程中电流是否衰减取决于所使用的振荡电路类型。衰减的波形可用于电干燥法或电灼疗法，而未衰减波形可用于电凝法和切割电流。不同种类的波形有不同的生物学效果，包括电灼疗法/电干燥法（适用于浅表皮肤切除）、电凝法（适用于深部皮肤切除）和电切除术（适用于皮肤切口或切除）。

（三）适应证与禁忌证

电外科目前主要适应证是浅表肿物去除、手术切割和止血。应该根据治疗的主要目的、范围及对精确度和安全性的要求选择电外科技术。

电灼疗法/电干燥法适应证：疣状痣、雀斑、脂溢性角化病、扁平疣、软纤维瘤、日光性角化病、小血管瘤等。

电凝法适应证：血管纤维瘤、大血管瘤、皮脂腺增生、汗管瘤、毛细血管扩张、寻常疣、色素痣等。

电切除术适应证：肥大性酒糟鼻的修复、瘢痕修复、良性皮损的刮除等。

禁忌证：安装有起搏器和埋藏式心脏复律除颤器的患者需谨慎使用。

（四）治疗前准备

术前应评估患者有无对皮肤清洁剂、麻醉剂或术后外用制剂和辅料的过敏反应。

操作者和助手佩戴口罩、做好眼部防护；术前，皮损及周围皮肤使用不含有酒精的皮肤消毒剂进行清洁，如氯己定或聚维酮碘；行电外科术前一般使用1%利多卡因做局部浸润麻醉，如果治疗微小面部毛细血管扩张则不需要麻醉，而较大型的电外科术，如鼻赘的修复则需要进行区域麻醉或神经阻滞；在启动电外科装置前，操作者应根据皮损情况决定好电流及能量设置，以及确认无关电极已被放置在合适的部位并选择好正确的治疗电极，将无菌套管套在手柄上，通常使用一次性电极头。

（五）治疗过程（操作方法及注意事项）

电干燥法的标准治疗方法是在皮损表面缓慢移动电极（形成较小皮损）或直接插入皮损中（形成较大皮损），同时将电流设为低功率，数秒后皮损开始起疱，使用刮匙或纱布摩擦的方法将皮损移除。

电凝法适用于治疗深部组织及外科止血，操作时电极直接接触组织并缓慢在皮损上移动，最终导致皮损变焦，然后用刮匙轻轻去除焦痂；电凝法还可有效治疗浅表毛细血管扩张，电极包括一个针座适配器及一个30号金属配套针，机器能量设置于低能量状态，同时电极接触皮肤表面，沿着治疗血管的长轴移动，治疗点间隔3～4mm。

电切除术，视皮损大小、部位、质地不同，治疗手法灵活多变，电流宜由低渐高，时限长短不一，电灼只需1秒，切割可在10秒左右，时限长者应避免局部过热。可先以电灼方式划清皮损边界，进而有规律地（旋转、横行或竖行）灼蚀整个皮损至焦痂状，如皮损过大，则逐层剪除痂皮与反复烧灼，直至整个皮损被切除。

（六）治疗后护理

术后护理包括标准术后伤口管理，同时外用抗生素凝胶或使用半封闭敷料。对于表浅皮肤切除，如电干燥术或电灼术后，建议每天局部外用抗生素凝胶，如果治疗部位为摩擦部位可以使用敷料。焦痂在术后数天内形成，一般在10天左右脱落。较深的伤口愈合需要2～4周，建议每天1～2次外用抗生素凝胶连同敷料使用。

（七）常见并发症及处理

迟发性出血是常见的不良反应，一般能通过20～30分钟的直接压迫创口得到控制。瘢痕或色素减退也可能出现，注意控制治疗深度以预防其出现。电流有可能从回路电极中偏离并在离开患者身体的位点造成灼伤，使用不接地的绝缘电刀，可减少这类型不良反应的发生。

三、冷冻治疗

（一）概述

冷冻是皮肤科常用的治疗技术。冷冻治疗利用低温介质作用于皮损，使之坏死。其机制包括低温导致细胞内外冰晶形成，细胞膜的完整性被破坏，同时造成电解质浓缩，细胞温度性休克，最终导致细胞死亡；低温同时可以直接损伤血管内皮细胞，引起局部血管收缩，使血流缓慢，甚至引发血栓形成，最终导致局部微循环衰竭引发组织坏死。冷冻治疗费用低、操作简单，相对安全，适用于私人诊所及门诊操作，对于老年、妊娠期患者。

关于冷冻的治疗效果涉及以下6个概念。

1. 冷冻温度 只有温度足够低才能起到治疗作用。一般需要–60～–40℃的温度才对皮肤肿瘤治疗有效。

2. 冷冻时间 低温持续时间越长，对组织的破坏作用越大，故此每次治疗应对皮损持续冷冻一段时间。

3. 冷冻压力 冷冻时，在局部施加一定压力能够减少局部血流，加强冷冻效果。

4. 冷冻次数 一次治疗过程中常冷冻多次，目的是利用细胞冻融对组织的破坏作用。所谓冻融是指组织冰冻后完全融解的过程，治疗皮肤恶性肿瘤有时需要3次以上的冻融周期。

5. 冷冻范围 冰冻组织外观上呈现白色。一般认为冰冻组织边缘的温度是0℃，而治疗有效的温度至少是−20℃，所以为了彻底治疗肿物，冰冻范围应大于肿物范围。另外利用接触法进行冷冻治疗时冰冻组织面积的半径与冰冻深度大约一致，而采用喷雾法时冰冻组织面积半径约是冰冻深度的2倍，所以进行冷冻治疗时还要根据肿物性质及其累及的深度决定冷冻范围。

6. 冷冻周期 对于有些肿物有时需要进行多次冷冻治疗才能治愈，一般来说，每次间隔时间为2～3周，即冻伤基本愈合后再行下次治疗。但是也有特殊情况，如单纯冷冻治疗瘢痕时，就可以间隔数天做一次治疗。

（二）分类及特点

液氮是温度最低的冷冻剂（沸点为−196℃），有最强的冷冻能力，目前临床使用最多。常用的冷冻技术包括棉签浸蘸法、开放式喷雾技术、局限式喷雾技术、冷冻探头技术。

棉签浸蘸法是最早使用液氮冷冻的方法。用保温杯盛液氮，将棉签在液氮中浸泡一段时间后，按压皮损，注意按压的力量、时间及组织冰冻的范围，抬起棉签，重新浸泡于液氮中，待冰冻组织溶解后再次重复治疗，凭借经验确定反复治疗的次数。由于液氮不能杀灭病毒等病原体，所以要求每位患者分别应用各自的棉签、液氮及其容器，以避免造成交叉感染。

开放式喷雾技术是目前最常用的冷冻技术，需要可存储液氮的手持装置配合喷雾头使用，液氮喷口最好在距离皮损1～2cm处对准皮损喷雾，适用于浅表、不规则、表面凹凸不平的皮损或多发皮损。

局限式喷雾技术是在开放式喷雾技术上稍作调整，它将液氮喷雾口限制在一个圆锥体中便于对准皮肤，可精确集中地喷雾。

冷冻探头技术又称接触疗法，使用的冷冻装置包括预冷的可紧贴皮损表面的平底金属探头，适用于圆形和表面平坦的皮损，如静脉湖、血管瘤、皮肤纤维瘤、黏液性囊肿、皮脂腺增生。良性皮损的冷冻时间为15～20秒。

（三）适应证与禁忌证

适应证：广泛用于全身各部位良性、癌前性和恶性皮损的治疗。美容相关的应用包括痤疮、酒糟鼻、化脓性肉芽肿、樱桃状血管瘤、静脉湖、血管纤维瘤、皮肤纤维瘤、疣状痣、瘢痕疙瘩、雀斑、脂溢性角化病、皮脂腺增生、黄色瘤、寻常疣、丝状疣等。

禁忌证：寒冷性荨麻疹、寒冷耐受不良、冷纤维蛋白原血症及冷球蛋白血症。

（四）治疗前准备

治疗前，应根据患者皮损特征选择相应的冷冻技术，并向患者解释治疗过程及术后可能出现的反应，如渗出、水疱、结痂等。

（五）治疗过程（操作方法及注意事项）

首先需要确定皮损类型和治疗方式。美容治疗一般针对良性皮损，可选择使用棉签浸蘸法、喷雾技术或冷冻探头技术。当组织被冷冻时，表面冷冻及冰球延伸范围是可见的，但冷冻深度无法目测，需要通过多种临床因素（目测、触诊、冷冻时间、融解时间及冷冻侧向扩散范围）及组织温度来衡量。冷冻时间需要根据皮损性质、皮损厚度、喷雾喷出的液氮量的不同做出调整。

对于寻常疣等良性增生物可选用棉签浸蘸法，将棉签反复浸入液氮中并直接作用于疣体，直到在其周围形成2～3mm的晕圈，在治疗后数小时可能出现水疱，抽吸疱液并清洁局部，一般3周可愈合，皮损复发可再次使用同样的方法治疗。对于闭合性粉刺或炎症性痤疮均可使用喷雾技术短期冷冻，对不同大小的痤疮囊肿进行喷雾5～15秒使之缩小。对于瘢痕疙瘩可单独使用开放式喷雾技术，或联合使用皮损内注射激素的方法进行治疗，在皮损内注射曲安奈德悬液前可轻度冷冻瘢痕疙瘩，冷冻后水肿可软化瘢痕疙瘩，容易于皮损内注射，对肤色较深的瘢痕疙瘩要避免过度冷冻，因为治疗后可能出现色素减退。脂溢性角化病或单纯雀斑样痣只需要冷冻3～4秒即可去除，不要过度冷冻以防色素减退。

（六）治疗后护理

由于皮损性质、位置及冷冻深度不同，术后护理不尽相同。对于大部分良性病变，冷冻术后可常规清洗，无须特殊术后护理，待浅痂自然脱落即可。冷冻术后如出现大疱或渗出，可抽吸疱液或局部外用抗生素治疗。

（七）常见并发症及处理

冷冻术后常见不良反应如下。

1. 疼痛　冷冻治疗后常有数天的疼痛，多数患者可以承受。

2. 水疱　多在治疗后1天内出现。对于小水疱无须特殊处理，避免破溃。如果水疱较大，可以用注射器从疱基底处刺入抽吸疱液。注意不要将疱壁掀起，而应任其覆盖在原处，疱壁是理想的生物保护膜。

3. 水肿　特别是发生眼睑等组织疏松部位的水肿，通常无须处理。

4. 出血　常出现于治疗较大较深的肿物时。按照常规术后出血处理。

5. 感染　一般由操作人员的不当操作引起，给予抗生素治疗有效。值得一提的是，如果冷冻治疗后水疱破裂，应该预防性使用抗生素。

6. 皮下气肿　主要是因为液氮冷冻时氮气进入了皮肤组织，一般可以自行消退。

7. 系统反应 冷冻治疗偶尔可引发寒冷性荨麻疹、虚脱等全身症状，需要积极对症治疗。详细的术前评估非常重要。

8. 色素异常 包括色素沉着和色素脱失，多数色素沉着经半年以上时间可以部分缓解，还可以采用外用皮质类固醇激素、外用维A酸、氢醌霜等治疗。色素脱失相对治疗更难。可尝试采用白癜风的治疗方法。

9. 瘢痕 要注意治疗的深度，必须在冷冻治疗前向患者交代形成瘢痕的风险。

四、微波治疗

（一）概述

微波是一种电磁波，通常医学使用的是2450MHz、波长125nm的电磁波，原理是借助微波产生的热量在患者病变皮肤部位进行聚散治疗，具有无碳化异味、无出血、无烟尘且治疗精确无误的优点。微波所产生的生物学效应包括热效应和非热效应，热效应指的是在高功率条件下，使局部组织产生高温、脱水、凝固坏死；低功率非热效应能促进局部组织血液循环、降低血液黏稠度、促进新陈代谢、使胶原纤维得到松弛、使炎症吸收，甚至有镇痛作用。微波起到的作用对血管来说大于激光，通电凝固作用使受损皮肤不容易出血或出血极少，同时，微波治疗手术的视野较为清晰，有利于对受损皮肤进行修剪，正确判断皮损组织治疗程度。

（二）适应证与禁忌证

1. 适应证 可用于脂溢性角化病、睑黄瘤、皮肤纤维瘤、血管瘤、寻常疣、传染性软疣等浅表皮肤肿物的治疗。

2. 禁忌证 无明显禁忌证。

（三）治疗前准备

术前用碘酒或酒精对病变处皮肤进行消毒。对疼痛耐受低或病灶较深患者可用2%利多卡因行局部麻醉。

（四）治疗过程（操作方法及注意事项）

1. 探头选择 如病变直径＜2mm，采用单极探头；病变直径＞2mm，采用双极探头治疗。

2. 治疗时间 根据病变程度调整治疗时长，如病变深度较浅，＜2mm，治疗时间设为2～3秒；如病变深度＞2mm，治疗时间设为5～15秒，部分20秒。

3. 治疗功率 结合病变面积大小和深浅决定。如病变面积小且较浅，功率设为20W；如病变面积大且较深，如血管瘤、寻常疣等，功率设为30～40W。

4. 操作 探头对准皮肤病变处直接插入，通电，待病变处皮肤局部变白或凝固后立即断电，对各病变处逐一治疗。如病变皮肤面积较大，治疗1次效果不佳，可进行2～3次治疗。

（五）治疗后护理

术后无须包扎，嘱咐患者经微波治疗过的皮肤不能沾水，必要时可采用消毒液擦洗皮肤，以防感染。治疗结束后，10天左右会自行脱痂。但是对病变面积较大的脂溢性角化病、寻常疣等，需要3周左右自行脱痂，禁止患者强行抠落。

（六）常见并发症及处理

常见的不良反应包括色素异常及瘢痕形成，一般色素沉着在4～6个月内可自行缓解，如果出现色素脱失或瘢痕形成治疗相对困难，需要注意控制治疗的深度预防色素脱失及瘢痕形成。

（编者：吴　琳，于　波；审校：谢　恒，刘振锋）

参考文献

程建玉，金爱丽，2001. 痤疮面膜及冷冻治疗63例寻常痤疮的对比观察. 中华医学美学美容杂志，7(5)：271-272.

李航，2019. 皮肤外科系列讲座（八）——物理治疗. 中国美容医学，18(3)：391-393.

李雪娇，何威，2017. 微波治疗皮肤性病临床分析. 饮食保健，4(19)：32-33.

陆松，2016. 微波治疗120例皮肤病的疗效分析. 实用中西医结合临床，16(12)：47-54.

欧阳莹，刘德明，叶志云，2003. 微波治疗儿童增生性皮肤病及皮肤毛细血管病268例疗效分析. 重庆医学，32(9)：1246-1247.

吴红波，孙忠林，徐杨，2010. 液氮冷冻治疗面部雀斑. 中华医学美学美容杂志，16(3)：211.

杨宝甲，王淑香，叶婷婷，2014. 局封和冷冻治疗瘢痕疙瘩疗效比较. 皮肤病与性病，36（1）：55-56.

郑荃，2017. 美容微针临床手册. 北京：科学出版社.

中国整形美容协会，2021. 微针治疗操作规范团体标准：T/CAPA 5-2021. 北京：中国标准出版社.

Al Chalabi QS，Al Malah MN，Al Badrani HB，2021. Rejuvenation of severe acne scars by microneedling. Eur J Mol Clin Med，7（9）：1966-1973.

Al Qarqaz F，Al - Yousef A，2018. Skin microneedling for acne scars associated with pigmentation in patients with dark skin. J Cosmet Dermatol，17（3）：390-395.

Alster TS，Graham PM，2018. Microneedling：a review and practical guide. Dermatol Surgery，44（3）：397-404.

Atiyeh BS，Abou Ghanem O，Chahine F，2021. Microneedling：percutaneous collagen induction（PCI）therapy for management of scars and photoaged skin—scientific evidence and review of the literature. Aesthet Plast Surg，45（1）：296-308.

Bailey AJM，Li HOY，Tan MG，et al，2021. Microneedling as an adjuvant to topical therapies for melasma：A systematic review and meta-analysis. J Am Acad Dermatol，86（4）：797-810.

Bolognia JL，Schaffer JV，2015. Dermatology. New York：Elsevier Pte Ltd.

Chang HC，Sung CW，Lin MH，2020. Combination therapy with microneedling and platelet-rich plasma for acne scarring：a systematic review and meta-analysis. Dermatol Surgery，46（8）：1118-1122.

Chu S，Foulad DP，Mesinkovska NA，2021. Safety profile for microneedling：A systematic review. Dermatol Surgery，47（9）：1249-1254.

Cohen BE，Elbuluk N，2016. Microneedling in skin of color：A review of uses and efficacy. J Am Acad Dermatol，74（2）：348-355.

Council ML，2017. Commentary on microneedling. Dermatol Surg，43（3）：340-341.

Dsouza L，Ghate VM，Lewis SA，2020. Derma rollers in therapy：The transition from cosmetics to transdermal drug delivery. Biomed Microdevices，22（4）：77.

El-Taweel A，Mustafa A，Qiresh I，2021. Combination of microneedling and 10% trichloro-acetic acid peeling versus platelet rich plasma in the treatment of infraorbital dark circles. Benha J Appl Sci，5[3 part（1）]：1-6.

Giorgio CM，Caccavale S，Fulgione E，et al，2019. Efficacy of microneedling and photodynamic therapy in vitiligo. Dermatol Surg，45（11）：1424-1426.

Gowda A，Healey B，Ezaldein H，et al，2021. A systematic review examining the potential adverse effects of microneedling. J Clin Aesth Dermatol，14（1）：45-54.

Hou A，Cohen B，Haimovic A，et al，2017. Microneedling：a comprehensive review. Dermatol Surg，43（3）：321-339.

Houshmand EB，2021. Microneedling：Global Perspectives in Aesthetic Medicine. New York：Wiley Online Library.

Iriarte C，Awosika O，Rengifo-Pardo M，et al，2017. Review of applications of microneedling in dermatology. Clin Cosmet Invest Dermatol，10：289-298.

Jeong HR，Lee HS，Choi IJ，et al，2017. Considerations in the use of microneedles：pain，convenience，anxiety and safety. J Drug Target，25（1）：29-40.

Kim JH，Shim SE，Kim JY，et al，2020. A literature review of the microneedle therapy system for hair loss. J Acupunct Res，37（4）：203-208.

Leite GLP，de Oliveira RTG，da Urzedo APS，et al，2019. Comparative assessment of microneedling with or without drug delivery in melasma treatment. Surg Cosmet Dermatol，11（3）：216-220.

Lima E，Lima M，2021. Percutaneous collagen induction with microneedling. London：Springer.

Mdanda S，Ubanako P，Kondiah PP，et al，2021. Recent advances in microneedle platforms for transdermal drug delivery technologies. Polymers，13（15）：2405.

Mehran G，Sepasgozar S，Rohaninasab M，et al，2019. Comparison between the therapeutic effect of microneedling versus tretinoin in patients with comedonal acne：A randomized clinical trial. Iran J Dermatol，22（3）：87-91.

Meyer PF，da Silva RMV，de Morais Carreiro E，et al，2021. Analysis of immediate use of sunscreen after microneedling. Photodermatol Photoimmunol Photomed，37（6）：521-529.

Pratiwi KD，Listiawan MY，Ervianty E，et al，2021. The efficacy of topical vitamin C and microneedling for photoaging. Berkala Ilmu Kesehatan Kulit dan Kelamin，33（1）：55-62.

Villani A，Carmela Annunziata M，Antonietta Luciano M，et al，2020. Skin needling for the treatment of acne scarring：A comprehensive review. J Cosmet Dermatol，19（9）：2174-2181.

Wang X，Shu X，Huo W，et al，2018. Efficacy of protein extracts from medium of adipose-derived stem cells via microneedles on Asian skin. J Cosmet Laser Ther，20（4）：237-244.

Wu SZ，Muddasani S，Alam M，2020. A systematic review of the efficacy and safety of microneedling in the treatment of melasma. Dermatol Surg，46（12）：1636-1641.

Ziaeifar E，Ziaeifar F，Mozafarpoor S，et al，2021. Applications of microneedling for various dermatologic indications with a special focus on pigmentary disorders：A comprehensive review study. Dermatol Ther，34（6）：e15159.

第四章　美容皮肤外科

美容皮肤外科是指以美容为目的的皮肤外科范畴。皮肤外科历史悠久，不仅提升了皮肤肿瘤的治疗效果，而且在历史上推动了医学美容的发展，很多美容技术，如毛发移植、皮肤磨削等，都是皮肤外科首创并推广的。

医学美容，少不了有创治疗，尤其是手术。美容皮肤外科与整形美容外科有显著区别，也有很多交叉之处。本章围绕美容皮肤外科的定义、范畴及其与其他外科的区别进行了详细阐述。只有深刻理解美容皮肤外科的内涵和特点，才能自如地开展美容皮肤外科治疗。

美容皮肤外科包含很多技术。美容切除和缝合属于基本技术，应该是皮肤科医生或美容医师都能掌握的。对于较为复杂的邻位皮瓣、轴型皮瓣、游离皮片移植等技术，也建议能够初步掌握。此外，针对一些有皮肤科特色的特殊术式，如甲外科、毛发移植、白癜风外科治疗、光动力治疗等，应该是美容皮肤外科的必学内容。

从事美容皮肤外科，不仅需要熟练掌握治疗技术技巧，而且特别强调个体化决策和个体化治疗。在操作中，不能一味遵循惯有套路，更不能为炫技而复杂操作，有时候越简单的治疗越有利于患者。作为美容皮肤外科医师，在治疗之前一定要明确被施治者的诉求和问题所在，然后选择最恰当的治疗方法。希望通过本章的介绍，能够让读者对美容皮肤外科有全面的了解，并学习到相关技术。

第一节　皮肤外科基础

一、皮肤外科的历史沿革与定义、范畴

（一）皮肤外科的历史沿革

皮肤外科与其母学科——皮肤性病学同步起源，是皮肤科重要的亚专业。追溯皮肤科的发展历史，不难发现，古今中外皮肤科和外科密不可分，相互交叉，可以说皮肤科起源于外科，皮肤外科随着科技的发展在不断地完善。外科技术是皮肤性病学疾病诊断、治疗不可或缺的一部分。

从中国传统医学角度看，中医外科学涉及疮疡、瘿、瘤、岩，包括乳房疾病、皮肤疾病、性传播疾病、肛门直肠疾病、泌尿男性疾病、外伤性疾病及周围血管疾病等，即皮肤疾病的诊治是外科的重要组成部分。《黄帝内经》中就论述了皮肤的解剖、病理、生理、皮肤附属器及皮肤病的诊疗。据《周礼》记载，周代医疗卫生机构设疾医、疡医、食医、兽医四科，其中“疡医”即为现代的皮肤科和外科。明清为古代外科发展的鼎盛时期，有多部外科著作问世，其均包括现代外科和皮肤科的内容。现代中医皮肤科的奠基人赵炳南、朱仁康等仍擅长中医外科。直至现代，中医院也多设中医外科皮肤科。

西方医学主要起源于古埃及和古希腊。在古埃及的文献中，就已记载了采用光疗、皮肤磨削术治疗皮肤疾病。皮肤科在欧美地区一直被归属

为外科系统学科。在20世纪20年代之前，皮肤科医生治疗皮肤病是以外科治疗为主的。随着对皮肤疾病认识的深入和药学的发展，内科治疗的比重逐渐增加，皮肤外科也伴随皮肤病学的发展，逐渐形成了自己的亚学科体系。历史上的里程碑事件如下所述。

20世纪30年代Frederic E. Mohs开创了Mohs显微描记手术，使用氯化锌糊进行活体组织固定，辅助皮肤肿瘤切除；1952年，皮肤科医生Mackee报道了他使用苯酚进行皮肤化学剥脱的50年经验，化学剥脱术正式被应用于临床治疗；1952年，Norman Orentreich在纽约进行了第一次自体发移植手术；1953年，Abner Kurtin发展了现代皮肤磨削技术；1959年，Norman Orentreich发表了毛发移植的早期结果，推广了自体毛发移植技术；1960年，S. Ayres报道了苯酚和肿胀局部麻醉（tumescent local anesthesia，TLA）治疗皮肤老化；1963年皮肤科医生L. Goldman首先将激光技术应用于临床治疗；1966年，Zacarian报道了液氮冷冻手术治疗皮肤肿瘤和皮肤疾病；1966年Muller发表了门诊静脉切除术的文章；1974年Theodore Tromovitch和Sam Stegman发表了他们关于新鲜组织Mohs手术方面的经验，使用氯化锌糊的固定组织Mohs手术成为历史；20世纪60～70年代，皮肤磨削术风靡一时；20世纪80年代后皮肤激光外科蓬勃发展；1985年，皮肤科医生Jeffrey Klein创立的膨胀麻醉技术开启了吸脂术的新纪元；1986年，S. Asken出版了*Manual of Liposuction Surgery and Autologous Fat Transplantation Under Local Anesthesia*；1987年，Alastair和Jean Carruthers开启肉毒杆菌毒素对面部皱纹的治疗；1992年肉毒杆菌毒素注射率先在皮肤科用于除皱。

在皮肤外科技术蓬勃发展的同时，相关的学术机构和杂志也不断涌现，皮肤外科的培训计划不断完善。1956年Epstein出版了*Skin Surgery*；1967年Frederic E. Mohs创立了美国化学外科学院；1970年纽约大学首先开设了为期一年的Mohs外科培训项目并设立奖学金；1970年美国皮肤外科学会（American Society for Dermatologic Surgery，ASDS）成立；1977年国际皮肤外科协会成立；1977年《皮肤外科杂志》更名为《皮肤外科与肿瘤学杂志》；1979年，Perry Robins创立了国际皮肤外科学会（International Society of Dermatologic Surgery，ISDS）；1981年，Goldman和Drake组织成立了美国激光医学和外科学会（American Society for Laser Medicine and Surgery，ASLMS）；1982年美国皮肤科住院医师培训体系建立，明确指出皮肤科住院医师培训包含皮肤外科内容；1986年美国化学外科学院更名为美国Mohs显微描记手术和皮肤肿瘤学院；1990年美国皮肤病学住院医师评估委员会再次强调复杂闭合、皮瓣成形、皮片移植等成形技术是皮肤科住院医师必须掌握的内容；1990年，Larry David成立国际美容和激光外科医生协会；1993年，Norwood和Stough成立国际头发修复外科学会（International Society of Hair Restoration Surgery，ISHRS）；1995年《皮肤外科与肿瘤学杂志》更名为《皮肤外科》。

虽然中国的西医皮肤科一直有简单的外科操作和治疗，包括冷冻、二氧化碳激光、电解、电灼、皮肤活检术等，但皮肤外科的正规发展始于20世纪中叶的麻风畸形矫治工作，麻风病医院的皮肤科医生在药物有效控制麻风的内科治疗之外，开展了相关的外科治疗，为中国皮肤外科的发展奠定了基础。此后，在20世纪80年代，麻风病医院更名为皮肤病医院，皮肤外科正式成立。

1985年10月，中国皮肤外科医生首次参加第六届国际皮肤外科会议并发言。

1986年10月，在上海召开了首次全国皮肤外科学术会议。

2005年，中国医师协会皮肤科分会成立，将皮肤外科归入医学美容亚专业管理。

2007年，中国中西医结合会皮肤科分会成立皮肤外科学组。

2009年，中国医师协会皮肤科分会将皮肤外科从美容亚专业中独立出来，设立了皮肤外科亚专业委员会。

2011年，中国皮肤科医生发起并成功举办了中日韩皮肤外科峰会，该会议已经发展成为每两年固定召开的亚太皮肤外科学术大会。

2014年，《中国皮肤外科学体系及规范建设专家共识》正式发表。

2017年，国家修订住院医师规培相关文件，加强了皮肤外科相关培训内容。

2019年，中国医师协会受国家卫生健康委员会委托发布了《专科培训目录》，皮肤外科正式成为皮肤科学下的三级学科。

2019年，首届中国皮肤外科大会在北京召开。

中国皮肤外科同道还与ISDS等国际皮肤外科学术组织建立了良好的合作关系。我国的皮肤外科正在蓬勃地发展之中。

（二）皮肤外科的定义与范畴

皮肤外科学是皮肤性病科亚专科之一，是一个以皮肤病学为基础的、综合多个学科的交叉学科。采用有创和微创性外科相关技术和手段，诊断治疗皮肤疾病、修复皮肤缺损、改善皮肤质量或矫正皮肤缺陷。有机融合了皮肤性病学理论和外科手术、光电技术、注射等美容技术。操作范围包括皮肤（含口腔和生殖器黏膜）、皮肤附属器及皮下组织等体被层组织。其施治目标是体被层组织病损或缺陷的诊治和矫正，恢复皮肤正常功能，达到治疗或美容的目的。

皮肤外科技术从创伤角度进行分类，包括微创治疗和手术治疗技术。

1. 微创治疗项目

（1）物理治疗：冷冻、电外科治疗（电灼、电烙、电解、电切等）、微波治疗、粉刺挑治、微针（microneedle）治疗，以及其他针对体被层组织病损或缺陷的损伤轻微的物理治疗。

（2）注射及填充：局部封闭（相关药物）、硬化剂注射、肉毒素注射、填充物（品种依据国家药监局文件）注射、脂肪移植、其他针对体被层组织病损或缺陷的注射治疗。

（3）化学剥脱（药品依据国家药监局批文）。

（4）激光和其他光（电磁波）治疗。

1）激光治疗：包括皮肤增生物或肿瘤治疗，血管性疾病治疗，皮肤瘢痕治疗，除皱、消除皮肤松弛、脱毛、磨削治疗，去文身、文眉，色素性皮损治疗等。

2）强脉冲光治疗：包括色素性皮损和血管性疾病治疗，皮肤瘢痕治疗，除皱、消除皮肤松弛、脱毛治疗等。

3）其他光（电磁波）治疗：射频治疗、超声治疗等。

4）光动力治疗：皮肤肿瘤诊治，各种病毒疣治疗、痤疮治疗、皮肤剥脱治疗、血管瘤治疗。

（5）其他微创诊疗技术。

微创治疗的具体内容由中国医师协会皮肤科分会皮肤外科亚专业委员会审定确认，并在新版共识中发布。

2. 有创手术项目　经常性项目：皮肤活检术、皮肤肿物刮除术、皮肤良性肿物切除或剥离术、皮肤恶性肿物切除术、Mohs显微描记手术、淋巴结活检术、淋巴结清扫术、皮肤缺损的成形修复术（如单纯闭合，皮瓣、游离皮片移植等成形手术）、皮肤创伤的美容修复、皮肤磨削术、麻风畸形矫治、腋臭及多汗症手术治疗、甲外科手术、足病手术治疗、皮肤血管瘤手术、酒渣鼻切割矫治术、瘢痕与瘢痕疙瘩成形术、毛发移植、睑成形术（畸形矫治、重睑成形、睑袋成形等）、皮肤年轻化成形术、脂肪抽吸术、内外眦成形术、酒窝成形术、包皮环切术、溃疡治疗、静脉曲张治疗、白癜风手术治疗（表皮移植、相关细胞移植）及皮肤扩张器应用。

二、皮肤外科与皮肤科及其他学科的关系

皮肤是人体最大的器官，由表皮、真皮和皮下组织构成，其中含有各种皮肤附属器和丰富的血管、神经、淋巴管及肌肉。皮肤外科与其他涉及这些结构的外科亚专业如整形外科、血管外科、普通外科、耳鼻喉科和眼科等都有交叉。外科技术并非专属于某个专科，而是具有公共属性。皮肤科作为一个科室，发展到一定水平后势必会涉及相关的外科领域内容，主要目的是去除肿物、修复缺损、矫正畸形和恢复功能。因此，所有的皮肤科医生都要接受基本的外科培训，而皮肤外科医生则需要接受更多相关的高级技术培训。

相对于外科医生，皮肤科医生对皮肤及其附属器的解剖、生理、病理具有更深刻全面的认识，也更注重患者体验，致力发展微创、便捷的治疗手段，因此皮肤外科虽然起源于外科，但更具有便利、多样、人性化的特点。在欧美发达国家的皮肤外科发展历史中，皮肤外科医生对传统的外科治疗手段进行了重要的改进和创新。

20世纪30年代，作为科研助理的普外医生Frederic E. Mohs首先将活体组织固定技术和水平

切片技术应用于皮肤肿瘤的切除，并称为化学外科。随后多年来他以这种技术成功治疗了数百例患者并获得很好的治疗效果，但并未引起外科界兴趣。直至1946年，他在美国皮肤病学会年会上的报告才引起了皮肤科医生的兴趣并被接受，Mohs显微描记手术成为皮肤外科切除皮肤肿瘤的一种手术方式。20世纪60年代皮肤外科医生Theodore Tromovitch和Sam Stegman推广使用新鲜组织Mohs手术，显著提高了手术的效率，减少了组织损伤，减轻了患者痛苦。经过数十年的完善和发展，利用新鲜组织技术和水平切片进行全切缘检查的Mohs显微描记手术成为了皮肤外科切除皮肤恶性肿瘤的经典手术方式，并被外科所接受，现在多个国家关于皮肤恶性实体肿瘤的治疗指南中都把Mohs手术作为高复发风险肿瘤和复发性肿瘤的首选手术方式。

现代毛发移植技术始于20世纪30年代的日本，外科医生使用小的头皮皮片移植修复缺损的眉毛或睫毛，但他们的工作在当时没有得到全世界的关注。20世纪50年代末，纽约皮肤科医生Norman Orentreich发现雄激素性秃发患者枕部的毛囊移植到秃发区后仍可以维持原有的生长特性而产生健康的头发，即“供区优势概念”，开始利用枕部头皮毛囊移植到秃发区来治疗男性患者，从而开创了西方世界毛发移植的新时代。此后，在毛发移植技术的不断完善中，皮肤外科医生也做出了重要的贡献。同时，皮肤外科医生也引导毛发移植治疗脱发性疾病的正确理念，强调根据疾病发病机制进行药物治疗的重要性，单纯毛发移植是不能满足治疗需要的。

在欧洲，一直有皮肤外科医生参与静脉外科，他们在学科发展中贡献了重要成果。20世纪10年代，法国和德国的皮肤科医师Sicard和Linser率先开始尝试用硬化剂治疗下肢浅静脉曲张。Fitzpatrich、Goldman和Weiss首创使用激光硬化治疗和可见光源破坏下肢静脉。20世纪50年代，瑞士皮肤科医生Robert Müller发明了门诊静脉剥离术（点式剥脱术），该术式适用于多种迂曲浅表静脉，容易实施，同时兼顾术后美观的效果。后来，Ramelet医生等进一步改善了静脉剥离钩，使手术更加容易和安全，减少了并发症的产生。

除了对疾病的治疗外，在医学美容整形方面皮肤外科医生也做出了重大贡献，包括化学剥脱术、皮肤磨削术、组织填充术、脂肪抽吸术、光电技术、肉毒杆菌毒素注射、光动力治疗等，皮肤外科医生借助对皮肤解剖和病理生理的精通，对皮肤异常状态和疾病的诊断、适应证的掌握和综合治疗的选择具有天然优势。

皮肤外科和其他相关学科间是相互渗透、相互依存的，同时又彼此独立，不可相互替代。交叉是医学发展的必然，也是医学发展的需要，垄断导致停滞，竞争促进发展。执业者需要不断改进专业技术，才能增强竞争力，这种竞争力对于其他学科的发展也是一种推动力。

三、皮肤外科人才培养体系

皮肤外科是皮肤性病学的亚专业，所以皮肤外科医生首先应该是一名合格的皮肤科医生，在此基础上掌握各种无创和有创的诊疗技术。皮肤外科人才培养应遵循2014年中国医师协会皮肤科分会皮肤外科亚专业委员会出台的《中国皮肤外科学科体系及规范建设专家共识》的要求。

在住院医师规范化培训阶段，皮肤科住院医师必须掌握一些简单的皮肤外科诊治技术，即Ⅰ级诊治项目［操作过程不复杂，技术难度不大，风险不大的各种皮肤外科治疗项目，住院医师（含住院医师规范化培训阶段、临床型研究生阶段）可操作。项目包括各种物理治疗、皮损内注射、皮肤活检术、皮肤肿物刮除术、皮肤良性肿物的单纯切除（含剥离）和闭合］。

实施Ⅱ级或Ⅱ级以上诊治项目，由于操作过程较为复杂，技术有一定难度，且有一定风险，要求按照以下流程进行学习。

（1）参加中国医师协会认可的皮肤外科理论培训班，并考试成绩合格。

（2）在中国医师协会皮肤外科培训基地连续脱产学习≥6个月（国外培训由中国医师协会皮肤科分会皮肤外科亚专业委员会审核）。

（3）申请并获得中国医师协会皮肤科分会颁发的皮肤外科培训合格证书。

（4）积极参加各种皮肤外科相关的继续教育，积累足够学分，每5年重新申请皮肤外科培训合格证书（由中国医师协会皮肤科分会审核，主要凭据为申请者参加继续教育的情况）。

皮肤外科培训基地资质：

（1）为教学医院皮肤科。

（2）有2名以上具备皮肤外科师资资格的医生。

（3）平均每周开展手术多于3天，每周手术量多于20例。

（4）近5年有皮肤外科相关专业文章发表（译著或著作可替代）。

（5）通过中国医师协会皮肤科分会审查并获得资格证。

皮肤外科师资资质：

（1）具备副高以上职称。

（2）从事Ⅲ级（含）以上治疗项目5年以上。

（3）在教学医院工作或具备教学职称。

（4）平均每周完成手术10例以上。

（5）近5年有皮肤外科相关专业文章发表（译著或著作可替代）。

（6）通过中国医师协会皮肤科分会审查并获得资格证。

四、皮肤外科对医学美容的贡献

医学美容（medical cosmetology）简称“医美”，是指通过医疗手段，包括药物、手术、医疗器械及其他有创性医学技术，对人体各部位外部形态进行修复与再塑，改善局部生理功能、色泽、毛发分布等，以增强人体外在美感为目的而进行的一系列治疗。根据国家卫生管理部门对医学美容从业人员的管理办法，把允许皮肤科医师开展的美容项目归纳入皮肤美容项目目录，而整形外科医师从事的医学美容项目统称为美容外科项目。但美容外科项目和皮肤美容项目之间有很大程度上的交叉。医学美容涉及整形外科、耳鼻喉科、眼科、中医科、口腔科和皮肤科等专科，每个学科的发展对美容医学都有促进作用，其中皮肤外科的贡献尤其突出。在历史上，美国皮肤科医生Jeffrey Klein首次把肿胀麻醉（tumescent anesthesia）应用于吸脂，极大地降低了手术风险；19世纪50年代，皮肤科医生开始化学剥脱治疗的探索；20世纪，皮肤科医生E. Kromeyer开始使用机械传动旋转的金属钻头去除瘢痕、文身、色素沉着等，开启了磨削术的时代；20世纪50年代，皮肤科医生L. Goldman首先将激光用于人类皮肤，并在60年代用于皮肤病的治疗，其后激光治疗在医学美容领域发展迅速；1987年皮肤科医生Alastair开创了肉毒毒素注射除皱的技术。

此外，还有诸多医学美容相关治疗中均有皮肤外科医生的贡献。

（编者：杨淑霞；审校：于爱娇，刘振锋，李　航）

参考文献

李航，2008. 皮肤外科的概念、范畴及相关理念. 中国美容医学，17（8）：1220-1222.

李航，2008. 皮肤外科的历史沿革与发展. 中国美容医学，17（9）：1398-1400.

马慧群，马振友，张建中，2011. 中医皮肤科学简史. 中国皮肤性病学杂志，25（5）：408-410.

王明慧，2005. 中国皮肤外科学的创始人系列之二——王高嵩教授. 皮肤科时讯，15（9）：29.

中国医师协会皮肤科分会皮肤外科亚专业委员会，2014. 中国皮肤外科学科体系及规范建设专家共识. 中华医学杂志，94（44）：3463-3466.

Asken S，1986. Manual of Liposuction Surgery and Autologous Fat Transplantation Under Local Anesthesia. Irvin，CA：Terry and Associates.

Ayres S，1960. Dermal changes following application of chemical cauterants to aging skin. Superficial chemosurgery. Arch Dermatol，82：578-585.

Benedetto AV，1999. The cosmetic uses of Botulinum toxin type A. Int J Dermatol，38（9）：641-655.

Brodland DG，Amonette R，Hanke CW，et al，2000. The history and evolution of Mohs micrographic surgery. Dermatol Surg，26（4）：303-307.

Chen ELA，Srivastava D，Nijhawan RI，2018. Mohs micrographic surgery：development，technique，and applications in cutaneous malignancies. Semin Plast Surg，32（2）：60-68.

Goldman L，Igelman JM，Richfield DF，1964. Impact of the laser on nevi and melanomas. Arch Dermatol，90：71-75.

Hanke CW，2012. Key moments in the history of dermatologic surgery（1952-2000）. Semin Cutan Med Surg，31（2）：52-59.

Holt NF，2017. Tumescent anaesthesia：its applications and well tolerated use in the out-of-operating room setting. Curr Opin Anaesthesiol，30（4）：518-524.

Klein JA，1987. The tumescent technique for liposuction surgery. Am J Cosm Surg，4：263-267.

Kurtin A, 1953. Corrective surgical planing of skin; new technique for treatment of acne scars and other skin defects. AMA Arch Derm Syphilol, 68(4): 389-397.

Li H, 2008. Letter: the history and evolution of dermatologic surgery in China. Dermatol Surg, 34(8): 1143-1144.

Mackee GM, Karp FL, 1952. The treatment of post-acne scars with phenol. Br J Dermatol, 64(12): 456-459.

Muller R, 1966. Traitement des varices par la phlebectomie ambulatoire. Phlebologie, 19(4): 227-229.

Orentreich N, 1959. Autografs in alopecias and other selected dermatological conditions. Ann NY Acad Sci, 83: 463-479.

Ramelet AA. 1991. Müller phlebectomy. A new phlebectomy hook. J Dermatol Surg Oncol, 17(10): 814-816.

Tromovitch TA, Stegman SJ, 1974. Microscopically controlled excision of skin tumors. Arch Dermatol, 110(2): 231-232.

Van der Molen HR, 1981. The development of phlebology in the last 30 years. Phlebologie, 34(3): 313-332.

第二节　皮肤外科常见手术

一、皮肤肿物切除与缝合的基本原则与技术

对美容皮肤外科来说，为了获得良好的美容效果，医生应尽最大努力让所有手术切口获得一期完美愈合，而一期完美愈合取决于客观的缺损评估、完美的切口设计、合适的缝合方法、精细的手术操作及术后护理等多方面。这里主要介绍皮肤肿物切除与缝合的基本原则与技术。

（一）皮肤肿物切除

皮肤肿物切除适用于皮肤良恶性肿物、皮肤或组织取材等。无绝对禁忌证，但需特别注意瘢痕体质者、出凝血功能障碍者、严重内脏疾病者及全身或局部明显感染者等。皮肤肿物切除已广泛应用于部分皮肤疾病的治疗及满足求美者的需求。

1. 皮肤肿物切除的基本原则　对于美容皮肤外科来说，切口的选择极为重要，尤其是头面部。在切口选择时要综合考虑以下几点。

（1）隐蔽性原则：选取毛发、衣物可覆盖的部位，尽量将切口隐藏起来，如肢端的近侧端、发际线、皮肤黏膜交界处、耳前等面部轮廓线隐蔽部位。

（2）功能优先原则：在切口选择时，尽量不影响局部的功能，如手部手术，需要注意保护手部的感觉神经，第1指至第4指需手术时，尽量避免在桡侧做切口，而第5指则避免在尺侧做切口。

（3）切口方向的选择：总体原则是尽量减少瘢痕，不影响外观。一般遵循皮肤纹理标志，即皱纹、皮肤张力线（图4-2-1）。对于皱纹，可将切口隐藏于皱纹中。皮肤张力线，又称Langer线，由维也纳解剖学教授Karl Langer首先发文提出。该线的排列方向与胶原纤维和弹性纤维排列方向一致，与皮下肌肉的走向垂直。切口按皮肤张力线选择，有利于伤口的愈合，减少术后瘢痕。

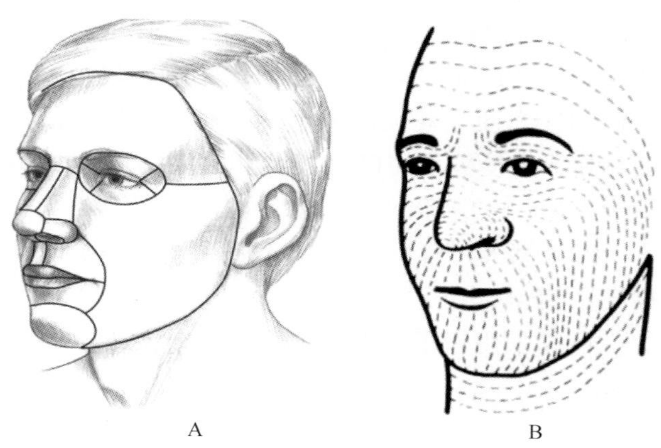

图4-2-1　皮肤纹理标志示意图

A. 面部轮廓线；B. 皮肤张力线

例如，在颊部或接近唇部做切口，可以嘱患者交替噘嘴或龇牙；在额、颞部做切口，可以让患者提高眉毛然后皱眉头；在关节处做切口，可以做屈伸活动。可借助这些活动进一步寻找最佳切口方向。

2. 切口的设计　手术切口的选择，既要满足将病变完全切除，又要保证术后美观。不同部位、不同皮损，切口的设计有所不同。常见的切口有梭形切口、改良梭形切口-弧形切口、楔形切口、"Z"形切口（连续"Z"成形术）、"W"形切口（"W"成形术）等。

（1）梭形切口：是皮肤肿物最常用的切口（图4-2-2）。操作时应展平皮肤，一气呵成，在距离末端的1～2mm时及时收刀，180°旋转手术刀，

从末端开始切割，完成整个梭形的切除。必要时对切口两端进行修整，切勿过度切割及修整。通常切口的长宽比例为（3～4）：1，切口线角度30°～70°，可有效地避免猫耳朵的形成。建议初学者提前画线标记。

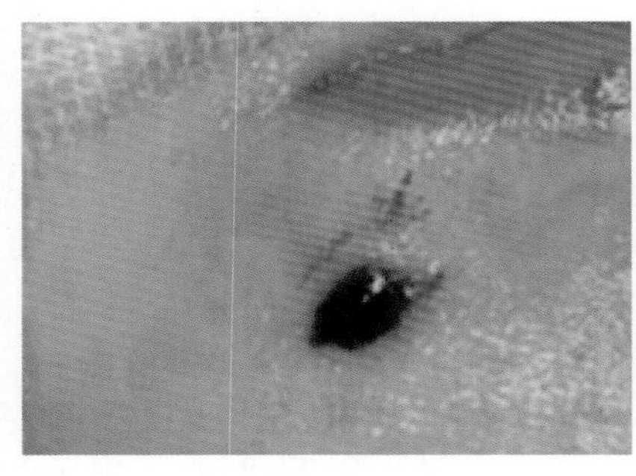
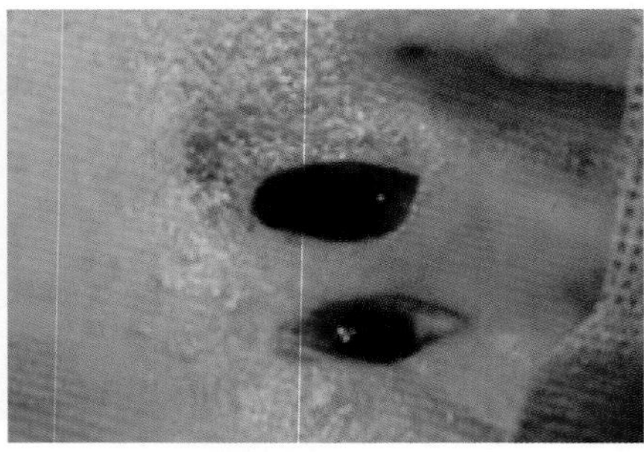
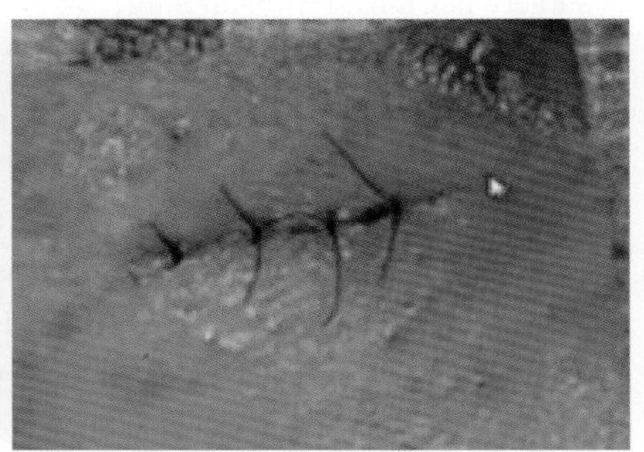

图4-2-2 梭形切口

（2）改良梭形切口-弧形切口：面部有些轮廓线呈弧形表现，因此，颜面部具有一定弧度的弯形瘢痕会显得更自然。操作时，通过观察皮纹，选择合适的弧形切口，一侧切缘笔直、较短，另一侧切缘弯曲、较长，进行缝合时就会形成弧形的伤口。改良梭形切口-弧形切口适用于双颊、鼻唇沟外侧、乳房等。

（3）楔形切口：对于一些特殊的、偏向于扇形的解剖部位，如眼睑、耳轮、鼻翼、小阴唇等，可以采用楔形切除，能保证其外观的完整性（图4-2-3）。

（4）“Z”形切口（连续“Z”成形术）：有些皮损分布与皮纹相背，可采用“Z”形切口。既能降低局部张力，又能改变张力的方向，使瘢痕与皮纹一致，减轻瘢痕增生。如果切口较长或皮损面积较大，可采用连续“Z”成形术（图4-2-4，图4-2-5）。

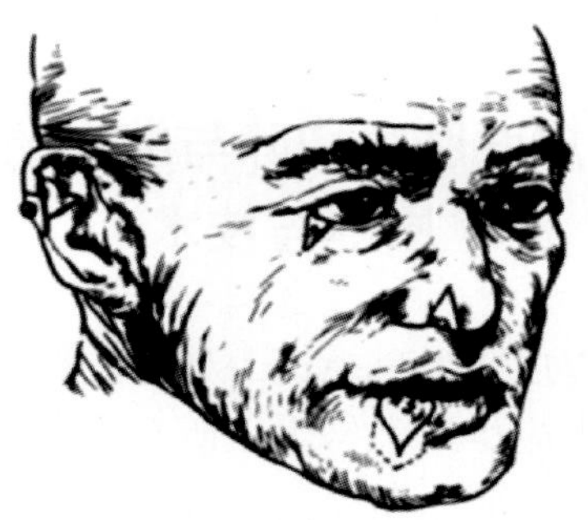

图4-2-3 楔形切口示意图

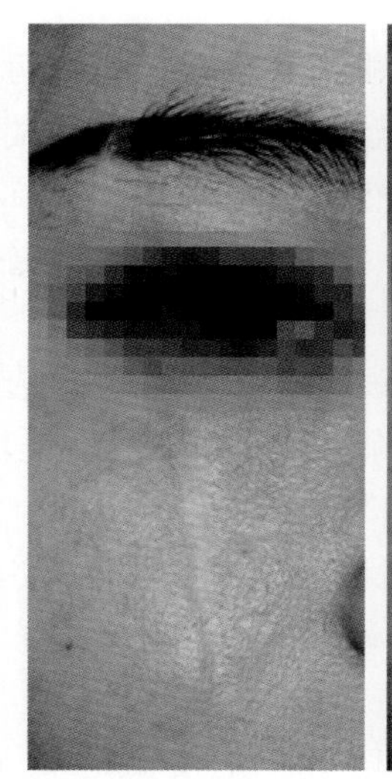
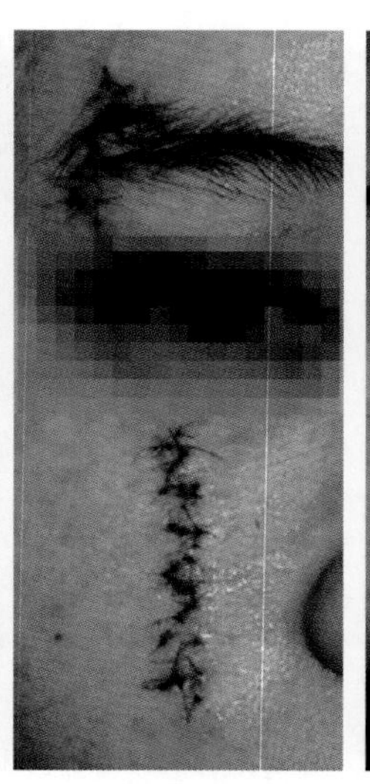
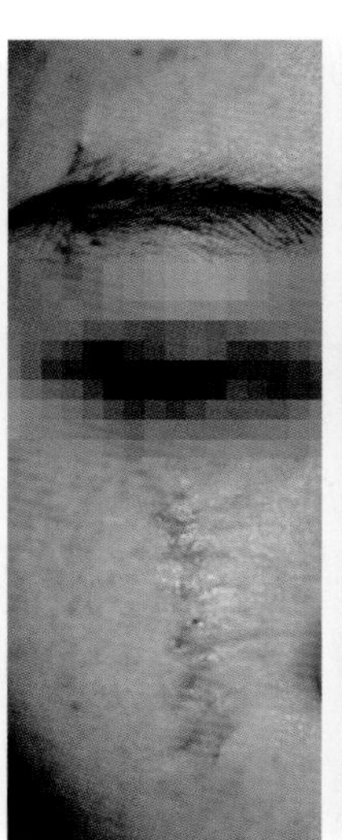
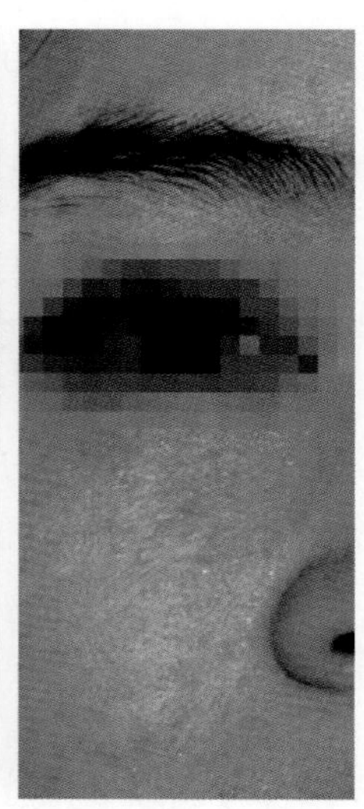

图4-2-4 连续“Z”成形术

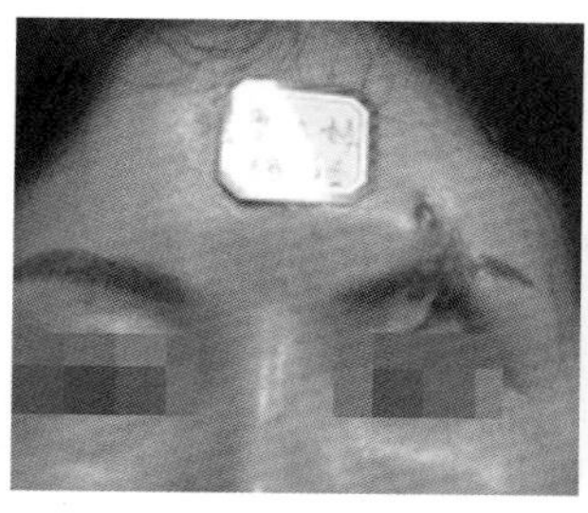
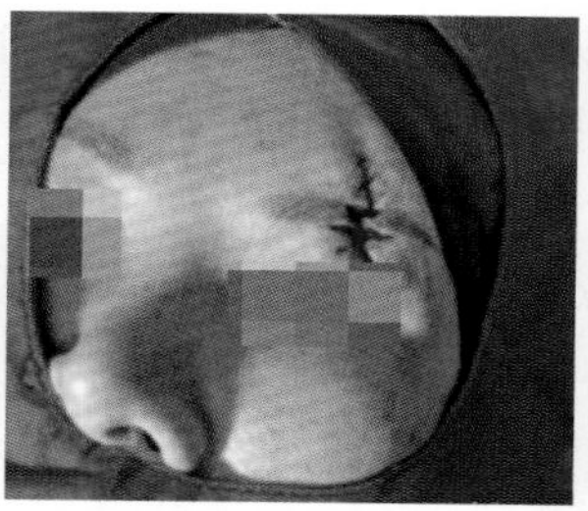
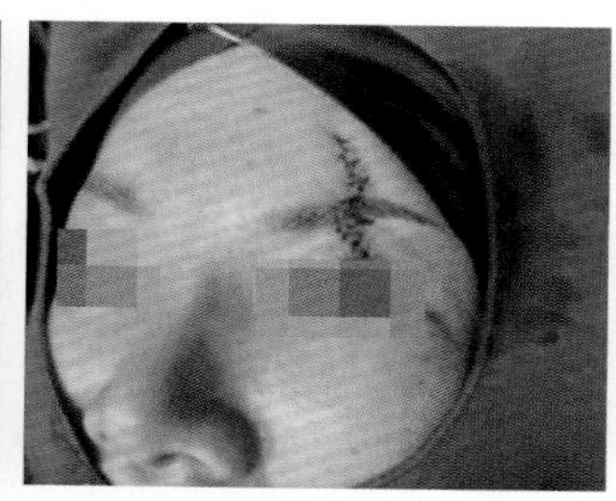
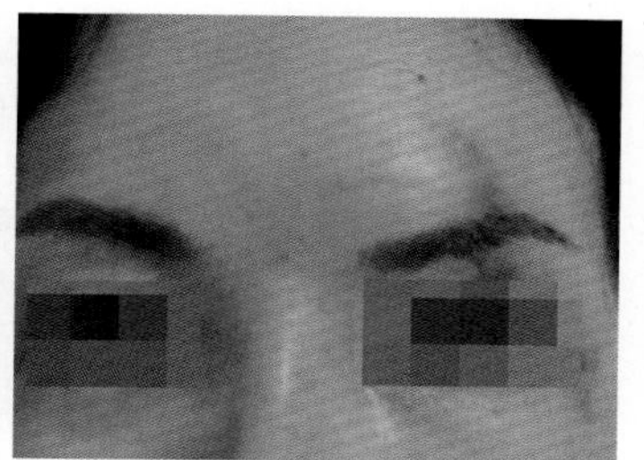

图4-2-5　连续"Z"成形术

（5）"W"形切口（"W"成形术）：切除组织两侧的皮缘切口为"W"形，小的皮瓣交叉缝合，变直线切口为曲线，从而改变张力。"W"形切口可以最大限度地保留正常组织，从而使瘢痕美容化和最小化（图4-2-6）。

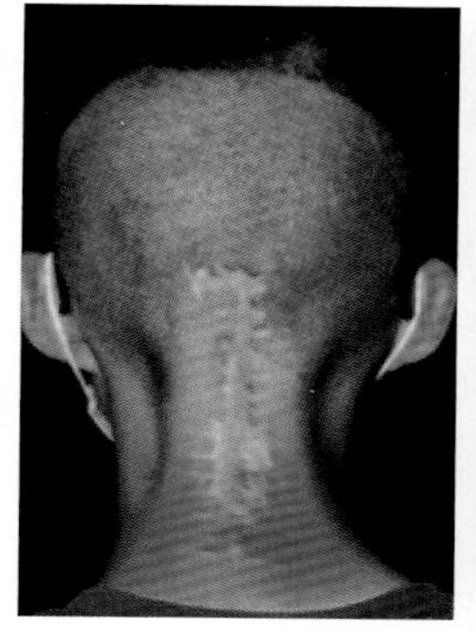
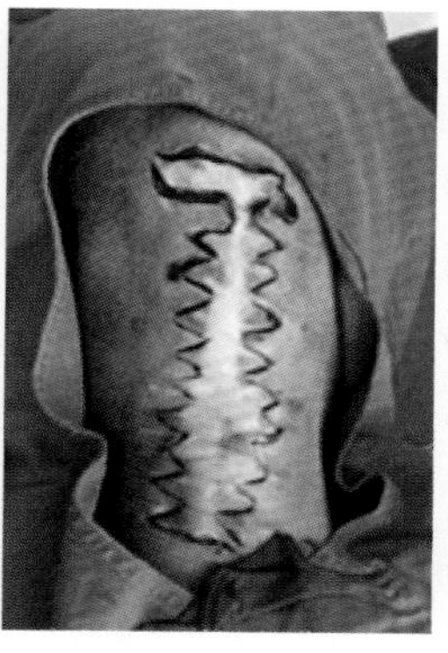
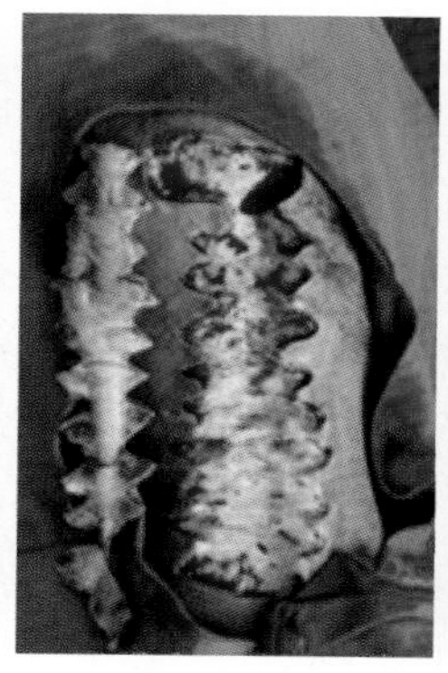
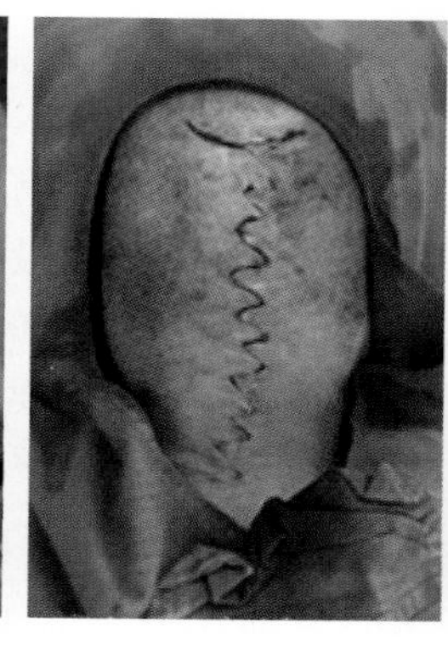
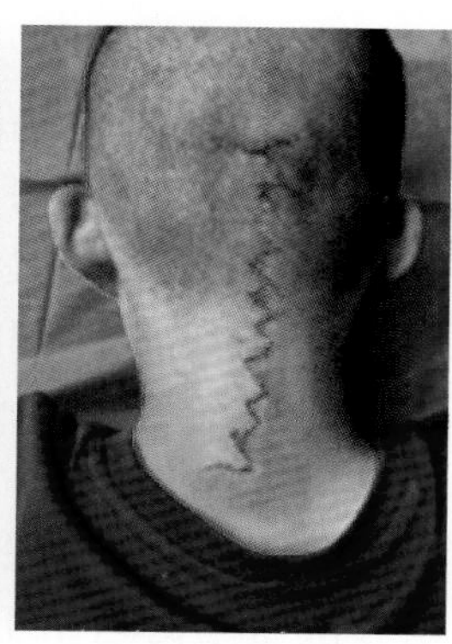

图4-2-6　"W"成形术

3. 切除方法

（1）直接切除：适用于一些小的皮肤良性肿物的切除，如色素痣、皮肤纤维瘤、化脓性肉芽肿、软纤维瘤等。

（2）分次切除：将皮损分成多次进行切除（图4-2-7）。其适用于面积相对较大的皮肤良性肿瘤，如先天性色素痣、皮脂腺痣等。分次切除充分利用了皮肤组织的弹性延展和生长作用，减少瘢痕的形成及手术的难度。首次切除范围要尽可能大，术中注意调整切口形状，为二期手术做准备。间隔时间一般为2～6个月。

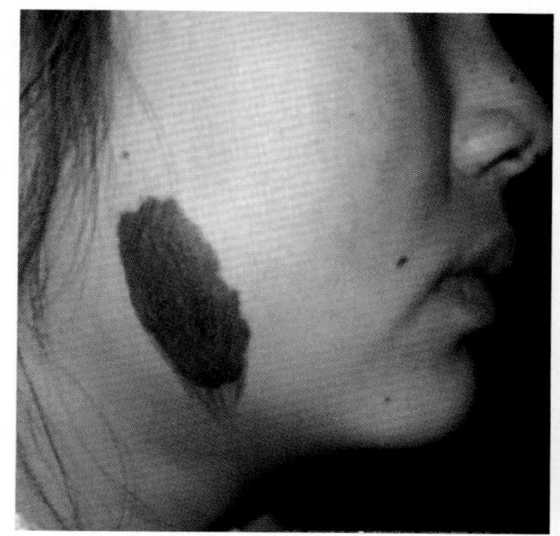
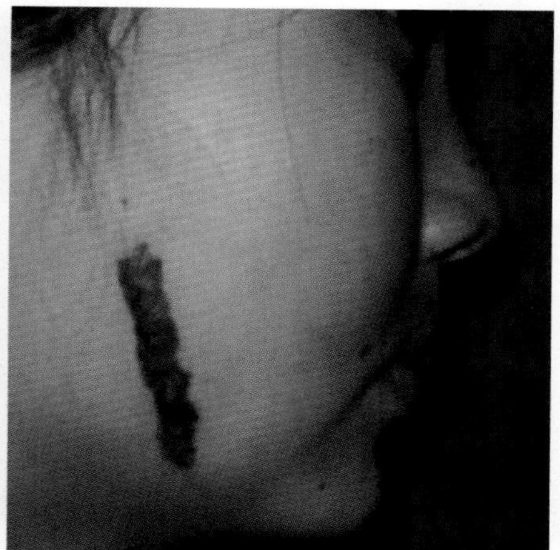

图4-2-7　色素痣的分次切除

（3）扩大切除：即在皮损周边扩大一定范围进行切除（图4-2-8）。其适用于一些恶性肿物的切除，如基底细胞癌、鳞状细胞癌、黑素瘤、隆突性皮肤纤维肉瘤等。

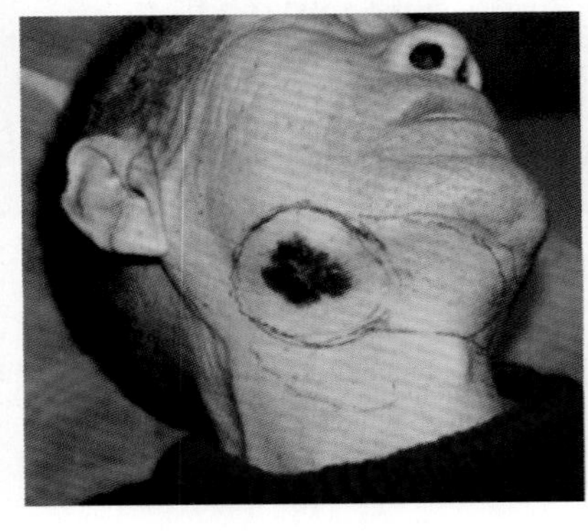
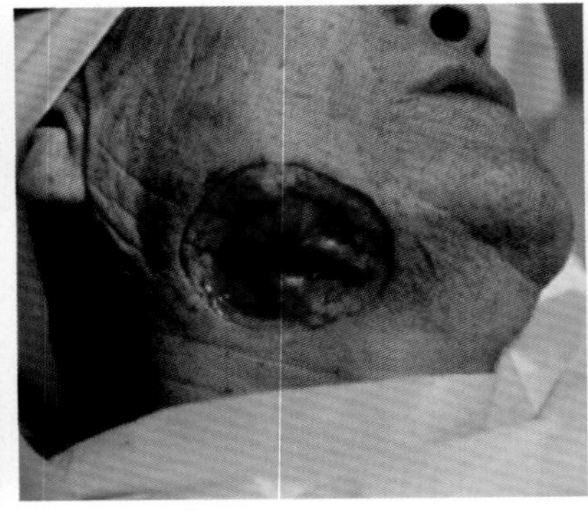
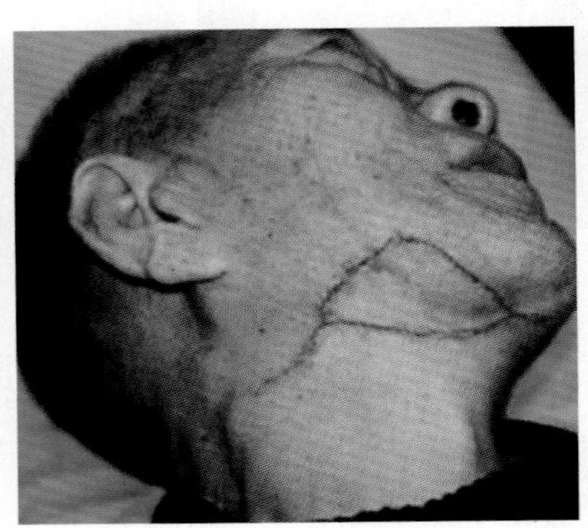

图4-2-8 扩大切除

（4）Mohs显微切除术：是利用快速水平冷冻切片在显微镜下实时观察病灶和切缘，它不仅能有效判断病变组织是否切干净，而且能最大限度地保留正常皮肤组织，有利于术后创面的修复，达到良好的美容效果。Mohs显微切除术要求术者不仅具备皮肤科学，尤其是组织病理学坚实的基础，而且要熟练掌握美容等多领域的技术。目前该方法已广泛运用于皮肤肿瘤（如基底细胞癌、黑素瘤等）的治疗。

Mohs显微切除术大概分为3个阶段（图4-2-9）：

第一阶段：术前拍照；在模式图上描画肿物形状和位置；常规消毒，标记肿物外缘，局部麻醉；在肿物外缘1～2mm处用手术刀划皮肤，作为切口标记线即初次手术范围，另垂直于肿物做一深切迹，以此标记肿物边缘的方向；刮除肿物中央表浅部分，沿切口标记线垂直切除肿物，深度一般达脂肪层；切下来的肿物分隔成适当大小的标本，并标号标记，同时将标本进行冷冻切片处理；患者手术切口彻底止血，加压包扎，送休息室等候；显微镜下观察切缘是否干净。

第二阶段：当第一阶段发现残余肿物，就应进行第二阶段手术；第二阶段的步骤与第一阶段相同，根据标记图在相应部位扩大切除，直至肿物完全切净为止。

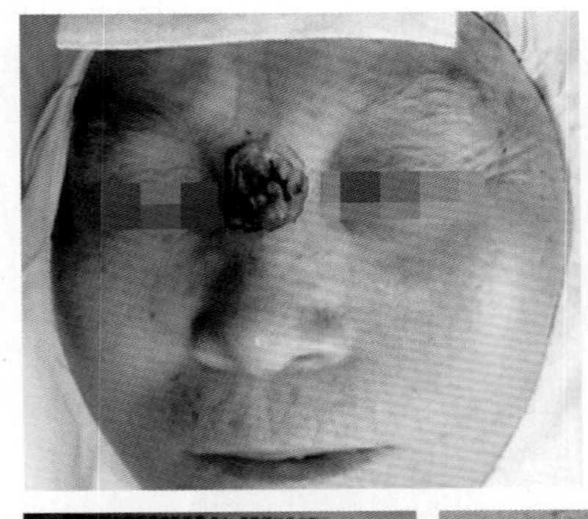
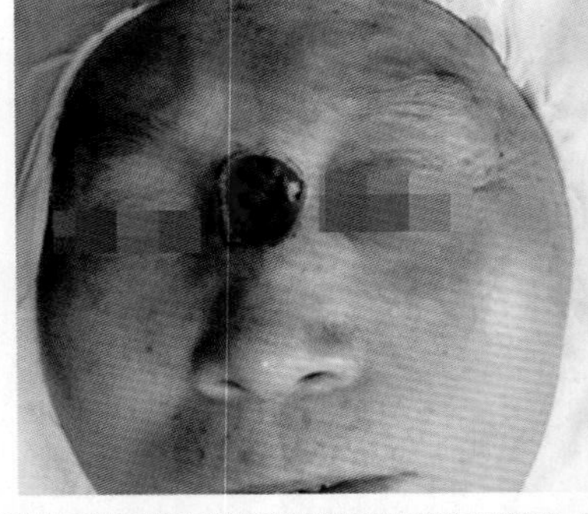
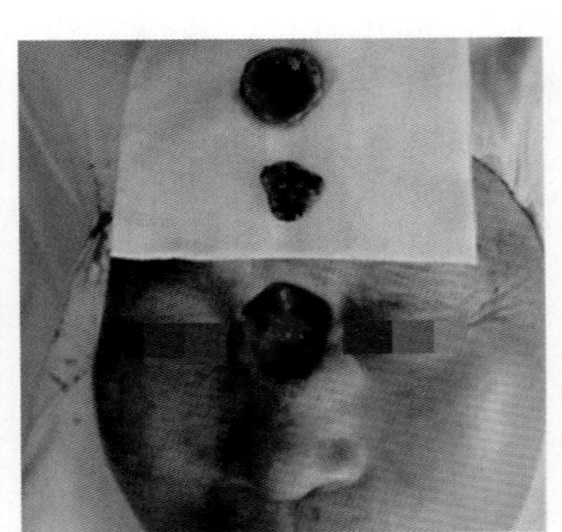
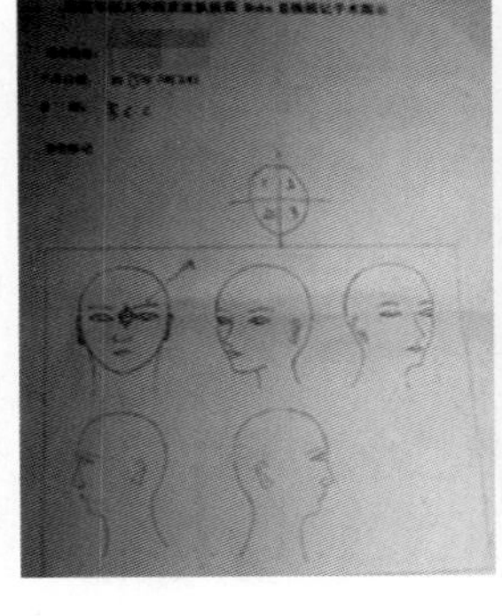
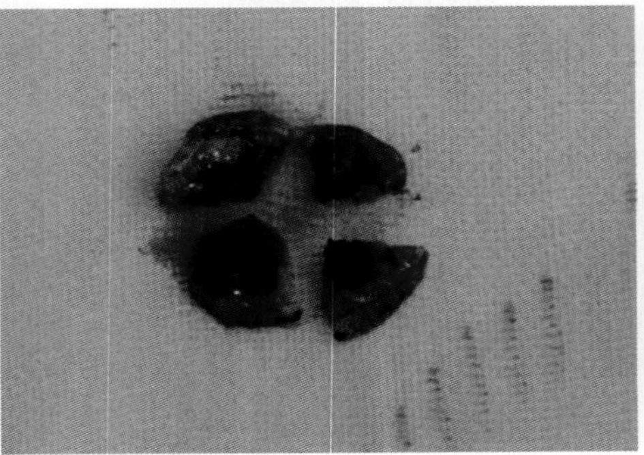
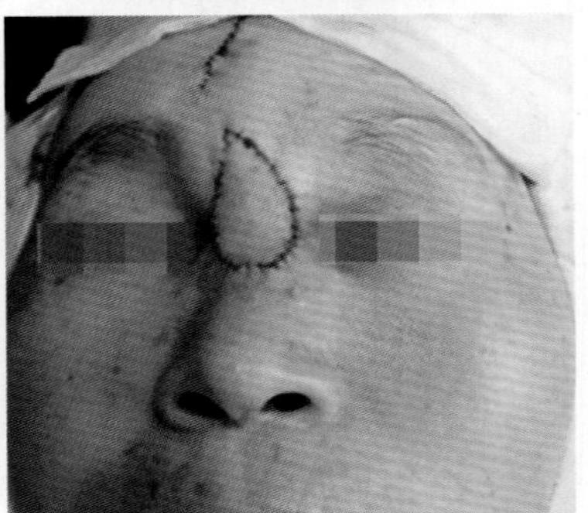

图4-2-9 Mohs显微切除术

第三阶段：肿物切净后，根据手术原发缺损位置、形态、大小进行修复。

（二）缝合材料与缝合技术

皮肤外科手术效果很大程度上与手术者的皮肤缝合技术有关，皮肤切口对合平整、皮下减张缝合、合适的缝合材料、娴熟的缝合技巧等都是手术成功的重要因素。熟悉各种各样的缝合材料及技术，有助于皮肤外科医生在各种情况下选择最佳的缝合处理方法。

1. 缝合材料　必要的缝合材料包括缝线、缝针、镊子、持针器。镊子、持针器种类比较简单，选择合适的型号即可。针、线一体化已成为皮肤外科手术的新趋势。

（1）缝线：理想的缝线材料应具有易于操作、良好的抗张力性、能形成稳定的结、感染风险低、对伤口损伤较小、易吸收等特点。目前缝合的材料很多，但一种缝线通常只能具备少数几个理想特性。因此，皮肤外科医师应该全面了解缝线材料的特性，依据不同的缝合目的选用合适的缝线。

缝线的特性：

1）抗张性：指缝线能承受重量的最大力而不断裂。抗张性依赖于缝线的直径、制作的材料及方法。相同材质下缝线的直径越粗，其抗张强度就越大。

2）构形：缝合材料的构形可分为单丝和多丝。单丝材料表面光滑，对组织损伤较小，不易被细菌附着，但抗张力弱，不易打结。多丝材料又可分为编织类和捻搓类。

3）弹性及可塑性：弹性是指缝线被拉长后恢复到原来长度的能力。可塑性是指缝线受到牵拉时能够伸展，在张力去除后却不能恢复到原始状态的特性。弹性使缝线在水肿的伤口被拉伸避免被组织切割，而水肿消退后能恢复原始状态。可塑性使缝线在水肿消退后变得松弛，切口边缘对合受到破坏。在缝合材料中，尼龙的弹性较好，而金属最差。

4）组织反应性：是指缝线对周围组织引起的炎症反应。该特性与缝线的类型及缝线所用的材料质量有关。一般天然材料比人工材料的反应性要强。

5）记忆力：是指缝线被使用后恢复到原始状态的内在能力，反映缝线的硬度。具有高记忆的缝线质地较硬且不易操作。

6）结扎的安全性：与缝线的摩擦系数和缝线拉长的能力成正比。编织缝线比单丝或多丝缝线摩擦系数高，所以其结扎的安全性较好。通常丝线结扎安全性最高，而聚丙烯线较低，因此需要打多个结来保证其安全性。

7）降解时间：是指张力降为缝线原始张力的百分数（通常50%）仍可维持伤口闭合的张力强度的时间。

缝线的分类：

1）根据缝线材料的编织不同分为单股缝线和多股缝线。

单股缝线是单股结构，其表面光滑，因此可以有效地防止病原微生物的生长。同时具有对组织损伤较小，感染风险低等优点（图4-2-10）。但也因其表面光滑，造成操作时可控性较差，通常需打更多的结。一般单股缝线用于血管缝合。多股缝线由多股纤维编织而成（图4-2-11）。不仅抗张强度大，且容易操控和打结。由于其表面欠平滑，所以细菌易定植，组织反应大，感染风险也高。

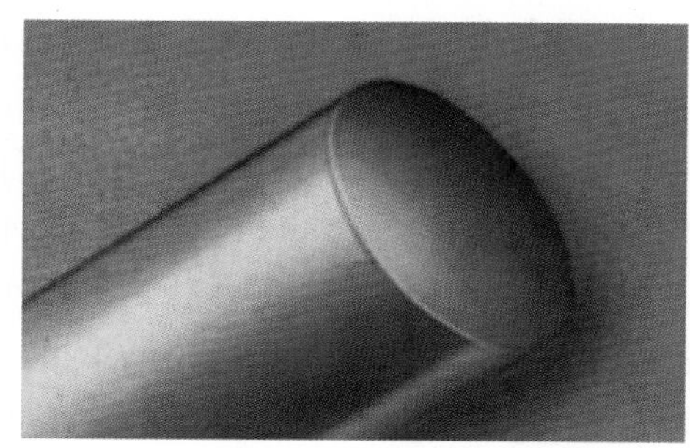

图4-2-10　单股缝线

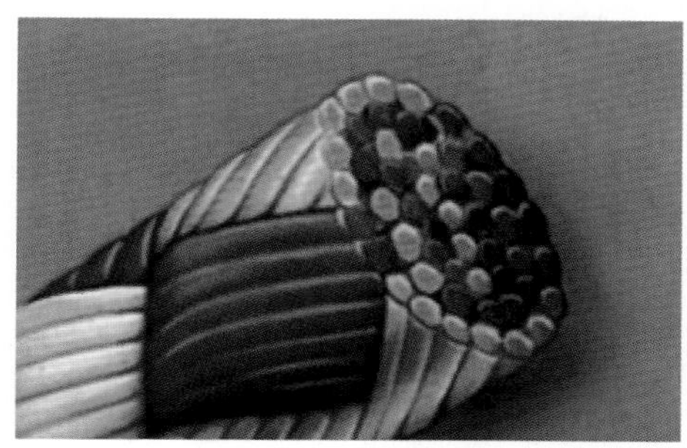

图4-2-11　多股缝线

2）根据缝线材料的生物降解性能分为不可吸收缝线和可吸收缝线。

不可吸收缝线在体内不受酶的消化，也不会被水解。可吸收缝线在人体内通过酶消化降解成为可溶性产物，被人体逐步吸收。常见的不可吸收缝线有丝线、尼龙线、聚丙烯线、聚酯线、不锈钢丝等，其特点详见表4-2-1。常见的可吸收缝线有Vicryl薇乔缝线（聚糖乳酸910）、POD普迪思缝线（聚二氧六环酮）、Monocryl单乔缝线（聚糖己内酰胺）等，其特点详见表4-2-2。

表4-2-1　部分不可吸收缝线的特点

缝线名称	类型	手术操作手感	剩余张力	打结牢靠程度	组织反应	临床应用
丝线	编织 / 组织	很好	1 年后张力为 0	好	中度	血管结扎
尼龙（Nylon）/ 爱惜良（Ethilon）	单股	尚好	1 年时剩余 20% 张力	尚好	很小	皮肤缝合
普理灵（Prolene，聚丙烯）	单股	尚好	永久支撑	差	很小	皮肤缝合
爱惜邦（Ethibond，聚酯）	多股编织	很好	永久支撑	好	很小	皮肤缝合
不锈钢丝	单股	差	永久支撑	好	很小	骨固定

表4-2-2　常用的可吸收缝线特点

缝线名称	手术操作手感	剩余张力	打结牢靠程度	组织反应	吸收时间
Vicryl 薇乔缝线（聚糖乳酸 910）多股编织	好	5 周时张力消失	好	很小	56 ～ 70 天
POD 普迪思缝线（聚二氧六环酮）多股编织	尚好	4 周时剩余 50% ～ 70% 张力	好	很小	180 ～ 210 天
Monocryl 单乔缝线（聚糖己内酰胺）单股	好	4 周时张力消失	好	很小	91 ～ 119 天

3）根据缝线材料的来源分为天然缝线和人工缝线。

天然材料缝线大多含有蛋白，成分不均一，在体内会产生酶解反应，理化性质不一，组织反应较大，张力及吸收时间不可控。而人工材料缝线理化性质均一可控，组织反应较小，可获得确切的张力及吸收时间，更符合目前临床的要求。

（2）缝针：除了缝线，缝合针在皮肤外科手术中也起着重要的作用。在皮肤外科，针线一体化已成为趋势，减少了针眼对皮肤组织的损伤。

常用的缝针通常是弯曲的，其弯曲度可以是圆周的1/4、3/8、1/2、5/8，最常用的是3/8弯曲度的缝针（图4-2-12）。

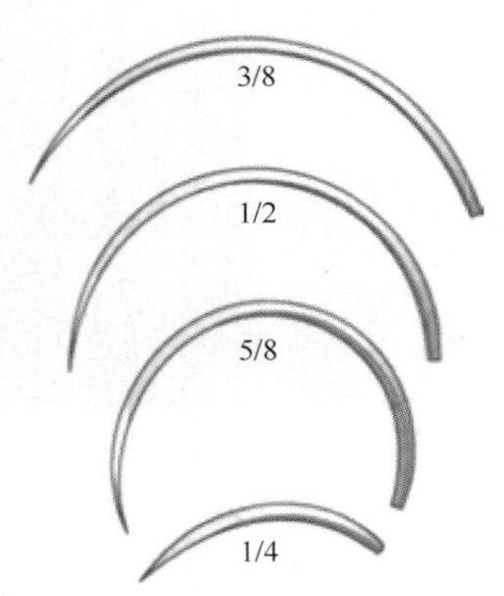

图4-2-12　常见缝合针的弯曲度

针体和针尖可以是圆形的或三角形的，三角形的针尖较圆形的更锋利。根据三角形的尖端是朝向缝针弧度的内侧还是外侧，分为常规切割针和反向切割针（图4-2-13）。反向切割针更强有力，更耐弯曲。

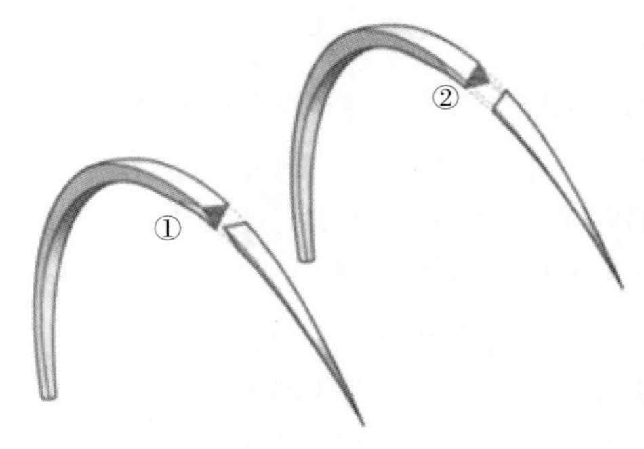

图4-2-13　针的形状

①常规切割针；②反向切割针

（3）镊子及持针器：在皮肤外科的手术中，镊子是使用最频繁的器械。好的镊子应具备质轻、易控、夹持性好的特点。镊子分为有齿镊和无齿镊两种。有齿镊通常更适合用于皮肤固定及夹持缝针等操作，应用有齿镊固定皮肤时切记轻柔，不要留下夹痕。

一个精细、做工良好的持针器可保证缝合的顺利进行，持针器的选择取决于术区的空间及缝针的型号。

2. 缝合技术　高质量的缝合除了包括娴熟的缝合技术，合适的缝合方法也很重要。选择缝合方法时需要综合考虑多种因素，如创面的大小、张力、深度等。下面介绍几种常用的缝合技术。

（1）间断缝合：是最常见、最容易操作的缝合方法（图4-2-14）。操作时应注意确保切口两侧缝合的深度一致，线结应打在切口线的一侧，缝合结束后应注意将皮缘外翻对合。该缝合可以在皮下缝合对合不佳时对创面边缘进行调整，但也有其缺点，通常会因压迫过度造成皮肤痕迹，如打结过紧或出现术后水肿时更为明显。

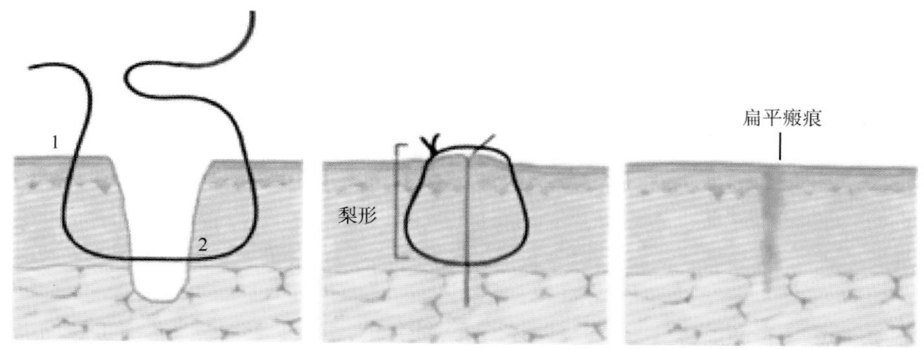

图4-2-14　间断缝合

（2）水平褥式缝合：类似于两个连续的间断缝合，缝合的第一步与间断缝合一样，但不立即打结，而是从出针的同侧，保持一定的距离，再次进针，从对侧出针后再打结（图4-2-15B）。水平褥式缝合适用于皮肤较薄、张力较大的区域，如胫前等。

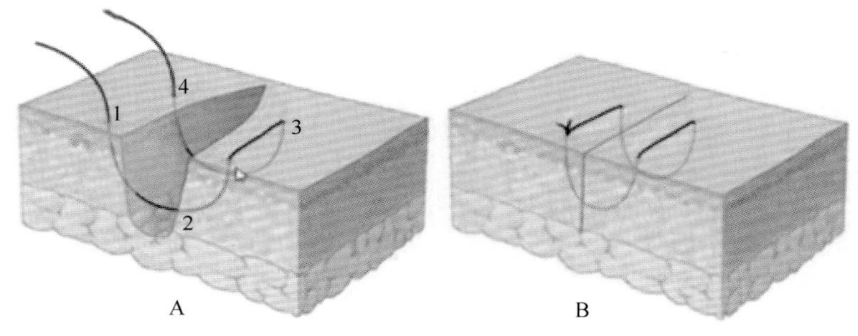

图4-2-15　水平褥式缝合

（3）垂直褥式缝合：第一针要比通常间断缝合的第一针深，出针后，在同一平面，反向再做一次间断缝合，但这次缝合较表浅，宽度也较窄，然后进行打结（图4-2-16）。垂直褥式缝合适用于张力较大的部位。该缝合易使皮缘外翻，但也易遗留明显的蜈蚣样瘢痕，应尽早拆线。

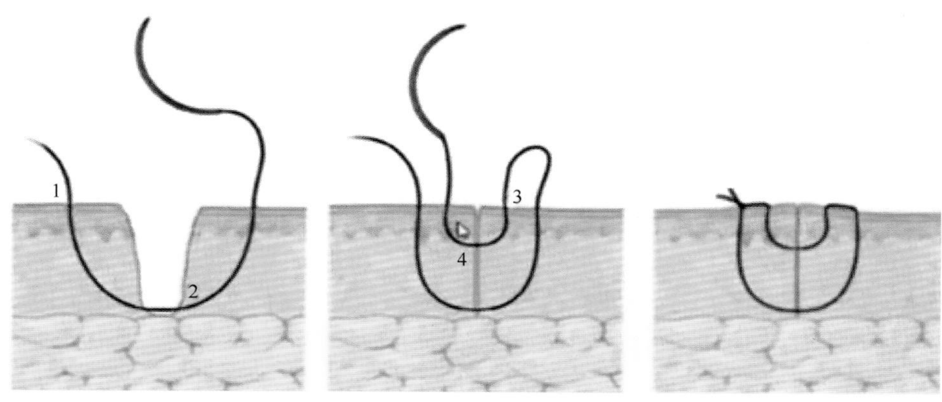

图4-2-16　垂直褥式缝合

（4）错位缝合：与间断缝合类似，不同之处在于错位缝合两侧进针的深度可以不同（图4-2-17）。错位缝合适用于两侧皮缘高低不同的情况，如局部皮瓣移植时，皮瓣区域与原有创面高低不平，该缝合可以使皮肤对合更好。

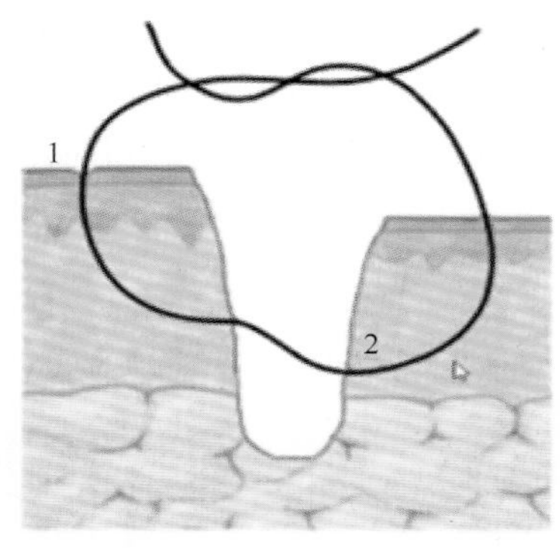

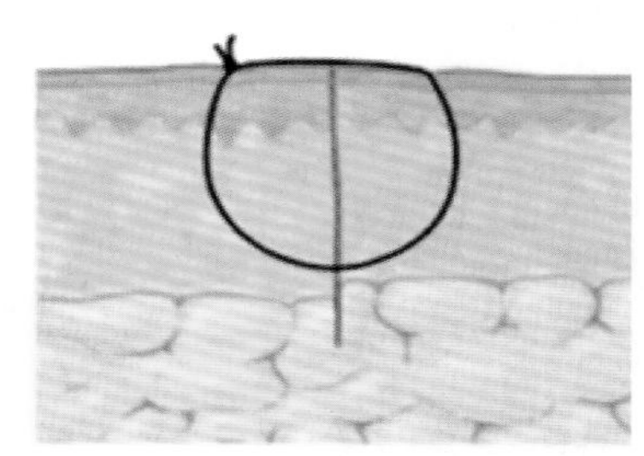

图4-2-17 错位缝合

（5）皮内缝合：简单来说就是“深进浅出，浅进深出”。在切缘一侧，缝针从深层进针，再从较浅的真表皮交界处穿出，接着缝针从另一侧的真表皮交界处进针，从同一深度的皮肤深层穿出，线结被埋在皮肤深层（图4-2-18）。这种缝合可以减少皮下组织的潜在无效腔，也可以起到减张的作用，进而避免瘢痕的增生。

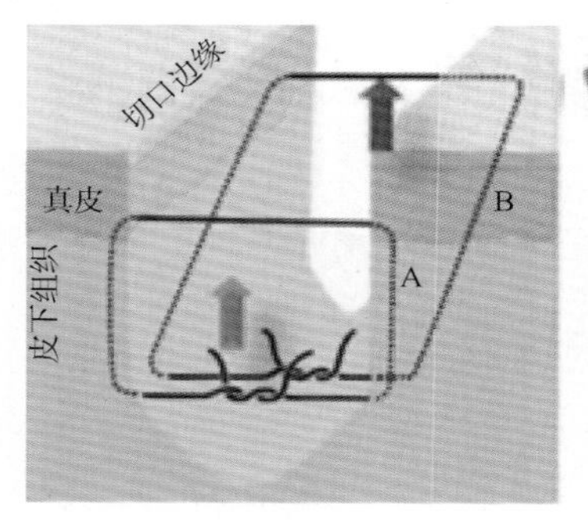

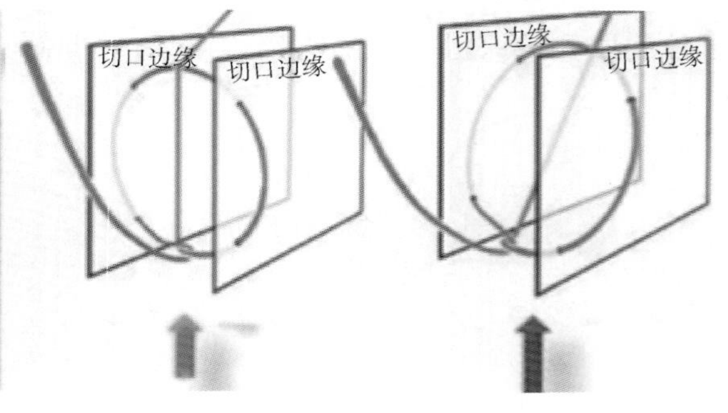

图4-2-18 皮内缝合

绿色箭头所指为垂直定向皮内缝合，红色箭头所指为倾斜定向皮内缝合

与标准的垂直定向皮内缝合相比，倾斜定向皮内缝合的优点：对于相同的伤口深度，倾斜定向缝合可以覆盖更多的组织，因为三角形的斜边长于其他两个边；提供了更大的手术操作空间，使得医师在有限的切口深度中更容易缝合；打结时，上方的斜的定向线圈不会阻碍缝线拉向切口平面，因此，打结更紧，可以确保切口两侧拉得更为整齐。

（6）连续缝合：这种缝合与间断缝合非常相似，不同之处在于连续缝合不需要在每一针后面打结，只需在第一针和最后一针打结（图4-2-19）。这种缝合方法操作更方便，更美观，可以将创面边缘的张力更均匀地分布。但如果出现缝线断裂，那么整个缝合就会变松散，因此不建议初学者使用。该缝合主要适用于创面边缘张力很小及皮下缝合后切口边缘对合良好时。

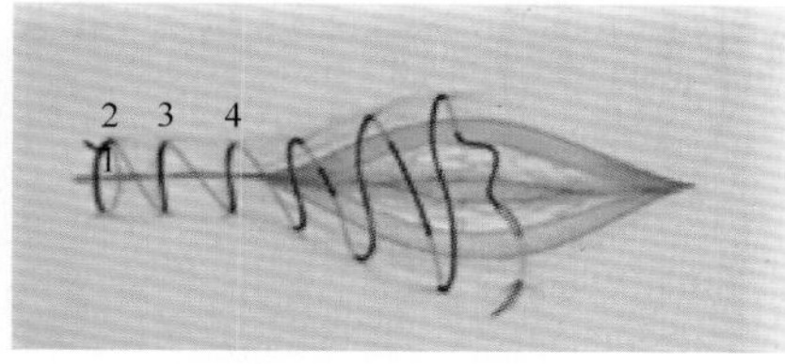

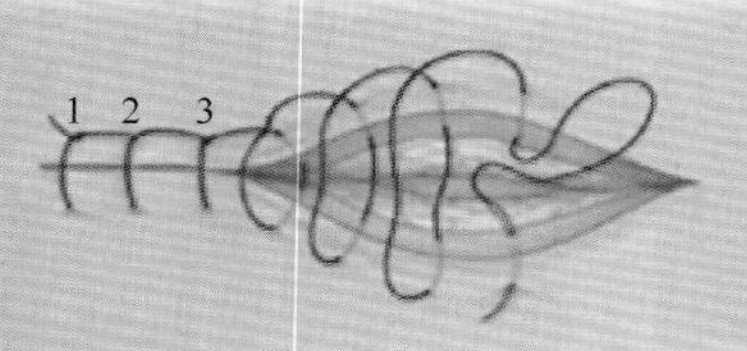

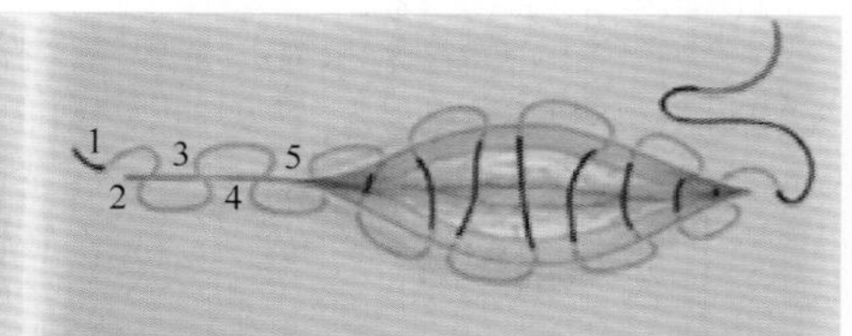

图4-2-19 连续缝合

（7）其他方法：皮肤黏合剂、医用免缝胶带、皮肤钉等。

（编者：赵　涛；审校：于爱娇，刘振锋，李　航）

二、游离皮片移植技术

游离皮片移植（skin grafting），是指通过手术的方法，切取自体某部位（供皮区）的部分厚度或全层厚度的皮片，完全分离，移植到自体的另一处缺损部位（受皮区），使之重新建立血液循环并继续保持活力，以达到整形修复的目的。游离皮片移植，是一种常用的皮肤外科修复技术，包括取皮术、皮片移植两个部分。

（一）皮片的基本类型与应用

1. 按厚度分类

（1）刃厚皮片：又称表层皮片，是最薄的皮片。平均厚度为0.3mm左右，包含皮肤的表层及少许真皮乳头层。其优点是皮片极薄，容易成活，供皮区恢复快；缺点是愈合后外观功能较差，常有挛缩畸形，且皮片薄，不耐摩擦，易形成溃疡。刃厚皮片临床适用范围较广，如感染控制后的肉芽创面、血供较差的创面或大面积烧伤创面等。

（2）中厚皮片：是临床应用最多的游离皮片，平均厚度为0.3～0.6mm，包含表皮全层及部分真皮组织。根据实际厚度不同，又可以分为薄、厚两种。因其含有较厚的真皮纤维组织层，移植成活后质地柔软，韧性好，能耐受摩擦，供皮区也可以自行愈合；但中厚皮片成活后仍有可能发生色素沉着和轻度挛缩。中厚皮片适用于功能与外观要求较高的部位，如修复面部或者关节处的皮肤缺损。

（3）全厚皮片：是最厚的皮片，包含表皮和真皮的全层，其厚度由取皮的部位不同而定。全厚皮片富有真皮层内的弹性纤维、腺体和毛细血管等组织结构，成活后挛缩程度小，能耐受摩擦和负重，质地柔韧，色泽变化较少，类似正常皮肤；但对修复创面的血供要求较高，仅能在新鲜创面生长，供皮区不能自行愈合，使用面积受限。全厚皮片适用于手掌、足趾等小而重要的功能部位或面颈部、耳廓等外观要求较高的部位。全厚皮片多取自皮质较白、细腻、松软的区域，如耳后、上臂内侧、腹股沟等。

2. 按来源分类

（1）自体皮片：是指皮片由同一个体自身的皮肤切取后，移植到自身的另一处。

（2）同种异体皮片：是指同一种类间的皮肤移植。异体皮片主要应用于大面积深度烧伤自体皮不足时，作为生物性敷料暂时封闭创面挽救生命，可最多持续30天左右。为避免排斥反应，作为生物敷料的同时种植皮片需2～3天置换1次。

（3）异种皮片：不同物种之间的皮肤移植。异种皮片持续（存活）时间较同种异体皮片短。与同种移植不同的是，它在血管化前很快排异，有可能产生炎症反应，延迟创面愈合。异种移植的优点是经济、易得、易储存、易消毒。

3. 其他皮片

（1）复合皮片：由1个或多个邻近组织组成，通常包括具有下层软骨的典型全厚皮片。鼻翼和耳缘的小全层缺损通常需要进行这种移植。该皮片通常需要通过将软骨插入周围的缺损边缘下方来达到移植的效果，缝合后，基部具有软骨的复合皮片仅从创面侧缘获得血液供应。因此，复合皮片应保持小于2cm^2，因为较大的皮片由于无法吸收足够的营养，中央部分无法存活。复合皮片的优点：软骨移植很好地兼顾了受损部位美学和功能的双重需求；缺点：代谢需求高，因此失败率高。

（2）皮肤替代物：是指在移植之前，通过培养或加工患者自身或同种异体组织中的细胞而形成的皮肤组织。皮肤替代物主要有3种类型：表皮、真皮和复合皮（表皮和真皮的组合）。例如，自体表皮皮肤替代物是通过培养患者自身的角质形成细胞而获得的；复合皮肤替代物既包含表皮又包含真皮，是由同种异体新生儿包皮来源的成纤维细胞、角质形成细胞和牛胶原蛋白制成的。它们可用于保护供区不足以覆盖的大伤口，或用于治疗烧伤和慢性溃疡，以促进伤口愈合。使用皮肤替代物时应考虑成本和保质期。

（二）皮片移植成活过程

最初的24小时是血浆渗出期，出现血浆渗出或局部缺血，皮片通过纤维蛋白附着在受体床上。移植后48～72小时为接种期，此期皮片和受体伤口基部的血管已开始吻合。移植后4～7天血运开始重建，血管从基部开始生长和增殖，血液和淋巴液开始流动。移植后2周至1年，神经支配逐渐重建，从皮片的外围到中心发生感觉神经支配，但可能永远无法达到正常程度。

在皮片移植后，应避免对伤口施加压力，以达到最佳成活效果。对患者的过度刺激可能导致流向移植部位的血流增加，从而导致体液超载和血管破裂。建议患者至少在1～2周内不要进行剧烈运动。机械剪切力、血肿或感染可能会阻碍血管生长，并降低移植成活率。

（三）供皮区的选择

供皮区的选择需要考虑供皮区自身的特点及受皮区对皮肤色泽、质地、厚度的要求，总体原则：①注意受皮区的特点，如颜面部植皮需要注意选择色泽相近的皮片，可考虑锁骨上、耳廓后或上臂内侧部位。②注意不影响供皮区的日后功能，如关节部位禁忌取厚皮片。③注意供皮区的恢复情况，头皮组织很厚，供皮丰富，采取薄皮片后创面很快愈合，可以多次提供刃厚皮片，是抢救大面积烧伤患者覆盖创面的理想供区。④注意供皮区的包扎应不影响受皮区的血运。如肢体远端植皮时，供皮区尽量不选在同侧的近端，以免绷带压迫而造成远端充血，影响皮片成活。⑤注意供皮区不宜选在易受污染的部位。⑥注意考虑所需面积的大小，大面积植皮应尽量选择皮面宽阔、平坦的区域，如大腿内侧、后外侧、腹壁及胸壁等处。⑦注意供皮区位置的隐蔽性。

（四）游离植皮手术方法

1. 取皮工具 根据所取皮肤的厚度、大小、形状及受皮区的不同选用滚轴式切皮机、鼓式切皮机、电动式或气动式切皮机等。

2. 割取皮片

（1）定位：为了确定填补特定缺损所需皮片的大小和形状，许多外科医生会使用不粘敷料制作模板，将其压在缺损处，获得模板，然后用记号笔将其标记在供区皮肤上。部分研究者建议皮片的设计应比缺损大10%～20%，以适应皮片取下后的收缩，而过大的皮片又可能形成不美观的枕形区域。综上所述，建议将皮片的大小定为缺损处大小或恰好在缺损处大小以下。如果要首先闭合全厚皮片供皮区，则应在获取的皮片周围设计一个梭形切口。

（2）修整：对于刃厚皮片和中厚皮片，可以采用切皮机切去皮片；对于全厚皮片，应切入深筋膜切取皮片。皮片离体后的脱脂至关重要。皮下组织的血管形成能力较差，阻碍了皮片的存活，可以用眼科剪将黄色的脂肪修剪掉，以露出有光泽的白色真皮，以此进行脱脂。如果需要修复的受皮区厚度不均匀，则可以在皮片上留下薄薄的脂肪层，以更接近受皮区轮廓。或者有时可能需要稍微削薄真皮层，以确保皮片和受皮区之间的厚度相似。在这种情况下，建议尽量削薄以免破坏附属器结构。准备好皮片后，应尽快将其放置在创面上。创面应具有良好的凝血能力，且不要过度烧灼，使组织失去活性。

皮片边缘通常需要修整，以确保与受皮区完美匹配。皮片的存活还取决于植皮时的手术技术，必须轻柔地操作并拉紧皮片。

3. 皮片移植

（1）固定：分为缝合固定和非缝合固定两种。缝合固定法适用于无菌创面中厚以上的植皮，缝合通常使用小口径不可吸收的缝线或可以快速吸收的羊肠线。缝合线的插入应从皮片到受区组织，以最大限度地减少皮片的移动并接近创缘。最开始的4次缝合彼此间隔大约90°，有助于正确定位并固定皮片。之后是间断缝合，有时可以采取连续缝合以确保完全闭合。当皮片较大或放置在内凹创面上时，间断缝合有助于保持皮片与创面的良好贴合，也使得皮片稳定并使剪切力最小化。有研究者建议使用敷料垫，敷料垫可以帮助预防血肿，但也会损害血管，并可能增加组织坏死的风险。

对于较大面积的缺损或周围有裸露的骨或软骨的缺损，可以采用荷包缝合法。沿着创缘的皮下组织进行荷包缝合，然后收紧以将创缘沿圆周向缺损中央推进。该技术有助于保护裸露的组织并缩小缺损尺寸，从而使外科医生可以使用较小的皮片。

非缝合固定法适用于肉芽创面、感染创面，因缝合固定不利于引流，创缘脆弱也不耐缝合牵拉。一般将皮片贴于凡士林纱布上，根据需要将皮片间切成邮票状或大小不等的皮片，直接贴在创面上。创面小、分泌少或容易包扎的部位，植皮后先用大于创面的一层盐水网眼纱布固定，其上用多块松散的干纱布均匀压平，然后再在上面敷干纱布、棉垫包扎。

（2）拆线：面部皮片应在1周内去除缝合线。健康的皮片为粉红色，尽管发绀提示相对缺氧，但是大多数带有这种颜色的皮片都可以存活。皮片表面呈白色通常代表浸渍，并且在阻塞消除时好转。如果白色贯穿皮片全层，则可能代表坏死。黑色皮片代表坏死。非清创术形式的轻柔的伤口护理是皮片坏死的最佳治疗方法，坏死皮片将充当生物敷料，促进皮肤愈合，通常可以避免组织收缩。

4. 注意事项

（1）术中止血彻底，防止皮下积血，使皮片与创面分离，影响皮片成活。

（2）缝合固定中厚皮片后，需要进行皮下冲洗，将皮片下的血块或污物冲洗出去，提高皮片成活率及降低感染率。冲洗时，先用针尖挑起皮缘，再用注射器的钝性针头将生理盐水缓缓冲进皮片下，然后用纱布轻轻压出盐水，即可包扎。

（3）皮片固定可靠，防止皮片滑动移位以至无营养来源而坏死。

（4）包扎压力适当，压力过小不能使皮片与基底部紧密接触，影响皮片成活；压力过大，则血管向皮片生长受阻，也会造成皮片坏死。

（五）术后护理

术后冷却皮片可能会提高皮片存活率，其原理是冷却可以降低组织的代谢需求。可以在手术当天每隔2小时在植皮部位敷冰袋15～20分钟，只要有棉垫或敷料固定皮片以防止移位即可。应该建议患者避免任何可升高血压或增加脉搏的活动，包括弯腰、高举，甚至步行，这样做会使伤口充血和水肿，或导致出血。术后2天可恢复使用阿司匹林、布洛芬、医用酒精和草药/维生素补充剂。应该尽量避免吸烟。吸烟会导致血管收缩、组织缺血，这可能会导致愈合不良，瘢痕形成较少，甚至可能造成皮片坏死。

应告知患者皮片在愈合过程中可能出现的变化。最初，由于切断了血管，缺少血液供应，皮片会变得苍白。在6小时内，皮片应该会变得略带粉红色，预示着移植物的血管和受体床之间开始吻合。在1～2天内，它应该会变成由于静脉充血引起的紫蓝色，并保持大约1周，直至出现足够的静脉引流。粉红色意味着成功的血运重建和移植物存活。渐渐地，这种粉红色会加剧，最终随着愈合过程的继续演变成更强烈的红色。在2～6个月的过程中，红色会消失，皮肤可能需要长达1～2年的时间才能恢复它的最终色调。偏离这一变化顺序可能预示着早期肥厚性瘢痕形成或植皮失败。术后应定期观察植皮区情况，以监测和安抚患者。

在手术后的几周内避免身体创伤是极其重要的。皮片上的血管在手术后立即受损，甚至不存在，新生血管在接下来的几周内变得十分脆弱。愈合过程中早期的创伤会破坏脆弱的血管，使组织重新血管化，延长愈合时间，并使移植皮片面临坏死的风险。创伤也会导致皮片移位和重新定位，一旦愈合和瘢痕组织形成，随后的重建变形可能很难修复。

（六）手术并发症

各种形式的植皮手术的早期并发症是出血、疼痛和感染。

出血通常发生在术后24小时内，必须立即解决。低流量渗液可以通过加压处理，应指导患者至少直接施加压力20分钟，不要中途查看是否见效。有大血肿形成时需要去除局部或全部缝合线，去除血凝块后探查伤口，以便观察出血口并封闭出血血管。应指导患者在发现伤口下方或周围有肿块时，及时联系医生。

使用非麻醉性镇痛药（如对乙酰氨基酚）通常可以控制疼痛。可以在手术时给予对乙酰氨基酚，并持续24小时，以降低术后不适的风险。应指导患者在术后长达48小时内避免使用非处方的非甾体抗炎药，以减少血小板功能障碍引起的瘀伤和出血。严重疼痛时应进行检查以确保不会发生更严重的问题，如感染或血肿。

感染的迹象通常会在手术后的第一周内出现，包括疼痛加剧、红斑、伤口周围发热、化脓和有时引流恶臭及发热。怀疑伤口感染，可使用广谱抗生素，行细菌培养鉴定病原体及抗生素药物敏感检测，并根据药物敏感试验结果调整抗生素使用。皮肤和黏膜表面的常见病原体是革兰氏阳性球菌，尤其是葡萄球菌，较不常见的是链球菌。革兰氏阴性需氧菌和厌氧菌会污染腹股沟/会阴区的皮肤。革兰氏阴性杆菌也可从耳朵和小腿伤口处发现，尤其是在糖尿病患者中。

尽管游离皮片移植手术的目标是最大限度地减少顽固性瘢痕的出现，但有时仍会出现增生性瘢痕。随着时间的流逝，增生性瘢痕趋于扁平化和软化。病灶内施用类固醇或氟尿嘧啶及激光设备可加快其软化进程。在处于紧张或运动状态的区域，如上三角肌和三角肌上方的手臂，瘢痕可能扩散或萎缩。尽管随着最初的深粉色逐渐消失，瘢痕的散布可能会随着时间的推移而变得不那么明显，但瘢痕宽度通常不会有显著变化。在愈合阶段，瘢痕周围经常形成红斑和毛细血管扩张，并可能持续较长时间。大量血管区域和处于高张力下的区域更容易出现持续性红斑和结节性扩张，可以使用激光（如脉冲染料激光，KTP或强脉冲光）对其进行有效治疗。

缝线缝隙或埋入式缝线可能会发生异物肉芽肿。将埋入真皮的缝线放置在适当的平面中将有助于最大限度地减少肉芽肿发生的次数。如果看到多余缝线，可以将其修剪掉，但是过分地进行这些操作，可能会留下瘢痕。

植皮的并发症包括术后早期的植皮失败，这是由于向组织提供的营养不足引起的。这通常是由于吸烟者或糖尿病患者创面的血管健康状况不佳、随意剪切力或对皮片的创伤、血肿或血清肿的形成或感染。后期的并发症主要归因于皮片的外形，通常与厚度、颜色或质地的不匹配有关。如果美观效果不满意，可考虑在移植后6～12周进行部分消融或非消融治疗或皮肤磨削。创面组织可能会收缩，尤其是皮片较薄时，这可能会导致游离缘变形。

（七）监测和随访

如果缺损已被治愈，则应在大约4周内对伤口进行检查。术后3～4个月再次评估手术部位，以确保伤口愈合按预期进行。建议对接受过恶性肿瘤治疗的患者进行适当的随访，进行全面皮肤检查，以监测新发或复发的皮肤癌。

（编者：赵　爽；审校：于爱娇，刘振锋，李　航）

三、常用邻位随意皮瓣技术

邻位随意皮瓣也称为邻位皮瓣，是指在皮瓣移植过程中，切取的皮瓣通过蒂与周围正常的组织部分相连，在经过适当的位置变换后，被移植到与其相邻的原发缺损区，覆盖创面并重新生长的一种外科治疗技术。

早期，邻位皮瓣主要通过蒂获取血液和营养供应。后期，随着皮瓣生长，逐渐与周围组织重新建立完整的血管和神经联系。与远位皮瓣或游离皮片移植相比，邻位皮瓣的优势在于组织损伤小，手术操作过程相对简单，移植成活后的美观度高等；缺点在于受邻位供区的条件限制，通常不易获得足够大小的皮瓣供体。

（一）邻位随意皮瓣的适应证

（1）外科手术切除后原创区因面积过大不能直接缝合或缝合后对外观和功能影响较大者。

（2）原创面血供差或生长不良，需要移植邻近新鲜的皮肤组织覆盖创面以促进修复，如放射性溃疡、压疮等。

（3）原病变组织切除后，导致较深的重要器官或组织裸露，如肌腱、骨、关节、大血管、神经干等，需要在表面覆盖活性组织以加快愈合。

（4）手术或外伤后的洞穿性缺损需要重新整复塑形：如面颊、鼻梁、上腭部的洞穿性损伤。

（5）器官成形或再造：如鼻、唇、眼睑、眉毛、耳、阴茎、手指的再造。除皮肤组织外，有时还需要配合其他支持组织，如软骨、骨、筋膜等。

（二）邻位随意皮瓣的设计原则与要求

能顺利完成邻位皮瓣必有两个基本条件：一是原创面的缺损面积不能过大。因受邻近供区的限制，能够提供的皮瓣来源通常有限。面积过大的皮瓣切取将导致供区的继发性缺损难以直接缝合，甚至可能供区需再次皮瓣或游离皮片移植来完成。二是邻近供区皮肤组织的活动和松展性必须足够大，以保证皮瓣在切取后能实现足够的位置滑动、牵拉、旋转或面积扩张。

1. 设计基本原则

（1）简单原则：能直接缝合的创面，尽量不用皮瓣；能一期皮瓣修复者，尽量不用延迟皮瓣。

（2）相近原则：在供区选择上，尽量优先选择皮肤质地、颜色、皮纹等性质与原缺损区组织相近者。

（3）安全原则：皮瓣移植过程中，既要充分保证邻近供区器官的安全，不能因切取皮瓣而带来继发性损伤，还要通过恰当的设计尽量保证皮瓣在移植后能安全存活。

（4）隐蔽原则：切取皮瓣的辅助切口应尽量隐藏在邻近组织的皮纹、皮沟或器官轮廓线内，以保证愈合后的美观。

2. 其他要求

（1）皮瓣大小通常应比实际的缺损创面略大，其原因为皮瓣在切开后都会有一定程度的回缩现象。一般建议较原缺损面积大10%左右，否则在缝合时不得不通过对皮瓣实行张力性牵拉以覆盖创面，而过大的张力会导致皮瓣血管收缩、变形，甚至持久性损伤，发生皮瓣缺血、坏死。

（2）应保证一定的皮瓣长宽比，一般部位的长宽比不应大于2∶1；头颈部因血供丰富可略增加，但仍不应大于（3～4）∶1；老年人因血供差且多伴有动脉硬化，长宽比宜较小。

（3）皮瓣厚薄要适宜，过厚者容易造成皮瓣移位困难和愈合后的外观臃肿，但修剪过薄者易损伤皮瓣下方脂肪层内的细小动静脉和真皮下血管网，增加皮瓣存活难度。

（4）切取方向应尽量与局部的血管走行相一致，尽量不要切断其供血动静脉，而应尽量将其保留在蒂部内。

（5）皮瓣切取一般不超越身体中轴线。

（三）常用的邻位随意皮瓣操作方法

1. 菱形皮瓣 为使用最广泛的邻位皮瓣。其优势在于设计与操作简单，获取的皮瓣活动性大，易于转位；缺点在于难以获得面积较大的皮瓣，故通常只适用于小面积缺损的修复。菱形皮瓣常用于各种面积较小的圆形、椭圆形、菱形、矩形皮肤缺损。

基本操作如图4-2-20所示。在原皮损切除后，首先从缺损创缘一侧的菱形顶点做一条沿该菱形的短对角线延长线的辅助切口，长度与该短对角线基本相等。在辅助切线的顶端再做一条与该辅助线夹角为60°的辅助切口。切取皮瓣并游离基底组织，将获得的三角形皮瓣向缺损区旋转移位以填补缺损。继发创面则直接缝合关闭。

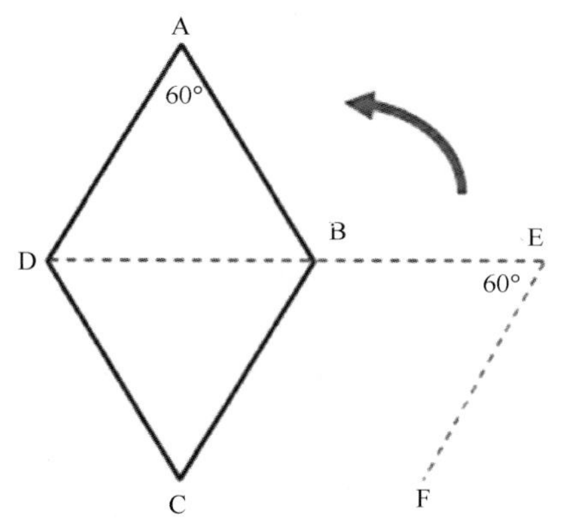

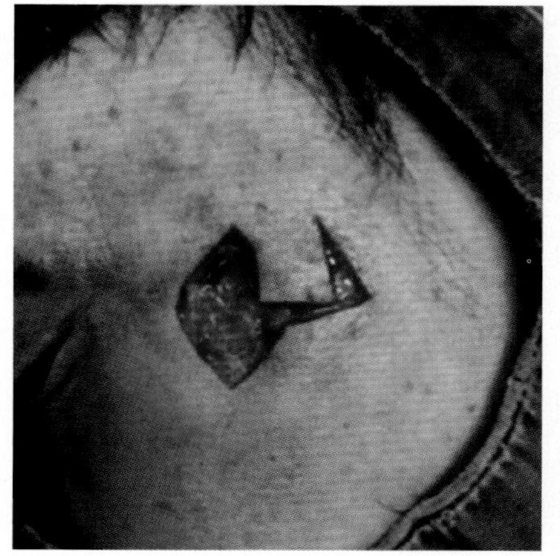

图4-2-20 菱形皮瓣的设计

理论上，一个菱形缺损周围可以设计出至少4个不同方位的菱形皮瓣，因而极大地增加了菱形皮瓣的实用性，在实际操作中可灵活选用以避开周边的重要器官（图4-2-21）。此外，以菱形皮瓣为基础还可演变出改良菱形皮瓣、偏角菱形皮瓣、双角菱形皮瓣等，也可在工作中加以选用。

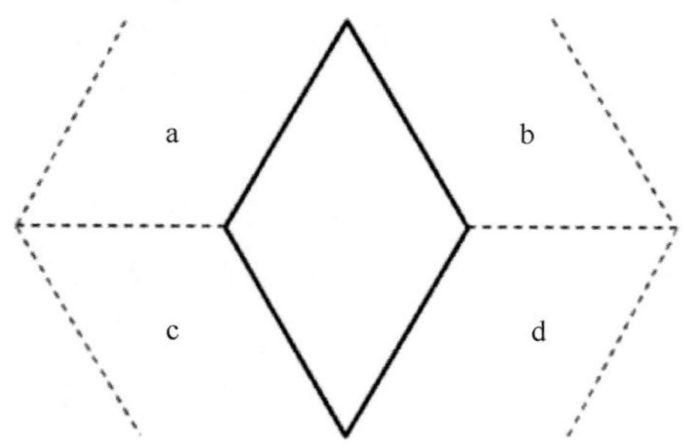

图4-2-21 一个缺损周围理论上可设计出4个不同方位的菱形皮瓣

2. 旋转皮瓣 适用于面积稍大的圆形、类圆形或三角形缺损创面的修复。操作时，首先沿圆形缺损的切线方向向外延伸做一条弧形辅助切口，长度根据缺损的大小和皮瓣的紧张度决定，通常应至少为缺损直径的2倍以上。充分游离基底组织，注意保护下方血管，不要修剪过薄。若在旋转移位过程中发现张力过大（如头皮部位因帽状腱膜的限制，皮瓣紧张度通常较高且活动性较小），可在弧线切口线的远端向外侧再切除一个较小的三角形组织（Burow三角），通过松解游离该三角形缺损的周缘组织，以增加皮瓣向近端推动的松动性（图4-2-22），或在最远端再做一个小的"Z"形瓣，通过交叉互换该"Z"形瓣的位置，实现延长皮瓣旋转轴心线的目的（图4-2-23）。

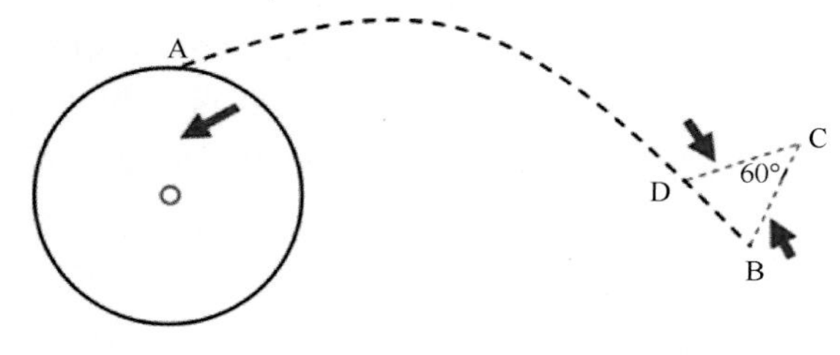

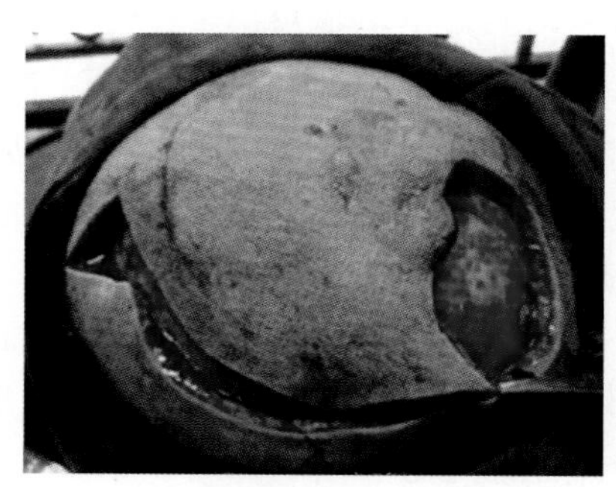

图4-2-22 旋转皮瓣的设计（切除远端Burow三角）

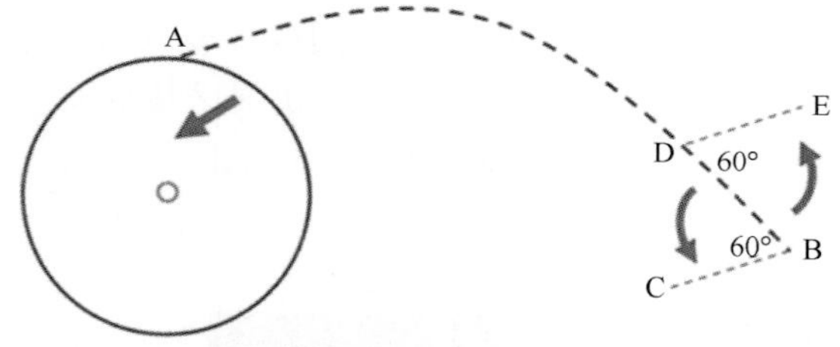

图4-2-23 旋转皮瓣的设计（远端"Z"形瓣成形）

旋转皮瓣的优势在于可以动员更多的皮肤组织，以获得比菱形皮瓣面积更大的供皮区，但缺点在于辅助切口较长且多，若用于面部等外观敏感部位，愈合后的瘢痕可能较明显。

当缺损面积过大、单一的旋转皮瓣难以修复时，可考虑在原缺损的左右两侧各切取一旋转皮瓣，二者共同向缺损中央相向移位以覆盖创面，此时又称O-Z皮瓣（图4-2-24）。

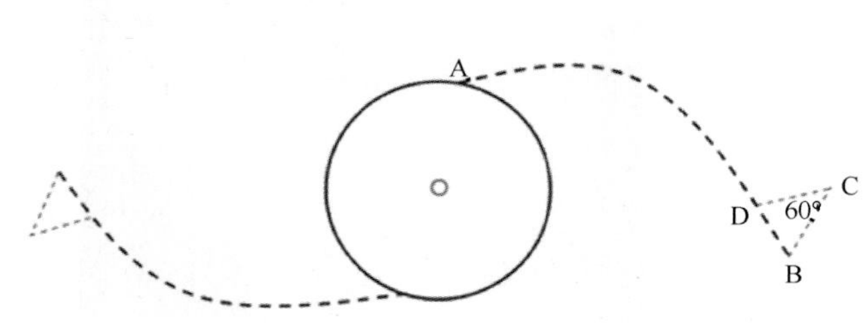

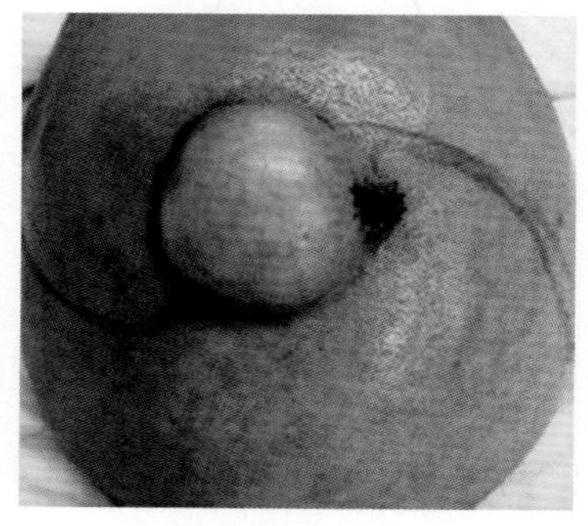

图4-2-24 双旋转皮瓣（O-Z皮瓣）的设计

3. 斧头皮瓣（回切皮瓣）　该皮瓣适用于面积较小的圆形或椭圆形皮损切除后的修复，尤其是面颊部等。操作时，先沿缺损的切线方向向外延伸做一条突向外侧的弧形切口，长度约为缺损直径的1.5～2倍。在切口的远端再略向回收，形成一夹角约30°的回切线，最终形成如斧头样的辅助切口。游离皮瓣基底后，将皮瓣向缺损方向旋转牵拉，将二者的弧形边缘相互吻合后缝合（图4-2-25）。

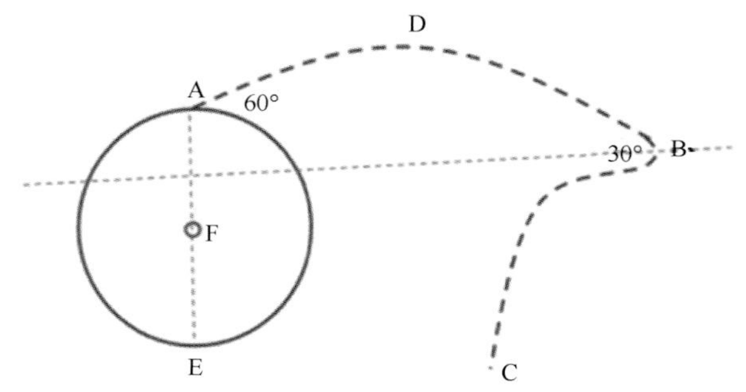

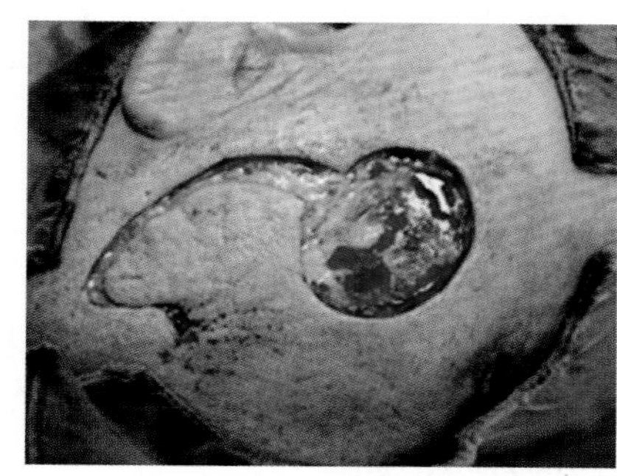

图4-2-25　斧头皮瓣的设计

斧头皮瓣的优点在于旋转性较菱形皮瓣更好，且其弧形的外凸边缘更易与缺损的圆形边相吻合，对合效果更佳；但缺点是因皮瓣的蒂部较窄，在用于血供欠佳部位时，发生皮瓣尖端坏死的可能性较大。

4. 滑行皮瓣（推进皮瓣）　适用于组织缺损面积较小，而一侧或双侧有面积较大且活动性好的正常组织供利用，尤其适合于额部等皮肤平坦部位。常用的滑行皮瓣包括单蒂滑行皮瓣、双蒂滑行皮瓣、皮下组织蒂滑行皮瓣等。

（1）单蒂滑行皮瓣：首先在缺损的一侧（通常为短边），沿正常皮肤切除两条平行切口，宽度与创面大致相当，长度取决于缺损面积的大小和皮瓣的活动度，通常为缺损长度的2倍左右，但应注意长宽比不应大于2∶1，以免术后发生皮瓣远端坏死。在实际操作中，可先尝试尽量切取较短的皮瓣，游离基底组织后向缺损方向用中等力度牵拉，看能否轻松覆盖创面。若不能覆盖或张力过大，则再向远端逐渐延长切口线，直至皮瓣松紧度合适为止，也可在皮瓣远端的两侧各切除一个小的三角形组织（Burow三角）以减张（图4-2-26）。

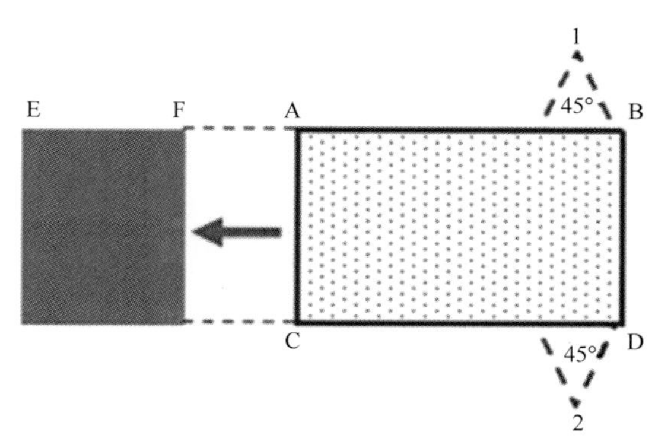

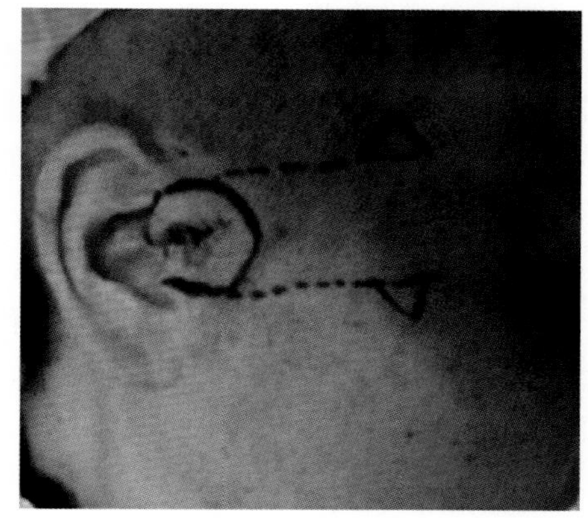

图4-2-26　单蒂滑行皮瓣的设计

（2）双蒂滑行皮瓣：基本思路同单蒂滑行皮瓣。但在原皮损切除后，在缺损的内侧和外侧分别各切取一个类似的滑行皮瓣。游离基底后，将两侧皮瓣同时向创面中央滑动以覆盖创面（图4-2-27）。两个皮瓣中央连接处直接采用间断缝合。需要注意的是，对稍深的缺损，在两个皮瓣的中央连接处容易因皮瓣张力而向上绷紧，形成皮下空腔，应注意避免。

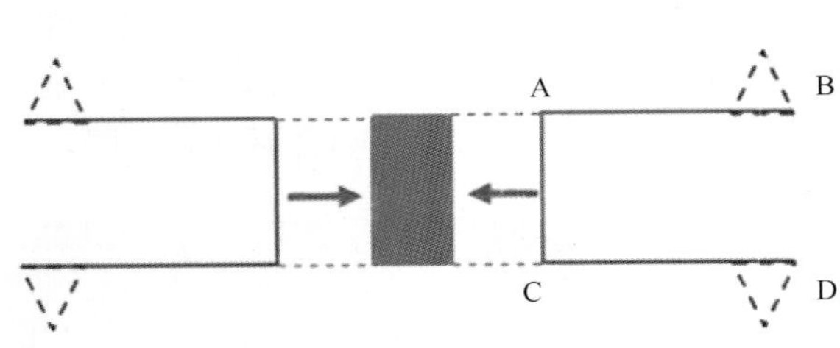

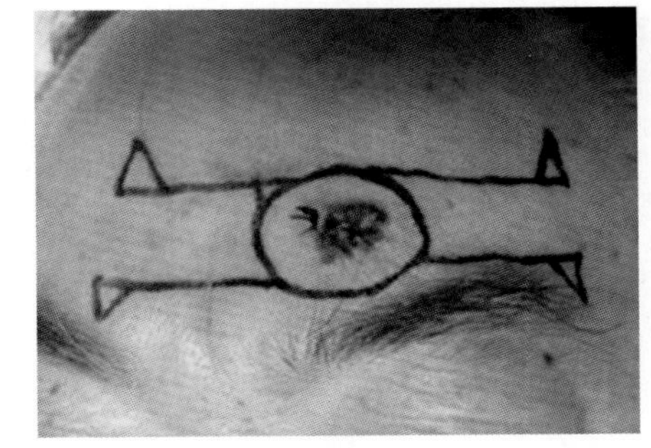

图4-2-27　双蒂滑行皮瓣的设计

（3）皮下组织蒂滑行皮瓣：此皮瓣张力小，活动度大，移位灵活，尤其适用于血管丰富而基底组织疏松的部位，如鼻唇沟上部与鼻根部。在操作时，先在创面缺损的一端，选取皮下组织松弛部位的正常皮肤切取一个三角形的皮瓣。与其他带蒂皮瓣不同的是，此皮瓣的表面四周均需与周围组织完全切断，而仅保留基底部的组织连接（其间含有供应皮瓣的血管和神经）（图4-2-28）。皮瓣宽度通常与缺损的宽度一致或略窄，以既能无张力覆盖缺损，又同时能保证供区的顺利缝合为佳。

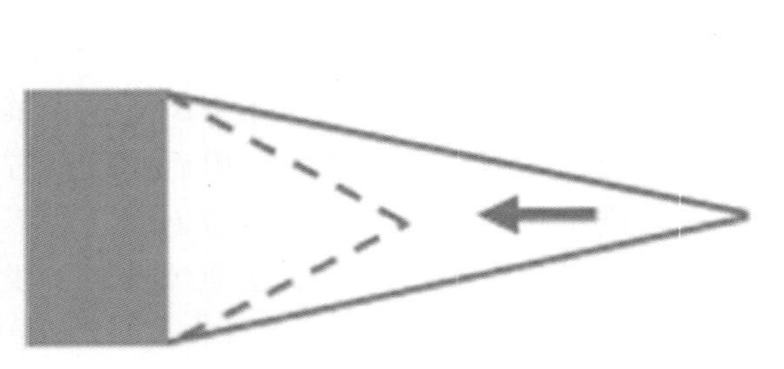
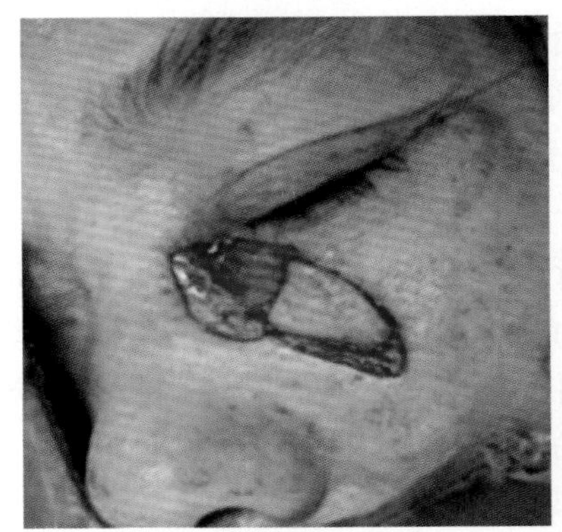

图4-2-28　皮下组织蒂滑行皮瓣的设计

由于此皮瓣的血供完全来源于基底的连接组织，因此在剥离基底时须十分小心，不要将基底剥离得过于窄小，应尽量保留其内的血管不被破坏。

5. A-T皮瓣　适用于靠近眉毛、眼眶、口唇、鼻腔缘等器官边缘的小型缺损的修复。操作时先将病变组织完整切除，并将缺损大致修剪成等腰三角形，然后沿三角形底边靠邻近器官的边缘向两侧延伸各做一条辅助切口，长度由缺损大小和皮肤松弛度决定。分离皮瓣成“A”形，将两侧的皮瓣向中央移位，最终缝合后的形状像字母“T”，故命名A-T皮瓣（图4-2-29）。

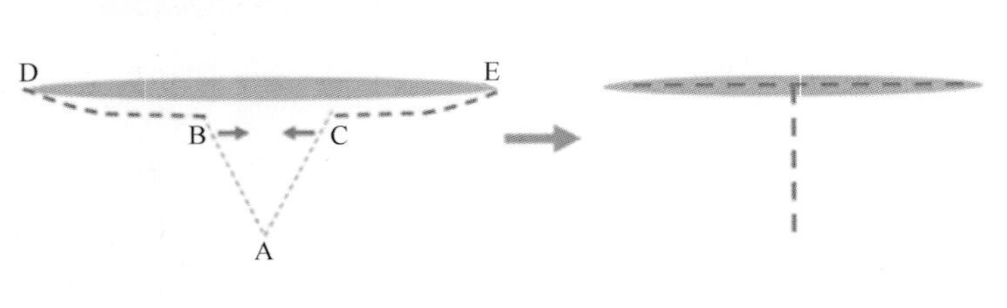

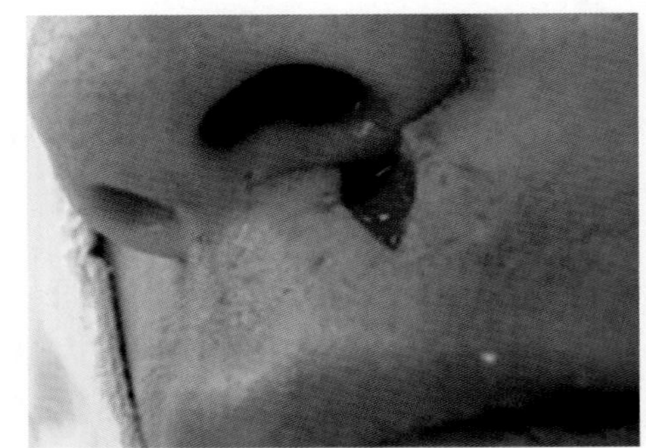

图4-2-29　A-T皮瓣的设计

A-T皮瓣的优势在于术中动员的皮瓣组织均来源于辅助切口的单侧，对分布于另一侧的邻近结构（如唇红、眶周、眉际线等）的外形基本无影响，也因它无轴向方向上的旋转，故不改变原来皮肤的正常皮纹，在应用于腔口和重要器官边缘手术时的美容修复效果好。

6."Z"形皮瓣与"W"成形术

（1）"Z"形皮瓣：又称对偶三角皮瓣或异位皮瓣。其优势在于通过切除后的皮瓣交叉和错位复位，可得到延长的切口长轴，减少轴向方向的组织张力。"Z"形皮瓣是校正和预防术后切口瘢痕挛缩的最常用方式之一，常用于修复头面、腋窝、腘窝和会阴部的瘢痕挛缩畸形。

设计时，一般以瘢痕挛缩线或原皮损切除后的缺损长轴为中心轴，在其两侧做方向相反的两条平行线为辅助切口，均与中心轴线相交成60°角，形成"Z"字样外观。逐一切开皮瓣并游离基底，然后将两个皮瓣交换位置以缝合（图4-2-30）。此时，对原中轴方向上的延长率约为75%，从而达到松解中轴线挛缩的目的。特殊情况下，两个三角形皮瓣的夹角和面积也可根据需求而变化或不相等。通常角度越大，延长率越大，但皮瓣的移位会越困难。不同夹角下的中轴线延长率见表4-2-3。

（2）"W"成形术：是在"Z"形皮瓣的基础上衍化而来，可看作实质是多个"Z"形皮瓣的连续。根据"Z"形皮瓣的基本设计思路，在原皮损切除后的中轴线两侧分别连续做多个三角形皮瓣以形成"W"形切口，夹角一般为60°～90°，但仍以60°为最佳。切取皮瓣并游离基底，将彼此邻近的两个三角皮瓣的位置相互交换后缝合（图4-2-31）。"W"成形术后获得的中轴线长度的增加率与切取的皮瓣角度和数目多少有关。

"W"成形术仍主要应用于需延长中轴线的长度以减少张力或术后瘢痕挛缩可能的切口；在一些特殊部位如面部，通过"W"成形术后形成的曲线痕迹，还能实现对表面瘢痕的最佳隐藏效果，尤其适用于面部的较大色素痣或其他皮损切除后的整形修复。

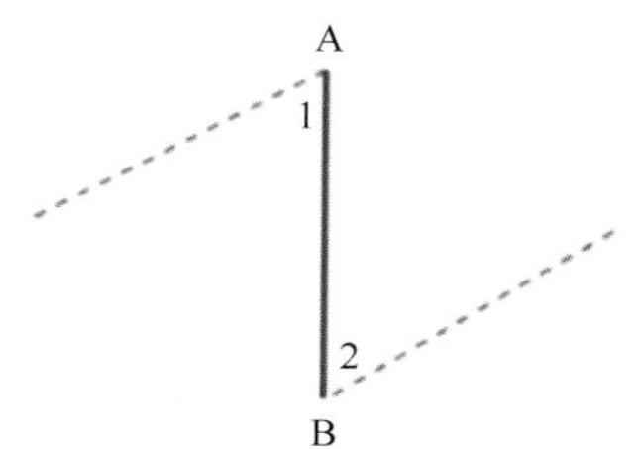

图4-2-30 "Z"形皮瓣的设计

表4-2-3 "Z"形皮瓣夹角大小与中轴线延长率的关系

角度（°）	理论延长度（%）
30	25
45	50
60	75
75	100
90	120

7. 四瓣成形与五瓣成形

（1）四瓣成形：适用于虎口、腋窝蹼状瘢痕的松解延长及内眦赘皮的修复。操作时，先设计一个夹角为90°～120°的大"Z"形皮瓣，再将两个夹角一分为二，成为4个三角形皮瓣，再分别换位缝合（图4-2-32）。四瓣成形对长轴的延长度较大，但对实际操作的经验要求较高，尤其在内眦部位的精细操作时。

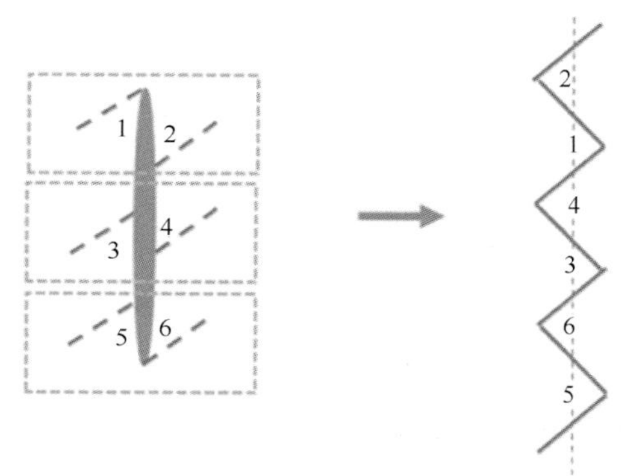

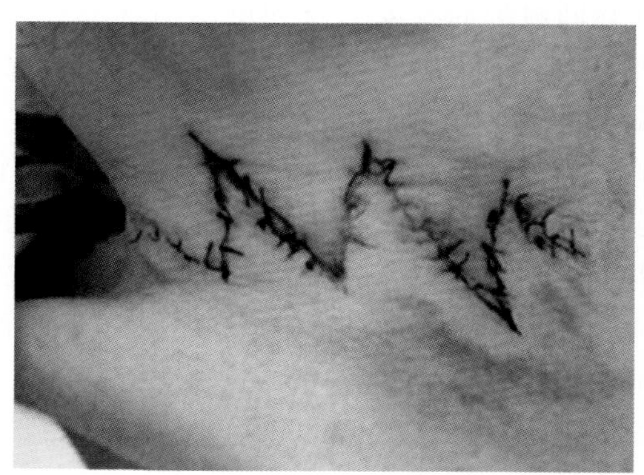

图4-2-31 "W"成形术的皮瓣设计

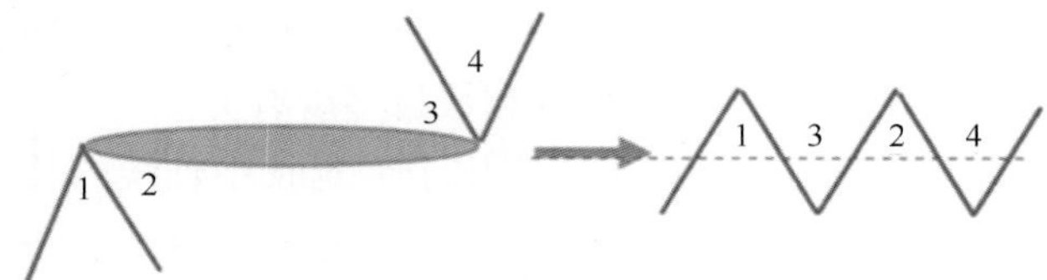

图4-2-32　四瓣成形术的皮瓣设计

（2）五瓣成形：其适用情况类似于四瓣成形，但要求在缺损一侧必须要有面积足够且松弛度较大的正常皮肤。操作时，以原缺损为中轴，在其正常皮肤侧的中点做角度均为60°的3个顶点相连的三角形皮瓣，然后在中轴线另一侧中点做一垂直于切缘的辅助切口，并在其两端另做各一个与中轴线成60°角的切口。各切口长度基本相等。在充分游离基底后，将左右两侧的皮瓣位置分别互换，再将正常侧的中央皮瓣向下方插入对侧的两个皮瓣之间，然后逐一缝合（图4-2-33）。

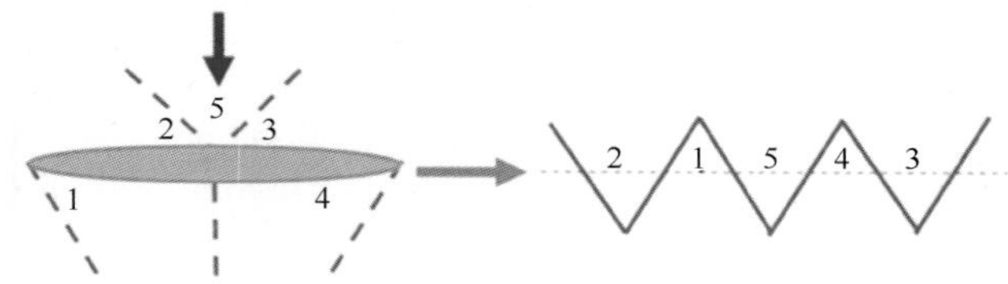

图4-2-33　五瓣成形术的皮瓣设计

（四）邻位随意皮瓣的常见并发症及处理

1. 血供障碍　分为动脉血供障碍和静脉回流障碍两种。其中，动脉血供障碍主要表现为在皮瓣切取当时或术后即刻出现的皮瓣苍白、发凉，以远端为重。可因手术刺激引发的动脉痉挛所致，为暂时性；也可因皮瓣的蒂部过窄，或因皮瓣过度牵拉的血管变形所致，则常为持久性，较难恢复。静脉回流障碍主要表现为皮瓣出现瘀青、发黑和肿胀，一般可随时间逐渐消退，但严重者可致皮瓣表面发生浅糜烂甚至坏死。

术前应尽量规范皮瓣设计，防止蒂部过窄。术中应尽量减少对皮瓣的牵拉和对周围组织的损伤。术后包扎时应尽量避免过度加压。对较大的皮瓣转移和特殊部位，可在术后常规给予扩血管、抗凝和改善微循环药物。

2. 皮下血肿　多因术中止血不彻底所致，可表现为术后局部肿胀和疼痛逐渐加剧，后期则易继发感染致皮瓣坏死。术前应加强检查，尤其有无凝血功能障碍，术中应仔细彻底止血。若术中出血较多，在术后包扎时可适当加压。若血肿已发生且积血较多，应及时拆除缝线，清除积血，结扎出血点后重新缝合。若皮瓣本身未坏死，可再次使用。

3. 感染　为常见并发症。可因患者的抵抗力差、皮瓣本身血供障碍（包括缺血和淤血）所致。一旦发生感染，皮瓣可快速坏死，因此应及时给予治疗。

4. 皮瓣坏死　是皮瓣移植的最严重并发症。原因可能与皮瓣的设计欠佳、血供、血肿和感染等均有关，应及时针对相关原因进行救治。但一旦坏死不可避免，则应及时清除坏死的皮瓣及周围组织，以防继发感染并扩散，导致坏死蔓延。在感染控制后，创面可旷置待自行修复或行再次皮瓣移植。

（编者：赵恒光；审校：于爱娇，刘振锋，李　航）

四、常用轴型皮瓣技术

皮瓣（skin flap）是带有自身血液供应，包含皮肤组织的活组织块。目前对皮瓣的分类和命名尚缺乏统一的方法和标准。根据皮瓣供区内是否含有轴心动脉和轴心静脉将皮瓣分为轴型皮瓣（axial flaps）和非轴型皮瓣。因皮瓣内含有知名的动脉及伴行的静脉系统，并将此血管与皮瓣长轴平行作为皮瓣的轴心，故轴型皮瓣又称为动脉皮瓣。轴型皮瓣的血供类型：直接皮肤动脉、间隙（肌间隔）穿出的皮动脉、肌皮动脉的缘支及皮支、终末支动脉等类型。由于轴型皮瓣内含有知名动脉，因此轴型皮瓣的长宽比例可以适当加大。根据这类皮瓣的操作方法不同，轴型皮瓣又分为带蒂轴型皮瓣、岛状皮瓣、游离皮瓣。

（一）轴型皮瓣的常用操作方法

1. 顺行切取法　皮瓣的蒂部设在躯干或肢体近端，蒂内包含有轴心动脉和静脉。移位后皮瓣内的血液循环按正常的生理性的血流方向形成局部血液循环系统。按设计先做皮瓣蒂部切口，显露皮瓣蒂部主要的营养血管，后沿血管走行，由近向远切取皮瓣。

2. 逆行切取法　皮瓣的蒂部设在躯体或肢体远端。按设计要求从皮瓣远端开始，由远端向近端进行解剖，直至血管蒂部。在充分保护血管蒂免受损伤的情况下，继续向近端分离直至将皮瓣完全游离。

（二）轴型皮瓣的操作要点

1. 血管定位　术前通常用超声血流探测仪（Doppler）确定动脉的走行方向，有利于手术中掌握剥离层次，这是手术成功的关键。

2. 皮瓣范围　为使皮瓣移位后能无张力地覆盖创面，设计的皮瓣面积应大于受区创面。一般认为供区皮瓣面积要大于受区面积的10%～20%，以免转移缝合后张力过大而影响血运。对于使用单一皮瓣无法修复的巨大创面，可联合应用多块皮瓣组合进行修复。

3. 皮瓣切取　切取轴型皮瓣的关键是保护皮瓣营养血管不受损伤。切取皮瓣时应注意无菌和无创操作，彻底止血。切取肌皮瓣时应注意保护肌皮穿支，可将皮瓣边缘与肌内边缘暂时缝合，以免皮肤与肌内分离，影响皮瓣血运。

4. 皮瓣转位　皮瓣切取后围绕轴点旋转来修复受区缺损。某些皮瓣的营养血管，可分别在皮瓣远近两端形成轴点，如前臂皮瓣、小腿外侧皮瓣、小腿内侧皮瓣等，以近侧轴点为轴心，皮瓣可向近侧旋转修复肘部或膝及小腿上部创面，以远侧轴点为轴心，皮瓣可向远侧旋转修复手或足踝部创面。由于皮瓣与创面之间无正常组织间隔，转移方便。术中不必显露皮瓣营养血管，蒂部皮肤也不必切断。采用该法修复创面时，应正确标明皮瓣旋转轴心和旋转半径。从旋转轴点至皮瓣远端的距离应大于轴点至创面最远端的距离，以使皮瓣转移后能无张力地覆盖远端的创面。

（三）轴型皮瓣术后观察与护理

1. 术后观察

（1）皮肤温度：移植组织的皮肤温度应在33～35℃，与健侧相比温差在2℃以内，手术结束时移植组织的皮温一般较低，通常应在3小时内恢复。

（2）皮肤颜色：移植组织的皮肤颜色应红润，或与健侧的皮肤颜色一致。

（3）肿胀程度：一般移植组织均有轻微肿胀（–）；移植组织皮肤有肿胀，但皮纹尚存在（+）；皮肤肿胀明显，皮纹消失（++）；皮肤极度肿胀，皮肤上出现水疱（+++）。

（4）毛细血管回流测定：用手指按压皮肤时，皮肤毛细血管排空，颜色变白；放开手指后，在数秒钟内毛细血管恢复充盈。

2. 防治严重并发症

（1）术后出血和感染：术后短期内可能发生的并发症主要是术后出血和感染。术后出血会导致血肿，术后每日观察伤口情况，及时发现，立即拆线排出血肿，定位并结扎出血血管，重新缝合伤口，否则会有皮瓣坏死的风险。若出现术后感染，须立即口服抗生素和引流脓肿。

（2）增生性瘢痕或活板门畸形：通常在术后4周变得明显。

3. 护理目标

（1）预防术后出血：第1个48小时是最常发生出血和血肿的时间，减少并发症的主要措施是术中仔细止血和术后用胶带、加压包扎和专业压力服对伤口加压。对术后出血风险高的患者，在切口上直接使用系带支撑敷料，以确保整个术后期间保持恒定的紧压。

（2）降低感染风险：在重建过程中严格遵守无菌技术对预防感染至关重要。

（3）保护皮瓣组织免受环境影响：包括污染、物理损伤、极端的温度、术后早期过度运动和伸展缝合的皮肤、紫外线辐射，主要通过封闭包扎技术及对患者进行宣教。

（四）常用轴型皮瓣技术

1. 带蒂轴型皮瓣

（1）额部带蒂轴型皮瓣

1）特点：额瓣内含有知名的血管，血管管径较粗，解剖恒定，行程表浅，血运丰富；部位接近皮肤，肤色理想；有一个长而松软的组织蒂，转移灵活，便于修复各种面部皮肤及口内黏膜缺损。额支静脉出现率为86%，多数位于同名动脉的上方，但静脉与动脉之间保持一定距离，平均不超过4cm，额支静脉汇入主干处的管径为1.83mm，较动脉略粗，可以额支为血管蒂设计前额游离皮瓣。但额瓣切取后需行植皮覆盖供区创面。

2）适应证

a. 前额发际内岛状皮瓣可再造眼眉，额肌肌瓣直接移植可治疗上睑下垂。

b. 一侧额瓣或全额瓣可修复癌肿切除后的咽侧壁、舌、口底及颊部缺损，下颌骨缺损植骨修复后的创面覆盖，以及颅底肿瘤切除后硬脑膜创面的覆盖。

c. 对面颊洞穿性缺损修复时可作为口内黏膜衬里。

d. 正中前额瓣或复合瓣对鼻外伤、感染及血管瘤放疗后所致的鼻部萎缩畸形等进行修复。

e. 可作为鼻尖部软组织缺损与硬、软组织缺损修复的首选供区。

3）应用解剖

a. 额部血供：颈外动脉的颞浅动脉额支、眶上动脉和滑车上动脉，血供丰富。

b. 血管走行：额支分为平部和升部，平部走行于额肌浅面，斜向前上，行至眶外上角后方，转向上转为升部走向颅顶；颞浅静脉与动脉伴行，位于动脉后方；颈外动脉分出耳后动脉，在乳突平面沿二腹肌后腹的浅缘上行，在耳廓上部的头皮内与颞浅动脉后支的分支吻合。

4）操作步骤

a. 术前设计：额部皮瓣依切取的范围，可分为全额瓣正中额瓣和半额瓣。标明血管走行方向，根据缺损部位和范围设计稍大于缺损面积的皮瓣，皮瓣的蒂部应包含颞浅动脉的额支和耳后动脉在内。

b. 皮瓣切取

麻醉：全身麻醉。

切开、分离、翻开皮肤，显露皮下组织。

沿颞浅动、静脉两侧将保留与皮瓣等宽的皮下组织切开，连同颞浅动脉、静脉及其周围组织，从颞浅筋膜上游离，作为血管蒂。

根据设计的皮瓣大小，先将额瓣上、下及其远端切开直至骨膜上。

由额瓣远端向近端分离，在额瓣近端与瓣蒂相交处切开皮肤，保留皮下组织，注意额支切忌损伤。将额瓣连同蒂部一起游离提起。

在皮瓣蒂的根部、颧弓上制作隧道，直达需要修复的缺损边缘，将皮瓣通过隧道导入缺损区覆盖于翻向口内的皮瓣衬里组织进行修复。

皮肤缝合，额部缺损处植皮。

c. 血管蒂的显露与分离

沿颞浅动静脉两侧将保留与皮瓣等宽的皮下组织切开，连同颞浅动、静脉及其周围组织，从颞浅筋膜上游离，作为血管蒂。

根据设计的皮瓣大小，先将额瓣上、下及其远端切开直至骨膜上。

由额瓣远端向近端分离，在额瓣近端与瓣蒂相交处切开皮肤，保留皮下组织，注意额支切忌损伤。

将额瓣连同蒂部一起游离提起。

在皮瓣蒂的根部、颧弓上制作隧道，直达需要修复的缺损边缘，将皮瓣通过隧道导入缺损区覆盖于翻向口内的皮瓣衬里组织进行修复。

皮肤缝合，额部缺损处植皮。

d. 皮瓣血管的保护：切取皮瓣时，应先切开蒂部的皮肤，仅切及真皮层，保留其下的血管主干及其周围皮下组织内的毛细血管网，慎勿损伤。当剥离瓣蒂血管的远心端与皮瓣的连接处时，应特别小心，勿损伤进入皮瓣内的动脉末梢分支。术后皮瓣部分或全部坏死，常因在分离瓣蒂与皮瓣的连接处时损伤部分血管分支所致。

5）注意事项

a. 额部皮瓣（包括一侧额瓣或全额瓣），术前确定浅动脉干的走行方向十分重要。如采用正中额瓣或复合瓣，其蒂应包括滑车上动脉或眶上动脉。

b. 设计额部岛状皮瓣或正中额瓣时，皮瓣蒂的长度和宽度要适中。蒂的长度应在皮瓣转移后能无张力地覆盖创面，蒂的宽度应根据动脉主干走行的方向而定。位于动脉的远端，即与皮瓣连接部位，其宽度应与皮瓣的宽度等宽。位于动脉主干的耳颞部，可稍窄，但以不小于1.5cm为好，如此才可充分保证皮瓣的血供。如采用正中额瓣，切取的原则基本相同，唯蒂部的宽度可较窄，距动脉主干一侧的宽度为0.5～1cm即可。

c. 额瓣或正中额瓣均通过皮下隧道至需要修复缺损的部位，故皮下隧道制备要够大，以便皮瓣容易通过。隧道制备位于颧弓上或下均可，修复唇或颌面部皮肤缺损时，一般可选在颧弓以上。如为修复口、颊部、软腭或口底时，可选在颧弓以下。如采用颧弓下隧道时，因颧弓下间隙较小，当皮瓣或蒂较宽时不易通过，为了避免瓣蒂受压、血供受阻，可将下颌支的冠突截除。在复合瓣通过隧道时，为了避免额骨块与骨膜分离，可用一块橡皮布包裹引出。

d. 术中止血要充分，以免术后血肿压迫蒂部血管。术后对颞部、前额发际处均应加压包扎，但慎勿压及皮瓣蒂部，以免影响皮瓣成活。术后护理不当，伤口继发感染，亦可影响皮瓣的血供，导致皮瓣部分或全部坏死。

e. 切取皮瓣时，应先切开蒂部的皮肤，仅切及真皮层，保留其下的血管主干及其周围皮下组织内的毛细血管网，慎勿损伤。当剥离瓣蒂血管的远心端与皮瓣的连接处时，应特别小心，勿损伤进入皮瓣内的动脉末梢分支。术后皮瓣部分或全部坏死，常因在分离瓣蒂与皮瓣的连接处时损伤部分血管分支所致。

f. 根据临床观察，采用以颞浅动脉主干为蒂的皮瓣，如修复唇面部缺损，术后早期皮瓣的颜色可稍暗；如为颞顶部皮瓣，因上有毛发，皮瓣的颜色可发青，以后可逐渐变紫，甚至可呈紫黑色，5～7天后表皮脱落，其下可见皮瓣的肤色红润，皮瓣成活；如修复口内颊部及口底时，皮瓣的表皮可呈灰白色，其他过程与上述现象基本相同。故对上述皮瓣的肤色变化，不要误认为是皮瓣的血供受阻或坏死。

（2）颞浅动脉带蒂轴型皮瓣

1）适应证：修复额顶部或鬓角瘢痕性秃发或肿瘤切除后的缺损；眉再造及男性上唇缺损的修复；额顶部筋膜瓣可用于眼窝凹陷、急性结膜囊狭窄、轻度半面萎缩综合征及鼻再造。

2）操作步骤

a. 术前设计：根据头皮缺损的部位和大小，按实际情况应用。头皮旋转皮瓣水平切口的长度应是创面边缘长度的4～6倍。皮瓣蒂部应包括动静脉，顶支静脉在同名动脉的后方，与动脉间距不超过2.2cm，因此皮瓣宽度最低限度不得少于2.5cm。切口设计应在平坦的部位。应用设计时一般采用逆转计划法，即先将覆盖部位画出，后根据供应皮瓣的知名动脉的走行，确定供应皮瓣的旋转方向、蒂的位置及皮瓣的长度，最后将整个皮瓣画出。

b. 皮瓣切取：根据皮瓣设计先做皮瓣远侧切口，在帽状腱膜下，将皮瓣向蒂部掀起。供区残留创面小者，可沿帽状筋膜下分离后，直接缝合；供区残留创面大者，需用中厚皮片修复。

c. 血管蒂的显露与分离：旋转皮瓣应注意保护皮瓣蒂部的颞浅动脉和耳后动脉。

d. 皮瓣血管的保护：转移皮瓣，不论单蒂还是双蒂，均应注意保护蒂部的血管。

（3）眶上动脉蒂反流轴型耳颞皮瓣

1）特点：眶上动脉与颞浅动脉额支吻合支位置恒定，吻合支外径粗，与眶上缘连线成角比较小，形成皮瓣修复鼻缺损时皮瓣翻转较小（＜150°），不易扭转，动脉血供丰富，组织瓣易成活，是修复鼻缺损等的较好方法，但同名静脉与动脉伴行关系不密切或不伴行，仅能依靠动脉周围的毛细血管，静脉回流受限，这就要求形成皮瓣时动脉蒂周围保留一定量的组织，以保证静脉回流。

2）操作步骤

a. 术前设计：术前用多普勒血流仪探测出眶上动脉、颞浅动脉及其分支相互间吻合支的走向，并设计出岛状耳廓瓣。根据鼻翼软骨和皮肤缺损大小、形状，设计出应取耳廓及皮肤大小和部位。一般选择同侧耳部稍平坦、与鼻翼缺损健侧相似，并且弧度、厚度与缺损区合适的区域为供区。

b. 皮瓣切取：采用局部浸润麻醉的方法，掀起表面皮肤，显露血管轴，在血管轴旁开1.0～1.5cm处向深部做切口，切开筋膜层达筋膜下以保护血管；额部顺颞浅额支平行走行，在其向头顶部走行部位截断额顶支，并以同样宽窄向内截取。

c. 血管蒂的显露与分离：因额部血管不易与额肌分离，故通常需要带上与蒂同宽的部分额肌，形成血管轴周围含有足够宽筋膜和少许肌肉的轴型血管蒂。蒂的长度合适时，可在额部耳廓复合组织岛状瓣蒂根部与鼻缺损部之间打一皮下隧道，从中引出复合瓣并对应缝合于鼻部创面上。鼻腔内填以适量的碘仿纱条，耳廓瓣的鼻翼面应打包，做适当的加压包扎，预防复合瓣在无意中被撕脱，并可减少水肿、淤血。

d. 皮瓣血管的保护：在颞区，颞浅动脉位于颞浅筋膜深面的疏松组织层内，颞区的分离平面不能浅于颞深筋膜的浅层，否则可能损伤皮瓣或筋膜瓣的营养血管颞浅动脉。

3）注意事项

a. 眶上缘水平以上额正中底边2.6cm、高6.0cm的等腰三角形区域属于相对血管稀疏区，并认为这可能是额正中皮瓣易发生坏死的解剖学依据，故建议不要把正中位置作为额部皮瓣的首选位置。

b. 颞浅动脉额支与眶上动脉在额部眉外侧区域存在较粗大而位置恒定的吻合支或交通支。在制作跨区反流轴型皮瓣时要注意保护该区域，以免损伤两大血管系统之间的吻合，影响皮瓣的成活。尤其要注意对距额部正中线4.6cm±0.5cm与眶上缘连线上2.5cm±0.5cm附近区域的保护。

c. 形成皮瓣时应注意皮瓣的分离平面。在前额的内半侧颞浅动脉额支不越过额中线。

（4）滑车上动脉带蒂轴型皮瓣

1）定义：以滑车上动脉为血供的额部皮瓣，因其色泽、质地、硬度与鼻部较匹配，为鼻部缺损修复的首选皮瓣。

2）适应证：为鼻部缺损修复的首选皮瓣；也可将远端反折成两层，修复颊部洞穿性缺损；可用于修复舌、口底及咽部的缺损。

3）应用解剖：额部皮肤血供十分丰富，供血动脉主要有滑车上动脉、眶上动脉及颞浅动脉额支，其中滑车上动脉分支较多呈“垂柳状”，眶上动脉分支较少，颞浅动脉额支有一固定水平支与眶上动脉吻合。滑车上动脉在眶缘上10～20mm的位置发出一皮支与主干同向走行，额部皮瓣进一步分成超薄皮瓣和额肌瓣两种。滑车上动脉从滑车上孔或滑车上切迹出眶后大致呈直线接近垂直走向内上方，45%的滑车上动脉在眶上缘稍上方有一向外凸的迂曲，走行在皱眉肌浅面和眼轮匝肌深面，偏离滑车上动脉轴线的宽度2～5mm。滑车上动脉与眶上动脉、颞浅动脉额支及对侧滑车上动脉吻合。

4）操作步骤

a. 术前设计：额部皮瓣可根据需要设计成同侧或对侧滑车上动脉为蒂的岛状皮瓣。术前以便携式血管多普勒血流探测仪或高频超声血流探测仪探测并标定滑车上动脉的体表位置及走行方向。根据缺损修复和鼻再造需要，设计皮瓣轴线、大小和形状，蒂宽15～20mm，可明蒂或皮下蒂转移。若为扩张皮瓣因皮瓣会回缩可适当较创面大5～10mm，皮瓣中轴线尽可能与血管走行相一致，或据需要成一夹角，但必须将滑车上动、静脉包含在蒂内。皮瓣形状可据需要设计成枫叶状、倒“L”形或中远端分叉状或双叶状。

b. 皮瓣切取：手术在全身麻醉或局部麻醉下进行。自远及近切开皮瓣，于额肌深面分离掀起形成肌皮瓣，若皮瓣不需太厚时亦可在额肌浅面分离皮瓣或将皮瓣远端分成两层：浅层为皮瓣，深面为肌肉瓣，如全鼻再造时即可如此设计：皮瓣用来形成鼻小柱和鼻翼部分，额肌瓣用来形成鼻尖及缝合包裹鼻支架。

c. 血管蒂的显露与分离：皮瓣分离到眶上缘上20～30mm时改在骨膜下分离以保护滑车上血管，直至皮瓣在无明显张力下转移到受区为止，皮瓣下常规引流。若为扩张皮瓣，则可酌情去除部分或全部纤维包囊减少皮瓣回缩。

d. 皮瓣血管的保护

5）注意事项

a. 鼻再造时在三叶皮瓣的远端可设计成不含额肌的薄皮瓣，以便再造出清晰鼻尖、鼻翼等鼻亚单位，在鼻中段可将两侧方额肌与皮瓣分离，形成肌瓣包裹鼻支架或折叠缝合增高鼻梁，可使鼻梁更加自然。

b. 分离蒂部时外侧切口线远离滑车上动脉7mm以上以免损伤伴行静脉，在眶上缘上30mm处改在骨膜下分离，不仅安全，同时层次清楚、出血少。

c. 对于鼻背皮肤缺损除了蒂部在骨膜下分离外，均可在额肌浅面分离，以免臃肿，若采用扩张后额部皮瓣修复，效果更佳。

d. 对于发际较低的鼻尖鼻翼缺损将额部皮瓣设计成倒“L”形可避免皮瓣带上头发，且皮瓣横行臂长度可超过垂直蒂长度的4倍以上，血运仍良好。

e. 合并有上、下睑及鼻根侧方皮肤缺损的患者可根据创面形状将皮瓣远端设计成叉状。

（5）阿贝皮瓣

1）定义：阿贝（Abbe）皮瓣是以下唇动脉为蒂的交叉唇瓣，将含有下唇皮肤、肌肉及黏膜组织的全厚瓣向上旋转，用以修复上唇正中的组织缺损或瘢痕挛缩。旨在解决蒂部体积过大、唇部动度不佳、供区瘢痕形成等问题。

2）适应证：广泛用于由先天性畸形、创伤、肿瘤等原因所致的上下唇组织量明显不协调的整复。尤其在双侧唇裂整复术后，Abbe瓣能在很大程度上改善患者上唇横宽不足、红唇中分缺陷、人中丧失、鼻小柱短等畸形。

3）操作步骤

a. 术前设计：患者全身麻醉或局部麻醉后，根据上唇缺损情况，在相应下唇设计出与上唇缺损形态一致的唇瓣，宽度是上唇缺损的1/2，高度与其相等。按上唇受植床的形态，测量其长度和宽度，瓣长度通常为13～14mm，瓣宽度在8～15mm内均能获得较好的术后效果。瓣尖的形状通常有三角形和W-M形，前者能与鼻小柱基部切口较好地吻合，适用于需要再造人中的病例，而后者术后瘢痕较轻微。

b. 皮瓣切取：用亚甲蓝画出Abbe瓣外形后，首先在拟形成瓣蒂的对侧瓣切口画线，于下唇黏膜干湿黏膜交界线下，沿Abbe瓣切口画线切开黏膜组织1～1.5cm，用眼科小剪刀由浅入深分层剪断黏膜下组织，显露并分离出该侧下唇动脉。

c. 血管蒂的显露与分离：然后沿此动脉的水平走向，以亚甲蓝切口线交叉点为中心，在此点上下各约5mm以外，沿亚甲蓝画线切开皮肤和皮下组织，以及部分口轮匝肌。进而用眼科小剪刀，从保留的下唇黏膜部分之下切口水平由内至外穿通下唇全层组织，从红唇皮肤交界处穿出。继而用橡皮引流条穿出，提起橡皮引流条，保护瓣蒂。

d. 皮瓣血管的保护：如果不慎将蒂表面下唇黏膜切开，也可将切口两侧黏膜层进行缝合。最后，结扎并剪断对侧已分离解剖处的下唇动脉，沿亚甲蓝画线全层切开其余下唇组织，形成保留下唇黏膜的下唇动脉蒂。如若想增加瓣蒂的长度，可用左手示指垫于瓣蒂黏膜下方，继而用小剪刀，顺着动脉的方向，对有牵扯的裸露面组织仔细进行分离，在确保未伤及动脉后予以剪断，此举可使瓣蒂明显延长，极大地增加了Abbe瓣向上唇转移的灵活程度。

4）注意事项：采用唇瓣交叉修复时，一般在术后2～3周断蒂，故术前应做口腔洁治及牙源性疾病的处理。为了保证瓣蒂动脉不至于在转移过程中裸露或在红唇创缘缝合时误伤动脉，专门设计在动脉蒂浅面上下约1cm的口内黏膜组织不予切开的做法，这样既不影响瓣蒂的延长与转移，还可以可靠地保护黏膜下动脉不受裸露和损伤，在与上唇受植床缝合固位时，建议首先缝合瓣蒂侧，再缝合游离侧，以保证所建唇弓形态对称。

2. 岛状皮瓣

（1）眶上动脉逆行耳前岛状皮瓣

1）特点：眶上动脉与颞浅动脉在额顶部有恒定的吻合支。眶上动脉的血流可经吻合支反流进入颞浅动脉及其耳支，确保以眶上动脉为蒂的耳廓组织瓣的血运，且额部静脉无静脉瓣，无发生静脉回流障碍的顾虑。额部静脉无静脉瓣。该皮瓣血管恒定，耳前皮肤色泽、质地与眼睑皮肤接近，还可以转移含有耳廓软骨的复合组织瓣，以修复眼睑的全层缺损，供区隐蔽，可直接拉拢缝合，局部影响小。

2）适应证：修复眼睑缺损。

3）应用解剖：颞浅动脉位于颞浅筋膜与颞深筋膜之间，颞浅动脉额支在向鬓角走行途中逐渐变浅。

4）操作步骤

a. 术前设计：术前应用超声多普勒测出眶上动脉和颞浅动脉及其额支的走行方向。

b. 皮瓣切取

麻醉：全身麻醉或者局部麻醉。

对眼睑部病变进行处理，或切除病变或充分松解外翻眼睑使之复位，测量创面面积，并做布样备用。

在耳前设计皮瓣。

沿血管走行旁开1cm切开筋膜，解剖血管蒂，需有足够长度，严防在移转中发生扭曲或过度牵拉。

分离至额部至眼睑的宽敞皮下隧道，将皮瓣穿经隧道转移至受区，5-0线缝合。

c. 血管蒂的显露与分离。

d. 皮瓣血管的保护。

e. 注意事项：①颞浅动脉位于颞浅筋膜与颞

深筋膜之间，颞浅动脉额支在向鬓角走行途中逐渐变浅，在掀起皮瓣及解剖血管蒂时注意务须层次的准确。②隧道腔隙务须宽敞，以确保移转后的血供。术后包扎在血管蒂经过的隧道部位不可过紧，以免影响血运。③术中注意止血，术后留置引流条或负压引流装置，避免血肿。

（2）颞浅动脉逆行耳后岛状皮瓣

1）特点：逆行的耳后岛状皮瓣移转的路径更远，可以跨越面部中线，完成面部组织和器官缺损的修复与再造。耳后皮肤在质地、色泽等均与眼睑组织非常接近，且切取后供区痕迹不明显。

2）适应证：适用于修复眼睑缺损、鼻翼缺损的修复。额部本身无条件形成皮瓣或患者不接受额部留下瘢痕，以及顺行岛状皮瓣移转至受区受距离限制者可用。

3）应用解剖：颞浅动脉主干和顶支在上行途中发出上、中、下三组耳支，分布于耳廓和耳区皮肤，这些分支还与耳后动脉的分支吻合供养耳廓。

4）操作步骤

a. 术前设计：依受区缺损范围的面积，以耳后皱襞为轴心设计皮瓣。皮瓣近端在上方，远端在下方，范围包括耳廓背面及耳后乳突区。根据皮瓣转移时所需蒂部的长短，可以不同的方式利用颞浅动、静脉与耳后动、静脉之间的交通吻合支。颞浅动、静脉从耳前向顶部延伸，耳后动、静脉从耳后向上走行在耳廓上方，颞筋膜层有数条交通吻合支，最后两主干相互吻合。当蒂部不需太长时，可用下方的交通吻合支；蒂部需要较长时，则可用上方的分支或主干吻合支。

b. 皮瓣切取：于耳上切开头皮5～8cm，掀起头皮瓣，显露颞筋膜及颞浅血管的顶支，并形成一个三角形筋膜瓣，将颞浅血管顶支及其向下和向后的分支包括在内。底边与耳后皮瓣相连，前边与颞浅动静脉相连，上缘在颞浅动脉顶支上方。将颞筋膜连同皮瓣一并掀起，然后向下将颞浅动、静脉分离至所需的长度。皮瓣通过皮下隧道转移至受区，耳前及耳上发际区的切口直接缝合，耳后创面用皮片移植修复。

c. 血管蒂的显露与分离。

d. 皮瓣血管的保护。

5）注意事项：当以颞浅血管为蒂转移至远位时，结果不稳定，有时会发生皮瓣远端的部分坏死。

（3）鼻唇沟皮下组织蒂岛状皮瓣

1）特点：面部鼻唇沟区血供来源丰富，为皮下组织蒂岛状皮瓣移植创造良好条件，鼻唇沟是面颊部与鼻部、唇部的天然分界皱褶，皮肤相对较松弛并富有弹性，切取一定大小的皮瓣后供区皮肤可以直接缝合，瘢痕留于自然皱褶中而不显；此区域由面动脉和内眦动脉双重供血，可设计皮瓣的蒂部在下部（以面动脉及其分支为血供），也可以设计蒂部在上部（以内眦动脉为供血血管）；同时，此区域血管吻合多，血供非常丰富，既可以设计成带面动脉、内眦动脉等知名血管的轴型皮瓣，也可以设计为不包含知名血管的随意皮瓣，而且随意皮瓣应用的空间更加广泛；因此，鼻唇沟区是面部皮瓣的理想供区之一。

2）适应证：唇部因疾病、外伤或肿瘤术后造成的组织缺损均可采用唇部或鼻唇沟瓣修复。

a. 下唇中部1/2以上或大部分缺损时，可用上唇双侧人中旁矩形唇瓣加以修复。一侧上唇或下唇的局部缺损均可用对侧唇瓣进行修复。

b. 鼻唇沟瓣转移可修复上唇或下唇缺损。

c. 口轮匝肌黏膜瓣可用以修复唇红大范围缺损。

d. 双侧唇红瓣滑行可修复唇红全长1/3缺损。

3）应用解剖：唇部主要肌肉为口轮匝肌，还有其他表情肌也参与其中。唇部血供主要来自颌外动脉。唇颊与鼻唇沟尚有眶下动脉及面横动脉的各分支吻合，形成丰富密集的皮下血管网。颌外动脉在咬肌前缘绕过下颌骨下缘而进入面部，迂曲地向上前走行，经口角时发出上、下唇动脉，行于笑肌及颧肌的深面。唇部内侧黏膜下层有黏液腺及上、下唇动脉形成的动脉环，相当于唇红皮肤交接的平面靠近口腔黏膜侧，用手指可明显触及其搏动。在唇瓣修复时，唇瓣内一定要包含此动脉。唇鼻部的运动神经主要来自面神经的颊支，这些神经末梢支位于表情肌的深面，手术时不要进入肌的深面，以免损伤。

4）操作步骤

a. 术前设计：根据鼻部皮肤软组织缺损范围大小，遵循面部皮瓣设计原则，按长宽比例3：1，沿鼻唇沟皮肤皱褶方向，设计鼻唇沟皮瓣，其蒂部在上方。

b. 皮瓣切取：沿切口设计线切开皮肤，远端及两侧切口继续向下分离皮下组织、筋膜，沿筋膜深面锐性分离皮瓣，两侧切口向蒂部延伸，分离松解皮瓣周围组织。近端切口沿皮下脂肪表面潜行锐性分离，制备完成皮下组织蒂岛状皮瓣，与鼻部受区形成皮下隧道。观察皮瓣血运良好，创面止血。鼻唇沟皮下组织蒂岛状皮瓣经皮下隧道转移，覆盖鼻部受区创面。观察皮瓣张力情况，适当分离松解皮瓣蒂部周围组织。

c. 血管蒂的显露与分离：在保证皮瓣血运情况下，确保皮瓣无明显张力。逐层间断缝合皮下组织、皮肤，供区切缘拉拢、间断缝合，术区鼻部、皮瓣蒂部及鼻唇沟部各留置橡皮引流片。

d. 皮瓣血管的保护：将瓣转入口内时颊部隧道切口应宽大以避免压迫瓣蒂，同时需避免皮瓣扭结。修复口内组织缺损也可分2个阶段进行，即在术后3周断蒂，也可在鼻唇沟瓣转入口腔时，将蒂部上皮去除，一次性关闭伤口。对于口颊部的缺损应采用蒂在下的鼻唇沟皮瓣经颊部隧道转入口内进行修复，皮瓣蒂部宽度应与皮瓣宽度相等，男性应尽量靠外侧取瓣以避免带毛发，在面肌浅面剥离制作隧道尽量宽松以免蒂部受压。

5）注意事项：皮肤缺损范围较大，单侧鼻唇沟岛状皮瓣不能满足修复需要，可以设计双侧皮瓣，不但提供充足的组织量，并达到双侧良好对称性、减少切口张力、减轻邻近组织牵拉变形的双重功效。皮下组织蒂岛状皮瓣其缺点是遗留面部瘢痕，故尤其适合年龄较大皮肤比较松弛的患者。

（4）颏下动脉岛状皮瓣

1）定义：以颏下动脉为蒂的颏下皮瓣位于颏下区，位置比较隐蔽，皮瓣色泽与面部接近。

2）适应证

a. 口腔颌面部软组织损伤后组织缺损。

b. 口腔颌面部肿瘤切除后创面修复。

3）应用解剖

a. 动脉：颏下动脉比较恒定，在距颈外动脉起点5.7cm±0.6cm处由面动脉发出，向前走行于下颌下腺的上缘，距离下颌骨下缘1cm左右，而后位于下颌舌骨肌的浅面，穿行于二腹肌前腹深面。须下动脉血管蒂长约6cm。

b. 静脉：须下动脉有1～2条较为恒定的伴行静脉，全部汇入面静脉，汇入面静脉前的外径为1.0～4.0mm。

c. 神经：颈丛的颈皮神经升支在胸锁乳突肌后缘处发出后，穿颈深筋膜浅层，走行于颈浅筋膜内，向前上走行，距下颌骨下缘4cm处呈放射状分布于须下及颈前1/3皮肤。

4）操作步骤

a. 术前设计：取仰卧位，头部后仰。先在下颌角前方触及面动脉搏动点，在该点下方、下颌角下缘标明颏下动脉起始处，以该点作为皮瓣的旋转点，根据面部皮肤软组织缺损情况设计皮瓣。皮瓣上界距下颌骨下缘1.0cm左右，其远端距旋转点的距离应大于缺损远端距旋转点的距离。皮瓣的下界和近段依面部缺损的宽度与长度而定。

b. 皮瓣切取

麻醉：全身麻醉或局部麻醉。

由远端至近端切取皮瓣。

在远端于颈阔肌深面分离，近端紧贴下颌舌骨肌、二腹肌前腹及下颌下腺表面分离。

最后将皮瓣通过皮下隧道转移至受区。

c. 血管蒂的显露与分离：在皮瓣近端与颏下动脉起始处之间做皮下分离，形成以颏下动脉及部分皮下组织为蒂的岛状皮瓣。并切去皮瓣过程中如遇出血点，予电凝止血，并注意保护面神经下颌缘支。

d. 皮瓣血管的保护

5）注意事项

a. 切取皮瓣时可能会遇到某些血管神经瓣修复的变异，切取皮瓣上缘时，一定要注意保护面神经。

b. 经下颌缘支。另外，发自下颌神经的下颌舌骨肌的血管支伴随须下动脉远端走行，支配二腹肌前腹，分离血管时应避免损伤。

c. 经充分游离颈前皮肤，直接缝合须下继发创面仍有较大张力时，宜用皮片移植封闭该处创面，且勿通过剥离下颌皮肤或屈颈方式勉强直接拉拢缝合，否则可导致下唇外翻、额颈角变钝、头后仰受限及瘢痕增生等并发症。

d. 为安全起见，岛状皮瓣血管蒂周围应保留一些皮下组织，不必将颏下血管完全游离出来。

e. 男性颏下区域胡须浓密者，不宜用该皮瓣修复无毛区皮肤缺损。

f. 颏下皮瓣的主要优点：①具有恒定的血管蒂，其血管蒂长，旋转范围大，可达除额部以外的整个面部和口腔。②可根据不同临床需要，设计成带蒂皮瓣、游离皮瓣或携带下颌骨下缘的骨皮瓣等。③皮瓣色泽、质地与面部正常皮肤十分接近，术后效果满意。④皮瓣供区隐蔽，切取后对供区形态不会造成明显不良影响，尤其在皮瓣面积小或供区皮肤松弛、颏下继发创面可直接缝合封闭时，这一优点更为突出。

（编者：何仁亮；审校：于爱娇，刘振锋，李　航）

五、甲　外　科

（一）甲外科与美容的联系

甲被认为是人的第二张脸，长时间来人们通过修剪、修饰等方式，使甲变得更赏心悦目，并增加人们的自信。而甲单位的异常状态，如甲增厚、甲曲度变大、颜色改变、甲沟炎、甲周组织肿胀、外伤造成的甲变形、甲肿瘤造成的甲板凸起等，都可以造成甲美观受损，患者健康和社交皆可受到影响。20世纪80年代开始，医学界对甲病的诊治研究逐渐开始升温，甲外科手术也随之开展越来越多。针对甲单位的外科手术不仅可以解决该部位的疾病，还可以解决甲的美观问题。甲外科则可以从根源上解决病因，从而恢复或改善这些甲的损美状态，这种对甲外观改善的甲外科手术也称为甲医学美容手术。所以甲外科与美容有着密不可分的联系。

（二）甲的解剖与生理学

学习甲外科，首先需要掌握甲单位的解剖。甲板是呈透明状、中等硬度的椭圆形板状结构，其长轴在双手呈纵向，在双足则呈横向。甲的表面平坦且光滑。甲板几乎平行于皮肤表面，但陷入一个呈锐角的深大凹槽中，这个结构称为“甲袋”（像袋子一样将甲板装在其中），即近端或后端甲沟。两侧的甲沟形成甲的边缘，甲沟由甲皱襞包围而成。

由于甲下空气的存在，甲末端的可视部分拥有白色的游离缘。甲真皮带位于甲床远端边缘，颜色与甲床其他部分有明显差异。它通常表现为1～1.5mm的横向深粉色或浅褐色条带，但也会因疾病或压力影响血供而发生颜色或形态的改变。甲真皮带是甲板与甲床连接最坚固处。

甲板背侧有特征性的纵脊，甲板腹侧与甲床结合面也有纵脊，但在游离缘处纵脊消失。这使得甲板黏附于甲床之上，生长时向前延伸犹如在轨道上行进一般。

近端甲皱襞是远端指/趾骨背侧表皮的延续。它的腹侧面构成了近端甲沟的顶部，并覆盖了大约0.5cm最薄且与甲母质粘连最疏松的甲板。甲上皮是甲皱襞的末端，与甲板表面紧密粘连，密封了近端甲沟的远端。侧面甲皱襞和近端甲皱襞相连，不少甲病会沿着这个连续的解剖学路径发展。

甲母质覆盖近端甲沟的底面并在最近端向上反折覆盖近端甲沟最近端的后1/4。前方其余3/4部分则延续成为甲上皮。甲母质向后下方延伸形成弧形结构，其深部位于末节指/趾骨上。

甲半月呈不透明的白色，有一个前凸的弧形边缘，大概对应甲母质远端的边缘。甲半月在拇指非常明显，在其他手指可能消失或被甲小皮覆盖。甲母质的近端部分形成上1/3甲板，其远端部分则形成下2/3甲板。甲板厚度（手指0.5～0.75mm，足趾约1mm）与甲母质的长度成正比，取决于生发细胞的总量。

甲的血液循环是由两条沿着指（趾）分布的指（趾）动脉提供的，并在甲的远端和近端形成弓形分支。

中间三指远节指骨背侧的感觉神经来源于掌侧侧支神经的细小的背侧分支。而背侧侧支神经的纵行分支则支配拇指及第5指的远节指（趾）骨。

（三）甲病及手术方式

1. 良性纵行黑甲（longitudinal melanonychia）表现为甲板上黑色纵行条纹，颜色深浅不一，宽度不一，有的甚至可以表现为全黑甲，可以严重影响甲的美观。良性纵行黑甲主要包括甲母痣、甲雀斑样痣、甲下细胞色素活化。甲黑线的宽度基本对应了在甲母质处色素灶的宽度。但色素灶有可能还未产生足够的色素使甲板产生相应宽度的黑线，所以手术时需要考虑甲母质色素灶是大于或等于甲黑线宽度的。尤其是近端宽、远端窄的甲黑线，表明甲母质处色素灶扩大迅速，除了细胞增生有可能活跃外，色素细胞范围有可能明显宽于甲黑线近端的宽度，如不考虑到这一点，手术去除色素灶时很可能切除不净，造成复发。

（1）诊断标准

1）甲呈黑色条带甚至全黑甲，色素沉着位于甲板，部分可见色素颗粒。

2）皮肤镜观察对纵行黑甲诊断有帮助。用皮肤镜观察黑色条带时，灰色背景常提示甲母质色素细胞活化可能性大，棕色背景则提示色素细胞增生可能性更大。

3）组织病理检查是判断纵行黑甲种类、良恶性的金标准。

（2）治疗

1）儿童纵行黑甲中甲母痣占多数，一般成人前可定期随访观察，部分病例可自行消退，但病灶进行性发展可与家属商议决定是否手术。成年人纵行黑甲以色素细胞活化为主。中老年新生甲黑线提倡切除后活检。

2）手术切除时常向边缘扩大1～2mm，以确保切除干净。当纵行切除（类似于梭形切除），缺损宽于3mm以上，直接缝合不能很好闭合时，可以向创缘两端在骨平面上游离，增加甲床的可移动度。薄层切削是一个选择，但厚度不好把握。手术由于会切除部分甲母质，可能出现甲板毁损，如甲裂。

3）手术时先切开并向后折翻近端甲皱襞，部分掀开甲板，显露甲母质上的色素灶。扩大切除色素灶后，可尝试缝合甲母质缺损，回盖甲板及近端甲皱襞，缝合包扎。取得标本建议送病理检查，以明确诊断。

2. 疣　甲周疣或甲下疣为生长在甲周或甲床的寻常疣，因为常常造成甲板变形，生成甲下皮菜花样增生物影响美观。由多种人乳头瘤病毒（HPV）引起，大多数甲周疣位于甲皱襞，但是有时也会扩散到甲床，造成甲分离。角化过度明显，可发生皲裂，患者可感觉疼痛。疣体影响甲母质时，可引起甲板分离、掀起、甲板出现沟脊、破裂继而伴发感染。皮肤屏障的破坏有利于病毒的侵入，应减少外伤和咬甲、剔甲、吸吮手指等动作。HPV感染与甲下鲍温病有关。

（1）诊断标准

1）甲周疣状增生，治疗后易复发，甲下疣可造成甲板形态异常。

2）部分患者有咬甲、剔甲等损伤甲及甲周组织习惯。

3）对常规治疗无效，病变迁延者行组织病理检查。

（2）治疗

1）甲周疣、甲下疣治疗后容易复发，可行冷冻、激光、手术等物理治疗。物理治疗后可外用干扰素、咪喹莫特软膏。

2）手术刮除疣体后，行光动力治疗。

3）甲下疣常需要掀开甲板，充分显露病灶，再予治疗。

3. 甲下外生骨疣（subungual exostosis）常发生于儿童和青少年，右足踇趾最常见，创伤是最常见的诱发因素。典型临床表现为甲远端外侧面新生肿物将甲板抬起，肉眼可见甲板被掀起或有新生物从甲床和甲板之间长出，影响美观。若掀开甲板，可见瓷白色边界清楚的瘤体，质地较硬。部分瘤体表面角化过度，去除表面角化物质后，可见瓷白色瘤体。X线、彩超检查可帮助诊断。

（1）诊断标准

1）青年患者，常常爱好体育活动，部分有明确外伤史。

2）甲板被瓷白色瘤体掀起、甲板变形、甲分离、瘤体较硬。

3）X线、彩超可以观察到骨的增生物。

（2）治疗

手术治疗：部分或完全掀开甲板，切开甲床后，充分显露肿瘤，在肿瘤的基底部用咬骨钳或止血钳咬除肿瘤，创面可二期愈合。部分学者提倡尽量保留甲床，去除肿瘤后，尽量缝合甲床缺损。

4. 嵌甲（ingrown nail）除了疼痛，还常会引起甲周组织肿胀，变形、色素沉着，严重影响美观。当甲侧缘或远端游离缘刺入甲周皮肤组织（甲皱襞）时，可引起炎症反应和继发感染，形成局部红肿热痛、破溃、肉芽组织增生，导致甲嵌入更明显，进一步加重炎症的恶性循环。在诸多嵌甲的影响因素中，甲板修剪不当，尤其修剪甲板两侧角过多过深最为常见。过度修剪使周围软组织失去甲板的支撑从而向失去甲板的部分生长靠拢。待甲板再次生长到原位置时，空间已被增生组织占据，进而插入组织，形成嵌甲。

（1）诊断标准

1）青年人，运动较多人群多见。部分患者反复拔甲。

2）甲板嵌入周围组织，周围组织出现红肿、分泌物、软组织增生和肉芽组织。

（2）治疗

1）保守治疗：可用于1级到2级较轻时的嵌甲。治疗包括使用保湿霜或激素软膏向甲板相反方向按摩甲皱襞；使用弹力自粘胶带拉开甲皱襞；使用塑料管套住甲边缘；在两侧甲外侧角塞入棉花等方法。原理都是将增生尚不明显的皮肤组织和甲板分离开，减少刺激，等待组织炎症消退，甲外侧角生长出甲皱襞后甲板不再嵌入甲皱襞。有时也使用牙科金属线或其他弹性材料安置于甲板，使甲板横截面曲度减少，从而终止甲板嵌入。

2）手术治疗：嵌甲治疗术式多样。部分术式只切除增生的甲皱襞，但结合切除嵌甲侧最外侧甲母质，减少甲板宽度，嵌甲复发率更低。缺点是甲板会永久性缩窄。

5. 甲沟炎（paronychia） 是累及近端和两侧甲皱襞的炎性疾病，发生时甲周组织可肿胀、化脓，慢性甲沟炎会引起甲母成甲障碍，造成甲板变形，除了影响健康还严重影响美观。机械的或化学的微小创伤常损害甲小皮，导致甲板和甲皱襞之间的屏障破坏，微生物、过敏原、刺激物可以突破屏障，造成炎症反应。甲沟炎根据病程长短可以分为急性甲沟炎和慢性甲沟炎。甲沟炎可由机械损伤（如嵌甲）、刺激物（如强酸、强碱）、过敏（接触性皮炎）等原因引起。

（1）诊断标准

1）急性甲沟炎：指（趾）红肿、疼痛、可伴有近端和（或）两侧甲皱襞溢脓；感染扩散到甲下，可导致甲床抬高；炎症影响甲母质后可出现Beau线和脱甲症。

2）慢性甲沟炎：近端和（或）两侧甲皱襞中度红斑水肿。Beau线可以出现，脱甲症出现较少。可伴发感染，产生绿甲或急性炎症。

（2）治疗

1）普通治疗：避免局部环境潮湿、慢性微创伤；避免与刺激物、致敏物接触；从事手工操作时带内层棉外层橡胶手套；不做美甲；治疗病因如药疹、嵌甲；排除其他原因造成的甲皱襞炎症，如活检排除甲鳞状细胞癌。

2）急性甲沟炎：引流脓液，必要时可以拔甲，清洗创面后，每天消毒液消毒或浸泡创面。局部早上外用莫匹罗星软膏，晚上外用激素软膏。感染较重时可系统使用抗生素。积极治疗原发疾病，如嵌甲，接触性皮炎。

3）慢性甲沟炎：中效以上激素软膏，每天晚上外涂，为增加疗效也可封包。也可使用他克莫司软膏每天两次作为替代。炎症严重时可酌情内服泼尼松或者局部注射曲安奈德注射液。

6. 获得性指（趾）纤维角化瘤（acquired digital fibrokeratoma） 又称为指状纤维瘤、甲周纤维瘤、甲纤维角皮瘤，是一种获得性、良性、自发性、无症状的良性肿瘤。发病原因不明，目前认为外伤可能为诱因。获得性指（趾）纤维角化瘤表现为甲板上或甲下皮指状新生物，一个角化过度的圆形或圆锥形的顶部和相对狭窄的底部，底部的蒂可以向近端甲皱襞下延伸到甲母质（远端指关节附近）。可以来源于近端甲皱襞的腹侧、甲母质下的真皮或甲床。如多指（趾），多处同时出现该肿瘤需注意排除患者有无结节硬化症，此时的多发性纤维角化瘤被称为Koenen瘤。

（1）诊断标准

1）从近端甲皱襞下伸出的细长，粉红色瘤体。

2）肿瘤前方的甲板常被压出一条纵行凹槽。

3）顶部角化明显。

4）如果多发，可能为结节性硬化症的表现。

（2）治疗

手术切除为唯一治疗方法。治疗时可切开近端甲皱襞并向后翻折，沿瘤体向后分离，直至根部。切除肿瘤根部及周围组织，确保切除完整。

7. 甲下血管球瘤（glomus tumor） 是来源于血管球体的良性、血管性增生物。造成指部疼痛的同时，也可能造成甲板纵裂，影响美观。血管球瘤病因不明，可能与性别、年龄、创伤和遗传有关。有学者认为血管球体非常脆弱，遭受创伤后的异常增生可能是其发病原因。甲下血管球瘤占发生在手部的软组织肿瘤的1%～5%，其中有75%都发生在甲下。

主要的临床表现为甲下不易观察到的红色或蓝色结节。但当结节继续长大，影响甲板形成时，可出现甲抬高甚至甲裂，向下生长则可以压迫指骨，使指骨形成凹陷。最常见的自觉症状是甲下疼痛、压痛、敏感、遇冷疼痛加重。

（1）诊断标准

1）女性多见，发病前可有外伤史。

2）患者疼痛、压痛明显、遇冷疼痛加重。压痛点常可见到一红色或蓝色甲下结节。

3）Love试验：用针头压迫甲板，找出压痛点。

4）Hildreth试验：对患指上止血带后疼痛消失或Love试验转阴。

5）冷敏感试验：冷水或冰块作用于患指，疼痛加重。

6）彩超检查：可明确观察到甲下结节。

7）X线检查：可能看到被侵蚀的骨。

8）MRI：在结节小于2mm或者为手术后复发病例提供影像学支持。

（2）治疗

手术是本病唯一治疗方法。一般手术方法为掀开甲板，显露甲床，切开甲床后整剥离瘤体，再回植甲板。剥离不完整可能造成复发，需二次手术。

（四）不用外科治疗的甲损美性疾病

部分甲病非常常见，同样严重损伤甲单位美观，但一般不需要甲外科手术治疗。

博氏（Beau）线是甲暂时延缓或停止生长或者甲板角质沉积减少造成甲板横向压迹或沟槽。常见但确切病因不明。目前认为近端甲皱襞的创伤包括反复挤压可以造成博氏线，在严重全身疾病、高热、药物反应、大疱类皮肤病、严重心理应激时也可出现。一般不需要治疗。

剔甲癖和剔甲周癖常并发于抑郁症、焦虑症、妄想症及强迫症患者，表现为一种不可抗拒的摩擦、撕扯甲和甲周皮肤的习惯，常造成甲小皮消失、甲下出血、甲皱襞红斑、大甲半月等。剔甲癖一个特征性的表现是中线上纵行沟，沟由平行的横行小沟构成，称为甲中线萎缩。对患者进行彻底的精神检查和治疗，可激素封包隔离病甲，但疗效可能是来自封包导致患者无法剔甲。

甲下出血指甲床小血管破裂出血，在甲板与甲床之间形成血肿或血痂，常呈紫红色到黑色，是甲下最容易出现的甲异色原因。同样可以因为异色造成甲美观受损。临床上患者常因为突然出现色甲，怀疑黑素瘤到医院就诊。甲下出血斑片常随甲板的生长逐渐向外移动，但也有部分斑片因为出血较深并不移动。当形成甲下血肿患者疼痛明显时，可使用刀片、激光或烧红的针头刺破甲板，引流血液。

甲真菌病指甲单位被皮肤癣菌、念珠菌和非皮肤癣菌性霉菌感染而引起的疾病。临床常表现为甲板不透明、浑浊、污秽、增厚、分离、变色、萎缩、甲分离、表面凹凸不平及甲沟炎等。严重影响甲外观。可使用外用抗真菌药物治疗但效果一般较差。可规律口服伊曲康唑或特比萘芬治疗。

（编者：薛斯亮；审校：于爱娇，刘振锋，李　航）

六、毛发移植

毛发移植是治疗秃发的一种手术方法，是指通过特殊器械将枕部毛囊及其周围部分组织一并完整提取，脱离头皮原位，然后用环钻打孔、精细的刀片或者针头在需要头发的部位切开缝隙，再将准备处理好的毛囊植入其中。使其重新分布于头皮或者身体其他部位的毛发脱失区，并维持原有特性继续生长而且终身存活。毛发移植是皮肤外科的经典术种之一，该技术由被尊称为“毛发移植之父”的美国皮肤科医师Norman Orentreich建立并发展普及。

（一）毛发移植技术发展简史

最早关于毛发移植的文献可以追溯到19世纪，但毛发移植技术真正的成熟和快速发展是在20世纪中期，代表人物即为美国皮肤科医师Norman Orentreich。主要原因：①1959年最早阐述了毛发移植优势供区理论，为毛发移植技术的成熟发展提供了理论依据；②进行了大量的临床实践，并把自己的经验毫无保留地传授给他人，对毛发移植技术的普及和后续发展产生了深远影响。美国皮肤科医师Bobby L. Limmer从1988年起开始研究单毛囊单位移植技术（follicular unit transplantation，FUT），该技术是在枕部供区切下条带状的含有完整毛囊的头皮，显微镜下分离到毛囊单位再移植到需要种植的部位。FUT的出现是毛发移植技术的重大变革，标志着现代毛发移植技术的开始。2002年，美国医师William R. Rassman和Robert M. Bernstein建立毛囊单位提取术（follicular unit extraction，FUE）的标准方法，该技术利用钻取头直接提取单个毛囊单位。现在认为FUE是将毛囊单位周围的皮肤环状切开，提取含有毛囊、皮下脂肪、真皮和表皮的全层皮肤移植物的外科技术，包含了切开+提取（incision+extraction）两个步骤而不仅仅是提取，故2018年毛囊单位提取技术的名称更新为毛囊单位钻取技术（follicular unit excision，FUE）。FUE创伤小，无须缝合，瘢痕较隐蔽，已经逐步取代FUT成为最常用的技术。总之，从小区域皮片移植到环钻毛发移植，再到微小毛发移植和毛囊单位毛发移植，毛发移植的单位越来越小，效果也越来越自然。

（二）毛发移植的基本原理

毛发移植之父Norman Orentreich最早提出了毛发移植供区优势理论，具体内容就是枕部毛发不受雄性激素调节，一般不会脱落，对于雄激素性秃发的患者，即使将枕部毛发移植到受雄性激素调节的其他头皮区域，也不会发生脱落。正因为这一理论的建立，使得毛发移植治疗雄激素性秃发获得理论支持，而且为毛发移植赢得了广阔市场。

确切讲，毛发移植是毛囊移植，由于在手术过程中会受到或多或少的损伤，所以当移植完毕后，所移植的毛囊通常进入退行期和休止期，也就是说移植当时的外观不是最终效果。一般6个月左右，被移植的毛囊重新进入生长期，长出毛干以后，才能看到治疗效果，1年左右大多数患者能达到最佳治疗效果。

（三）毛发移植的适应证

雄激素性秃发是毛发移植最佳和最重要的适应证。由于男性型脱发与女性型脱发不同，所以毛发移植的侧重点亦有所不同。男性患者多表现为局部区域头发完全脱落，所以毛发移植通常进行发际线和脱发区域的重建。女性患者脱发多表现为头发密度稀疏，头皮暴露明显，所以毛发移植多是进行脱发区域的毛发加密。值得注意的是，移植到额部和顶部的毛发不受雄激素影响，可以持久存在，但是原有的毛发依然会脱落，故此建议患者毛发移植前后服用非那雄胺或外用米诺地尔，用药对于新移植的毛发也有生长促进作用。如果患者不愿意用药，随着时间推移第一次毛发移植效果可能逐渐丧失，这时可以考虑进行第二次毛发移植。

除雄激素性秃发以外，非活动期瘢痕性秃发，稳定期白癜风都可以尝试毛发移植。从美学角度说，还可以采用毛发移植弥补体毛缺失（眉毛、睫毛、胡须、阴毛、胸毛、腋毛等）。当然这些部位的毛发性质都不同于头发，所以在移植之后还需坚持修整。例如，定期剪短，或利用激光技术改变毛发的粗细。

（四）毛发移植的禁忌证

临床应用禁忌证包括但不限于以下情况：供区或受区存在恶性肿瘤、感染者；凝血障碍、妊娠和哺乳、免疫抑制状态者；全身疾病不能耐受手术者等；各种免疫相关性脱发，处于进展活动期者；期望值过高、不合理质疑手术效果或患有精神疾病不适宜手术者等；其他参见外科手术禁忌证。

（五）毛发移植术前评估

1. 患者的选择 年龄不是毛发移植的绝对排除标准，但是一般认为25岁以上且供区毛发充足是毛发移植最适宜人群。若患者年龄小，则对脱发的程度和模式难以预料，医生有时很难把握移植数量和密度的分寸。尽管毛发移植安全性很高，但医生术前一定要充分说明手术原理、过程，让患者对术后效果有一个合理的期待值。

2. 全面评估毛发特征 手术前，必须认真评估患者毛发的粗细、颜色、质地、卷曲与否等因素。这些因素会直接影响术后效果。例如，卷发比直发更适于移植，因为卷发可以遮盖更大的头皮面积；再如，毛发颜色与头皮色反差越小，美容效果越好，所以黑头发白皮肤患者做毛发移植的难度较大。同样数量的毛发，直径越粗，外观越显得浓密，所以要事先测量患者毛干的直径，以决定毛发移植的数量。一般头发的直径大于80μm，美容效果好。

3. 正确评判毛发移植的供区和受区　供区毛发密度如果大于每平方厘米80个毛囊单位，毛发移植效果较好。如果密度小于每平方厘米40个毛囊单位，建议患者放弃毛发移植。下枕区和颞区头发相对较细，是修复发际线的适宜选择，上枕部头发粗密更适合头顶部毛发的修复。秃发的部位和程度也会影响毛发移植的效果。总体看，前额秃发毛发移植的效果要优于顶部脱发。秃发过于严重也将失去毛发移植的机会，受区脱发面积过大（Ⅶ级脱发或者全秃）、超大面积的瘢痕性秃发、女性重度弥漫性毛发稀疏（Ludwig分级Ⅲ级）和进展期的斑秃等，则基本不考虑植发。

4. 常规的术前评估和检查　按照一般皮肤外科手术的要求，要明确患者各个器官或系统的健康状况。有些特殊状况要特别注意，如由于毛发移植耗时较长，所以有严重心血管疾病、脊椎病等不适宜长时间保持同一姿势的患者不宜行毛发移植；再如长期服用阿司匹林等抗凝药物的患者可能会在手术过程中发生持续渗血，所以要特别注意。术前常规检查包括血常规、肝肾功能、血糖、出凝血时间、各种感染筛查及心电图检查。

（六）毛发移植步骤

毛发移植是一个团队合作的项目，需要一组工作人员协作完成。一般包括医师1～2人，手术护士3～4人。手术场所分为手术区域和毛囊分离区域。由于参与手术的人员众多，所需设备也比较复杂，所以在开展毛发移植阶段一定要设计好手术流程，以免真正手术时流程混乱给手术效果带来负面影响。

1. 设计发际线　发际线的设计是毛发移植成败的关键步骤之一。绘制发际线时要充分考虑患者将来脱发的趋势和年龄因素，对于正常人来说，60岁时的发际线和30岁时具有显著性差异，所以一味追求低发际线，从长期来看，外观效果并不理想。设计发际线之前要充分了解正常人群的发际线走行，标记发际线时一般比该患者目前年龄的正常发际线稍高一些，一方面可以节省所需植入毛发的数量，而且能够使发际线与患者年龄的增长相匹配。

2. 毛囊单位移植体的获取

（1）FUT技术获取毛囊单位移植体：计算受区所需毛发数量，确定供区毛发密度和供区皮片的长宽值：根据设计的发际线，先估算受区面积，然后按照每平方厘米30～40根毛发计算所需毛发数量。再用专用设备了解枕部供区毛发的密度，最终设计供区皮片的长宽值。供区通常以枕骨隆突中点为中心，横向或斜向上取长条皮片，一般宽度为1～1.5cm，长度为10～20cm，包含了1000～3000根毛发。供区皮片设计应尽量窄一些，不超过2cm，有助于避免供区宽大瘢痕的形成。

（2）FUE技术获取毛囊单位移植体：大多数FUE手术会将头发剃短到0.5～1.5mm长，整个供区可以剃光，这将有助于提高毛囊的钻取速度从而提高效率，如果选择不剃发的方式钻取毛囊，则应告知受术者毛囊的损伤率会偏高。建议在供区绘制网格，设置每个网格区域的提取上限，有助于均匀提取，降低过度提取的风险。使用FUE提取设备进行供区毛囊提取，根据毛发生长方向调整FUE钻取针的进针方向，以FUE钻取针空心部分刚好包绕被钻取毛囊、其进针方向与被钻取毛发的生长方向平行。钻取后拔取毛囊准备制备毛囊单位移植体。

3. 毛囊单位移植体制备　毛囊单位是John T. Headington发现的，他注意到头发的分布以单位出现的，每个单位可以含有一二根或三四根毛发，每个单位都有相对独立的皮脂腺、立毛肌和毛囊周围血管神经丛，这种单位后来被称为毛囊单位。

FUT获取的毛囊单位移植体制备：FUT技术切取的头皮条在显微镜下先分离成薄片，再分离成单个的毛囊单位；一个完美的毛囊单位移植体应具备以下特征：只有很少表皮、足够的皮下脂肪、完整的皮脂腺、呈梨形或泪滴状。

FUE获取的毛囊单位移植体通常具有较少的包裹脂肪，通常被称为“极瘦的移植体”，对干燥和重复放置易受损。推荐使用显微镜对毛囊单位移植体进行评估。

毛囊单位移植体的制备过程要保证在低温、湿润的环境下进行，防止脱水。常规可采用冰碗保持低温状态，建议维持在2～8℃。

4. 打孔与种植 一般患者取仰卧位。消毒后，进行环形神经阻滞，再使用肿胀麻醉液。使用特定的植发刀片，在事先设计好的区域内根据毛发生长方向顺序打孔定位，压迫止血，然后用精细镊子或者植毛针将毛囊单位插入其中。无论打孔还是植入，都要特别注意植入的毛发与皮肤表面的角度，植入毛发的间距大约是1mm，密度为每平方厘米20～40根毛发。

5. 术后处理 局部压迫彻底止血，喷洒生理盐水擦拭血迹，供区外涂抗生素软膏，整个手术区域用弹力绷带在额枕部环形包扎，然后戴一顶干净的手术帽即可。术后3天内患者避免低头，最好斜卧位休息。术后第2天用生理盐水按压式清洗头皮。枕部缝合线可在术后7～10天拆除。建议患者术后1、3、6、12个月时复诊。活动性脱发患者建议同时使用非那雄胺或米诺地尔等药物。

（七）毛发移植术后并发症及处理

1. 感染 头皮血运丰富，只要严格执行操作规程，发生概率很低。

2. 肿胀 额枕部环形包扎弹力绷带可以有效减轻头部肿胀。如果发生水肿，可于早期实施冷湿敷，手术5天以后实施温热湿敷。水肿明显时，可以使用糖皮质激素口服。

3. 瘢痕 严格控制枕部供发区的切割宽度，可预防瘢痕形成。缝合时对合整齐以及帽状腱膜层缝合都有利于减少瘢痕形成。

4. 囊肿、脓肿、毛囊炎 术后毛囊炎的发生比较常见。受区与移植体的重复植入，植入过深移植体被包埋、断发的植入等有关。供区在移植体获取时，移植体被推入皮下，愈合时被包埋等有关。而严重的毛囊炎常与局部的感染和易于造成感染的局部环境和全身状况有关。通常抗感染治疗，必要时需要实施手术。

5. 感觉迟钝和麻木 由于手术过程中不可避免会损伤浅表神经，所以在神经愈合过程中出现感觉迟钝和麻木现象属于正常，通常数月到1年时间可以自愈。但是个别患者可能出现永久性局部感觉障碍。

6. 术后脱发 手术的影响、孔洞制备时毛囊的切断，有可能会造成术后的供区部分脱发，通常术后2～3个月后会再长出。当供区区域性脱发时。应考虑血管损伤；肾上腺素过量造成的血管收缩、供血不足；局部获取过量的毛囊单位，伤口愈合不好等因素，外用米诺地尔有助于毛发的生长。

毛发移植是一种需要熟练度的手术，尤其是毛囊分割过程，其快慢和质量直接决定了手术的成功与否。为了增加熟练程度，建议在开展手术之前利用标本或猪皮反复练习。有文献统计，对于医生和技术员来说，每周开展1台以上的毛发移植的频率最有益于保持熟练程度。

如何提高毛囊存活率是一直以来的研究重点。毛囊存活率跟钻取器械有密切关系，FUE钻取头的改进不停在进展，研究开发出适应不同毛发情景的钻取头以减少毛发横断风险。毛囊存活率还与离体时长、保存温度及保存溶液有关。体外毛囊移植体活力的损失大约为每小时1%，手术时长过长需要注意移植物的保存。毛囊体外最佳保存温度尚有所争议：有学者认为0℃是最佳温度；也有学者支持4℃；还有学者认为4～26℃中毛囊存活率没有明显变化。研究证实毛囊体外在乳酸钠林格溶液中的存活率高于在生理盐水中的。另外，术前适应证严格筛选与精准评估，控制免疫炎症相关脱发，系统使用非手术手段治疗原生发毛囊微小化的状况也是不容忽略的环节，对于移植毛发的存活同样至关重要。

近10年来，机器人植发系统开始登上舞台。2011年第一台FUE植发机器人被美国FDA批准上市拉开了机器人植发的序幕。植发机器人的引入消除了医师操作上疲劳及不协调带来的影响，提高精准度，降低毛囊截断率。尽管机器人是最先进的仪器，但仍有不足之处，比如对于特殊部位的毛发识别会比较困难，耳上区域、瘢痕附件位置的毛囊横断率较高。机器人植发系统仍不能完全替代经验丰富的植发医生，未来期待人工智能的进一步发展，逐渐实现全自动化。

毛发移植是皮肤外科的经典术种，历经半个多世纪的发展，已经非常成熟。目前中国拥有庞大的适应证人群，皮肤科医师在推广这项技术操作的标准化、正规化和规模化中，有着不可推卸的义务和责任。

（编者：吴文育，林尽染，李　政；
审校：于爱娇，刘振锋，李　航）

七、白癜风的外科治疗

自20世纪70年代Rafael Falabella首次报道自体表皮移植术治疗色素脱失性疾病以来，自体表皮移植作为皮肤外科专业治疗白癜风一种有效治疗手段，已经被广泛应用，尤其适用于稳定期的白癜风患者。

（一）概述

针对传统治疗效果不佳的节段型、局限型、泛发型暴露部位的稳定期白斑，可采用外科移植治疗，包括组织移植和细胞移植。组织移植是将全皮层或部分皮层组织作为一个整体移植到白斑部位，主要包括全层皮片移植、自体表皮移植、自体微移植、单株毛发移植等。细胞移植是将表皮细胞从皮肤组织中分离出来，经过不同的体外处理后移植到白斑部位，主要包括自体表皮细胞悬液移植、自体黑素细胞培养移植和组织工程表皮移植。

组织移植中的自体表皮移植法采用负压起疱自体表皮移植治疗稳定期白癜风，进展期白癜风、瘢痕体质是其禁忌证。自体表皮移植已被国内外皮肤科医师广泛应用于白癜风的治疗，它是一种安全、易操作的治疗方法，皮片存活率达90%左右，已成为治疗稳定期白癜风的常用方法（尤其是对于节段型和局限型）。自体表皮移植部分部位不易实施、移植后形成鹅卵石样外观、色素生长缓慢、部分色素消失，故目前表皮移植常联合其他方法治疗，改善白斑局部微环境，提高自体表皮移植有效率，降低复发率，以期获得更好的治疗效果。

单株毛发移植由Rafael Falabella于2001年首次报道，该技术适合头皮、眉毛、胡须等无法实施发疱自体表皮移植的部位。戴叶芹等将分离好的内体毛囊置入白斑区打好的孔中，用凡士林纱布覆盖，敷料包扎固定，每月随访判断疗效。他们采用该技术不仅用于治疗头皮部位的白癜风，更将治疗范围扩展到眉毛，也取得较为满意的疗效。

自体黑素细胞培养移植治疗白癜风亦取得较好的疗效。自体黑素细胞培养移植法为分离正常皮肤的黑素细胞在体外扩增，然后移植到患者白斑区的治疗方法。Teqta等比较了两种不同浓度的表皮细胞悬液移植效果，认为取得满意复色的最小黑素细胞数量为每平方毫米250个。随着黑素细胞培养技术发展，经体外培养后能获得较大数量的黑素细胞，克服了黑素细胞数量来源有限的缺点，因此自体培养黑素细胞移植治疗白癜风是目前较前沿的研究和发展方向之一。Liu等使用生物反应器微载体细胞培养体系，培养大量自体黑素细胞，15日收集到24倍于最初接种的黑素细胞。Lin等把黑素细胞接种在壳脂糖包被的三维微球体上，发现黑素细胞能在无生长因子和无血清环境下生长，并将这些黑素细胞再接种到胶原包被的表面时，黑素细胞恢复其生理的树枝状结构。应用以壳脂糖作基质的培养方法，将在促进黑素细胞制备和移植中有望发挥更好的作用。张迪敏等用负压吸疱获取患者正常表皮片，培养基体外培养黑素细胞，经2～5代传代后收集黑素细胞，白斑区用超脉冲二氧化碳（carbon dioxide，CO_2）激光磨削后进行黑素细胞移植，共治疗了155例（204片皮损）稳定期肢端型白癜风患者，总有效率达70.15%。

（二）自体表皮移植术的适应证和禁忌证

1. 适应证 自体表皮移植术适应证为：对药物和光疗效果不佳的稳定期节段型、局限型和泛发型暴露部位的白癜风，稳定期要求病情维持时间大于6个月。

2. 禁忌证 禁用于瘢痕体质患者；严重心脑血管疾病、凝血功能障碍、内分泌多腺综合征、系统性红斑狼疮、恶性贫血等系统性疾病及使用特殊药物者禁用。

（三）临床常用自体表皮移植方法

1. 自体表皮片移植

（1）供皮区取皮：常见的取皮方法包括负压吸疱、滚轴式取皮刀、电动取皮刀、鼓式取皮机及徒手取皮刀取皮，其中以负压吸疱取皮最常用。

1）负压吸疱取皮：负压吸疱移植技术的组织学基础是采用负压吸引发疱法使真皮与表皮在透明板分离，疱壁含有活力的黑素细胞，将其移植到去除表皮的白斑处，黑素细胞在白斑处存活并产生黑素。负压吸疱表皮移植治疗白癜风操作简单、疗效好、并发症少，可操作性强、成功率为80.3%～91%，尤其适用于节段型和局限型白癜风，但移植成功与否仍受诸多因素的影响。因而选择合适的供皮区、减少吸疱的时间、提高移植的成功率是今后研究的重要方向。

a. 负压吸疱取皮所需器具

负压吸引器具：专用的BFY-IIA型皮肤分离仪和普通的医用吸引器。

吸引杯：随皮肤分离仪一同携带的、不同直径的金属吸引杯，以及自行设计加工的、不同直径的有机玻璃吸引杯。

b. 供皮区部位的选择：人类体表的不同部位黑素细胞分布的数量不等。考虑到取材的方便性、患者的接受度以及对美容的影响，目前取材的部位多为大腿、腹部、臀部、前臂和上臂等部位。Laxmisha等研究认为尽管上臂屈侧起疱率最高，但考虑到术后护理及对患者上肢活动的影响，前臂屈侧是吸疱的理想位置，如果需要更多的移植皮片则可以采用大腿前外侧的皮肤。

c. 吸疱压力的选择：目前大部分研究者使用的负压范围为200～500mmHg，长时间或过高的负压吸引会造成受区出血、软组织充血、水肿，甚至水疱破裂，从而影响移植后表皮瓣的存活。因此选择合适的压力是表皮移植成功的首要条件之一。Czajkowski选择400mmHg的负压吸疱，平均吸疱时间为45～90分钟。Gupta等认为要根据患者的年龄选择合适的负压。对于成年患者来说，最合适的压力是400mmHg。对于老年患者来说，由于真皮和表皮间的连接逐渐减弱，所以宜选择低于300mmHg的负压。相反，由于儿童和青少年患者真皮和表皮间的连接较强，所以要选择500mmHg左右的负压。Gupta等证实吸盘的直径也与压力的选择有关，直径大则负压吸疱的最佳压力相对较低（200～300mmHg），因为采用较大直径的注射器、高负压（400～500mmHg）吸疱，往往会导致擦伤或吸疱失败。对于小口径的注射器（直径小于1cm）来说最合适的负压为400～500mmHg，在这个范围的负压会加速吸疱的进程。

d. 负压吸疱温度：适宜的温度既能加速负压吸疱的进程，又能减少负压对皮片造成的损伤。早期的实验结果都证实升高供皮区的温度可以缩短水疱形成的时间。FalabellacH在其他吸疱条件同等的情况下，升温至42℃能使吸疱时间从2个～3个小时缩短至1小时左右。Czajkowski等进行类似的研究，认为把供区皮肤加温至38℃后，上臂形成水疱的平均时间为48.25分钟，前臂形成水疱的平均时间为55分钟。

e. 负压吸疱所需的时间：目前文献报道不一，时间的长短对表皮片中黑素细胞的存活和移植后的复色成功率是否有影响，目前尚无明确定论。但Czajkowski等报道认为可能随着吸疱时间的延长，在表皮中成活的黑素细胞量会减少。而剩余的细胞数不够多以至于无法培养。国内常用皮肤分离仪进行吸疱，吸盘直径为0.5～1cm。吸盘直径不同所需时间也不相同。Gupta等研究也证实直径越小吸疱时间越短。吸疱所需时间与年龄、性别、部位及温度密切相关。随着年龄的增加，真表皮的黏合力逐渐减弱，分离表皮变得更容易，也更快。因此，Gupta等认为对于儿童来说，年龄越小，起疱时间越长，实施起来越难。Czajkowski报道起疱时间男性长于女性，35岁以上成年患者水疱的形成要慢于35岁以下的患者。一般吸疱时，常选择在供皮区局部加温，随着局部皮肤温度的升高，水疱内浆液性液体的黏性下降，可缩短吸疱的时间。人体不同部位的皮肤紧张度与厚度不相同，因此供皮区不同则吸疱所需时间亦有差异。

f. 取皮的面积：要大于或等于移植区的白斑面积。

g. 供皮区的处理：先用凡士林油纱覆盖，后用多层无菌纱布包扎。1周后揭去外层纱布敷料，只留最内层凡士林油纱，凡士林油纱会随创面愈合的时间，周围逐渐自然翘起，不断剪去翘起的油纱，直至油纱完全自然脱落。待创面修复后可外用肝素软膏等淡化色素及促进表皮修复的药物。

2）其他取皮方式

a. 滚轴式取皮刀：滚轴式取皮刀又叫Humby切皮刀，是具有滚动的滚轴和附有调节切片厚度的切皮器械，可调节厚度刻度的旋钮，每格代表0.25mm的厚度。该刀切取皮片时操作简单，取皮前在皮肤与刀片上涂一层消毒液体石蜡，以便于术中操作。但切取皮片有时并不整齐，边缘呈锯齿状，厚度也不够精确。

b. 电动取皮刀：电动取皮机取皮前需调整好

刻度，厚度调节开关一般设有10个刻度，每个刻度代表0.1mm，宽度调节开关一般设有8个保护器，每个保护器宽1cm，依所需皮片厚度和宽度的不同调节，在所取皮片的位置，绷紧皮肤，按所取的宽度和长度切取皮片。

c. 徒手取皮刀：一般用于取面积较小的皮片，如点状皮片、表皮皮片、中厚皮片、全厚以及含真皮下血管网皮片。局部麻醉满意后，术者和助手各持一块木板。按压皮肤使之绷紧成一平面，然后用一长薄刃刀片或剃须刀片在皮面上反复拉锯式推进就可取得皮片。切取时应注意刀片的角度（与皮肤成20°～30°）和刀片的压力，所取表皮可用于小面积的白癜风表皮移植。徒手取皮的缺点是皮片较窄，且周围皮肤呈锯齿状边缘，皮肤厚薄不一。

（2）受皮区白斑的处理：在表皮移植前白斑区的皮肤可用皮肤磨削术、负压吸疱术和液氮冷冻发疱法等去掉白斑区的表皮。近年来也有报道用铒激光、脉冲CO_2进行局部皮肤磨削的。Rusfianti等认为皮肤磨削整个过程可以在局部麻醉下进行，磨削的深度应达到真皮乳头层，或观察到有散在的出血点为宜，但应注意磨削的深度，控制不当会留下瘢痕。

受皮区处理主要包括去除白斑区表皮（选用磨削或负压吸疱），皮片移植及包扎固定。

（3）皮片移植的具体方法

1）负压吸引表皮片包扎法：是将供皮区负压吸引产生的表皮片贴敷于处理过的受皮移植部位，创面用凡士林油纱布包扎，切勿移动内层表皮，易移动部位需双线两两打包。每2～3天换药一次，1周后拆包，一般7～10天表皮贴敷良好，油纱自行脱落。

2）加压包扎法：如刃厚皮片植皮时，创面清除干净或磨削之后，把所取表皮片贴附于受区，上覆油纱、纱布然后给予加压包扎，如果受区位于颈部四肢易活动的部位，可以用石膏固定以防表皮滑脱引起植皮失败。

3）缝线包扎法：又称打包法、缝扎法等。如中厚、全厚或含真皮下血管网皮片移植时，把整张皮片按受区形状、大小贴紧创面，在皮片四周缝合固定几针，然后间断缝合皮肤，预留长线。缝合完毕后，用庆大霉素生理盐水冲洗皮片下腔隙，清除残留的积血、积液，压迫挤出冲洗液，皮片上敷一层凡士林油纱布后，其上放置大小不等的条纱或碎纱布，周围长线对应给予加压包扎，周边用凡士林纱布缠绕一圈，然后再加压包扎。若受压部位位于颈、四肢、关节，则需给予石膏固定，以防活动引起皮片移位影响其存活。

2. 自体表皮细胞悬液移植

（1）概述：自体表皮细胞悬液移植是将表皮中分离的角质形成细胞和黑素细胞组成的悬液，不经过体外培养，直接进行移植，能以取少量正常皮肤治疗较大面积的白斑［供皮/受皮比为1：（3～10）］。1992年，由Gauthie等首次报道应用于治疗稳定期白癜风以来，因其操作简便、成本低、省时等特点，备受国内外学者的关注。自体表皮细胞悬液移植成功率为50%～100%。适用于所有解剖区域，包括难治性区域如关节、眼睑和嘴角等部位且大多数治疗病例颜色匹配良好。Olsson等报道用此方法治疗26例患者，色素恢复率达100%，最大治疗面积达$204cm^2$。国内研究团队也利用此技术获得了较好的疗效，表明自体表皮细胞悬液移植治疗对稳定期白癜风有较好的疗效。

（2）移植方法

1）取材：用利多卡因常规局部麻醉后，按移植治疗面积的一定比例（最大达1：10），用刀片在臀部取薄层刃皮片1～$13cm^2$，取皮时以出现点状出血为度，将所取皮片置于生理盐水中送至实验室。

2）细胞悬液的制备：将所取皮片剪成3mm×3mm大小，用0.25%胰酶4 ℃消化12～14小时，用眼科镊子将表皮下残余物去掉，将表皮片移入离心管，加入M2培养液，用吸管反复吹打成单细胞悬液2000转/分离心5分钟，弃上清液，再用M2培养液将沉淀制备成细胞悬液（主要含角质形成细胞和黑素细胞），细胞浓度约为$1×10^3$/ml。以上操作均在无菌条件下进行。

3）移植：采用水疱内注入法，于移植前1日，用液氮以棉签法在白斑区等距离诱发水疱，直径为0.5～1.5cm，水疱总面积为取材面积的2～10倍。次日先将水疱刺破，放出疱液后，再用一次性1ml注射器将细胞悬液注入疱内，每个疱注入细胞量约为8×10^5，让患者休息1小时，以免所注射的细胞悬液漏出并有利于细胞的贴附。注意不要弄破注射部位的疱壁，局部和全身无须任何处理，嘱其第1周、第3周复诊，以后每隔1个月复诊。

3. 自体黑素细胞移植 自体黑素细胞移植是一种依靠细胞体外培养技术扩增黑素细胞，然后用于白癜风患者自体移植的治疗方法。其关键在于黑素细胞的培养，该方法的最大优点是以较小面积的皮片治疗较大范围皮损，受皮区与供皮区面积比可达1∶（80～100），杭州市第三人民医院可以达到1∶200。该方法从表皮片中分离出单纯的黑素细胞，并在体外大量扩增，根据治疗面积收集足够量的高活性细胞，再将黑素细胞移植到白斑区域，是治疗稳定期暴露部位大面积白癜风的重要手段。

（1）移植方法

1）试剂和仪器：F12基础培养基、PBS谷氨酰胺、庆大霉素、0.25%胰蛋白酶、0.02%EDTA、0.05%胰蛋白酶、EDTA、D-Hanks液、基因素；霍乱毒素、异丁基甲基黄嘌呤、黑素；人重组碱性成纤维细胞生长因子。

2）表皮细胞悬液制备：使用表皮分离吸疱仪在白癜风患者腹部正常皮肤处负压吸疱。负压值为40kPa，时间为60～90分钟，每个疱直径0.8cm，表皮面积共为$20cm^2$。然后用虹膜剪沿水疱壁边缘剪下疱壁置于无菌D-Hanks液中，用0.25%胰蛋白酶及0.02%EDTA先后在37℃消化10分钟，在立体显微镜下剥下角质层，刮下角质层下真皮层上的细胞，用D-Hanks液冲洗后离心半径5cm，1000转/分离心5分钟，收集沉淀细胞重新悬浮于培养基中。

3）黑素细胞培养：用黑素细胞Hu16选择性培养基（F12基础培养基，含人重组碱性成纤维细胞生长因子、霍乱毒素、异丁基甲基黄嘌呤和PBS）将细胞团吹打成细胞悬液，调整细胞浓度每毫升5×10^5拷贝接种于培养瓶中，置于37℃、5% CO_2培养箱内培养。在第3天加入100mg/ml基因素以去除角质形成细胞和成纤维细胞的污染，隔天换液1次。当黑素细胞融合后用0.05%胰蛋白酶-EDTA将黑素细胞从培养瓶上消化并进行传代培养。当细胞数量达到移植要求时将黑素细胞从培养瓶上消化分离，离心收集黑素细胞悬浮于F12培养基中备用。每次接种和传代时均计数黑素细胞数量，根据细胞生长倍数和生长时间按照公式计算黑素细胞分裂时间。

4）黑素细胞移植：用复方利多卡因软膏涂于移植区皮肤表面作局部麻醉，用超脉冲CO_2激光磨削（能量225mJ/s），去除表皮层。根据移植白斑区面积，按每平方厘米（6～10）$\times10^4$拷贝收集黑素细胞，用巴氏吸管将细胞悬液均匀地接种在去表皮层的移植区，无菌凡士林纱布覆盖，外敷含F12培养液湿纱布包扎固定。嘱咐患者平卧休息1小时。7～10天后去除纱布，1个月后观察疗效，所有患者均至少跟踪观察疗效6个月。

（2）疗效及影响因素：国内文献报道体外培养的自体纯黑素细胞移植治疗了243例稳定期面颈部白癜风患者，78.60%的皮损获得了50%以上的复色，55.97%的皮损获得了90%以上的复色，与Chen等报道的研究结果基本一致。分析发现移植疗效与白癜风类型、皮损部位、病情稳定时间和黑素细胞分裂时间密切相关。节段型白癜风移植疗效好于寻常型白癜风，推测可能与移植区的微环境有关。寻常型白癜风可能由自身免疫机制引起，其稳定期患者的白斑处仍存在局部微环境的免疫异常；节段型白癜风的发病与皮损区交感神经功能障碍有关，免疫功能紊乱不是其主要的发病机制，因此其皮损区的微环境更有利于移植的黑素细胞的生长。面部白癜风的疗效要好于颈部白癜风，与其部位的平整度和活动度有关。面部的皮损相对比较平整，细胞悬液接种后分布均匀，同时其活动度小，更有利于移植的黑素细胞生长。本研究中发现移植疗效与疾病的稳定时间有着一定的联系，疾病稳定时间大于5年的患者痊愈率明显高于其他两组，这说明疾病的稳定时间越长，移植的痊愈率更高。另外移植疗效与黑素细胞接种量密切相关，黑素细胞最优接种量为每平方厘米（5.0～7.9）$\times10^4$拷贝。同时随访时间与皮肤颜色色素匹配度密切相关，自体黑素细胞移植治疗稳定期白癜风最短随访时间为12个月。

4. 自体表皮移植的联合治疗

（1）自体表皮移植联合光化学疗法：常用的光化学疗法包括补骨脂素（psoralen）+长波紫外线（ultraviolet A，UVA）的PUVA疗法和凯林（khellin）+UVA的KUVA疗法。术后PUVA照射可以提高复色率。一项前瞻性、随机、双盲试验显示，自体移植表皮细胞悬浮液后再进行窄谱中波紫外线（narrow band-ultraviolet B，NB-UVB）或PUVA治疗，疗效明显优于光疗。但作为手术移植的补充疗法，NB-UVB和PUVA之间的疗效未进行比较。PUVA对黑素的影响包括促进酪氨酸酶的合成、黑素小体的形成和黑化以及黑素小体在角质细胞中的转移。在PUVA治疗中，服用光敏剂8-甲氧基补骨脂素（8-methoxypsoralen，8-MOP，0.6～0.8mg/kg）、5-MOP（1.2～1.8mg/kg）或3-甲基补骨脂素（trimethylpsoralen，TMP，0.68mg/kg）1～3小时后照射UVA，患者需要连续治疗6个月才能判断疗效，连续治疗12～24个月会获得最大程度的复色，深肤色患者对于PUVA疗效最好。局部PUVA治疗需要在照射UVA前30分钟外涂一层低浓度（0.001%）8-MOP霜或油，其优点是需要更少的治疗次数和相对较小的UVA累积剂量，其主要缺点是会出现严重的大疱和皮损周围有色素沉着。

（2）自体表皮移植联合紫外光及激光治疗：自体表皮移植联合靶向光疗（激光或非激光）在局限型白癜风、新近发生的小面积白癜风皮损和儿童白癜风的治疗中可以避免全身治疗的不良反应。如果光疗持续3个月后无复色或6个月后疗效不满意（复色面积＜25%）则应停止治疗。在一项小规模的随机对照试验中，NB-UVB与剥脱性CO_2激光联合在顽固性皮损治疗中有效。NB-UVB照射目前是活动性和（或）泛发型白癜风的首选光疗方法，其不良反应比PUVA治疗少，但疗效相当或更佳。起病时疾病的严重程度和活动性不影响早期光疗复色。需注意白癜风白斑处皮肤的最小红斑量低于同一个体的正常皮肤NB-UVB治疗需每周2～3次，并持续治疗才有明显效果。对50例白癜风患者进行NB-UVB和口服PUVA治疗的一项随机、双盲对照试验研究显示，NB-UVB组64%的患者＞50%的病情改善，而PUVA组仅为36%，且NB-UVB组患者复色面积明显大于PUVA组患者，故认为NB-UVB疗法优于口服PUVA。在欧洲，更多的白癜风治疗中心将NV-UVB作为非曝光部位白癜风的首选。

308nm准分子激光治疗作为在NB-UVB基础上发展起来的高能单光源靶向治疗方法，可以获得更快速且更有效的复色。光疗最常见的急性不良反应是皮肤出现红斑，通常在照射12～24小时后发生，并持续24小时左右。准分子激光1周照射1次，10周为一个疗程，与传统的紫外线疗法相比有以下优点：

1）需要治疗的次数及累积照射剂量少。

2）患者依从性好。

3）光束直径仅为几厘米，更安全。

4）对全身泛发型皮损治疗耗时、困难。

Q开关755nm红宝石激光也可单用或联合甲氧基苯酚进行脱色疗法。

（3）自体表皮移植联合药物治疗

1）糖皮质激素

a. 系统性用药：口服糖皮质激素可以控制活动期病情，但对于稳定期白癜风无效。合并系统应用激素需注意其系统性不良反应。

b. 外用药：外用糖皮质激素治疗（topical corticosteroids，TCS）因其抗炎和免疫调节作用而被作为局限型白癜风的一线疗法。TCS疗效最好（75%复色）的部位是在光暴露部位（面部和颈部）深肤色和新近出现的皮损，而肢端皮损的反应最差。在采用非外科方法治疗白癜风疗效的Meta分析中，氯倍他索和他克莫司，氯倍他索或糠酸莫米松和吡美莫司的疗效对比，差异无统计学意义，无论是儿童还是成人短期使用TCS均具有很好的有效性和安全性。皮肤萎缩、毛细血管扩张症、多毛症、暴发性痤疮等不良反应主要发生于强效或超强效激素的治疗中，弱效激素和新型第3代TCS如糠酸莫米松基本上未出现这些不良反应。

2）抗氧化剂：发生于进展期白癜风的细胞氧化应激是局部或系统性使用抗氧化剂的原理。拟过氧化氢酶、维生素E、维生素C、辅酶Q、硫辛酸、白绒水龙骨、超氧化物歧化酶复合物、银杏提取物均是抗氧化剂，可单独使用或与光疗连用。在光疗中或光疗前使用抗氧化剂旨在抵消氧化应激诱导的紫外线辐射，提高其有效性。

3）卡泊三醇：可以降低朗格汉斯细胞的抗原提呈功能。

4）钙调神经磷酸酶抑制剂：外用钙调神经磷酸酶抑制剂（topical calcineurin inhibitors，TCI）：他克莫司和吡美莫司是大环内酯类衍生物免疫调节剂，可以影响T细胞的活化和分化、抑制细胞因子如TNF-α的合成亦可促进黑素细胞的迁移和分化。TCI对成人和儿童患者的头颈部皮损治疗有较好疗效，与紫外线疗法可能有协同作用。多项研究显示，外用他克莫司、吡美莫司治疗白癜风的疗效与0.05%丙酸氯倍他索相当。最常见的不良反应为局部烧灼感、瘙痒和红斑。

5. 自体表皮移植术的注意事项 因为自身表皮移植术的方法较多，每一种方法又有其独特的操作要点及具体情形，所以相关的注意事项也有所不同，下面分述如下：

（1）负压吸引水疱皮片是目前临床上应用最多的白癜风手术方法，所以要重点了解关于该手术的注意事项。

1）供皮区负压吸引产生的水疱充盈饱满后要及时进行移植，以免再持续吸引产生血疱、水疱皱缩，同时也会影响黑素细胞的活性。

2）须用眼科虹膜剪从供皮区水疱的疱底处剪开，用虹膜镊夹住疱皮，将疱皮的内侧面平铺在压舌板上，去除附着纤维蛋白后，再铺在已经过处理的拟移植白斑处。这一点非常重要，否则可能弄混水疱疱皮的表皮和真皮面。

3）移植的皮片一定对合紧密，尽量少留缝隙，同时要将其下创面的渗液挤净吸掉。对于大的移植皮片，可用细针扎几个小孔，已备皮片下方渗液溢出。

4）白斑处经过磨削等手段处理的创面，一定待其渗液基本停止后再进行皮片移植。

5）供皮区的皮片覆盖在白斑创面后，要先敷油纱布，再用干纱布加压包扎，胶布粘贴一定要牢固。

6）移植术后7～8天来拆除敷料时，不可生硬拆撕，可用生理盐水浸润后再小心揭除内层油纱布。

7）揭除敷料的移植创面在2周内禁止洗浴，1个月内禁止用搓澡巾。

（2）供皮区采用取皮刀取皮，刃厚皮片厚度要适宜，不可过深，否则会留有瘢痕。

（3）细胞悬液等移植，要注意以下事项。

1）制备细胞悬液时，应严格掌握好消化时间和温度，否则会影响疗效。

2）疱内注入细胞数要控制好，每个水疱注入的黑素细胞素以每平方毫米500个左右为宜。

3）移植后须休息1小时，以利于细胞的贴附。

（4）黑素细胞移植：黑素细胞生物学活性的好坏将直接影响细胞的存活，必将影响移植治疗的疗效。因此，须应用黑素细胞分裂时间来分析其与移植疗效间的关系。黑素细胞分裂时间是指连续分裂的细胞从第1次完成分裂开始到下一次完成分裂为止所经过的时间。黑素细胞分裂时间短，表明黑素细胞的分裂和增殖能力强，细胞的生物学活性好，理论上认为此类细胞移植至白癜风皮损区的存活率就相对较高，疗效较好。黑素细胞分裂时间≤3.5天的患者移植疗效优于黑素细胞分裂时间＞3.5天的患者，这说明移植的黑素细胞分裂时间越短，疗效就越好。

（编者：彭建中；审校：于爱娇，刘振锋，李　航）

八、光动力技术的适应证与应用

（一）光动力疗法介绍

光动力疗法（photodynamic therapy，PDT）是由光敏剂、光源、氧三者之间相互作用引起的一种光化学反应，可用来选择性地破坏生物组织。光敏剂经过数代的发展，目前常用于皮肤科临床的有5-氨基酮戊酸（5-aminolevulinic acid，ALA）和它的酯类物质甲基氨基酮戊酸盐（methyl aminolevulinate，MAL）及血卟啉单甲醚（hematoporphyrin monomethyl ether，HMME）等。ALA-PDT及MAL-PDT均为传统光动力疗法（conventional-PDT，c-PDT）。可以用于PDT的光源主要有红光（波长630～635nm）和蓝光（波长410nm左右），我国皮肤科多使用红光作为照射光源。常用的光源发射器有半导体激光器、氦氖激光器、发光二极管（LED）光源等。腔道内病变推荐采用带有光纤的半导体激光、氦氖激光器或特制用于腔道的LED光源。对于体表多发、面积广泛的病变推荐采用照射光斑大的LED光源。近年来，以日光作为激发光源的光动力疗法即日光光动力疗法（daylight photodynamic therapy，DL-PDT）越来越受欢迎。DL-PDT无需仪器，缩短院内就医时间，治疗中疼痛感明显减轻，因此患者治疗体验更佳。

（二）光动力疗法作用机制

1. c-PDT作用机制　ALA和MAL是血红素合成途径的前体物质，本身没有光敏性。外源性ALA和MAL可以被肿瘤细胞或增生旺盛的细胞优先选择性吸收，并绕过血红素合成途径中的细胞内限速步骤，在线粒体内经过一系列酶促反应生成大量光敏性物质原卟啉Ⅸ（protoporphyrin Ⅸ，PpⅨ）。PpⅨ经特定波长的激发光源照射后被激活，随后与周边氧分子发生电子传递，生成单态氧、氧自由基等活性氧物质（reactive oxide species，ROS），发挥光动力效应。作为常用光敏剂，ALA与MAL各有利弊。通过添加甲基酯，MAL成为比ALA更亲脂的ALA衍生物之一，具有更好的稳定性和更深的渗透性。然而，在MAL进入血红素生物合成途径之前，酯基被剪切掉。因此，在相同的孵育时间后，MAL比ALA形成的PpIX要少。

2. HMME-PDT作用机制　HMME-PDT所使用的光敏剂HMME是一种单体卟啉类药物，以被动运输的方式通过血管内皮细胞膜。HMME经静脉注射后立即在血液中形成浓度高峰，并被血管内皮细胞迅速吸收，而表皮层细胞吸收尚很少，因此光敏剂的分布在血管内皮细胞与表皮层细胞间形成明显的浓度差。此时给予穿透表浅、可被血管内皮细胞内的血卟啉单甲醚选择性吸收的特定波长的光照射，从而产生ROS并引起脂质过氧化反应，使富含HMME的患部扩张畸形的毛细血管网发生氧化应激损害和细胞凋亡。

（三）光动力的适应证

根据中国（2021）和欧洲（2019）的最新PDT皮肤科临床应用指南，c-PDT批准的适应证有尖锐湿疣（condyloma acuminata，CA）、光线性角化病（actinic keratoses，AK）、鲍恩病、浅表型基底细胞癌（superficial basal cell carcinoma，sBCC）和部分情形的结节型基底细胞癌（nodular basal cell carcinoma，nBCC）。潜在适应证有皮肤肿瘤［如鳞状细胞癌（squamous cell carcinoma，SCC）、皮肤T细胞淋巴瘤等］、炎症性皮肤病（如中重度及重度痤疮、硬化性苔藓、生殖器和口腔扁平苔藓、头皮蜂窝织炎、化脓性汗腺炎、头部脓肿性穿掘性毛囊周围炎等）、感染性皮肤病（如病毒疣、皮肤利什曼病、细菌及真菌感染等）、其他［如光线性唇炎（actinic cheilitis，AC）、光老化、下肢溃疡等］。不推荐光动力疗法用于侵袭性鳞状细胞癌。

HMME-PDT主要用于治疗所有类型的葡萄酒痣（port-wine stains，PWS），又称鲜红斑痣，尤其适合治疗大面积（直径大于5cm）皮损；同时，对既往治疗手段治疗无效或无进一步改善的患者同样有效。

（四）光动力的临床应用

在临床应用PDT之前，首先要知道禁用或慎用的情形。若患者对红光或日光等激发光源过敏，对卟啉过敏或为卟啉症患者，对局部用ALA或MAL乳膏、凝胶或溶液中任何一种成分过敏，对注射用HMME过敏，则禁用PDT。若患者正在服用光敏性药物，有光敏性疾病，或为妊娠期和哺乳期妇女，则慎用PDT。

1. c-PDT临床应用

（1）尖锐湿疣：CA是目前我国批准的c-PDT治疗适应证，推荐等级A级，循证医学证据Ⅰ级。相较于二氧化碳（carbon dioxide，CO_2）激光及冷冻等传统物理治疗方法，c-PDT治疗CA优势明显，其敷药及照光面积大，可达到“面清除”效果。文献报道c-PDT治疗CA的清除率为66%～79%。而联合传统物理治疗对创面进行预处理后，清除率又得到极大提升。而且c-PDT创伤小，治疗后无瘢痕形成，不会引起尿道狭窄、粘连，是腔道内CA的首选治疗方法。无论是腔道内CA或是外生殖器及肛周CA，推荐先用其他物理方法快速清除肉眼可见疣体后再予c-PDT治疗，从而降低复发率。

（2）光化性角化病：在全球范围内，AK的发病率在老年人和年轻日晒损伤人群中持续上升。作为癌前病变，其疾病进展无法预测，在临床工作中，建议对AK及时干预。c-PDT治疗AK不仅治愈率高，复发率低，而且兼顾美容效果。治疗头面部、多发性或大面积AK时，PDT的疗效与美国食品药品监督管理局（Food and Drug Administration，FDA）批准的方法相似，甚至更高，并且与冷冻疗法相比有更好的美容效果。可作为AK的首选治疗方法之一，推荐等级A级，循证医学证据I级。c-PDT治疗前建议预处理皮损，如滚轮微针、点阵激光等提高ALA的透皮吸收效率，从而提高治疗治愈率，降低复发率。Ⅰ或Ⅱ级AK患者可以选择选择DL-PDT（详见2.DL-PDT的临床应用）。对于Ⅲ级AK患者，c-PDT治疗前需多点病理活检明确诊断，在排除恶性病变后，选用传统红光c-PDT治疗。

（3）基底细胞癌：对于低度恶性的基底细胞癌（basal cell carcinoma，BCC），包括浅表型BCC及侵袭深度＜2mm的结节型BCC，c-PDT疗效确切，可达到与手术切除相当的疗效，推荐等级A级，循证医学证据Ⅰ级。多发肿瘤、大面积肿瘤、不适宜手术的特殊部位、患者有相对手术禁忌（如年龄、合并症、愈合不良的皮肤部位等）或对美容要求高的BCC患者也可尝试使用c-PDT。浅表型BCC进行c-PDT治疗之前可以进行同AK一样的预处理，如滚轮微针、点阵激光等增加光敏剂的透皮吸收，而结节型BCC可以用CO_2激光、刮匙、刀片、磨削等物理方法去除表层肿瘤，再进行c-PDT治疗。

（4）鲍恩病：欧洲皮肤病学论坛PDF指南（2019）认为c-PDT治疗鲍恩病（Bowen disease）可以用于愈合不良部位鲍温病皮损（不论大小），以及愈合良好部位较大的皮损。其1年清除率在80%～82%之间，美容效果良好。推荐等级A级，循证医学证据I级，同时将鲍恩病归类为c-PDT批准的适应证。而一项回顾性队列研究分析了537例应用MAL-PDT治疗鲍温病患者的远期疗效，发现1年无复发生存率（relapse-free survival，RFS）为88%，5年RFS为71%，而肿瘤直径＞2.1cm、皮损位于上肢及患者年龄＜70岁均与肿瘤复发率升高有关。故中国PDT皮肤科临床应用指南（2021）指出对于直径＞2cm的鲍恩病皮损，不推荐c-PDT作为首选治疗。并指出c-PDT主要用于不能耐受手术，或因特殊部位手术切除后影响美观和功能等原因不适宜或不愿接受手术，并愿意承担保守治疗相应风险的病例。治疗前需多点病理活检明确诊断，排除侵袭性SCC，并进行全身系统检查排除转移的可能。

（5）光化性唇炎：AC被认为是一种特殊类型的AK，但其恶变为SCC的概率更高，建议尽早诊治。AC发生在唇部，c-PDT治疗AC皮损清除率较高、美容效果好，推荐等级B级，循证医学证据Ⅱ级。文献报道单独应用c-PDT治疗AC的有效率为29%～47%。而联合激光等物理治疗后，完全缓解率可达到92%。故联合激光或咪喹莫特乳膏外用等，可以极大地提高c-PDT的疗效。鉴于AC的高度癌变倾向，治疗后仍需密切观察随访，警惕SCC的发生。对于活检后确定合并SCC的AC的患者，应尽早行扩大手术切除术，必要时联合c-PDT治疗。

（6）鳞状细胞癌：由于SCC易发生远处转移，故首选传统手术扩大切除。但对于一些特殊类型的高分化SCC仍可考虑c-PDT，如由AK或AC进展而来的、早期微灶浸润型、多发的、部位特殊难以手术切除的SCC。推荐等级B级，循证医学证据Ⅱ级。另外，SCC扩大切除后，还可以应用c-PDT进行巩固治疗，以进一步清除潜在微小病灶，降低复发率。对于晚期巨大SCC或患者身体状况原因无法实施手术等传统治疗方案的患者，可以考虑应用c-PDT进行姑息性治疗以提高患者的生存质量。c-PDT治疗SCC后应严格密切随访。

（7）中重度（Pillsbury分级：Ⅲ级）及重度（Pillsbury分级：Ⅳ级）痤疮：痤疮的产生与炎症、痤疮丙酸杆菌及油脂分泌过多堵塞毛囊皮脂腺单位等密切相关。痤疮丙酸杆菌可以产生内源性卟啉、粪卟啉Ⅲ，使其成为c-PDT的靶向作用目标。另外，ALA和MAL都可以被毛囊皮脂腺单位大量吸收，因此PpIX可以在皮脂腺中大量富集。所以c-PDT可以有效地抑制痤疮丙酸杆菌，降低皮脂腺的大小和功能，并减轻炎症反应，从而有效地治疗中重度及重度痤疮。虽然痤疮目前不是c-PDT指南批准的适应证，但c-PDT治疗中重度和重度痤疮疗效显著，且疗程短。指南推荐c-PDT可作为中重度及重度痤疮的一线治疗方法之一，推荐等级A级，循证医学证据Ⅰ级。c-PDT尤其适用于不能耐受或不愿接受系统应用抗生素和维A酸类药物或其他治疗方法效果不佳的病例。预处理在痤疮的c-PDT治疗中非常重要，可以显著提高其疗效，缩短病程。丘疹脓疱可以进行针清排脓，结节和囊肿可以采用梅花针叩刺、滚轮微针、点阵激光等提高ALA的透皮吸收效率。病灶明显改善后可应用其他传统治疗方法继续巩固治疗。

（8）光老化：皮肤光老化是指皮肤长期暴露于紫外线（ultraviolet，UV）下发生的形态学、组织学及生理学的改变，随日照时间的延长和UV辐射剂量的增加而加重。日光中紫外线照射可使弹力纤维变性并呈团块状堆积，其弹性和顺应性则随之丧失，皮肤出现松弛、皱纹、色素沉着或毛细血管扩张等。c-PDT可增强真皮成纤维细胞活性，促进胶原新生，选择性剥脱过度增生的表皮细胞，改善毛细血管扩张，减少色素沉着，对于皮肤光老化有着良好的改善作用，推荐等级A级，循证医学证据Ⅰ级。

2. DL-PDT的临床应用　DL-PDT是2006年左右欧洲出现的一种以日光代替传统光源的PDT。与传统光动力治疗相比，DL-PDT最大的优势是只需30分钟的敷药时间。c-PDT的主要缺点是疼痛。3小时的服药时间导致PpⅨ的大量积聚被认为是疼痛产生的原因之一。在cPDT中，大约80%的PpⅨ在几分钟内同时被激活。然而，在DL-PDT中，PpⅨ的持续激活与其产生速度相匹配，皮损内没有PpⅨ的积聚则显著缓解了患者的痛感。DL-PDT中真正起作用的光为可见光（波长380～700nm）。紫外线的波长为100～380nm，因此建议治疗期间涂抹防晒霜以防止晒伤。

DL-PDT可以适用于大面积的Ⅰ或Ⅱ级AK。多项随机试验显示，cPDT和dPDT治疗Ⅰ或Ⅱ级AKAK效果差异无统计学意义，完全缓解率为70%～92%。DL-PDT也可以用于治疗AC。Levi等学者报道，平均两次DL-PDT治疗后，11例患AC患者中有10例得到完全缓解且几乎无不良反应。另外，DL-PDT还可以用于着色性干皮病、鲍恩病、BCC、良性皮肤病变（如寻常痤疮、光老化）等疾病的治疗。

3. HMME-PDT的临床应用　HMME-PDT适合治疗所有类型的鲜红斑痣（port wine stain，PWS），尤其适合治疗大面积（直径大于5cm）皮损；同时，对既往治疗手段治疗无效或无进一步改善的患者同样有效。PWS属于毛细血管瘤的一种，是一类常见的先天性血管畸形。由于70%～80%的皮损都位于面颈部，严重影响了患者的容貌，给患者及家属带来了巨大的社会心理压力。临床研究表明，HMME-PDT治疗PWS一次的有效率为87.5%，3次有效率达97.78%。大量临床数据表明HMME-PDT治疗PWS的效果显著优于传统脉冲染料激光治疗。HMME-PDT治疗PWS的特点可以概括为精确、无瘢、安全、省时、高效。

（五）总结

PDT作为一种有效的治疗手段已被广泛应用于皮肤科和其他领域。它解决了很多传统治疗方法无法解决的皮肤问题，并为患有挑战性和顽固性皮肤病的患者提供了另一种治疗选择。PDT通常是安全且耐受性良好的，最常报道的副作用是局部疼痛。随着DL-PDT的出现，疼痛的问题也得到了良好的解决，这种治疗在未来将变得越来越重要。随着临床研究的深入，PDT的适应证和临床应用还在不断地扩展与改进，相信未来该项治疗可以造福更多临床患者。

（编者：党宁宁，李晓康；
审校：于爱娇，刘振锋，李　航）

九、皮肤磨削术

皮肤磨削术是一项历史悠久的医学美容换肤技术，其适应证较为广泛。磨削术常规是使用一种装有粗金属丝刷或砂石钻、金刚钻的快速旋转的手持器械，对表皮和真皮浅层进行可控制的机械性磨削，以完成治疗及美容的一种手术。磨削后，当创面愈合时，可改善皮肤表面的病理变化，并使真皮的胶原纤维和弹性纤维重新排布，残存的皮肤附属器（毛囊、皮脂腺、汗腺）会迅速形成新的表皮，创面几乎不留有瘢痕。

现代磨皮换肤术始于德国皮肤病学家E. Kromeyer。他在1905年报道使用动力驱动设备进行磨皮，主要用于治疗痤疮瘢痕，他研究了磨至不同深度对皮肤的影响，并且证实如果磨皮不穿透网状真皮层，就不会产生瘢痕。第二次世界大战后，美国整形外科医生Iverson报道了使用砂纸去除文身和痤疮瘢痕，进而，皮肤病学家Abner Kurtin发展了这一技术，他将改进的牙科动力设备用于磨皮术，一开始他用这一技术去除文身，之后推广又用于治疗痤疮瘢痕。他的工作在美国产生了强烈的反响。1953年Lowenthal将这一技术进一步改进，在磨皮前使用打孔移植术先去除瘢痕再磨皮，此后，磨皮技术不断推广至今。

目前随着激光技术的发展，传统的机械性磨削术逐渐被剥脱或非剥脱性点阵激光磨削术所替代，后者损伤小、恢复快、并发症轻，发展迅猛。

（一）分类

皮肤磨削术所用器械可分为两大类，一为机械性器械，二为激光性器械。

1. 机械性磨削

（1）砂纸：使用各种规格的（40号、60号）碳化硅砂纸，先将其灭菌，然后将砂纸裹在直径为3cm的纱布卷外周成硬质圆筒，即可在术区进行磨削。

（2）Sehumen高速旋转磨削机：丝刷在超过20 000转/分时不能有效使用，因为刷杆可能弯曲，但钻石磨头能在60 000转/分以上速度使用。Schaman发明的磨削机，可提供从15 000转/分到60 000转/分的各种速度。它是在高速旋转刷杆的尖端安装各种形状的磨头（钢刷、砂石钻、金刚钻），比低转速的电机产生更大的破坏力。

（3）微晶磨削机：Harver微晶磨削机的作用原理是利用经过真空密闭的机内系统引导，一方面经正压出口喷出微晶砂（三氧化二铝多棱晶体），另一方面又经过负压吸口将微晶砂及组织细胞碎片吸走。两个开口均在同一磨头手柄的顶端，喷出的微晶砂撞击凹凸不平的瘢痕皮肤，达到磨削皮肤的作用，微晶砂的砂流量及负压均可调控，使用十分方便。

2. 激光性磨削　激光产生热效应，可使表皮气化剥脱或非剥脱，促使表皮再生、新的胶原纤维合成、胶原重塑，从而使皱纹减轻、皮肤紧致、毛孔缩小、肤质改善等，是一个复杂的热损伤与损伤后修复的过程。激光磨削包括剥脱型和非剥脱型激光。

剥脱型激光有铒激光（Er：YAG，2940nm）、钇钪镓石榴石激光（YSGG，2790nm）和二氧化碳激光（carbon dioxide，CO_2，10 600nm）。与非剥脱型点阵激光的波长相比，水对这些波长的吸收要强得多，激光光束所经之处皮肤组织（包括角质层）被气化，所产生的柱形微小热损伤区为一真正的柱状孔道。由于组织中的水对2940nm和2790nm这两个波长的吸收更强，故铒点阵激光和YSGG点阵激光的能量大部分在皮肤浅层被吸收；相比之下，CO_2点阵激光能量被皮肤表层吸收较少，其穿透更深些。CO_2点阵激光热效应也最强。根据患者的瘢痕深浅可以选择铒激光治疗，也可以配合超脉冲CO_2激光联合治疗，弥补铒激光力度不足的问题。二者也可以与微晶皮肤磨削联合应用，互相取长补短。

非剥脱型点阵激光，如铒玻璃激光（Er：glass，1550nm、1540nm）、掺钕钇铝石榴石激光（Nd：YAG，1064nm、1440nm、1320nm）、Er：Fiber激光（1410nm）以及红宝石激光（694nm）等。非剥脱型点阵激光治疗与剥脱型相比，皮肤组织受损较轻，表皮再生一般在24小时内即可完成，仅有持续3～4天的红斑水肿，治疗作用温和一些，不良反应也相对小一些。

（二）适应证

1. 瘢痕　皮肤磨削术最主要的适应证是瘢痕。主要针对浅表凹陷型瘢痕：水痘、痤疮等遗留瘢痕；手术、外伤遗留的线状、浅表凹凸不平瘢痕；但不适用于烧、烫伤后的萎缩性瘢痕。

2. 色素性皮肤病　主要是指色素加深或减少、脱失所致色素改变性疾病，如雀斑、咖啡斑、物理因素所致皮肤黑变等。由于色素加深的原因不同，部分治疗后有可能复发，所以术后针对性处理非常重要，如雀斑术后要做到防晒。摩擦、维生素缺乏及化妆品中重金属引发的黑变病、色素沉着，术后需要避免复发因素同时用药治疗。各种原因导致的色素脱失性疾病，如白癜风、无色素痣、斑驳病等。对于面积较小的稳定期白癜风皮损，可以采取单独应用皮肤磨削的方法，而对于较大的皮损，皮肤磨削术可以作为自体表皮移植治疗前准备。表皮移植术后注意相关后续原发病的治疗和护理，可达到较好的治疗与美容效果。对于无色素痣、斑驳病的治疗也有类似较好的效果。

3. 其他皮肤病　面部粗大的毛孔或细小的皱纹，皮肤浅表增生、良性结节或角化性改变，如：脂溢性角化、毛发上皮瘤、表皮痣、汗孔角化症、汗管瘤、毛囊角化病等疾病。采用皮肤磨削结合多刃刀切割治疗酒渣鼻和毛细血管扩张也有较好的效果。

4. 部分浅表性低恶性皮肤肿瘤　某些癌前病变如日光性角化。对于恶性度较低、发展慢的肿瘤，肿瘤组织有时不能保证完整切除干净，但暴露的创面为后期临床治疗提供了方便，手术联合磨削、光动力治疗不失为一种治疗皮肤肿瘤的有效方法。对于难以手术的部分病例，可以考虑先实施磨削或光动力治疗，为最终手术创造条件。

（三）禁忌证

（1）血友病或出血异常者。

（2）病毒性肝炎活动期患者。

（3）情绪不稳定，要求过高者。

（4）瘢痕疙瘩体质，尤其是好发部位应避免施术。

（5）瘢痕较大较深者。

（6）增生性瘢痕。

（7）萎缩性瘢痕。

（8）皮肤局部有明显感染者或炎症表现者。

（四）术前准备

1. 主要器械的准备　磨削机各种磨头、手柄及辅助器械（如角膜保护板等）的调试和消毒，激光设备的参数调整。

2. 皮肤准备　术前清洁剃毛，有化脓性感染者应先行治疗，术前皮损区要照相。以便术后效果对比，并作为病案资料保存备查。

3. 消毒　面部可以碘伏或新洁尔灭溶液消毒，铺手术巾，显露术野。

4. 麻醉　多采用局部麻醉，在行局麻注射时可在麻醉药中添加少许肾上腺素。使用局部外用麻醉药物者，可先敷麻药，显效后洗去药物再次消毒。

5. 磨削方法

（1）砂纸磨削：采用各种规格的碳化硅砂纸，经消毒灭菌后，裹以纱布成卷，进行皮肤摩擦。其优点：操作技术简单，使用安全，与动力靶驱动磨削相比更易于控制，特别是对于磨削困难的眼周部位，甚至到睑板缘和口唇的结合部，磨削边缘柔和易处理。另外，该法材料简单、价格低廉，不失为基层医院适用的一种较好的磨削方法。

（2）金属刷磨削术：使用电动设备，金属刷通过固定的手柄而快速旋转。每分钟转速越高，破坏性越大，越容易穿透人的皮肤。金属刷除去组织的破坏性小于锯齿轮，但比砂石钻的破坏性强，电动机金属刷磨皮，手术者毫不费力，这个设备产生的转力矩需要医生牢固地控制。操作时提高设备末端使之与皮肤成一个角度，很像电动表面抛光机，该法目前临床上使用得不多。

（3）磨头磨皮术：高速旋转磨削机以钻石磨头替代金属刷，这一粗糙的磨头对皮肤磨削破坏性小于丝刷，而且更容易控制，不会给皮肤凿出沟槽。磨头可制成多种形态，可以是“梨形”或“子弹头形”，不同的磨头，更适合于不同状态的瘢痕损害，较细小的适用于深瘢痕的底部及皮肤褶皱沟处。对于一些较深的瘢痕，可以先用甲紫液或亚甲蓝标记。使用磨头磨皮时，手上的压力要比使用金属刷稍大一些，该法曾在临床上较广泛使用，磨削速度快，可适合于大面积操作，使用较简便。

对于一些瘢痕处缺乏真皮或未经修补的深瘢痕，有两种处理办法：①术前6～8周打孔植皮后再行磨削。②磨削时同时进行瘢痕切除和修复。

（4）微晶磨削术：由于此法磨削的深度较浅，常需要更多次磨削，但术中无明显出血，不影响正常工作，故目前临床上也较广泛使用，常与磨头磨皮相结合使用，作为磨头磨皮后期的精细磨削。使用时，开启机器，调节砂流量及负压吸力的大小，结合患者的感觉，利用手柄在皮肤上的滑动，使微晶体撞击皮面达到磨削效果。术中可有少量出血。

（5）激光磨削术：CO_2激光或铒激光行激光磨削，皮肤表面经激光扫描一遍，细胞间的水汽化后形成了由表皮组织蛋白组成的白色、干燥的碎屑。这些白色碎屑可用湿生理盐水纱布擦除。再用上述方法扫描第二遍，可见到真皮层。一般来讲，对较明显的瘢痕和皱纹可以再扫描第三遍，通过汽化将较高的创面整平。在做磨削过程中应注意，创面边缘与正常皮肤必须有过渡区。

如果使用的是点阵激光，推荐使用较低点阵密度，避免同一位点同时多回合治疗。激光治疗深度可与瘢痕的深度成正比。若治疗能量提高，则应同时减少点阵密度以降低新生瘢痕的风险。患者间治疗次数个体化差异比较大，但多数需要3～6次治疗甚至更多，每次间隔1～3个月。

6. 磨削方法的选择及注意事项 面部磨削根据损害的部位、形态、范围及要求，选用不同的磨削方法，随着技术的进步，目前主流是激光磨削。在某种特定的情况下如皮损位于眼睑、口唇缘等，时偶尔才采用砂纸磨皮。对于磨头的选择是先选用磨削较强的钢齿轮将皮肤表皮磨削，削平高起的组织，再以砂齿轮细磨。以后根据前期选择的磨削方法、治疗效果及恢复情况，可于3～6个月后进行第二次磨削。对于只需要细磨的可采用微晶磨皮或激光磨削，后者损伤小、恢复快、并发症轻。

机械磨削的具体方式有平磨、斜磨、点磨、圈磨，磨削时从边缘开始向内移动，往返磨削，力度均匀，磨削深度以达到真皮乳头层为止，若达到网状层深度，术后多留有瘢痕，在眼、口周围磨削时，轮轴应与眼裂、口裂垂直，同时必须轻磨。

7. 磨削的深度 Burks将磨削的深度分为4级：①Ⅰ级磨除表皮和真皮乳头层，术中表现为弥漫性渗血；②Ⅱ级为磨除表皮和真皮上1/3，术中表现为针尖样出血；③Ⅲ级磨除表皮和真皮中上1/2，表现为颗粒状的出血；④Ⅳ级为磨除表皮及真皮2/3厚度，表现为有广泛的较大出血点。一般磨削只限于Ⅰ级～Ⅱ级，Ⅲ级～Ⅳ级仅适合于局限性点磨，否则有可能出现瘢痕。

8. 术后处理

（1）术后创面以庆大霉素生理盐水冲洗，涂以表皮生长因子液，敷以消毒的凡士林油纱布，外层采用7～8层的无菌细纱布加压包扎。微晶磨削创面处理，仅涂以抗生素凝胶或软膏即可。建议即刻冰袋冷敷1小时。

（2）术后1～3天由于创面的血清渗出，外层纱布可能被浸湿，可更换外层纱布，但内层凡士林纱布不需处理。

（3）术后酌情使用抗生素预防感染。

（4）术后5天左右去除外层敷料，内层凡士林纱布一般于10～14天自行脱落。

（5）3～6个月后可行第2次手术。

（6）若留有瘢痕，应及早按瘢痕治疗原则处理。

（7）术后创面愈合后，皮面平滑，潮红2周后逐渐出现褐色色素沉着，一般在2～6个月后可恢复正常色泽。为了预防面部出现色素沉着，要求避免日晒，规范外用防晒霜。术后可服用大剂量维生素C，每日1.5～2.0g，同时外用氢醌霜。

9. 并发症

（1）疼痛：多数患者术后无疼痛或仅有轻微疼痛，多可冷敷后缓解。

（2）水肿：磨削后，有时会发生轻度水肿现象，一般1～2周后可消失。

（3）皮肤发红：这是磨削术后最先出现的并发症，其存在时间长短因人而异，通常可在1个月内消失，偶尔更长时间。

（4）粟丘疹：常在术后2～6周发生，用消毒的注射针头将其刺破，内容物挤出即可消失。

（5）切割伤：术中若不慎，磨头将皮肤切割损伤，应立即缝合，一般不会留瘢痕。

（6）瘢痕化：磨削较深达真皮深层时，可能会产生瘢痕，术中应严格掌握磨削深度。

（7）感染：可能并发单纯疱疹病毒感染，术后处理不当可能引起细菌感染，出现后需进行抗病毒或抗菌处理。

（8）色素沉着：发生率在90%以上，通常在术后3～6个月可慢慢消退。避免日晒和服用维生素C有减轻色素沉着的作用。

皮肤磨削术是一种经典的皮肤外科治疗手段，但是在中国人群中实施易发生色素沉着和瘢痕，故而需要非常谨慎小心。无论采取何种方法实施磨削，一定要严格把握适应证及操作规范。

（编者：方　方，陈　瑾，蔡　涛；
审校：于爱娇，刘振锋，李　航）

参考文献

程旭，石冰，2015. Abbe瓣术式发展、手术效果评估方法及影响因素. 国际口腔医学杂志，42（1）：44-47.

侯春林，顾玉东，2013. 皮瓣外科学. 2版. 上海：上海科学技术出版社.

胡煜雯，2019. 不同可吸收性外科缝线的介绍和降解研究. 中国医疗器械信息，25（5）：50-51，165.

黄莉明，王强，方方，2019. 自体表皮黑素细胞移植联合他卡西醇软膏治疗局限性白癜风临床观察. 中国美容医学，28（3）：60-63.

江清华，2019. 自体表皮移植治疗白癜风的疗效观察. 医药界，2（3）：132-133.

李航，2009. 皮肤外科系列讲座（七）-皮肤磨削. 中国美容医学，18（2）：238-240.

李航，刘玮，2012. 皮肤外科学：美容皮肤外科. 北京：人民卫生出版社.

李杨，石冰，2017. Abbe瓣制备、转移与固位的流程规范和技术要点. 国际口腔医学杂志，44（4）：373-376.

单偶奇，安莉，2019. 自体表皮移植术108例联合卤米松治疗白癜风的临床疗效分析. 中国皮肤性病学杂志，33（5）：543-546.

唐亚平，李振洁，刘玉梅，等，2018. 308nm准分子光联合自体表皮移植术对稳定期白癜风的疗效观察. 皮肤性病诊疗学杂志，25（3）：164-167.

万东芳，2018. 超脉冲CO_2激光磨削联合负压吸疱自体表皮移植术在白癜风中的应用效果分析. 临床研究，26（7）：133-134.

万苗坚，李航，2019. BROWN皮肤外科及门诊手术：教程和图解. 5版. 北京：人民卫生出版社.

王竞，李承新，2012. 常用点阵激光的特点及其皮肤科临床应用进展. 中国美容医学，21（7）：1270-1273.

王珺，2016. 浅析皮肤磨削术在皮肤瘢痕治疗中的应用. 中国医疗美容，6（10）：29-31.

肖调立，徐毅，何玮，等，2016. 皮肤磨削术结合薄皮片修复外伤性色素脱失和浅表瘢痕. 中国美容医学，25（6）：16-18.

谢义德，詹明坤，郭志辉，等，2013. 滑车上动脉蒂额部皮瓣在颜面部整形中的应用及其设计技巧. 第三军医大学学报，35（1）：84-87.

杨北辰，陈涛，周培媚，等，2020. HMME-PDT诱导皮肤微血管内皮细胞损伤的作用及机制研究. 肿瘤预防与治疗，33（12）：907-915.

杨彪炳，朱希山，樊文胜，等，2006. 眶上动脉蒂反流轴型耳颞皮瓣的应用解剖. 中国临床解剖学杂志，（4）：387-389.

赵启明，方方，2012. 皮肤外科学. 杭州：浙江科学技术出版社.

郑厚兵，王彪，黄循镭，等，2015. 应用鼻唇沟皮下组织蒂岛状皮瓣修复鼻部皮肤肿瘤切除后创面. 中国美容医学，24（1）：15-17.

郑永生，孙强，马涛，等，2001. 眶上动脉跨区供血的反流轴型耳前岛状皮瓣修复眼睑皮肤组织缺损. 中华整形外科杂志，（5）：12-14.

中国整形美容协会，中华医学会整形外科学分会毛发移植学组，2017. 毛发移植技术临床应用专家共识. 中华整形外科杂志，33（1）：1-3.

中华医学会皮肤性病学分会光动力治疗研究中心，中国康复医学会皮肤病康复专业委员会，中国医学装备协会皮肤病与皮肤美容分会光医学治疗装备学组，2021. 氨基酮戊酸光动力疗法皮肤科临床应用指南（2021版）. 中华皮肤科杂志，54（1）：1-9.

Jean L，Bologina，Julie V，et al，2019. 皮肤病学. 4版. 朱学骏，王宝玺，孙建方，译. 北京：北京大学医学出版社.

Aguilar-Bernier M，Rodríguez-Barón D，Rivas-Ruiz F，et al，2019. Long-term efficacy of photodynamic therapy with methyl aminolevulinate in treating Bowen's disease in clinical practice：A retrospective cohort study（2006-2017）. Photodermatol Photoimmunol Photomed，35（4）：208-213.

Akkus A，Demirseren DD，Demirseren ME，et al，2018. The treatment of ingrown nail：Chemical matricectomy with NAOH versus wedge resection. Dermatol Ther，31（5）：e12677.

Alkhawam L，Alam M，2009. Dermabrasion and microdermabrasion. Facial Plast Surg，25（5）：301-310.

Avram MR，Watkins S，2020. Robotic hair transplantation. Facial Plast Surg Clin North Am，28（2）：189-196.

Boen M，Brownell J，Patel P，et al，2017. The role of photodynamic therapy in acne：An evidence-based review. Am J Clin Dermatol，18（3）：311-321.

Borges AF，1984. Relaxed skin tension lines（RSTL）versus other skin lines. Plast Reconstr Surg，73（1）：144-150.

Bu W，Wang Y，Chen X，et al，2017. Novel strategy in giant cutaneous squamous cell carcinoma treatment：The case experience with a combination of photodynamic therapy and surgery. Photodiagnosis Photodyn Ther，19：116-118.

Campbell RM，Harmon CB，2008. Dermabrasion in our practice. J Drugs Dermatol，7（2）：124-128.

Choi KH，Park JH，Ro YS，2004. Treatment of Vitiligo with 308-nm xenon-chloride excimer laser：therapeutic efficacy of different initial doses according to treatment areas. J Dermatol，131（4）：180-185.

Choi SH，Kim KH，Song KH，2015. Efficacy of ablative fractional laser-assisted photodynamic therapy for the treatment of actinic cheilitis：12-month follow-up results of a prospective，randomized，comparative trial. Br J Dermatol，173（1）：184-191.

Chua RAHW，Lim SK，Chee CF，et al，2022. Surgical site infection and development of antimicrobial sutures：a review. Eur Rev Med Pharmacol Sci，26（3）：828-845.

Collier NJ，Rhodes LE，2020. Photodynamic therapy for basal cell carcinoma：The clinical context for future research priorities. Moleeules，25（22）：5398.

Collins K，Avram MR，2021. Hair transplantation and follicular unit extraction. Dermatol Clin，39（3）：463-478.

Cronin H，Goldstein G，2013. Biologic skin substitutes and their applications in dermatology. Dermatol Surg，39（1 Pt 1）：30-34.

Czajkowski R，Pokrywczynska M，Placek W，et al，2010. Transplantation of cultured autologous melanocytes：hope or danger. Cell Transplant，19（5）：639-643.

de Berker D，2013. Nail anatomy. Clin Dermatol，31（5）：509-515.

Draelos ZD，2000. Nail cosmetic issues. Dermatol Clin，18（4）：675-683.

Esmat S，Bassiouny D，Saleh MA，et al，2020. Studying the effect of adding growthfactors to the autologous melanocyte keratinocyte suspension in segmental vitiligo. Dermatol Ther，16（3）：168-172.

Fitzmaurice S，Eisen DB，2016. Daylight photodynamic therapy：What is known and what is yet to be determined. Dermatol Surg，42（3）：286-295.

Garg S，Sandhu J，Kaur A，et al，2019. Acquired digital fibrokeratoma. J Clin Aesthet Dermatol，12（5）：17-18.

Griffin LL，Lear JT，2016. Photodynamic therapy and non-melanoma skin cancer. Cancers，8（10）：98.

Gupta S，Gupta S，Kumar A，2015. The hypodermic needle as a dermabrading device for recipient area preparation for skin grafting in vitiligo. J Am Acad Dermatol，72（4）：e105-e106.

Gupta S，Jangra RS，Gupta S，et al，2019. Novel technique for retention of cell suspension in melanocyte-keratinocyte transplantation procedure using glued nylon suture or mesh. Dermatol Surg，45（1）：1-2.

Gupta S，Kumar A，Mahendra A，2015. A minimally invasive，scarless technique of donor tissue harvesting for noncultured epidermal cell suspension transplantation in vitiligo. J Am Acad Dermatol，73（6）：e213-e215.

Gupta S，Relhan V，Garg VK，et al，2019. Autologous noncultured melanocyte-keratinocyte transplantation in stable vitiligo：A randomizedcomparative study of recipient site preparation by two techniques. Indian J Dermatol Venereol Leprol，85（1）：32-38.

Haber R，Khoury R，Kechichian E，et al，2016. Splinter hemorrhages of the nails：A systematic review of clinical features and associated conditions. Int J Dermatol，55（12）：1304-1310.

Han A，Chien AL，Kang S，2014. Photoaging. Dermatologic Clinics，32（3）：291-299.

Haneke E，Baran R，2012. Longitudinal melanonychia. Dermatol Surg，2001，27（6）：580-584.

Ji J，Zhang LL，Ding HL，et al，2014. Comparison of 5-aminolevulinic acid photodynamic therapy and red light for treatment of photoaging. Photodiagnosis Photodyn Ther，11（2）：118-121.

Jimenez F，Alam M，Vogel JE，et al，2021. Hair transplantation：Basic overview. J Am Acad Dermatol，85（4）：803-814.

Khalaf AT，Sun Y，Wang F，et al，2020. Photodynamic therapy using HMME for Port-Wine Stains：Clinical effectiveness and sonographic appearance. Biomed Res Int，2020：6030581.

Kirsner RS，Bernstein B，Bhatia A，et al，2015. Clinical experience and best practices using epidermal skin grafts on wounds. Wounds，27（11）：282-292.

Landau M，2016. Commentary on tricks and tips for manual dermabrasion. Dermatolog Surg，42（12）：1395.

Lawrence N，Mandy S，Yarborough J，et al，2000. History of dermabrasion. Dermatolog Surg，26（2）：95-101.

Laxmisha C，Kumari R，Thappa DM，2006. Surgical repigmentation of leukotrichia in localized vitiligo. Dermatol Surg，32（7）：981-982.

Laxmisha C，Thappa DM，2005. Reliable site for suction blister induction and harvesting. Indian J Dermatol Venereol Leprol，71（5）：321-324.

Laxmisha C，Thappa DM，2006. Surgical pearl：Use of hypodermic needle to transfer minigrafts. J Am Acad Dermatol，54（4）：707.

Le Pillouer-Prost A，Cartier H，2016. Photodynamic photorejuvenation：A review. Dermatol Surg，42（1）：21-30.

Lee CN，Hsu R，Chen H，et al，2020. Daylight photodynamic therapy：An update. Molecules，25（21）：5195.

Legat FJ，Wolf P，2017. Daylight photodynamic therapy：where and when is it possible. Br J Dermatol，176（6）：1440-1441.

Leggit JC，2017. Acute and Chronic Paronychia. Am Fam Physician，96（1）：44-51.

Leung A，Lam JM，Leong KF，et al，2020. Onychomycosis：An updated review. Recent Pat Inflamm Allergy Drug Discov，14（1）：32-45.

Levi A，Hodak E，Enk CD，et al，2019. Daylight photodynamic therapy for the treatment of actinic cheilitis. Photodermatol Photoimmunol Photomed，35（1）：11-16.

Magid M，Mennella C，Kuhn H，et al，2017. Onychophagia and onychotillomania can be effectively managed. J Am Acad Dermatol，77（5）：e143-e144.

Martins CC，Bakos RM，Martins Costa M，2020. Daylight photodynamic therapy for Bowen's disease. An Bras Dermatol，95（4）：529-531.

Morton CA，Szeimies RM，Basset-Séguin N，et al，2020. European Dermatology Forum guidelines on topical photodynamic therapy 2019 Part 2：emerging indications-field cancerization，photorejuvenation and inflammatory/infective dermatoses. J Eur Acad Dermatol Venereol，34（1）：17-29.

Morton CA，Wulf HC，Szeimies RM，et al，2015. Practical approach to the use of daylight photodynamic therapy with topical methyl aminolevulinate for actinic keratosis：a European consensus. J Eur Acad Dermatol Venereol，29

（9）：1718-1723.

Netscher DT，Aburto J，Koepplinger M，2012. Subungual glomus tumor. J Hand Surg Am，37（4）：821-824.

Oh SJ，Kim SG，Cho JK，et al，2014. Palmar crease release and secondary full-thickness skin grafts for contractures in primary full-thickness skin grafts during growth spurts in pediatric palmar hand burns. J Burn Care Res，35（5）：e312-e316.

Olsson MJ，2004. What are the needs for transplantation treatment in vitiligo，and how good is it. Arch Dermatol，140（10）：1273-1274.

Olsson MJ，Juhlin L，1998. Leucoderma tyeated by transplantation of a basal cell layerenriched suspension. Br J Dermatol，138（4）：644-648.

Olsson MJ，Juhlin L，2002. Long-term follow-up of leucoderma patients treated with transplants of autologous cultured melanocytes，ultrathin epidermal sheets and basal cell layer suspension. Br J Dermatol，147（5）：1365-2133.

Ozog DM，Rkein AM，Fabi SG，et al，2016. Photodynamic therapy：A clinical consensus guide. Dermatol Surg，42（7）：804-827.

Paolino G，Didona D，Scarnò M，et al，2019. Sequential treatment of daylight photodynamic therapy and imiquimod 5% cream for the treatment of superficial basal cell carcinoma on sun exposed areas. Dermatol Ther，32（2）：e12788.

Patel G，Armstrong AW，Eisen DB，2014. Efficacy of photodynamic therapy vs other interventions in randomized clinical trials for the treatment of actinic keratoses：a systematic review and meta-analysis. JAMA Dermatol，150（12）：1281-1288.

Peris K，Fargnoli MC，Garbe C，et al，2019. Diagnosis and treatment of basal cell carcinoma：European consensus-based interdisciplinary guidelines. Eur J Cancer，118：10-34.

Perrin C，2019. Nail anatomy，nail psoriasis，and nail extensor enthesitis theory：What is the link. Am J Dermatopathol，41（6）：399-409.

Piao C，Aronowitz PB，2020. Beau's toes. J Gen Intern Med，35（8）：2467.

Poon F，Kang S，Chien AL，2015. Mechanisms and treatments of photoaging. Photodermatol Photoimmunol Photomed，31（2）：65-74.

Queirós C，Garrido PM，Maia Silva J，et al，2020. Photodynamic therapy in dermatology：Beyond current indications. Dermatol Ther，33（6）：e13997.

Rodríguez-Blanco I，Flórez Á，Paredes-Suárez C，et al，2018. Actinic cheilitis prevalence and risk factors：A cross-sectional，multicentre study in a population aged 45 years and over in north-west Spain. Acta Derm Venereol，98（10）：970-974.

Rubel DM，Spelman L，Murrell DF，et al，2015. Daylight photodynamic therapy with methyl aminolevulinate cream as a convenient，similarly effective，nearly painless alternative to conventional photodynamic therapy in actinic keratosis treatment：a randomized controlled trial. Br J Dermatol，171（5）：1164-1171.

Rusfianti M，Wirohadidjodjo YW，2006. Dermatosurgical techniques for repigmentation of vitiligo. Int J Dermatol，45（4）：411-417.

Russell JD，Nance K，Nunley JR，et al，2016. Subungual exostosis. Cutis，98（2）：128-129.

Sharma R，Ranjan A，2019. Follicular unit extraction（FUE）hair transplant：Curves Ahead. J Maxillofac Oral Surg，18（4）：509-517.

Sharma S，Garg VK，Sarkar R，et al，2013. Comparative study of flip-top transplantation and punch grafting in stable vitiligo. Dermatol Surg，39（9）：1376-1384.

Silva JN，Filipe P，Morlière P，et al，2006. Photodynamic therapies：Principles and present medical applications. Bio-medical materials and engineering，16（4 Suppl）：S147-S154.

Singal A，Bisherwal K，2020. Melanonychia：Etiology，diagnosis，and treatment. Indian Dermatol Online J，11（1）：1-11.

Smith JE，2014. Dermabrasion. Facial Plast Surg，30（1）：35-39.

Sotiriou E，Apalla Z，Vrani F，et al，2015. Photodynamic therapy vs. imiquimod 5% cream as skin cancer preventive strategies in patients with field changes：a randomized intraindividual comparison study. J Eur Acad Dermatol Venereol，29（2）：325 -329.

Tang X，Li C，Ge S，et al，2020. Efficacy of photodynamic therapy for the treatment of inflammatory acne vulgaris：A systematic review and meta-analysis. J Cosmet Dermatol，19（1）：10-21.

Tosti A，Piraccini BM，2001. Warts of the nail unit：Surgical and nonsurgical approaches. Dermatol Surg，27（3）：235-239.

Trufant JW，Marzolf S，Leach BC，et al，2016. The utility of full-thickness skin grafts（FTSGs）for auricular reconstruction. J Am Acad Dermatol，75（1）：169-176.

Wang AY，Gao WY，Wu LM，et al，2015. Nail fusion plasty：Nail cosmetic results and assessment criteria of nail reconstruction. Ann Plast Surg，75（3）：290-294.

Wang P，Zhang L，Zhang G，et al，2018. Successful treatment of giant invasive cutaneous squamous cell carcinoma by plum-blossom needle assisted photodynamic therapy sequential with imiquimod: Case experience. Photodiagnosis Photodyn Ther, 21: 393-395.

Wiegell SR, Hdersdal M, Philipsen PA, et al, 2008. Continuous activation of PpIX by daylight is as effective as and less painful than conventional photodynamic therapy for actinic keratoses; a randomized, controlled, single-blinded study. Br J Dermatol, 158(4): 740-746.

Wulf HC, 2019. Daylight PDT acts by continuous activation of PpIX. Photodiagnosis Photodyn Ther, 27: A1-A2.

Zamarrón A, García M, Río MD, et al, 2017. Effects of photodynamic therapy on dermal fibroblasts from xeroderma pigmentosum and Gorlin-Goltz syndrome patients. Oncotarget, 8(44): 77385-77399.

Zhang L, Zhang Y, Liu X, et al, 2020. Conventional versus daylight photodynamic therapy for acne vulgaris: A randomized and prospective clinical study in China. Photodiagnosis Photodyn Ther, 31: 101796.

Zhang Y, Zou X, Chen H, et al, 2017. Clinical study on clinical operation and post-treatment reactions of HMME-PDT in treatment of PWS. Photodiagnosis Photodyn Ther, 20: 253-256.

Zhu MC, Ma HY, Zhan Z, et al, 2017. Detection of auto antibodies and transplantation of cultured autologous melanocytes for the treatment of vitiligo. Exp Ther Med, 13(1): 23-28.

Zwiebel S, Baron E, 2011. PDT in squamous cell carcinoma of the skin. G Ital Dermatol Venereol, 146(6): 431-444.

第五章　功效性护肤品的选择与应用

护肤品应用历史久远，最早可以追溯到公元前3750年，古埃及人使用染成黄褐色的乳脂涂抹于面部、颈部和手臂，还使用红色赭石涂抹于颈部，以达到保护皮肤的目的。早期的护肤品起源于化学工业，从护肤品矿物油时代到天然成分时代，再到医学护肤品时代的过渡，也经历了数十年的时间。若干世纪以来，护肤品生产也经历了从自给自足到机械化大规模发展的历程。随着研究人员对护肤品原材料研发的深入，具有一定功效的护肤品应运而生，其中包含了一些独特的药物或类似药物的活性成分，如天然动植物成分、天然生物活性物质或酶类，并逐渐被用于预防和治疗部分皮肤疾病。医学护肤品作为安全有效的护肤产品，可广泛应用于正常皮肤的日常维护，能够在清洁皮肤的同时保湿、提高皮肤屏障功能、增加角质层含水量以抵御外界刺激。不同医学护肤品所含的活性成分及功效不同，适用对象也常有一定的差异，合理使用护肤品不仅能够发挥修复皮肤屏障、缓解局部炎症等作用，还能减轻皮肤干燥、灼热、瘙痒等症状，减少药物用量，预防皮肤疾病复发，从而提高患者生活质量。本章内容旨在帮助皮肤美容医生进一步了解护肤品的种类和各自的作用机制，掌握其中各主要功效原料的基本特性和各种剂型护肤品的正确使用，将其更好地应用于医疗美容工作。

第一节　功效性护肤品基础

（一）功效性护肤品定义及特性

功效性护肤品这一概念由“cosmeceutcal”一词翻译而来，该词由护肤品（cosmetic）与药品（pharmaceutica）两词叠加而成，用来描述兼有护肤品特点和某些功效的产品。我国学者将“cosmeceutcal”翻译为“药妆”“功能性化妆品”或“活性化妆品”等，多数皮肤科医生将用于临床上的这些产品称为“医学护肤品”或“医用护肤品”。尽管理解和翻译有一定的差别，但是近20年来，有较多的功效性护肤品在临床上已得到了广泛的应用。

2015年发表的《护肤品皮肤科应用指南》强调临床使用的功效性护肤品应具有以下特性。

（1）更高的安全性：尽管护肤品在上市前已经通过严格的安全性试验，并且符合相关标准和要求，但功效性护肤品更强调配方精简和原料的严格筛选，其配方成分要求完全公开，所有有效成分及其安全性须经医学文献和皮肤科临床测试证明，并强调不含或尽量少含易损伤皮肤或引起皮肤过敏的物质，如色素、香料、防腐剂、刺激性大的表面活性剂等；另外，产品包装也要求注意防止污染。

（2）明确的功效性：依据不同类型皮肤生理特点及皮肤病的发病机制进行研发，其产品成分作用机制明确，针对性强，比常规化妆品拥有更明确、更显著的功效，已经过各类试验证实，对一些皮肤病可起到辅助治疗作用。

（3）临床验证：上市前已通过人体试验，验证了产品的临床功效和安全性，以保证产品刺激性更小、过敏反应的发生率更低等。

（二）功效性护肤品的来源及相关法律法规

随着皮肤美容、精细化工及护肤品研发的不

断发展，现代意义上的护肤品被赋予了更多的功效性和安全性。1962年，Raymond E. Reed首次提出“功效性护肤品”这一概念，用于概括“具有活性的”或“有科学根据的”化妆品。1970年，美容皮肤科的创始人之一Albert Kligman提出了“cosmeceutcal”一词，并用其来描述同时具有化妆品特点和某些药物性能的一类新产品，或处于化妆品和皮肤科外用药间的一类新产品，随后逐渐演化为“功效性护肤品”。

中国化妆品立法是从1985年开始的，由中国预防医学院秦钰慧教授带领的专家团队制订了一系列《化妆品卫生标准》，并于1987年由我国卫生部和国家技术监督局联合发布。这是我国首次制订的化妆品标准，不仅为我国的化妆品卫生监督提供了强有力的技术支持，同时也显著推动了化妆品立法工作。1989年由卫生部组织专家起草的《化妆品卫生监督条例》是我国第一部化妆品管理的政策法规；1990年由卫生部发布部长3号令，宣布该条例从1990年正式实施；1991年为更好地执行《化妆品卫生监督条例》，卫生部又发布了《化妆品卫生监督条例实施细则》。自此，中国的化妆品行业走上了法治化管理的轨道。2008年根据国务院三定方案，化妆品的管理职能由卫生部移交至国家食品药品监督管理局，沿用并强化了化妆品一系列政策法规。

2020年1月3日，新版《化妆品监督管理条例》指出化妆品广告不得明示或者暗示产品具有医疗作用，违反本条例规定的，依照《中华人民共和国广告法》规定给予处罚，构成犯罪的，依法追究刑事责任。国家药品监督管理局在解答中明确指出，不但是我国，世界大多数的国家在法规层面均不存在“药妆品”的概念。避免化妆品和药品概念的混淆，是世界各国（地区）化妆品监管部门的普遍共识。部分国家的药品或医药部外品类别中，有些产品同时具有化妆品的使用目的，但这类产品应符合药品或医药部外品的监管法规要求，不存在单纯依照化妆品管理的“药妆品”。国家政策及相关部门的这一举措有助于肃清和规范过度宣传的企业，从而净化市场环境。在市场得到规范和净化后，对于真正有品质并能满足消费者所需的功效性护肤品或许能迎来更好的发展机会。

（三）功效性护肤品分类及特点

依据产品说明书上描述的功效，《护肤品皮肤科应用指南》将皮肤科临床使用的护肤品大致归为以下9类。

1. 清洁类护肤品 临床上应用的清洁产品一般选用性质温和的表面活性剂，对皮肤刺激性小。多关注产品的理化性状，如pH。其组分添加了洋甘菊、马齿苋、天然活泉水、保湿因子等成分，从而兼有清洁和舒缓作用，可达到缓解皮肤干燥、紧绷等效果。

2. 保湿和皮肤屏障修复类护肤品 该类护肤品常通过以下多个途径对皮肤发挥保湿和滋润作用：①吸湿剂原料（包括甘油、丁二醇、乳酸钠、尿素等一些小分子物质）从环境中吸收水分，使皮肤角质层由内而外地形成水浓度梯度，以补充从角质层散发而丢失的水分；②封闭剂原料（如脂肪酸、凡士林、芦荟、牛油果油等）能在皮肤表面形成疏水性的薄层油膜，有加固皮肤屏障的作用；③添加与表皮、真皮成分相同或相似的“仿生”原料，补充皮肤天然成分的不足，提高自身保湿能力，具有修复皮肤屏障的作用，如天然保湿因子；脂质屏障剂，如青刺果油、神经酰胺；生物大分子，如透明质酸、胶原蛋白等。

3. 舒缓类护肤品 该类护肤品含有一定具有抗炎、抗刺激、抗氧化等作用的成分，如芦荟、马齿苋、洋甘菊、甘草提取物及α-红没药醇等，具有较好的辅助抗炎和抗过敏作用。

4. 控油和抗粉刺类护肤品 添加锌、维生素B、月见草、丹参酮、榆绣线菊、重楼提取物等具有抑制皮脂腺分泌功能的组分，从而具有减少油脂分泌的作用。其含有低浓度的水杨酸、果酸、视黄醛等组分，还具有一定的溶解角栓和粉刺作用，从而良好地改善油性皮肤的不适症状。

5. 美白祛斑类护肤品 添加熊果苷、甘草黄酮、氨甲环酸、维生素C及绿茶、滇山茶提取物等活性美白成分后，其通过抑制酪氨酸酶等的作用而达到美白、祛斑和减少色素沉着的功效。

6. 防晒类护肤品 添加二氧化钛、二苯甲酮等防晒剂后，其通过物理性遮盖、散射光线或化学性吸收紫外线来延缓皮肤光老化，并预防光皮肤病的发生。

7. 嫩肤和抗皱类护肤品 添加维生素E、绿茶提取物等抗氧化剂，维生素A类似物，人参、黄芪、灵芝提取物等可改善皮肤的新陈代谢功能，起到嫩肤和延缓皮肤衰老的作用。

8. 遮瑕类护肤品 添加不透明的原料如滑石粉、高岭土等矿物粉后，可起到遮盖瑕疵和改善皮肤质地的作用。

9. 其他护肤品 添加了抑制汗液分泌和抗菌原料的护肤品可用于改善多汗症和腋臭，添加具有激活毛囊代谢作用的成分后，可起到促进毛发生长的作用。随着化妆品科学技术的迅速发展，今后将会有更多的护肤品应用于临床。

（四）功效性护肤品的功效性评价原则及方法

护肤品功效评价的方法，按评价指标的性质可以分为半定量的主观评价和客观的量化评价。其中主观评价方法是护肤品被人体使用后，以所使用人的主观感觉等为标准来判定，这种方法不需要特殊的设备仪器，操作简便，但易受个体主观感觉差异影响，仅能根据量表调查做出半定量的评价，缺乏客观性，其重复性也较差；客观量化评价主要通过特殊的检测仪器设备进行皮肤检测，主观影响因素较少，但需要购买特定设备并培训专业的技术人员。

1. 护肤品人体试验的原则 护肤品人体试验是指在人为控制条件下，以健康志愿者或问题皮肤人群为受试对象，给他们使用拟进行测试的护肤品，以发现和证实护肤品的有效性及安全性。由于临床试验的对象是人，在试验中一定会涉及社会、心理、伦理和可行性等复杂的问题，只有推行规范化的临床试验，才能保证研究工作的客观、科学并符合伦理学要求。因此，与其他药物或实验室试剂的临床试验一样，必须遵循如下原则。

（1）安全性原则：护肤品配方中的各种原料应该经过物理、化学、毒理学及微生物安全性评估，拟用于人体试验的产品也必须经过验证，毒理学试验证实其无害后，才能进入临床人体试验。

（2）伦理学原则：一般情况下进行临床试验需要经过相应单位的伦理委员会审批。在筛选参加试验的人员之前，研究者必须将该试验的目的、方法、预期效果、潜在风险等如实告知受试者，受试者自己决定是否签订参加试验的知情同意书，受试者还有权利在试验的任何阶段退出该项研究。所有研究人员应注意保护参加试验人员的个人隐私。

（3）科学性原则：临床试验必须遵循科学性原则，才可保证研究结果和结论更真实可靠。在试验方案的设计中，多中心临床随机双盲对照试验为首选试验方法。护肤品的试验周期一般较长，如抗衰老产品和美白祛斑产品一般至少观察8～12周，保湿、控油、舒缓、抗过敏产品等一般需要4周左右。完成试验后，根据观察值是计量资料、计数资料还是百分率，分别应用t检验、秩和检验、卡方检验等进行统计学分析，根据统计学结果得出试验结论。

2. 护肤品的功效性评价

（1）美白类护肤品的功效性评价方法：酪氨酸酶是黑素合成途径中的限速酶，它主要通过影响酪氨酸转化成多巴酸、多巴酸氧化为多巴醌来影响黑素的生成。一些美白剂，如曲酸及其衍生物、熊果苷等，通过抑制酪氨酸酶的活性来抑制黑素细胞的生成。因此，可以通过测定酪氨酸酶的活性抑制结果，来评价美白类护肤品的功效。生物化学方法测定酪氨酸酶活性抑制的原理是酪氨酸或多巴酸在酪氨酸酶的作用下转化为多巴醌，该反应是呈色反应。通过比色法测定，判断不同美白剂对酪氨酸酶活性的抑制率。该方法中较多使用蘑菇酪氨酸酶。用酪氨酸酶法来判定美白剂的效果，虽然简单快捷，但是仍具有一定的局限性，它不能反映出美白剂是否能到达有效作用点，也无法反映出美白剂的其他作用机制。

此外，还可以用紫外线照射在正常人皮肤上诱导局部色斑形成，然后评价美白类护肤品的效果，一般使用氙弧灯为光源的日光模拟器照射，能量为最小红斑量的1～2倍。

（2）祛皱类护肤品的功效性评价方法：皱纹是皮肤老化的表现之一，严重影响个人皮肤美观。皱纹可以分为动态性皱纹和静态性皱纹，其中动态性皱纹主要由面部表情肌收缩导致或加重。对皱纹的评价应该注意检查时维持同样的面部表情，避免不同表情下皱纹的纹路和严重程度不同而引起误差。对皱纹的观察主要在于明确皱纹本身的走行、深度等，评估化妆品的抗皱效果在于分析使用产品前后皮肤纹路的变化及皱纹减少的数目。

直接评价皱纹的仪器有人体皮肤表面快速亮度仪（fast optical in vivo topometry of human skin，FOITS）。FOITS仪器可以对选定检测标准区域内皮肤进行光学表面扫描成像，得到扫描区域的亮度图像及每个图像点的相位、分类定量化数据等，随后应用图像处理和统计分析软件进行分析和评价，可以获得皱纹粗糙度、各类深浅皱纹分布频率、皱纹三维图像的直观图，据此可以对祛皱类护肤品使用前后的皮肤纹理和皱纹的改变情况做出正确评价。

间接评价皱纹的代表性仪器为皮肤皱纹测试仪。使用该仪器检测前，首先在检测部位皮肤制作一个硅氧烷膜片，这一膜片是特定形状皮肤皱纹的反向复制品。膜片上有皱纹的地方是凸起的形状，没有皱纹的地方是凹陷的形状，当一束特定波长的光线照射到该膜片上后，有皱纹凸起的地方透光量就少，没有皱纹凹陷的地方透光量就多。随后上机检测，利用一束平行光照射该硅氧烷膜片，收集从膜片上穿过的光信号，经过数字化处理后输入计算机，通过专用软件的处理和分析得到人体皮肤皱纹的三维图像和粗糙度数据，可以得到清晰准确的皮肤皱纹图像。

（3）保湿类护肤品的功效性评价方法：尽管角质层水分含量较其他组织少，但是当角质层含水量低于10%时，局部皮肤会变得干燥、粗糙甚至皲裂，而角质层含水量高于20%时，皮肤渗透性显著增加，增加了护肤品中成分渗透进入皮肤的机会，所以维持皮肤角质层合适的含水量对于皮肤正常生理环境的保持非常关键，故而保湿类化妆品着眼于维持正常的角质层含水量。对保湿产品的性能进行有效评价的指标主要有角质层含水量（stratum corneum water content）和经表皮水分丢失（transepidermal water loss，TEWL）。目前测定角质层含水量最常用的方法为间接测定法，主要利用皮肤角质层的电生理特性来间接测量角质层水分，非常简单实用；直接定量法如红外线法、磁共振光谱仪、共聚焦Raman分光镜（confocal Raman spectroscope）等价格昂贵且不便于开展，临床非常少用。

此外，保湿类护肤品的功效性评价方法还包括主观评价法。主观评价法可分为即时保湿效果评价、长效保湿效果评价。即时保湿效果评价是指外用保湿类护肤品后即时观察皮肤的变化，外用适宜的保湿类护肤品后，护肤品延展性好，能即刻被吸收，而没有厚重的感觉，同时，皮肤摸上去没有干燥的感觉，自我感觉皮肤也无紧绷感。长效保湿效果评价是指外用保湿类护肤品后30分钟观察皮肤的变化，当外用适宜的保湿类护肤品30分钟后，可自我感觉皮肤的变化，皮肤摸上去没有干燥的感觉，自我感觉皮肤没有紧绷感，也没有油腻的感觉。若自我感觉仍有紧绷感，则表示所选择的保湿类护肤品油分不够，可多次涂抹或选择含油分更高的护肤品。若自我感觉皮肤较为油腻，则表示该护肤品油分含量较高，可选择含油较少的护肤品。

（4）防晒类护肤品的功效性评价方法：日光防护系数（SPF）是防晒类护肤品保护皮肤避免发生日晒红斑的一种性能指标。日晒红斑主要是日光中窄谱中波紫外线（UVB）诱发的一种皮肤红斑反应，因此防晒类护肤品SPF值也经常代表对UVB的防护效果指标。可利用人体皮肤的红斑反应测定皮肤最小红斑量（MED），测定SPF值。具体测量方法详见2015版《化妆品安全技术规范》，SPF值的计算公式如下。

SPF＝使用防晒类护肤品保护皮肤的MED/未防护皮肤的MED

低效防晒产品：2≤SPF值＜4

中效防晒产品：4≤SPF值＜8

高效防晒产品：8≤SPF值＜12

强效防晒产品：12≤SPF值＜20

超效防晒产品：20≤SPF值≤30

此外，防晒类护肤品的性能测定方法还包含抗水抗汗性能测定法。防晒类护肤品的抗水抗汗性能，是指在汗水的浸洗下或游泳情况下仍能保持一定的防晒效果。对防晒类护肤品SPF值的抗水抗汗性能测定，目前采用在洗浴前后分别测定涂抹样品的SPF值，借此估计产品抗水性能的优劣。根据洗浴时间的长短，防晒产品的抗水效果可以标志为一般防水和强效防水两种。具体测试方法如下。

1）在皮肤受试部位涂抹待检测防晒霜，等待15分钟或按标签说明书要求进行。

2）受试者在水中中等量活动或在水流以中等

程度旋转20分钟。

3）出水休息20分钟（勿用毛巾擦拭试验部位）。

4）入水再中等量活动20分钟。

5）结束水中活动，等待皮肤干燥（勿用毛巾擦拭试验部位）。

6）进行紫外线照射和测定。

参照产品防水试验前标记的SPF值或预测的SPF值，如果洗浴后测定的数值减少超过50%，则该产品不得标记具有防水功能。

同时，防晒类产品还可以进行窄谱长波紫外线（UVA）防护效果测定。UVA照射的近期生物学效应是皮肤晒黑，远期累积效应则为皮肤光老化，两种不良后果均为近年来化妆品美容领域关注的焦点。目前国际上标准方法采用长波紫外线防护指数（protection factor of UVA，PFA）测定，即测定涂抹样品前后经UVA照射后皮肤的最小持续黑化量（minimal persistent pigmentation dose，MPPD），其计算公式：

PFA＝使用防晒类护肤品防护皮肤的MPPD/未防护皮肤的MPPD

根据所测PFA值的大小在产品标签上标记UVA防护等级（protection of UVA，PA），PFA值只取整数部分，换算方法：

PFA值＜2：	无UVA防护效果
PFA值为2～3：	PA+
PFA值为4～7：	PA++
PFA值为8或＜16：	PA+++
PFA值为16或16以上：	PA+++

（5）皮肤屏障修复功效评价：皮肤屏障功能涵盖了皮肤形态学和功能学两个方面的内容，故而能够用于皮肤屏障修复的评价方法也比较多。从形态学角度来说，完整的角质层、正常的角化、正常的鳞屑代谢是良好皮肤屏障的前提，故而鳞屑生成率可被用于评价皮肤屏障修复状态和水平，另外皮肤屏障功能的维持有赖于表皮厚度和角质形成细胞层数的正常，单纯的皮肤厚度测量及局部皮肤形态监测可被用于皮肤屏障修复评价。由于皮脂膜是皮肤屏障的关键环节之一，正常情况下，胆固醇、神经酰胺、角鲨烯三者的比例正常，其皮脂膜功能完整，皮脂膜pH正常偏弱酸性，但是当皮肤屏障功能出现异常时，可以导致皮脂膜皮脂组成和pH出现改变，故而皮肤表面pH变化、皮脂含量测定都可以用于评价皮肤屏障功能。此外，由于异常的皮肤屏障能导致角质层含水量降低，伴随TEWL的升高，故二者的测定也均能用于评价皮肤屏障功能。

为了准确检测TEWL，测定要求在恒温恒湿度的房间内进行，受试者和操作人员均须情绪稳定，避免在应激状态下进行检测。环绕身体边缘的弥散层10～30μm厚度内才能检测到有效的TEWL。TEWL非常容易受到环境因素的影响。根据不同的水取样技术，TEWL的检测方法可以分为开放法、封闭法及通风室法，一般检测结果的参数单位是g/h·m^2。皮肤屏障越完好，测定的TEWL值越低。

1）开放法：使用一个开放式的圆筒内置测量探头，将其垂直置于待检测皮肤表面，里面的探头有两个湿度探测器，分别连接两个与皮肤表面保持不同距离的热敏电阻。测量这两个探测点相对湿度和温度，计算相应的水蒸气压力。由于距离不同，两个探测点水蒸气压梯度的差值与通过特定皮肤水蒸气丢失的速度相关。测试结果代表皮肤屏障功能是否受到损伤。

2）封闭法：测量探头顶端为封闭的圆柱形舱，将其垂直罩在皮肤上收集通过皮肤表面丢失的水蒸气，用电子温度探测器记录舱内的相对湿度。水蒸气的浓度变化在一开始时很迅速，随着湿度的增加逐渐降低，由于封闭室内的空气达到饱和时皮肤的蒸发将会停止，故而封闭法不允许连续记录TEWL。

3）通风室法：将已知水分含量的空气吹过皮肤，随后检测空气中水分变化，由于空气吹过可以导致表皮水分蒸发于空气，这样可以有效评价皮肤TEWL，而且可以连续记录。

（6）控油性能评价：人体皮肤表面的脂质主要由两部分组成，即以角鲨烯为其标志物来源于皮脂腺的脂质，以及以胆固醇和神经酰胺为标志的表皮来源脂质。不同部位皮肤皮脂腺分布密度不同，面部、胸部、背部富含皮脂腺脂质，每平方厘米脂质含量为数十或数百微克，四肢皮肤则以表皮脂质为主，皮脂含量仅为微克。皮脂分泌过多，可能造成皮肤多油、反光、颜色灰暗，而且容易形成粉刺、痤疮，严重影响皮肤美观。

（五）功效性护肤品的选择和使用原则

根据各个季节的气候特征、皮肤特点和具体护肤要求，有针对性地选择适当的护肤品，并且正确使用，才可使护肤品效果发挥到最大化，从而保持皮肤的最佳健康状态。

1. 不同季节的护肤品选择

（1）春季和秋季的护肤品选择：春秋季节的气候变化顺序相反，都包含了冷热交替的过程，一般初春或晚秋时节气候相对较冷，但气温并没有冬天低，故而人们对寒冷的防护没有冬天强，从而使冷空气接触面部皮肤的机会增加；晚春和早秋气温相对较高，日光辐照强度大，但与夏季相比，仍有一定差距。

这两个季节的气候跨度大，故而在这两个季节护肤品的选择不能简单化，需要做到护肤品使用与季节变化一致。早春要逐渐重视防晒，滋润要求递减，与晚秋的顺序刚好相反，推荐这一阶段护肤品应购买小包装，以便在不同的护肤品间选择和切换，避免浪费。这一阶段气温变化迅速，导致个人皮肤容易出现敏感，故而不建议频繁变更护肤品，同时选择性质温和的清洁产品。随着气候变暖，户外活动机会增多，建议选择SPF及PA值适合的防晒产品，同时注重具有抗氧化作用成分的添加。在春、秋天的中期，气温适中宜人，护肤品使用无特殊推荐，一般日常护理产品即可满足健康皮肤的护理需要，但是对于已经出现季节性皮肤过敏的人群，需要选择合适的护肤品。

（2）夏季的护肤品选择：夏季阳光充足，紫外线强，外界环境温度较高，皮肤新陈代谢加快，皮脂分泌增多，且高温时可呈液态，易出现毛囊炎、过敏相关性皮肤病等，防护不及时还可能出现日晒伤，气温升高容易诱发面部毛细血管扩张症患者面部潮红及灼热感加重。这一阶段需要关注的是正确选择和使用防晒产品，以及及时、正确地使用晒后修护产品。防晒产品的质地和用量都会影响防晒效果，一般以乳膏、乳液等防晒产品较为清爽。若出现日晒伤，应尽快避免日光进一步照射，同时及时地进行面部晒后修复。另外，对于油性皮肤人群，在夏季建议选择控油类护肤品。含有腺苷、余甘子等的护肤品具有促进细胞修复、减少紫外线照射后产生自由基的效果，可以用于晒后修复，减少真皮损伤。

（3）冬季的护肤品选择：冬季室内外环境温度差异大，外界气候一般干燥、寒冷且风沙大，对皮肤的直接刺激强烈。这一阶段皮肤的新陈代谢略有减弱，皮脂腺和汗腺分泌减少，皮肤容易出现干燥、皲裂，并且在手部、耳朵、面颊等暴露部位容易发生冻疮。所以在冬季的护肤品选择中，滋润是最需要给予关注的，霜（乳膏）产品在冬季滋润效果相对有限，建议选择油包水类滋润程度较高的产品，选择温和的清洁产品，尽量避免对皮脂膜的破坏。个人生活中一定要注意保暖，特别是在户外活动的时候，要充分减少寒冷等刺激因素直接接触面部皮肤，对于手足、耳部等部位，可以使用能促进微循环的护肤品，避免冻疮发生。

2. 不同皮肤类型的护肤品选择 不同皮肤类型适用的护肤品也有所差别，护肤品使用不当可能加重皮肤的异常状态，应该在正确分析护肤品特征的基础上，结合个人皮肤特点和具体类型，有针对性地选择护肤品。

（1）干性皮肤的护肤品选择：干性皮肤特点是缺乏油脂，角质层含水量较低，皮肤干燥，容易出现脱屑、皲裂等。选择护肤品应注重避免加重油脂缺乏及降低皮肤含水量，避免使用碱性肥皂洗脸，减少清洁产品的使用；一般建议选择温和不起泡的洁面乳，清洁后使用刺激性小的润肤霜类产品，如有必要，可以使用如橄榄油等的天然油脂。含辛甘醇的护肤品无皂基，具有控油、保湿的作用。含有小分子玻尿酸及乳木果油成分的护肤品可以缓解晒后皮肤干燥、缺水。含有神经酰胺、胆固醇、脂肪酸成分的护肤品可模仿正常皮脂膜成分，具有很强的保湿作用。

（2）中性皮肤的护肤品选择：中性皮肤油脂分泌适度，不油腻也不干燥，是最为理想的皮肤状态，但是中性皮肤人群相对较少。护肤品的选择基本没有太多注意事项，但是需要注意尽量减少护肤品对皮肤的刺激。

（3）油性皮肤的护肤品选择：油性皮肤的皮脂腺分泌旺盛，皮脂不能及时排出，可能和脱落的角质形成细胞结合形成毛囊角栓进一步堵塞毛孔，导致出现微粉刺、粉刺和痤疮等。因此，油性皮肤人群选择护肤品需要注意避免选择可能加重皮脂分泌的护肤品，注意选择有吸油、控油作用或同时含有抑制皮脂腺分泌成分的护肤品。另外需要注意避免使用致粉刺性护肤品，对一些可能堵塞毛孔的护肤品应该注意适当回避，如粉底液、物理防晒剂等。日常护肤可以选择有效调节水油平衡、抑制皮脂腺功能的产品，如含有果酸或水杨酸的洁面产品；含有水杨酸、果酸、金盏花及牛蒡根提取物的护肤品具有调节水油平衡、抑制油脂分泌、收缩毛孔等作用。含有壬二酸、水杨酸成分的爽肤水或乳液和各类微剥脱精华也可以使用。此外，金盏花、牛蒡根、药蜀葵根、常青藤提取物可有效控油、舒缓抗炎，洋甘菊萃取物和维生素B_5也可调节水油平衡。

（4）混合性皮肤的护肤品选择：混合性皮肤包括中性和油性混合、中性和干性混合、油性和干性混合等亚型，主要由面部中央、额部等皮脂分泌旺盛部位和周围皮肤的皮脂分泌程度决定。混合性皮肤是护肤品选择的难点，特别是油性和干性混合性皮肤，皮肤特点反差大，而一般一种护肤品仅针对一个方面，很难有明确的产品能够同时适合油性和干性皮肤。所以混合性皮肤人群的护肤品选择应该根据不同部位的皮肤特点来进行，两种不同区域需要使用不同的护肤品，以改善皮肤状态。

（5）敏感性皮肤的护肤品选择：敏感性皮肤的发生率越来越高，表现为对轻微外界刺激不能耐受，皮肤容易出现红斑、瘙痒、烧灼、紧绷、刺痛等，部分患者完全不能使用护肤品。这类人群的护肤品选择多以"医学护肤品"为主，通过其中添加的镇静、舒缓、抗炎成分的作用，来缓解敏感症状，降低TEWL，协助修复皮肤屏障。

3. 不同年龄段的护肤品选择　人体处于不同年龄阶段时，皮肤生理状态和护肤目标不同，相应针对性的护肤品选择也有各自的特点。

（1）儿童期的护肤品选择：这一阶段部分特应性体质婴幼儿容易出现湿疹、特应性皮炎等表现，部分可能在添加辅食之后加重。此时皮肤干燥、瘙痒、红斑等显著，可以选择侧重于保湿的护肤品。由于婴幼儿时期的皮肤屏障功能尚未发育完善，耐受性较低，不建议使用表面活性剂含量较高的清洁产品。对于儿童来说，其皮肤质地适中、弹性好、色泽光洁，绝大部分为中性皮肤，由于儿童户外活动多，紫外线接触量较大，长期积累之后容易对皮肤产生影响，所以需重视防晒，以尽早开始光老化的预防。绝大部分儿童护肤品以安全为主要卖点，矿物质成分占主体，如凡士林、矿物油、滑石粉、氧化锌粉等。

（2）青少年的护肤品选择：随着儿童进入青春发育期，其皮脂腺分泌也随着体内雄性激素的增多而逐渐增加，于是逐渐表现为油性皮肤，部分人群逐渐出现粉刺、丘疹、脓疱等痤疮的表现，如不积极干预，可能遗留瘢痕，严重影响美观。所以这一阶段的护肤品需着眼于控油、祛痘，同时要避免过度清洁。如皮疹反复发作，须寻求专科医生的帮助。由于青少年经济未完全独立，不提倡使用高档护肤品，能满足护肤需要即可。

（3）中年人的护肤品选择：作为护肤品消费的主要群体，中年人群皮肤主要侧重的问题是色斑、皱纹、皮肤老化、敏感性皮肤等。护肤品的选择要点在于，首先要正确分析个体的皮肤状态，注意对敏感性皮肤的预防和积极治疗，避免其加重；其次要侧重预防光老化，强调防晒霜的合理使用，兼顾UVA和UVB的防护。可使用抗皱护肤品，必要时可使用肉毒毒素、填充剂注射等缓解皱纹。

（4）老年人的护肤品选择：随着年龄增长，老年人皮肤逐渐老化，个体皮肤皮脂分泌减少，导致皮肤保湿性能降低，出现皮肤干燥、水合程度减少，弹性纤维变性伴随胶原嗜碱性改变。此时皮肤容易出现干燥、瘙痒等症状，护肤品的选择要重视滋润、保湿、止痒。在冬季要更加重视，减少洗涤剂的使用，必要时可以使用保湿性能更好的软膏制剂。

4. 皮肤美容技术不同应用场景下的护肤品选择——整全护肤　近年来，皮肤美容技术如激光与光疗、射频与超声、注射等美容项目被广泛地应用于皮肤疾病、肤质改善及年轻化相关治疗。然而，皮肤美容技术可能会对皮肤造成不同程度的损伤，如屏障受损、色素脱失、炎性后色素沉着、色斑加重、瘢痕生成等。整全护肤的概念来源于整体整合医学理念，是指将经临床证实的功效性护肤品与专业美容项目相整合，即在开展皮肤美容技术治疗的各阶段科学使用不同类型的功效型护肤品，以起到协同增效，减少不良反应发生、利于皮肤屏障修复的作用。

开展整全护肤时，需针对患者主诉、病史、面部情况、皮肤客观检测完成诊断，选择适合皮肤美容技术及相应的整全护肤方案。美容项目前，应用保湿、防晒等功效性护肤品居家护理，以优化受试者的皮肤初始状态，预防项目后色素沉着等不良反应的发生。治疗后即刻，可使用具有舒缓、抗氧化等活性成分的功效性护肤品，以改善项目导致的即刻氧化应激及炎症反应。治疗后应用保湿、抗氧化、抗炎等功效性护肤品居家维养，外出时应注意严格防晒，以尽快修复患者皮肤屏障、预防不良反应发生，也可使用美白淡斑、祛皱紧致功效性护肤品，协同增效。

（六）滥用护肤品的不良反应

导致护肤品不良反应的成分非常复杂，理论上任何护肤品的添加成分都有可能引起不良反应，但是常见的引起护肤品不良反应的原料主要包括香料、防腐剂、乳化剂、抗氧化剂、防晒剂、植物添加剂等。香料按其来源有天然香料和合成香料，按其用途分为日用化学品用香料、食用香料和烟草香料。香精由不同种类的香料按照特定比例调配而成，容易引起护肤品变应性接触性皮炎的香料有肉桂醛、肉桂醇、戊基肉桂醛、己基肉桂醛等肉桂醛类衍生物，还有丁子香酚、异丁子香酚、香叶醇、羟基香茅醛、羟基异己基3-环己基甲醛、柠檬醛、法尼醇等化合物，还包括栎扁枝衣提取物、秘鲁香脂、香茅醇、香豆素、薰衣草提取物、衣兰油、玫瑰油、茉莉提取物、檀香油、茶树油等植物萃取成分。容易引起护肤品不良反应的防腐剂有咪唑烷基脲、双咪唑烷基脲、季铵盐-15、DMDM海因、布罗波尔、甲基异噻唑啉酮等。

护肤品接触性皮炎是护肤品不良反应的主要类型，占护肤品不良反应的70%～90%，包括护肤品引起的刺激性接触性皮炎和过敏性接触性皮炎（变态反应性皮炎），其中刺激性接触性皮炎占70%～80%，变态反应性皮炎约为20%。前者是产品对皮肤的一种原发性刺激反应，刺激反应的程度主要与刺激物浓度及接触皮肤时间有关，只要刺激性超出皮肤能够耐受的阈值，任何使用者都可以发病。轻者可仅有面部皮肤烧灼感而无明显异常，重者可出现皮炎表现。皮损局限在使用产品部位，边界清晰，去除刺激物后比较容易痊愈。后者则是由护肤品原料介导的迟发性变态反应，需要多次诱导才能在少数敏感性个体形成致敏状态。变态反应性皮炎的临床表现多种多样，发生在面颈部可表现为亚急性或慢性皮炎，发生在口唇部位可表现为接触性唇炎或慢性唇炎，发生在头皮可表现为急性渗出性皮炎。与刺激性接触性皮炎相比，护肤品变应性皮炎皮损边界不清，容易反复发作，迁延不愈。

护肤品光敏性皮炎是一种由护肤品原料介导的皮肤光毒性反应或光变态反应。我国的监测统计资料及文献报道其发病率占护肤品不良反应的0.3%～1.15%。诊断护肤品光敏性皮炎需要做产品的光斑贴试验。根据发病机制不同，护肤品光敏性皮炎可分为光毒性反应和光变态反应。两者发病前均有日晒的经历，皮损发生在曝光部位，皮疹部位和护肤品使用部位一致。光毒性反应的临床表现类似刺激性接触性皮炎，急性发作时皮损呈鲜红色，红肿较重；光变态反应则类似护肤品变应性皮炎，皮损发生不限于或可超出曝光部位，愈后色素沉着更为明显。护肤品中光感物质可见于防腐剂、色素、香料等组分，防晒类护肤品中的紫外线吸收剂，如羟苯甲酮、对氨苯甲酸（para-aminobenzoic acid，PABA）等也能引起光敏性皮炎。

护肤品皮肤色素异常是指由护肤品引起的面部色素沉着或色素脱失，是护肤品不良反应的常见病变之一。直接由护肤品引起的皮肤色素异常案例不多，多数案例发生在护肤品接触性皮炎或护肤品光敏性皮炎之后或两者同时发生。护肤品色素异常以色素沉着较为常见，多发生于面颈部，文献报道其发病率可达护肤品不良反应的30%左右。祛斑美白类护肤品含有抑制酪氨酸酶活性、影响色素合成的活性成分，如熊果苷、曲酸、维生素C衍生物、甘草提取物等，甚至早期护肤品中还使用氢醌，这些成分在少数情况下可能引起过度色素减退甚至色素脱失。

护肤品痤疮的发病率约占护肤品不良反应的1.7%。由于原发痤疮的存在使护肤品痤疮的诊断存在一定困难。护肤品痤疮可由护肤品对毛囊口的机械性堵塞引起，如不恰当使用粉底霜、遮盖霜、磨砂膏等产品，可引起黑头粉刺或加重已存在的痤疮；护肤品中含有的矿物油组分也可以直接刺激毛囊，造成毛囊皮脂腺炎症。

护肤品毛发损害包括使用染发剂、洗发护发剂、发乳、发胶、眉笔、睫毛油等护肤品后引起的毛发脱色、变脆、脱落等损害。随着美发系列产品的出现及新项目的开展，由护肤品引起的毛发损害案例逐渐增多，可表现为发质的改变和断裂、分叉与脱色、质地变脆、失去光泽等，但是否可引发头发脱落尚有争议。诊断护肤品毛发损害主要根据病史、临床表现及毛干、毛囊的显微镜检查，必要时可进行扫描电子显微镜检查。

第二节　清洁类护肤品

（一）概述

人体皮肤暴露在外界环境中，随时遭受各种外界物质的污染，同时，也是内环境代谢物排出通道。外源污染、内源性代谢产物过度堆积可影响皮肤的健康和美观，因此，清洁类护肤品针对人们的清洁诉求，在日常生活中是应用最广泛的一类护肤品。

清洁类护肤品通过润湿、渗透、乳化、分散等多种作用使污垢脱离皮肤进入水中，经过充分地乳化增溶后，稳定分散于水中，再经水漂洗而去除。优质清洁类护肤品应具备以下特点：①无不良气味，结构精致，稳定性好，使用方便，使用时能软化皮肤，涂抹均匀，无拖滞感；②能迅速除去皮肤表面的各种污垢；③洗浴后能保持或接近正常皮肤pH，对皮肤屏障损伤少，对局部菌群影响小；④用后皮肤不干燥，能保持皮肤光泽润滑。

（二）清洁类护肤品的活性成分及分类

清洁类护肤品按其化学性质主要分为皂类清洁剂和合成清洁剂。

1. 皂类清洁剂　通过形成皂盐乳化皮肤表面污物而发挥清洁作用。由于皂盐成分为碱性，去污力强，皮脂膜容易被清除，使皮肤pH升高，耐受性降低，对皮肤有一定的刺激。

2. 合成清洁剂　是由阴离子、阳离子、两性离子、非离子及硅酮类型的表面活性剂及保湿剂、黏合剂、防腐剂等经人工合成的清洁剂。通过表面活性剂的乳化和包裹等清洁皮肤，同时，配方中添加的保湿剂及润肤剂具有保湿、润肤、降低皮肤敏感性等作用，减轻由表面活性剂导致的皮肤屏障破坏。与皂类清洁剂相比，合成清洁剂性质温和，刺激性明显减小。

同时，洁面清洁产品还可分为洗面奶、卸妆产品、磨砂膏或去角质膏等。

洗面奶包括洁面膏、洁面乳、洁面露、洁面啫喱等。

卸妆产品包括卸妆水、卸妆乳、卸妆油等。卸妆水、卸妆乳用于卸去淡妆，卸妆油用于油彩浓妆。卸妆后还需用洗面奶将卸妆油清除。

磨砂膏是含有均匀细微颗粒的洁肤产品，通过在皮肤上的物理摩擦作用去除老化的角质细胞碎屑。去角质膏或啫喱是利用产品涂搽过程析出黏性胶裹挟老化角质剥脱，促使细胞更新换代，皮肤显得光泽柔嫩，但过频使用会导致皮肤敏感、真皮浅层血管扩张等。建议油性或老化皮肤2～4周使用一次，两种类型产品不要同时使用。

（三）临床应用及使用方法

清洁是护肤中非常重要的一部分。合理选择清洁产品需要在正确分析消费者皮肤特征的基础上进行，油性皮肤人群应选择具有吸油、控油成分的清洁产品，一般选择乳液，中性或偏干性皮肤人群可以使用洁面凝胶，一般不推荐含有磨砂成分的清洁产品，这些产品中的微球摩擦皮肤加重了导致皮肤屏障功能异常的机会。对混合性皮肤人群，清洁产品可以有侧重地使用于偏油性的局部，对周围干性区域可以减少使用或避免使用清洁产品。每天早晚都应清洁一次面部，水温随季节而变化。过冷的水会使毛孔收缩，不利于彻底去掉污垢，过热的水会过度去脂，破坏皮脂膜。尽可能使用清水洁面。根据自身条件、工作和生活环境需要，如使用过防晒剂或粉质、油脂类化妆品等，可以先适当使用卸妆产品，再用洗面奶清洁。

第三节 保湿类护肤品

（一）概述

保湿类护肤品是指能够增加表皮含水量，降低TEWL，帮助皮肤屏障功能恢复，减轻皮肤干燥、脱屑的一类护肤品。其功能不单纯是改善皮肤干燥，对于许多慢性皮肤病如特应性皮炎、银屑病等也有辅助治疗作用；保湿类护肤品还可以与糖皮质激素或光疗联合使用，减少这些治疗引起的不良反应，重建受损的皮肤屏障功能。

（二）保湿类护肤品的活性成分及分类

保湿类护肤品按剂型可分为保湿洗面奶、保湿化妆水、保湿精华、保湿凝露、保湿凝胶、保湿乳液、保湿乳霜及保湿面膜。

根据功效性护肤品活性成分的保湿作用机制不同，可分为如下5类。

1. 吸湿剂 医学护肤品中的吸湿剂能从外界环境和皮肤深层吸收水分，并将水分保存于角质层中，在角质层中形成水梯度样分布。常用的活性成分包括尿素、尿囊素、甘油、蜂蜜、山梨醇、丙二醇等。

2. 封闭剂 能在皮肤表面形成疏水性的惰性油膜，阻止或延缓水分通过皮肤流失，降低TEWL，并促进皮肤深层扩散而来的水分与角质层进一步水合。可以分为生物脂质和非生物脂质两大类：①生物脂质又称表皮脂质类似物，是指表皮角质层脂质的组分，其保湿作用一方面通过外源封包起作用，另一方面可以穿过角质层进入颗粒层细胞的高尔基复合体，与内源的脂质成分一起参与板层小体合成脂质，补充皮肤屏障中的细胞间脂质成分及含量；②非生物脂质是最常用的封包剂，它们不能穿透角质层，仅填充在角质细胞间。形成一个疏水的非双层脂质结构替代原来的脂质双分子层、减少TEWL。常用的活性成分包括凡士林、矿物油、羊毛脂、神经酰胺、亚油酸、硅树脂衍生物、白液状石蜡及三酰甘油等。

3. 润肤剂 能填充在皮肤角质细胞间隙内，可使皮肤表面纹理更加光滑，但对TEWL的改善不明显。进一步可分为保护性润肤剂（如二丙基二油酸）、干性润肤剂（如异丙基棕榈酸盐）、去脂性润肤剂（如蓖麻油、霍霍巴油）和收敛性润肤剂（如聚二甲基硅氧烷）。

4. 与水结合的生物大分子物质 能与游离水结合形成三维网状结构，使游离水变为结合水而不易蒸发散失，并增强皮肤的弹性和支撑度。常见的活性成分包括透明质酸、胶原蛋白、弹性蛋白、甲壳质及一些天然生物大分子物质。

5. 植物活性成分 植物活性成分如青刺果油通过刺激角质形成细胞分泌神经酰胺并提高酸性神经酰胺酶表达，起到主动修复皮肤屏障的功效。

（三）临床应用及使用方法

保湿类护肤品作为外用产品效力持续时间比较短，效果会随着角质细胞正常脱落而消失，因此保湿护肤品的保湿效果是建立在每天重复使用的基础上的，长期坚持使用保湿类护肤品对于恢复皮肤屏障功能，缓解皮肤干燥、鳞屑和瘙痒等症状有效。保湿类护肤品中，化妆水、精华液、凝露、凝胶、啫喱及面膜更注重补充水分，保湿乳液及乳霜同时注重补充皮肤脂质及水分。对于干性皮肤及炎症修复期干燥脱屑的皮肤（如湿疹、银屑病），可以选择含有较高油性原料的产品。大部分人使用保湿类护肤品常规分为早晚两次，一般早晨清洁面部后，使用爽肤水，之后使用面霜，在面霜之后使用防晒产品；在晚上多为面部清洁之后使用爽肤水，随后使用面霜。这样的使用程序并无明显不妥，但是应该根据个人皮肤状态来选择使用次数。干性皮肤人群使用次数可以适当增加，混合性皮肤的干性皮肤区域也可以适当增加使用次数。特别在秋冬季节，增加保湿类护肤品使用频率有助于显著改善肤质。

保湿类护肤品使用之后，特别是爽肤水，应该自行干燥，不赞成使用后拍面部皮肤，这样并不会有助于水分吸收，反而可以作为一种机械刺激。面霜、精华等具有不同的针对性，一般选择使用一种即可。如果为了进一步确保保湿效果，可以先使用精华，随后使用面霜。在保湿滋润类护肤品中，不能忽视面膜的保湿作用和护肤效果，如果皮肤状态干燥、缺水，使用面膜能短期内显著改善缺水状态。

第四节 防晒类护肤品

（一）概述

防晒类护肤品的发展和大气环境中紫外线辐射的增加及人们对紫外线辐射有害影响的深入认识密切相关，随着紫外线辐射引起的多种光生物学效应被人类逐渐认识，为满足人们对防晒用品的迫切需求，防晒类护肤品市场迅速发展，各种各样的剂型和品种应运而生。就产品的防晒效果来看，防晒类护肤品的性能也逐渐提高。防晒类护肤品的剂型变得多种多样，乳化型是防晒剂最常见的类型，防晒类剂原料易于分散，产品基质稳定，更容易制备高SPF值产品，其中油包水型（W/O）耐水性能好，而水包油型（O/W）使用感更好。防晒油皮肤附着性好，防水效果突出，但使用起来比较黏腻。凝胶型防晒剂使用感好，受消费者喜爱。喷雾剂使用方便，感觉清爽，但防晒效果不稳定，耐水性较差。气溶胶型防晒剂如防晒摩丝涂抹面积较大，也无油腻感，摩丝抛射剂蒸发带来凉爽感觉更适合在夏季使用，缺点是在夏季高温中有高压气体泄漏的风险。固体型防晒剂主要见于彩妆如粉饼、粉底、口红等，更容易添加高比例的二氧化钛（TiO_2）、氧化锌（ZnO）。其他粉质原料如滑石粉、云母等也有物理遮挡作用，所以这类产品有较好的防晒效果。

（二）防晒类护肤品的活性成分及分类

防晒剂是利用对光的吸收、反射或散射作用，来保护皮肤免受特定紫外线伤害的物质。国际上已开发出了60多种防晒剂。在中国，批准使用的防晒剂有27种。随着对UV认识加深，新型防晒剂、天然植物萃取的防晒剂及各种防晒增效剂正不断面市。从作用机制上看来，防晒剂可大致分为无机防晒剂、有机防晒剂、抗氧化剂等。

1. 无机防晒剂 又称物理UV屏蔽剂，这类物质主要通过反射、散射日光发挥防晒作用，如TiO_2、ZnO。近年研究发现，无机防晒颗粒具有类半导体性能，其内电子跃迁过程可选择性吸收UV而发挥防晒作用。物理防晒剂防晒谱宽、相对光稳定、不易致敏，适用于敏感人群。缺点是不易涂抹，不透明、影响美观。通常情况下，无机防晒剂颗粒直径越小，可吸收波长越短，作用范围越窄，如纳米化TiO_2具有高折光性和高光活性，透明性好，但反射、散射作用减弱，吸收波长变短。TiO_2颗粒偏大则作用光谱右移，尽管对UV的防护减弱，但同时对可见光和红外线有一定防护作用。

2. 有机防晒剂 又称化学性紫外线吸收剂，这类物质可选择性吸收紫外线紫外辐射的光子，转化成其分子的振动能或热能，从而起到防晒作用。绝大部分有机防晒剂都含有芳香基团，苯环上基团的改变可影响防晒剂的光谱特性。这类物质可选择性吸收UV而发挥防晒作用。吸收UVB的防晒剂主要有水杨酸盐及其衍生物、肉桂酸酯类等；吸收UVA的防晒剂有丁基甲氧基二苯甲酰基甲烷等；对两者兼可吸收的有二苯甲酮及其衍生物等。有机防晒剂质地轻薄、透明感好。传统的有机防晒剂光稳定性不如无机防晒剂，且易透皮吸收、有一定致敏性，可能会导致接触致敏和光致敏作用。近年来，大量新型有机防晒剂上市，这些防晒剂克服了传统有机防晒剂的缺点，通过异构化、微粒化等方式显著提高防晒剂溶解性、光稳定性，且不易透皮吸收，安全有效，备受市场青睐。

3. 抗氧化剂 对日光没有直接吸收或反射作用，但加入化妆品后可提高皮肤抗氧化能力，起到间接防晒作用，包括维生素C/E、β胡萝卜素、金属硫蛋白、超氧化物歧化酶（superoxide dismutase，SOD）、花青素、四氢甲基嘧啶羧酸（ectoin）及甘草、芦荟、绿茶、三七、葡萄籽等众多植物提取物。各类防晒剂各有利弊，为了同时覆盖UVB和UVA，兼顾安全和良好的皮肤使用特性，多数的防晒化妆品都是不同作用机制的原料复配。

除上述剂型外，还有多种抵御紫外辐射的生物活性物质，包括维生素一族及其衍生物如维生素C、维生素E、烟酰胺、β胡萝卜素等；抗氧化酶一族如SOD、辅酶Q、谷胱甘肽、金属硫蛋白（MT）等；植物提取物一族如芦荟、燕麦、葡萄籽萃取物等。这些物质可通过清除或减少氧活性基因中间产物从而阻断或延缓损伤或促进晒后修复，这是一种间接防晒作用。

（三）临床应用及使用方法

防晒是护肤的重要部分之一，应依据不同皮肤类型选择合适的防晒剂。使用防晒类护肤品是最常用最有效的方法，应遵循以下建议，合理地选择和使用。在没有紫外光源的室内活动，不需要使用防晒产品；室内可能受到UV照射的活动（靠窗、接触较强紫外灯光源、强荧光灯、驱蚊灯、娱乐场所的霓虹灯光等），选择SPF15/PA+以内的产品。室外活动要根据所处地区、季节、当日紫外线强度和室外活动时间长短做适当选择，阴天或树荫下的室外活动，选择SPF15～25/PA+～++类产品；直接在阳光下活动，选择SPF25～30+/PA++～+++类产品；高强度紫外线环境，如雪山、海滩、高原等或春末、夏季阳光下活动，使用SPF50+/PA++++类产品；如活动涉及出汗或水下工作，应选择防水抗汗类产品。

干性皮肤在春、夏季及高原地区选用SPF大于30、PA+++的防晒剂；秋冬季节及平原地区人群可选用SPF大于15、PA++的防晒剂，一般选用的剂型为乳剂或霜剂。对于油性皮肤人群，由于物理防晒剂较厚重、易堵塞毛孔，因此，当油性皮肤人群皮肤不敏感时，可选用化学防晒剂，当伴有皮肤敏感时，则选用物理化学防晒剂。春、夏季及高原地区人群选用SPF大于30、PA+++的防晒剂；秋冬季及平原地区人群可选用SPF大于15、PA++的防晒剂，一般选用的剂型为喷雾剂或乳剂。敏感性皮肤人群需要加强防晒，夏季、高原地区的敏感性皮肤人群应选用SPF大于30、PA+++的防晒剂；春、秋、冬季及平原地区敏感性皮肤人群应选用SPF大于20、PA++的防晒剂。

具体使用方法如下。

1. 涂擦时间、剂量与频率 在出门前15分钟涂抹产品。一般产品需每隔2～3小时重复涂抹。以1分硬币大小量产品涂敷于全面部为宜。具体的涂抹时间和频率遵照防晒产品说明书。

2. 部位 全身曝光部位均需涂抹防晒产品。尤其头顶头发稀少、耳郭暴露的人群，要特别注意涂抹。下唇易受日光损伤，要注意使用有防晒功效的唇膏。UV易导致毛发干枯粗糙，失去弹性和光泽，可用防晒摩丝。

3. 清洗 脱离光照射环境可以洗掉防晒产品。一般防晒产品，用清水或洗面奶即可洗净。抗汗防水性产品则需更仔细彻底清洁或借助卸妆产品。清洁后涂擦保湿剂。

第五节 面膜类护肤品

（一）概述

角质层水合状态在皮肤是否健康、美观和有光泽方面发挥重要作用，紫外线暴露、脱水、胶原蛋白流失等也会影响皮肤的细腻程度。面膜是目前较为流行的一种护肤品，使用方便，成分相对较多。一般认为，面膜可以浸润、软化角质层，促进活性成分的渗透，可以改善皮肤角质层水合状态，根据添加成分的不同，可以具有多种功效，如保湿、滋润、营养、改善外观、深层清洁等。

（二）面膜类护肤品的活性成分及分类

1. 面膜的成分 根据不同的功效性有所侧重，主要的成分原料有以下9类。

（1）维生素：能够产生活性氧（ROS）的物质有很多种，有一些是被我们所熟知的，还有一些尚未被完全认识。ROS在细胞内呼吸与生成是皮肤老化的原因之一，维生素是清除ROS的重要的活性物质之一，相比于其他种类的维生素，维生素C、维生素A、维生素E是添加于面膜的主要成分。

维生素C作为抗氧化剂之一，可以积极地帮助消除可对核酸、蛋白质和细胞膜造成损害的ROS。维生素C的水平随着年龄的增长而下降。外用维生素C可提高人体内胶原蛋白Ⅰ和Ⅲ及其加工酶的信使RNA（transfer-messenger RNA，mRNA）水平。据报道，外用维生素C可改善伤口愈合并减少面部皱纹，改善光老化皮肤的外观，并防止紫外线辐射的直接影响。此外，维生素C还可以增加胶原蛋白的合成并有助于防止皮肤老化。

维生素C衍生物，如抗坏血酸棕榈酸酯、抗坏血酸四异棕榈酸酯和抗坏血酸磷酸镁，由于具有更好的稳定性而被用于制药工业。抗氧化剂，如维生素C，可以通过中和单线态氧级联反应而抑制ROS的形成。使用维生素C可能产生轻微的不良反应，如皮肤刺激和由维生素C引起的氧化变化而导致皮肤和衣服发黄，并且可能使毛发发生色素减退，此外还有很少的接触性皮炎相关的报道。同时，维生素C还可以增加真皮乳头层的密度，外用维生素C可以通过部分纠正与衰老过程相关的退化结构变化而产生治疗效果。

皮肤老化会伴随胶原蛋白和弹性蛋白的分解，维生素A_1可以降低胶原酶的水平，调节角质化。视黄醇也可以有效地治疗粉刺，减少皱纹，提高皮肤抵抗紫外线辐射的能力。包含有抗坏血酸、视黄酸、金纳米颗粒和抗皱剂的纳米纤维面膜被制作成干燥面膜的形式，使用过程中添加水分可以使活性成分缓慢释放，从而进一步增加抗氧化剂的稳定性和面膜的保质期。

维生素E有8种类型（如α-生育酚、β-生育酚、γ-生育酚和σ-生育酚等），γ-生育酚水平在人体皮肤中最高。维生素E具有抗氧化剂的作用，同时，它的非抗氧化功能可以保护组织的完整性。维生素E是一种脂溶性非酶抗氧化剂和抗炎剂，可保护皮肤免受氧化应激的不利影响，并清除老化皮肤或光老化过程中增加的自由基。此外，皮肤中的维生素E可以抑制前列腺素E2和一氧化氮的产生，还可以防止晒伤和紫外线B引起的脂质过氧化和水肿。

维生素B_3或烟酰胺也是面膜中经常添加的维生素之一。20世纪70年代，各种临床试验都证实了烟酰胺良好的皮肤渗透性，此后，科学家们一直越来越有兴趣探索烟酰胺的局部作用及其在皮肤护理中的应用，发现其在皮肤中具有多种药物应用，包括抗炎作用、预防光免疫抑制和增加细胞间脂质合成。此外，烟酰胺是一种有效的皮肤美白化合物，可以抑制黑素体从黑素细胞转移到角质形成细胞。

（2）蛋白质：是恢复皮肤活力的有效物质之一。胶原蛋白是皮肤真皮层中最重要的蛋白质之一，会随着年龄的增长而减少，它以肽形式广泛应用于面膜。尽管这种材料被高度宣传并适用于化妆品，但由于其对皮肤上层或角质层的渗透性低，因此在使用中仍存在局限性。它的渗透能力取决于以下因素：物质的理化性质，如分子大小、稳定性、溶解度和酸解离常数、分子氢键基团的数量、皮肤的完整性、厚度和成分、皮肤代谢、面积和使用时间，具有更多氢键和大量大分子的蛋白质对皮肤的渗透性较低。体内生长因子水平在青年时期达到峰值，此后逐渐下降。据推测，皮肤老化与体内细胞因子和生长因子的水平有关。除了胶原蛋白，具有特殊细胞信号机制的生长因子也是药妆行业最常用的添加剂。由于生长因子和某些配方的低渗透性，需要使用适当的载体将这种材料输送到皮肤上。利用生长因子的常见方法之一是使用其脂质体结构，脂质体是一种脂质的球体形式，可以携带小的由于溶解的脂质含量而产生的分子数量在脂质细胞壁中并进入皮肤细胞。任何外用药物或药物应该是脂溶性的，而不是水溶性的，其通过角质层或增强剂的良好皮肤渗透性而被使用。与现有的脂质体结构相比，蛋白质转导结构域（protein transduction domain，PTD）技术显示出更好的渗透性。该技术解决了在脂质体中使用小分子的问题，并使大分子和大分子蛋白质有效地被输送到皮肤中，同时PTD技术也显示出增加皮肤弹性和抗氧化的作用。人或动物源性生长因子的局部应用也可能增加真皮胶原蛋白的合成，这与缓解细纹和皱纹等皮肤老化迹象有关。生长因子成功穿透皮肤角质层并与角质形成细胞上的特定受体结合。Fabi和Sundaram在2014年证明，生长因子与受体结合后，角质形成细胞分泌的生长因子可以刺激成纤维细胞合成生长因子，在真皮中发挥作用。

（3）草本原料：现如今，草药成分因其历史和传统的重要性而在化妆品行业受到高度重视。使用这些物质可以为健康的皮肤提供必需的营养，同时具有抗炎和抗氧化的作用，可以积极影响皮肤的生物功能。

芦荟由多糖、酶、维生素B_2、维生素B_6、维生素C、维生素E、矿物质（硒和锰）及脯氨酸和水杨酸等氨基酸组成，可为受损皮肤提供水分，提高皮肤光滑度和弹性，尤其是对受自由基影响的皮肤。Reveny等对不同浓度的芦荟提取物的配方进行了一项研究，并评估了这种面膜对志愿者皮肤抗衰老作用的有效性。结果表明，增加芦荟提取物的浓度会增加面膜的抗衰老潜力。芦荟表现出多种药理特性，如抗氧化、抗菌、抗癌、免疫调节、促进伤口愈合等特性。芦荟作为传统草药，它还具有消炎、皮肤保湿、抗粉刺和抗过敏作用。2013年，Chandegara和Varshney回顾了不同的加工方法及其对从不同芦荟配方中提取的生物活性成分数量的影响，发现选择有效的方法和适当的采集处理在植物加工过程中也发挥着重要作用，加工不当会降低含活性成分的提取物的数量和质量。同时，这一研究还表明，新鲜芦荟凝胶作为面膜可能更有效，而冷加工是保留有益特性的最佳使用方法。同时，温度也是影响芦荟加工的主要因素之一，尤其是在凝胶提取过程中。但是，在个人护理产品中越来越多地使用天然植物成分也引发了新的安全问题，需要采用类似于植物衍生食品成分的新方法进行安全评估。例如，芦荟可能会引起包括接触性皮炎在内的过敏反应。

红米糠中富含抗氧化剂，如生育酚、生育三烯酚和γ-谷维素，与白米糠相比具有更高的抗氧化活性。绿茶比维生素C和维生素E具有更多的抗氧化特性，这几种物质的组合也具有抗炎、抗癌、抗菌和抗粉刺的特性。欧芹可用于控制皮脂，它含有大量维生素（维生素C、维生素A、维生素B、维生素E、维生素K）、β-胡萝卜素和矿物质（镁、铁、磷、锰、钠、钾、硫和钙）。研究表明，含有浓度为4%的欧芹提取物的面膜可有效控油。

（4）矿物质：黏土、氧化锌、硫、金、铜和银等是可用于面膜的矿物质。硫黄在皮肤病学中以其抗菌、抗真菌和角质溶解特性而闻名。黏土除了其清洁（磨砂）和保湿特性外，还可以有效治疗早期唇部营养不良及减少脂肪团和痤疮，因此被用作药物、美容和包括皮肤调理面膜在内的护肤品的成分。金纳米颗粒和银具有抗菌和抗真菌的特性，同样被用于不同形式的功效性护肤。含有银的新一代面膜在杀菌方面非常有效，有助于缩小皮肤毛孔、预防和治疗痤疮。此外，不同研究表明，氧化锌和铜的纳米颗粒也具有抗菌特性。

（5）蜂蜜：是一种被广泛用于美容治疗的营养丰富的天然物质，其可用于制备洗面奶、皮肤保湿剂、护发素、治疗粉刺，同时还可以促进伤口和溃疡的愈合，也经常作为抗氧化剂、抗菌剂、抗炎剂和抗病毒剂被使用。在化妆品配方中，它发挥润肤、保湿、舒缓和调理毛发的作用，可以保持皮肤年轻，延缓皱纹形成，调节pH，防止病原体感染。

蜂蜜中存在碳水化合物（果糖），18种游离氨基酸、水、钙、铁、锌、钾、磷、镁、硒、铬、锰、蛋白质、酶和维生素，如维生素B_2、维生素B_4、维生素B_5、维生素B_6、维生素B_{11}和维生素C，是产生红细胞的基本元素。蜂蜜通过与油、凝胶和乳化剂或聚合物结合在面膜中使用，使用量从1%到10%不等。此外，最近的体外研究表明，蜂蜜可以减少微生物致病性及逆转微生物抗生素耐药性。

（6）辅酶Q10：辅酶Q10（CoQ10）或泛醌是细胞呼吸中最重要的电子载体，可有效治疗受损和老化的皮肤。皮肤需要各种酶促和非酶促抗氧化复合物，如谷胱甘肽过氧化物酶、SOD和过氧化氢酶及低分子量抗氧化剂，如维生素E异构体、维生素C、谷胱甘肽、尿酸和泛醇等。CoQ10是一种非酶制剂，其作为天然抗氧化剂，可以刺激修复过程，在受损的生物分子积聚导致细胞代谢或活力改变之前将其清除。根据临床研究，辅酶Q10相比于其他元素具有更加有效的抗氧化性，如维生素（维生素A、维生素C、维生素D和维生素B_6）和氨基酸精氨酸、半胱氨酸、蛋氨酸、谷胱甘肽和肉碱等。此外，辅酶Q10和乙醇配方可以促进物质渗透到角质层中。

（7）去角质物质：可以清除表皮凋亡的细胞，清洁肌肤，使毛孔保持干净，帮助改善局部血液循环。最近，含有α-羟基酸（AHA）的产品被广泛销售，并根据浓度被用于不同的目的，如抚平细纹和表面皱纹、改善皮肤纹理和色调、疏通和清洁毛孔及调节pH。最近，β-羟基酸（BHA）或AHA和BHA的组合被用于护肤产品。AHA和BHA都可以作为去角质剂，但它们还有改善皮肤质地的额外效果。直至2004年，FDA网站上报道的AHA的不良反应发生率由高到低包括灼伤、皮炎或皮疹、肿胀、色素变化、水疱或伤口、皮肤脱屑、瘙痒、刺激或触痛、化学灼伤和晒伤加剧。尽管AHA的不良反应在随后的数年中显著降低，但BHA更常被用于化妆品中。BHA的成分是水杨酸或相关物质，如水杨酸盐、水杨酸钠，以及一些天然物质，如柳树提取物、β-羟基丁酸、托品酸、曲索卡酸，偶尔还有柠檬酸。

（8）亮白精华：一些含有亮白活性物质的原料经常和其他原料一起使用来满足消费者的需求。前面提到的维生素C、维生素E、AHA和对苯二酚，是美国治疗面部色素沉着过度的金标准。但是在包括法国在内的所有欧洲国家中，部分亮白剂因有导致癌症的风险而被禁止使用。壬二酸、曲酸和类视黄醇家族成分，如维A酸、阿达帕林、他扎罗汀和异维A酸是医生处方最多的美白因子。壬二酸的脱色活性是由对黑素细胞的抗增殖和细胞毒性作用介导的，其最常见的副作用包括短暂的红斑和皮肤刺激，其特征是脱屑、瘙痒和灼痛，通常在使用2～4周后消退。曲酸作为自由基清除剂和抗氧化剂，可通过抑制黑素前体转化为黑素来降低黑素细胞中的黑素含量。但是，曲酸被发现会引起过敏反应，在临床试验中仅显示出适度的效果，多项临床研究已证明其致敏潜力增加。维A酸家族具有抗炎和加速表皮细胞更新的特性，它们可以分散角质形成细胞色素颗粒，其常见的不良反应包括灼痛、刺痛、红斑、干燥和脱屑。虽然不良反应是可逆的，但维A酸类皮炎本身可能会导致炎症后色素沉着过度，尤其是在黑皮肤的人群中。尽管有上述情况，化妆品行业的大多数人更喜欢使用维生素或天然亮白剂，如黏土和可以改善人体皮肤角化、收缩毛孔、抑制皮脂分泌、提升皮肤亮度的半乳糖酵母菌发酵提取物。

（9）保湿剂：保湿剂含有＜5%的脂质成分，即保湿液、湿润剂、甘油、卵磷脂和丙二醇，这些成分具有亲水性和亲油性，可附着在皮肤上并将水吸入皮肤外层。此外，乙醇酸、透明质酸、透明质酸钠、山梨糖醇、乳酸、柠檬酸和尿囊素与面膜中的保湿剂一起使用，可有助于去除死皮细胞，帮助皮肤保持更多水分，使皮肤更光滑柔软。甘油有助于在细胞间维持皮肤的水分平衡。甘油模仿皮肤的天然保湿因子，它可以显著影响角质层中的水结合物质。保湿产品最多含有25%的脂质。保湿剂提供某些脂质来保护皮肤，脂质只停留在皮肤表面，不会被皮肤吸收，形成透明层，防止水分流失。润肤剂/保湿剂，如油、霍霍巴油、马鲁拉油和乳木果油，可通过在皮肤表面形成油层并截留水分来发挥作用。

2. 面膜分类　根据其不同的表现形式，主要可以分为片状面膜、可冲洗式面膜、凝胶状面膜、泥状面膜等类型。按面膜形式分类，也可分为揭剥式、擦去或水洗式、固化后剥离式及市场主流贴布式面膜等。

（1）片状面膜：是一种经典的面膜类型，较其他面膜更常见。根据品牌的不同，片状面膜含有的常见活性成分包括芦荟、维生素C、珍珠提取物、蜗牛提取物、海藻等。片状面膜可以防止水分快速蒸发，并延长活性成分渗透皮肤的时间。片状面膜的介质一般是纸浆、无纺布或生物纤维，除此之外，还有一些不常用的物质，如铝箔面膜、针织棉面膜、气泡面膜等。

（2）可冲洗式面膜：可冲洗式面膜有不同的类型，如保湿面膜、清洁面膜、洁肤面膜、去角质面膜、蜡质面膜、泥膏面膜等。蜡质面膜通常用于干性皮肤，以调节表皮水合作用水平并限制经皮水分流失。角质层和皮肤表面脂质的水分含量平衡是影响皮肤外观的重要因素，合成材料常用于保湿剂，但仍然有一些不良反应。例如，用作保湿剂的丙二醇会引起过敏反应、荨麻疹和湿疹；凡士林用作润肤剂和封闭剂会导致干燥和缺水等副作用；对羟基苯甲酸酯具有抗菌特性，但会引起过敏反应和皮疹；二乙醇胺用作乳化剂，但会刺激皮肤；二唑烷基脲、咪唑烷基、尿素、苯扎氯铵用作防腐剂，但可能导致接触性皮炎。草本保湿剂由大豆卵磷脂、甘油和芦荟（含芦荟素、芦荟大黄素、芦荟素、氨基酸、酶、维生素）作为保湿剂；三重蒸馏水、小麦和灰镰刀菌作为润肤剂/封闭剂；Cucumis sativus（含二氧化硅，维生素C、叶酸）作为黏合剂/润肤剂；金合欢作为乳化剂；印楝（Neem）作为防腐剂；白檀香（Santalum alba）用于增加香味；玫瑰水具有冷却效果，也可增加香味。草本面膜是一种无过敏、无毒的冲洗型面膜。Grace等用木豆、绿豆、檀香、杏仁、姜黄、玫瑰花瓣和绿茶叶合成了一种草本面膜，可以改善血液循环，使皮肤恢复活力，恢复皮肤弹性。

膏状面膜也是一种可冲洗式面膜，有时称睡眠面膜，成分类似于晚霜，但含有一定量的聚合物成膜剂，具有一定的封闭效果。

（3）凝胶状面膜：凝胶状面膜一般呈透明或半透明的凝胶或胶布状，常用于鼻贴、眼角贴等，主要成分是聚乙烯醇，添加了一定量保湿剂和润湿剂作增塑剂，有保湿、去黑头功能或含有活性成分用于眼角抗皱。

（4）泥状面膜：泥状面膜含黏土类粉末，如高岭土、蒙脱石等，也有天然来源概念的火山泥、盐湖泥等，除封闭、清洁、吸收皮肤多余皮脂作用外，一些天然来源的泥还含有多种矿物质和其他活性成分，具有一定的护肤功效。

（5）软膜粉面膜：软膜粉面膜以粉末为主，通常包含海藻酸盐等高分子，含有钙或镁化合物（如滑石），其余为填充粉末，在用水调制成均匀浆状后涂敷，逐渐成膜（海藻酸钠与镁结合为不溶胶质），可以揭下，水分蒸发时有收缩感。

（6）硬膜粉面膜：硬膜粉面膜主要成分是生石膏，加水后发生水合反应，发热固化后可完整揭下。有时添加薄荷脑、薄荷油、冰片等组分可消除热感。

（三）临床应用及使用方法

面膜作为健康皮肤日常护理的物品之一，不同种类的面膜使用方法不同。

在贴面膜前，首先用温水清洁面部皮肤，防止面膜残留污垢被吸收。清洁面部之后，将面膜轻轻贴敷于面部。一些医生认为，由于皮肤表面细菌数量的增加，片状面膜通常不适合油性皮肤及易长粉刺的皮肤使用。有些滋润型膏状面膜适合干燥皮肤或在秋冬季节气候干燥时使用。使用膏状面膜时一般将其厚涂覆盖于皮肤表面，15～20min后清水冲洗。一些含有高岭土等控油或吸附油脂成分的面膜更适合油性皮肤或易患痤疮人群使用。面膜使用频次没有严格限制，根据自身需求进行选择，一般不建议过度使用。

（编者：李　凯，屈欢欢　审校：谢　恒，刘振锋）

参考文献

蔡丽娇，张少明，方平，2014. 医学护肤品活性成分与应用. 海峡医学，20(8)：108-109.

李利，何黎，刘玮，2015. 护肤品皮肤科应用指南. 中国皮肤性病学杂志，29(6)：553-555.

林娜妹，毛勇进，向琼彪，等，2013. 防晒BB霜的配方研究. 广东微量元素科学，20(4)：63-66.

刘玮，2008. 皮肤屏障功能解析. 中国皮肤性病学杂志，22(12)：758-761.

庞勤，邹菥，何黎，2013. 云南马齿苋提取物的抗炎机制研究. 中华皮肤科杂志，46(1)：58-60.

孙东杰，涂颖，何黎，2013. 滇重楼乙醇提取物对痤疮发病相关菌抑制作用的研究. 皮肤病与性病，35(2)：67-69.

王允贞，2013. 法国健康产品卫生安全局向消费者提出正确使用防晒品的建议. 中国化妆品行业，(13)：82-87.

杨跃飞，2011. 药妆品的核心原料与配方原则. 日用化学品科学，34(11)：8-10.

袁超，谈益妹，杨丽洁，等，2011. 霏丝佳A. I. 对干燥皮肤屏障修复的研究. 中国美容医学，20(11)：1756-1758.

张大维，周成霞，段嘉川，等，2009. 芦荟凝胶对美容激光致皮肤创伤修复作用研究. 中成药，31(8)：1293-1295.

赵婧，谢勇，2012. 复方甘草甜素、他克莫司及雅漾等治疗面部激素依赖性皮炎40例疗效观察. 中国皮肤性病学杂志，26(8)：764-766.

仲少敏，Lee HK，Yeon JH，等，2010. EGCG护肤品对女性面部皮肤的抗老化作用. 中国皮肤性病学杂志，24(2)：183-185.

Bassetti A，Sala S，2005. The Great Aloe Book. Trento：Zuccari Pty Ltd，95-155.

Boyce ST，Supp AP，Swope VB，et al，2002. Vitamin C regulates keratinocyte viability，epidermal barrier，and basement membrane in vitro and reduces wound contraction after grafting of cultured skin substitutes. J Invest Dermatol，118(4)：565-572.

Burlando B，Cornara L，2013. Honey in dermatology and skin care：a review. J Cosmet Dermatol，12(4)：306-313.

Chandegara V，Varshney AK，2013. Aloe Vera L. processing and products：A review. Int J Med Arom Plants，3(4)：492-506.

Cheeseman K，Slater T，1993. An introduction to free radical biochemistry. Br Med Bull，49(3)：481-493.

Das S，Mishra B，Gill K，et al，2011. Isolation and characterization of novel protein with anti-fungal and anti-inflammatory properties from Aloe vera leaf gel. Int J Biol Macromol，1(48)：38-43.

Fabi S，Sundaram H，2014. The potential of topical and injectable growth factors and cytokines for skin rejuvenation. Facial Plast Surg，30：157-171.

Farris PK，2009. Cosmetical vitamins：vitamin C//Cosmoceuticals procedures in cosmetic dermatology. Draelos ZD，Dover JS，Alam M eds. New York：Saunders Elsevier，51-56.

Fathi-Azarbayjani A，Qun L，Chan YW，et al，2010. Novel vitamin and gold - loaded nanofiber facial mask for topical delivery. AAPS Pharm Sci Tech，11(3)：1164-1170.

Ferreira M，Teixeira M，Silva E，et al，2007. Allergic contact dermatitis to Aloe vera. Contact Dermatitis，57(4)：278-279.

Fujiwara Y，Sahashi Y，Aritro M，et al，2004. Effect of simultaneous administration of vitamin C，L-cysteine and vitamin E on the melanogenesis. Biofactors，21（1-4）：415-418.

Gehring W，2004. Nicotinic acid/niacinamide and the skin. J Cosmet Dermatol，3（2）：88-93.

Gensler HL，1997. Prevention of photoimmunosuppression and photocarcinogenesis by topical nicotinamide. Nutr Cancer，29（2）：157-162.

Gentine P，Bourel Bonnet L，Frisch B，2013. Modified and derived ethanol injection toward liposomes：development of the process. J Liposome Res，23（1）：11-19.

Godic A，Poljšak B，Adamic M，et al，2014. The role of antioxidants in skin cancer prevention and treatment. Oxid Med Cell Longev，2014：860479.

Gorouhi F，Maibach H，2009. Role of topical peptides in preventing or treating aged skin. Int J Cosmet Sci，31（5）：327-345.

Gupta A，Nicol K，2004. The use of sulfur in dermatology. J Drugs Dermatol，3（4）：427-432.

Hakozaki T，Minwalla L，Zhuang J，et al，2002. The effect of niacinamide on reducing cutaneous pigmentation and suppression of melanosome transfer. Br J Dermatol，147（1）：20-31.

Humbert P，Haftek M，Creidi P，et al，2003. Zahouani H Topical ascorbic acid on photoaged skin. Clinical，topographical and ultrastructural evaluation：double - blind study vs. placebo. Exp Dermatol，12（3）：237-244.

Jansen R，Osterwalder U，Wang SQ，et al，2013. Photoprotection：part Ⅱ. Sunscreen：development，efficacy，and controversies. J Am Acad Dermatol，69（6）：867.

Jiang Q，Christen S，Shigenaga MK，et al，2001. Gamma - tocopherol，the major form of vitamin E in the US diet，deserves more attention. Am J Clin Nutr，74（6）：714-722.

Kapoor VP，2005. Herbal cosmetics for skin & hair care. Nat Prod Rad，4（4）：306-314.

Kligman AM，2005. Introduction：what is cosmeceuticals cosmeceuticals. Philadelphia：Elsevier Saunders.

Knott A，Achterberg V，Smuda C，et al，2015. Topical treatment with coenzyme Q10-containing formulas improves skin's Q10 level and provides anti oxidative effects. Biofactors，41（6）：383-390.

Lee M，Kim HS，Cho A，et al，2014. The effects of essence-formed cosmetic ingredients containing the galactomyces ferment filtrate on skin improvements in keratinization，pores，sebum excretion，brightness and acne. Kor J Aesthet Cosmetol，12（1）：77-84.

Leveque N，Robin S，Makki S，et al，2003. Iron and ascorbic acid concentrations in human dermis with regard to age and body sites. Gerontology，49（2）：117-122.

Liu Y，He L，Mustapha A，et al，2009. Antibacterial activities of zinc oxide nanoparticles against Escherichia coli O157：H7. J Appl Microbiol，107（4）：1193-1201.

Marin S，Vlasceanu GM，Tiplea RE，et al，2015. Applications and toxicity of silver nanoparticles：a recent review. Curr Top Med Chem，15（16）：1596-1604.

McLoone P，Warnock M，Fyfe L，2016. Honey：a realistic antimicrobial for disorders of the skin. J Microbiol Immunol Infect，49（2）：161-167.

Millikan L，2001. Cosmetology，cosmetics，cosmeceuticals：Definitions and regulations. Clin Dermatol，19：371-374.

Molan P，Betts J，2000. Using honey dressings：the practical considerations. Nurs Times，96（49）：36-37.

Nachbar F，Korting H，1995. The role of vitamin E in normal and damaged skin. J Mol Med，73（1）：7-17.

Narayanan B，Prabhu S，2017. A review on biological properties of aloe vera plant. Int J Innov Res Sci Technol，3（90）：2349-6010.

Nilforoushzadeh MA，Amirkhani MA，Zarrintaj P，et al，2018. Skin care and rejuvenation by cosmeceutical facial mask. J Cosmet Dermatol，17（5）：693-702.

Nirvesh C，Girish CS，Prajapati SK，2015. Nanotechnology：an advance tool for nano - cosmetics preparation. Int J Pharma Res Rev，4（4）：28-40.

Nohynek GJ，Antignac E，Re T，et al，2010. Safety assessment of personal care products/cosmetics and their ingredients. Toxicol Appl Pharmacol，243（2）：239-259.

Nusgens B，Humbert P，Rougier A，et al，2001. Topically applied vitamin C enhances the mRNA level of collagens Ⅰ and Ⅲ，their processing enzymes and tissue inhibitor of matrix metalloproteinase 1 in the human dermis. J Invest Dermatol，116（6）：853-859.

Nusgens BV，Humbert P，Rougier A，et al，2002. Stimulation of collagen biosynthesis by topically applied vitamin C. Eur J Dermatol，12（4）：32-34.

Osterwalder U，Sohn M，Herzog B，et al，2014. Global state of sunscreens. Photodermatol Photoimmunol Photomed，30（2-3）：62-80.

Ramachandra C，Rao PS，2008. Processing of aloe vera leaf gel：a review. Am J Agric Biol Sci，3（2）：502-510.

Robinson M，Visscher M，Laruffa A，et al，2010. Natural moisturizing actors（NMF）in the stratum corneum（SC）. I. Effects of lipid extraction and soaking. J Cosmet Sci，61（1）：13-22.

Rusmadi SZ，Syed Ismail SN，Praveena SM，2015. Preliminary study on the skin lightening practice and health symptoms among female students in Malaysia. J Environ Public Health，2015：591790.

Sachs DL，Voorhees JJ，2014. Vitamin A：retinoids and the treatment of aging skin// Cosmeceuticals and cosmetic practice. Farris PK ed. New York: Wiley, 81-93.

Sahasrabuddhe S, 2015. Parsley leaf extract as an oil controller in peel off mask. Int J Pharm Chem Bio Sci, 5(4): 770-774.

Sambandan DR, Ratner D, 2011. Sunscreens: an overview and update. J Am Acad Dermatol, 64(4): 748-758.

Sandeep K, Nisha S, Shweta A, 2012. Green tea polyphenols: versatile cosmetic ingredient. Int J Adv Res Pharm Biosci, 1(3): 348-362.

Sauermann K, Jaspers S, Koop U, et al, 2004. Topically applied vitamin C increases the density of dermal papillae in aged human skin. BMC Dermatol, 4(1): 1-6.

Shaath NA, 2010. Ultraviolet filters. Photochem Photobiol Sci, 9(4): 464-469.

Shindo Y, Witt E, Packer L, 1993. Antioxidant defense mechanisms in murine epidermis and dermis and their responses to ultraviolet light. J Invest Dermatol, 100(3): 260-265.

Shivanand P, Meshya N, Viral D, 2010. Herbs play an important role in the field of cosmetics. Int J Pharm Tech Res, 2(1): 632-639.

Suhery WN, Anggraini N, 2016. Formulation and evaluation of peeloff gel masks from red rice bran extract with various kind of base. Int J PharmTech Res, 9(12): 574-580.

Swinnen I, Goossens A, 2011. Allergic contact dermatitis caused by ascorbyl tetraisopalmitate. Contact Dermatitis, 64(4): 241-242.

Telang PS, 2013. Vitamin C in dermatology. Indian Dermatol Online J, 4(2): 143-146.

Traikovich SS, 1999. Use of topical ascorbic acid and its effects on photo damaged skin topography. Arch Otorhinol Head Neck Surg, 125(10): 1091-1098.

Tuong W, Kuo S, Sivamani RK, 2015. Photoprotective effect of botanicals and vitamins: a systematic review of clinical trial. J Dermatol Treat, 26(6): 1-13.

Usman M, El Zowalaty ME, Shameli K, et al, 2013. Synthesis, characterization, and antimicrobial properties of copper nanoparticles. Int J Nanomedicine, 8: 4467-4479.

Wang X, Li ZX, Zhang D, 2014. A double-blind, placebo controlled clinical trial evaluating the efficacy and safety of a new skin whitening combination in patients with chloasma. J Cosme Dermatol Scienc Appli, 2014: 92-98.

Yaghoobi R, Kazerouni A, Kazerouni O, 2013. Evidence for clinical use of honey in wound healing as an anti-bacterial, anti-inflammatory antioxidant and anti-viral agent: a review. Jundishapur J Nat Pharm Prod, 8(3): 100-104.

Yoshida E, Watanabe T, Takata J, et al, 2006. Topical application of a novel, hydrophilic gammatocopherol derivative reduces photoinflammation in mice skin. J Invest Dermatol, 126(7): 1633-1640.

Zeb Shah T, Ali AB, Ahmad Jafri S, et al, 2013. Effect of nicotinic acid (vitamin B3 or Niacin) on the lipid profile of diabetic and nondiabetic rats. Pak J Med Sci, 29(5): 1259-1264.

Zheng Y, Wan M, Chen H, et al, 2013. Clinical evidence on the efficacy and safety of an antioxidant optimized 1. 5% salicylic acid (SA) cream in the treatment of facial acne: an open, baseline - controlled clinical study. Skin Res Technol, 19(2): 125-130.

第六章　美容皮肤科学进展

皮肤和身体其他器官一样，随着时间的推移逐渐会出现组织结构老化及功能衰退的情况，而整个人群对健康、年轻、美丽的追求促进了美容皮肤科学的进展，尤其是面部皮肤的抗衰治疗方法受到大家的关注。目前针对皮肤老化主要是加强日常护肤，选择合适的护肤品，纠正不良的生活习惯，适时地选择合适的治疗方法以明显延缓衰老的发生，如功效性护肤品、化学剥脱、光子嫩肤、点阵激光，调Q激光、射频、微针、肉毒毒素治疗、填充注射、手术等方案单独或者联合使用改善肤色、肤质、松弛下垂的情况。

生物医学的发展更是为皮肤美容展开了更为广阔的前景，应用于皮肤科学的再生医学技术、干细胞、生长因子、基因工程等为皮肤修复及年轻化治疗提供了新的理念和新的选择，其中部分已应用于临床且提高了疗效和求美者的满意度，但新技术的应用需符合《生物医学新技术临床应用管理条例》，以及坚持不懈地研究以提高安全性，避免不良反应。本章主要内容包括再生医学及干细胞技术的发展现状、干细胞在皮肤美容领域的应用及前景、面部皮肤老化表现以及年轻化治疗方案。

第一节　再生医学与干细胞美容

一、再生医学与皮肤美容

（一）再生医学概述

随着循证医学、个体化治疗模式向精准医学的进一步发展，现阶段皮肤科学在治疗领域上已与激光美容医学、皮肤外科学完美融合，形成自己独特的发展模式。随着科学技术的日新月异，皮肤科学未来发展趋势极有可能会与再生医学有机结合，从而促进了皮肤再生医学的产生与发展，进一步弥补和解决了当前和未来皮肤科学在某些治疗与修复重建领域的局限与不足。

再生医学（regenerative medicine，RM）是指功能无法自行恢复的受损组织和（或）器官通过临床治疗获得结构的重建与功能的恢复，其结合细胞和分子生物学、材料科学和组织工程学的原理促进细胞、组织或器官的内源性愈合、更替或再生，从而使受损组织和（或）器官恢复原有功能；通过使用细胞、天然或人工支架材料、生长因子、基因编辑技术或上述元素的组合来支持组织的自然再生修复的过程。

目前，皮肤再生医学技术主要包括以下几个方面：

1. 干细胞　生物体的组织、器官中存在一定数量的干细胞，以维持其再生或者参与损伤后的组织修复。干细胞是一类具有多向分化潜能和自我更新特点的增殖速度缓慢的原始细胞，可以广泛运用于医学发展的各个领域，包括皮肤损伤修复、组织再生及皮肤年轻化等方面。关于干细胞在皮肤美容方面的应用及进展将在本章后半部分单独介绍。

2. 细胞外囊泡（extracellular vesicle，EV）是由细胞释放的各种具有膜结构的囊泡结构的统称。根据其直径不同，可分为4个亚群：外泌体（exosomes）、微粒（microvesicles/ectosomes）、凋亡小体（apoptotic body）和癌小体（oncosomes）。外泌体直径为50～150nm；微粒也称核外颗粒体，直径为100～1000nm；凋亡小体是细胞凋亡过程中产生的直径为50～5000nm的囊泡；癌小体是最新发现的类别，直径为1～10μm，已在癌细胞中观察到。其中，外泌体是目前美容领域研究的热点。

外泌体是一种直径介于50～150nm的亚细胞双层膜囊泡，其形成于内涵体小室，在与细胞质膜融合过程中释放到细胞外环境参与细胞间信息交流。外泌体可被绝大多数细胞分泌或胞吞，且存在于几乎所有体液之中，包括血液、尿液、唾液、乳汁、脑脊液、腹水、羊水、汗液及月经血中。外泌体通过胞吞、胞吐及膜融合的方式进入细胞，将其活性物质（如蛋白质、DNA、RNA等）释放至宿主胞质溶胶调控细胞生理功能；也可结合胞膜受体激活相关信号通路调控细胞功能，实现非细胞化再生医美治疗。近年来，间充质干细胞外泌体（MSC-Exos）由于生物学功能与原始干细胞相似，但其更加稳定，免疫原性更低，免疫调节和再生功能逐渐引起研究人员的重视，体内外实验均显示出抗炎、抗衰老和创面愈合的作用，因此MSC-Exos在皮肤美容领域备受关注。

3. 富血小板血浆（platelet-rich plasma，PRP） 是血小板超过生理浓度的自体血浆溶液，PRP血小板浓度是初始血浆的3～5倍。PRP不含干细胞，而是自体血浆浓缩血小板，包含大于800余种生物活性物质，其再生潜能主要归因于血小板释放的各种生长因子，如血小板源性生长因子（platelet derived growth factor，PDGF）、转化生长因子（transforming growth factor，TGF）、血管内皮生长因子（vascular endothelial growth factor，VEGF）、碱性成纤维细胞生长因子（fifibroblast growth factor-b，FGF-b）和表皮生长因子（epidermal growth factor，EGF）等，通过上调与细胞增殖、分化、血管生成及细胞外基质合成相关基因的表达，以及通过刺激细胞活化和巨噬细胞趋化，上调胶原蛋白合成，最终实现组织再生修复。目前，PRP已被用于创面愈合、皮肤再生（改善皱纹）、脱发和痤疮瘢痕的治疗。

4.组织工程再生材料 近年来，国内的多家高等院校、科研院所与医疗机构也相继在组织工程化皮肤的研究中进行了探索与尝试，取得了积极的成果。组织工程皮肤构建的关键是设计能够有效支撑皮肤组织再生修复行为的皮肤再生支架，且支架应该具有无毒、无明显的免疫和炎症反应、可控的降解性能、良好的支持组织再生和修复的能力，以及适宜的物理机械性能，相关机构利用聚乙醇酸（PGA）、壳聚糖、人成纤维细胞、表皮细胞、胶原等原材料，相继构建出了不同的皮肤再生产品，并结合组织工程皮肤的关键问题和皮肤支架的设计思路两方面，在组成仿生型皮肤支架、结构仿生型皮肤支架、活性功能型皮肤支架、支持附属器官的皮肤支架、支持干细胞的皮肤支架等方向上取得了一定的成果。

目前纳米技术、基因技术、先进制造技术及干细胞技术的发展日新月异，针对组织工程皮肤发展的关键科学问题，将传统皮肤支架制备技术与各种先进技术相结合，设计具有类皮肤组成和微纳结构，具有诱导和调控皮肤再生修复活性，且支持附属器官再生和干细胞生长的新型皮肤再生支架，是组织工程皮肤再生支架的未来发展方向。

（二）再生医学在美容皮肤科中的应用现状及进展

1. 皮肤抗衰与年轻化 皮肤老化是一个复杂的生物学过程，主要是由于内在因素如遗传造成的随年龄增长的老化，以及外部因素如紫外线辐射造成的光老化。研究表明，人脐带间充质干细胞（huaman umbilicalcord-derived mesenchymal stem cell，hUCMSC）有助于皮肤再生和年轻化，hUCMSC作为Wnt/β-连环蛋白（Wnt/β-catenin）信号通路的“加速器”来修复受损的皮肤组织，且可通过调节Yes相关蛋白（Yes-associated protein，YAP）磷酸化来调控皮肤再生，另外，hUCMSC可通过调节胶原蛋白和弹性纤维的合成和转运来恢复皮肤的活力。CO_2点阵激光术后联合外用hUCMSC培养上清液，可有效改善术后红斑现象，且联合治疗可提高激光的疗效。

脂肪干细胞（adipose-derived stem cell，ADSC）具有增殖和分化的潜力，并保持向中胚层来源细胞分化的潜能，ADSC所构建的真皮骨架具有100%的组织相容性。研究发现，过表达VEGF的ADSC不仅可以保护皮肤免受紫外线引起的损伤，还能改善紫外线辐射损伤引起的皮肤光老化。有研究发现，过表达的热休克蛋白70的ADSC可显著增加毛细血管密度和脂肪细胞数量，提高脂肪移植物在体内存活率；短链脂肪酸丁酸与ADSC共培养可明显增加ADSC成脂分化，增加皮下脂肪层厚度；适宜的线粒体活性氧预处理可以提高ADSC促血管生成的潜力。因此，可通过合理的联合方案从多方面提高ADSC移植的疗效。ADSC培养液、脂肪组织提取物及Exos等作为无细胞衍生物也在皮肤美容方面发挥着重要的作用，通过促进细胞增殖，迁移，血管生成及抑制细胞凋亡，抑制炎症反应，促进成纤维细胞的增殖和迁移，促进胶原蛋白合成，抑制弹性纤维变性，进而促进皮肤年轻化。对亚洲人群双侧面颊的随机对照研究发现，大于70%的患者使用ADSC蛋白质提取物后面颊的皱纹、紧致度、弹性、水分、肤色和光泽度等均可出现明显改善，且未见明显不良反应。脂肪干细胞外囊泡（ADSC-EV）可加速真皮成纤维细胞和角质形成细胞的迁移和增生。人羊膜上皮细胞外泌体（human amniotic epithelial cell-exosome，hAECs-Exo）可改善真皮层组织结构，原有不规则组织结构在治疗后更接近正常的皮肤结构。ADSC-Exo在创面愈合早期，通过促进Ⅰ型和Ⅲ型胶原蛋白的合成来加速愈合，但在愈合后期，其会抑制胶原蛋白的合成从而预防瘢痕形成。

PRP也可有效促进皮肤年轻化，75%的临床医生和62.5%的患者使用临床评价量表评价PRP抗衰的疗效均为良好或显著。基于光老化评分发现，PRP治疗较生理盐水治疗受试者自我评分（细纹及较粗的皱纹）出现显著改善。另有研究发现，患者接受PRP治疗后，皮肤整体外观、紧致度和皱纹均有所改善，但色斑未见显著性差异。CO_2点阵激光改善皮肤年轻化及萎缩性瘢痕治疗时，联合PRP可降低激光不良反应的程度和持续时间，并提高预期的治疗效果。此外，脂肪填充用于面部年轻化时，联合PRP可维持移植物的组织容量，改善皱纹及眶周色素沉着。临床试验发现，贫血小板血浆（PPP）富含纤维蛋白和凝血蛋白，有改善眼眶下色素沉着的效果，且PPP凝胶要优于PRP。

另有研究发现，诱导性多功能干细胞外囊泡（induced pluripotent stem cell-extracellular vesicle，iPSC-EV）可恢复真皮老化成纤维细胞的功能，预处理的真皮成纤维细胞可对抗中波紫外线（UVB）引起的光老化。MSC-Exo可降低UV导致的皮肤损伤中氧化应激诱导的皮肤损伤。骨髓间充质干细胞（BM-MSC）可用于紫外线诱导皮肤光老化的治疗。局部注射自体成纤维细胞可有效治疗皱纹和痤疮萎缩性瘢痕。角质形成细胞被用于治疗局部、较深的皮肤全层烧伤；角质形成细胞移植后分化为成熟的上皮细胞，促进损伤后修复。

2. 毛发再生　再生医学技术可通过诱导毛囊再生来治疗脱发，对于脱发的治疗具有很好的临床应用价值。毛囊细胞移植治疗是从毛囊中提取到毛乳头细胞，再经过体外细胞的培养后移植到皮肤中诱导毛囊的新生并促进毛发生长，已被用于治疗雄激素性脱发（androgentic alopecia，AGA）及女性弥漫性脱发。此外，毛囊的隆突部细胞具有分化为毛囊间表皮、毛囊和皮脂腺结构的能力，隆突部干细胞可再生培养出毛囊上皮和小叶间表皮，可用于构建完整的毛囊结构。

Exo也是一种很有前途的AGA新疗法，研究发现Exo疗法可以使头发生长良好，而且无明显不良反应；真皮乳头（dermal papilla，DP）细胞来源的Exo可促进DP细胞的增殖，增加人毛囊轴的长度，局部注射诱导毛囊进入生长期，促进毛发的生长和再生。ADSC分泌的生长因子（如FGF、VEGF和PDG）可提高毛囊细胞的活力，ADSC培养液中的细胞因子，如FGF、VEGF、PDGF及胰岛素样生长因子（insulin-like growth factors，IGF）等可显著提高患者头发的密度和直径；与治疗前相比，使用微针辅助给药3个月后头发的直径和密度均出现显著性改善，提示ADSC培养液对脱发同样具有治疗作用；ADSC培养液也可通过调节细胞周期和诱导头发周期的生长期来促进头发的生长，达到治疗脱发的目的。

PRP对毛发的生长、再生具有促进作用，其至少含有FGF、PDGF、IGF-1、VEGF和EGF等其他生长因子，其中b-EGF可促进毛囊发育，IGF-1可促进毛囊细胞活力、增殖和迁移，前列腺素E_2（prostaglandins E_2，PGE_2）可刺激毛囊中毛发的生长，PGE_2及其类似物可促进毛囊从休止期向生长期的转变。PRP可通过作用于毛乳头细胞，促进新的毛发生长，增加毛发密度，同时具有促进毛发再生的作用。PRP可联合其他治疗方法，如联合外用（米诺地尔）或口服治疗（非那雄胺），会提高治疗效果。PRP对于不同性别AGA患者的效果存在差异；PRP可显著增加男性患者头发的密度和直径，但PRP只显著增加了女性患者头发的直径，头发密度改善不明显。脂肪组织的衍生物基质血管成分（stromalvascular fraction，SVF）联合PRP治疗AGA被报道比SVF单独治疗的效果更好。

另有研究发现，BM-MSC可以通过抑制斑秃的相关基因（如*IFNG*、*CXCL9*、*NKG2D*和*CXCL10*等）表达，来促进斑秃皮损处毛发的恢复。hUCMSC可显著抑制地塞米松诱导的毛发退化，显著增加毛囊的重要组成细胞人毛乳头细胞和HaCaT细胞的增殖，并诱导与上调毛发再生的相关蛋白的表达。毛囊细胞上清液培养hUCMSC，可诱导其分化为毛囊细胞，进一步证明hUCMSC治疗脱发的可行性。

3. 瘢痕 再生医学技术治疗痤疮萎缩性瘢痕时可以联合微针来改善功效成分的皮肤渗透率，经微针联合使用羊水间充质干细胞（amniotic flfluid-derived mesenchymal stem cell，AF-MSC）培养液治疗痤疮萎缩性瘢痕发现，联合治疗可获得更好的疗效，经临床研究进一步证明微针联合PRP治疗痤疮萎缩性瘢痕比单用微针或单用PRP治疗效果更加明显；PRP也可联合皮下分离术治疗痤疮萎缩性瘢痕，联合治疗比单独PRP治疗更有效，不良反应更轻。PRP也可联合曲安奈德治疗瘢痕疙瘩，治疗结果同样比曲安奈德单独治疗效果更好。

增生性瘢痕是组织对损伤的过度响应，导致纤维异常增生的结局。研究发现，增生性瘢痕纤维组织与ADSC共培养后，ADSC培养液能够下调细胞外基质相关的基因和蛋白质的表达，细胞增殖被显著的抑制，说明ADSC培养液可抑制纤维组织的异常增生，从而治疗增生性瘢痕。

（三）存在的问题和展望

再生医学技术在皮肤美容领域具有较好的治疗效果及应用前景，但是部分技术还处于初期的阶段，存在着一定的潜在风险，如干细胞的排斥反应、超敏反应、与其他干细胞发生交叉污染及不可控增殖产生肿瘤的潜在风险；干细胞在体内对众多宿主细胞影响机制的细节还不够明确，且对于常用干细胞的提取、制备和使用等方面没有相应的标准指南来规范，这更加限制了干细胞临床使用的安全性。现在的研究认为，皮肤干细胞是皮肤再生的主要资源，但使用动物血清培养干细胞，可传播动物源性病原微生物感染，异体干细胞移植可能存在疾病传染风险，基因转染的干细胞存在恶变可能，尤其是采用病毒载体进行转染时。

基于上述问题，科学家转而关注去细胞化技术在再生医美领域的应用，研究最多的是PRP和Exos。既往有接受腓肠肌PRP注射后患者发生局部感染和溃疡的报道，但PRP注射在皮肤美容领域未见严重不良反应的报道。使用PRP时会出现一些轻微、短暂的不良反应，未见报道继发瘢痕及炎症后色素沉着的现象，少数案例注射后会出现疼痛、烧灼感及轻微红斑，一般持续数分钟至1小时，临床应用PRP非常安全。Exos的质量直接决定其临床应用的有效性及安全性。国际胞外囊泡协会（International Society for Extracellular Vesicles，ISEV）及药品生产质量管理规范均制订了Exos质量控制的相关规定。毒理学实验系统阐述了ADSC-Exos的毒理学特性，ADSC-Exos在皮肤致敏试验中被归类为潜在的非致敏剂，眼部刺激试验中被归类为非致敏剂，皮肤刺激试验中被归类为皮肤非致敏剂，光毒性试验或急性口服毒性试验中均未诱导出毒性，该研究说明ADSC-Exos局部应用的安全性，且在毒理学测试中未发现不良作用。

与此同时，Varkey等提到了针对皮肤再生和修复的另一种前沿技术，即三维生物打印技术（3-dimensional bioprinting）。该技术通过计算机辅助（computer aided design，CAD）技术，将活细胞包括胚胎干细胞（embryonic stem cell，ESC）等沉积在水凝胶支架上，再根据实际情况使所需组织或器官成分模式化进而促进复合组织结构形成。三维生物打印技术实际上可以在体内或体外进行，通过对不同CAD文件的恰当更换，让所需的生物材料在支架上层层叠加，最终完成来自不同需求的个性化治疗。

目前的基础和临床数据说明需要更多的实验、试验及数据来更加全面认识再生医学技术在医学美容领域的应用，争取做到更加精准的治疗；且需要更多的基础与临床数据来确定各种技术手段的适应证与禁忌证，以达到更加准确且安全的临床应用，从而获得更好的预期治疗效果，同时尽量避免不良反应的发生。

（编者：坚　哲；审校：艾　菁，刘振锋）

二、干细胞美容

国家大健康产业的提出，促进了再生医学和抗衰老医学的兴起。干细胞作为再生医学的范畴之一，有来源广泛、取材容易、体外增殖稳定和免疫原性低等特点，因此在皮肤美容领域具有一定的优势。目前，人类胚胎干细胞已成功地在体外培养，已有研究证实多能干细胞可分化为表皮细胞和真皮细胞，为以组织移植为主要治疗方法的整形美容增加了新的手段，并且多种组织工程皮肤产品已获得美国FDA批准；例如，美国Osiris Therapeutics公司推出的Grafix® 是获FDA批准的含间充质干细胞（mesenchymal stem cell，MSC）的促进伤口愈合产品，可适用于多种急慢性伤口，包括烧伤和大疱性表皮松解症等。

（一）概述

根据个体发育过程中出现的先后次序不同，干细胞可以分为胚胎干细胞（embryonic stem cell，ES细胞）和成体干细胞（adult stem cell）。根据各种干细胞的分化潜能不同，干细胞又被分为全能干细胞、多能干细胞和专能干细胞。全能干细胞能分化成人体的各种细胞，从而形成各种组织和器官，最终发育成为一个完整的生物体，如受精卵和其分裂产生的子细胞。多能干细胞虽然有能够分化成多种组织的潜能，但已经失去了发育成完整个体的能力，如间充质干细胞。由多能干细胞分化而成的专能干细胞，只能向一种类型的细胞分化，如肝脏干细胞等。常用干细胞的表面标志物见表6-1-1。

表6-1-1　常用干细胞的表面标志物

干细胞	表面标志物
间充质干细胞	阳性表达：CD49d、CD73、CD90和CD105等 阴性表达：CD14、CD34、CD45或CD11b、CD79a或CD19和HLA-DR
骨髓间充质干细胞	阳性表达：整合素（CD29、CD49、LFA-3），免疫球蛋白超家族（CD54、CD102），血管细胞黏附分子（CD44、CD106、CD166）等 阴性表达：几乎所有造血细胞表面标志物（CD34、CD14、CD45等）
脐带间充质干细胞	典型的间充质干细胞表面标志物表达特点 阳性表达：CD29、CD44、CD105、CD166、OCT- 4和c-myc 阴性表达：CD14和CD34
脂肪来源干细胞	与骨髓间充质干细胞相似 阳性表达：基质细胞相关标志物（CD29、CD44）、间充质细胞标志物（CD73、CD90）等 阴性表达：CD49d、造血源性细胞标志物、内皮细胞标志物、MHC Ⅱ相关蛋白HLA-DR等
胚胎干细胞	SSEA-3、SSEA-4、TRA-1-60、TRA-1-81、TRA-2-49/6E和Nanog
诱导性多能干细胞	与未分化的胚胎干细胞相似
毛囊间质干细胞	阳性表达：CD44、CD73、CD90、CD105

目前，医学领域用于抗衰美容的干细胞主要有间充质干细胞（mesenchymal stem cell，MSC）、骨髓间充质干细胞（bonemesenchy mal stem cell，BM-MSC）、脂肪来源干细胞（adipose-derived stem cell，ADSC/ASC）、胚胎干细胞（embryonic stem cell，ESC）和诱导性多能干细胞（induced pluripotent stem cell，iPSC）及其他一些新型干细胞等。干细胞发挥生物效应的手段可总结为两大方面：再生能力和旁分泌能力。干细胞除了可多向分化为组织细胞，替代衰老死亡的细胞等能力，其旁分泌作用亦可能是发挥生物学效应的主要手段，旁分泌可拮抗细胞凋亡、促进细胞增殖、提高受损细胞的生命力和抑制组织炎症反应；具体表现在以下几个方面：①刺激真皮成纤维细胞增殖和迁移；②促进胶原蛋白合成；③促进血管新生；④减少基质金属蛋白酶（matrix metallo proteinase，MMP）合成和自由基的产生；⑤抑制UVB诱导的细胞凋亡和移植后皮肤的黑素合成。其中，干细胞促进血管新生的能力对移植后组织环境的稳态有重要作用。例如，传统的脂肪移植后细胞周围血管稀疏，缺乏适宜的组织微环境，无法获取所需的营养成分，从而导致细胞生存率低，患者无法获得远期疗效；而ADSC或其衍生物可通过分泌各种生长因子，尤其是VEGF，加上ADSC还能直接分化为血管内皮细胞，从而促进真皮和皮下组织交界处的血管新生，给移植物提供适宜的再生环境；不仅如此，组织内缺氧的环境可能会进一步促进VEGF等生长因子分泌，但其具体机制有待进一步研究考证（表6-1-2）。

表6-1-2　ADSC可分泌的各种活性物质

生长因子	表皮生长因子（EGF） 血管内皮生长因子（VEGF） 转化生长因子（TGF-β、TGF-α） 成纤维细胞生长因子-β或碱性成纤维生长因子（bFGF） 血小板生长因子（PDGF） 胰岛素样生长因子（IGF） 肝细胞生长因子 基质细胞衍生因子-1α等
炎性相关因子	干扰素-γ（IFN-γ） 肿瘤坏死因子-α（TNF-α） 白细胞介素（IL-1、IL-6、IL-8、IL-9、IL-11、IL-12等） 单核细胞趋化蛋白-1（MCP-1）等
亚细胞颗粒	细胞外囊泡（EV）等

1. MSC　依照国际细胞治疗学会（International Society for Cellular Therapy，ISCT）所述，MSC的定义：能在体外贴壁生长；可分化为脂肪细胞、软骨母细胞和成骨细胞；其表面标记为CD105、CD73和CD90的阳性表达，以及CD45、CD34、CD14或CD11b、CD79a或CD19和HLA-DR的阴性表达。在体内外，MSC都具有多向分化的潜能、参与免疫调节；通过分泌多种生物活性物质和大量的细胞因子（如bFGF、KGF、TGF-β、VEGF、IL-10、TNF-α等），改善组织微环境，促进血管生成、细胞外基质重塑，提升组织器官的修复能力。截至目前，MSC可从脐带、脐血、胎盘、羊水、牙龈和脂肪等多种不同的组织中分离获得。

BM-MSC是骨髓组织中分离获取的间充质干细胞。BM-MSC可促进血管生成，促进组织进行修复及再生。BM-MSC扩增速度极快，短时间培养即可获取大量的细胞，其还具有较低的免疫原性。

脐带间充质干细胞（umbilicalcord-derivedmes-enchymal stem cell，UC-MSC）是一种从脐带分离的间充质干细胞，能长期自我更新，增殖率高，表型稳定，同时还具有强大的修复和再生能力，并且基本无免疫原性，生物安全性高，表现出强大的治疗潜能。UC-MSC的来源是医疗废弃脐带，伦理上较易获得知情同意授权回收利用，受到临床转化应用的青睐，因而近年来也成为皮肤美容临床实验研究的热点。

MSC具有免疫调节功能，可总结如下：①通过激活局部的炎症因子，释放趋化因子，募集T淋巴细胞；同时释放相关因子抑制募集来的T淋巴细胞，减轻炎症反应；②通过释放多种细胞因子、生长因子和抗炎介质等，激活抑制炎症的细胞（如Treg 细胞和抗炎的巨噬细胞等），抑制促进炎症的细胞（如浆细胞、粒细胞和促炎的巨噬细胞）；③通过激活机体的补体系统，诱导补体相关的中性粒细胞、穿孔素阳性的细胞毒细胞凋亡；同时补体诱导干细胞自身发生凋亡，干细胞的凋亡也能发挥免疫抑制效应。

2. 脂肪来源干细胞（ADSC）　是来源于中胚层的一种成体间充质干细胞，能诱导多向分化为各种细胞及组织器官。ADSC表达CD49d，而MSC不表达CD49d，所以有学者用CD49d来区分ADSC和MSC。ADSC形态类似成纤维细胞，抗原的表达与BM-MSC相似。与BM-MSC相比，ADSC不仅易获取、来源充足、细胞活性强，而且免疫排斥性低，很少表达甚至不表达Ⅱ类MHC及造血源性细胞标志物CD45，还有研究表明ADSC的条件培养基比BM-MSC的条件培养基可诱导更高水平的抗炎的M2型巨噬细胞。关于脂肪组织的获得，有学者分析认为从腹部脂肪中获得的ADSC比从身体其他部位获得的干细胞更具活力，同时吸脂的手术类型也会影响制备的ADSC产量和生长特性。ADSC已成为皮肤再生医学中的热点研究对象，各种脂肪组织来源的含ADSC的衍生物有“纳米脂肪（nanofat）”、血管基质片段（stromalvascularfraction，SVF）及干细胞来源的外泌体（extracellularvesicle，EV），还有我国学者提出的SVF凝胶（SVF-gel）。目前从脂肪组织中获取ADSC的主要方法有机械法（包括过滤、乳化、离心）和酶原消化法。利用酶原消化法获得的衍生物一般被称为SVF，是一类包括ADSC、脂肪前体细胞（脂肪祖细胞）、周细胞、内皮细胞、内皮祖细胞、单核/巨噬细胞和造血干细胞等在内的异质性细胞群，也具有促进组织再生的功能。但是，各种脂肪的衍生物的分离纯化制作和术语定义暂无统一标准，甚至某些定义尚不准确，所以在对其各临床研究报道进行横向比较时带来了困难。

3. 胚胎干细胞和诱导性多能干细胞　胚胎干细胞（ESC）是一种从早期胚胎或内细胞团中分离出来的全能干细胞，在体内外环境均可被诱导分化为机体几乎所有的细胞类型。ESC有抗衰老作用，可产生一种在MAPK通路中作为抗衰老信号的可溶性蛋白物质。但由于涉及伦理问题，其尚未被用于临床实践。

诱导性多功能干细胞（iPSC）是利用哺乳动物的成体细胞，由人工转入Oct4、Sox2、c-Myc、Klf4四种转录因子，使成体细胞去分化而形成类似于胚胎干细胞的多能干细胞，为ESC提供了临床替代方案。iPSC与ESC拥有相似的再生能力，理论上可以分化为所有的成体器官和组织，其表面标志物与未分化的ESC类似。在皮肤科，iPSC可以用于再生皮肤，构建皮肤疾病模型，为研究皮肤疾病的发病机制提供新的平台，还可以针对特定皮肤疾病进行细胞治疗或基因修正治疗，为遗传性皮肤病的治疗提供新的思路；目前其效果已在动物模型中得到验证，临床试验也正在逐步进行。与ESC相比，iPSC使用的伦理道德争议较小，但iPSC诱导技术面临着诱导效率低、用于治疗可能存在形成肿瘤的风险等挑战。

4. 毛囊间充质干细胞（hair follicle mesenchymal stem cell，HFMSC）分布在两个部位：毛囊球部的真皮乳头（dermal papilla，DP）和毛囊球部最外层的真皮鞘（dermal sheath，DS）。HFMSC会周期性地在DP和DS间迁移，实现随毛发周期DP和DS的功能性重组。与来源于骨髓、脂肪、脐带等组织的间充质干细胞相比，HFMSC来源丰富，取材简单，对机体创伤小且无年龄限制。HFMSC也具有成骨、成脂和成软骨潜能，表面阳性标记物有CD44、CD73、CD90、CD105。HFMSC的分离是用中性蛋白酶+胶原酶消化皮脂腺下2mm以下的毛囊下端，扩增培养后通过表面标志物分选出HFMSC。由于HFMSC在体外培养过程中其诱导能力逐渐丧失，所以目前关于维持HFMSC干细胞特性的方法主要是3D培养，包括悬滴法、ECM法、LBL法等。

（二）干细胞在美容皮肤科中的应用现状及进展

1. 皮肤损伤修复　皮肤损伤愈合是一个复杂而有序的动态生理反应过程，由4个阶段重叠进行：止血、炎症、增殖和重塑。整个过程中涉及创伤部位与周围多种组织细胞的相互作用，如表皮细胞、成纤维细胞、内皮细胞等细胞的增殖与迁移、胶原蛋白的合成和细胞外基质的重塑；其中内源性ADSC也是皮肤愈合再生的重要参与者之一。创伤修复中的血管新生有助于将营养物质和氧气输送到伤口部位，促进伤口愈合，而毛细血管内皮细胞和外周细胞的相互作用是血管重塑必需的。研究表明，间充质干细胞的外泌体还能通过诱导巨噬细胞向M2型转化及刺激真皮成纤维细胞产生重塑细胞外基质所需的结构蛋白和蛋白酶，从而促进伤口愈合的各个阶段。

近年来发现，有些新型的干细胞衍生物也在动物模型和临床试验中发挥出促进伤口愈合的效能。干细胞可通过直接分化和分泌生长因子等多个途径在移植部位促进皮肤再生：①干细胞移植后不断增殖分化，新生细胞将代替受损细胞；②干细胞激活体内休眠细胞，使其逐渐恢复相应功能；③干细胞趋化创面周围正常组织中干细胞向创面聚集；④干细胞可分泌某些生物活性物质和特殊蛋白，如VEGF、IGF等生长因子，促进细胞增殖分化、血管生成和损伤细胞恢复，以及抑制炎症反应，调节细胞黏附及迁移的功能，提升机体抗自由基能力等。其中，研究表明干细胞的分泌功能至关重要且贯穿始终。

干细胞治疗慢性创伤逐渐受到学界重视。伤口愈合协会将慢性伤口分为四类：压力性溃疡、糖尿病性溃疡、静脉性溃疡和动脉功能不全性溃疡。研究表明，与正常愈合的伤口相比，慢性伤口表现出促炎细胞因子、蛋白酶、活性氧和衰老细胞水平升高，干细胞数量减少；现还已证明微血管功能障碍是糖尿病足迁延不愈的原因之一。目前已有许多案例说明，在难愈性创面边缘及基底注射干细胞可有效促进组织血管新生，加速肉芽组织形成，改善组织血供，同时还能促进创缘角质形成细胞增殖，加速创面发生上皮化进而促进愈合。

2. 皮肤抗衰和年轻化 “干细胞美容”的概念出现已久，在有些国家相关治疗已在临床开展，而有的尚处于基础研究阶段。对于“干细胞美容”的认识，其有效性及安全性的研究急需进入一个理性的阶段。

由于ADSC在临床上易于采集、分离和具有较好的耐受性，在皮肤美容的领域研究和应用也较为广泛。研究表明，ADSC分泌的多种生长因子能有效地改善面部凹陷问题，美白皮肤，减少皮肤皱纹及斑点，显著增加衰老皮肤厚度及真皮层中胶原蛋白的含量，缩小毛孔增强皮肤的弹性，是一种安全有效的整形美容方法。此外，ADSC分化能力强，疗效持久，可有效地增强机体清除自由基的能力、提高抗氧化能力、机体免疫能力，延缓人体的衰老。在动物模型或人体的临床研究发现，皮下注射干细胞及其衍生物（尤其是ADSC）除了能治疗面部和颈部衰老的皮肤，还能改善皮肤质量、美白皮肤，逆转光老化和紫外线造成的其他损伤。

各国医生对于自体ADSC移植临床疗效的报道多是肯定的，且患者自我感觉良好，未见报道任何严重的并发症，具有较好的安全性。分别在皮下注射人ADSC和成纤维细胞，两者都可以显著改善皮肤皱纹；尽管注射成纤维细胞增加胶原蛋白的效果更明显，但也增加了MMP表达；而ADSC在可刺激胶原蛋白表达同时降低了MMP表达。与传统的自体脂肪或自体成纤维细胞移植相比，自体ADSC能体现其独特优势。干细胞辅助脂肪移植（cell-asistedlipotransfer，CAL）是指在脂肪移植过程中加入ADSC，用来促进移植部位的血管再生及增加脂肪细胞的成活率。研究表明，自体脂肪移植在ADSC辅助下，不仅弥补了自体脂肪单独移植的缺陷（如脂肪移植后纤维化、囊肿形成和钙化的发生，术后脂肪细胞的生存率低），还能体现出自体脂肪细胞单独移植无法实现的疗效（如组织血运重建、皮肤年轻化）。

Tonnard在2013年首次提出“nanofat”的概念，是指对脂肪抽吸物通过多次机械性分离，选择性地破坏其中的脂肪细胞，再经过“乳化”制作成稳定的悬浮液。“nanofat”得以保留其中ADSC的活性；在注射过程中，可注射在比脂肪填充的标准平面更浅的位置，还能使用更细的针头（27G）；此外相比成熟的脂肪细胞，它还不易被组织重吸收。但有学者认为“nanofat”中的ADSC密度仅为1×10^4个/ml；加上制备过程中其油脂和液体成分并未被分离，在体内使用可能会刺激炎症的发生。事实上对于机械法获得衍生物命名五花八门，虽然Tonnard将他制作的脂肪衍生物称为“nanofat”，但其实“nanofat”所含的“脂肪”并不是脂肪，脂肪结构已被破坏；其次“nanofat”是大约600μm的脂肪微粒，并不如其名的纳米级别。

SVF是指脂肪组织经过胶原酶消化分离后的多种细胞混合形成的细胞团，其中不含成熟脂肪细胞，但富含MSC、内皮细胞（EC）、周皮细胞（pericytes）、基质细胞（stromal cell）和免疫细胞等。虽然SVF不需要经过培养扩增即可分离出足够的细胞群，是再生医学理想的来源材料，但是酶原消化法不仅昂贵耗时，而且对实验室和生产规范的要求十分严格；还有学者认为通过酶原消化法分离出的基质细胞尽管能够存活，但是干细胞周围微环境（干细胞生态位）及细胞连接和细胞外基质连接结构（细胞之间的信息传递）已被破坏；所以可以通过改进机械分离的方式来完善ADSC衍生物的性质。目前包括美国、日本和中国在内的几个国家都立法严格规范了使用胶原酶制备的细胞衍生产品的临床应用。

由于“nanofat”存在缺陷，加上SVF制备严苛，我国学者在2016年提出通过反复机械离心和“乳化”去除“nanofat”中油和血液成分，以获得高浓度的“脂肪干细胞凝胶”，称其为SVF凝胶（SVF-gel）。提出者认为制备的SVF-gel必须满足以下条件：①最终体积必须小于初始体积的15%；②SVF细胞密度必须每毫升大于4.0×10^5个；③能使用27G针进行注射；此外，SVF-gel制作简单，周期短，采集和使用过程中不涉及干细胞伦理问题；其最大的优点还在于不仅含有浓缩的SVF成分（高浓度的ADSC等其他细胞），而且保留了天然的细胞外基质（ECM）；其中的ECM可以为ADSC提供更好的生存环境。此外，相比传统的脂肪填充，SVF-gel使用27G针头能减少注射相关的并发症（脂肪填充通常采用直径为18G或更大的钝性套管）；由于SVF-gel的治疗使用量小，可避免发生过度矫正；且SVF-gel具有更好的持续性，通常患者需要二次手术的概率较低。

尽管目前脂肪组织来源的各种衍生物在生物效应和临床疗效方面的各自优越性比较说法不一，但是临床试验中各种衍生物之间的联合治疗已获得较为肯定的疗效。此外，ADSC与其他产品联合也可获得较好的治疗效果，如有研究指出联合透明质酸注射能更好地改善皮肤老化。PRP或PRF含富细胞因子及生长因子等其他生物活性物质，可为ADSC提供适宜的生长环境，明显促进ADSC增殖，还能促进组织血管新生，延缓脂肪移植后重吸收。自体脂肪+PRP移植能有效减少脂肪吸收，已被应用于创面修复及面部美容。但是有研究表明，当仅注射PRP时可增加真皮网状层厚度，但伴有纤维化的发生；长远来看，其引起的炎症和微血管病变可能会导致皮肤营养改变和提前衰老的发生。所以在进行复合治疗时，加入PRP或PRF的配比很重要。

3. 促进毛发生长　脱发可由多因素综合影响而产生，衰老、内分泌失调和精神压力过大等皆会导致毛囊异常，进而使头发脱落。毛发的生长周期可分为生长期（anagen）、退行期（catagen）和休止期（telogen）。毛囊（hairfollicle，HF）主要由两种细胞构成：毛囊乳突细胞（dermal papilla cell，DPC）及上皮细胞（epithelial cell）；并且从内到外由内毛根鞘、外毛根鞘和结缔组织鞘组成；毛囊的隆突区内存在毛囊干细胞（hairfollicle stem cell，HFSC）。

毛发生长周期的反复循环受到了上皮-真皮内相互作用的精细调节，皮肤附属器内的细胞相互作用可导致毛发从休止期过渡到生长期，调节头发生长。HFSC在体外可分化为毛囊、皮脂腺和滤泡间上皮等结构的组成细胞；实际上在生理条件下，HFSC仅能促进毛囊的再生，并不维持皮脂腺、漏斗或滤泡间上皮的生长。毛发生长周期中，DPC可产生信号调节邻近上皮细胞和干细胞的生长行为。此外，位于真皮下方脂肪组织中ADSC也可影响毛发生长周期，在休止期到生长期过渡期间分化为成熟脂肪细胞并包围毛囊。

毛乳头对于毛囊的诱导和生长是必需的。一方面，DPC向干细胞提供必要的信号，指导其分化。另一方面，研究表明HFSC相当于一个双向、自我更新的细胞池，可为毛囊生长期初时提供新细胞，并在细胞损伤时积极补充DPC以维持组织稳态。但随着年龄增长，HFSC被逐渐消耗，因而无法继续补充DPC，可能最终导致毛囊生长永久休止或退化。

研究表明，干细胞分泌的PDGF、KGF和VEGF等生长因子具有促进毛发生长的作用；其不仅调控复杂的毛发生长周期，还能促进毛囊周围的血管化，诱导毛囊真皮乳头增殖及调控毛囊由休止期进入生长期，促进毛发生长。例如，PDGF可诱导并维持生长期，为干细胞提供生态位；KGF可促进蛋白质合成；HGF可防止毛囊细胞死亡及bFGF可促进DPC增殖和增加毛囊大小，并通过诱导生长期和拉长发干对头发生长产生积极影响。研究发现，毛发生长周期循环中还伴随着毛囊周围的血管生成的变化，毛发生长期时可出现明显的血管生成，而在退行期和休止期时毛囊周围的血管会出现减少或退化；病理性的毛囊周围血管化减少还可能与生长因子失去平衡有关。VEGF可通过启动血管生成加速头发生长并增加毛囊大小，从而形成一个新的毛细血管网络，将血液、氧气和营养输送到毛囊，促进毛发生长。现已知，多条通路参与了毛发生长周期的调节，来自DPC和干细胞的外泌体也在其中发挥着重要作用。骨形态发生蛋白（bone morphogenetic protein，BMP）信号上调会使HFSC处于失活状态，而Wnt/β-catenin信号可激活HFSC并维持毛囊生长。此外，TGF-β2、Foxp1和抑瘤素M等信号通路也可调节头发生长周期。

在干细胞治疗方面，有实验人员发现hUC-MSC条件培养基可发挥其旁分泌功能，还可提高DPC的存活率；此外，iPSC在治疗脱发方面又具有一定潜力，可分化为皮肤及其附属器相关细胞为脱发提供组织工程学新疗法。动物实验证实，皮内注射干细胞或皮肤涂抹干细胞培养液，可刺激毛囊生长，来自MSC的外泌体还可能具有促进毛发生长的潜力。通过分析近年来关于PRP治疗脱发的临床试验，有84%的研究报道了PRP对AGA治疗有积极作用，仅17%报告PRP治疗对AGA无效。

干细胞治疗脱发在短期内具有较好的安全性，外用涂抹干细胞培养液的方式对患者也十分有效，并且与药物治疗相比，基于干细胞的治疗也可为雄激素脱发的女性患者提供更多的选择，但是目前仍缺乏足够证据证明其长期治疗的安全性，同时也与干细胞在其他方面的应用一样，由于缺乏统一的制备干细胞溶液方法，限制了干细胞治疗大规模推广临床试验的进行。

4. 在某些损容性皮肤病治疗中的应用进展 干细胞在其他损容性皮肤病的治疗中也有一定的治疗前景，如各类瘢痕（scar）、特应性皮炎（atopic dermatitis，AD）、大疱性表皮松解症（epidermolysis bullosa，EB）、系统性红斑狼疮（systemic lupus erythematosus，SLE）和系统性硬皮病（systemic sclerosis，SS）等。

从细胞水平到动物模型和临床试验中，干细胞及其外泌体在抗瘢痕治疗的临床应用中具有巨大的潜力。研究发现，ADSC及其外泌体在创伤愈合和瘢痕形成阶段可通过促进血管生成及抑制炎症间接调节成纤维细胞和肌成纤维细胞的行为，减少胶原蛋白合成，从而减少瘢痕形成。例如，ADSC可抑制活化的巨噬细胞产生促炎细胞因子（如TNF-α和IL-12），抑制巨噬细胞向M1型极化；来自ADSC的外泌体还可上调M2巨噬细胞标记物的表达，以调节巨噬细胞极化。在兔耳建立的增生性瘢痕模型上，从兔腹股沟脂肪垫中获得SVF-gel和SVF细胞，并将其注射到瘢痕中，可观察到与磷酸盐缓冲盐水（PBS）对照组相比，治疗组的瘢痕变得柔软且相对不明显，真皮厚度明显较薄，巨噬细胞的浸润减少，IL-6和MCP-1的mRNA表达下调及肌成纤维细胞数量减少和胶原蛋白沉积水平降低。另有一些研究表明，基于ADSC的瘢痕治疗的疗效与PRP或CO_2点阵激光治疗效果相当。

特应性皮炎（AD）是一种与遗传及过敏因素有关的慢性炎症性皮肤病，目前针对反复复发的中重度特应性皮炎的治疗仍较棘手。有多项临床前试验表明，脐带、脂肪来源的MSC及其外泌体可显著减轻AD的临床症状，降低血清IgE水平、皮肤内促炎因子表达及炎性细胞浸润，减少肥大细胞脱颗粒。此外，已有小规模的临床试验表明使用干细胞治疗AD，患者的瘙痒程度减轻，血清IgE水平及血液嗜酸性粒细胞数量降低。最新研究发现，ADSC外泌体可通过促进神经酰胺的从头合成，有效地恢复AD中的表皮屏障。在恶唑酮诱导的动物皮炎模型中皮下注射ADSC外泌体可显著减少经皮肤的水分流失，同时促进角质层（SC）水合作用，并显著降低炎症细胞因子水平， 如IL-4、IL-5、IL-13、TNF-α、IFN-γ、IL-17和TSLP，且都呈剂量依赖性。此外，ADSC外泌体还能诱导神经酰胺和二氢神经酰胺的产生。

大疱性表皮松解症（EB）是一组以皮肤机械脆性增加所致的水疱或大疱形成为特点的遗传性皮肤病，目前尚无特异性疗法。目前EB的基础治疗研究包括同种异体MSC移植法。据报道，干细胞除了可分化为角质形成细胞外，还可产生Ⅶ型或ⅩⅦ型胶原及促进半桥粒结构恢复。小规模的临床研究提示，MSC治疗EB有一定前景，可改善EB患者的症状（皮肤内胶原蛋白增多，红斑和新生水疱减少）。由于获取供体骨髓中的MSC对患者损伤较大，所以设想可利用患者来源的iPSC对其进行治疗，但目前该方法仍在探索中。

系统性红斑狼疮（systemic lupus erythematosus，SLE）是一种累及皮肤和多种器官或系统的自身免疫性疾病。研究显示，SLE患者的骨髓间充质干细胞成骨功能受损、细胞因子合成异常，容易发生凋亡及衰老。既往多项临床报道同种异体MSC治疗可缓解常规治疗无效的难治性SLE的临床症状、改善器官功能。

系统性硬皮病（SS）是一种结缔组织病，以皮肤的进行性纤维化、器官功能障碍、血管病变、自身免疫性风湿病为特征。既往研究显示，MSC的抗纤维化、抗氧化、抗炎等功能可能作用于SS发生的不同病理过程，提示MSC在SS治疗中具有潜在的应用前景。多项早期临床试验或病例报道显示，皮下注射自体脂肪、ADSC或SVF可有效改善SS患者的雷诺现象、溃疡、皮肤弹性和手指握力等，且未观察到明显不良反应。还有报道干细胞治疗可缓解痤疮症状，但具体机制仍有待深入研究。

MSC一定程度上对上述皮肤疾病的治疗具有潜在应用前景，但是不同研究的MSC的来源、培养方案、质量和质控等非常关键的因素不同，导致相互的比较异常困难，这也使MSC各种临床研究报道不一致，甚至互相矛盾，难以比较分析的一个重要原因。因此，需要更多严格系统协同，多中心独立平行和双盲的大规模临床研究，尤其是与传统免疫治疗对比或联合治疗的研究，以期为MSC治疗的临床转化提供循证医学依据。

（三）存在的问题和展望

干细胞及其衍生物在医学美容领域中的应用从前期研究来看，部分产品已获得了较好的体内、体外的结果，但鉴于仍是新兴领域，故仍受限于伦理、法律和安全性等多方面的因素。目前对于MSC治疗的作用机制研究仍不足，缺乏高质量循证学依据支持其有效性及安全性，还需系统深入全面基础研究、更多大样本量的、随机双盲对照临床试验进行探索确证。MSC相关治疗参数、各环节质控等也应大力研发、发展和完善，只有这样才能切实保障MSC治疗的安全性、有效性和针对性，在皮肤美容方面发挥MSC治疗的潜在特色和优势。如今一些机构利用一些科技新进展，如基因治疗、量子医学、纳米材料等作为噱头，夸大宣传，混淆概念，应引起监管部门高度警惕。

笔者认为，目前干细胞用于皮肤美容尚需要解决好以下问题：

（1）注射干细胞后的转归尚未明确，是分化成其他细胞，还是存活一定时间后自然凋亡，以及是否存在畸变导致肿瘤形成可能。干细胞是否增加肿瘤风险正处于研究观察阶段。有研究发现，干细胞长期传代培养可引起细胞端粒长度的改变，导致染色体稳定性，增加基因突变的风险。

（2）干细胞旁分泌功能强大，功能复杂，作用机制没有研究清楚，如何按需调控各类细胞因子的分泌等问题也是未来急需解决的。

（3）体外增殖培养使用动物血清培养干细胞，可能导致动物性病原微生物和病毒感染，所以在储存和应用干细胞及其衍生物过程中，需排除受术者的医源性感染；异体的干细胞移植可能存在疾病传染的风险；基因转染的干细胞存在恶性变的可能，尤其是采用病毒载体进行转染时。此外，在人体使用体外扩增后的细胞如何保证安全性，需要研究明确并制订统一标准。由于伦理、法律和安全性等多方面的考虑，干细胞治疗暂时无法进行同种异体间的应用。

（4）ADSC或HFSC本身也存在老化问题，一些临床就医者年纪较大，而自体源性干细胞可能会疗效欠佳。通过干细胞等衍生物的治疗是否可以进行大规模标准化生产和异体移植问题也有待解决。

（5）有必要进一步研究以确定理想的干细胞来源和最有效的细胞输送方式。

（编者：坚　哲；审校：艾　菁　刘振锋）

参考文献

蔡霞，崔磊，刘伟，等，2004. 组织工程技术修复皮肤缺损的动物实验. 中华医学美学美容杂志，10（6）：349- 351.

常毅，杨松林，2012. 干细胞用于皮肤组织再生及年轻化的研究进展. 组织工程与重建外科杂志，8（5）：298-300.

高正良，曹智，王宏伟，等，2019. 间充质干细胞在皮肤抗衰老和疾病防治中的应用研究进展. 皮肤科学通报，36（4）：508-514，519.

郭蕊，王冰清，王悦，等，2020. 脂肪干细胞在面部年轻化中的研究进展. 医学综述，26（15）：2913-2917，2923.

胡大海，聂鑫，金岩，等，2004. 人组织工程全层活性皮肤在深度烧伤创面的临床应用. 第四军医大学学报，25（3）：224-228.

胡荣军，2020. 脂肪干细胞胶在改善眶周凹陷、皱纹及肤质应用中的临床效果分析. 中国现代药物应用，14（16）：94-96.

黄金井，2019. 我国整形美容发展概况及展望. 武警医学，30（9）：737-740.

姜文彬，陈雳风，孙家明，2021. 脂肪干细胞来源外泌体在皮肤创面修复中的作用机制. 组织工程与重建外科，17（4）：352-357.

李遇梅，张怡萱，刘莉萍，2019. 诱导性多功能干细胞在皮肤科研究与应用的进展. 中华皮肤科杂志，（7）：445-449.

刘宏伟，郭澍，程飚，等，2021. 干细胞在整形修复美容领域研究和临床试验的专家共识. 中国美容整形外科杂志，32（1）：6-12.

刘佳伟，刘淑娴，王领，2019. 干细胞在美容行业中的应用现状及展望. 齐鲁工业大学学报，33（2）：12-15.

马建标，王红军，何炳林，等，2000. 壳聚糖与胶原或海藻酸复合物海绵的制备以及人胎儿皮成纤维细胞在其中的生长. 自然科学进展，10（10）：896-903.

欧春凤，夏黎明，夏晓初，等，2020. 皮肤抗衰老医学美容方法和发展趋势. 中国美容整形外科杂志，31（11）：694-697.

潘盛盛，姜笃银，2019. 脂肪干细胞在皮肤抗衰老方面的研究进展. 中国美容医学，28（11）：158-162.

王勤周，王辉，陈红艳，2018. 干细胞技术在抗衰老中的应用. 中国美容医学，27（11）：170-173.

谢晨，郭冰玉，回蔷，等，2020. 脂肪来源干细胞在皮肤光老化治疗中的应用进展. 中国美容整形外科杂志，31（10）：633-635.

杨前，刁波，2018. 干细胞在美容医疗方面的应用研究. 华南国防医学杂志，32（6）：425-428.

翟亚东，司旭东，弓军胜，等，2018. 脂肪源性干细胞、富血小板血浆及富血小板纤维蛋白在整形美容中的研究进展. 世界最新医学信息文摘，18（6）：42-44.

朱梦茹，郭澍，刘洋，等，2018. 脂肪来源干细胞外泌体在组织修复和再生医学中的研究进展. 中国美容整形外科杂志，29（12）：757-760.

Alam M，Hughart R，Champlain A，et al，2018. Effect of platelet-rich plasma injection for rejuvenation of photoaged facial skin：a randomized clinical trial. JAMA Dermatol，154（12）：1447-1452.

Anitua E，Pino A，Jaén P，et al，2019. Platelet rich plasma for the management of hair loss：Better alone or in combination? J Cosmet Dermatol，18（2）：483 -486.

Bak DH，Lee E，Choi MJ，et al，2020. Protective effects of human umbilical cord blood derived mesenchymal stem cells against dexamethasone induced apoptotic cell death in hair follicles. Int J Mol Med，45（2）：556-568.

Bi H，Li H，Zhang C，et al，2019. Stromal vascular fraction promotes migration of fibroblasts and angiogenesis through regulation of extracellular matrix in the skin wound healing process. Stem Cell Res Ther，10（1）：302.

Bu ZY，Wu LM，Yu XH，et al，2017. Isolation and characterization of in vitro culture of hair follicle cells differentiated from umbilical cord blood mesenchymal stem cells. Exp Ther Med，14（1）：303-307.

Butt G，Hussain I，Ahmad FJ，et al，2020. Stromal vascular fraction-enriched platelet-rich plasma therapy reverses the effects of androgenetic alopecia. J Cosmet Dermatol，19（5）：1078-1085.

Byun JW，Kim HJ，Na K，et al，2017. Bone marrow-derived mesenchymal stem cells prevent alopecia areata development through the inhibition of NKG2D expression：a pilot study. Exp Dermatol，26（6）：532-535.

Cai J，Wang J，Hu W，et al，2020. Mechanical Micronization of Lipoaspirates for the Treatment of Horizontal Neck Lines. Plast Reconster Surg，145（2）：345-353.

Cameli N，Mariano M，Cordone I，et al，2017. Autologous pure plateletrich plasma dermalinjections for facial skin rejuvenation：clinical，instrumental，and flow cytometry assessment. Dermatol Surg，43（6）：826-835.

Carrière A，Ebrahimian TG，Dehez S，et al，2009. Preconditioning by mitochondrial reactive oxygen species improves the proangiogenic potential of adipose-derived cells-based therapy. Arterioscler Thromb Vasc Biol，29（7）：1093-1099.

Charles-de-Sá L，Gontijo-de-Amorim NF，Takiya CM，et al，2018. Effect of Use of Platelet-Rich Plasma（PRP）in Skin with Intrinsic Aging Process. Aesthet Surg J，38（3）：321-328.

Chen CL，Huang WY，Wang HC，et al，2020. Functional complexity of hair follicle stem cell niche and therapeutic targeting of niche dysfunction for hair regeneration. J Biomed Sci，27（1）：43.

Copcu HE，Oztan S，2020. New Mechanical Fat Separation Technique：Adjustable Regenerative Adipose-tissue Transfer（ARAT）and Mechanical Stromal Cell Transfer（MEST）. Aesthet Surg J Open Forum，2（4）：ojaa035.

Copcu HE，Oztan S，2021. Not Stromal Vascular Fraction（SVF）or Nanofat，but Total Stromal-Cells（TOST）：A New Definition. Systemic Review of Mechanical Stromal-Cell Extraction Techniques. Tissue Eng Regen Med，18（1）：25-36.

Dekoninck S，Blanpain C，2019. Stem cell dynamics，migration and plasticity during wound healing. Nat Cell Biol，21（1）：18-24.

Dincer D，Tanacan E，CakirAkay GA，et al，2020. Localized infection and leg ulcer after platelet-rich plasma injection. Dermatol Ther，33（6）：e13948.

Dinell AJ，Koster MI，Koch PJ，2014. Use of induced pluripotent stem cells in dermatological research. J Invest Dermatol，134（8）：1-5.

El-Domyati M，Moftah NH，Nasif GA，et al，2019. Amniotic fluid-derived mesenchymal stem cell products combined with microneedling for acne scars：A split-face clinical，histological，and histometric study. J Cosmet Dermatol，18（5）：1300-1306.

El-Hawary EE，Nassar S，Hodeib AA，et al，2020. Ablative fractional carbon dioxide laser and autologous platelet-rich plasma in the treatment of atrophic acne scars：a comparativeclinico-immuno-histopathological study. Lasers Surg Med，53（4）：458-467.

Feng H，Qiu L，Zhang T，et al，2017. Heat-shock protein 70 overexpression in adipose-derived stem cells enhances fat graft survival. Ann Plast Surg，78（4）：460-466.

Ferreira AD，Cunha PD，Carregal VM，et al，2017. Extracellular vesicles from adipose-derived mesenchymal stem/stromal cells accelerate migration and activate AKT pathway in human keratinocytes and fibroblasts independently of miR-205 activity. Stem Cells Int，2017：

9841035.

Fu X, Liu G, Halim A, et al, 2019. Mesenchymal stem cell migration and tissue repair. Cells, 8(8): 784.

Fujita Y, Abe R, Inokuma D, et al, 2010. Bone marrow transplantation restores epidermal basement membrane protein expression and rescues epidermolysis bullosa model mice. Proc Natl Acad Sci U S A, 107(32): 14345-14350

Gentile P, Garcovich S, 2019. Advances in regenerative stem cell therapy in androgenic alopecia and hair loss: wnt pathway, growth-factor, and mesenchymal stem cell signaling impact analysis on cell growth and hair follicle development. Cells, 8(5): 466-487.

Gentile P, Garcovich S, 2020. Systematic review of platelet-rich plasma use in androgenetic alopecia compared with minoxidil(r), finasteride(r), and adult stem cell-based therapy. Int J Mol Sci, 21(8): 2702.

Gentile P, Scioli MG, Bielli A, et al, 2017. Stem cells from human hair follicles: fifirst mechanical isolation for immediate autologous clinical use in androgenetic alopecia and hair loss. Stem Cell Investig, 4(7): 58-68.

Gentile P, Sterodimas A, Pizzicannella J, et al, 2020. Systematic Review: Allogenic Use of Stromal Vascular Fraction(SVF) and Decellularized Extracellular Matrices (ECM) as Advanced Therapy Medicinal Products(ATMP) in Tissue Regeneration. Int J Mol Sci, 21(14): 4982.

Granel B, Daumas A, Jouve E, et al, 2015. Safety, tolerability and potential efficacy of injection of autologous adipose-derived stromal vascular fraction in the fingers of patients with systemic sclerosis: an open-label phase I trial. Ann Rheum Dis, 74(12): 2175-2182.

Guillaume P, Daumas A, Magalon J, et al, 2016. Autologous adipose-derived stromal vascular fraction in patients with systemic sclerosis: 12-month follow-up. Rheumatology(Oxford), 7(2): 301-306.

Gupta AK, Renaud HJ, Bamimore M, 2020. Platelet-rich plasma for androgenetic alopecia: Effificacy differences between men and women. Dermatol Ther, 33(6): 14143.

Gupta AK, Renaud HJ, Halaas Y, et al, 2020. Exosomes: a new effective non-surgical therapy for androgenetic alopecia?. Skinmed, 18(2): 96-100.

Ha DH, Kim HK, Lee J, et al, 2020. Mesenchymal stem/stromal cell-derived exosomes for immunomodulatory therapeutics and skin regeneration. Cells, 9(5): 1157-1210.

Ha DH, Kim SD, Lee J, et al, 2020. Toxicological evaluation of exosomes derived from human adipose tissue-derived mesenchymal stem/ stromal cells. Regul Toxicol Pharmacol, 115: 104686.

Had H, Kim K, Lee J, et al, 2020. Mesenchymal Stem/ Stromal Cell-Derived Exosomes for Immunomodulatory Therapeutics and Skin Regeneration. Cells, 9(5): 1157.

Hashim PW, Levy Z, Cohen JL, et al, 2017. Microneedling therapy with and without platelet-rich plasma. Cutis, 99(4): 239-242.

Hassan AS, El-Hawary MS, Abdel Raheem HM, et al, 2020. Treatment of atrophic acne scars using autologous platelet-rich plasma vs combined subcision and autologous platelet-rich plasma: A split-face comparative study. J Cosmet Dermatol, 19(2): 456-461.

Hewedy ES, Sabaa BEI, Mohamed WS, et al, 2020. Combined intralesional triamcinolone acetonide and platelet rich plasma versus intralesional triamcinolone acetonide alone in treatment of keloids. J Dermatolog Treat, 33(1): 150-156.

Houschyar KS, Borrelli MR, Tapking C, et al, 2020. Molecular Mechanisms of Hair Growth and Regeneration: Current Understanding and Novel Paradigms. Dermatology, 236(4): 271-280.

Hu L, Wang J, Zhou X, et al, 2016. Exosomes derived from human adipose mesenchymal stem cells accelerates cutaneous wound healing via optimizing the characteristics of fibroblasts. Sci Rep, 12(6): 32993-33004.

Ibrahim MK, Ibrahim SM, Salem AM, 2018. Skin microneedling plus platelet-rich plasma versus skin microneedling alone in the treatment of atrophic post acne scars: a split face comparative study. J Dermatolog Treat, 29(3): 281-286.

Jiang S, Quan Y, Wang J, et al, 2020. Fat grafting for facial rejuvenation using stromal vascular fraction gel injection. Clin Plast Surg, 47(1): 73-79.

Khosrotehrani K, 2013. Mesenchymal stem cell therapy in skin: why and what for?. Exp Dermatol, 22(5): 307-310.

Kim HS, Lee JH, Roh KH, et al, 2017. Clinical trial of human umbilical cord blood-derived stem cells for the treatment of moderate-to-severe atopic dermatitis: phase Ⅰ/Ⅱa studies. Stem Cells, 35(1): 248-257.

Kim J, Kim B, Kim S, et al, 2020. The effect of human umbilical cord blood-derived mesenchymal stem cell media containing serum on recovery after laser treatment: A double-blinded, randomized, split face controlled study. J Cosmet Dermatol, 19(3): 651-656.

Kosaric N, Kiwanuka H, Gurtner GC, 2019. Stem cell therapies for wound healing. Expert Opin Biol Ther, 19(6): 575-585.

Kumar S, Mahajan BB, Kaur S, et al, 2014. Autologous therapies in dermatology. J Clin Aesthet Dermatol, 7(12): 38-45.

Kwack MH, Seo CH, Gangadaran P, et al, 2019. Exosomes derived from human dermal papilla cells promote hair growth in cultured human hair follicles and augment the hair-inductive capacity of cultured dermal papilla spheres. Exp Dermatol，28（7）：854-857.

Kwon TR，Oh CT，Choi EJ，et al，2016. Conditioned medium from human bone marrow-derived mesenchymal stem cells promotes skin moisturization and effacement of wrinkles in UVB-irradiated SKH-1 hairless mice. Photodermatol Photoimmunol Photomed，32（3）：120-128.

Kyong-Oh S，Dae HH，Jin OK，et al，2020. Exosomes from human adipose tissue-derived mesenchymal stem cells promote epidermal barrier repair by inducing denovo synthesis of ceramides in atopic dermatitis. Cells，9（3）：680.

Li C，Wei S，Xu Q，et al，2021. Application of ADSCs and their exosomes in scar prevention. Stem Cell Rev Rep，18（3）：952-967.

Liu F，Zhao Y，2021. Effect of co-transplanting stromal vascular fraction-gelatin and platelet-rich fibrinon the long-term maintenance of fat volume. Aesthetic Plast Surg，45（4）：1853-1859.

Maisel-Campbell AL，Ismail A，Reynolds KA，et al，2020. A systematic review of the safety and effectiveness of platelet-rich plasma（PRP）for skin aging. Arch Dermatol Res，312（5）：301-315.

Mao Y，Ma J，Xia Y，et al，2020. The overexpression of epidermal growth factor（EGF）in HaCaT cells promotes the proliferation，migration，invasion and transdifferentiation to epidermal stem cell immunophenotyping of adipose-derived stem cells（ADSCs）. Int J Stem Cells，13（1）：93-103.

Mazini L，Rochette L，Amine M，et al，2019. Regenerative capacity of adipose derived stem cells（adscs），comparison with mesenchymal stem cells（MSCs）. Int J Mol Sci，20（10）：2523.

Merchán WH，Gómez LA，Chasoy ME，et al，2019. Platelet-rich plasma，a powerful tool in dermatology. J Tissue Eng Regen Med，13（5）：892-901.

Moioli EK，Bolotin D，Alam M，2017. Regenerative medicine and stem cells in dermatology. DermatolSurg，43（5）：625-634.

Neinaa YME，Hodeib AAE，Morquos MM，et al，2020. Platelet-poor plasma gel vs platelet-rich plasma for infraorbital rejuvenation：A clinical and dermoscopic comparative study. Dermatol Ther，33（6）：e14255.

Nourian A，Mirahmadi F，Chehel M，et al，2019. Skin tissue engineering：wound healing based on stem-cell-based therapeutic strategies. Stem Cell Res Ther，10（1）：111.

Oh HA，Kwak J，Kim BJ，et al，2020. Migration inhibitory factor in conditioned medium from human umbilical cord blood-derived mesenchymal stromal cells stimulates hair growth. Cells，9（6）：1344.

Oh M，Lee J，Kim YJ，et al，2018. Exosomes derived from human induced pluripotent stem cells ameliorate the aging of skin fifibroblasts. Int J Mol Sci，9（6）：1715-1733.

Ohyama M，Okano H，2014. Promise of human induced pluripotent stem cells in skin regeneration an deinvestigation. J Invest Dermatol，134（3）：605-609.

Rubio D，Garcia-Castro J，Martin MC，et al，2005. Spontaneous human adult stem celltransformation. Cancer Res，65（8）：3035-3039.

Saleem SN，Abdel-Mageed AB，2015. Tumor-derived exosomes in oncogenic reprogramming and cancer progression. Cell Mol Life Sci，72（1）：1-10.

Samadi P，Sheykhhasan M，Khoshinani HM，2019. The use of platelet rich plasma in aesthetic and regenerative medicine：a comprehensive review. Aesthetic Plast Surg，43（3）：803-814.

Schoenberg E，O'Connor M，Wang JV，et al，2020. Microneedling and PRP for acne scars：A new tool in our arsenal. J Cosmet Dermatol，19（1）：112-114.

Shin KO，Ha DH，Kim JO，et al，2020. Exosomes from human adipose tissue-derived mesenchymal stem cells promote epidermal barrier repair by inducing de novo synthesis of ceramides in atopic dermatitis. Cells，9（3）：680.

Shin W，Rosin NL，Sparks H，et al，2020. Dysfunction of hair follicle mesenchymal progenitors contributes to age-associated hair loss. Dev Cell，53（2）：185-198 e7.

Stachura A，Paskal W，Pawlik W，et al，2021. The use of adipose-derived stem cells（adscs）and stromal vascular fraction（svf）in skin scar treatment—a systematic review of clinical studies. J Clin Med，10（16）：3637.

Stevens J，Khetarpal S，2018. Platelet-rich plasma for androgenetic alopecia：A review of the literature and proposed treatment protocol. Int J Womens Dermatol，5（1）：46-51.

Suh A，Pham A，Cress MJ，et al，2019. Adipose-derived cellular and cell-derived regenerative therapies in dermatology and aesthetic rejuvenation. Ageing Res Rev，54：100933.

Sun M，He Y，Zhou T，et al，2017. Adipose extracellular matrix/stromal vascular fraction gel secretes angiogenic factors and enhances skin wound healing in a murine model. Biomed Res Int，2017：3105780.

Tak YJ，Lee SY，Cho AR，et al，2020. A randomized，double-blind，vehicle-controlled clinical study of hair regeneration using adipose-derived stem cell constituent extract in androgenetic alopecia. Stem Cells Transl Med，9（8）：839-849.

Tonnard P，Verpaele A，Peeter SG，et al，2013. Nano fat

grafting: basic research and clinical applications. Plast Reconstr Surg, 132(4): 1017-1026.

Varkey M, Visscher DO, van Zuijlen PPM, et al, 2019. Skinbioprinting: the future of burn wound reconstruction. Burns Trauma, 7: 4.

Wang J, Liao Y, Xia J, et al, 2019. Mechanical micronization of lipoaspirates for the treatment of hypertrophic scars. Stem Cell Res Ther, 10(1): 42.

Wang JV, Schoenber GE, Zay AR, et al, 2020. The rise of stem cells in skin rejuvenation: Anewfrontier. ClinDermatol, 38(4): 494-496.

Wang L, Abhange KK, Wen Y, et al, 2019. Preparation of engineered extracellular vesicles derived from human umbilical cord mesenchymal stem cells with ultrasonication for skin rejuvenation. ACS Omega, 4(27): 22638-22645.

Wang T, Jian Z, Baskys A, et al, 2020. MSC-derived exosomes protect against oxidative stress-induced skin injury via adaptive regulation ofthe NRF2 defense system. Biomaterials, 257: 120264.

Wang X, Ma Y, Gao Z, et al, 2018. Human adipose-derived stem cells inhibit bioactivity of keloid fifibroblasts. Stem Cell Res Ther, 9(1): 40-48.

Wang X, Shu X, Huo W, et al, 2018. Efficacy of protein extracts from medium of Adipose-derived stem cells via microneedles on Asian skin. J Cosmet Laser Ther, 20(4): 237-244.

Wang Y, Zhang L, Yu J, et al, 2017. A co-drug of butyric acid derived from fermentation metabolites of the human skin microbiome stimulates adipogenic differentiation of adipose-derived stem cells: implications in tissue augmentation. J Invest Dermatol, 137(1): 46-56.

Wei H, Gu SX, Liang YD, et al, 2017. Nanofat-derived stem cells with platelet-rich fibrin improve facial contour remodeling and skin rejuvenation after autologous structural fat transplantation. Oncotarget, 8(40): 68542-68556.

Won CH, Park GH, Wu X, et al, 2017. The basic mechanism of hair growth stimulation byadipose-derived stem cells and their secretory factors. Curr Stem Cell Res Ther, 12(7): 535-543.

Xiao S, Deng Y, Mo X, et al, 2020. Promotion of hair growth by conditioned medium from extracellular matrix/stromal vascular fraction gel in C57BL/6 mice. Stem Cells Int, 2020: 9054514.

Xiong MC, Zhang Q, Hu WJ, et al, 2021. The novel mechanisms and applications of exosomes in dermatology and cutaneous medical aesthetics. Pharmacol Res, 166: 105490.

Yao Y, Cai J, Zhan GP, et al, 2018. Adipose stromal vascular fraction gel grafting: a new method for tissue volumizationand rejuvenation. Dermatol Surg, 44(10): 1278-1286.

Yuksel EP, Sahin G, Aydin F, et al, 2014. Evaluation of effects of plateletrich plasma on human facial skin. J Cosmet Laser Ther, 16(5): 206-208.

Zhang W, Bai X, Zhao B, et al, 2018. Cell-free therapy based on adipose tissue stem cell-derived exosomes promotes wound healing via the PI3K/Akt signaling pathway. Exp Cell Res, 370(2): 333-342.

Zhao B, Zhang Y, 2017. Exosomes derived from human amniotic epithelial cells accelerate wound healing and inhibit scar formation. J Mol Histol, 48(2): 121-132.

Zhao H, Hao L, Chen X, et al, 2021. An efficacy study of a new radical treatment for acne vulgaris using fat injection. Aesthet Surg J, 41(8): NP1061-NP72.

第二节　面部皮肤年轻化

一、皮肤老化与光老化

（一）概述

衰老是指机体的组织结构和生理功能进行性衰退的生物学过程，是生物界最基本的自然规律之一。皮肤老化是由自然因素及非自然因素导致的皮肤衰老的现象，包括内源性老化及外源性老化。内源性老化（intrinsic aging）是指随年龄增长皮肤的程序性自然衰老的过程，主要由遗传因素决定，一般在25岁左右即逐渐发生。外源性老化（extrinsic aging）是指皮肤受自然环境因素影响引起的衰老变化，常见因素包括日光照射、冷热刺激、重力、吸烟、睡眠姿势、重复性面部表情肌活动、护肤品使用不当、高糖饮食等。外界环境因素对皮肤的衰老起着非常重要的作用，其中以紫外线（ultraviolet ray，UV）影响为主，因而外源性老化又被称为光老化（photoaging）。

皮肤在结构和功能上具有明显部位差异，部位不同，其组织结构特征及生物学过程也不相同。目前研究中，通常把暴露部位皮肤的老化作为光老化，非暴露部位皮肤的老化作为自然老化。暴露部位皮肤的老化发生在遗传基础之上，非暴露部位皮肤也无法完全免除外源性因素的影响，光老化与自然老化相互依存，光老化机制的研究对自然老化同样具有重要意义。

（二）发生因素及发生机制

皮肤覆盖于体表，与外界环境直接接触，正常成年人的皮肤面积为1.5～2.0m^2，厚度1～4mm（不包括皮下脂肪层），皮肤的pH呈弱酸性（5.5～7.0）。皮肤由表皮、真皮和皮下组织构成，除此之外皮肤中还有丰富的神经、血管、淋巴管和肌肉，以及毛发、汗腺、皮脂腺和指（趾）甲等附属器。皮肤位于人体体表最外层，具有屏障功能，抵御环境中各种有害因素的侵袭，保护体内重要器官；同时，皮肤有吸收、代谢、体温调节、免疫等功能。

1. 发生因素 皮肤老化受多因素影响：①年龄，即皮肤一般到25岁左右结束生长期，25岁后开始逐渐老化，此因素为唯一不可避免因素。②紫外线，即皮肤光老化中起重要作用的UV是长波紫外线（UVA）和中波紫外线（UVB）。由于UVB大部分被表皮吸收，UVA和少量UVB可被真皮吸收，目前认为UVA为主要的诱发光老化的因素。③健康因素，即患有结核、肝肾疾病、糖尿病、妇科疾病等慢性消耗性疾病时，皮下脂肪细胞容量减少，导致真皮网状层下部及筋膜的纤维性小梁失去支撑，皮肤松弛。④精神心理因素，紧张、焦虑、抑郁、心情烦闷时皮肤易老化。⑤营养因素，即饮食结构不合理，缺乏蛋白质和各种维生素，高糖、辛辣刺激饮食，或者由于咀嚼和胃肠功能异常导致营养失调时，皮肤易老化。⑥生活习惯，熬夜、过度疲劳、抽烟、饮酒等不良生活习惯可加快皮肤衰老。⑦环境因素，即长期户外活动，受日光暴晒、风吹雨淋或海水侵蚀，生活环境干燥、紫外线强，皮肤易衰老。⑧内分泌紊乱，即女性绝经后，雌性激素分泌减少，皮肤可出现萎缩、变薄、干燥、色素沉着、皱纹等老化现象。⑨皮肤护理不当，即日常防晒及保湿不足，不合理使用护肤品、化妆品、外用药物会加速皮肤老化。

2. 发生机制

（1）自然老化

1）皮肤含水量减少：正常人体皮肤内的水分占人体总含水量的18%～20%，对人体起着重要的调节作用。随着年龄的增长，皮肤角质层中自然保湿因子含量减少，导致皮肤水合能力下降至正常皮肤的75%；同时老化皮肤的皮肤屏障功能改变，且老化后皱纹的出现使皮肤表面积增加，导致经皮水分丢失增多（TEWL），皮肤含水量减少，出现干燥、脱屑。

2）汗腺和皮脂腺减少：皮肤内皮脂腺和汗腺分泌的皮脂和排泄的汗液可在皮肤上形成一层保护膜（皮脂膜），可减少皮肤水分蒸发，使皮肤保持润滑、柔韧。随年龄增长，皮肤的汗腺和皮脂腺数目减少，功能下降，导致皮肤表面的水分、皮脂及水脂乳化物含量减少、皮肤干裂。

3）表皮增殖能力减弱：老化的皮肤表皮细胞增殖能力减弱，表皮更新减慢，使表皮变薄。

4）成纤维细胞失去活性：真皮层成纤维细胞逐渐失去活性，胶原合成减少，Ⅲ型和Ⅰ型胶原比例发生明显改变，70岁以后，弹性蛋白合成明显减少，加之弹性纤维分解退化，皮肤弹性和韧性降低，出现皱纹。

5）毛囊老化：随着年龄增长，毛囊数目及毛囊中黑素细胞进行性减少，剩余黑素细胞的黑素原活性降低，导致毛发变白及脱发。

（2）光老化

1）诱导细胞DNA损伤及细胞凋亡：DNA在260nm附近有极大吸收峰，因此DNA会受UVB影响出现结构损伤。

2）胶原合成减少，降解增加：长时间UV照射，可导致真皮胶原合成受到明显抑制。UV照射可导致大量ROS产生，进而激活大量细胞因子，如TNF-α、IL-1，激活大量膜受体，进一步导致有丝分裂原激活蛋白激酶P38（p38 mitogen-activated protein kinase，P38 MAPK）及c-Jun氨基末端激酶（c-Jun N-terminal kinase，JNK）的激活，进而介导核转录复合体（activator protein 1，AP-1）的转录，AP-1可通过阻断转化生长因子-β（transforming growth factor-β，TGF-β），从而影响胶原的生成。另外，重组人富半胱氨酸蛋白61（recombinant human cysteine-rich angiogenic inducer 61，CYR61）通过影响AP-1增强基质金属蛋白酶（matrix metalloproteinase，MMP）的量和活性，尤其是MMP-1、MMP-3和MMP-9，从而使胶原降解增加。总之，UV照射对胶原有两种破坏作用，其一为分解细胞外基质中的胶原，其二是抑制新胶原的合成。

3）线粒体损伤：在许多退行性疾病和老年人的体内有一段约4977bp，编码部分呼吸链蛋白的线粒体DNA始终缺失，即DNA“共同缺失”现象。UV损伤的皮肤细胞内，“共同缺失”的发生率约是正常细胞的10倍，这种损伤使线粒体功能减退，更使得DNA易受后续的ROS氧化损伤，从而造成细胞生物学功能持续下降，促使细胞进入衰老状态。

4）蛋白质氧化：UV照射后，由于ROS增加而对皮肤真皮蛋白造成氧化性损伤，导致蛋白质活性丧失或增强、失去结构蛋白功能，从而易于或难于降解；同时，UV还可以使真皮胶原和弹性纤维发生交联。

5）端粒损伤：端粒主要控制与老化有关的基因表达和细胞损伤。端粒长度与个体的生理年龄相反，当端粒缩短到一定程度时，细胞就进入增殖衰老期，研究表明，UV照射可加速端粒的缩短。

6）水通道蛋白3表达下调：皮肤水转运是通过水通道蛋白实现的，水孔蛋白3（aquaporin-3，AQP3）是最主要的水转运蛋白。研究发现，当皮肤暴露于UV时，通过激活ERK信号转导通路诱导角质形成细胞中AQP3表达下调，是导致皮肤干燥和光老化的原因之一。

除了UV，日光中还有一定的可见光和红外线（infrared ray，IR）。虽然其作用强度低于UV，但目前也有研究表明可见光参与了皮肤晒黑反应，尤其是在长期暴露的情况下；而IR及热损伤可以加重以弹性纤维变性为代表的皮肤光老化。

（三）临床表现

自然老化的皮肤通常表现为广泛的细小皱纹，皮肤干燥变薄、变白，皮肤弹性下降、松弛、脱发、毛发变细变白等。慢性光损伤引起的光老化通常发生在皮肤自然老化之前，而且具有一些共同特点，皮损分布于身体的光暴露部位，如颈项部、额面部、前臂和手背等处。光老化皮肤除了呈现上述自然老化的皮肤表现外，还表现为皮革样外观，色素沉着、皱纹增加，皮肤弹性减弱、脆性增加，紫癜，良性甚至恶性肿瘤，皮肤伤口愈合能力受损（表6-2-1）。

表6-2-1　皮肤光老化与自然老化区别

项目	自然老化	光老化
与年龄关系	成年开始	平行，儿童期开始
与UV照射关系	−	+++
皮肤干燥	+	++
皮肤变薄	++	可以没有，甚至变厚
皮肤失去弹性	+	++
皮肤颜色	变化不明显	颜色不均匀，常伴有色素沉着
毛细血管扩张	−	++
皱纹	以细小皱纹为主	以粗大皱纹为主，皮肤似皮革样外观
并发肿瘤	+	+++
发生机制	皮肤各个层次的萎缩	慢性炎症介导下的异常、大多为无效的增生反应
组织学特点	表皮萎缩变薄，血管网减少，真皮萎缩，附属器减少	表皮不规则增厚，血管网迂曲扩张，真皮弹性纤维变性，网状纤维增多，Ⅰ型胶原减少，皮脂腺不规则增生
是否可以预防	否	是

光老化皮肤的临床特征个体之间也有很大的差异，这些差异主要受皮肤类型、光暴露性质（职业性的或者户外活动等）、发型和个体修复能力等的影响。2012年*NEJM*发表的66岁的美国送奶工面部特写照片，完美地展示了自然老化与光老化皮肤状态，靠车窗的左侧面部长期受紫外线照射，较右侧更为苍老，皮肤多发色斑，皱纹多而深，且严重松弛下垂（图6-2-1）。

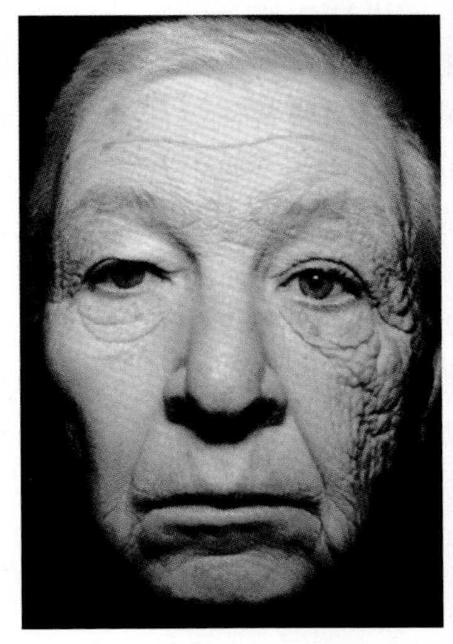

图6-2-1　男性，66岁，送奶工作25年，左侧面部靠车窗皮肤受紫外线影响，较右侧明显衰老（图片来源于*NEJM*）

（四）组织学表现

内源性老化过程中，表皮厚度变薄，真表皮交界变平，真皮胶原也逐渐减少，细胞外基质中透明质酸减少，脂肪细胞缩小，皮肤的机械性能减弱；皮下脂肪减少并重新分布；皮肤的支撑结构——骨骼萎缩，使皮肤在大体上呈现松垂、韧性降低、肌肉附着点（如颧部）相对突出。

光老化部位的皮肤除了自然老化的改变外，还具有一些特征性组织病理改变，这些表现与非暴露部位皮肤有着质和量的差别：表皮可表现为角化过度，当损伤轻微时表现为修复性增厚，损伤严重时则出现萎缩。基底膜厚度增加，基底层有大量角化不良细胞，使角质细胞失去极性，这可能与基底层角质形成细胞受损有关。在曝光部位黑素细胞沿基底膜分布不规则，通常为色素沉着过度，这可能与黑素细胞的多巴胺活性增加有关。表皮朗格汉斯细胞减少，导致皮肤对抗原和肿瘤细胞的免疫反应受损。

真皮的厚度和硬度因皮肤受损程度不同而有不同表现。真皮内血管排列紊乱，迂曲扩张。而老化最明显的组织学特征是组织变性，这种变化通常位于真皮乳头层和网状层的交接部位，而在自然老化的皮肤中却无此改变。自然老化的皮肤中糖胺聚糖减少，而光老化皮肤中可出现糖胺聚糖增加、断裂的弹性纤维团块状沉积、真皮细胞外基质蛋白（如弹性蛋白）和间隙胶原增加等。糖胺聚糖沉积在异常的弹性纤维上，不易水解。光老化皮肤的另一个突出特征是成熟的胶原纤维被嗜碱性胶原所替代。此外，在日光保护部位，Ⅰ型和Ⅲ型胶原只有到80岁以后才出现减少；但在日光暴露部位，10岁时已减少20%左右，到90岁时减少50%左右，而且胶原纤维在40岁以后即出现结构紊乱。光老化皮肤真皮内由于淋巴细胞和巨噬细胞增加而呈现慢性炎症表现；由于胶原网络支架的减少，血管缺乏支持而易破裂出现紫癜。

（五）预防与治疗

由于环境的变化、生活压力的增大及节奏的增快，面部初老呈现低龄化的特点，而自媒体、新媒体的普及及知识的多元化、自我意识的强化，使人们对面部年轻态的重视程度日渐提升。同时，现代人对美、年轻化的标准要求更高，并且要求治疗过程微创、便捷、见效快、不误工。求美者的高标准、高要求促使了医学技术的进步和医用新材料、新设备的研发，面部美学重塑、年轻化技术更精准，材料种类及处理方法更加精细、多样化，治疗方法出现多种高效联合，治疗效果微创、安全、自然、持久、个性化。

自然老化的预防主要是日常皮肤保湿、形成良好的生活及饮食习惯。光老化最有效治疗方法是预防。①初级预防：减少危险因素，即减少光暴露，包括穿戴防光的衣物，涂抹光谱防晒霜，尤其在紫外线高峰期注意防护；②二级预防：早期监测疾病，特别是潜在发生而无症状的疾病，预防、减缓或减少临床症状的出现；③三级预防：包括对已经存在症状的疾病的治疗，改善外观效果或者延缓疾病的发展。

面部年轻化是指能够使老化的面部恢复年轻外貌（包括外形、解剖和生理结构）的各种手段和方法，即通过恢复皮肤色泽和弹性、重塑面部轮廓和线条，延缓衰老、改善老化的过程。皮肤老化的治疗主要分为两类，非手术疗法包括药物疗法、化学剥脱术、光电治疗等；手术疗法包括注射、溶脂、埋线提升术等。目前提倡早期适当地进行多种方法联合治疗。

二、面部老化的治疗方法

皮肤自然老化的研究已经达到细胞和分子水平，已有研究表明基因对皮肤衰老起着调控作用，但健康的生活习惯（睡眠、饮食、日常皮肤护理等）对延缓自然衰老有一定的作用。而皮肤光老化可以通过合理的防护措施，阻断紫外线对皮肤的作用，或者个体化的治疗，达到预防或者治疗皮肤光老化损伤的目的。

（一）光防护

1. 衣物 纤维织物对紫外线防护吸收（ultraviolet protect factor，UPF）与防晒霜的防晒系数（sun protection factor，SPF）相似。纤维结构紧密的衣物比疏松的衣物阻隔紫外线的效果更好。厚的、深色的纤维织物的UPF值高于薄的、浅色的纤维织物。

2. 帽子 可为头颈部提供光防护，防护强度取决于帽檐的宽度、原料及编制方法。

3. 化妆品 规律地使用防晒霜可显著减轻光老化的程度。带有防晒成分的化妆品在使用后4小时，其光防护作用下降。局部出汗、皮质分泌等可使SPF迅速下降，因此，从事户外活动且依赖面部防晒产品的人群至少应每2小时涂抹一次。

4. 太阳镜 可以很好地保护眼睛及眶周皮肤。镜片的材质、大小和形状及镜片表面对UV的反射强度决定了防晒功能。

（二）医学护肤品

具有特殊功效、安全性高的护肤品，用于皮肤抗老化的主要包括保湿剂、美白淡斑剂和防晒剂，具体见第五章。

（三）光电技术

1. 激光 利用选择性光热作用原理，针对不同的色基选择不同的波长、不同脉宽的仪器。

（1）以水为靶基的激光：CO_2激光（10 600nm）和Er：YAG激光（2940nm）的激光能量可被皮肤/黏膜组织中各种含水的结构（表皮、胶原纤维、血管等）选择性吸收，产生热效应，使表皮汽化剥脱或微剥脱，同时周围组织温度梯度升高，促使表皮再生、胶原纤维新生、胶原重塑，从而减轻皱纹、紧致皮肤、缩小毛孔、改善肤质等，进而达到皮肤年轻化的目的，自1990年年初以来被用于面部紧肤和换肤治疗。Er：YAG激光（2940nm），位于水吸收高峰，能量主要被表皮吸收，穿透深度浅，主要用于细浅皱纹治疗。CO_2激光（10 600nm）可造成皮肤深层热损伤，促进胶原再生及重新分布，消除深皱纹效果明显。前述两种激光点阵式输出时，利用局灶性光热作用原理，在皮肤的正常组织中产生柱状热损伤带，损伤修复过程中皮肤快速重建，可以改善面部细小皱纹、粗大毛孔，也可使皮肤紧致，且损伤更小、安全性更高，恢复更快。

（2）以色素为靶基的激光：包括Q开关Nd：YAG激光（1064nm、532nm）、Q开关翠绿宝石激光（755nm）、Q开关红宝石激光（694nm）、皮秒激光，作用于皮肤后产生的热效应或机械效应可去除色素，激活成纤维细胞，诱导和刺激胶原蛋白形成，从而达到皮肤重建效果。适用于面部色素不均、雀斑、脂溢性角化病、光老化、太田痣、褐青色痣、咖啡斑等色素性疾病的治疗，较剥脱性激光损伤小，恢复更快。

（3）以血红蛋白为靶基的激光：包括脉冲染料激光（585nm、595nm）、长脉宽Nd：YAG激光（1064nm），作用于皮肤后产生的热效应或机械效应可使血红蛋白凝固、坏死，用于治疗面部潮红、血管扩张、痤疮后红斑、蜘蛛痣、鲜红斑痣等的治疗。

2. 强脉冲光（intense pulsed light，IPL） 又称光子嫩肤，可用于治疗老化引起的色素不均、日光性黑子、毛细血管扩张等，对皮肤质地也有一定的改善，但对深皱纹疗效不明显。

3. 射频（radio frequency，RF） 作为一种高频交流变化的电磁波，会刺激真皮胶原纤维发生即刻收缩和变性，并持续刺激真皮胶原纤维细胞分泌Ⅲ型、Ⅳ型胶原，从而达到紧肤和改善皱纹、收缩毛孔、提升、重塑面部轮廓的作用，因此适用于改善较浅的皱纹和松弛。优点是适用于所有肤色、紧致提升效果好、穿透深度安全可控、无创、恢复较快、操作简便、并发症发生较少。缺点是疗程较长，对动态或中重度皱纹疗效欠佳。

4. 光电协同技术（electro-optical energy system，ELOS） 又称E光，是双极射频与IPL的联合，两种能量协同不但能强化单一治疗效果，而且可相对减少射频能、光能的单一能量值，配合先进的表皮冷却技术，安全性更高。适用于色素性、血管性疾病及皮肤粗糙、松弛的治疗。

5. 等离子技术（plasma technique） 是指用射频能将氮气转化为等离子状态，等离子气体的能量能直接急速加热皮肤，促进表皮和角质层的新生和胶原形成，适用于皮肤质地、瘢痕、色素和松弛的改善。

6. 光动力治疗（photodynamic therapy，PDT）是光能与药物发生的一种光化学反应，通过形成单态氧和过氧化羟基自由基，诱导细胞损伤或死亡，适用于表浅的色素性疾病、较细浅皱纹、部分皮肤良恶性肿瘤（脂溢性角化病、光线性角化病、基底细胞癌、鳞状细胞癌等）。

7. 黄光 发光半导体能发射波长为590nm低

能量密度的黄光，可以在皮肤内通过非热效应的亚细胞信号途径调节细胞活性。研究证实，黄光能激活皮肤成纤维细胞代谢活性，使真皮乳头层胶原合成增加，因此有明显的嫩肤作用。

（四）化学剥脱

目前应用较广泛，皮肤老化使用的化学剥脱剂主要为浅表剥脱剂，主要有果酸、水杨酸等，可以促进色素颗粒的清除减轻色素沉着，刺激胶原纤维、弹性纤维合成，增加皮肤弹性，从而改善轻度的皮肤松弛、粗糙、皱纹等，治疗方法易于掌握和操作，安全可靠（见第三章第三节）。

（五）药物

目前用于防治光老化的药物包括维A酸类、抗氧化剂、雌激素类、生长因子和细胞因子等。

1. 维A酸类 是一组与天然维生素A结构类似的化合物。临床试验证实，全反式维A酸能抑制胶原纤维分解及异常弹性纤维合成，增加胶原纤维合成；第二代维A酸（他扎罗汀）能选择性地结合维A酸受体RAR-γ和RAR-β，减少角质形成细胞不典型增生和促使其极性复位，因此维A酸类药物（0.05%）已经成为局部预防和治疗光老化的主要药物，能改善光老化的皱纹、色斑及皮肤粗糙。副作用包括刺激、蜕皮、干燥、红斑、灼烧感及瘙痒等。

2. 氟尿嘧啶 主要针对日光性角化病，虽然大约有25%的患者皮损会自然消退，但该病属于癌前病变，目前大部分临床数据显示对日光性角化病积极治疗可相应减少鳞状细胞癌的发生。除手术外，对于较大或多发的皮损，可使用5%的氟尿嘧啶软膏，2次/日，连用3周，可使70%左右的皮损消退，同时还可以改善光老化导致的皮肤粗糙。但停药后药物对皮肤的刺激作用仍可持续大约2周时间。妊娠期妇女禁用此药。

3. 维生素C 具有抗氧化作用，能减少紫外线暴露后皮肤红斑和晒伤的形成，并能上调皮肤中胶原和金属蛋白酶组织抑制剂的合成，但由于半衰期较短，通常在外用制剂中使用其衍生物。

4. 辅酶Q10 是线粒体电子转运链中的一种成分，也是一种抗氧化剂，在表皮中的含量比真皮中高10倍，但年龄增长、不良饮食习惯、紧张和感染等因素都会影响人体合成足量的辅酶Q10。外用辅酶Q10能渗透到皮肤各层，有效对抗长波紫外线诱导的角质形成细胞中的磷酸酪氨酸激酶介导的氧化应激反应，阻止DNA的过氧化损伤，而且还能显著抑制成纤维细胞中胶原酶的过度表达。

5. 大豆异黄酮 能通过提高内源性抗氧化酶的活性，抵抗紫外线诱导的光老化。

6. 绿茶萃取物 外用绿茶萃取物可呈剂量依赖性地抑制紫外线照射诱发的红斑反应，还可以降低光晒伤细胞的数目、保护朗格汉斯细胞不受紫外线损伤，同时减轻紫外线引起的DNA损伤。

（六）注射填充

注射美容是继激光美容后兴起的又一个微创医学美容的重要领域。对于患者而言，注射美容痛苦小，安全有效，起效快，停工期短或无。其中，软组织填充和肉毒毒素是注射美容的两大主力军，在皮肤老化治疗中发展迅速。

1. 软组织填充 通过注射的方式将各种材料植入皮肤及皮下组织内，使局部体积扩张，从而消除皱纹、修饰及美化面部轮廓。

（1）透明质酸：又称玻尿酸，是目前最理想的非永久性皮肤填充剂，它本身是正常皮肤组织中细胞外基质的组成成分，几乎无抗原性，具有一定的吸水性，质地柔软，深浅部均可注射，可降解。注入人体后会与人体原有玻尿酸融合，使皮肤含水量、皮下软组织容积增加，皱纹变平，适用于皮肤皱纹、萎缩和局部容量缺失的面部老化问题。玻尿酸注射总体安全性高，皮下填充术后即刻可出现效果，但也可能出现局部红肿、疼痛、血肿、瘀青、感染、迟发性纤维化、皮下结节、肉芽肿等不良反应，甚至出现血管栓塞致皮肤组织坏死、失明、死亡等严重并发症，因此对注射医生的解剖学基础与注射技巧要求较高，并要求其熟知发生血管栓塞后一系列抢救流程。

（2）胶原蛋白：作为皮肤组织主要的支撑性组分，当被填充入相应部位后，可以补充组织容量，且能诱导上皮细胞等的增殖分化，促使细胞进一步合成新生胶原，产生与宿主相同的新生组织，与周围正常皮肤共同作用，从而起到矫形作用。

（3）自体脂肪移植（autologous fat transfer，AFT）：自体脂肪是一种优质的用于面部轮廓修饰的软组织填充物，取材便捷、创伤小、生物相容性好、可塑性佳，但制备过程中环境及技术要求严格，可能出现脂肪细胞受损、液化、坏死及成活率不稳定、形成硬结等情况。Yoshimura等提出了干细胞辅助脂肪移植以提高移植物周围浓缩自身的各种因子数量，促进血管尽快再生，改善移植物缺氧环境。自体脂肪填充后不仅仅起到填充的作用，还有使真皮增厚、真皮内胶原含量增加等皮肤质地改善的效应，可主动预防衰老并维持疗效。脂肪填充除酸痛、肿胀、瘀青等常见并发症外，因脂肪颗粒直径更大，更易栓塞大血管如眼动脉、颅内动脉等，因此可能发生视力损害、失明、脑梗死、肺栓塞，甚至死亡。脂肪移植特有的并发症是因脂肪坏死形成的油脂囊肿、钙化及瘢痕，较多数量的细胞坏死会形成瘢痕，瘢痕内小的油脂囊肿又易导致慢性炎症反复发生，最终形成大量钙化灶，持续时间较长，可通过微创联合治疗后取得良好效果，但仍需长期随访。

（4）聚左旋乳酸（poly-L-lactic acid，PLLA）：曾被应用于可吸收缝合线和骨科骨骼固定板的PLLA，安全、填充效果好，是可降解性人工合成生物材料，具有良好的生物相容性、毒性低、易于改性等优点。已证实，PLLA有激活皮肤胶原蛋白再生的作用，可改善肤质，填充皮肤凹陷，注射后需规律按摩以防止形成结节，术后3个月左右出现效果，填充效果可以维持两年以上。2004年美国FDA批准其应用于治疗面部凹陷。2009年PLLA正式获准用于面部皱纹和鼻唇沟改善，我国国家药品监督管理局也于2021年4月批准聚乳酸面部填充剂（艾维岚童颜针）用于真皮深层注射纠正中重度鼻唇沟皱纹。

（5）羟基磷灰石钙（calcium hydroxyapatite，CaHA）：是高度交错聚合的高分子磷酸钙聚合物，广泛存在于人体骨组织，除优良的生物相容性外，还具有注射后早期允许手工塑形的优势，在美国的填充剂使用量排名长期处于第2位，仅次于透明质酸。CaHA黏度高，适用于较深层组织填充，如鼻唇沟填充、隆鼻等，在与HA的对照研究中取得了类似的效果及满意度，报道较多的不良反应为结节形成、感染、炎症及过敏反应。

（6）富血小板血浆（platelet rich plasma，PRP）：富含多种生长因子，可促进细胞的增殖与分化，增加胶原合成能力、细胞外基质形成、组织修复，使老化、受损的皮肤及皮下组织再生，达到皮肤修复和抗衰老功效。PRP改善面部衰老可用于皱纹，面部皮肤松弛、粗糙、暗淡，色斑，毛孔粗大、毛细血管扩张，眼袋、黑眼圈，丰唇、面部组织缺失等。

自体PRP可直接注射到真皮层及皮下组织，还可联合微针、点阵激光、射频、肉毒素、玻尿酸、自体脂肪等。PRP一般间隔1个月治疗1次，3次为1个疗程，随后维持治疗可半年1次。PRP与其他激光类项目的治疗间隔建议为1个月。

PRP注射禁用于血小板功能障碍、血小板减少症、低纤维蛋白原血症、正在接受抗凝治疗等凝血功能异常的患者，败血症、急慢性传染病患者、慢性肝病患者、妊娠期妇女等。

2. 注射除皱　肉毒毒素是肉毒杆菌产生的外毒素，能选择性地作用于外周胆碱能神经，抑制突触前膜释放神经递质乙酰胆碱，并阻断神经递质的传递，引起肌肉松弛型麻痹，肌张力下降。其适用于面部动态性皱纹，如额纹、鱼尾纹、眉间纹、鼻背纹，口皱纹、下颌缘提升等治疗，也可以用于瘦咬肌、瘦小腿、瘦肩等轮廓塑形。祛皱效果根据注射部位、剂量不同通常可持续4～6个月。

肉毒毒素治疗具有微创、起效快，无瘢痕、痛苦较小、价格相对较为低廉、适应证较广的优点；并且药物体内停留时间短、注射后具有可逆性，一般 3～6 个月后恢复。注射肉毒毒素后偶有过敏、复视、眼干、眼睑下垂、表情不自然、张口困难等不适，但基本都是暂时或可逆的，一般不会长期存在。偶尔还会出现注射后无反应的情况，其原因尚不清楚，可能是个体免疫系统存在差异，如存在毒素抗体等。近年来，偶有报道肉瘤样肉芽肿、假性动脉瘤等较严重的并发症，具体原因有待于进一步分析研究。

肉毒毒素微滴注射嫩肤技术，是将肉毒毒素稀释后小间距、小剂量进行全脸多点注射，每个注射位点的肉毒毒素用量更加精确、安全。肉毒毒素同时可以阻断乙酰胆碱分子到达皮脂腺受体的过程，减少皮脂分泌，有助于改善面部出油及相关的附属器皮肤病。同时，皮肤的立毛肌被神经阻滞，由此产生缩小毛孔的治疗作用。微滴注射药物用量少，注射表浅，在保证治疗效果的同时，也避免了表情僵硬等不良反应。

（七）其他疗法

1. 微针疗法　是指利用微细针状器械对皮肤软组织进行机械地微细打孔或穿刺，同时可以联合药物、活性成分或射频能量的同步导入。微针疗法可以增强皮肤通透性，使皮肤及时、有效透皮吸收能力显著提高。

微针疗法原理：①机械透皮吸收。密集的微细针状器械（微针）形成深至表皮、真皮或皮下的微损伤通道，有利于药物或活性成分直接导入并发挥作用，如各种修复因子类药剂、各类功能性产品（如左旋C、透明质酸）。②局灶点阵损伤效应。由足够细小的多根微针形成足够深度的局灶性、点阵式皮肤软组织损伤，并引起相应的组织损伤效应。③胶原新生重塑效应。由于局灶损伤深至真皮或皮下，胶原组织及细胞会启动创伤修复机制及再生重建机制，诱导胶原新生，以及重构重塑胶原结构与形态，恢复皮肤质地、弹性及形态。

微针疗法的种类和适应范围：①滚针，是利用微针滚轮上许多微小的针头刺激皮肤，通过刺激胶原蛋白的再生，导入活性成分，达到改善皱纹、减淡色斑、收紧面部皮肤组织的目的。②水光针，是手动或者利用专业的设备对面部多个点进行平均覆盖注射，水光设备实现了从传统的点状注射到较大面积同步多点注射的新突破。根据求美者不同的肌肤状况和需求，可以配合玻尿酸、胶原蛋白、肉毒毒素、PRP等多元化产品的个体化设计方案及疗程。具有祛皱紧肤，改善肌肤暗沉、粗糙，增加皮肤含水量及弹性的作用。③射频微针，是射频能量与传统微针的结合，通过机械刺激及射频能量的注入促进皮肤深层的胶原重塑和新生，促进皮肤年轻化。

微针疗法应由专业医务人员操作，术前合理选择适应证及排除禁忌者，根据皮肤情况选择不同类别个体化治疗，治疗后指导求美者规范护理，以达到最佳的治疗效果。

2. 埋线提升技术（线雕）　埋线提升美容即线雕是将可吸收线植入到皮肤与表浅肌肉筋膜组织中，可提拉皮肤、刺激皮肤胶原蛋白再生，适合轻中度皮肤软组织松弛、面部凹陷及面部轮廓的改善；线雕技术创伤小，恢复快，操作简单，但术后维持时间较短，一般1年左右，可能出现瘀青、出血、血肿、瘙痒、疼痛、红肿、线材外露、局部凹凸不平，双侧面部不对称、线痕征、面部血管神经损伤等并发症。需要治疗医生准确把握适应证，熟悉面部解剖。

3. 溶脂及脂肪抽吸术

（1）溶脂技术

1）药物溶脂：药物溶脂技术是通过向目标脂肪堆积部位注射药物，达到精准溶脂的美容效果，近年来成为局部减脂的一项新选择。溶脂针的主要成分是磷脂酰胆碱（phosphatidylcholine，PC）和脱氧胆酸（deoxycholate，DC）。磷脂酰胆碱注射到皮下的溶脂机制尚不明确，可能是通过乳化作用来促进脂肪酶分解脂肪，还可激活β-肾上腺素能受体，促进脂肪溶解；还可通过引起炎症介导的皮下组织坏死及再吸收，从而减少皮下组织量。脱氧胆酸可溶解细胞的细胞膜使其死亡，而且对脂肪组织比对皮肤和肌肉的溶解效果更明显。有研究表明，脱氧胆酸与磷脂酰胆碱协同作用可以提高耐受性和美容效果。2015年，美国FDA批准首个溶脂产品，商品名Kybella®，含脱氧胆酸钠10mg/ml，用于治疗成年人中度至重度“双下巴”。不同部位药物溶脂的溶脂效果因脂肪的质量和数量不同而不一，但国内目前还没有被批准使用的溶脂针。需要注意的是：吸脂术后的瘢痕区域，血液循环较差的肢体末端，胸前、颊部以上、眼袋（脂肪垫），上腹部等脂肪垫很薄的部位和皮肤又厚又紧的部位应避免注射。注射溶脂恢复快、疗效好，但可能出现局部不适、疼痛和肿胀、瘀斑和血肿、下颌缘神经损伤、肉芽肿和硬结、毛发脱落、感染等并发症的发生。

2）激光溶脂：是通过光纤把特定能量激光传输至皮下组织中，通过对纤维分割的激光切除及选择性光热分解作用，溶解多余的脂肪，对真皮层内胶原纤维束的加热可刺激成纤维细胞增生，使皮下筋膜组织受热收缩而收紧皮肤，同时实现脂肪去除和紧致提升皮肤的双重效应，从而明显改善下面部的臃肿松垂现象。与传统吸脂比较，激光溶脂创伤更小，其产生的能量能闭合出血的血管，减少出血及术后皮肤瘀斑，缩短术后肿胀恢复期，但也存在缺点，如价格昂贵，不易推广，较细的光纤需要较大能量才有理想效果，而大能量可能导致皮肤过热，引起皮肤烧伤、坏死，有毛发区可能导致毛发脱落等。

（2）脂肪抽吸术：传统负压辅助吸脂（suction-assisted liposuction，SAL）仍然应用广泛，但是各种辅助技术发展较快，吸脂设备不断更新换代。常见的辅助吸脂技术有动力辅助吸脂（power-assisted liposuction，PAL）、水动力吸脂（water-assisted liposuction，WAL）、超声辅助吸脂（ultrasound-assisted liposuction，UAL）、激光辅助吸脂（laser-assisted liposuction，LAL）和射频辅助吸脂（radiofrequency-assisted liposuction，RAL）等。其中PAL 和 WAL 可提高负压吸脂的效率，对脂肪细胞的细胞壁不会造成溶脂性损伤，脂肪细胞活性得以保留，可归纳为动力辅助吸脂；而UAL、LAL 和 RAL 均通过特殊设备实现电能转换为热能（作用机制存在差别，但均会产生热能），通过破坏脂肪细胞壁而达到溶脂目的，脂肪细胞活性降低或丧失，可归纳为能量辅助吸脂。能量辅助吸脂的一个突出特点是热能刺激皮肤及皮下组织收缩凝聚，具有一定的塑形能力，但也存在热损伤的可能。动力辅助吸脂主要用于腰腹部脂肪较厚的部位，面颈部报道较少；能量辅助吸脂产生的软组织收缩效应明显，近年来在面颈部应用较多。

SAL通过微创吸脂方法去除多余脂肪和塑造面颈部轮廓。吸脂后皮肤与皮下组织错位粘连可以达到下面部提升的效果，从而改善皮肤软组织松弛和下垂，实现下面部年轻化。吸脂后皮下隧道内纤维组织愈合和收缩，以及组织本身体积的减少，均有助于改善下面部和颈部的外形和轮廓。

术后早期软组织水肿、僵硬是较常见的并发症，多出现在颏下区域，局部热敷和按摩可缓解。血肿或血清肿也较常见，与术后早期包扎固定有关，量多时可予以穿刺引流并加压包扎处理。神经损伤、皮肤灼伤也有报道，需要严格遵守操作原则。

4. 聚焦超声 近年来高能聚焦超声（又称超声刀，high intensity focused ultrasound，HIFU）开始用于面部除皱和提升。其原理是利用特殊的超声探头将能量聚集于皮下某一点，在此点产生的热量可以使皮下组织发生凝固聚缩，是一种无创的治疗方式。其热效应可以加热皮下5mm 范围内目标点至 60℃以上，使真皮和皮下胶原纤维开始收缩、再生，同时也可导致皮下脂肪细胞的损伤，达到溶脂和塑形的效果。其具有操作方便、无创、恢复快、可重复等优点，或许是未来的一个发展方向。目前通常的观点认为高能聚焦超声在面部年轻化中效果理想，但是对于皮下脂肪厚实的患者（＞5mm）是否需要脂肪抽吸处理或仅需要多次聚焦超声治疗，以及 UAL与高能聚焦超声治疗效果的对比，都需要进一步研究。

三、不同年龄段面部皮肤问题及年轻化策略

从出生到老年，我们的皮肤和身体各组织器官一样逐步经历生长、成熟、退行的程序性改变，皮肤厚薄、角质层功能、真皮内胶原蛋白、皮脂腺及汗腺分泌情况及各部分组织容量都随年龄变化而不同，皮肤和轮廓在不同年龄段表现出不同的生理特性（表6-2-2）。因此，我们需要根据皮肤不同年龄段生理特点、伴随问题采取不同的护理和治疗方式，以达到皮肤健美、面部年轻化、预防疾病发生的目的。

表6-2-2 不同年龄段皮肤衰老主要表现

年龄段	主要表现
＜40 岁	出现额纹及眉间纹；眉毛可能开始下降；上眼睑皮肤松弛，眼睛看起来变小；下眼睑和眼尾出现细纹；泪沟和眶下脂肪更加突出；面中部开始老化；鼻唇沟形成；唇部开始变薄；皮肤纹理和色素沉着改变
40～49 岁	额纹、眉间纹及鱼尾纹加深；眉毛继续下降；上睑皮肤松弛下垂；泪沟拉长，可以看到眶下缘；面中部组织缺失、凹陷、下垂；鼻唇沟加深；唇部变薄，出现口周纹；口腔联合和木偶纹变得明显；颏部开始旋转 / 拉长；下颌缘模糊
50～59 岁	额部及眉间动态纹加深并出现静态纹；上眼睑下垂加重；泪沟及下眼睑巩膜显示老化；鼻唇沟进一步加深；面中部组织明显下降；唇部变薄，口周纹增多；下颌线松弛，可能出现双下巴
≥60 岁	眼睛显得小而圆；鼻子拉长；双下巴越来越突出；皮肤变薄、失去弹性，明显下垂；前面提到所有改变进一步加重

（一）婴幼儿时期

婴儿的皮肤需要3年的时间才能基本发育成熟，这个阶段功能和结构都与成人的皮肤有很大差别。成人表皮由多层细胞构成，而婴儿是单层细胞，其皮肤的厚度仅有成人皮肤的1/10，因此，婴儿皮肤比较脆弱，屏障功能低下，对外界各种刺激抵御能力差，水分容易经皮流失，也更容易受到紫外线损伤。新生儿皮脂腺较发达，额部皮脂分泌多于成人，胸部的皮脂分泌与成人相等，易发生婴儿脂溢性皮炎。幼儿及学龄前儿童表皮脂质含量仅为成人的1/3。

婴幼儿皮肤要注意日常护理，选择专门针对其皮肤特点设计的护肤品，成分简单，不含香料、酒精等刺激成分，能保护皮肤水分平衡，不宜经常更换宝宝护肤品，以免皮肤过敏，产生不适症状。同时，根据季节及皮肤状态选择护肤品，如秋季或者干燥皮肤应选择油包水的霜剂，以增加保湿效果。并且要注意保湿、防晒工作应从婴幼儿开始，尽可能使用物理防晒剂。

（二）青春期

进入青春期后，角质形成细胞增生活跃，皮脂腺分泌旺盛，真皮胶原也开始增多，且排列相对致密，因此，这个时期的皮肤耐受性最好，皮肤显得坚固、柔韧、柔滑和红润。但是，由于青春期性激素分泌增加，皮脂腺分泌旺盛，开始出现痤疮、毛囊炎等皮肤病。因此，这个年龄段的皮肤护理主要是加强皮肤清洁、控油，坚持皮肤保湿和防晒。

青春期皮脂分泌旺盛，皮肤油腻，毛孔容易堵塞，加强清洁非常重要。可选择一些针对性的控油产品，有效清除皮肤表面的皮脂、灰尘、微生物等，同时去除老化角质、保持皮肤清爽，但要注意避免过度清洁，以免皮肤屏障受损、失水增多而使皮肤更加干燥或油腻。夏季可每天使用洁面产品清洁（1～2次/天），其他季节适当减少洁面产品使用次数。除了控油、保湿，青春期户外活动增多，注意加强防晒，可选择SPF＞30、PA＞++的防晒产品，剂型可为乳剂或者油剂。

如出现痤疮，可以适当选用外用药物如过氧苯甲酰凝胶、夫西地酸乳膏、阿达帕林凝胶等控制皮疹，必要时也可联合口服药物如米诺环素、丹参酮、维A酸类药物等。除了药物治疗以外，可以配合果酸、IPL、红蓝光、光动力等医疗美容技术解决皮肤问题。

（三）成年期

随着年龄增长，机体新陈代谢水平逐渐下降，表皮角质形成细胞更新较慢，皮肤保湿相关因子含量减少，经皮水分流失增多，皮脂腺的油脂分泌较青春期减少，真皮内胶原纤维、弹性纤维再生减少，透明质酸含量下降，脂肪、骨骼等组织容量逐渐流失。临床表现为皮肤越来越干燥，出现各种色斑，如晒斑、雀斑、脂溢性角化病、黄褐斑、特发性点状白斑等色素异常表现；此外，还会出现毛细血管扩张、敏感、细纹和皱纹、毛孔粗大、痤疮瘢痕、皮肤松弛、下垂等问题。这个年龄段皮肤护理除了保湿、防晒以外，还可选用一些富含营养成分的护肤品及抗老化产品。成年期年龄段跨度较大，一般从22～55岁，所以皮肤和轮廓问题也有很大的差异，解决方案也不尽相同。

1. 20～30岁　这个年龄段皮肤可能存在雀斑、痤疮后色素沉着、敏感、痤疮、毛孔粗大、痤疮瘢痕、多毛等色素异常、皮肤炎症及肤质问题；而面部轮廓紧致、饱满和匀称，可能存在鼻梁低平、颏部短缩、咬肌肥大等轮廓问题，针对不同的问题，除了常规的药物治疗，可以配合光电、填充注射、肉毒毒素注射等不同的医疗美容技术（表6-2-3）。

表6-2-3　20～30岁年龄段皮肤问题年轻化治疗方案

问题	年轻化治疗方案
痤疮/色素沉着/瘢痕/毛孔粗大	果酸、光动力、LED光、IPL、微针、点阵激光、点阵射频、局部封闭、医学护肤品
色素斑（雀斑、脂溢性角化病、胎记等）	果酸、Q开关激光（532nm、694nm、77nm、1064nm）、IPL、皮秒激光、医学护肤品
敏感	LED光、IPL、Q开关激光（1064nm）、医学护肤品
多毛	半导体激光，77nm紫翠绿宝石激光、长脉宽1064nm激光、IPL

续表

问题	年轻化治疗方案
皱纹	肉毒毒素注射、美塑疗法、IPL、点阵激光、近红外光、射频、离子束、微针、医学护肤品
轮廓	肉毒毒素、注射填充、点阵激光、点阵射频、射频等

本阶段治疗以改善皮肤色素问题、纠正面部轮廓及预防皱纹为主。如果问题顽固或者同时有多种问题存在，可多种治疗方法联合治疗，一般根据皮肤状态、轻重程度、求美者需求制订个体化的治疗方案，提高治疗效果及满意度。以雀斑为例，可以IPL全面部治疗，也可以Q开关激光单点治疗，或者先IPL全面部治疗、再Q开关激光单点治疗顽固皮疹及眶周等IPL难以顾及部位，或者也可两者同时治疗以全面解决面部所有部位雀斑问题，临床中可以根据求美者需求设置治疗方案。

2. 30～40岁　包括皮肤在内的机体新陈代谢随着年龄增长进一步减慢，表皮及真皮再生能力进一步下降，皮肤含水量、弹性下降，并开始出现组织流失，轮廓开始变得不清晰，皮肤更加干燥，在前额、眉间、眼角等特定部位开始出现皱纹，以动力性皱纹，如鱼尾纹、抬头纹、皱眉纹等为主（表6-2-4）。这时常采取射频、线雕技术提拉紧致，点阵激光刺激胶原再生、重塑，肉毒毒素注射除皱、下面部提升，联合玻尿酸填充补充组织容量缺失等治疗。再者，该年龄段皮肤色素问题突出，常出现雀斑加重、黄褐斑、脂溢性角化病等，伴有皮肤干燥、毛孔粗大、毛细血管扩张等。针对该年龄段皮肤，需要应用的美容技术区别于20～30岁（表6-2-4）。

表6-2-4　30～40岁年龄段皮肤问题年轻化治疗方案

问题	年轻化治疗方案
皮肤干燥、粗糙	微针、PRP及透明质酸等美塑治疗、医学护肤品
毛孔粗大（衰老所致）	IPL、果酸、皮秒激光、点阵激光、微针、肉毒毒素注射、超声刀、医学护肤品
色素斑（雀斑、黄褐斑等）	Q开关激光（532nm、694nm、77nm、1064nm）、IPL、皮秒激光、果酸、医学护肤品
毛细血管扩张	IPL，595/585nm 脉冲染料激光、长脉宽 1064nm 激光、医学护肤品

续表

问题	年轻化治疗方案
皱纹	肉毒素、填充技术、IPL、点阵激光、近红外光、射频、离子束、微针、超声刀医学护肤品
轮廓	肉毒毒素、注射填充、线雕、溶脂、射频、超声刀等

另外，黄褐斑患者在30岁以上人群比较常见。黄褐斑患者常有内分泌异常及不同程度的皮肤屏障功能受损，所以在淡斑治疗的同时要注意调节内分泌及修复皮肤屏障。

敏感皮肤在该年龄段人群中发病率也越来越高。敏感皮肤首先要明确是原发性的还是继发于某些皮肤病，如玫瑰痤疮、接触性皮炎等。继发性的应积极治疗原发病。敏感皮肤的物理治疗一般采用急性期冷喷、红黄光、放血等治疗，稳定期光电技术（IPL、ELOS、1064nm Q开关激光）等治疗，同时配合修复皮肤屏障的医用护肤品。

30～40岁年龄段皮肤光老化情况更明显，且皮肤松弛、下垂及组织缺失情况出现且逐渐加重，需要在20～30岁治疗基础上加强紧致提升及补充组织容量治疗。

3. 40～50岁　步入40岁以后，皮肤色斑、皱纹及松弛、下垂现象较前加重明显，面部轮廓欠平滑。针对凹陷和松弛的下垂组织，可以采取玻尿酸填充注射；肉毒毒素肌内注射减轻皱纹及预防皱纹进一步加重；点阵激光、等离子、射频都可改善静态皱纹；美塑疗法、微针治疗等导入抗衰产品；激光、IPL、射频等光电治疗解决皮肤色素不均、松弛、黑眼圈、毛细血管扩张；下面部注射肉毒毒素、射频、线雕等提升紧致治疗等。汗管瘤、睑黄瘤等损容性皮肤病可采取剥脱性激光治疗。

该年龄段人群面部老化表现明显，对面部年轻化的治疗需求更为迫切，通常需要多种治疗方案联合以求全面年轻化的效果。一般无创治疗术后皮温恢复正常可进行填充注射治疗；填充注射治疗后至少间隔两周再进行光电治疗，以防止填充物疗效受光电治疗影响。同一部位肉毒毒素与玻尿酸等填充类治疗联合，一般建议先进行肉毒毒素注射放松局部肌肉，两周后再注射玻尿酸等填充类治疗，这样可以使填充剂量更精确而提高疗效。

4. 更年期　女性更年期是指妇女从卵巢滤泡

功能开始衰退至完全丧失为止的一段转变期，通常为42～55岁。男性睾丸功能衰退的过程被称作"男性更年期"，男性更年期的症状的出现不同于女性，是缓慢而渐进的。从更年期开始，面部皮肤除了一般自然老化和光老化现象以外，也受到激素水平的影响。更年期皮肤水分明显减少，并且开始变薄、萎缩、修复能力下降。胶原蛋白、弹力蛋白及透明质酸的合成下降、皮肤光泽度及弹性下降，静态皱纹逐渐增多。皮肤护理需进一步加强保湿，以提高皮肤含水量、改善皮肤屏障功能、延缓皮肤衰老，也可使用功能性护肤品，如含有保湿、抗氧化剂、淡斑成分、紧致成分的精华、乳液等。坚持使用防晒霜，避免皮肤出现过早老化。外用维A酸、维生素C、果酸等护肤品促进皮肤的新陈代谢、刺激真皮成纤维细胞的活性，从而预防或治疗皮肤的光老化。当然，配合多种物理治疗联合应用可以更好地达到面部年轻化的目的。

这一时期，皮肤的美容治疗着重在面部提升、紧致及补水方面。除了常规的淡斑、刺激胶原生长的光电治疗以外，面部提升、紧致治疗需要更多方法联合（肉毒毒素、射频、微针、溶脂等），治疗频率也较前增高以维持皮肤年轻化状态。

5. 老年期 通常为55岁以后，表现为表皮萎缩，皮脂腺、汗腺分泌减少，表皮和真皮的镶嵌减弱，营养供应和能量交换减少，皮肤变软、变薄，失去光泽，干燥脱屑，易患乏脂性湿疹、皮肤瘙痒症等皮肤病；角质形成细胞分裂和表皮更替速度减慢，皮肤自我修复能力降低，对外界刺激特别是紫外线的抵御能力下降，易出现色斑；老年人真皮变薄，弹性纤维变粗，出现胶原降解样物质，皮肤伸展性、弹性和回缩性下降，胶原纤维含量减少，细胞间基质的黏多糖合成减少，加之皮下脂肪组织的减少，使皮肤弹性下降，出现明显的松弛、下垂及深在皱纹等皮肤老化的症状。

日常生活中，可进行皮肤按摩促进皮肤的血液循环，改善皮肤营养供应。针对皮肤干燥和瘙痒，应使用含油脂较多的霜剂或者乳剂，也可加用含透明质酸的精华素滋润皮肤，如进行果酸、水杨酸治疗或者外用维A酸类产品，能有效增强表皮及真皮的新陈代谢，促进角质层的正常脱落，避免皮肤角化，刺激真皮胶原蛋白的合成。使用抗氧化剂或者维生素等其他营养物质，为皮肤补充脂质、神经酰胺等，增强细胞抗氧自由基的能力。根据日常活动和季节的交替选择不同防晒指数的防晒霜，有效预防皮肤光老化、皮肤癌和癌前病变的发生。可做一些光电治疗去除色斑，改善皮肤颜色和质地，促进真皮胶原蛋白的合成和重排，从而改善皱纹，也可适当进行紧致提升类治疗。

四、年轻化治疗新进展

随着社会经济的不断发展，竞争的日趋激烈，事业及家庭的需要，快速推进的人口老龄化，使面部年轻化成为当今社会的普遍需求，而人们对年轻化的追求推动着美容技术的革新。

（一）光电技术

1. 强脉冲光 其能量输出控制技术是强脉冲光技术发展核心，目的是保证治疗效果的前提下使治疗过程更加稳定、柔和、安全。强脉冲光即高级优化脉冲技术治疗（advanced optimal pulse technology，AOPT；M22，科医人医疗激光公司），具有脉冲能量均匀输出、多个连续脉冲技术、脉宽和脉冲延迟调节范围增多等OPT技术外，还增加了子脉冲能量和脉宽定制化单独可调、专门针对血管和痤疮的滤光片（vascular，acne），治疗更加精准，有利于医生在治疗过程中做出更个体化的选择，提高疗效及治疗安全性。

2. 激光 激光技术及设备的更新在面部年轻化中也提供了更多的治疗策略。例如，皮秒激光具备皮秒级的脉宽，更精确的光热作用及光机械作用使其具有停工期较短，术后红斑、色素沉着等不良反应较轻的优点，更适合肤色较深人群的治疗。对面部年轻化而言，皮秒激光可联合使用其点阵模式与平光模式，更针对性地改善光老化。抗衰设备精益求精，如Fotona 4D、赛诺龙5G、赛诺秀5D等设备通过技术升级聚焦美白、紧致提升，优化治疗手法，缩短治疗时间、提高疗效、安全度及舒适度。

3. 射频 射频技术作为一种安全有效的美容技术，广泛应用于面部年轻化治疗中，各种单极、双极、多极射频及射频点阵设备临床疗效已得到认可，因为创伤小、不良反应少、无停工期、疗效明显且维持时间长等优点受到医生和求美者双方的关注和欢迎。随着对面部解剖及衰老机制的进一步研究，基于面部解剖的射频治疗缩短治疗时间、提高疗效，且随着治疗手法的改进，减少治疗过程中可能出现的疼痛、不适感。近年来多种于眼部专用治疗头（热玛吉、美迪迈）的应用，解决了眶周易衰老、但年轻化方法有限的一部分难题，也使治疗更加精细化。而家用射频仪一般能量较低、深度比较浅，温度易控制，安全性良好，对日常保养及面部年轻化的疗效维持都有一定效果。射频与其他技术相结合或联合应用维持面部年轻化可以达到更好的效果，如射频与玻尿酸填充、激光及肉毒毒素注射联合进行上面部及口周年轻化治疗疗效显著，而应用不当时则会出现一些不良反应，如何优化射频与其他治疗联合方案需更多的研究来提供更多的循证医学证据。

（二）注射填充技术

1. 肉毒毒素　常用于除皱，特别是面部上1/3的动态纹，但随着对肉毒毒素在面部除皱技术的经验积累，以及对面部解剖的进一步了解，肉毒毒素在面部年轻化的应用中被拓展应用至除皱之外的咬肌肥大、颏肌紧张、面部不对称、调整眉形、口周皱纹、口角下垂或歪斜、毛孔粗大、下面部提升等方面。

目前CFDA批准上市的A型肉毒毒素注射剂有4种：衡力、保妥适、吉适、乐提葆。随着肉毒毒素进入市场种类的增多，给医生及求美者更多的选择，并且持续敦促医生提高自身服务水平。其中，衡力是我国唯一获批的国产肉毒毒素（每瓶100U，每瓶50U），常用于调整脸型、瘦腿；保妥适（每瓶100U；每瓶50U）常被用于面部除皱、抗衰、瘦脸、瘦腿等领域中；吉适2020年进入中国市场，但在国外已使用30年，安全性得到验证，适应证同保妥适，除此之外，吉适（每瓶500U）肉毒毒素每瓶含量高，在瘦腿等单次药物需求量大的治疗中有优势，起效时间快，部分除皱求美者在24小时内便可以见到初步效果，72小时左右效果更加明显，维持时间在6个月左右；乐提葆（每瓶100U）也于2020年进入中国市场，拥有99.5%的高纯度900kDa蛋白质，并且还添加了冷冻干燥的技术，可以保持肉毒毒素的高纯度，保证肉毒毒素的品质及疗效。

肉毒毒素注射自20世纪90年代起被广泛应用于美容领域，传统治疗方法为肌内注射以更精确地抑制靶肌肉的收缩，疗效显著，但患者通常觉得不自然，甚至僵硬。为了尽量保持疗效、减少副作用，临床医生进行了很多尝试。肉毒毒素微滴疗法将肉毒毒素多点、小剂量注射到真皮层或者真皮层与肌层之间，与传统方法相比，微滴注射浓度更低、注射层次更浅，得到良好的美容效果，同时也尽量避免了对表情的影响。近年来被应用于除皱、改善肤质、提亮皮肤光泽，收缩毛孔、减少汗液及皮脂分泌、改善痤疮、塑形及去除瘢痕等各个方面。尽管目前临床试验证实肉毒素微滴注射安全有效，但机制尚不明确，治疗效果持续时间较传统方法短（3个月左右），且缺乏大样本的观察及客观量化指标，需要在之后的研究中进一步探讨与完善方案，寻求更好的方法。

A型肉毒毒素注射起效快、创伤小、副作用小，是目前广泛应用的面部除皱方法，正确地理解和掌握面部解剖、注射位置和应用剂量，可以减少副作用，并最大限度地提高注射效果和患者的满意率。

2. 美塑疗法（mesotherapy）　采用注射等微创方式将药物或其他活性物质分布到皮内、皮下结缔组织（筋膜、脂肪）、肌肉等组织内的治疗方法，也可以看作是一种新型的物理辅助经皮给药技术，并是近年来皮肤美容领域的新兴技术，同时也是经皮给药的一种新的突破。

美塑疗法最早于1952年被Dr. Pistor提出，他首先发现在耳周皮肤内注射小剂量普鲁卡因，可以改善听力障碍。1958年，Pistor在文章中表示“针对中胚层组织（mesoderm）的注射治疗作用是如此广泛”，第一次提出美塑疗法（mesotherapy）的概念，他将美塑疗法描述为“最小剂量在正确位置注射”。1987年，法国国家医学院正式承认美塑疗法的合法性。1988年，意大利皮肤科医生发现将大豆卵磷脂（PTC）注入皮下，具有溶脂的效果，自此美塑疗法正式踏入美容、塑身的市场，并在欧洲、南美的大部分地区流行。最近十几年关于美塑疗法的基础研究有了很大的进展，但关于美塑疗法的有效性还存在争议。这种现状与医学技术的进步太快而监管部门批准的周期相对长有关。治疗医生术前需与患者充分沟通治疗会涉及的药物，充分告知其应用现状、治疗效果与可能出现的不良反应，与求美者签署知情同意书；与专业同事讨论药物的具体注射方法；对药物在其他国家的应用经验及发表过的有效力的文献进行回顾等。

美塑疗法目前被广泛应用于面部年轻化、生发、溶脂、治疗色素增加性皮肤病和敏感皮肤等方面。非交联透明质酸、PRP、多种维生素、微量元素和矿物质、多肽、核酸、肉毒毒素等多种营养成分增加皮肤水含量，激活成纤维细胞，调节基质金属蛋白酶及其抑制物的表达，促进胶原蛋白、弹性纤维的合成，达到皮肤重塑、抗老化的目的；磷脂酰胆碱和脱氧胆酸具有溶脂的效果；维生素C、谷胱甘肽、硫辛酸、氨甲环酸、维生素B5等可捕获羟基自由基和超氧阴离子，减少皮肤的氧化损伤；还可通过抑制酪氨酸酶的活性，直接减少黑素合成；还可以刺激胶原的增生、促进细胞外基质的合成，促进表皮增厚、提供额外的保护使皮肤免受光老化的损害，部分逆转因紫外线照射形成的皱纹和色素增加。美塑疗法可单独使用，也可与光电、填充、医学护肤品等其他治疗方法联用。

美塑疗法可单针手动注射，也可用美塑枪、微量电子注射仪（水光枪）、无针注射设备等进行注射，注射疼痛可通过外敷麻醉药、在注射产品中复配麻醉药、术后冷敷等方法缓解。治疗频率根据症状严重程度、采用的注射方法、治疗效果及患者预期综合决定的，常规治疗间隔至少1周，5～10次为一个疗程。术后即刻有不同程度的红斑、水肿、瘀青或小的凸起，通过冷敷、面膜、红光面罩等减轻或消除红肿；及时按压出血处和术后冷敷可减轻瘀青；术后局部凸起一般是一过性的，可自行消退。不良反应为感染、超敏反应及接触性皮炎、色素沉着、皮肤干燥及敏感、异物肉芽肿等。

美塑疗法一方面突破了皮肤屏障，让活性成分更好地到达靶部位；另一方面利用了皮肤自身储存和缓释药物的特性，可以用很小的药物剂量实现明显的生物功能，创伤小，治疗便捷，术后不良反应少，且随着治疗产品的不断更新，适应证愈发广泛，虽然有些产品仍备受争议，但仍是年轻化治疗中值得期待的方法。

3. 填充技术 目前，国内批准的填充剂比较少，瑞蓝、逸美、润百颜、胶原蛋白、爱贝芙、欧特莱伊维兰、伊婉、Princess®透明质酸、乔雅登®、聚乳酸面部填充剂（俗称：童颜针）等。面部填充物常用于容量填充，还用于面部提升治疗、矫正不对称、改善软组织萎缩、填充瘢痕或凹陷等。随着医美市场的发展，经CFDA认证的填充注射产品越来越多，仅面部也可针对不同部位及深度有不同规格的产品精细化治疗，且部分产品同时含有利多卡因，提高受术者治疗过程中的舒适度，也避免了复配过程中产品性质改变或微生物污染。填充过程中可锐针注射和钝针注射结合，也可以深层和浅层注射结合以达到更好的纠正效果。

目前国内面部注射美容发展迅速，未来我们应该更熟悉面部解剖层次、注射技术之余，也应该进行更多前瞻性基础研究及大样本回顾性研究，深入研究各类材料本身特征及并发症，减少并发症特别是严重并发症的发生，为求美者提供更安全有效的注射美容环境，提高其治疗满意度。

未来注射填充治疗还可以配合超声检查等，超声波可以在治疗过程中实时定位填充位置、精确指导填充物的剂量，避免周围血管、神经组织损伤，提高治疗安全性及患者满意度。

（三）其他

面部年轻化需要日常护肤、专业年轻化治疗配合以取得良好的疗效。日常护肤中美白、保湿、紧致等功效性护肤品层出不穷；防晒手段也呈多元化发展；而一些抗衰技术的发展依赖于相关产品的研发，如用于线雕的新型材料、新型缝线的进步，埋线技术提升，新型抗衰设备、产品、材料的发展为年轻化治疗提供了更多的提升空间。

总之，面部年轻化的理念与技术随着微创光电、再生医学、干细胞技术、抗衰老医学等的发展逐步改变。多种治疗方法协同在面部年轻化中进一步优化。虽然一些技术仍处于争议阶段，如干细胞技术、埋线技术等，但有大量高质量的研究仍在进行，旨在为其临床应用提供理论依据。

未来如人工智能、大数据、云计算及电商的进步，都会作为途径和动力，不断推动面部年轻化的需求和治疗方法迅速增长。

（编者：王媛丽；审校：艾　菁，刘振锋）

参考文献

陈平，2017. 强脉冲光治疗学. 北京：人民卫生出版社.

郝立君，徐海倩，2020. 中国面部年轻化治疗现状评述. 中国美容整形外科杂志，31(6)：321-324.

何黎，郑志忠，周展超，2018. 实用美容皮肤科学. 北京：人民卫生出版社.

胡昆，邓列华，2014. 绿茶及其提取物防治光源性皮肤损伤的作用与机制研究进展. 实用皮肤病学杂志，7(4)：283-285.

李勤，石冰，赵启明，等，2020. 中国人群中面部年轻化治疗专家共识. 中华医学美学美容杂志，26(1)：1-7.

卢祥婷，李雪莉，2020. 光声电技术在嫩肤除皱领域的临床应用与进展. 中国医疗美容，10(8)：8-12.

骆丹，许阳，2012. 皮肤光老化的诊治进展. 皮肤病与性病，34(1)：20-24.

牟严儒，田宏伟，石冰，2021. 从理化特性到临床选择——乔雅登系列透明质酸填充剂的国内外应用进展. 中国医疗美容，11(2)：93-100.

秦雷，邵月，张恒术，2019. 颜面部注射美容材料应用现状与研究进展. 中国美容医学，28(4)：169-173.

冉维志，高崧瀛，2018. 近十年面部年轻化治疗进展. 中国修复重建外科杂志，32(7)：809-814.

任洁，2017. 不同年龄段皮肤特点及护理要点. 医药前沿，7(3)：242-243.

宋林章，2021. 下面部和颈部脂肪抽吸及塑形的临床应用进展. 中国美容整形外科杂志，32(2)：128-131.

王枫荻，陈斌，2017. 肉毒杆菌毒素微滴注射在皮肤美容中的应用. 临床皮肤科杂志，46(9)，667-670.

王富济，2010. 纳米辅酶Q(10)抗皮肤光老化及其抗氧化作用研究. 哈尔滨：东北林业大学.

吴晓瑾，张振. 2021. 皮秒激光的临床应用进展. 中华医学美学美容杂志，27(2)：157-160.

吴艳，2020. 美塑疗法在皮肤美容中应用的专家共识. 中国美容医学，29(8)：44-48.

徐继鹏，何黎，2008. 不同年龄段皮肤特点及护理要点. 皮肤病与性病，(3)：14-15.

闫成祥，2018. 应用VISI定量评估中原地区女性面部皮肤老化参数. 郑州：郑州大学.

张华雄，严莎，何琳，等，2021. 水通道蛋白3通过调控hnRNPQ/p53延缓皮肤成纤维细胞光老化的作用及机制研究. 中华皮肤科杂志，54(4)：325-334.

张怀亮，陈正琴，2006. 更年期妇女皮肤特点与皮肤护理. 实用老年医学杂志，6：370-372.

郑瑞，张嘉，董志姗，等，2015. 胶原纤维在皮肤光老化进程中的变化. 皮肤病与性病，37(5)：249-251.

周怡，龙笑，王晓军，2021. 注射溶脂的研究进展. 中华整形外科杂志，37(2)：225-229.

KIM JIAH，项蕾红，2020. 射频在面部年轻化中的应用. 中国美容医学，29(4)：163-166.

Arlette J，Velthuis Peter J，Schelke Leonie W，2021. Ultrasound for Soft Tissue Filler Facial Rejuvenation. J Cutan Med Surg，25(4)：456-457.

Assmann T，Kranhl D，Mang R，2013. Cutaneous sarcoidal granuloma after botulinum toxin type A injection. J Am Acad Dermatol，69(5)：247-249.

Cavinato M，Jansen-Dürr P，2017. Molecular mechanisms of UVB-induced senescence of dermal fibroblasts and its relevance for photoaging of the human skin. Exp Gerontol. 94：78-82.

Fisher GJ，Kang S，Varani J，et al，2002. Mechanisms of photoaging and chronological skin aging. Arch Dermatol，138(11)：1462-1470.

Hsu SH，Chung HJ，Weiss RA，2019. Histologic effects of fractional laser and radiofrequency devices on hyaluronic acid filler. Dermatol Surg，45(4)：552-556.

Langelier N，Beleznay K，Woodward J，2016. Rejuvenation of the upper face and periocular region：combining neuromodulator，face filler，laser，light，and energy-based therapies for optimal results. Dermatol Surg，42 Suppl 2：S77-S82.

Lee H，Hong Y，Kim M，2021. Structural and Functional Changes and Possible Molecular Mechanisms in Aged Skin. Int J Mol Sci，22(22)：12489.

Maja P，Markos G，Yannis P，2018. Modeling of facial aging and kinship：A survey. Image and vision computing，80(Dec.)：58-79.

Manstein D，HerronGS，Sink Rk，et a1，2004. FractionaI photothermolysis：a new concept for cutaneous remodeling using microscopic pattems ofthermal injury. Lasers Stag Med，34(5)：426-438.

Matarasso A，Pfeifer TM，2005. Mesotherapy for body contouring. Plast Reconstr Surg，115(5)：1420-1424.

Peng HLP，Peng JH，2018. Complications of botulinum toxin injection for masseter hypertrophy：Incidence rate from 2036 treatments and summary of causes and preventions. J Cosmet Dermatol，17(1)：33-38.

Pistor M，1976. What is mesotherapy?. Chir Dent Fr，46(288)：59-60.

Scheuer JF 3rd，Sieber DA，Pezeshk RA，et al，2017. Anatomy of the facial danger zones：maximizing safety during soft-tissue filler injections. Plast Reconstr Surg，139（1）：50e-58e.

Sivagnanam G，2010. Mesotherapy-the french connection. J Pharmacol Pharmacother，1（1）：4-8.

Skaf GS，Domloj NT，Salamehh JA，et al，2012. Pseudoaneurysm of the superficial temporal artery：a complication of botulinum toxin injection. Aesthetic Plast Surg，36（4）：982-985.

Swift A，Liew S，Weinkle S，et al，2021. The facial aging process from the "Inside Out". Aesthet Surg J，41（10）：1107-1119.

Uyulmaz S，Sanchez Macedo N，Rezaeian F，et al，2018. Nanofat grafting for scar treatment and skin quality improvement. Aesthet Surg J，38（4）：421-428.

Yoshimura K，Asano Y，Aoi N，et al，2010. Progenitor-enriched adipose tissue transplantation as rescue for breast implant complications. Breast J，16（2）：169-175.